Anatomia, Histologia e Embriologia dos **Dentes** e das **Estruturas Orofaciais**

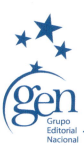

O GEN | Grupo Editorial Nacional – maior plataforma editorial brasileira no segmento científico, técnico e profissional – publica conteúdos nas áreas de ciências da saúde, exatas, humanas, jurídicas e sociais aplicadas, além de prover serviços direcionados à educação continuada e à preparação para concursos.

As editoras que integram o GEN, das mais respeitadas no mercado editorial, construíram catálogos inigualáveis, com obras decisivas para a formação acadêmica e o aperfeiçoamento de várias gerações de profissionais e estudantes, tendo se tornado sinônimo de qualidade e seriedade.

A missão do GEN e dos núcleos de conteúdo que o compõem é prover a melhor informação científica e distribuí-la de maneira flexível e conveniente, a preços justos, gerando benefícios e servindo a autores, docentes, livreiros, funcionários, colaboradores e acionistas.

Nosso comportamento ético incondicional e nossa responsabilidade social e ambiental são reforçados pela natureza educacional de nossa atividade e dão sustentabilidade ao crescimento contínuo e à rentabilidade do grupo.

Anatomia, Histologia e Embriologia dos **Dentes** e das **Estruturas Orofaciais**

Margaret J. Fehrenbach, RDH, MS
Oral Biologist and Dental Hygienist; Adjunct Instructor, Bachelor of Applied Science Degree, Dental Hygiene Program, Seattle Central College, Seattle, Washington; Educational Consultant and Dental Science Technical Writer, Seattle, Washington

Tracy Popowics, PhD
Associate Professor, Department of Oral Health Sciences, School of Dentistry, University of Washington, Seattle, Washington

Tradução e Revisão Técnica
Prof. Dr. Jaciel Benedito de Oliveira
Cirurgião-Dentista pelo Centro de Ciências da Saúde, Universidade Federal de Pernambuco; Especialista em Morfologia pelo Departamento de Anatomia, Centro de Biociências, Universidade Federal de Pernambuco; Mestre e Doutor pelo Programa de Pós-Graduação em Biociência Animal, Universidade Federal Rural de Pernambuco; Professor Adjunto do Departamento de Anatomia, Centro de Biociências, Universidade Federal de Pernambuco

5ª edição

- As autoras deste livro e a editora empenharam seus melhores esforços para assegurar que as informações e os procedimentos apresentados no texto estejam em acordo com os padrões aceitos à época da publicação, *e todos os dados foram atualizados pelas autoras até a data do fechamento do livro.* Entretanto, tendo em conta a evolução das ciências, as atualizações legislativas, as mudanças regulamentares governamentais e o constante fluxo de novas informações sobre os temas que constam do livro, recomendamos enfaticamente que os leitores consultem sempre outras fontes fidedignas, de modo a se certificarem de que as informações contidas no texto estão corretas e de que não houve alterações nas recomendações ou na legislação regulamentadora.
- Data do fechamento do livro: 20/12/2021
- As autoras e a editora se empenharam para citar adequadamente e dar o devido crédito a todos os detentores de direitos autorais de qualquer material utilizado neste livro, dispondo-se a possíveis acertos posteriores caso, inadvertida e involuntariamente, a identificação de algum deles tenha sido omitida.
- **Atendimento ao cliente: (11) 5080-0751 | faleconosco@grupogen.com.br**
- Traduzido de:
  ILLUSTRATED DENTAL EMBRYOLOGY, HISTOLOGY, AND ANATOMY, FIFTH EDITION
  Copyright © 2020 by Elsevier, Inc. All rights reserved.
  Previous editions copyrighted 2016, 2011, 2006, 1997 by Saunders, an imprint of Elsevier, Inc.
  This edition of *Illustrated Dental Embryology, Histology, and Anatomy*, 5th Edition, by Margaret J. Fehrenbach and Tracy Popowics is published by arrangement with Elsevier, Inc.
  ISBN: 978-0-323-61107-7
  Esta edição de *Illustrated Dental Embryology, Histology, and Anatomy*, 5ª edição, de Margaret J. Fehrenbach e Tracy Popowics, é publicada por acordo com a Elsevier, Inc.
- Direitos exclusivos para a língua portuguesa
  Copyright © 2022 by
  GEN | Grupo Editorial Nacional S.A.
  Publicado pelo selo Editora Guanabara Koogan Ltda.
  Travessa do Ouvidor, 11
  Rio de Janeiro – RJ – 20040-040
  www.grupogen.com.br
- Reservados todos os direitos. É proibida a duplicação ou reprodução deste volume, no todo ou em parte, em quaisquer formas ou por quaisquer meios (eletrônico, mecânico, gravação, fotocópia, distribuição pela Internet ou outros), sem permissão, por escrito, do GEN | Grupo Editorial Nacional Participações S/A.
- Capa: Bruno Gomes
- Imagens da capa: iStock (Bet_Noire; decade3d)
- Editoração eletrônica: Tikinet

Nota

Este livro foi produzido pelo GEN | Grupo Editorial Nacional, sob sua exclusiva responsabilidade. Profissionais da área da Saúde devem fundamentar-se em sua própria experiência e em seu conhecimento para avaliar quaisquer informações, métodos, substâncias ou experimentos descritos nesta publicação antes de empregá-los. O rápido avanço nas Ciências da Saúde requer que diagnósticos e posologias de fármacos, em especial, sejam confirmados em outras fontes confiáveis. Para todos os efeitos legais, a Elsevier, os autores, os editores ou colaboradores relacionados a esta obra não podem ser responsabilizados por qualquer dano ou prejuízo causado a pessoas físicas ou jurídicas em decorrência de produtos, recomendações, instruções ou aplicações de métodos, procedimentos ou ideias contidos neste livro.

- Ficha catalográfica

CIP-BRASIL. CATALOGAÇÃO NA PUBLICAÇÃO SINDICATO NACIONAL DOS EDITORES DE LIVROS, RJ

F323a
5. ed.

    Fehrenbach, Margaret J.
      Anatomia, histologia e embriologia dos dentes e das estruturas orofaciais / Margaret J. Fehrenbach, Tracy Popowics ; tradução e revisão técnica Prof. Dr. Jaciel Benedito de Oliveira. - 5. ed. - Rio de Janeiro : GEN | Grupo Editorial Nacional S.A. Publicado pelo selo Editora Guanabara Koogan Ltda., 2022.

      368 p. : il. ; 28 cm.

      Tradução de: Illustrated dental embryology, histology, and anatomy
      Apêndice
      Inclui bibliografia e índice
      ISBN 9788595158795

      1. Odontologia. 2. Dentes - Histologia. 3. Dentes - Anatomia. 4. Boca - Anatomia. 5. Boca - Histologia. 6. Embriologia humana. I. Popowics, Tracy. II. Oliveira, Jaciel Benedito de. III. Título.

21-73704   CDD: 617.6
                                  CDU: 616.314

Camila Donis Hartmann - Bibliotecária - CRB-7/6472

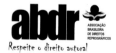

REVISORES

Deborah Bush-Munson, CDA, MS
Program Director, Associate Professor
Dental Technologies
St. Louis Community College–Forest Park
St. Louis, Missouri

Tammy S. Clossen, RDH, PHDHP, PhD
Assistant Professor
Dental Hygiene
Pennsylvania College of Technology
Williamsport, Pennsylvania

Jamie Collins, RDH, CDA
Dental Assisting Instructor
Workforce Development
College of Western Idaho
Nampa, Idaho

Sharon Grisanti, RDH, AS, BA, MS
Assistant Professor
Dental Hygiene
Health Education Center
St. Petersburg College
St. Petersburg, Florida

Cathleen Korondi, CDA, RDH, EdD
Professor, Dental Hygiene Program Director
Health Careers
Illinois Central College
Peoria, Illinois

Rina A. Nowka, RDH, MA
Adjunct Clinical Professor
Dental Hygiene
Bergen Community College
Paramus, New Jersey

Danielle Christine Thompson, RDH, BSDH
Adjunct Professor
Dental Hygiene
College of Lake County
Waukegan, Illinois

Christine Kelly Turner, BA(Kin), RDH
Coordinator, Dental Hygiene Program
Health Sciences
Fanshawe College
London, Ontario, Canada

Sandra Michelle Walker, CDA, CPFDA, BS
Department Chair
Dental Assisting
Fayetteville Technical Community College
Fayetteville, North Carolina

AGRADECIMENTOS

Gostaríamos de agradecer à Diretora de Conteúdo de Educação do Setor Privado, Kristin Wilhelm; à Estrategista de Conteúdo de Educação, Joslyn Dumas; à Especialista de Desenvolvimento de Conteúdo Sênior, Kelly Skelton; à Carrie Stetz, Gerente de Projeto Sênior e Especialista; e ao restante da equipe editorial da Elsevier, por tornarem possível este livro.

A maioria das fascinantes fotos microscópicas originais deste livro é da coleção de Bernhard Gottlieb, cortesia de James E. McIntosh, PhD, professor emérito, do Department of Biomedical Sciences, Baylor College of Dentistry, Dallas, Texas. Bernhard Gottlieb foi um médico e dentista vienense (1886-1950) que lecionou no Baylor College e escreveu centenas de artigos científicos e quatro livros didáticos. Mais importante ainda, ele foi o responsável pelos primórdios da histologia oral. Gottlieb também é reconhecido como o primeiro profissional da área odontológica a integrar informações científicas básicas ao tratamento odontológico clínico. Dessa maneira, temos orgulho de continuar seu legado.

Finalmente, gostaríamos de agradecer às nossas queridas famílias, aos colegas e alunos.

Margaret J. Fehrenbach
Tracy Popowics

PREFÁCIO

VISÃO GERAL

Este livro fornece uma ampla base sobre biologia oral para estudantes de odontologia, bem como para graduados de programas profissionais de odontologia que precisam fazer exames de competência ou atualizar seus conhecimentos na área. Além disso, este livro procura integrar os aspectos clínicos da odontologia com informações científicas básicas, que são a chave para o desempenho bem-sucedido do profissional.

Esta obra é dividida em quatro partes: *Estruturas Orofaciais*, *Embriologia Dental*, *Histologia Dental* e *Anatomia Dental*. O livro foi assim organizado para contemplar diferentes currículos; portanto, as partes não precisam ser apresentadas em nenhuma ordem específica. Entretanto, a primeira parte, sobre estruturas orofaciais, serve como uma excelente revisão para os estudantes antes de começarem um estudo mais aprofundado em biologia oral.

RECURSOS

Cada uma das quatro partes deste livro é composta de diversos capítulos, e cada um se apoia no anterior para se consolidar. Os capítulos começam com a seção "Objetivos do aprendizado", a qual serve como um ponto de verificação para os estudantes testarem sua compreensão acerca do conteúdo apresentado. Além disso, cada capítulo contém **palavras-chave**, que estão em negrito quando apresentadas pela primeira vez no livro.

Os capítulos também contêm fotografias microscópicas (fotomicrografias) e clínicas, assim como tabelas e boxes práticos. A maioria das fotografias é original deste livro e vem da coleção pessoal de Margaret J. Fehrenbach e de Bernhard Gottlieb (ver Agradecimentos). As belas ilustrações das dentições também são originais desta obra, assim como a maior parte das outras imagens das demais áreas da biologia oral.

Dentro de cada capítulo são apresentadas considerações clínicas acerca dos tópicos abordados, englobando várias situações de tratamento; estas permitem uma maior integração das informações científicas básicas contidas no material com a prática diária do profissional da área odontológica. Ademais, em cada capítulo, existem referências a outras figuras ou a outros capítulos, então o leitor pode revisar ou investigar assuntos inter-relacionados. O conteúdo desta edição incorpora contribuições adicionais de estudantes e docentes, assim como informações mais recentes de estudos científicos e de especialistas.

O livro termina com uma bibliografia, um glossário completo de palavras-chave, com definições objetivas e fáceis de lembrar, e apêndices que contêm revisão sobre posição anatômica, unidades de medida, medidas de dentes permanentes e informações sobre o desenvolvimento das dentições.

Margaret J. Fehrenbach, RDH, MS
Tracy Popowics, PhD

MATERIAL SUPLEMENTAR

Este livro conta com o seguinte material suplementar:

- Testes práticos: aproximadamente 275 perguntas de múltipla escolha, incluindo justificativas para respostas corretas e incorretas
- Atividade de correspondência em histologia: exercícios para identificação de estruturas histológicas
- Exercício para identificação de dentes: atividade de "arrastar e soltar", para correlacionar fotos de modelos de dente permanente com seu número e sua descrição.

O acesso ao material suplementar é gratuito. Basta que o leitor se cadastre e faça seu login em nosso site (www.grupogen.com.br), clique no menu superior do lado direito e, após, em GEN-IO. Em seguida, clique no menu retrátil (☰) e insira o código (PIN) de acesso localizado na primeira orelha deste livro.

O acesso ao material suplementar online fica disponível até seis meses após a edição do livro ser retirada do mercado.

Caso haja alguma mudança no sistema ou dificuldade de acesso, entre em contato conosco (gendigital@grupogen.com.br).

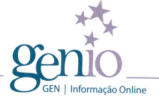

GEN-IO (GEN | Informação Online) é o ambiente virtual de aprendizagem do GEN | Grupo Editorial Nacional

SUMÁRIO

PARTE 1 | Estruturas Orofaciais

1. Regiões Faciais e Cervicais, 1
2. Cavidade Oral e Faringe, 9

PARTE 2 | Embriologia Dental

3. Desenvolvimento Pré-Natal, 19
4. Desenvolvimento da Face e do Pescoço, 33
5. Desenvolvimento Orofacial, 45
6. Desenvolvimento e Erupção do Dente, 53

PARTE 3 | Histologia Dental

7. Células, 81
8. Tecidos Básicos, 89
9. Mucosa Oral, 109
10. Tecidos Gengivais e Junção Dentogengival, 129
11. Estruturas da Cabeça e do Pescoço, 141
12. Esmalte, 157
13. Dentina e Polpa Dental, 169
14. Periodonto de Inserção: Cemento, Processo Alveolar e Ligamento Periodontal, 185

PARTE 4 | Anatomia Dental

15. Aspectos Gerais das Dentições, 209
16. Dentes Anteriores Permanentes, 225
17. Dentes Posteriores Permanentes, 247
18. Dentes Decíduos, 283
19. Articulação Temporomandibular, 293
20. Oclusão, 303

Bibliografia, 323
Glossário, 325
Apêndice A: Posição Anatômica, 339
Apêndice B: Unidades de Medida, 341
Apêndice C: Medidas dos Dentes, 343
Apêndice D: Desenvolvimento dos Dentes, 345
Índice Alfabético, 347

Anatomia, Histologia e Embriologia dos **Dentes** e das **Estruturas Orofaciais**

PARTE 1 Estruturas Orofaciais

1

Regiões Faciais e Cervicais

OBJETIVOS DO APRENDIZADO

1. Definir as palavras-chave deste capítulo.
2. Localizar e identificar as regiões e os respectivos pontos de referência na superfície da face em um diagrama e em um paciente.
3. Localizar e identificar as regiões e os respectivos pontos de referência na superfície do pescoço em um diagrama e em um paciente.
4. Integrar as considerações clínicas com a anatomia da superfície da face e do pescoço ao exame e aos cuidados do paciente.

FACE E PESCOÇO

Os profissionais da área odontológica devem estar confortavelmente familiarizados com a anatomia da superfície da face e do pescoço, conforme discutido nesta introdução da **Parte 1**, com o objetivo de fornecer atendimento odontológico abrangente. As características da superfície da face e do pescoço fornecem pontos de referência essenciais para várias das estruturas anatômicas mais profundas.

O exame dessas características acessíveis em um paciente, tanto por visualização direta quanto por palpação, pode fornecer informações sobre a saúde do tecido mais profundo. Certo grau de variação das características da superfície pode ser considerado dentro de uma variação normal. No entanto, uma alteração em uma característica da superfície de um paciente pode sinalizar uma condição de relevância clínica e deve ser registrada no prontuário do paciente, assim como avaliada corretamente pelo dentista que está examinando. Desse modo, não é a variação entre os indivíduos que deve ser observada, mas as mudanças específicas em determinado indivíduo.

Algumas dessas alterações nas características de superfície da face e do pescoço podem ser devidas a distúrbios de desenvolvimento subjacentes. O conhecimento das características da superfície da face e do pescoço, adicionalmente, ajuda os profissionais da odontologia na compreensão do padrão de desenvolvimento associado. A **Parte 2** descreve o desenvolvimento da face e do pescoço e os distúrbios de desenvolvimento associados. No entanto, outras alterações visíveis na superfície podem se dar por conta de alterações histológicas nos tecidos subjacentes.

Na **Parte 3**, a histologia da face e do pescoço é correlacionada com suas características visíveis na superfície. Assim, os profissionais da odontologia precisam estudar as estruturas da superfície da face e do pescoço antes de continuar no estudo da embriologia e da histologia dentárias, bem como da anatomia dental, conforme apresentado na **Parte 4**.

Neste livro, as ilustrações da face e do pescoço, assim como de quaisquer estruturas associadas a esses segmentos, são orientadas com a cabeça em posição anatômica (ver **Apêndice A**), a menos que indicadas de outra forma na figura. Trata-se da mesma posição em que o paciente é colocado em um ambiente clínico, como observado de frente enquanto está sentado ereto na cadeira odontológica.

REGIÕES FACIAIS

As superfícies da face e do pescoço são divididas em regiões, assim como a própria cabeça (neurocrânio). Em cada região, existem certos pontos de referência na superfície. Assim, para encontrar esses pontos de referência, é importante praticar a localização com o uso de um espelho e consultar este livro, com a finalidade de melhorar suas habilidades práticas. Posteriormente, pode localizá-los em colegas e em pacientes no ambiente clínico, adicionando um nível de competência do mundo real.

As **regiões da face** incluem as regiões frontal, orbital (orbitária), nasal, infraorbital, zigomática, geniana (da bochecha), oral e mental (mentual) (Figura 1.1). Os **linfonodos** estão localizados em determinadas áreas da face e do restante da cabeça e, quando palpáveis, devem ser registrados no prontuário do paciente (Figura 1.2, ver também Figura 11.16).

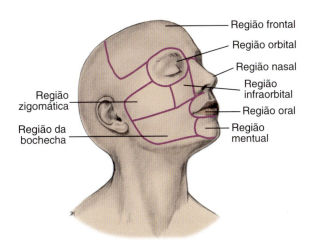

Figura 1.1 Regiões faciais: frontal, orbital (ou orbitária), infraorbital, nasal, zigomática, da bochecha (ou geniana), oral e mentual (ou mental). (Adaptada de Fehrenbach MJ, Herring SW. *Illustrated Anatomy of the Head and Neck*. 5th ed. St. Louis: Elsevier; 2017.)

PARTE 1 Estruturas Orofaciais

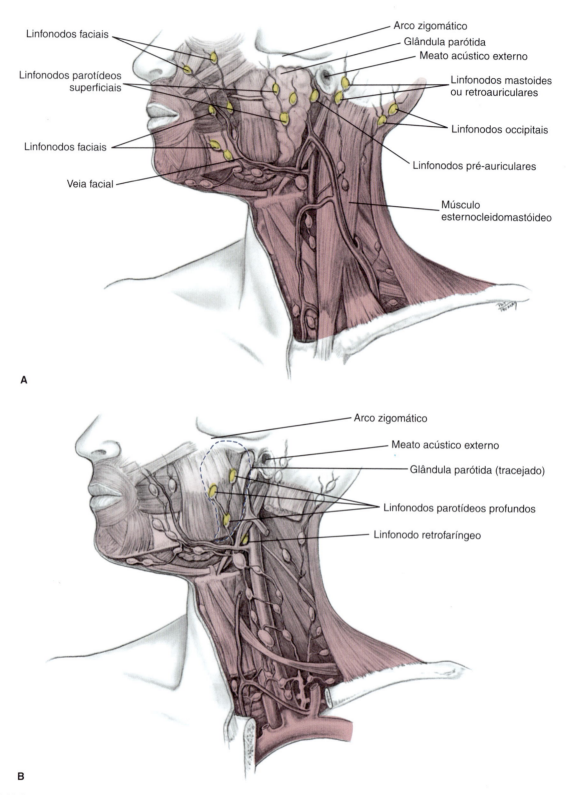

Figura 1.2 Linfonodos da cabeça. **A.** Linfonodos superficiais. **B.** Linfonodos profundos. (De Fehrenbach MJ, Herring SW. *Illustrated Anatomy of the Head and Neck*. 5th ed. St. Louis: Elsevier; 2017.)

Regiões frontal, orbital e nasal

A **região frontal** da face inclui a fronte e a área acima dos olhos (Figura 1.3). Na **região orbital**, o globo ocular e todas as suas estruturas de suporte estão contidos na **órbita**, uma cavidade óssea na porção superior da face.

A principal característica da **região nasal** é o **nariz externo** (Figura 1.4). A **raiz do nariz** está localizada entre os olhos, e a parte mais proeminente é o **ápice do nariz**. Na região inferior ao ápice, em cada lado do nariz, existe uma **narina**. As narinas estão separadas na linha mediana pelo **septo nasal**. Além disso, cada narina também é delimitada lateralmente por estruturas cartilaginosas semelhantes a asas, chamadas **asas do nariz**.

Regiões infraorbital e zigomática

A **região infraorbital** ou **infraorbitária** está localizada inferiormente à região orbital e lateralmente à região nasal (ver Figura 1.3). Já a **região zigomática** está localizada mais lateralmente e recobre a estrutura óssea que dá suporte para a sustentação da bochecha, o **arco zigomático**. O arco zigomático se estende logo abaixo da porção mais lateral da margem da órbita em direção ao terço médio da orelha externa.

Inferiormente ao arco zigomático e imediatamente anterior à orelha externa está localizada a **articulação temporomandibular** (**ATM**). Esse é o local em que a parte superior do crânio (neurocrânio) se articula com a mandíbula (ver Figura 19.1). Os movimentos dessa articulação ocorrem quando o indivíduo abre e fecha a boca ou quando movimenta a mandíbula para os lados (direita ou esquerda). Uma forma de palpar e sentir a mandíbula se deslocando na ATM de um paciente é colocar, delicadamente, um dedo dentro do meato acústico externo durante o movimento.

Região da bochecha ou geniana

A **região da bochecha**, ou **geniana**, é composta de tecidos moles (ver Figura 1.3). A bochecha forma a região lateral da face e compreende uma grande área entre o nariz, a boca e a orelha. A maior parte da porção mais superior da bochecha é carnuda, formada, principalmente, por uma massa composta de gordura e músculos. Um desses músculos que formam a bochecha é o forte **músculo masseter**, que é sentido à palpação quando o paciente cerra os dentes (ver Figura 19.8A). Um nítido ângulo agudo formado pela mandíbula está localizado inferiormente ao lóbulo da orelha e é chamado **ângulo da mandíbula**. A **glândula salivar parótida** possui uma pequena porção que pode ser palpada no paciente na região da bochecha, bem como na região zigomática (Figura 1.5, ver Figura 11.7). Dessa forma, a parótida está disposta de forma irregular desde o arco zigomático até a margem posterior da mandíbula.

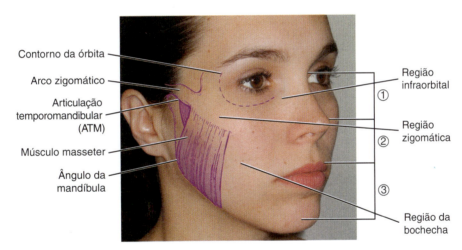

Figura 1.3 Pontos de referência das regiões frontal, orbital, infraorbital, zigomática, da bochecha e mentual, bem como as três divisões da dimensão vertical da face (ver também Figura 1.10). (De Fehrenbach MJ, Herring SW. *Illustrated Anatomy of the Head and Neck*. 5th ed. St. Louis: Elsevier; 2017.)

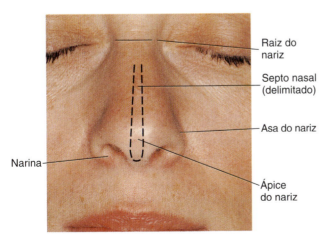

Figura 1.4 Pontos de referência da região nasal com o septo nasal em destaque (*linhas tracejadas*). (De Fehrenbach MJ, Herring SW. *Illustrated Anatomy of the Head and Neck*. 5th ed. St. Louis: Elsevier; 2017.)

Região oral

A **região oral** apresenta muitas estruturas, como os lábios e a cavidade oral (Figura 1.6, ver Figuras 2.2 e 2.11). Os lábios superior e inferior são dobras carnosas que delimitam a entrada da cavidade oral. Em relação à cavidade oral, entretanto, cada lábio começa como a zona vermelha (vermelhão do lábio) e inclui apenas as áreas de coloração mais avermelhada, com variações quanto ao tom, dependendo da pessoa. Essa cor mais avermelhada é resultado de vasos sanguíneos subjacentes sendo vistos por meio de um fino epitélio translúcido, em vez de ser causada por uma pigmentação avermelhada inerente à região. Isso é facilmente demonstrado ao pressionar o lábio com certa força. Assim, cada zona vermelha do lábio, ou **vermelhão do lábio** – uma zona intermediária entre a pele e a mucosa do lábio –, apresenta uma aparência avermelhada mais escura que a pele circunjacente e é limitada por uma linha, a **junção mucocutânea**, na margem da zona vermelha. Entre a zona vermelha e o interior da cavidade oral existe a zona intermediária.

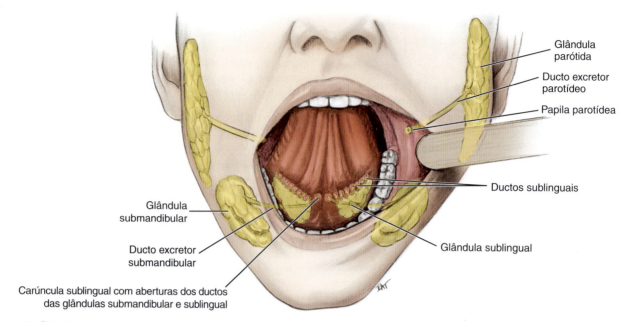

Figura 1.5 Glândulas salivares maiores. (De Fehrenbach MJ, Herring SW. *Illustrated Anatomy of the Head and Neck*. 5th ed. St. Louis: Elsevier; 2017.)

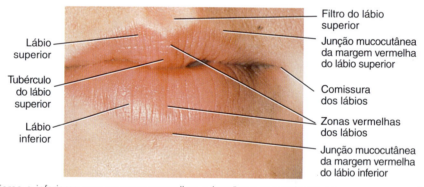

Figura 1.6 Lábios superiores e inferiores com as zonas vermelhas e junções mucocutâneas nas margens vermelhas. (De Fehrenbach MJ, Herring SW. *Illustrated Anatomy of the Head and Neck*. 5th ed. St. Louis: Elsevier; 2017.)

Na linha mediana do lábio superior, estendendo-se em direção inferior a partir do septo nasal, há um sulco vertical chamado **filtro** do lábio superior. Esse filtro termina em uma área mais espessa na linha mediana do lábio superior, o **tubérculo do lábio superior**. Profundamente ao lábio superior está a **maxila** (Figura 1.7A). Por sua vez, o osso localizado profundamente ao lábio inferior é a **mandíbula** (Figura 1.7B). Para obter mais informações sobre os ossos maxilares e a mandíbula, ver **Capítulo 2**. Os lábios superior e inferior se encontram em cada ângulo da boca, formando a **comissura dos lábios**.

Considerações clínicas em relação aos lábios

Uma lesão na zona vermelhão do lábio pode dificultar a localização exata da junção mucocutânea na margem vermelha entre os lábios e a pele circunjacente (Figura 1.8). Essa perda pode ocorrer por conta da presença de um tecido cicatricial referente a algum incidente traumático anterior, a distúrbios do desenvolvimento ou a mudanças celulares no tecido, como as que ocorrem com o dano solar. Essas alterações também podem representar uma condição mais séria, como o câncer oral. No entanto, somente podem ser verificadas com biopsia de tecido e exame microscópico. Caso a perda seja, inicialmente, apenas por dano solar, a proteção dos lábios (especialmente do lábio inferior) com filtro solar é importante, pois a exposição ao sol aumenta o risco de alterações cancerígenas. Esse risco de alterações nos lábios também pode ser aumentado com o uso crônico de álcool e tabaco.

Se a perda da margem vermelha e da junção mucocutânea foi causada por um incidente traumático, esse registro no prontuário do paciente é importante, uma vez que o restante da cavidade oral pode estar afetado. Se essa alteração fizer parte da história médico-odontológica pregressa de fissura labial, ela também precisa ser uma informação anotada no prontuário (ver Figura 4.8).

Região mentual

O mento, ou queixo, é o principal componente da **região mentual**, ou **mental**. O osso subjacente a essa região é a mandíbula. A linha mediana é marcada pela **sínfise da mandíbula** (ver Figura 4.5).

Em uma visão lateral da mandíbula, observa-se que a robusta placa óssea achatada do **ramo da mandíbula** se estende para cima e para trás do corpo da mandíbula, em cada lado (ver Figuras 1.7B e 1.9). Na margem anterior do ramo, há uma margem fina e acentuada que termina no **processo coronoide**. A parte principal dessa margem anterior do ramo forma uma curva côncava anterior, a **incisura coronoide**.

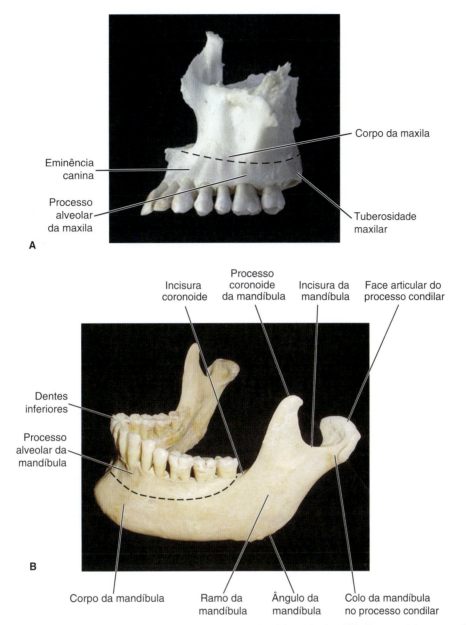

Figura 1.7 Pontos de referência da maxila (**A**) e da mandíbula (**B**). (De Fehrenbach MJ, Herring SW. *Illustrated Anatomy of the Head and Neck.* 5th ed. St. Louis: Elsevier; 2017.)

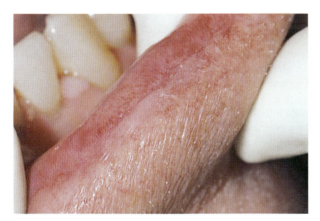

Figura 1.8 Lesão na zona vermelha do lábio e junção mucocutânea na margem do vermelhão, no lábio inferior, devido a danos solares. (Cortesia de Margaret J. Fehrenbach, RDH, MS.)

A margem posterior do ramo da mandíbula é mais espessa e se estende desde o ângulo da mandíbula até uma projeção com um colo, o **côndilo mandibular**, ou processo condilar. A face articular do processo condilar está na cabeça do côndilo mandibular, que compõe a ATM. Entre o processo coronoide e o processo condilar existe uma depressão chamada **incisura da mandíbula**.

Considerações clínicas sobre as estéticas faciais

A face pode ser dividida verticalmente em terços e, sob essa perspectiva, é avaliada a **dimensão vertical da face** (ver Figura 1.3). Uma análise da dimensão vertical permite uma comparação das três divisões da face para fins funcionais e estéticos, utilizando a **Proporção Áurea**, que é um conjunto de diretrizes (Figura 1.10, ver Figura 1.3). A perda de altura no terço inferior da face, que contém os dentes e a mandíbula, pode ocorrer em certas circunstâncias, causando mudanças pronunciadas nas funções e na estética das estruturas orofaciais (ver Figura 14.22).

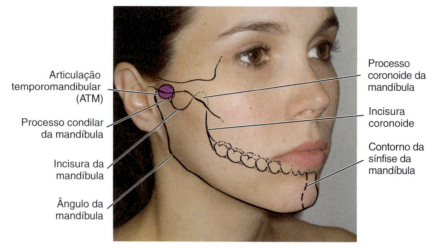

Figura 1.9 Pontos de referência da mandíbula integrados com as características faciais sobrejacentes. (De Fehrenbach MJ, Herring SW. *Illustrated Anatomy of the Head and Neck*. 5th ed. St. Louis: Elsevier; 2017.)

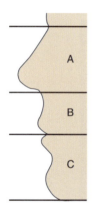

Figura 1.10 Proporção Áurea da face com suas três divisões ilustrando as considerações estéticas em relação à dimensão vertical da face. A altura nasal (**A**) está relacionada à altura maxilar (**B**), em razão de 1,000:0,618; a soma da altura nasal e da altura maxilar (**A** + **B**) está relacionada à altura mandibular (**C**), em razão de 1,618:1,000; a altura mandibular (**C**) está relacionada à altura maxilar (**B**), em razão de 1,000:0,618; a altura orofacial (**B** + **C**) está relacionada à altura nasal (A), em razão de 1,618:1,000. Observe que cada proporção é de 1,618, que é parte integral nessas diretrizes. Essas orientações também podem ser utilizadas quando se considera a estética do sorriso relacionado. Ver também a Figura 1.3.

REGIÕES CERVICAIS

As **regiões cervicais** (do pescoço) se estendem desde a base do crânio e a mandíbula até as clavículas e o esterno (Figura 1.11). Os linfonodos estão localizados em certas regiões cervicais e, quando palpáveis no paciente, devem ser registrados no prontuário do paciente (Figura 1.12). As regiões cervicais podem, ainda, ser divididas em trígonos cervicais, usando como pontos de referência os grandes ossos e músculos localizados nessas áreas.

O **músculo esternocleidomastóideo** (**ECM**), longo e volumoso, é facilmente palpável em cada lado do pescoço do paciente (ver Figura 1.11), com suas margens utilizadas como referência para dividir o pescoço em outras regiões. Na linha mediana anterior está o **osso hioide**, o qual está suspenso no pescoço. Muitos músculos

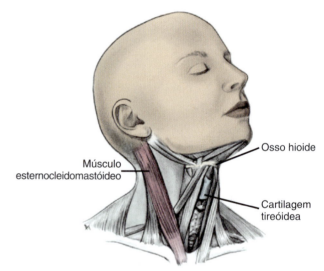

Figura 1.11 Pontos de referência da região cervical. (De Fehrenbach MJ, Herring SW. *Illustrated Anatomy of the Head and Neck*. 5th ed. St. Louis: Elsevier; 2017.)

se fixam ao osso hioide, que controla a posição da raiz da língua. Também encontrada na linha mediana anterior, inferiormente ao osso hioide, está a **cartilagem tireoide** ou **tireóidea**, que forma a proeminência da **laringe**, considerada a "caixa de ressonância da voz". As pregas vocais, como outros ligamentos da laringe, estão inseridos na face interna, ou superfície posterior, da cartilagem tireóidea.

A **glândula tireoide**, uma glândula endócrina, também pode ser palpada na linha mediana da região cervical do paciente (Figura 1.13 e ver o **Capítulo 11**). Assim, a glândula tireoide está situada inferiormente à cartilagem tireóidea, na junção da laringe com a traqueia. As **glândulas paratireoides** também são glândulas endócrinas, localizadas, de cada lado, próximas ou na face posterior da glândula tireoide, mas não podem ser palpadas em um paciente. A **glândula salivar submandibular** e a **glândula salivar sublingual** também podem ser palpadas na região cervical do paciente (ver Figuras 1.5 e 11.7).

CAPÍTULO 1 Regiões Faciais e Cervicais   7

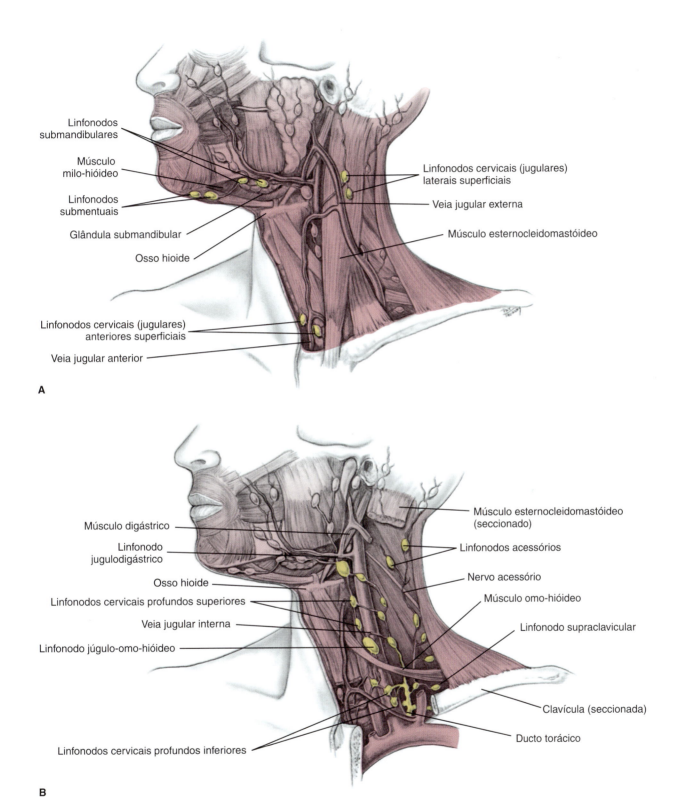

Figura 1.12 Linfonodos do pescoço. **A.** Linfonodos cervicais superficiais. **B.** Linfonodos cervicais profundos. (De Fehrenbach MJ, Herring SW. *Illustrated Anatomy of the Head and Neck*. 5th ed. St. Louis: Elsevier; 2017.)

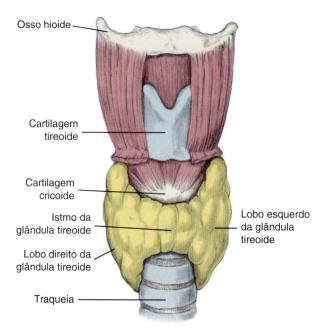

Figura 1.13 Glândula tireoide. (De Fehrenbach MJ, Herring SW. *Illustrated Anatomy of the Head and Neck*. 5th ed. St. Louis: Elsevier; 2017.)

2

Cavidade Oral e Faringe

OBJETIVOS DO APRENDIZADO

1. Definir as palavras-chave deste capítulo.
2. Localizar e identificar as divisões e os pontos de referência da cavidade oral em diagramas e no paciente.
3. Integrar o estudo da anatomia da cavidade oral a considerações clínicas, exame clínico e cuidados ao paciente.
4. Definir as divisões da faringe e identificá-las por meio de imagens.
5. Integrar o estudo da anatomia da superfície das divisões visíveis da faringe ao exame clínico e aos cuidados do paciente.

ESTUDO DA CAVIDADE ORAL

Um profissional da área de odontologia deve estar totalmente comprometido com a melhora da saúde oral de cada paciente. Para alcançar esse objetivo, os profissionais devem ter conhecimentos específicos sobre a sua área de enfoque principal, a cavidade oral, bem como as fauces ou faringe, e da sua saúde geral. Para visualizar essa área de forma bem-sucedida, é importante conhecer os seus limites, a terminologia e as divisões da cavidade oral e da faringe, conforme discutido neste segundo capítulo da **Parte 1**. Posteriormente, a **Parte 2** descreverá o desenvolvimento dos tecidos orais e os distúrbios de desenvolvimento associados. Em seguida, a **Parte 3** descreverá a histologia inerente aos tecidos orofaciais, responsável por fornecer os aspectos superficiais característicos. E, depois, a **Parte 4** discutirá a anatomia dentária.

Certo grau de variação na cavidade oral e nas divisões visíveis da faringe é considerado possível. Entretanto, uma alteração em qualquer tecido ou estrutura associada em um paciente pode sinalizar uma condição de significado clínico e deve ser registrada no prontuário do paciente, bem como deve ser acompanhada corretamente pelo cirurgião-dentista que a examinou. Assim, não são as variações entre os indivíduos que devem ser observadas, mas as alterações em um indivíduo particular.

Neste livro, as ilustrações da cavidade oral e da faringe, bem como de quaisquer estruturas relacionadas a esses segmentos, são orientadas com a cabeça em posição anatômica (ver **Apêndice A**), a menos que indicadas de outra forma. Essa é a mesma posição em que o paciente é colocado em um ambiente clínico, como se observado de frente pelo profissional, enquanto está sentado ereto na cadeira odontológica.

DIVISÕES DA CAVIDADE ORAL

A cavidade oral é dividida pelos processos alveolares das maxilas e mandíbula com seus respectivos dentes, em vestíbulo da boca e da cavidade oral propriamente dita. Em cada porção da cavidade oral existem pontos de referência na superfície. É importante praticar a localização desses pontos de referência na superfície da cavidade oral usando um espelho (odontoscópio) e este livro, de modo a melhorar as habilidades do exame clínico no paciente. Posteriormente, tentar localizá-los em seus colegas e, em seguida, em pacientes no ambiente clínico; isso proporcionará um nível maior de competência em relação ao mundo real.

A compreensão das divisões da cavidade oral é auxiliada pelo conhecimento de seus limites; muitas estruturas da face e da cavidade oral marcam esses limites (Figura 2.1). Os lábios servem como limite anterior da cavidade oral, e a faringe (garganta) localiza-se no limite posterior. As bochechas marcam os limites laterais e o palato forma o limite superior. O assoalho da boca é o limite inferior à da cavidade oral.

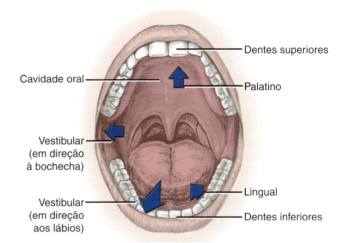

Figura 2.1 Cavidade oral e arcos dentais, com a indicação (*setas*) dos termos de orientação *vestibular (em direção à bochecha)*, *vestibular (em direção ao labial)*, *palatino* e *lingual*. (De Fehrenbach MJ, Herring SW. *Illustrated Anatomy of the Head and Neck*. 5th ed. St. Louis: Elsevier; 2017.)

Além disso, muitas estruturas orais são identificadas de acordo com suas relações com outras estruturas orofaciais, como a superfície da face, os lábios, as bochechas, a língua e o palato (ver Figura 2.1). As estruturas mais próximas da superfície facial são descritas como **faciais**. As estruturas mais próximas dos lábios são **labiais** (ou vestibulares labiais). As mais próximas da superfície interna das bochechas são **bucais** (ou vestibulares bucais). Por sua vez, as estruturas mais próximas da língua são **linguais**. E as estruturas orais mais próximas do palato são **palatinas**.

Vestíbulos da boca

Os espaços superior e inferior da cavidade oral, em forma de ferradura, localizados entre os lábios e as bochechas, anterior e lateralmente, respectivamente, os dentes e seus tecidos moles, posteromedialmente, são denominados **vestíbulos da boca** (vestíbulo oral). Assim, um vestíbulo é superior e, o outro, inferior (Figura 2.2). Esses vestíbulos bucais são revestidos pela membrana mucosa da boca, denominada **mucosa oral**. As partes internas dos lábios são revestidas pela **mucosa labial** de coloração rosada. A mucosa labial é contínua com o mesmo rosado da **mucosa da bochecha** (ou **mucosa jugal**), que reveste a face interna da bochecha. Entretanto, em indivíduos com pele pigmentada, tanto a mucosa labial quanto a mucosa da bochecha podem variar na coloração, assim como outras regiões da mucosa oral (ver Figura 9.23).

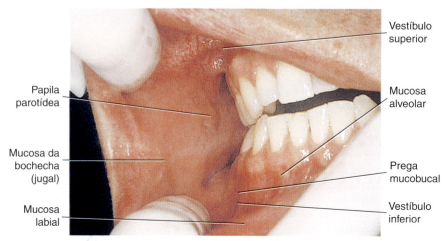

Figura 2.2 Vestíbulos da boca com pontos de referência indicados. (De Fehrenbach MJ, Herring SW. *Illustrated Anatomy of the Head and Neck*. 5th ed. St. Louis: Elsevier; 2017.)

A mucosa da bochecha recobre uma densa camada de tecido adiposo subjacente à porção posterior de cada vestíbulo, o **corpo adiposo da bochecha**. Essa estrutura funciona como um coxim adiposo que atua como uma almofada protetora durante a **mastigação**. Na face interna da bochecha, revestida pela mucosa, no nível do segundo dente molar superior, há uma pequena elevação no tecido, chamada **papila parotídea**. Essa papila protege a abertura do **ducto parotídeo** (ou ducto de Stensen), o ducto excretor da glândula salivar parótida (ver Figuras 1.5 e 11.7).

Na profundidade de cada vestíbulo oral está o **fórnice do vestíbulo**, onde as rosadas mucosas labiais e jugal (da bochecha) encontram a **mucosa alveolar**, mais avermelhada, na **prega mucobucal**. O **frênulo labial** é uma prega de tecido mucoso, localizado na linha mediana entre a mucosa do lábio e a mucosa alveolar, nos respectivos arcos dentais superior e inferior (ver Figura 2.9).

📋 Considerações clínicas sobre a mucosa oral

Em algumas pessoas, pode-se encontrar, nas superfícies das mucosas labial e da bochecha, uma variação anatômica comum, os **grânulos de Fordyce** (Figura 2.3A). Esses grânulos são visíveis como pequenas manchas ou elevações amareladas na superfície da mucosa dessas regiões da boca e representam depósitos mais profundos de material sebáceo, oriundo de glândulas sebáceas ectópicas ou aprisionadas na mucosa, em geral associadas a folículos pilosos de outras superfícies. A maior parte da população possui essas pequenas saliências ou pápulas inócuas, inofensivas. No entanto, elas se tornam mais proeminentes com o avançar da idade devido ao adelgaçamento do tecido adjacente.

Outra variação observada na mucosa da bochecha é a **linha alba** (ver Figura 2.3B). Essa linha é uma crista branca de tecido queratinizado (ou hiperqueratinizado) que se estende, horizontalmente, no nível onde os dentes superiores e inferiores se tocam e ocluem (considerado o plano oclusal); cristas semelhantes de tecido esbranquiçado podem ser notadas, algumas vezes, no perímetro da língua. Uma quantidade excessiva desse tecido esbranquiçado queratinizado, na mucosa da bochecha ou na mucosa da língua, pode estar associada a alguns hábitos parafuncionais (ver Figura 9.7).

Maxila, mandíbula, processos alveolares e dentes

Os ossos maxilares e a mandíbula são ossos localizados profundamente nos lábios e dentro dos limites da cavidade oral (Figura 2.4 e ver Figura 1.7). Os maxilares se articulam no plano sagital mediano e estabelecem entre si, durante o desenvolvimento, uma sutura. Os ossos maxilares estabelecem articulações imóveis com muitos outros ossos faciais e do restante do crânio, de forma que cada osso possui um corpo e quatro processos ósseos. Cada **corpo maxilar** localiza-se superiormente aos dentes superiores e contém um **seio maxilar**. Por outro lado, a mandíbula é um osso único que estabelece articulações móveis com cada osso temporal, na articulação temporomandibular (ATM). A porção espessa horizontal da mandíbula, situada inferiormente aos dentes inferiores, é denominada **corpo da mandíbula**.

Os **processos alveolares** ou **ossos alveolares** são as extensões ósseas dos maxilares e da mandíbula que contêm cavidades para inserção dos dentes, denominadas **alvéolos dentais** (ver Figura 14.14). Todos os dentes são fixados na superfície óssea dos alvéolos pelo **ligamento periodontal** (**LPD**) fibroso, que permite um leve movimento dentário dentro do alvéolo, ao mesmo tempo que sustenta o dente.

Cada um dos dentes maduros e completamente erupcionados é constituído pela **coroa** e pela **raiz** (Figuras 2.5 e 2.6). A coroa do dente é composta de uma camada mais externa e extremamente dura, o **esmalte dental**, e por uma camada mais interna e moderadamente dura, a **dentina**, que envolve a **polpa do dente**. A polpa dentária preenche a cavidade interna do dente. A camada de dentina na coroa continua a envolver o tecido mole da polpa do dente na raiz, porém a camada mais externa da raiz é formada pelo **cemento dental**. O cemento dentário, semelhante ao osso, é a camada do periodonto sobre a raiz do dente que fixa o LPD de um lado, que, por sua vez, insere-se no osso alveolar do outro lado e ancora o dente em seu alvéolo.

Arcos dentais

Os processos alveolares com os dentes em seus respectivos alvéolos também são chamados **arcos dentais**, dos quais existem dois: o **arco dental superior** (ou maxilar) e o **arco dental inferior** (ou mandibular) (ver Figura 2.4). Os dentes do arco dental superior são os **dentes superiores** (ou maxilares), enquanto os dentes do arco dental inferior são os **dentes inferiores** (ou mandibulares).

Distalmente ao último dente do arco dental superior existe uma elevação óssea recoberta pela mucosa oral, a **tuberosidade** ou **túber maxilar** (ver Figura 2.11). Da mesma forma, na mandíbula há uma densa almofada de tecidos moles, localizada distalmente ao último dente do arco inferior, a **papila retromolar**. Os dentes em ambos os arcos dentais de crianças, **dentes decíduos** ou **primários**, incluem os dentes **incisivos**, **caninos** e **molares**. Por sua vez, os arcos dentais de adultos, com os **dentes permanentes** ou **secundários**, também incluem os mesmos tipos de dentes dos dentes decíduos, bem como os dentes **pré-molares**.

CAPÍTULO 2   Cavidade Oral e Faringe

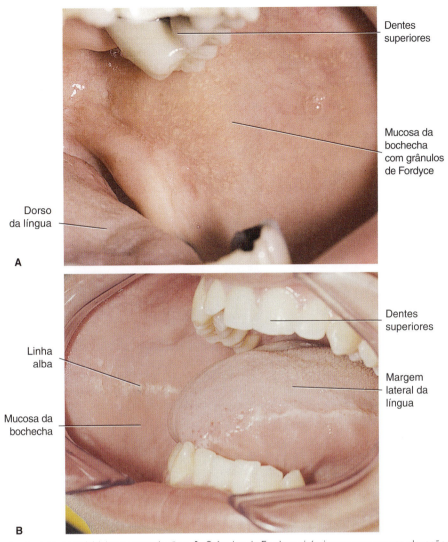

Figura 2.3 Mucosa da bochecha e mucosa labial com as variações. **A.** Grânulos de Fordyce visíveis como pequenas elevações amareladas. **B.** Linha alba visível como uma crista esbranquiçada de tecido queratinizado (ou hiperqueratinizado) que se estende, horizontalmente, no nível onde os dentes ocluem, e uma outra crista esbranquiçada semelhante na margem lateral esquerda da língua. (Cortesia de Margaret J. Fehrenbach, RDH, MS.)

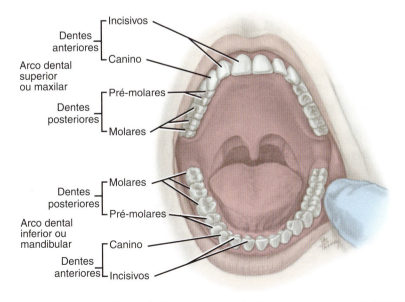

Figura 2.4 Diagrama dos arcos dentais com indicação dos seus dentes permanentes e seus dentes pontos de referência.

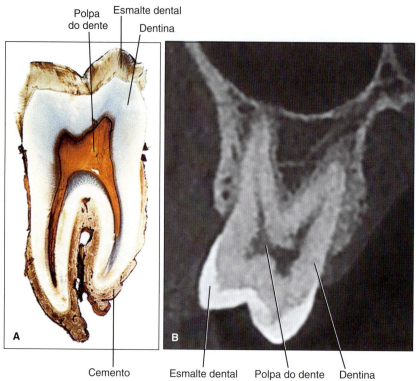

Figura 2.5 Distribuição dos vários tipos de tecidos do dente. **A.** Amostra macroscópica de um dente com secção longitudinal. **B.** Radiografia de um dente. (De Nanci A. *Ten Cate's Oral Histology*. 9th ed. St. Louis: Elsevier; 2018.)

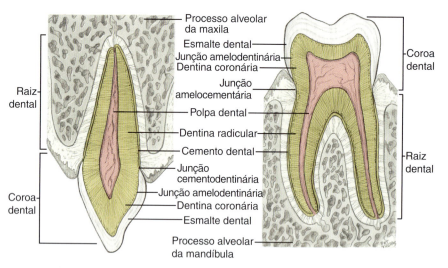

Figura 2.6 Diagrama do processo alveolar de um dente unirradicular e de um dente multirradicular, mostrando a coroa e a raiz, bem como os tipos de tecidos associados.

Os dentes da região anterior da boca e dos arcos dentais, incisivos e caninos, são considerados **dentes anteriores**. Os dentes localizados na região mais posterior da boca e dos arcos, molares e pré-molares (quando presentes), são considerados **dentes posteriores**. Os dentes anteriores superiores permanentes são irrigados pela artéria alveolar superior anterior, e os dentes posteriores superiores permanentes, pela artéria alveolar superior posterior; por sua vez, todos os dentes inferiores permanentes são irrigados por ramos da artéria alveolar inferior. Além disso, os dentes superiores são drenados pela veia alveolar superior posterior, enquanto os dentes inferiores são drenados pela veia alveolar inferior. Posteriormente, a **Parte 4** discute a anatomia de cada dente de ambas as dentições, decídua e permanente.

Considerações clínicas sobre os processos alveolares

Uma variação menos comum, geralmente presente na superfície vestibular do processo alveolar do arco dental superior, é a **exostose**. Exostose é o desenvolvimento e crescimento ósseo localizado, coberto pela mucosa oral, com uma possível etiologia hereditária, e pode estar associada a traumatismo oclusal (Figura 2.7, ver **Capítulo 20**). As exostoses podem ser áreas elevadas endurecidas, de única ou múltiplas lesões, unilaterais ou bilaterais, localizadas na região de pré-molares e molares, recobertas pela mucosa oral. Elas aparecem nas radiografias como áreas radiopacas (claras). Podem interferir na análise radiográfica, bem como nos tratamentos restauradores e periodontais; portanto, devem ser registradas no prontuário do paciente.

CAPÍTULO 2 Cavidade Oral e Faringe

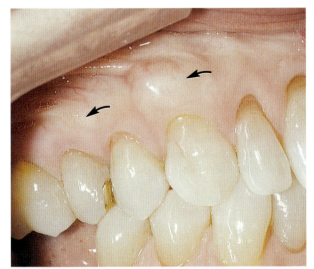

Figura 2.7 Presença de exostoses (*setas*) na face vestibular do arco dental superior (maxilar). (Cortesia de Margaret J. Fehrenbach, RDH, MS.)

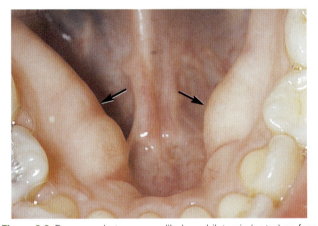

Figura 2.8 Presença de toros mandibulares bilaterais (*setas*) na face lingual do arco dental inferior (mandibular). (Cortesia de Margaret J. Fehrenbach, RDH, MS.)

Outra variação semelhante observada na face lingual do arco dental inferior é o **toro** ou **torus mandibular** (Figura 2.8). O toro representa um crescimento ósseo semelhante às exostoses, com possível etiologia hereditária, que também pode estar associado ao ato de ranger os dentes, considerado *bruxismo*. Eles geralmente estão localizados bilateralmente na área dos pré-molares e podem se apresentar com fendas superficiais, como áreas lobuladas ou nodulares elevadas, ou mesmo se fundirem no plano sagital mediano.

Os toros mandibulares são recobertos pela mucosa oral e variam em tamanho. São saliências de crescimento lento, assintomáticas, que podem ser visualizadas nas radiografias como massas radiopacas (claras). Podem interferir na fala, nos procedimentos de higiene oral, na colocação e análise dos filmes radiográficos, bem como na reabilitação protética do processo alveolar inferior. O paciente deve ser tranquilizado quanto à origem dos toros e eles devem ser registrados no prontuário do paciente.

Gengiva

Ao redor dos dentes superiores e inferiores, recobrindo os processos alveolares, e ao redor da região próxima ao colo do dente, está a **gengiva**, formada por tecidos moles gengivais, parte de uma mucosa oral firme e rosada (Figura 2.9). A gengiva que adere firmemente ao processo ósseo alveolar em torno das raízes dos dentes é chamada **gengiva inserida**, a qual inclui a tuberosidade maxilar e a papila retromolar. A linha de demarcação entre a gengiva inserida, mais firme e rósea, e a mucosa alveolar, mais móvel e mais vermelha, que reveste os vestíbulos da boca, é a **junção mucogengival**, uma linha com trajeto ondulado.

Especificamente ao redor do colo de cada dente está a **gengiva marginal** (ou **gengiva livre**). Ela forma uma espécie de bainha nessa região (Figura 2.10). Um **sulco gengival externo** (livre) marca o limite entre a gengiva marginal e a gengiva inserida. Esse sulco externo varia em profundidade, de acordo com a região da cavidade oral; o sulco é especialmente proeminente na região dos dentes anteriores inferiores e dos pré-molares. Na extremidade mais coronal da gengiva marginal está a **margem gengival** ou **crista da gengiva livre**.

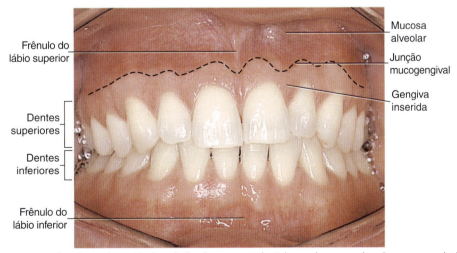

Figura 2.9 Gengiva com pontos de referência anatômicos indicados no arco dental superior, com a junção mucogengival demarcada (*linha tracejada*). (De Fehrenbach MJ, Herring SW. *Illustrated Anatomy of the Head and Neck*. 5th ed. St. Louis: Elsevier; 2017.)

A **gengiva interdental** (ou **papila interdental**), que é a gengiva localizada entre dentes adjacentes, consiste em um prolongamento da gengiva livre entre os dentes, onde cada extensão forma a **papila interdental**. A gengiva inserida pode ter áreas de **pigmentação melânica**, especialmente na base de cada papila interdental (ver Figura 9.23). Na face interna da gengiva, em torno de cada dente, em direção circular, entre a gengiva e a superfície do dente, existe um espaço chamado **sulco gengival**.

Cavidade própria da boca

O interior da cavidade oral é conhecido como **cavidade própria da boca** (Figura 2.11). O espaço da cavidade oral é delimitado anteriormente pelos arcos dentais superior e inferior. Posteriormente, a cavidade oral propriamente dita comunica-se com a faringe (ou garganta) através das **fauces** (ou istmo das fauces).

As fauces são formadas, de cada lado, pelas pregas palatoglossas (ou prega triangular), que formam o **arco palatoglosso** (pilar faucial anterior, mais anterior), e pelas pregas palatofaríngeas (ou prega semilunar), que formam o **arco palatofaríngeo** (pilar faucial posterior, mais posterior). As **tonsilas palatinas** estão localizadas entre essas pregas de tecido criadas pelos músculos subjacentes e são o que os pacientes chamam "amígdalas"; elas podem aumentar de tamanho quando envolvidas em processos inflamatórios (ver Figura 11.18). No interior da cavidade oral propriamente dita estão o palato, a língua e o assoalho da boca.

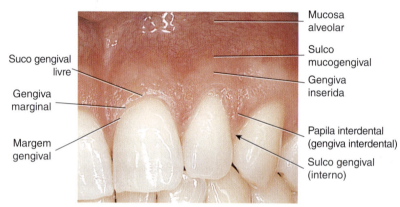

Figura 2.10 Visão aproximada da gengiva com indicação de pontos de referência anatômicos, evidenciando a localização do sulco gengival (*seta*). (De Fehrenbach MJ, Herring SW. *Illustrated Anatomy of the Head and Neck*. 5th ed. St. Louis: Elsevier; 2017.)

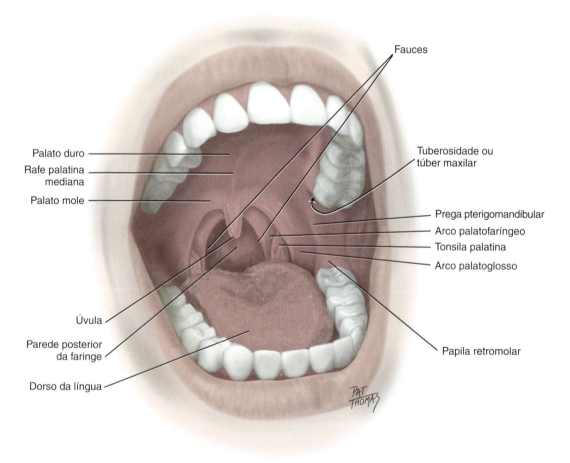

Figura 2.11 Cavidade própria da boca e pontos anatômicos de referência que formam seus limites. (De Fehrenbach MJ, Herring SW. *Illustrated Anatomy of the Head and Neck*. 5th ed. St. Louis: Elsevier; 2017.)

Palato

Na parte superior da cavidade própria da boca está o "céu da boca" ou **palato**. O palato separa a cavidade oral da cavidade nasal. A parte arqueada anterior e óssea mais pálida e rígida é o **palato duro** (Figura 2.12, ver Figura 5.5). O palato duro não apresenta uma junção mucogengival palatina. Em vez disso, a mucosa da gengiva inserida na face palatina se mistura imperceptivelmente com a mucosa do palato duro.

Uma pequena protuberância de tecido mole na porção mais anterior do palato duro, posteriormente aos dentes incisivos centrais, é chamada **papila incisiva**. Imediatamente posteriores a essa papila estão as **pregas** ou **rugas palatinas transversas**. Elas são cristas firmes e irregulares de tecido que irradiam da papila incisiva.

A porção posterior do palato, de coloração mais amarela, frouxa e mole, é denominada **palato mole** (ver Figura 2.11). Uma estrutura muscular mediana, a **úvula do palato**, pende na direção inferior da margem posterior do palato mole. Uma crista mediana de tecido parte desde a papila incisiva, em direção posterior, até a úvula do palato; ela é a **rafe do palato** (ou **rafe palatina**), que recobre e representa, na superfície, a união mediana das partes ósseas do palato (sutura palatina).

A **prega pterigomandibular** se estende da junção dos palatos duro e mole até a mandíbula, posteriormente ao último dente inferior, alongando-se quando a boca abre. Essa prega reveste uma estrutura fibrosa profunda, a rafe pterigomandibular, que separa a bochecha da faringe.

Considerações clínicas sobre o palato

Uma variação menos comum, observada na linha mediana do palato duro, é o **toro palatino**, semelhante ao toro mandibular tanto na apresentação morfológica quanto na etiologia (Figura 2.13). O toro palatino pode interferir na adaptação de próteses dentárias do arco dental superior e, por isso, deve ser considerado. Dessa forma, ele precisa ser registrado no prontuário do paciente. Também pode ser necessário tranquilizar o paciente quanto a sua natureza. Outras patologias mais graves do palato, como história de **fissura** ou **fenda palatina**, também precisam ser registradas devido aos seus impactos no atendimento e no tratamento odontológicos (ver Figura 5.6).

Língua

A **língua** é um órgão proeminente presente na cavidade oral propriamente dita (Figura 2.14). Seu terço posterior é a *parte faríngea* da língua, ou **raiz da língua**. A base da língua se fixa ao assoalho da boca. A raiz da língua não está localizada dentro da cavidade própria da boca, mas sim na parte oral da faringe (discutida posteriormente neste capítulo). Os dois terços anteriores da língua constituem a parte oral da língua, ou **corpo da língua**, situado na cavidade própria da boca. A ponta da língua é denominada **ápice da língua**. A separação do terço posterior e dos dois terços anteriores da língua é importante, pois possuem inervação, constituição e desenvolvimento embrionário diferentes.

A face superior, ou **dorso da língua**, possui uma depressão da linha mediana, o **sulco mediano da língua**, que corresponde à posição de uma estrutura fibrosa, localizada profundamente na língua, sendo uma região de fusão e inserção de tecidos. Parte da superfície da língua possui pequenas estruturas elevadas de mucosa especializada, as **papilas linguais**, algumas das quais estão associadas aos botões gustatórios (ver Figuras 9.16 a 9.20), estruturas gustativas especializadas no paladar.

As papilas linguais delgadas, em forma de filetes ou fios (filiformes) e de coloração mais esbranquiçada, são as **papilas filiformes**, que conferem ao dorso da língua uma textura aveludada. Os pequenos pontos avermelhados em forma de cogumelo, na superfície dorsal, são as **papilas fungiformes**. Ainda no dorso da língua, porém mais posteriormente e mais difícil de ser detectado clinicamente, há um sulco em forma de "V" invertido, o **sulco terminal da língua**. Esse sulco marca a separação da raiz e do corpo da língua. Ele delimita uma linha de fusão tecidual formada durante o desenvolvimento embrionário da língua.

De 10 a 14 papilas linguais em forma de grandes cogumelos, denominadas **papilas circunvaladas ou caliciformes**, estão localizadas no corpo da língua de forma alinhada e anteriormente ao sulco terminal. No ponto onde as duas metades do sulco terminal se encontram, o que forma um vértice voltado para a faringe, há uma pequena depressão que lembra um pequeno poço, o **forame cego da língua**. Ainda mais posteriormente, na superfície dorsal da raiz da língua, existe uma massa irregular de tecido linfático, a **tonsila lingual** (ver **Capítulo 11**).

A **margem da língua** apresenta cristas verticais, as **papilas folhadas** (Figura 2.15).

A **face inferior da língua**, ou face ventral da língua, possui vasos sanguíneos grandes e visíveis, as veias profundas da língua, que passam próximo à sua superfície (Figura 2.16). Lateralmente a cada veia profunda, há uma **prega franjada**, com suas projeções semelhantes a franjas.

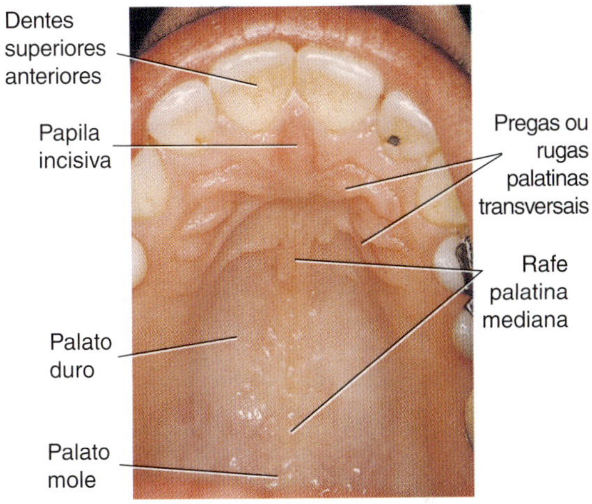

Figura 2.12 Palato e indicação dos pontos de referência anatômicos. (De Fehrenbach MJ, Herring SW. *Illustrated Anatomy of the Head and Neck*. 5th ed. St. Louis: Elsevier; 2017.)

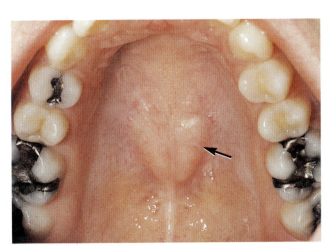

Figura 2.13 Toro palatino (*seta*), uma variação na linha mediana do palato duro. (Cortesia de Margaret J. Fehrenbach, RDH, MS.)

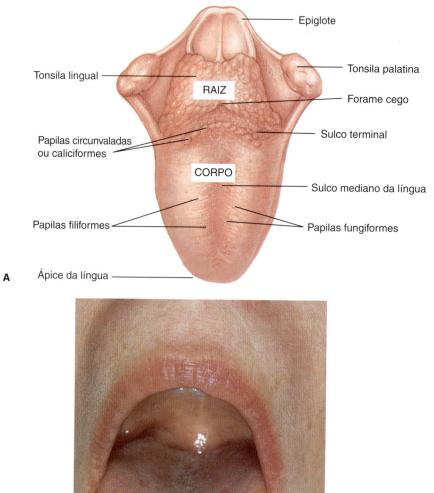
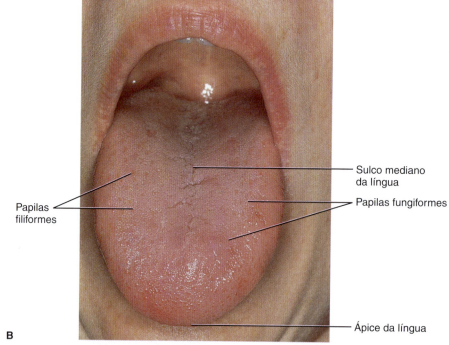

Figura 2.14 Dorso da língua com indicação dos pontos anatômicos de referência. **A.** Diagrama. **B.** Visão clínica. (De Fehrenbach MJ, Herring SW. *Illustrated Anatomy of the Head and Neck*. 5th ed. St. Louis: Elsevier; 2017.)

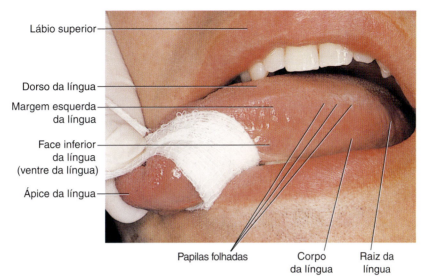

Figura 2.15 Margem da língua com indicação dos pontos de referência anatômicos. (De Fehrenbach MJ, Herring SW. *Illustrated Anatomy of the Head and Neck*. 5th ed. St. Louis: Elsevier; 2017.)

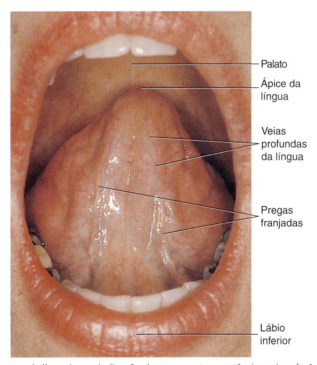

Figura 2.16 Face inferior da língua (ventre da língua) com indicação de seus pontos anatômicos de referência. (De Fehrenbach MJ, Herring SW. *Illustrated Anatomy of the Head and Neck*. 5th ed. St. Louis: Elsevier; 2017.)

Assoalho da boca

O **assoalho da boca** está localizado na cavidade própria da boca, inferiormente à face inferior da língua (Figura 2.17). O **frênulo da língua** é uma prega mediana da mucosa e está localizado entre a face inferior da língua e o assoalho da boca.

Uma crista de tecido em cada lado do assoalho da boca, chamada **prega sublingual**, une-se em uma configuração que lembra a letra "V" e se estende do frênulo lingual até a raiz da língua (ver Figuras 1.5 e 11.7). Uma pequena papila, a **carúncula sublingual**, no extremo anterior de cada prega sublingual, contém as aberturas do **ducto submandibular** e do **ducto sublingual** (ou ducto de Wharton e ducto de Bartholin, respectivamente), provenientes das glândulas salivares submandibulares e sublinguais. Cada prega sublingual marca a localização subjacente da glândula sublingual de cada lado e, também, contém as aberturas dos ductos sublinguais menores das glândulas sublinguais.

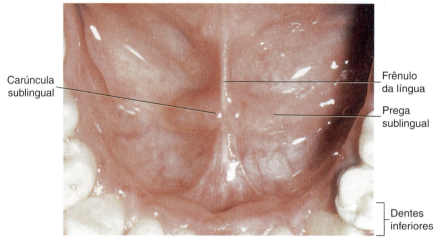

Figura 2.17 Assoalho da boca com indicação de seus pontos anatômicos de referência. (De Fehrenbach MJ, Herring SW. *Illustrated Anatomy of the Head and Neck*. 5th ed. St. Louis: Elsevier; 2017.)

DIVISÕES DA FARINGE

A cavidade própria da boca provê a entrada para a **faringe** (ou garganta). A faringe é um tubo muscular com funções que servem tanto ao sistema respiratório quanto ao sistema digestório. Esse órgão possui três divisões: nasofaringe, orofaringe e laringofaringe (Figura 2.18).

A divisão da faringe, localizada superiormente ao nível do palato mole, é a parte nasal da faringe ou **nasofaringe**, que é contínua com a cavidade nasal. Apenas parte da nasofaringe é visível durante o exame intraoral executado por um cirurgião-dentista (ver Figura 2.11).

A porção situada entre o palato mole e a abertura da laringe (o ádito da laringe) é a parte oral da faringe ou **orofaringe**. A orofaringe é visível pelo dentista na maioria dos casos. As fauces, discutidas anteriormente, demarcam o limite entre a orofaringe e a cavidade própria da boca.

Finalmente, a **laringofaringe** (parte laríngea da faringe) é a região mais inferior da faringe, próxima e abaixo da abertura ou ádito da laringe. Para examinar, em alguns pacientes, toda a superfície da nasofaringe, bem como da laringofaringe, ou até mesmo da orofaringe, são necessárias ferramentas diagnósticas especiais.

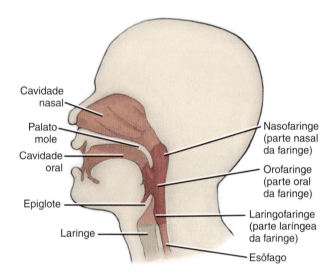

Figura 2.18 Seção mediana da cabeça com as divisões da faringe e regiões associadas. (De Fehrenbach MJ, Herring SW. *Illustrated Anatomy of the Head and Neck*. 5th ed. St. Louis: Elsevier; 2017.)

PARTE 2 Embriologia Dental

3

Desenvolvimento Pré-Natal

OBJETIVOS DO APRENDIZADO

1. Definir as palavras-chave deste capítulo.
2. Descrever o período de pré-implantação, de modo que inclua os principais eventos que ocorrem durante a 1ª semana de desenvolvimento pré-natal.
3. Integrar os conhecimentos adquiridos no estudo do período de pré-implantação do desenvolvimento pré-natal ao desenvolvimento das estruturas orofaciais e às considerações clínicas decorrentes dos distúrbios de desenvolvimento associados a essas estruturas.
4. Descrever a 2ª semana do desenvolvimento pré-natal, de modo que inclua os principais eventos que ocorrem nesse período embrionário.
5. Descrever a 3ª semana do desenvolvimento pré-natal, de modo que inclua os principais eventos que ocorrem nesse período embrionário.
6. Descrever a 4ª semana do desenvolvimento pré-natal, de modo que inclua os principais eventos que ocorrem nesse período embrionário.
7. Integrar o estudo do período embrionário do desenvolvimento pré-natal ao desenvolvimento orofacial e às considerações clínicas decorrentes dos distúrbios de desenvolvimento associados a essas estruturas.
8. Descrever o período fetal de desenvolvimento pré-natal, de modo que inclua os principais eventos que ocorrem após a 8ª semana, até o nascimento.
9. Identificar as estruturas presentes durante o desenvolvimento pré-natal por diagramas.
10. Integrar o estudo do período fetal ao desenvolvimento orofacial e às considerações clínicas decorrentes dos distúrbios de desenvolvimento associados a essas estruturas.

DESENVOLVIMENTO PRÉ-NATAL

É importante que os profissionais da área de odontologia tenham compreensão clara dos principais eventos do desenvolvimento pré-natal, a fim de entender o desenvolvimento das estruturas da face, pescoço e cavidade oral e as relações básicas entre essas estruturas. **Embriologia** é o estudo do desenvolvimento pré-natal e esse assunto é apresentado neste primeiro capítulo da **Parte 2**.

O **desenvolvimento pré-natal** se estende do início da gravidez até o nascimento da criança. Os 9 meses de gestação são geralmente divididos em períodos de 3 meses, ou trimestres. Esses períodos do desenvolvimento pré-natal consistem em três períodos sucessivos distintos, o período pré-implantação, o período embrionário e o período fetal (Tabela 3.1), com intervalos de tempo variáveis. O período pré-implantação e o período embrionário compõem o 1º trimestre da gravidez e o período fetal constitui os dois últimos trimestres.

Cada uma das estruturas da face, pescoço e cavidade oral tem um **primórdio**, o primeiro estágio reconhecível de desenvolvimento de um tecido ou órgão durante o desenvolvimento pré-natal. O conhecimento da origem embriológica de uma estrutura também ajuda na avaliação de quaisquer fatores relacionados ao desenvolvimento dessas estruturas, inclusive se ocorrer algum distúrbio.

Considerações clínicas sobre o desenvolvimento pré-natal

Os distúrbios de desenvolvimento que envolvem as estruturas orofaciais, bem como outras partes do corpo, incluem as **malformações ou defeitos congênitos**, evidentes no nascimento. A maioria deles se estabelece durante o período de pré-implantação e no período embrionário e, portanto, envolvem o 1º trimestre da gravidez ou gestação (discutido posteriormente neste capítulo). Essas malformações ocorrem em três a cada 100 casos e são uma das principais causas de morte na infância. Isso não inclui variações anatômicas que são comuns, como variações nos menores detalhes da morfologia de um osso. A **amniocêntese** ou teste do fluido (líquido) amniótico (AFT, do inglês *amniotic fluid test*) é um procedimento de diagnóstico pré-natal para detectar anormalidades cromossômicas, em que o líquido amniótico e as células fetais, que estão presentes nesse líquido, são recolhidos para estudo cromossômico por meio de um microscópio. A amostra também contribui para determinação de outras complicações fetais. As mulheres grávidas ainda possuem a opção de fazer um novo tipo de teste genético pré-natal, que não apresenta nenhum risco e pode ser realizado bem no início da gravidez. Esse **teste pré-natal não invasivo** (NIPT, do inglês *noninvasive prenatal testing*) consiste em um teste de DNA livre fetal de células, feito a partir de uma simples coleta de sangue da mulher grávida.

As malformações podem estar relacionadas a fatores genéticos, como anomalias cromossômicas, ou aos fatores e agentes ambientais. Esses fatores e agentes ambientais, que podem causar malformações, são considerados **agentes teratogênicos** (Tabela 3.2). Entre eles estão inclusas infecções, drogas e radiação. Mulheres em idade reprodutiva devem evitar esses agentes teratógenos para proteger o embrião e o feto em desenvolvimento de possíveis malformações congênitas (discutidas posteriormente neste capítulo).

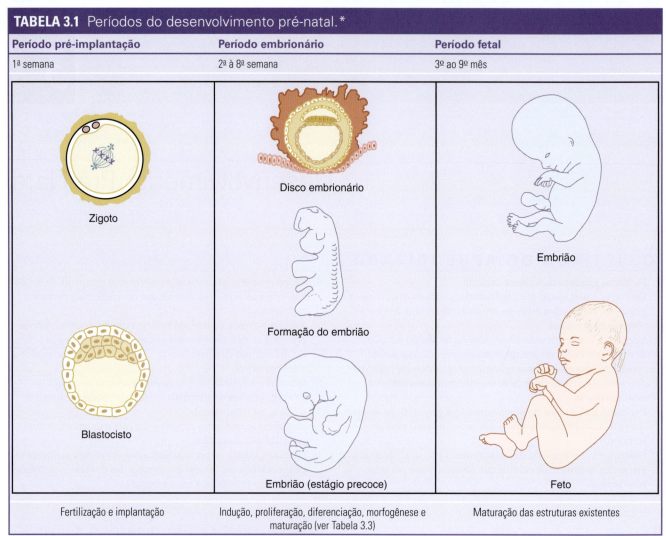

TABELA 3.1 Períodos do desenvolvimento pré-natal.*

Período pré-implantação	Período embrionário	Período fetal
1ª semana	2ª à 8ª semana	3º ao 9º mês
Zigoto / Blastocisto	Disco embrionário / Formação do embrião / Embrião (estágio precoce)	Embrião / Feto
Fertilização e implantação	Indução, proliferação, diferenciação, morfogênese e maturação (ver Tabela 3.3)	Maturação das estruturas existentes

*Note que o tamanho das estruturas não é preciso nem comparativo; é usado apenas para informações gerais.

TABELA 3.2 Agentes teratogênicos conhecidos envolvidos nas malformações congênitas.

Agente teratogênico	Descrição
Drogas	Etanol, tetraciclina, fenitoína sódica, lítio, metotrexato, aminopterina, dietilstilbestrol, varfarina, talidomida, isotretinoína (ácido retinoico), androgênios, progesterona
Substâncias químicas	Metilmercúrio, bifenis policlorinados
Infecções	Vírus da rubéola, espiroquetas da sífilis, herpes-vírus simples, vírus da imunodeficiência humana (HIV)
Radiação	Altos níveis de radiação ionizante*

*A American Dental Association (ADA) recomenda o uso de dosímetros e controle das atividades práticas no trabalho para mulheres grávidas que são profissionais da área odontológica e trabalham com equipamentos radiográficos. Estudos de pacientes grávidas, sob atendimento odontológico, têm afirmado ser seguro o tratamento odontológico, incluindo a realização de radiografias ao usar os meios adequados de proteção. O American College of Obstetricians and Gynecologists (ACOG) (2017) reafirmou: "Os pacientes precisam ser garantidos de que a prevenção, o diagnóstico e o tratamento de doenças orais, que incluem também o uso de raios X odontológicos (com proteção do abdome e da tireoide) (...) são seguros durante a gravidez" (tradução livre).

As malformações na face, no pescoço e na cavidade oral variam de graves fendas na face ou no palato até pequenas deficiências do palato mole ou cistos de desenvolvimento sob a mucosa intacta da boca. Dessa forma, é importante ressaltar que os profissionais da odontologia devem se lembrar de que quaisquer malformações congênitas orofaciais descobertas durante o exame do paciente são geralmente distinguíveis e relacionadas a um período de tempo específico do desenvolvimento embriológico do indivíduo. Assim, o profissional da área deve, inicialmente, compreender o desenvolvimento da região orofacial, o que inclui seu processo sequencial, para, posteriormente, entender qualquer patologia associada presente.

PERÍODO PRÉ-IMPLANTAÇÃO

O 1º período do desenvolvimento pré-natal, o **período pré-implantação**, ocorre durante a 1ª semana após a concepção (ver Tabela 3.1). No início da 1ª semana, a concepção ocorre quando o **ovócito** da mulher é penetrado por um **espermatozoide** do homem e eles se unem durante a **fertilização** (ou fecundação) (Figura 3.1). Essa união de um ovócito e um espermatozoide forma, subsequentemente, um ovócito fertilizado ou **zigoto**.

Durante a fertilização, ocorrem, no ovócito, os estágios finais da **meiose**. O resultado desse processo é a união dos **cromossomos** do ovócito com os do espermatozoide (ver Capítulo 7). A união dos cromossomos dos pais biológicos forma um novo indivíduo com

CAPÍTULO 3 Desenvolvimento Pré-Natal

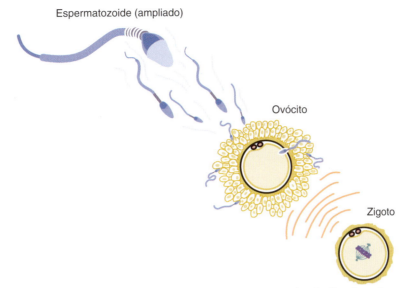

Figura 3.1 O espermatozoide fertiliza o ovócito e ambos, unidos, formam o zigoto, que, após a fertilização, sofre o processo de meiose, durante a 1ª semana de desenvolvimento pré-natal. A partir desse momento, ambos os cromossomos do ovócito e do espermatozoide estão envolvidos nesse processo.

cromossomos "misturados". Para permitir a formação de um novo indivíduo, o espermatozoide e o ovócito são unidos, o que restaura o número adequado de cromossomos, ou seja, diploide de 46 cromossomos, na célula. De outra forma, se ambas as células, espermatozoide e ovócito, carregassem o número total de cromossomos, a fertilização resultaria em um zigoto com o *dobro* do número de cromossomos adequados, isso geraria malformações congênitas graves e morte pré-natal (ver discussão posteriormente).

Essa situação de ocorrência em excesso de cromossomos é evitada com a meiose, pois, durante seu desenvolvimento nas gônadas, esse processo permite ao ovócito e ao espermatozoide reduzirem metade do número normal de cromossomos para o número haploide de 23. Desse modo, o zigoto recebe metade de seus cromossomos da mulher e a outra metade do homem. O material genético é resultante de um reflexo de ambos os pais biológicos.

A análise fotográfica dos cromossomos de uma pessoa é realizada pelo arranjo ordenado dos pares em um **cariótipo**, com o sexo conhecido pela presença de cromossomos *XX*, para uma mulher, e *XY*, para um homem (Figura 3.2).

Após a fertilização, o zigoto sofre mitoses, ou divisões celulares individuais, que o dividem em mais e mais células, processo chamado **clivagem** (ver Tabela 7.2). Após a clivagem inicial, a bola compacta de células é conhecida como *mórula*. Por conta do processo contínuo de mitose e da secreção de fluido pelas células no interior da mórula, o zigoto torna-se uma vesícula, denominada **blastocisto** (ou **blástula**) (Figura 3.3). O resto da 1ª semana é caracterizado por divisões mitóticas subsequentes com clivagem, nas quais os blastocistos se dividem em células menores e mais numerosas à medida que sofrem sucessivas divisões celulares por mitose.

Assim, a mitose é um processo que ocorre durante o crescimento ou regeneração do tecido (reparo tecidual), que é diferente da meiose, processo com o propósito de reprodução, conforme discutido (ver Tabela 7.2). A mitose que ocorre durante a divisão celular é a autoduplicação dos cromossomos da célula-mãe e sua distribuição equitativa para as duas células-filhas. O resultado é que as células-filhas têm o mesmo número de cromossomos e potencial hereditário da célula-mãe. À medida que cresce por clivagem, o blastocisto desloca-se do local onde ocorreu a fertilização na tuba uterina em direção ao útero.

No fim da 1ª semana, o blastocisto finaliza seu percurso no útero e inicia sua **implantação** na parede posterior do útero, ele fica enterrado no endométrio, revestimento mais interno do útero,

previamente preparado. Após uma semana de divisões, o blastocisto consiste em uma camada de células periféricas, a **camada trofoblástica ou trofoblasto**, e em uma pequena massa interna de células embrionárias, **camada embrionária ou embrioblasto** (Figura 3.4). Posteriormente, o trofoblasto dará origem a importantes tecidos de suporte pré-natal. Já o embrioblasto dará origem ao embrião durante o período embrionário do desenvolvimento pré-natal.

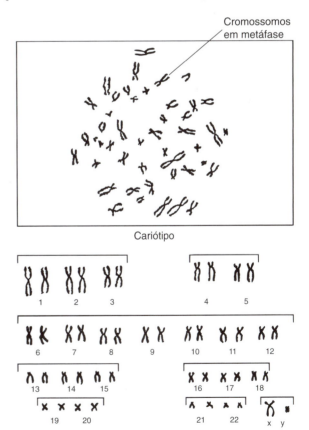

Figura 3.2 Exemplo de um cariótipo que demonstra uma análise fotográfica dos cromossomos com sua disposição ordenada dos pares. Esse cariótipo é de um indivíduo do sexo masculino, pois apresenta *cromossomos X* e *Y*, e o *Y* determina o sexo.

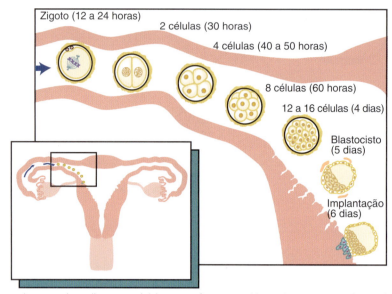

Figura 3.3 Zigoto em processo de sucessivas clivagens mitóticas para formar um blastocisto, no seu trajeto pela tuba uterina até se implantar no endométrio do útero.

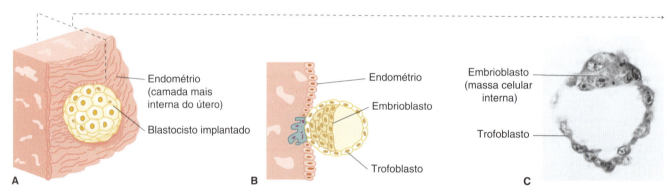

Figura 3.4 Blastocisto. **A.** Endométrio e blastocisto. **B.** Seção transversal com embrioblasto e trofoblasto. **C.** Fotomicrografia do corte de um blastocisto removido do endométrio no 4º dia. (**C**, de Hertig AT, Rock J, Adams EC. A description of 34 human ova within the first seventeen days of development. *Am J Anat.* 1956;98:435.)

Considerações clínicas sobre o período pré-implantação

Em caso de ocorrência de algum distúrbio no processo básico da meiose durante a fertilização, podem acontecer importantes malformações congênitas resultantes de anormalidades cromossômicas, em uma frequência de 1 a cada 10 casos. Um exemplo de alteração cromossômica é a **síndrome de Down**, também conhecida como *trissomia do cromossomo 21*, em que um cromossomo 21 extra está presente após a divisão meiótica (Figura 3.5). Uma **síndrome** é caracterizada por um conjunto de sinais e sintomas específicos. O portador da síndrome de Down apresenta certas características orofaciais que incluem face achatada e larga, aumento da distância entre os olhos, nariz achatado, pregas epicânticas, rimas das pálpebras oblíquas, lábio inferior sulcado, fissuras na língua, hipertrofia das papilas linguais e vários níveis de deficiência intelectual. O palato arqueado e os músculos linguais hipotônicos levam a um posicionamento com a boca aberta e protrusão da língua, que apresenta tamanho normal, de maneira que a fala torna-se constantemente dificultada. Além disso, também pode envolver erupção dentária retardada, número reduzido de dentes com microdontia e altos índices de doença periodontal.

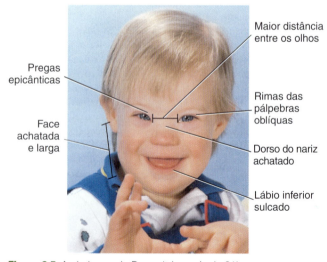

Figura 3.5 A síndrome de Down (trissomia do 21) se apresenta com um cromossomo 21 extra, o que exibe características orofaciais bastante notáveis, assim como vários níveis de deficiência intelectual. (De Zitelli BJ, Davis HW. *Atlas of Pediatric Physical Diagnosis.* 7th ed. St. Louis: Elsevier; 2018.)

A implantação do zigoto também pode ocorrer fora do local convencional no útero, gerando uma condição chamada **gravidez ectópica**, que ocorre geralmente nas tubas uterinas (de Falópio). Esse distúrbio acontece por muitas causas, mas geralmente está associado a fatores que atrasam ou impedem o transporte do zigoto em divisão até o útero, tais como tubas uterinas fibrosadas em decorrência de doença pélvica inflamatória anterior. No passado, a ruptura de uma gravidez ectópica causava perda do embrião e ameaçava a vida da gestante, mas, atualmente, pode ser tratada com sucesso por meio de medicamentos.

PERÍODO EMBRIONÁRIO

O 2º período de desenvolvimento pré-natal, o **período embrionário**, estende-se do início da 2ª semana ao fim da 8ª semana de gestação (ver Tabela 3.1). Certos processos fisiológicos ou eventos espaciais ou temporais de *padronização* ocorrem durante esse período e são considerados fundamentais para o futuro desenvolvimento (Tabela 3.3). Esses processos fisiológicos incluem indução, proliferação, diferenciação, morfogênese e maturação (discutido adiante). Eles fazem com que a estrutura do blastocisto implantado se torne, com o desenvolvimento, um **embrião**. Esses processos fisiológicos também permitem que os dentes e estruturas orofaciais associadas, assim como outros órgãos estruturais, se desenvolvam no embrião (ver Tabela 6.1).

O primeiro processo fisiológico envolvido durante o desenvolvimento pré-natal é o processo de **indução**, ação de um grupo de células sobre outras, o que leva ao estabelecimento de uma via de desenvolvimento no tecido-alvo. Com o tempo, a população de células embrionárias varia na competência de sua resposta à indução. O fenômeno pelo qual as células desencadeiam o desenvolvimento de estruturas diversas por meio de interações celulares está apenas começando a ser entendido, mas muitos distúrbios de desenvolvimento podem resultar de falhas na indução, o que leva a falhas adicionais de iniciação de certas estruturas embriológicas. A indução também pode ocorrer nos estágios finais do desenvolvimento, quando uma estrutura simplesmente aumenta de tamanho. Porém, nesses períodos as células parecem não ser tão sensíveis.

Outro tipo de processo fisiológico que segue a indução, bem como os outros processos, é o dramático processo de **proliferação**, que é o controle por níveis de crescimento celular presentes durante grande parte do desenvolvimento pré-natal. Além disso, também ocorre a migração tardia dessas células que se proliferaram. Finalmente, o crescimento também acontece como resultado do acúmulo de subprodutos celulares.

O crescimento pode ser por aposição, **crescimento aposicional**, no qual o tecido aumenta pela adição de camadas na superfície externa da estrutura. Em contraste, também há o **crescimento intersticial**, que ocorre profundamente no interior de um tecido ou órgão. O crescimento de tecidos duros (como ocorre no osso maduro ou tecido dental duro) é geralmente aposicional, enquanto os tecidos moles (como a pele e o tecido gengival) aumentam por crescimento intersticial. Alguns tipos de tecidos (como cartilagens e tecido ósseo imaturo) apresentam ambos os tipos de crescimento para atingir seu tamanho final.

É importante observar que o crescimento não é apenas um aumento no tamanho total, como inflar um balão, mas envolve diferentes padrões para os diversos tipos de tecidos e órgãos. Um exemplo dessa taxa variada de crescimento é a erupção dos dentes em uma criança, ocorrida ao longo de muitos anos, o que permite o crescimento simultâneo dos ossos (maxilas e mandíbula) que circundam e sustentam os dentes.

No processo de **diferenciação** ocorre uma mudança nas células embrionárias, as quais são geneticamente idênticas, mas depois se tornam distintas estrutural e funcionalmente. Assim, as células que desempenham funções especializadas são formadas por diferenciação durante o período embrionário. Embora essas funções sejam mínimas nesse momento, o início ou primórdio de todos os principais tipos de tecidos, órgãos e sistemas orgânicos ocorre durante esse período, a partir dessas células especializadas.

A diferenciação ocorre em diferentes padrões no embrião. Muitas partes do embrião são afetadas, incluindo células, tipos de tecido, órgãos e sistemas. Vários termos descrevem cada um desses tipos de diferenciação e é importante observar uma distinção característica entre cada um deles. A **citodiferenciação** é o desenvolvimento de diferentes tipos de células. A **histodiferenciação** é o desenvolvimento de diferentes tipos de tecidos histológicos no interior de um órgão. Já a **morfodiferenciação** é o desenvolvimento de diferenças estruturais e de forma, **morfologia**, que compõe cada órgão ou sistema.

Durante o período embrionário, a complexidade da estrutura e da função dessas células aumenta. Isso acontece por causa da **morfogênese**, processo de desenvolvimento da estrutura e do formato específico de um tecido. A morfogênese ocorre em decorrência da migração ou proliferação de células embrionárias, seguida de interações indutivas dessas células. Conforme mencionado anteriormente, a indução continua a ocorrer durante todo o período embrionário, como resultado dos novos tipos de células que interagem umas com as outras, produzindo um organismo cada vez mais complexo.

Finalmente, o processo fisiológico de **maturação** dos tipos de tecidos e órgãos se inicia durante o período embrionário e continua durante o período fetal. É importante notar que o processo fisiológico de maturação dos tecidos e órgãos individuais também envolve os processos de proliferação, diferenciação e morfogênese. Assim, a maturação não é apenas atingir o tamanho adulto correto, mas também a forma e a função adultas adequadas de tecidos e órgãos

Um embrião é facilmente reconhecido no fim do período embrionário, por volta da 8ª semana de desenvolvimento pré-natal. Este capítulo discute apenas os principais eventos da 2ª, 3ª e 4ª semanas do período embrionário. As semanas restantes do desenvolvimento pré-natal, que são importantes para os profissionais de odontologia, são abordadas nos **Capítulos 4** e **5**, os quais descrevem detalhadamente o desenvolvimento das estruturas orofaciais.

SEGUNDA SEMANA

Durante a 2ª semana de desenvolvimento pré-natal, ainda no período embrionário, o blastocisto implantado cresce por meio de uma intensa proliferação das células embrionárias, também com a presença de diferenciação que resulta em mudanças na morfogênese celular; cada crista, saliência e recesso agora indica esse nível aumentado de diferenciação celular. Esse maior número de células embrionárias forma camadas de **células embrionárias** (ou **camadas**

TABELA 3.3 Processos de desenvolvimento.

Processo	Descrição
Indução	Ação de um grupo de células sob outro, o que leva ao estabelecimento de vias de desenvolvimento nos tecidos-alvo
Proliferação	Crescimento celular controlado e acúmulo de subprodutos
Diferenciação	Alterações em células embrionárias idênticas para se tornarem distintas estrutural e funcionalmente
Morfogênese	Desenvolvimento de estrutura tecidual específica ou com forma diferenciada devido à migração ou proliferação de células embrionárias e interações indutivas
Maturação	Obtenção da função e tamanho adulto proporcional devido à proliferação, diferenciação e morfogênese

germinativas) no interior do blastocisto. Um **disco embrionário bilaminar** desenvolve-se no blastocisto e surge como uma lâmina achatada, essencialmente circular e tridimensional, organizada em duas camadas de células (Figura 3.6).

O disco embrionário bilaminar possui uma camada superior e uma inferior. A camada superior do **epiblasto** é composta de células cilíndricas altas, e a camada inferior do **hipoblasto** é composta de pequenas células cuboidais. Após sua formação, o disco bilaminar fica suspenso no endométrio entre duas cavidades preenchidas com líquido, a **cavidade amniótica**, voltada para o epiblasto, e o **saco vitelino**, voltado para o hipoblasto e que serve como meio de nutrição inicial para o disco embrionário. Com a continuação do desenvolvimento pré-natal, o disco embrionário bilaminar, posteriormente, dá origem ao embrião.

Ainda mais tarde, a **placenta**, órgão pré-natal que une a gestante e o embrião em desenvolvimento, desenvolve-se a partir das interações do trofoblasto com o tecido endometrial. A formação da

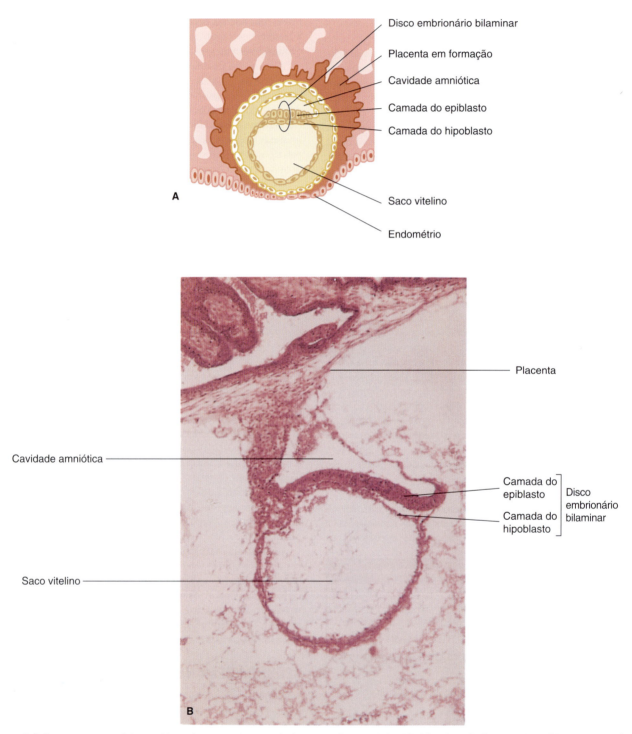

Figura 3.6 Seção transversal de um blastocisto no momento de formar o disco embrionário bilaminar. **A.** Camada do epiblasto e camada do hipoblasto, envolvidas pela cavidade amniótica e pelo saco vitelino. **B.** Fotomicrografia de uma seção longitudinal de um embrião implantado com 14 dias. (**B**, de Nishimura H, ed. *Atlas of Human Prenatal Histology*. Tokyo: Igaku-Shoin; 1983.)

placenta e o estabelecimento da circulação pelo cordão umbilical (originado a partir do pedículo embrionário, de fixação ou conexão) permitem a troca seletiva de substâncias solúveis, no sangue, entre si. Isso inclui oxigênio e dióxido de carbono, bem como substâncias nutricionais e hormonais.

TERCEIRA SEMANA

Durante o início da 3ª semana de desenvolvimento pré-natal, ainda no período embrionário, a **linha primitiva** se forma dentro do disco bilaminar (Figura 3.7). Esse espessamento sulcado em forma de bastão, situado no plano mediano do disco embrionário, resulta de uma grande proliferação de células na linha mediana. A linha primitiva determina a **simetria bilateral**, com uma metade direita e uma metade esquerda; a maior parte do desenvolvimento posterior de uma metade do embrião reflete a metade oposta. Em uma visão superior, o embrião se assemelha a uma sola de sapato, com a extremidade cefálica mais larga que a extremidade caudal e um ligeiro estreitamento no seu terço médio.

Além disso, durante o início da 3ª semana, algumas células da camada de epiblasto migram em direção à camada de hipoblasto, justamente na área da linha primitiva (Figura 3.8). Essas células que se deslocaram passam a se localizar entre o epiblasto e o hipoblasto.

Desse modo, formam o **mesoderma** (ou mesoderme), bem como o **endoderma** (ou endoderme). O mesoderme origina predominantemente o **mesênquima**, um tecido conjuntivo embrionário. As células mesenquimais têm potencial para proliferar e se diferenciar em diversos tipos de células que formam os tecidos conjuntivos, como fibroblastos, condroblastos e osteoblastos (ver Capítulo 8).

Com as três camadas presentes, o disco embrionário bilaminar se torna mais espesso e passa a ser chamado **disco embrionário trilaminar** (Figura 3.9). Dessa forma, o disco embrionário trilaminar apresenta três camadas celulares embrionárias. Com a criação das novas camadas de células embrionárias do mesoderma e do endoderma, o epiblasto passa a ser chamado **ectoderma** (ou ectoderme). Enquanto isso, a camada de hipoblasto, que foi deslocada pela migração das células da linha primitiva, passa a ser denominada **endoderma extraembrionário**.

No interior do disco embrionário trilaminar, cada camada de células embrionárias é distinta das outras e, portanto, dá origem a tecidos específicos (Tabela 3.4, ver Tabela 8.1). O ectoderma origina a epiderme da pele, o sistema nervoso central (SNC) e outras estruturas. O mesoderma dá origem aos tecidos conjuntivos, como derme da pele, cartilagens, ossos, sangue, músculos e outros tecidos associados. O endoderma dá origem ao epitélio respiratório e às células das glândulas anexas ao tubo digestório.

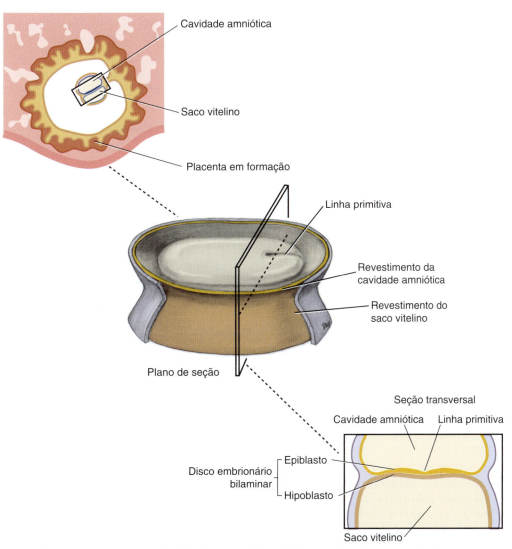

Figura 3.7 Disco embrionário bilaminar com linha primitiva que determina a simetria bilateral.

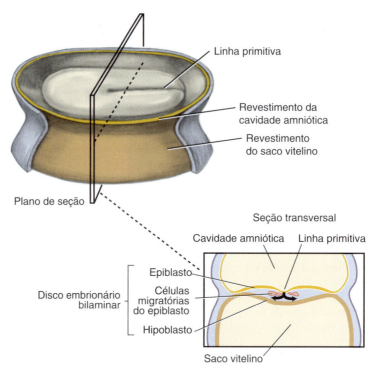

Figura 3.8 Disco embrionário bilaminar que ilustra a migração de células do epiblasto em direção ao hipoblasto, o que resultará na formação do mesoderme.

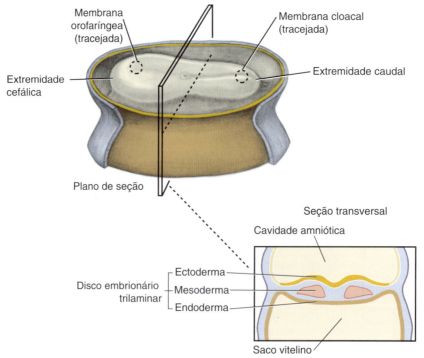

Figura 3.9 Após a formação da camada intermediária, chamada mesoderme, o disco embrionário trilaminar resultante é constituído por ectoderme, mesoderme e endoderme. Observe as extremidades cefálica e caudal do disco e suas respectivas membranas orofaríngea e cloacal *(linhas tracejadas)*.

O mesoderma e os tecidos relacionados são encontrados em todas as áreas do futuro embrião, exceto em determinadas membranas embrionárias, em ambas as extremidades do disco embrionário e nas bolsas faríngeas (discutidas posteriormente neste capítulo). Nessas áreas sem mesoderma, tanto o ectoderma quanto o endoderma fundem-se, o que impede a migração das células do mesoderma entre eles.

Como o disco embrionário trilaminar se desenvolve bastante durante as 3 primeiras semanas, determinadas estruturas anatômicas do disco tornam-se mais evidentes. O disco apresenta uma **extremidade**

	Ectoderma	Mesoderma	Endoderma	Células da crista neural*
Origem	Epiblasto	Células que migraram do epiblasto	Células que migraram do epiblasto	Migração do neuroectoderma
Características histológicas	Colunar	Variável	Cuboidal	Variável
Futuras estruturas	Epiderme, epitélio sensorial dos olhos, orelhas, nariz, sistema nervoso, células da crista neural, glândulas mamárias e cutâneas	Derme, músculos, ossos, sistema linfático, células sanguíneas e medula óssea, cartilagens, órgãos reprodutores e excretores	Revestimentos do sistema respiratório e digestório, fígado, células pancreáticas	Componentes das células pigmentares do sistema nervoso, tecido conjuntivo propriamente dito, algumas cartilagens, alguns ossos e alguns tecidos dentais

TABELA 3.4 Desenvolvimento das camadas de células embrionárias.

*As células da crista neural derivadas do neuroectoderma estão incluídas, mas não estão presentes no disco embrionário até o final da 3ª semana; essas células são consideradas, pelos embriologistas, uma *quarta camada de células embrionárias*.

cefálica, onde se forma a membrana orofaríngea (ou bucofaríngea). A membrana orofaríngea consiste apenas no ectoderma, externamente, e no endoderma, internamente, sem nenhum mesoderma intermediário entre eles. Essa estrutura marca o local da futura cavidade oral primitiva (boca primitiva) do embrião, ou estomodeu; portanto, também marca o início do trato ou tubo digestório (ver Figura 4.1). O disco também possui uma **extremidade caudal** (ver Figura 3.9). Na extremidade caudal forma-se a membrana cloacal, local do futuro ânus na porção terminal do trato digestório.

Durante a última fase da 3ª semana, o sistema nervoso central (SNC) começa a se desenvolver no embrião (Figura 3.10). Várias etapas ocorrem durante essa semana para formar os primórdios do encéfalo e da medula espinal (ver Tabela 8.7). Primeiramente, um grupo especializado de células se diferencia do ectoderma e passa a constituir o **neuroectoderma** (ou neuroectoderme). Essas células formam, então, a **placa neural** do embrião, uma faixa central de células que se estende por todo o comprimento do embrião, desde a extremidade cefálica até a extremidade caudal. Posteriormente, essa placa cresce ainda mais, torna-se mais espessa e forma uma invaginação central profunda em direção ao mesoderma, conhecido como **sulco neural**.

Próximo do fim da 3ª semana, o sulco neural se aprofunda ainda mais e é limitado pelas **pregas neurais**. À medida que o neuroectoderma se desenvolve, durante a 4ª semana, o **tubo neural** se forma pela **fusão** das pregas neurais, na parte mais superior do sulco neural. O tubo neural originará a futura medula espinal (nervosa), bem como outras estruturas e tecidos neurais do SNC (ver Tabela 3.4).

Outras regiões do embrião também sofrem fusão durante a 3ª semana e nas semanas subsequentes, à medida que o embrião se desenvolve, mas o processo ocorre de forma diferente, dependendo das estruturas envolvidas. No caso do tubo neural (e também do palato, conforme discutido no Capítulo 5), o processo de fusão, como o termo indica, é a união de duas superfícies distintas no embrião (Figura 3.11). Entretanto, no caso da fusão facial, o processo pode incluir a eliminação de um sulco entre duas saliências ou processos adjacentes na mesma superfície do embrião. Nesse caso, a fusão dos tecidos subjacentes e a migração celular para o interior do sulco determinam a união desses processos faciais (ver Figuras 4.3 e 4.4).

Além disso, durante a 3ª semana, outro grupo especializado de células, as **células da crista neural** (NCCs, do inglês *neural crest cells*), desenvolve-se a partir do neuroectoderma (Figura 3.12). Essas células migram a partir das cristas neurais e, em seguida, se dispersam no interior do mesoderma para formar o **mesênquima** da região da cabeça, chamado **ectomesênquima**.

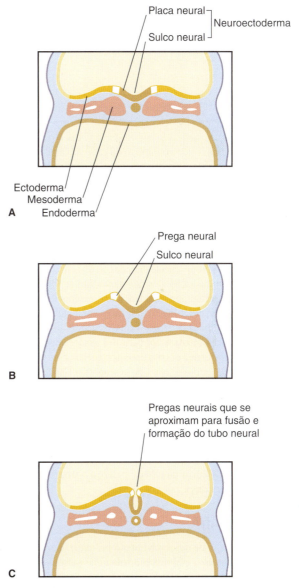

Figura 3.10 Início da formação do sistema nervoso central do embrião. **A.** Formação da neuroectoderma a partir do ectoderma na placa neural, que se torna mais espessa para formar o sulco neural. **B.** O sulco neural aprofunda-se e fica limitado pelas pregas neurais. **C.** Pregas neurais aproximam-se e fundem-se, o que forma o tubo neural.

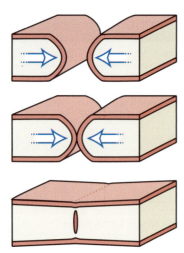

Figura 3.11 Processo de fusão que ocorre pela união de tecidos ou saliências de *diferentes* superfícies do embrião, como ocorre com o tubo neural, lábio superior e palato. Esse desenvolvimento é diferente da fusão de tecidos ou processos adjacentes na *mesma* superfície do embrião, como ocorre na face (ver Figura 4.4).

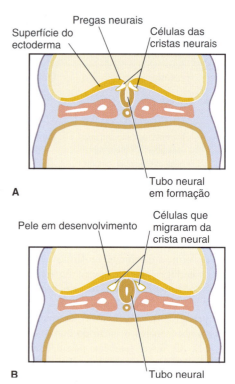

Figura 3.12 As células da crista neural oriundas das pregas neurais (**A**) migrarão e se dispersarão no interior do mesoderma para formar o mesênquima da região (**B**), o que irá influenciar o desenvolvimento do tecido.

Esse mesênquima está envolvido no desenvolvimento de muitas estruturas da face e do pescoço, como os arcos faríngeos (ou branquiais), uma vez que esse tecido embrionário se diferencia para formar a maior parte do tecido conjuntivo da cabeça (ver Capítulo 4).

Ao atingir seus destinos predeterminados, as células da crista neural (NCCs) sofrem diferenciação em diversos tipos celulares que são, em parte, definidos por influências do ambiente local. Muitos embriologistas consideram que as NCCs formam a *quarta camada de células embrionária* (ver Tabela 3.4). Futuramente, o desenvolvimento dessas células estará envolvido na formação de componentes do sistema nervoso, dos melanócitos (células que sintetizam o pigmento melanina), de tecido conjuntivo propriamente dito, das cartilagens, dos ossos e na formação de determinados tecidos dos dentes (irá se tornar um tipo especializado de mesênquima, chamado "ectomesênquima"), como a polpa dental, a dentina, o cemento, o processo alveolar e o ligamento periodontal (ver Figura 6.1). Dessa forma, as células da crista neural são essenciais na formação da maior parte dos tecidos orais e dentários, exceto para o esmalte dental e certos tipos de cemento, bem como para o desenvolvimento de tecidos da face e do pescoço (ver Capítulos 4, 5 e 6).

Ao fim da 3ª semana, o mesoderma se diferencia mais ainda e começa a se dividir, de cada lado do tubo neural, em 38 segmentos cuboidais pareados, o que forma os **somitos** (Figura 3.13). Os somitos, posteriormente, aparecem como distintas elevações nas superfícies laterais do embrião e continuam a se desenvolver nas semanas seguintes do desenvolvimento pré-natal, o que dá origem à maioria das estruturas esqueléticas da cabeça, pescoço e tronco, bem como aos músculos associados e à derme da pele.

QUARTA SEMANA

Durante a 4ª semana de desenvolvimento pré-natal, ainda no período embrionário, o disco embrionário trilaminar sofre **dobramentos embrionários** anterior (ou cefálico) e laterais. Isso dispõe os diferentes tecidos em formação em suas posições características para o posterior desenvolvimento embrionário, bem como estabelece um embrião com estrutura tubular (Figura 3.14). Esses dobramentos resultam da proliferação extensiva do ectoderma e da diferenciação de tecidos básicos e ocorre, principalmente, na extremidade cefálica do embrião, onde se formará o encéfalo. Esse tecido cefálico cresce além da membrana orofaríngea e se projeta sobre o coração em desenvolvimento.

O dobramento decorrente do aumento do crescimento não ocorre apenas na extremidade cefálica, mas também, simultaneamente, na extremidade caudal e nas laterais do disco embrionário. Como resultado desse dobramento, as posições das camadas de células embrionárias passam a ocupar posições mais apropriadas para o futuro desenvolvimento do embrião.

Assim, após o dobramento do disco, o endoderma localiza-se interno ao ectoderma, com o mesoderma preenchendo as áreas entre essas duas camadas. Esse movimento das camadas de células embrionárias forma um longo tubo oco revestido de endoderma, desde a extremidade cefálica até a extremidade caudal do embrião, mais especificamente, da **membrana orofaríngea** até a **membrana cloacal**. Esse tubo corresponde ao futuro trato digestório e é dividido em três regiões principais: o intestino primitivo anterior, o intestino primitivo médio e o intestino primitivo posterior.

A porção anterior desse tubo é o **intestino anterior**, que forma a faringe ou a garganta primitiva, e inclui uma parte do saco vitelino primitivo à medida que se envolve por dobramentos (ver Figura 4.10). As duas porções posteriores, o **intestino médio** e o **intestino posterior**, formam o restante da faringe madura, bem como o restante do trato digestório (ver Figura 2.18). Durante o desenvolvimento desse trato digestório, quatro pares de bolsas faríngeas se formarão a partir de evaginações nas paredes laterais da faringe (ver Figura 4.11).

Finalmente, durante a 4ª semana, a face e o pescoço começam a se desenvolver, conjuntamente aos primórdios dos olhos, orelhas, nariz, cavidade oral e áreas da mandíbula e maxilas. O desenvolvimento da face e do pescoço é discutido no Capítulo 4, e o desenvolvimento das estruturas associadas à cavidade oral é descrito nos Capítulos 5 e 6.

Considerações clínicas sobre o período embrionário

Como o início do desenvolvimento de todas as estruturas essenciais externas e internas ocorre durante o período embrionário, ele é considerado o período mais crítico do desenvolvimento pré-natal.

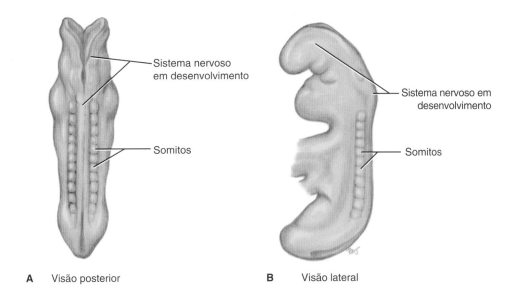

A Visão posterior B Visão lateral

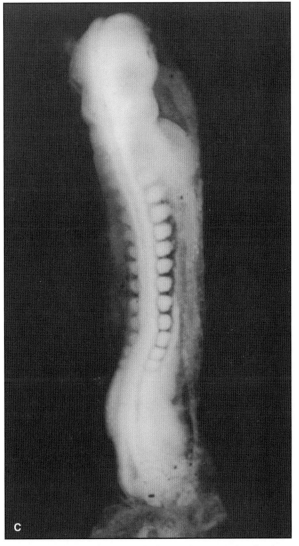

Figura 3.13 O mesoderma diferenciado dá origem aos somitos. **A** e **B**. Os somitos estão localizados em ambos os lados do sistema nervoso em desenvolvimento. **C**. Visão oblíqua de um embrião com 13 pares de somitos por volta de 24 dias. (**C**, de Moore KL, Persaud TVN, Shiota K. *Color Atlas of Clinical Embryology.* 2nd ed. Philadelphia: Saunders; 2000.)

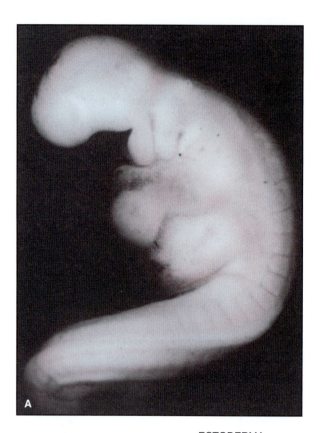
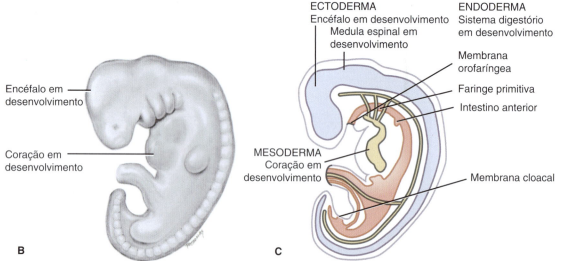

Figura 3.14 Embrião após o dobramento do disco embrionário trilaminar. **A** e **B**. Disco após sofrer os dobramentos embrionários, como resultado da proliferação extensiva do ectoderma e do desenvolvimento do encéfalo e da medula espinal, com a presença dos primórdios do coração e do trato digestório. **C**. Com o dobramento, o endoderma fica envolvido pelo ectoderma, e o mesoderma localiza-se de modo a preencher o espaço entre os dois folhetos ou tecidos embrionários, exceto na região onde se encontram as membranas orofaríngea e cloacal. (**A**, de Nishimura H, Semba R, Tanimura T, Tanaka O. *Prenatal Development of the Human With Special Reference To Craniofacial Structures: An Atlas.* Washington, DC: National Institutes of Health; 1977.)

Assim, os distúrbios de desenvolvimento que ocorrem durante esse período podem dar origem a importantes malformações congênitas no embrião (como discutido anteriormente).

Uma síndrome que pode ocorrer durante esse período é a **displasia ectodérmica**, a qual envolve o desenvolvimento anormal de uma ou mais estruturas derivadas do ectoderma (Figura 3.15). Essa síndrome tem etiologia hereditária e apresenta anomalias de dentes, pele, cabelo, unhas, olhos, estrutura facial e glândulas, pois são derivados do ectoderma ou de tecidos associados. Pode haver anodontia parcial ou total, que é a ausência de alguns ou de todos os dentes em cada dentição,

e, além disso, os dentes que estão presentes em ambas as dentições frequentemente têm alterações de desenvolvimento (ver Capítulo 6). Próteses parciais ou totais são usadas com propósitos estéticos e funcionais, mas precisam ser periodicamente refeitas, conforme o crescimento das maxilas e da mandíbula; implantes podem ser considerados após o término do crescimento, desde que o volume ósseo remanescente de cada processo alveolar seja suficiente para esse procedimento.

Se houver falha na migração das células da crista neural (NCCs) para a região facial, a síndrome de **Treacher Collins** (TCS), ou disostose mandibulofacial, ocorrerá no embrião (Figura 3.16). Essa síndrome é

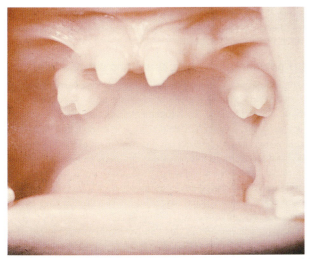

Figura 3.15 A displasia ectodérmica é evidenciada pelo desenvolvimento anormal de estruturas ectodérmicas, o que resulta em determinadas características faciais e ausência de dentes, ou anodontia (nesse caso é parcial). (Cortesia de Margaret J. Fehrenbach, RDH, MS.)

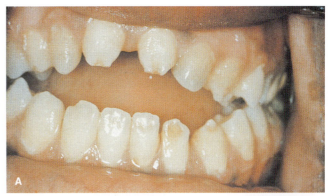

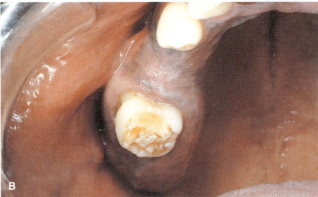

Figura 3.17 Anomalias dentais decorrentes de sífilis como um teratógeno infeccioso. **A.** Incisivos de Hutchinson. **B.** Molar em amora. (Cortesia de George Blozis, DDS, MS.)

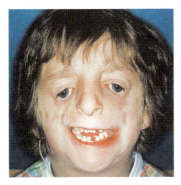

Figura 3.16 A síndrome de Treacher Collins, decorrente da falha na migração das células da crista neural (NCCs) para a região facial do embrião, apresenta falha no desenvolvimento facial completo, possuindo características marcantes, e isso inclui a micrognatia (mandíbula pequena). (Cortesia de L.B. Kaban, MD, DMD.)

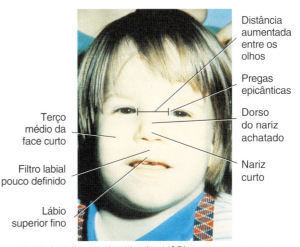

Figura 3.18 A síndrome alcoólica fetal (SFA) se apresenta com características orofaciais notáveis e vários níveis de deficiência intelectual. Essa síndrome é causada pelo uso excessivo de álcool pela gestante durante o período embrionário. (De Streissguth AP, Landesman-Dwyer S, Martin JC, et al. Teratogenic effects of alcohol in humans and laboratory animals. *Science*. 1980;209:353-361.)

resultante de falha de desenvolvimento em regiões orofaciais específicas, apresentando olhos inclinados inferiormente, osso zigomático subdesenvolvido, queda na porção lateral das pálpebras, perda da capacidade auditiva, orelhas malformadas ou ausentes, bem como distúrbios de desenvolvimento dentário, por exemplo, anodontia, displasia do esmalte dental com mineralização anormal e micrognatia (ou mandíbula pequena).

Além disso, a presença de agentes teratogênicos durante a fase ativa da diferenciação de um tecido ou órgão, pela passagem através da placenta da mãe para o embrião, pode aumentar a incidência de malformações congênitas. Um exemplo de um agente teratogênico infeccioso para o embrião é o vírus causador da **rubéola**, que pode resultar em cataratas, defeitos cardíacos e surdez. Outro agente teratogênico infeccioso é a espiroqueta bacteriana *Treponema pallidum*, causadora da **sífilis**, porque produz defeitos nos dentes incisivos (incisivos de Hutchinson) e molares (molar em amora), assim como cegueira, surdez e também pode envolver paralisia, se não tratado (Figura 3.17) (ver Capítulos 16 e 17).

Um exemplo do efeito teratogênico das drogas durante o período embrionário é a **síndrome alcoólica fetal** (SAF; ou FAS, do inglês *fetal alcohol syndrome*) (Figura 3.18). Grande quantidade de álcool ingerida por uma mulher grávida, como em bebidas alcoólicas, atravessa a placenta e pode resultar em deficiência no crescimento pré e pós-natal, deficiência intelectual e outros distúrbios faciais, como redução da circunferência da cabeça, dorso do nariz achatado, nariz pequeno, face reduzida, distância entre os olhos aumentada com pregas epicânticas, fissuras palpebrais curtas, filtro labial indistinto e lábio superior fino. Também podem ocorrer alterações orais, como apinhamento de dentes, respiração oral (ou bucal), mordida aberta anterior e gengivite associada, possivelmente causadas pelo prolongado tempo de hábito de sucção digital. No entanto, os efeitos do etanol no desenvolvimento pré-natal podem incluir muito mais características, e essa exposição pode, potencialmente, impactar o desenvolvimento do embrião e do feto em quase qualquer fase da gestação. Até o momento, não há nenhuma quantidade de álcool ou conhecimento do período da gravidez que seja considerado seguro para ingestão.

A exposição direta a altos níveis de radiação pode agir como um agente teratogênico ambiental durante o período embrionário. A radiação pode causar lesão nas células embrionárias, o que resulta em morte celular, danos nos cromossomos e retardo no crescimento físico e mental. A gravidade do defeito embrionário está associada à dose absorvida, à frequência da dose e ao estado de desenvolvimento embrionário ou fetal no momento da exposição.

No entanto, as anomalias congênitas não estão diretamente relacionadas com os níveis de radiação utilizados na rotina odontológica, com finalidade diagnóstica. A radiação emitida, a partir de um exame radiográfico da cavidade oral, libera na gestante uma dose de poucos milirrads, que não é considerada teratogênica para o embrião. Entretanto, mesmo essas pequenas doses de radiação devem ser evitadas durante a gestação, exceto em uma situação de emergência que exija a sua utilização; a dosagem apropriada e o tempo correto de exposição para as radiografias, bem como as medidas de proteção, devem ser usados com todos os pacientes e situações, assim como com os próprios profissionais de odontologia.

A falha na fusão do tubo neural resulta em defeitos nos tecidos que recobrem a medula espinal, como as meninges, arcos vertebrais, músculos e pele. Um tipo de defeito do tubo neural é a **espinha bífida**, caracterizada por defeitos nos arcos vertebrais e por vários graus de deficiência. Fatores nutricionais e ambientais também podem desempenhar um papel importante como agentes teratogênicos, causa de defeitos no tubo neural; atualmente, suplementos com ácido fólico estão sendo recomendados durante a gestação para prevenir esse defeito, assim como as fissuras labiais e palatinas (ver Figuras 4.8 e 5.6).

PERÍODO FETAL

O período final do desenvolvimento pré-natal segue o período embrionário e é chamado **período fetal** (ver Tabela 3.1). Esse período estende-se do início da 9ª semana, ou 3º mês de gestação, até o 9º mês, com a maturação das estruturas existentes, que ocorre à medida que o embrião se desenvolve para tornar-se um **feto**. Esse processo envolve não apenas o processo fisiológico de maturação dos diferentes tecidos e órgãos, mas também proliferação, diferenciação e morfogênese adicionais, conforme discutido anteriormente nos tópicos relacionados ao desenvolvimento do embrião.

Embora as alterações de desenvolvimento no feto não sejam tão expressivas como aquelas que ocorrem durante o período embrionário, elas são importantes porque permitem que os diferentes tecidos e órgãos recém-formados funcionem adequadamente. Mesmo que o embrião apresente movimentos respiratórios desde a 3ª semana do desenvolvimento pré-natal, é apenas no fim do 4º mês que os batimentos cardíacos fetais e os movimentos fetais podem ser detectados.

Considerações clínicas sobre o período fetal

A terapia sistêmica com antibiótico (antibioticoterapia sistêmica), com tetraciclina, em gestantes, pode atuar como uma droga teratogênica durante o período fetal. Esse tratamento, importante para combater infecções, pode resultar em coloração, por **tetraciclina**, nos dentes decíduos da criança que estão em desenvolvimento durante esse período. Essa descoloração intrínseca dos dentes pode variar de manchas amareladas à manchas amarelo-amarronzadas, com diferentes graus, à medida que o antibiótico adere, quimicamente, à dentina, por toda a vida do dente. Essas manchas são facilmente visualizadas em virtude da transparência do esmalte dental sobreposto.

Os dentes permanentes dos adultos também podem ser afetados, da mesma forma que os dentes decíduos, se o medicamento for administrado a uma criança durante o seu desenvolvimento (Figura 3.19). Se os dentes permanentes estiverem comprometidos, o tratamento dental requer a confecção de coroas totais ou de facetas laminadas, para melhorar a aparência dos dentes, embora, em alguns casos, o clareamento de dentes vitais possa balancear a descoloração. Portanto, esse tipo de antibioticoterapia deve ser evitado, sempre que possível, no tratamento de mulheres grávidas e de crianças. Estudos também mostram que o uso prolongado de amoxicilina em crianças, com infecções respiratórias e de ouvido, pode estar relacionado com as alterações de corrosão e com as manchas intrínsecas no esmalte do dente permanente, o que resulta em displasia do esmalte (ver Boxe 6.1O e P).

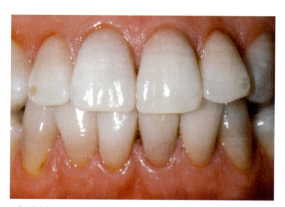

Figura 3.19 Vista vestibular dos dentes permanentes com coloração, moderada a leve, amarelada e amarronzada, causada pela ingestão de tetraciclina por uma criança, durante o período de desenvolvimento da dentição permanente. Em muitos casos, o clareamento dental vital, por período mais extenso, também pode ser eficaz para ajudar na uniformização da cor do dente. (Cortesia de Margaret J. Fehrenbach, RDH, MS.)

4

Desenvolvimento da Face e do Pescoço

OBJETIVOS DO APRENDIZADO

1. Definir as palavras-chave deste capítulo.
2. Descrever os eventos que ocorrem durante o desenvolvimento da face, assim como cada etapa de sua formação.
3. Identificar as estruturas presentes durante o desenvolvimento da face por diagramas.
4. Integrar o conhecimento adquirido no estudo do desenvolvimento da face à compreensão das estruturas orofaciais observadas e às considerações clínicas sobre os distúrbios de desenvolvimento associados a essas estruturas.
5. Descrever os eventos que ocorrem durante o desenvolvimento do pescoço, assim como cada etapa de sua formação.
6. Identificar as estruturas presentes durante o desenvolvimento do pescoço por diagramas.
7. Integrar o conhecimento adquirido no estudo do desenvolvimento do pescoço à compreensão das estruturas orofaciais observadas e às considerações clínicas sobre os distúrbios de desenvolvimento associados a essas estruturas.

DESENVOLVIMENTO FACIAL

Os profissionais da odontologia devem apresentar entendimento claro sobre o desenvolvimento da face para associar melhor as relações estruturais subjacentes a quaisquer distúrbios de desenvolvimento que possam estar presentes.

A face e seus tecidos relacionados iniciam sua formação durante a 4ª semana de desenvolvimento pré-natal do período embrionário (Figura 4.1 e Boxe 4.1). Durante esse período, o encéfalo do embrião, em rápido crescimento, projeta-se sobre a membrana orofaríngea e o coração em desenvolvimento (Figura 4.2). A área da futura face, nesse momento, está localizada e comprimida entre o encéfalo e o coração em desenvolvimento, devido à formação das três camadas embrionárias e ao consequente dobramento embrionário (ver Figura 3.14).

Todas as três camadas embrionárias estão envolvidas no desenvolvimento facial, o ectoderma, o mesoderma e o endoderma (Tabela 4.1). O desenvolvimento inicial da face é caracterizado pela proliferação e migração do ectomesênquima, que possui células derivadas da crista neural, denominadas "células da crista neural" (NCCs, do inglês *neural crest cells*) (ver **Capítulo 3** para mais discussões).

O desenvolvimento facial inclui a formação da boca primitiva, do arco mandibular, do processo maxilar, do processo frontonasal e do nariz. O desenvolvimento facial depende de cinco importantes processos ou proeminências faciais, que se formam durante a 4ª semana e que circundam a boca primitiva do embrião, sendo o processo frontonasal único e os pares dos processos maxilares e mandibulares (Figura 4.3). Desse modo, esses processos faciais se tornam os centros de crescimento da face. A face adulta é dividida em três terços: terço superior, terço médio e terço inferior. Essas divisões da face também correspondem, aproximadamente, aos cinco centros de crescimento facial durante o desenvolvimento pré-natal. Em resumo, o terço superior da face é derivado do processo frontonasal, o terço médio da face deriva-se dos processos maxilares e o terço inferior da face se origina a partir dos processos mandibulares.

O desenvolvimento facial, que se inicia na 4ª semana, será concluído mais tarde, na 12ª semana, já no período fetal. A face modifica sua forma consideravelmente, à medida que deixa o período embrionário e se torna um feto. Assim, as proporções faciais gerais se desenvolvem durante o período fetal. É importante notar que o desenvolvimento das estruturas orais associadas ocorre concomitantemente, conforme discutido posteriormente nos **Capítulos 5** e **6**.

A maioria das estruturas faciais se desenvolve por fusão das proeminências (processos) ou dos tecidos na *mesma* superfície do embrião (Figura 4.4). Uma fenda, ou sulco, está, inicialmente, localizada entre essas saliências adjacentes devido à proliferação, à diferenciação e à morfogênese (ver Tabela 3.3). No entanto, com a maioria das fusões faciais, esses sulcos são eliminados à medida que o mesênquima subjacente migra para o interior do sulco, o que aplaina a superfície facial embrionária e a deixa mais lisa. Essa migração ocorre porque o mesênquima adjacente cresce e se funde sob o ectoderma externo durante a maturação da estrutura. Em alguns casos, um leve sulco ou linha pode permanecer na superfície da face, mostrando onde ocorreu a fusão das proeminências.

O tipo de fusão que ocorre durante o desenvolvimento do lábio superior e do palato é diferente da fusão que ocorre na superfície facial (ver Figura 3.11). Em contraste com a maioria das fusões faciais, tanto a fusão do lábio superior quanto a palatina envolvem a fusão de proeminências ou tecidos de *diferentes* superfícies do embrião, semelhante à fusão que ocorre no tubo neural (ver Figura 3.10C).

O crescimento geral da face ocorre tanto em direção inferior quanto em direção anterior, em relação à base do crânio. O crescimento da porção superior da face é inicialmente o mais rápido, de acordo com sua associação ao crescimento do encéfalo, de rápido desenvolvimento. Posteriormente, a fronte para de crescer significativamente após os 12 anos. Em contraste, os terços médio e inferior da face crescem mais lentamente, por um longo período de tempo, e, finalmente, param de crescer no fim da puberdade. Depois disso, a erupção dos dentes terceiros molares, que ocorre por volta dos 17 aos 21 anos, marca o fim do grande crescimento dos dois terços inferiores da face. Os ossos faciais subjacentes, também em desenvolvimento nessa fase, dependem dos centros de formação óssea por ossificação intramembranosa (ver Figura 8.12).

ESTOMODEU E FORMAÇÃO DA CAVIDADE ORAL

No início da 4ª semana, a boca primitiva se chama **estomodeu**, que, inicialmente, aparece como uma depressão rasa na superfície do ectoderma da extremidade cefálica do embrião (ver Figuras 4.1 e 4.2).

PARTE 2 Embriologia Dental

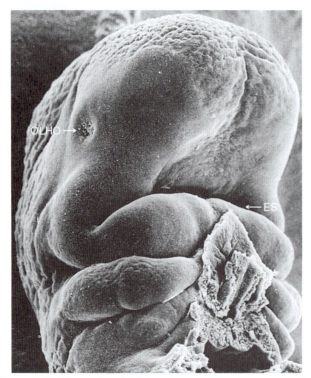

Figura 4.1 Micrografia eletrônica de varredura de um embrião, na 4ª semana de desenvolvimento pré-natal, apresentando a face em desenvolvimento com o estomodeu (*ES*) e placoide do cristalino (óptico ou da lente do olho), bem como o encéfalo em desenvolvimento. O coração em desenvolvimento, localizado mais anteriormente, foi secionado para exibir os arcos faríngeos. (Cortesia de K.V. Hinrichsen, MD, Medizinische Fakultät, Institut für Anatomie, Ruhr-Universität Bochum, Bochum.)

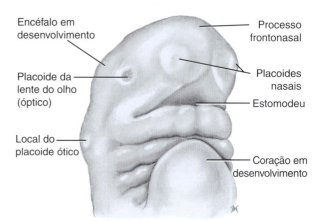

Figura 4.2 Embrião, na 4ª semana de desenvolvimento pré-natal, apresentando o encéfalo em desenvolvimento, a face em formação, a partir do crescimento do processo frontonasal com o estomodeu, e o placoide da lente do olho. Observa-se também o coração em desenvolvimento.

BOXE 4.1 Desenvolvimento da face durante a 4ª semana de desenvolvimento pré-natal.

Visão geral dos eventos de desenvolvimento (não listados em ordem precisa de ocorrência)

- A desintegração da membrana orofaríngea (ou bucofaríngea) do estomodeu amplia a boca primitiva, o que permite o acesso à faringe primitiva
- Os processos mandibulares se fundem para formar o arco mandibular, que, em seguida, formará a mandíbula e o lábio inferior
- O processo frontonasal formado dá origem aos placoides nasais, às fossetas nasais, aos processos nasais lateral e medial e ao segmento intermaxilar, para formar o nariz e o palato primário
- Os processos maxilares se formam a partir do arco mandibular de cada lado do estomodeu
- Os processos maxilares se fundem com cada processo nasal medial, para formar o lábio superior, e com cada arco mandibular, para formar as comissuras dos lábios.

TABELA 4.1 Desenvolvimento embrionário orofacial.

Estruturas embrionárias	Origem	Futuros tecidos e estruturas
Estomodeu (boca primitiva)	Depressão ectodérmica aumentada pela desintegração da membrana orofaríngea	Cavidade própria da boca
Primeiro arco faríngeo ou branquial (*arco mandibular*)	Fusão dos processos mandibulares e células da crista neural	Lábio inferior, terço inferior da face, mandíbula e tecidos associados (outras estruturas derivadas do arco são mostradas na Tabela 4.2)
Processo(s) maxilar(es)	Proeminências superior e anterior do arco mandibular e células da crista neural	Terço médio da face, porção lateral do lábio superior, bochechas, palato secundário, porção posterior da maxila com tecidos associados, ossos zigomáticos e parte dos ossos temporais
Processo frontonasal	Ectoderma e células da crista neural	Processos nasais medial e lateral
Fossetas nasais	Placoides nasais	Cavidades nasais
Processo(s) nasal(is) medial(is)	Processo frontonasal medial às fossetas nasais	Segmento mediano do nariz, filtro do lábio superior, segmento intermaxilar
Segmento intermaxilar	Fusão dos processos nasais mediais	Parte anterior da maxila e tecidos associados, palato primário e septo nasal
Processo(s) nasal(is) lateral(is)	Processo frontonasal lateral às fossetas nasais	Asas do nariz

Nesse momento, o estomodeu é limitado em profundidade pela membrana orofaríngea ou bucofaríngea (ver Figura 3.14). Essa membrana é temporária, constituída por ectoderma externamente sobreposto ao endoderma, e é formada durante a 3ª semana de desenvolvimento pré-natal. A membrana também separa o estomodeu da faringe primitiva. A faringe primitiva é a porção mais cranial do intestino anterior, início do futuro trato digestório.

O primeiro evento no desenvolvimento da face durante o final da 4ª semana de desenvolvimento pré-natal é a desintegração da membrana orofaríngea (Figura 4.5). Com essa desintegração da membrana, a boca primitiva aumenta em profundidade e em largura, o que amplia na superfície mediana da face. Dessa forma, os líquidos da cavidade amniótica que envolvem o embrião têm acesso, pelo estomodeu, ao interior da faringe primitiva. Futuramente, o estomodeu dará origem à cavidade oral, que será revestida por epitélio oral, derivado do ectoderma como resultado do dobramento embrionário. Além disso, o epitélio oral, derivado do ectoderma, e os tecidos subjacentes, derivados do ectomesênquima, darão origem aos dentes e aos tecidos orais associados, conforme discutido no **Capítulo 6** (ver Figura 6.1).

CAPÍTULO 4 Desenvolvimento da Face e do Pescoço

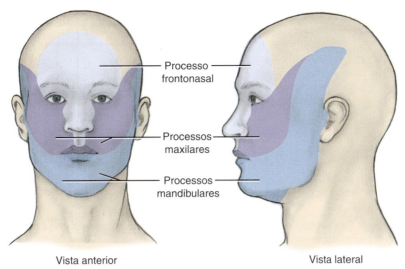

Vista anterior   Vista lateral

Figura 4.3 Face adulta que aponta suas origens embrionárias dos cincos processos faciais, o processo frontonasal único e os pares dos processos maxilares e mandibulares.

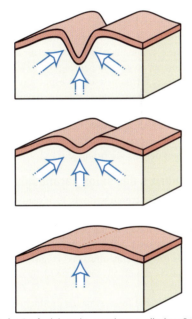

Figura 4.4 A fusão facial pode envolver a eliminação de um sulco entre dois processos ou proeminências de tecido adjacentes na *mesma* superfície do embrião. Esse processo de fusão difere daquele do tubo neural, do lábio superior e da fusão palatina, em que ocorre a fusão de duas estruturas separadas oriundas de duas superfícies *diferentes* (ver Figura 3.11).

FORMAÇÃO DO ARCO MANDIBULAR E DO TERÇO INFERIOR DA FACE

Após a formação do estomodeu, mas ainda durante a 4ª semana, duas protuberâncias de tecido aparecem abaixo da boca primitiva, os dois **processos mandibulares** (ver Figura 4.5). Esses processos são constituídos de um centro de mesênquima (o ectomesênquima, no caso), formado em parte por células da crista neural (NCCs) que migraram para a região facial e se juntaram ao mesoderma cefálico existente, sendo revestidas, externamente, de ectoderma e, internamente, de endoderma.

Esse par de processo mandibular, então, funde-se na linha mediana para formar o **arco mandibular**, que serve de molde de desenvolvimento do futuro arco dental inferior, a mandíbula. Após a fusão, o arco mandibular se estende, como uma faixa de tecido inferior, ao estomodeu e entre o encéfalo e o coração em desenvolvimento. Na superfície mediana da mandíbula madura está a sínfise da mandíbula, que indica o local onde ocorreu a fusão dos processos mandibulares direito e esquerdo (ver Figura 1.9). O arco mandibular e tecidos associados são as primeiras estruturas da face que se formam após o estomodeu, o que o separa da proeminência cardíaca em desenvolvimento.

O arco mandibular também é considerado o primeiro *arco faríngeo* ou *arco branquial* (discutido posteriormente neste capítulo). Assim, esse tecido depende das células da crista neural (NCCs) para sua formação, assim como todos os outros cinco arcos faríngeos localizados mais caudalmente. Durante o crescimento do arco mandibular, a **cartilagem de Meckel** se forma dentro de cada lado do arco (ver Figura 5.3A e B). A maior parte dessa cartilagem desaparece à medida que a mandíbula se forma, por meio da ossificação intramembranosa, que ocorre lateralmente e em estreita associação com a referida cartilagem; no entanto, apenas pequenas partes contribuem para a mandíbula (ver **Capítulos 5 e 8**).

Futuramente, no desenvolvimento, o arco mandibular dará origem diretamente ao terço inferior da face, o que inclui o lábio inferior. Ressaltamos que o arco mandibular originará não apenas a mandíbula, mas também os seus dentes inferiores e tecidos associados. A mandíbula do embrião, inicialmente, aparece como uma estrutura pouco desenvolvida. No entanto, atinge sua forma madura e característica proeminente à medida que se desenvolve durante o período fetal (ver Figuras 4.5 e 4.3, respectivamente).

O ectomesênquima do arco mandibular forma os músculos da mastigação (masseter, temporal e pterigóideos), bem como alguns músculos palatinos e supra-hióideos (ver Figura 19.8). Como esses músculos são derivados do arco mandibular, eles são inervados pelo nervo do primeiro arco, que é o nervo trigêmeo ou quinto par dos nervos cranianos (ver Tabela 13.3). O arco mandibular também está envolvido na formação da língua (ver Figura 5.9).

Durante o período que vai da 5ª à 6ª semana, as células musculares primitivas do mesoderma, no arco mandibular, começam a se diferenciar. Essas células musculares primitivas orientam-se para o lado de origem e inserção dos músculos da mastigação que formarão. Na 7ª semana, a massa de músculos da mastigação

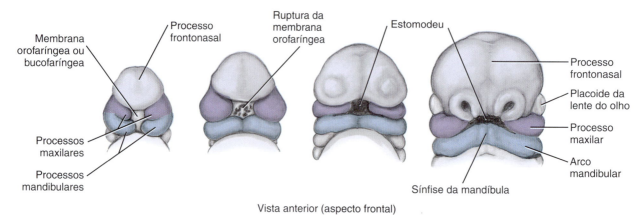

Figura 4.5 Durante a 3ª e a 4ª semana do período embrionário, a desintegração da membrana orofaríngea amplia o estomodeu do embrião e permite a comunicação entre a boca primitiva e a faringe primitiva. O processo frontonasal também aumenta, o que contribui para a formação da região nasal. Os processos mandibulares dão origem aos processos maxilares e, em seguida, fundem-se na sínfise da mandíbula, o que forma o arco mandibular inferior ao estomodeu aumentado.

cresce e as células começam a migrar para as áreas onde irão se diferenciar nos quatro músculos da mastigação, conforme descrito anteriormente. A migração das células musculares ocorre antes da formação óssea na região facial.

Por volta da 10ª semana, as massas musculares mandibulares se tornam bem organizadas bilateralmente e, assim, constituem os quatro músculos da mastigação. Ramos nervosos do nervo trigêmeo incorporam-se, precocemente, às massas musculares. As células dos músculos masseter e pterigóideo medial formam uma cinta vertical que se insere no local onde será formado o ângulo da mandíbula. As células do músculo temporal se diferenciam no local da fossa temporal e se inserem no processo coronoide da mandíbula em desenvolvimento. As células do músculo pterigóideo lateral, que se originam da fossa infratemporal, se estendem horizontalmente para se inserirem no côndilo da mandíbula e no disco da articulação temporomandibular.

FORMAÇÃO DO PROCESSO FRONTONASAL E DO TERÇO SUPERIOR DA FACE

Durante a 4ª semana de desenvolvimento, o **processo frontonasal** também se forma como uma proeminência de tecido, porém na extremidade mais cefálica do embrião, o que forma o limite cranial do estomodeu (ver Figura 4.2). Posteriormente, o processo frontonasal dará origem ao terço superior da face, que inclui a fronte, o dorso do nariz, o palato primário, o septo nasal e todas as estruturas associadas aos processos nasais mediais.

Desenvolvimento dos placoides

Na superfície do embrião aparecem placoides, que são áreas arredondadas de espesso ectoderma especializado, encontrado nos locais das estruturas de desenvolvimento. Na superfície facial do embrião existem dois **placoides das lentes dos olhos** (ou **cristalinos**), que estão inicialmente localizados de cada lado do processo frontonasal, semelhante aos olhos de um peixe (ver Figuras 4.1 e 4.2). Posteriormente, durante o desenvolvimento, esses placoides do cristalino migram medialmente de suas posições laterais e formam os futuros olhos e tecidos associados.

Os dois **placoides óticos** localizam-se ainda mais lateral e posteriormente e formam pequenas fossetas que darão origem à futura orelha interna e tecidos associados, à medida que migram para a sua posição adulta como resultado do seu relativo crescimento. Partes do aparelho faríngeo (ou branquial) do pescoço do embrião, próximo ao placoide ótico, darão origem às orelhas média e externa (discutidas posteriormente neste capítulo).

Além dos placoides óticos e do cristalino, dois **placoides nasais** se formam durante a 4ª semana na porção anterior do processo frontonasal, superiormente ao estomodeu (Figura 4.2). Essas estruturas, semelhantes a botões, formam-se como espessamentos ectodérmicos bilaterais que posteriormente se diferenciarão no epitélio olfatório, localizado na cavidade nasal adulta, relacionado com o olfato (sentido da olfação). No **Capítulo 6**, haverá uma discussão sobre os "placoides dentários", espessamentos localizados oralmente, a partir dos quais os germes dentais são originados.

Formação do nariz e dos seios paranasais

Durante a 4ª semana, há crescimento do tecido ao redor dos placoides nasais, localizados no processo frontonasal, o que inicia o desenvolvimento da região nasal, inclusive do nariz. Os placoides ficam submersos e formam uma depressão no centro de cada um deles, as **fossetas nasais** (ou **fossetas olfativas**) (Figura 4.6). Em seguida, essas fossetas nasais se desenvolverão na cavidade nasal (Figura 4.7A e ver Figura 11.19).

O aprofundamento das fossetas nasais produz um saco nasal que cresce internamente, em direção ao encéfalo em desenvolvimento. No início, os sacos nasais são separados do estomodeu pela **membrana oronasal**. Essa membrana temporária se desintegra, o que coloca as cavidades nasal e oral em comunicação através das coanas primitivas, e posteriormente através do palato primário em desenvolvimento. Ao mesmo tempo, as conchas nasais superior, média e inferior se desenvolvem nas paredes laterais das cavidades nasais em formação.

Alguns dos seios paranasais se desenvolvem durante o período fetal, enquanto outros, somente após o nascimento. Todos se formam a partir de reentrâncias ou invaginações em locais específicos nas paredes das cavidades nasais e tornam-se extensões das cavidades cheias de ar nos ossos adjacentes, como ocorre na maxila e no osso frontal (ver Figura 11.21).

A parte medial do tecido que cresce ao redor dos placoides nasais aparece como duas saliências semilunares, localizadas entre as fossetas nasais. Esses são os **processos nasais mediais** (ver Figura 4.6). No desenvolvimento futuro, os processos nasais mediais se fundirão na superfície externa para formar a porção mediana do nariz, desde sua raiz até o ápice nasal, assim como o tubérculo e o filtro do lábio superior (ver Figuras 1.4 e 1.6).

CAPÍTULO 4 Desenvolvimento da Face e do Pescoço

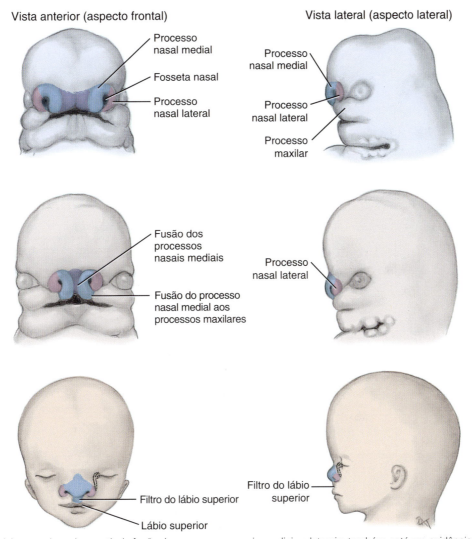

Figura 4.6 Desenvolvimento do nariz a partir da fusão dos processos nasais mediais e laterais; também está em evidência a formação do lábio superior a partir da fusão do processo nasal medial com o processo maxilar de cada lado do estomodeu.

Os pares dos processos nasais mediais também se fundem internamente e crescem, em sentido inferior, para o interior do estomodeu, o que forma o **segmento intermaxilar** (**segmento pré-maxilar**), ou pré-maxila, ao fim da 7ª semana de desenvolvimento pré-natal (ver Figuras 4.7B e C e 5.1). O segmento intermaxilar está envolvido na formação de alguns dentes superiores (os incisivos) e estruturas associadas, como o palato primário e o septo nasal.

Na parte externa das fossetas nasais existem duas outras saliências em forma de meia-lua, conhecidas como **processos nasais laterais** (ver Figura 4.6). Futuramente, os processos nasais laterais formarão as asas do nariz, e a fusão entre o processo nasal lateral, o processo maxilar e o processo nasal medial formará as narinas (ver Figura 1.4). O nariz do embrião, entretanto, permanece como uma estrutura visivelmente achatada até o período fetal, quando o desenvolvimento facial se completa e ele adquire um aspecto saliente, mais adulto.

FORMAÇÃO DO PROCESSO MAXILAR E DO TERÇO MÉDIO DA FACE

Durante a 4ª semana de desenvolvimento pré-natal, ainda no período embrionário, duas protuberâncias teciduais se formam a partir do crescimento do arco mandibular em cada lado do estomodeu, denominadas **processos maxilares**. Subsequentemente a esse evento, cada processo maxilar crescerá, superior e anteriormente, ao redor do estomodeu (ver Figura 4.5). Por serem formados a partir do arco mandibular, os processos maxilares também são formados pelo ectomesênquima, constituído pelo mesênquima originado do mesoderma e das células da crista neural (NCCs).

Futuramente, os processos maxilares formarão o terço médio da face. Isso inclui as porções laterais do lábio superior, bochechas, palato secundário e a parte posterior da maxila, com os dentes caninos, alguns dentes posteriores e tecidos associados. Esse tecido também forma os ossos zigomáticos e partes dos ossos temporais.

FORMAÇÃO DOS LÁBIOS SUPERIOR E INFERIOR

Durante o início da 6ª semana de desenvolvimento pré-natal, o lábio superior começa a se formar assim que os processos maxilares se fundem com os processos nasais mediais, em ambos os lados do estomodeu, que são colocados em proximidade devido ao crescimento do ectomesênquima subjacente (ver Figuras 4.6 e 4.7A). Assim, os processos maxilares contribuem para a formação das porções laterais do lábio superior, e os dois processos nasais mediais contribuem para a formação do filtro na linha mediana (ver Figura 1.6).

A fusão desses processos para formar o lábio superior é semelhante à fusão do tubo neural e do palato, porque ocorre entre dois processos de superfícies *diferentes*, em cada lado da face (ver

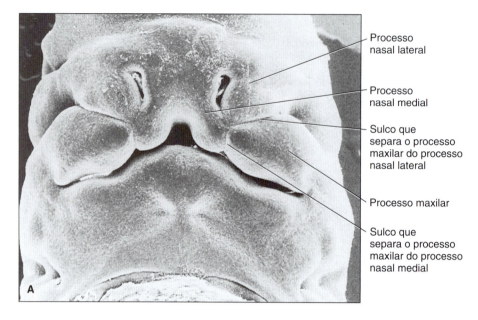

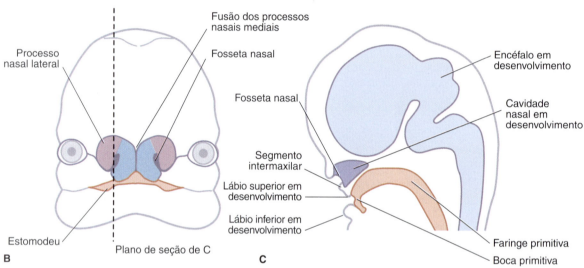

Figura 4.7 Embrião com 6 semanas. **A.** Fotomicrografia da formação do lábio superior e inferior. **B** e **C.** Aspecto frontal e corte sagital da cabeça que mostram o desenvolvimento do segmento intermaxilar a partir da fusão dos processos nasais mediais no interior do estomodeu. (**A**, cortesia de K.K. Sulik, PhD.)

Figura 3.11). Os processos nasais maxilares e mediais crescem um em direção ao outro, e a fusão ocorre inicialmente nas superfícies ectodérmicas, onde os processos entram em contato um com o outro. O tecido ectodérmico fundido fica temporariamente preso entre os processos de união e, depois, desaparece, de forma que o mesênquima se torna contínuo ao longo da fusão dos processos nasais mediais e maxilares.

A formação do lábio superior é completada ao fim da 7ª semana de desenvolvimento pré-natal, quando, na fusão desses processos, os sulcos entre eles são obliterados. Os processos maxilares, em cada lado da face em desenvolvimento, fundem-se parcialmente com o arco mandibular, também de cada lado, para criar as comissuras labiais, pois o arco mandibular já formou o lábio inferior.

Considerações clínicas sobre o desenvolvimento do lábio superior

A falha da fusão do processo maxilar com os processos nasais mediais pode resultar em **fenda labial** ou **fissura labial**, com graus variados de comprometimento estético e incapacidade funcional do lábio superior (Figuras 4.8 e 4.9). O tecido ectodérmico também pode não desaparecer nos processos de fusão. Assim, o mesênquima dos dois processos é impedido de se fusionar. Esse distúrbio, um tanto comum, pode ser hereditário ou estar associado a fatores ambientais. Também pode estar isolado ou associado a outras anormalidades do desenvolvimento, como fenda ou fissura palatina (ver Figura 5.6C a E). A fissura labial ocorre em cerca de um em mil casos. Ela resulta de uma falha no crescimento do mesênquima subjacente ao ectoderma, o que oblitera todos os sulcos entre os processos, ou mesmo devido a uma deficiência ou ausência de ectomesênquima nessa área.

Essas fissuras do lábio podem estar localizadas de um lado ou em ambos os lados do lábio superior e, portanto, podem ser unilaterais ou bilaterais; também podem variar de uma pequena incisura na margem vermelha do lábio superior (fissura labial incompleta) até casos mais graves (fissura labial completa) que se estendem até o assoalho da narina e pelo processo alveolar da maxila.

As fissuras labiais são mais comuns e mais graves em indivíduos do sexo masculino e são mais frequentes na forma unilateral e no antímero esquerdo. Podem complicar a amamentação e a alimentação da criança, gerar desafios ao desenvolvimento

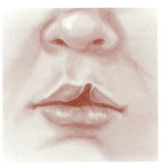 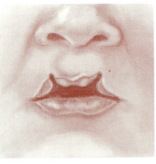

Fissura labial unilateral   Fissura labial bilateral

Figura 4.8 Dois tipos principais de deformidades de fendas labiais, fissuras unilaterais e bilaterais.

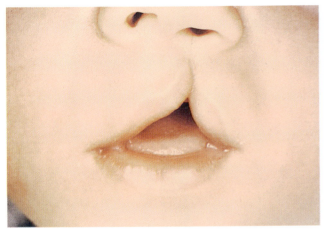

Figura 4.9 Fissura labial unilateral localizada lateralmente à linha mediana da cavidade oral, onde ocorreu falha de fusão dos processos faciais. (Cortesia de Margaret J. Fehrenbach, RDH, MS.)

da fala e na aparência facial, além de aumentar os níveis de infecções oronasais. O tratamento é baseado em cirurgias plásticas e orais, com intervenções odontológicas; no entanto, terapias para fala, com fonoaudiólogos, e para a audição, com otorrinolaringologistas, também podem ser necessárias.

DESENVOLVIMENTO DO PESCOÇO (CERVICAL)

O desenvolvimento do pescoço ocorre paralelamente ao desenvolvimento da face ao longo do tempo, iniciando-se durante a 4ª semana de desenvolvimento pré-natal, no período embrionário, e se completa durante o período fetal (Figura 4.10A). O pescoço e as estruturas associadas se desenvolvem a partir da faringe primitiva e do aparelho faríngeo (ou aparelho branquial), que será discutido nas próximas seções. Os profissionais da odontologia devem compreender o desenvolvimento do pescoço a fim de entender a relação entre suas estruturas subjacentes e quaisquer distúrbios de desenvolvimento que possam estar presentes nos pacientes.

FORMAÇÃO DA FARINGE PRIMITIVA

Os primórdios do tubo digestório do embrião são derivados do terço mais anterior do intestino anterior e formarão a **faringe primitiva**, a futura orofaringe ou porção oral da faringe (ver Figura 4.10B e ver Figura 2.18). O intestino anterior é originalmente derivado da camada de células embrionárias do endoderma (ver Figura 3.14). A faringe primitiva amplia-se cranialmente, onde se une à boca primitiva e, posteriormente, ao estomodeu, estreitando-se caudalmente quando se continua com o esôfago. O endoderma da faringe reveste as porções internas dos arcos faríngeos e prolonga-se para áreas amplas semelhantes a balões, as bolsas faríngeas (discutidas posteriormente neste capítulo). Porém, esse mesmo endoderma não reveste a cavidade própria da boca ou a cavidade nasal. Em vez disso, a cavidade oral propriamente dita e a cavidade nasal são, ambas, revestidas de ectoderma, como resultado do dobramento embrionário.

A porção caudal da faringe primitiva forma o esôfago, que segue até o estômago. Um crescimento ventral (anterior) forma a laringofaringe (porção laríngea da faringe), a laringe e a traqueia, que termina na parte superior dos pulmões em desenvolvimento. A glândula tireoide, também em desenvolvimento, é uma bolsa anterior ou *evaginação* anterior da parede ventral da faringe (ver Figura 11.14).

FORMAÇÃO DO APARELHO FARÍNGEO

Discutido anteriormente, o **aparelho faríngeo** ou **aparelho branquial** consiste em arcos, sulcos, membranas e bolsas faríngeas. Há um grande esforço dos profissionais da área médica, que precisa ser adotado também pelos profissionais da área odontológica, para não usar o termo *branquial*, que se refere a brânquias, e passar a utilizar o termo *faríngeo*, uma vez que o corpo humano não tem brânquias, mas, sim, faringe.

Durante a 4ª semana de desenvolvimento pré-natal, projeções bilaterais empilhadas de tecido aparecem inferiormente ao estomodeu, o que inclui o arco mandibular. Essas estruturas são os arcos faríngeos ou arcos branquiais, com o arco mandibular sendo o primeiro arco faríngeo, e os outros arcos mais inferiores são numerados em sequência craniocaudal (Figura 4.11 e ver Figura 4.10A). Esses arcos faríngeos consistem em um total de seis pares de segmentos em formato de "U", cujo preenchimento central é formado por mesênquima, derivado do mesoderma, invadido por células da crista neural (NCCs), que, por esse motivo, agora é denominado *ectomesênquima*. Parte desse mesênquima, derivado das NCCs, condensa-se para formar uma barra de cartilagem em cada arco faríngeo. Os arcos faríngeos são revestidos, externamente, de ectoderma e, internamente, de endoderma, que sustentam as paredes laterais da faringe primitiva. A membrana orofaríngea separa o estomodeu, que é revestido internamente de ectoderma, do primeiro arco da faringe primitiva, que é revestido de endoderma.

Os arcos faríngeos são bilaterais, dispostos em série ao longo do eixo do embrião, no sentido anteroposterior, e se dobram para recobrir e suportar as paredes laterais da faringe em desenvolvimento. É importante notar que o **quinto par de arcos faríngeos** costuma ser tão rudimentar que, muitas vezes, está ausente ou pode estar incluso no quarto par de arcos faríngeos. Os arcos faríngeos darão origem a importantes estruturas da face e do pescoço (Tabela 4.2).

Cada par de arcos faríngeos tem seu próprio componente de cartilagem, nervo, vascular e muscular em desenvolvimento, no interior do seu preenchimento ectomesenquimal. Os primeiros dois pares de arcos desenvolvem-se em maior extensão quando comparados com os outros arcos e são os únicos especificamente nomeados. Em geral, esses dois primeiros pares de arcos estão envolvidos na formação dos terços médio e inferior da face; por sua vez, os quatro pares de arcos mais inferiores estão envolvidos na formação das estruturas do pescoço.

O **primeiro arco faríngeo**, também conhecido como arco mandibular, e seus tecidos associados foram descritos anteriormente e incluem a cartilagem de Meckel. No interior do **segundo arco faríngeo**, também conhecido como **arco hioide**, se forma uma cartilagem semelhante àquela presente no arco mandibular, a **cartilagem de Reichert**. A maior parte dessa cartilagem desaparece durante o desenvolvimento; contudo, partes dela são responsáveis pela formação de um osso da orelha média, um processo do osso temporal e partes do osso hioide.

40 PARTE 2 Embriologia Dental

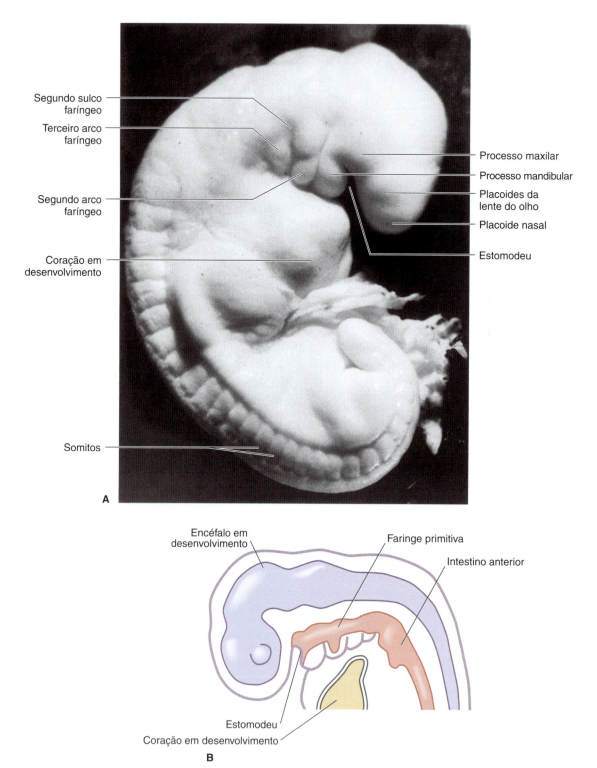

Figura 4.10 Embrião durante a 4ª semana de desenvolvimento pré-natal. **A.** Fotomicrografia. **B.** Diagrama. Internamente, o intestino anterior dá origem à faringe primitiva, que formará a orofaringe (porção oral da faringe). (**A**, cortesia de K.V. Hinrichsen, MD, Medizinische Fakultät, Institut für Anatomie, Ruhr-Universität Bochum, Bochum.)

CAPÍTULO 4 Desenvolvimento da Face e do Pescoço 41

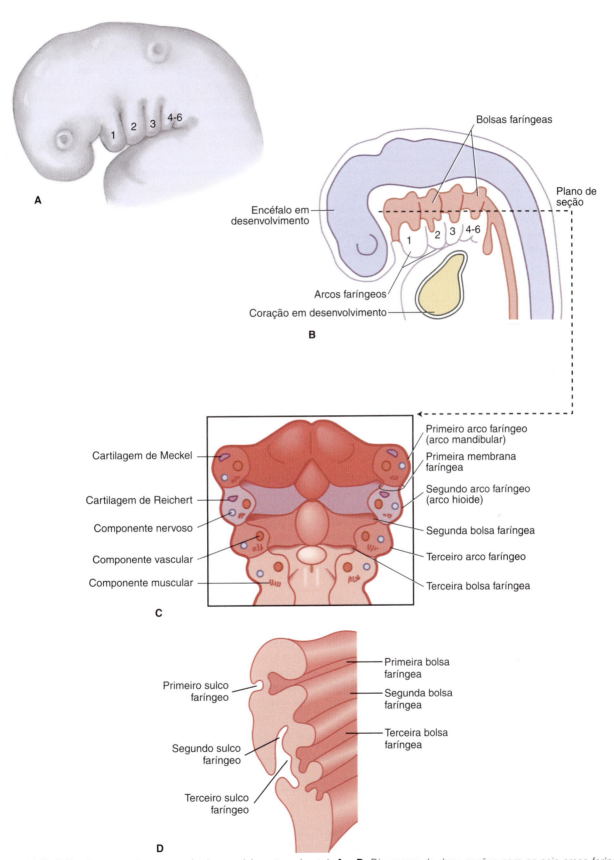

Figura 4.11 Embrião durante a 4ª semana de desenvolvimento pré-natal. **A** a **D**. Diagramas de duas seções com os seis arcos faríngeos destacados, sulcos e as bolsas faríngeas correspondentes.

TABELA 4.2 Arcos faríngeos e estruturas derivadas.

Arcos faríngeos	Futuros nervos e músculos	Futuras estruturas esqueléticas e ligamentos
Primeiros arcos faríngeos (ou *arcos mandibulares*)	Nervo trigêmeo, músculos da mastigação, músculo milo-hióideo e ventre anterior do músculo digástrico, músculo tensor do tímpano, músculo tensor do véu palatino	Martelo e bigorna da orelha média, o que inclui o ligamento anterior do martelo, o ligamento esfenomandibular e as partes do osso esfenoide (ver também Tabela 4.1)
Segundos arcos faríngeos (ou *arcos hioide*)	Nervo facial, músculo estapédio, músculos da expressão facial, ventre posterior do músculo digástrico, músculo estilo-hioideo	Estribo e partes do martelo e bigorna da orelha média, ligamento estilo-hioideo, processo estiloide do osso temporal, corno menor do osso hioide, porção superior do corpo do osso hioide
Terceiros arcos faríngeos	Nervo glossofaríngeo, músculo estilofaríngeo	Corno maior do osso hioide, porção inferior do corpo do osso hioide
Quarto ao sexto arcos faríngeos	Ramo laríngeo superior e ramo laríngeo recorrente do nervo vago, músculos levantadores do véu palatino, músculos constritores da faringe, músculos intrínsecos da laringe	Cartilagens laríngeas

Além disso, o pericôndrio que envolve a cartilagem de Reichert dá origem a um ligamento para o osso hioide. O mesoderma dos arcos hióideos auxilia na formação dos músculos da expressão facial, dos músculos da orelha média e de um músculo supra-hióideo. Como esses músculos são derivados dos arcos hióideos, essas estruturas são todas inervadas pelo nervo do segundo arco, que é o sétimo par de nervos cranianos (ou nervos faciais). Os arcos hióideos, em conjunto com os terceiros e quartos arcos faríngeos, também estão envolvidos na formação da língua (ver Figura 5.9).

Durante a 7ª semana, as células musculares formadas a partir do mesoderma dos arcos hióideos começam a se diferenciar. Em seguida, essas células musculares começam a migrar sobre as massas de músculos mandibulares. Na 10ª semana, as células musculares já migraram superiormente por toda a face, o que forma uma fina lâmina de massas musculares. Tanto o grupo superficial quanto o grupo profundo de fibras musculares se desenvolvem a partir dessas massas musculares e se ligam aos ossos recém-diferenciados do esqueleto facial como músculos da expressão facial. Fibras nervosas do sétimo par de nervos cranianos se incorporam precocemente em meio a essas massas musculares em desenvolvimento e as inervam.

O **terceiro par de arco faríngeo** apresenta uma cartilagem, sem nome específico, associada a ele. Essa cartilagem será responsável pela formação de partes do osso hioide. O único músculo derivado do mesoderma do terceiro arco faríngeo é um músculo da faringe. Cada par de arcos é inervado pelos nervos glossofaríngeos (nono par de nervos cranianos).

Tanto o **quarto arco faríngeo** quanto o **sexto par de arcos faríngeos** apresentam cartilagens, sem nomenclaturas, associadas a eles. Esses arcos se fundem e participam na formação da maior parte das cartilagens da laringe. O mesoderma desses arcos está associado aos músculos da laringe e da faringe. Essas estruturas são inervadas pelo nono e décimo pares de nervos cranianos, embora os nervos desses arcos sejam ramos do décimo par de nervos cranianos, o nervo vago.

A inervação sensorial da mucosa da cavidade oral, da faringe e da laringe também reflete o desenvolvimento dos arcos faríngeos. Em resumo, cada arco faríngeo está associado a um nervo craniano particular: para o primeiro arco está o trigêmeo (quinto par de nervo craniano); o segundo arco está associado ao nervo facial (sétimo par de nervo craniano); para o terceiro arco está o nervo glossofaríngeo (nono par de nervo craniano); para o quarto e o sexto arcos está o nervo vago (décimo par do nervo craniano). Além de suprir os músculos, esses nervos cranianos também suprem a inervação sensorial da mucosa correspondente ao arco.

Como resultado, a cavidade oral e os dois terços anteriores da língua, formados pelo primeiro arco, são supridos pelos nervos trigêmeos (ver **Capítulo 5**). O ramo maxilar do nervo trigêmeo supre as estruturas derivadas do processo maxilar, como a cavidade nasal e o palato, enquanto as estruturas mais caudais, originadas dos processos mandibulares, são inervadas pelo ramo mandibular do trigêmeo.

O terço posterior da língua e a orofaringe recebem seus suprimentos nervosos dos nervos glossofaríngeos; por sua vez, o interior da laringe e a laringofaringe são supridos pelos nervos vagos.

No entanto, o nervo facial, nervo do segundo arco, não supre as cavidades nasais, orais ou da faringe com inervação sensorial ou motora geral. Acredita-se que, por volta do tempo em que o tubérculo ímpar e a cópula da língua se fundem com o desenvolvimento da língua, o tecido associado ao segundo arco seja eliminado do interior da faringe primitiva, de modo que nenhuma parte da mucosa seja suprida pelo nervo facial. Uma exceção é a inervação sensorial especial dos dois terços anteriores da língua e dos palatos duro e mole, responsável pelo paladar. É importante notar que o suprimento nervoso da mucosa é um assunto complexo e não facilmente descrito, embora alguns livros tentem.

Entre os arcos faríngeos vizinhos, sulcos externos são observados de cada lado do embrião. Esses são os **sulcos faríngeos** (**branquiais** ou **fendas faríngeas**) (Figura 4.11). Apenas o primeiro sulco faríngeo, localizado entre o primeiro e o segundo arcos faríngeos, aproximadamente no mesmo nível das primeiras bolsas faríngeas, dá origem a estruturas adultas definitivas da cabeça e do pescoço (discutida posteriormente neste capítulo).

Para realizar isso, o primeiro sulco aprofunda-se mais à medida que o ectoderma do sulco entra em contato com o endoderma da bolsa faríngea. Nesse momento, apenas uma fina membrana de dupla camada, a primeira membrana faríngea (branquial), separa o sulco das bolsas, embora o ectomesênquima, posteriormente, separe essas duas camadas. Essa membrana, com suas três camadas, desenvolve-se na membrana timpânica (ou tímpano). Assim, o primeiro sulco forma o meato acústico externo. Outras membranas aparecem na profundidade de cada um dos quatro sulcos faríngeos, embora, em contraste, sejam apenas estruturas temporárias no embrião humano.

No fim da 7ª semana, os quatro últimos sulcos faríngeos tornam-se obliterados, o que é resultado de um surto repentino de crescimento, ocorrido pelo par de arcos hióideos que cresce em uma direção inferior para formar o pescoço. Essa obliteração de sulcos confere ao pescoço maduro contorno regular de superfície lisa.

Ao mesmo tempo, quatro pares bem definidos de **bolsas faríngeas** se desenvolvem a partir de evaginações endodérmicas das paredes laterais que revestem a faringe primitiva (ver Figura 4.11). As bolsas se desenvolvem como estruturas semelhantes a balões, em uma sequência craniocaudal entre os arcos faríngeos. O quinto par de bolsas faríngeas é ausente ou rudimentar. Muitas estruturas da face e do pescoço são desenvolvidas a partir das bolsas faríngeas (Tabela 4.3).

TABELA 4.3 Bolsas faríngeas e estruturas derivadas.

Bolsas faríngeas	Futuras estruturas
Primeiras bolsas faríngeas	Membrana timpânica (com primeiro sulco faríngeo), cavidade timpânica, antro mastóideo, tuba auditiva (faringotimpânica)
Segundas bolsas faríngeas	Criptas e nódulos linfáticos das tonsilas palatinas
Terceira e quarta bolsas faríngeas	Glândulas paratireoides e timo

As primeiras bolsas faríngeas formam-se entre o primeiro e o segundo arcos faríngeos e tornam-se as tubas auditivas (faringotimpânicas). As tonsilas palatinas são derivadas do revestimento das segundas bolsas faríngeas e também das paredes da faringe primitiva. As glândulas paratireoides e o timo derivam do revestimento da terceira e da quarta bolsas faríngeas. Além disso, uma parte do timo possui origem ectodérmica.

Os processos relativos ao crescimento e ao desenvolvimento do timo não estão completos ao nascimento. O timo é um órgão linfático relativamente grande durante o período perinatal e, posteriormente, começa a diminuir em tamanho relativo ou proporcional a partir da puberdade. Na idade adulta, o timo, localizado posteriormente à parte superior do osso esterno, muitas vezes é pouco reconhecível; entretanto, ele ainda mantém seu funcionamento, secreta hormônios tímicos e matura linfócitos ou células T (ver Figura 8.16).

Considerações clínicas sobre o desenvolvimento do aparelho faríngeo (branquial)

A maioria das malformações congênitas no pescoço se origina durante a transformação do aparelho faríngeo em suas estruturas maduras. Algumas delas são resultado da persistência de partes do aparelho faríngeo que, geralmente, desaparecem durante o desenvolvimento do pescoço e de seus tecidos associados.

O segundo sulco faríngeo ocasionalmente pode não se obliterar e, dessa forma, partes permanecem como **cistos cervicais** ou **seios cervicais** (Figura 4.12). Esses cistos em fenda podem drenar através dos seios patológicos ao longo do pescoço, mas também podem permanecer livres nos tecidos laterais do pescoço, logo abaixo do ângulo da mandíbula, e em qualquer lugar ao longo da margem anterior do músculo esternocleidomastóideo. Esses cistos não se tornam aparentes até que produzam uma tumefação indolor de crescimento lento que pode estar associada a pequenas fossetas e marcas na pele, o que envolve a drenagem de um fluido por um trato sinusal. O cisto é tratado com excisão cirúrgica ou, mais recentemente, com escleroterapia.

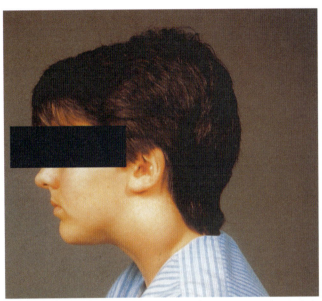

Figura 4.12 Cisto cervical do segundo sulco faríngeo, que está associado a uma tumefação indolor de crescimento lento na superfície lateral do pescoço. Esses grandes cistos geralmente ficam livres no pescoço, logo abaixo do ângulo da mandíbula, mas podem se desenvolver em qualquer lugar ao longo da margem anterior do músculo esternocleidomastóideo, como nesse caso. (Cortesia de Pierre Soucy, MD, Division of Paediatric Surgery, Children's Hospital of Eastern Ontario, Ottawa, Canada.)

5

Desenvolvimento Orofacial

OBJETIVOS DO APRENDIZADO

1. Definir as palavras-chave deste capítulo.
2. Descrever os eventos que ocorrem durante o desenvolvimento palatino e apontar cada etapa da sua formação.
3. Identificar as estruturas presentes durante o desenvolvimento palatino por meio de diagramas.
4. Integrar o estudo do desenvolvimento palatino à compreensão da estrutura adulta e às considerações clínicas sobre os distúrbios de desenvolvimento associados à formação do palato.
5. Descrever os eventos que ocorrem durante o desenvolvimento da cavidade nasal e do septo nasal.
6. Identificar as estruturas presentes durante o desenvolvimento da cavidade nasal e do septo nasal por meio de diagramas.
7. Integrar o estudo do desenvolvimento da cavidade nasal e do septo nasal à compreensão da estrutura adulta.
8. Descrever os eventos que ocorrem durante o desenvolvimento da língua e apontar cada etapa da sua formação.
9. Identificar as estruturas presentes durante o desenvolvimento da língua por meio de diagramas.
10. Integrar o estudo do desenvolvimento da língua à compreensão da estrutura adulta e às considerações clínicas sobre os distúrbios do desenvolvimento associados à formação da língua.

DESENVOLVIMENTO OROFACIAL

O conteúdo deste capítulo continua a discussão do desenvolvimento orofacial do embrião, elencado no **Capítulo 4**, e dá continuidade à sequência do desenvolvimento do estomodeu, da face e do pescoço (ver Figuras 4.1 e 4.2 e Boxe 4.1). Portanto, este capítulo prossegue com o desenvolvimento embrionário de outras estruturas orofaciais associadas, o que inclui o palato, o septo nasal, a cavidade nasal e a língua; e com o desenvolvimento dos dentes discutido no **Capítulo 6**. As estruturas orofaciais discutidas neste capítulo se desenvolvem da 4ª à 12ª semana do desenvolvimento pré-natal, o que abrange o fim do período embrionário e o início do período fetal. No entanto, o desenvolvimento de outras estruturas orofaciais (como mandíbula, maxilares, articulação temporomandibular e glândulas salivares) é discutido, em conjunto com suas descrições histológicas, em capítulos posteriores.

Os profissionais da área odontológica devem ter compreensão clara sobre o desenvolvimento das estruturas orofaciais, o que lhes dará conhecimento para relacioná-las com as estruturas adultas, bem como com qualquer distúrbio de desenvolvimento que possa estar presente no paciente.

DESENVOLVIMENTO DO PALATO

A formação do palato, ou o desenvolvimento palatino, começa no embrião e segue, posteriormente, no feto, ocorrendo ao longo de várias semanas do desenvolvimento pré-natal (Tabela 5.1). A formação do palato começa durante a 5ª semana de desenvolvimento pré-natal, no período embrionário, a partir de duas estruturas embrionárias separadas, o palato primário e o palato secundário. O palato final é completado mais tarde, durante a 12ª semana de desenvolvimento, já no período fetal. O palato se desenvolve em três estágios consecutivos: a formação do palato primário, a formação do palato secundário e a complementação final do palato.

A finalização da formação do palato envolve a fusão de saliências ou tecidos de superfícies *diferentes* do embrião, semelhante à fusão do tubo neural e das estruturas que formam o lábio superior (ver Figura 3.11).

TABELA 5.1 Desenvolvimento do palato.

Período	Estruturas palatinas envolvidas
Da 5ª à 6ª semana	Palato primário: segmento intermaxilar dos processos nasais mediais fusionados
Da 6ª à 12ª semana	Palato secundário: fusão das prateleiras palatinas dos processos maxilares
12ª semana	Palato final: fusão de todos os três processos

Por outro lado, a maioria das outras estruturas da região orofacial se desenvolve pela fusão ou união de saliências ou tecidos na *mesma* superfície do embrião, o que leva à eliminação de sulcos entre os processos faciais (ver Figura 4.4).

FORMAÇÃO DO PALATO PRIMÁRIO

Durante a 5ª semana do desenvolvimento pré-natal, ainda no período embrionário, o segmento intermaxilar se forma (Figura 5.1A). O segmento intermaxilar surge como resultado da fusão, internamente, dos dois processos nasais mediais no embrião (ver Figura 4.7). O segmento intermaxilar é constituído por uma massa tecidual mais interna, em forma de cunha, que se estende inferior e profundamente às fossetas nasais, na porção interna do estomodeu. Inicialmente, esse segmento forma um assoalho parcial da cavidade nasal e do septo nasal.

O segmento intermaxilar também dá origem ao **palato primário** (ou palato primitivo). Nesse momento, o palato primário serve apenas como uma separação parcial entre a cavidade oral e a cavidade nasal em desenvolvimento (ver Figura 5.1B). Posteriormente, com o decorrer do desenvolvimento, o palato primário formará a pré-maxila, que é o terço mais anterior do palato duro, uma parte da maxila. Essa pequena parte do palato duro está localizada anteriormente ao forame incisivo e conterá parte dos dentes anteriores superiores (dentes incisivos) (ver Figura 2.12). A formação do palato primário completa o primeiro estágio do desenvolvimento do palato.

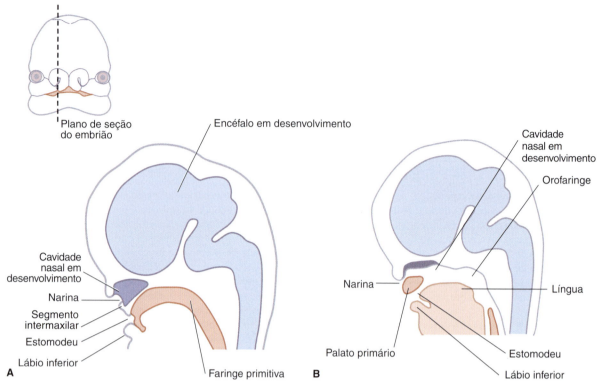

Figura 5.1 Cortes sagitais da cabeça de maneira que mostram o segmento intermaxilar. **A.** Formação do segmento intermaxilar a partir da fusão dos dois processos nasais mediais no interior do estomodeu do embrião. **B.** Formação do palato primário a partir do segmento intermaxilar, o que provoca uma separação parcial entre as cavidades oral e nasal em desenvolvimento.

FORMAÇÃO DO PALATO SECUNDÁRIO

Durante a 6ª semana de desenvolvimento pré-natal, ainda no período embrionário, os processos maxilares bilaterais dão origem às duas **prateleiras palatinas** (ou processos palatinos laterais) (Figuras 5.2, 5.3A e B e 5.4). Essas prateleiras crescem inferior e profundamente no interior do estomodeu, em uma direção vertical, em ambos os lados da língua em desenvolvimento. Nesse momento, a língua está em formação sobre o assoalho da faringe primitiva e, à medida que se desenvolve, inicialmente, preenche a cavidade comum das regiões nasal e oral (o desenvolvimento da língua será discutido posteriormente neste capítulo).

À medida que os músculos da língua em desenvolvimento começam a funcionar, a língua se retrai e desvia-se do caminho das prateleiras palatinas em desenvolvimento; assim, a língua deixa de ser um obstáculo para a futura fusão das prateleiras palatinas, movendo-se tanto para a frente (anteriormente) quanto para baixo (inferiormente). Esse processo é auxiliado pelo primórdio do crescimento da mandíbula. O movimento da língua, que agora está confinada apenas à cavidade própria da boca e fora da cavidade nasal em desenvolvimento, se completa por volta da 8ª semana de desenvolvimento pré-natal.

Por conta de forças desconhecidas que causam a elevação das prateleiras palatinas, após crescerem em uma direção vertical, elas "dobram-se" em uma direção superior, algumas horas depois do movimento da língua. Assim, as prateleiras palatinas se movimentam assumindo uma posição horizontal e, então, situam-se superiormente à língua em desenvolvimento. Em seguida, as duas prateleiras palatinas se alongam e se movem medialmente, uma em direção à outra, de modo que se encontram no plano mediano e se fundem para formar o **palato secundário**.

O palato secundário dará origem aos dois terços posteriores do palato duro, localizado posteriormente ao forame incisivo e que contém alguns dentes anteriores superiores (caninos) e dentes posteriores (pré-molares e molares) (Figura 5.5). O palato secundário também dará origem ao palato mole e à úvula. A rafe do palato, um acidente anatômico mediano presente na mucosa palatina, e a sutura palatina mediana associada, mais profunda, indicam no adulto a linha de fusão das prateleiras palatinas. A formação do palato secundário é concluída durante o segundo estágio do desenvolvimento do palato.

CONCLUSÃO DA FORMAÇÃO DO PALATO

Para completar a formação do palato, a parte posterior do palato primário se encontra com o palato secundário, devido ao aumento do seu crescimento, e essas estruturas se fundem gradualmente na direção que vai de anterior para posterior (ver Figuras 5.2, 5.3A e B e 5.4). Quando esses três processos se fundem completamente, eles formam o palato final, constituído pelo palato duro e pelo palato mole, durante a 12ª semana do desenvolvimento pré-natal. Então, a cavidade oral madura torna-se completamente separada da cavidade nasal, na qual começou a se desenvolver o septo nasal (discutido a seguir).

A formação óssea (ou ossificação) se inicia na parte anterior do palato duro quando a fusão palatina é concluída (ver **Capítulo 8**). Em contrapartida, no palato mole mais posteriormente, o ectomesênquima do primeiro e do segundo arcos faríngeos migra para esse local, o que forma os músculos do palato, envolvidos nos processos de deglutição e da fala (discutido posteriormente neste capítulo).

Um pequeno par de canais nasopalatinos persiste após o desenvolvimento do palato, próximo ao plano mediano no palato maduro, no local da junção do palato primário com o palato secundário (ver Figura 5.5). Esses canais são representados no palato duro maduro pelo forame incisivo, profundamente à papila incisiva, que é a abertura comum para os canais incisivos bilaterais. Uma sutura irregular se estende do forame incisivo ao processo

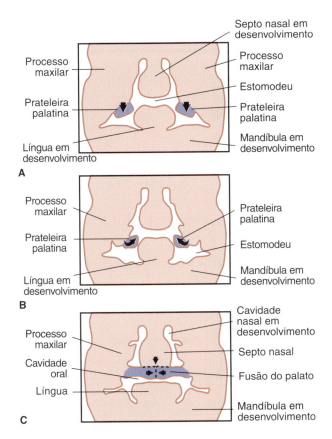

Figura 5.2 Palato em desenvolvimento destacado em uma seção coronal através da cabeça em desenvolvimento. **A.** Formação das prateleiras palatinas a partir dos processos maxilares, no interior do estomodeu. As prateleiras crescem em direção vertical (*setas*) e a língua em desenvolvimento está posicionada entre essas prateleiras. **B.** As prateleiras palatinas crescem horizontalmente, uma em direção à outra, após o "dobramento" em direção superior (*setas*), para formar o palato secundário. **C.** Fusão dos três processos (*setas*) para completar o palato final no feto, o palato primário com duas prateleiras palatinas para formar o palato secundário.

alveolar da maxila, entre os dentes incisivo lateral superior e canino superior, de cada lado. Essa sutura demarca o local onde os palatos primário e secundário se fundiram. Essa fusão óssea é concluída após o nascimento, no primeiro ano de vida, período em que o epitélio sobrejacente se funde.

Considerações clínicas sobre o desenvolvimento do palato

A falha na fusão das prateleiras palatinas com o palato primário e/ou de uma prateleira com a outra contralateral resulta em **fissura ou fenda palatina**, com diferentes graus de comprometimento (Figura 5.6). Esse distúrbio, um tanto comum, pode ser hereditário ou associado a fatores ambientais. A fissura palatina ocorre em um ou dois em cada mil casos. Também pode estar isolada ou associada a outras anormalidades, como fissura labial (Figura 5.7); no entanto, pode envolver apenas o palato mole ou pode se estender até o palato duro. As formas isoladas de fissura palatina são menos comuns que a fissura labial, e são mais comuns em mulheres, ao contrário da fissura labial, que é mais comum em homens.

As complicações da fissura palatina podem incluir dificuldade de amamentar ou alimentar a criança, aumento de infecções oronasais e problemas relacionados com a fala e com a aparência. Os tratamentos incluem cirurgias oral e plástica, com intervenções odontológicas; no entanto, terapias fonoaudiológicas e otorrinolaringológicas também podem ser necessárias. **Úvula bífida** é a forma menos complicada de fissura palatina (Figura 5.8). No entanto, pode causar **insuficiência velofaríngea** (IVF; ou VPI, do inglês *velopharyngeal insufficiency*) ou inadequado fechamento velofaríngeo (FVF), uma disfunção que impede o palato mole, ou *véu palatino*, de ir ao encontro da parede posterior da faringe, não realizando o fechamento completo da faringe e da cavidade nasal durante a fala, o que é necessário para a produção da maioria dos sons. Além das diferentes formas de fissura palatina, a insuficiência velofaríngea também pode ter como causa adenoides irregulares, adenoidectomia, anomalias da coluna cervical ou a remoção de tumor oral ou faríngeo.

DESENVOLVIMENTO DA CAVIDADE E DO SEPTO NASAL

A cavidade nasal se forma ao mesmo tempo que ocorre a formação do palato, da 5ª à 12ª semana do desenvolvimento pré-natal. Posteriormente, essa cavidade constituirá parte do sistema respiratório (ver Figura 11.19). O futuro septo nasal também se desenvolve durante a formação do palato. A estrutura do septo nasal, semelhante à do palato primário, é um crescimento da fusão dos processos nasais mediais (ver Figuras 5.2, 5.3A e B e 5.4). Os tecidos que formam o septo nasal irão se desenvolver em um sentido inferior e profundamente aos processos nasais mediais e superiormente ao estomodeu.

Em seguida, o septo nasal vertical se funde com o palato final, orientado no sentido horizontal, após se formar. Essa fusão começa na 9ª semana e é concluída na 12ª semana. Com a formação do septo nasal e do palato final, a cavidade nasal, dividida pelo septo, e a cavidade oral do feto tornam-se completamente separadas. A cavidade nasal e a cavidade oral também desenvolvem diferentes tipos de mucosa, como a mucosa respiratória e a mucosa oral, respectivamente (ver **Capítulos 9** e **11**).

O desenvolvimento do septo nasal tem considerável influência na determinação da forma final da região orofacial. O crescimento do septo nasal "traciona e empurra" os ossos da face, como a maxila, conforme expande seu comprimento no sentido vertical. Esse é um crescimento espantoso de sete vezes, entre a 10ª semana de desenvolvimento pré-natal e o posterior nascimento da criança.

DESENVOLVIMENTO DA LÍNGUA

A língua desenvolve-se da 4ª à 8ª semana no período pré-natal (Tabela 5.2). Desenvolve-se a partir de saliências independentes, localizadas internamente no assoalho da faringe primitiva, formadas pelos quatro primeiros arcos faríngeos (ver Tabela 4.2).

Especificamente, o corpo da língua se desenvolve a partir do primeiro arco faríngeo, e a raiz da língua se origina, posteriormente, a partir do segundo, terceiro e quarto arcos faríngeos. Os sulcos entre essas saliências são eliminados por fusão, de forma semelhante ao que ocorre na superfície facial, com a proliferação, migração e fusão do ectomesênquima subjacente ao ectoderma, que reveste o interior dos sulcos (ver Figura 4.4).

FORMAÇÃO DO CORPO DA LÍNGUA

Durante a 4ª semana de desenvolvimento pré-natal, no período embrionário, a língua inicia o seu desenvolvimento. O desenvolvimento da língua começa como uma saliência mediana triangular, o **tubérculo ímpar** (ou broto mediano da língua) (Figura 5.9A e B).

PARTE 2 Embriologia Dental

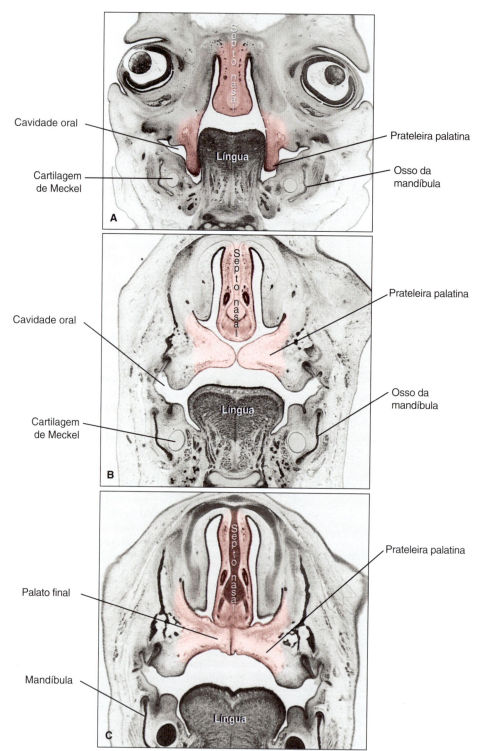

Figura 5.3 Fotomicrografias de cortes coronais através da cabeça em desenvolvimento, o que mostra as prateleiras palatinas durante a formação do palato secundário, na 7ª semana (**A**) e, depois, na 9ª semana (**B** e **C**). Observe que a posição da língua, a formação do palato e o septo nasal (com sua cavidade nasal) mudam com o tempo. As prateleiras palatinas se movem para uma posição horizontal superior à língua, concluindo totalmente a formação do palato final quando há a fusão e as cavidades nasal e oral são separadas. Os dentes dos futuros arcos dentais (*setas*), a mandíbula e a cartilagem de Meckel também se desenvolvem durante o mesmo período. (De Nanci A. *Ten Cate's Oral Histology*. 9th ed. St. Louis: Elsevier; 2018 e adaptada de Diewert VM. A morphometric analysis of craniofacial growth and changes in spatial relations during secondary palatal development in human embryos and fetuses. *Am J Anat*. 1983;167:495.)

CAPÍTULO 5 Desenvolvimento Orofacial 49

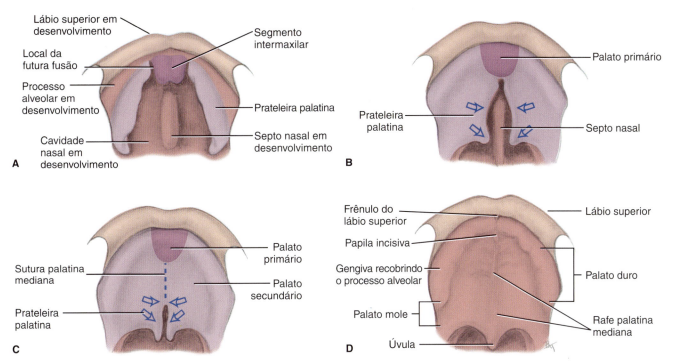

Figura 5.4 Desenvolvimento do palato e do septo nasal a partir de uma visão inferior. Estágios iniciais de desenvolvimento do palato com suas prateleiras palatinas e do segmento intermaxilar (**A**), formação do palato primário (**B**), fusão do septo nasal com o palato final (**C**) separando completamente as cavidades nasal e oral (**D**). Observe que o crescimento das prateleiras palatinas é indicado pelas *setas* em **B** e em **C**, com sua fusão, que ocorre de anterior para posterior.

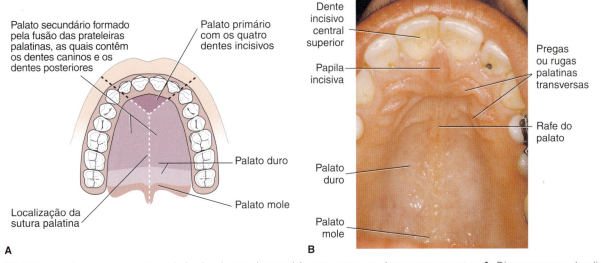

Figura 5.5 Palato adulto e suas estruturas derivadas do seu desenvolvimento, como os dentes permanentes. **A.** Diagrama com a localização das suturas destacadas (*linhas tracejadas*). **B.** Palato adulto com marcos anatômicos associados ao desenvolvimento embriológico. (**B**, cortesia de Margaret J. Fehrenbach, RDH, MS.)

TABELA 5.2 Desenvolvimento da língua.	
Período	**Partes da língua envolvidas**
Da 4ª à 8ª semana	Corpo da língua: tubérculo ímpar e saliências linguais laterais
	Raiz da língua: cópula com rápido crescimento que se sobrepõe ao segundo arco faríngeo
8ª semana	Língua formada: fusão das saliências linguais anteriores do corpo e da cópula da raiz

O tubérculo ímpar está localizado na linha mediana, no assoalho da faringe primitiva, ou seja, no interior das cavidades comuns oral e nasal embrionárias, formado a partir do arco mandibular, que é considerado o primeiro arco faríngeo (ver Figura 4.11).

Posteriormente, duas **saliências linguais laterais** (ou brotos distais da língua) com formato ovalar se desenvolvem em cada lado do tubérculo ímpar (ver Figura 5.9A e B). É importante notar que essas saliências mais anteriores são decorrentes do crescimento do ectomesênquima do primeiro arco faríngeo, o arco mandibular. As saliências linguais laterais, de cada lado, crescem em tamanho e se fundem uma com a outra.

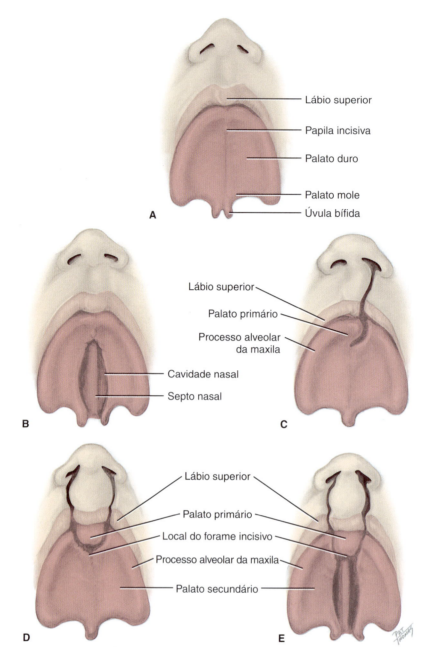

Figura 5.6 Vários graus de fissura palatina. **A.** Úvula bífida. **B.** Fissura bilateral na parte posterior do palato. **C.** Fissura unilateral completa do lábio e do processo alveolar superior (da maxila), com fissura unilateral do palato primário. **D.** Fissura bilateral completa do lábio e do processo alveolar da maxila, com fissura bilateral do palato primário. **E.** Fissura bilateral completa do lábio e do processo alveolar, com fissura bilateral completa dos palatos primário e secundário.

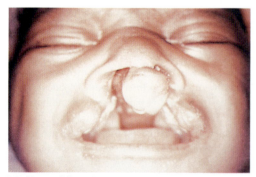

Figura 5.7 Fissura bilateral completa do lábio e do processo alveolar, com fissura bilateral completa dos palatos primário e secundário, e envolvimento da cavidade nasal. (Cortesia de Margaret J. Fehrenbach, RDH, MS.)

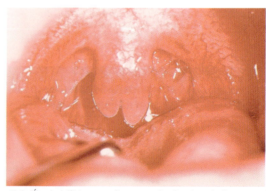

Figura 5.8 Úvula bífida, uma forma mais simples de fissura palatina, com menos complicações. (Cortesia de Margaret J. Fehrenbach, RDH, MS.)

CAPÍTULO 5 Desenvolvimento Orofacial 51

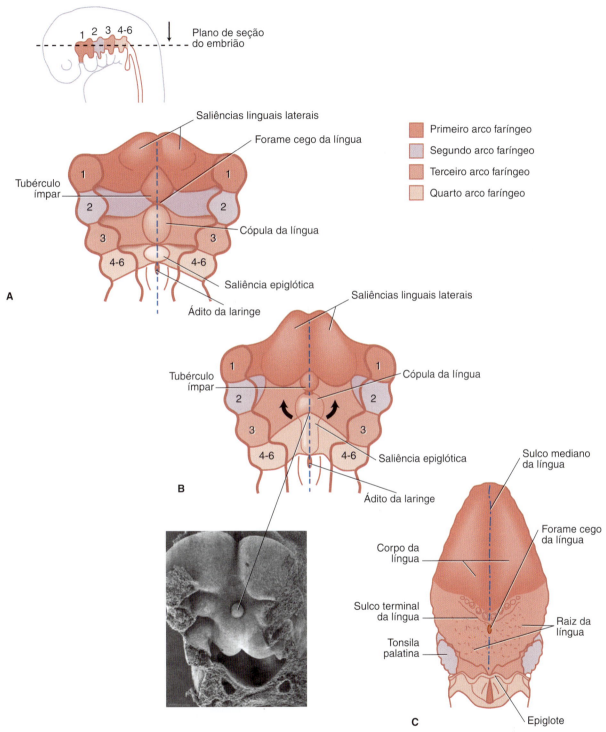

Figura 5.9 Diagrama do desenvolvimento da língua a partir dos arcos faríngeos em destaque. **A.** Tubérculo ímpar e saliências linguais laterais na formação do corpo da língua. **B.** Cópula e seu envolvimento na formação da raiz da língua (*setas*), com uma micrografia eletrônica de varredura da região da cabeça, o que mostra detalhes internos dos arcos faríngeos na formação da língua. **C.** Fusão final das saliências anteriores e posteriores para completar a formação da língua. (**B**, varredura como cortesia de Mark Hill, BSc, PhD, UNSW Embryology, Sydney, Austrália.)

Em seguida, as duas saliências fusionadas crescem demasiadamente e englobam o tubérculo ímpar, que então desaparece. Isso forma os dois terços anteriores da língua madura, ou corpo da língua, situado na cavidade própria da boca. O sulco mediano da língua é uma demarcação superficial correspondente à linha de fusão das saliências linguais laterais, bem como à localização de sua estrutura fibrosa profunda (ver Figura 2.14). Dessa forma, não se observa nenhuma estrutura que corresponda ao tubérculo ímpar na língua formada. Por baixo e ao redor das saliências linguais laterais, as células degeneram, o que forma um sulco que libera o corpo da língua do assoalho da boca, exceto na região mediana, para a inserção do frênulo da língua (ver Figura 2.17).

FORMAÇÃO DA RAIZ DA LÍNGUA

Imediatamente posterior à fusão dessas saliências linguais mais anteriores, a **cópula da língua** torna-se evidente (ver Figura 5.9B). A cópula é uma estrutura ímpar, localizada na linha mediana, formada, principalmente, a partir da fusão do ectomesênquima do terceiro e de partes do quarto arco faríngeo. A cópula gradualmente se sobrepõe ao segundo arco faríngeo, também chamado "arco hióideo". Esse crescimento excessivo formará o terço posterior da língua madura, ou raiz da língua.

Ainda mais posteriormente à cópula encontra-se uma terceira saliência mediana, a **saliência epiglótica**, que se desenvolve a partir do mesênquima das partes posteriores do quarto arco faríngeo (ver Figura 5.9B). Essa saliência marca o desenvolvimento da região mais posterior da língua e o local da futura epiglote.

CONCLUSÃO DA FORMAÇÃO DA LÍNGUA

À medida que a língua se desenvolve ainda mais, a cópula de sua raiz, após sobrepor-se ao segundo arco faríngeo por meio de seu rápido crescimento, funde-se com as saliências anteriores do primeiro arco faríngeo, o que forma o corpo da língua, durante a 8ª semana do desenvolvimento pré-natal (ver Figura 5.9C). Essa fusão é demarcada superficialmente pelo sulco terminal no dorso da língua já formada. Esse sulco tem forma de V invertido e demarca o limite entre o corpo e a raiz da língua (ver Figura 2.14).

O vértice do sulco terminal está voltado para trás, em direção à orofaringe, em uma pequena depressão de fundo cego: o forame cego da língua, o qual corresponde ao início do ducto tireoglosso. Esse ducto é uma estrutura anatômica embriológica que representa a origem da glândula tireoide e o ponto de partida da via de migração da glândula para a região do pescoço. Inicialmente, ele forma uma conexão entre o ponto inicial de desenvolvimento da glândula tireoide e o ponto da sua localização final. Esse ducto, posteriormente, mas antes do nascimento, fecha-se e torna-se obliterado, a menos que passe por uma transformação cística (ver Figura 11.14). Nenhum marco anatômico semelhante é encontrado entre a raiz da língua e a região epiglótica após o desenvolvimento.

No fim da 8ª semana, a língua completa a fusão dessas saliências linguais. Em seguida, ela se retrai e se move para frente e inferiormente, o que evita que se torne um obstáculo para o desenvolvimento das prateleiras palatinas. No momento do nascimento, toda a língua está inteiramente localizada na cavidade própria da boca; sua raiz e a região epiglótica deslocam-se, posteroinferiormente, e alcançam a orofaringe por volta dos 4 anos, enquanto o corpo da língua permanece na cavidade oral propriamente dita. Assim, a língua se dirige para fora da faringe, em direção ao seu local adequado na cavidade própria da boca. A língua geralmente dobra em comprimento, largura e espessura entre o nascimento e a puberdade, momento em que atinge seu tamanho máximo.

Acredita-se que os músculos intrínsecos da língua se originam do mesoderma dos somitos occipitais e não dos arcos faríngeos (ver Figura 3.13). As células musculares primitivas desses somitos migram para a língua em desenvolvimento e levam seu suprimento nervoso motor dos nervos hipoglossos ou décimo segundo par de nervos cranianos (XII nervo craniano). A revisão da discussão desta parte do capítulo pode explicar como a língua, constituída como estrutura única, é inervada por vários nervos cranianos (V, VII, IX, X e XII). Isso ocorre porque a língua se desenvolve a partir dos quatro primeiros pares de arcos faríngeos, cada um com seu próprio nervo craniano e somitos occipitais. Veja o **Capítulo 4** para uma discussão mais detalhada sobre o desenvolvimento da inervação da mucosa da cavidade oral, da faringe e da laringe.

As papilas linguais, pequenas elevações da mucosa especializada no dorso da língua, aparecem no fim da 8ª semana (ver Figuras 2.14 e 9.16 a 9.20). As papilas linguais circunvaladas e folhadas surgem primeiro, próximas aos ramos terminais dos nervos glossofaríngeos ou nono par de nervos cranianos. Em seguida, aparecem as papilas fungiformes, próximas às terminações dos ramos corda do tímpano dos nervos faciais ou sétimo par de nervos cranianos (VII nervo craniano). Finalmente, as papilas linguais filiformes se desenvolvem durante o início do período fetal, compreendido entre a 10ª e a 11ª semana do desenvolvimento.

Os botões gustatórios (canalículos gustativos), envolvidos na sensação gustativa, estão associados a certas papilas linguais (circunvaladas, foliadas e fungiformes) e se desenvolvem, da 11ª à 13ª semana, por interação indutiva entre as células epiteliais da língua e as células nervosas provenientes dos ramos corda do tímpano dos nervos faciais, bem como dos nervos glossofaríngeos, ou nono par de nervos cranianos.

Considerações clínicas sobre o desenvolvimento da língua

Anormalidades da língua são incomuns. No entanto, o tipo mais comum é a **anquiloglossia**, às vezes descrita como "língua presa", que resulta de uma curta inserção do frênulo lingual e que se estende até o ápice da língua (Figura 5.10). Isso restringe o movimento da língua em diferentes graus e pode estar associado a outras anomalias craniofaciais.

Entretanto, o frênulo da língua normalmente se alonga com o tempo e o uso (ver Figura 2.17). Se não se ajustar ao longo do tempo e o movimento ainda não for funcional, pode-se tentar a terapia miofuncional orofacial (TMO) antes de se considerar a cirurgia de frenectomia ou frenotomia, que consiste em uma incisão do frênulo da língua (ver **Capítulo 20**).

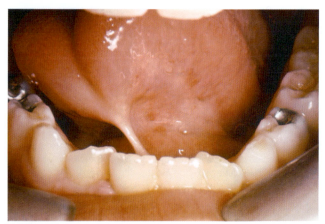

Figura 5.10 Anquiloglossia resultante de uma curta inserção do frênulo lingual e que se estende até o ápice da língua. (Cortesia de Margaret J. Fehrenbach, RDH, MS.)

6

Desenvolvimento e Erupção do Dente

OBJETIVOS DO APRENDIZADO

1. Definir as palavras-chave deste capítulo.
2. Descrever os cinco estágios do desenvolvimento do dente.
3. Integrar o estudo do desenvolvimento dental à compreensão da anatomia dental adulta e às considerações clínicas sobre os distúrbios associados ao seu desenvolvimento.
4. Descrever o processo de desenvolvimento da raiz dental.
5. Integrar o estudo do desenvolvimento da raiz dental à compreensão da anatomia dental adulta e às considerações clínicas sobre os distúrbios associados ao seu desenvolvimento.
6. Discutir o desenvolvimento do ligamento periodontal e do osso alveolar no processo alveolar.
7. Identificar as estruturas presentes durante o desenvolvimento da coroa e da raiz do dente, bem como no desenvolvimento do ligamento periodontal e do osso no processo alveolar por meio de diagramas.
8. Descrever os eventos que ocorrem durante a erupção dental.
9. Identificar as estruturas presentes durante a erupção do dente por meio de diagrama.
10. Integrar o estudo da erupção dental à compreensão da anatomia dental adulta e às considerações clínicas decorrentes de distúrbios do desenvolvimento.

DESENVOLVIMENTO DO DENTE

A **odontogênese** é o processo de desenvolvimento do dente. Os profissionais da área odontológica devem ter uma compreensão clara sobre os estágios da odontogênese e de cada uma de suas bases fisiológicas. Os distúrbios de desenvolvimento podem se dar durante cada estágio da odontogênese, o que afeta os processos fisiológicos que ocorrem. Esses distúrbios de desenvolvimento podem levar a complicações que podem afetar o tratamento clínico odontológico do paciente.

O termo **dentição** é usado para descrever os dentes naturais localizados na mandíbula e no maxilar (ver **Capítulo 15**). Existem duas dentições, a dentição decídua e a dentição permanente. A **dentição decídua** ("dentes primários") de uma criança se desenvolve durante o período pré-natal e consiste em 20 dentes que irrompem e, posteriormente, são perdidos ou esfoliados (ver **Capítulo 18**). À medida que os dentes decíduos são perdidos e a mandíbula e os maxilares crescem e amadurecem, a **dentição permanente** ("dentes secundários"), que consiste em até 32 dentes, irrompe, gradualmente, e substitui os dentes decíduos (ver **Capítulos 16** e **17**). Há um período em que ocorre a sobreposição das duas dentições, decídua e permanente, na fase de pré-adolescência, quando há dentes de ambas as dentições, o que caracteriza a denominada dentição mista (ver **Figuras 15.4** e **18.17**).

Este capítulo foca, inicialmente, o desenvolvimento da dentição decídua e, em seguida, na erupção e esfoliação desses dentes. A discussão final concentra-se na erupção dos dentes permanentes. O processo de desenvolvimento para ambas as dentições é semelhante; apenas o período de tempo associado a cada dentição é diferente. A anatomia dental geral associada a ambas as dentições, bem como aos períodos de cada uma, é discutida mais detalhadamente no **Capítulo 15**.

A odontogênese acontece em estágios ou fases, que ocorrem de forma gradual e sequencial em ambas as dentições (Tabela 6.1). A odontogênese é um processo contínuo até que seja concluído, sem um início ou ponto final bem definido entre os estágios. No entanto, esses estágios são usados para ajudar a entender os diferentes eventos da odontogênese e são baseados na aparência ou forma geral das estruturas em desenvolvimento. Após o início da odontogênese, os primeiros estágios identificáveis no desenvolvimento do dente incluem o estágio do botão, ou broto, o estágio do capuz, ou casquete, e o estágio de campânula, ou sino. Assim, a odontogênese progride para o estágio de aposição, com a formação dos diferentes tipos de tecidos dentais parcialmente mineralizados, como esmalte, dentina e cemento (parte do periodonto) e, finalmente, para o estágio de maturação dessas estruturas por meio de contínua mineralização (Tabela 6.2).

Durante esses estágios da odontogênese, muitos processos fisiológicos ocorrem. Por várias razões, em muitos aspectos, esses processos acontecem paralelamente aos processos envolvidos na formação de outras estruturas embrionárias, como a face. Esses processos fisiológicos incluem a indução, a proliferação, a diferenciação, a morfogênese e a maturação (ver Tabela 3.3). Com exceção do processo de indução entre as células, muitos desses processos se sobrepõem, ainda que sejam, de certo modo, contínuos, principalmente durante a odontogênese. No entanto, um processo individual tende a ser predominante, o que marca especialmente cada estágio da odontogênese (ver Tabela 6.1).

O aspecto molecular do desenvolvimento do dente é interessante, porque compartilha muitas semelhanças com o desenvolvimento de uma série de outros órgãos (p. ex., pulmão e rim) e dos membros. Curiosamente, muitas dessas vias resultam de *interações epiteliais-mesenquimais*, nas quais essencialmente os mesmos mediadores moleculares estão implicados.

No passado, o estudo da odontogênese incluía uma discussão sobre os *lobos de desenvolvimento*, que eram considerados centros de crescimento durante o desenvolvimento do dente. Essas partes da coroa do dente são, microscópica e clinicamente, visíveis pela presença de depressões ou sulcos rasos associados. Se há alguma justificativa para incluí-los na discussão sobre a formação do dente, isso permanece controverso; os lobos de desenvolvimento podem ser apenas evidências da forma do dente. Para completar, informações sobre os lobos de desenvolvimento dos dentes estão incluídas neste livro na **Parte 4**.

TABELA 6.1 Estágios de desenvolvimento do dente.

Estágio e intervalo de tempo*	Estrutura microscópica	Principais processos	Características histológicas
Estágio de iniciação, da 6ª à 7ª semana		Indução	O ectoderma que reveste o estomodeu dá origem ao epitélio oral e, depois, à lâmina dental com seus placoides dentais; esse epitélio está situado superficialmente ao ectomesênquima (mais profundo) derivado de células da crista neural. Ambos os tipos de tecido são separados pela membrana basal
Estágio de broto, ou botão, 8ª semana		Proliferação	Crescimento da lâmina dental formadora do broto, que penetra no ectomesênquima em crescimento
Estágio de capuz, ou casquete, da 9ª à 10ª semana		Proliferação, diferenciação e morfogênese	Formação do germe dental de modo distinguível do órgão do esmalte em forma de capuz, que envolve uma condensação celular subjacente interna, a papila dentária, e o tecido externo, que forma o folículo dental (ou saco dental), ambos provenientes do ectomesênquima
Estágio de campânula, ou sino, da 11ª à 12ª semana		Proliferação, diferenciação e morfogênese	Diferenciação do órgão do esmalte em formato de campânula, com quatro tipos de célula, e da papila dental, com dois tipos de célula
Estágio de aposição, que ocorre em vários momentos, de acordo com o dente		Indução e proliferação	Diferentes tipos de tecidos dentais secretados como matriz em sucessivas camadas
Estágio de maturação, que ocorre em vários momentos, de acordo com o dente		Maturação	Os diferentes tipos de tecidos dentais mineralizam-se totalmente até atingirem a forma madura

*Observe que esses são intervalos de tempo aproximados da vida pré-natal para o desenvolvimento da dentição decídua.

Nem todos os dentes, em cada dentição, começam a se desenvolver ao mesmo tempo em cada arco dental. Os primeiros dentes a se desenvolver, em ambas as dentições, são os da região anterior da mandíbula, seguidos por dentes da região anterior da maxila e, então, o desenvolvimento progride em ambos os arcos dentais. Essa progressão posterior da odontogênese dá tempo para que os arcos dentais superior e inferior se desenvolvam, a fim de acomodar o crescente número de dentes decíduos, os maiores molares decíduos e, finalmente, todo o conjunto de dentes permanentes, que em geral são maiores.

A dentição decídua se desenvolve durante o período embrionário e o período fetal do desenvolvimento pré-natal. A maior parte da dentição permanente é formada durante o período fetal. O desenvolvimento dos dentes continua por anos após o nascimento, especialmente no que diz respeito à formação dos segundos e terceiros molares permanentes (consultar a **Parte 4** e o **Apêndice D** para os cronogramas de desenvolvimento dos dentes). Desse modo, os dentes apresentam o período de desenvolvimento mais extenso que qualquer outro conjunto de órgãos do corpo humano.

TABELA 6.2 Tecidos dentais duros e tecidos associados.

	Esmalte	Dentina	Cemento	Osso alveolar no processo alveolar
Origem embriológica	Órgão do esmalte	Papila dental	Folículo (ou saco) dental	Folículo (ou saco) dental
Fonte ou tipo de tecido	Epitélio	Tecido conjuntivo	Tecido conjuntivo	Tecido conjuntivo
Células formativas	Ameloblastos	Odontoblastos	Cementoblastos	Osteoblastos
Linhas incrementais	Linhas de Retzius	Linhas de imbricação de von Ebner	Linhas de repouso e de reversão, as linhas incrementais de cemento	Linhas de repouso e de reversão, as linhas incrementais de deposição da matriz óssea
Células maduras	Nenhuma, perda de todas as células do epitélio reduzido do esmalte com a erupção	Nenhuma no interior, apenas túbulos dentinários com processos odontoblásticos, cujos corpos são encontrados na polpa dental	Cementócitos	Osteócitos
Células de reabsorção	Nenhuma por si mesma; as células secretam proteinases	Odontoclastos	Odontoclastos	Osteoclastos
Níveis de minerais inorgânicos (aproximados)	96%	70%	65%	60%
Níveis de material orgânico e de água (aproximados)	1% orgânico, 3% de água	20% orgânico, 10% de água	23% orgânico, 12% de água	25% orgânico, 15% de água
Regeneração ou formação após erupção	Nenhuma; pode sofrer apenas remineralização	Possível	Possível	Possível
Vascularização	Nenhuma	Nenhuma	Nenhuma	Presente
Inervação	Nenhuma	Possivelmente presente dentro do túbulo dentinário, além de ser encontrada na polpa dental	Nenhuma	Presente

ESTÁGIO DE INICIAÇÃO

A odontogênese da dentição decídua começa entre a 6ª e a 7ª semana de desenvolvimento pré-natal, durante o período embrionário (Figura 6.1). Esse primeiro estágio do desenvolvimento do dente, conhecido como **estágio de iniciação**, envolve o processo fisiológico de indução, que é uma interação ativa entre os diferentes tipos de tecido embriológico. Estudos mostram que o tecido ectodérmico deve influenciar o tecido ectomesenquimal para iniciar a odontogênese, mas os mecanismos exatos são desconhecidos no momento. A iniciação dentária envolve um sinal inicial do ectoderma para o ectomesênquima. O ectomesênquima responde de modo que induz o ectoderma a continuar a progressão do desenvolvimento, em um processo de indução recíproca.

No início da 6ª semana, o estomodeu do embrião (boca ou cavidade oral primitiva) é revestido de ectoderma (ver **Capítulo 4**). A parte externa do ectoderma dá origem ao **epitélio oral**. Inicialmente, o epitélio oral consiste em duas bandas de tecido em forma de ferradura, na superfície do estomodeu, uma banda epitelial para cada futuro arco dental. Ao mesmo tempo, situado profundamente ao epitélio oral em formação, existe um tipo de mesênquima conhecido como **ectomesênquima**, que é derivado da migração de células da crista neural (NCCs, do inglês *neural crest cells*) para a região (ver Figura 6.1).

Os profissionais da odontologia precisam conhecer a importância das células da crista neural. Além de auxiliar na formação dos gânglios nervosos sensoriais cranianos, elas também se diferenciam para formar a maior parte do tecido conjuntivo da cabeça. O tecido conjuntivo embrionário, da maior parte do restante do corpo, é derivado do mesoderma e é conhecido como *mesênquima*, enquanto na cabeça é chamado ectomesênquima, o que reflete sua origem do neuroectoderma (ver **Capítulos 3** e **4**). A migração correta das NCCs é essencial para o desenvolvimento da cabeça e do pescoço, bem como dos dentes. Todos os tecidos do dente (exceto o esmalte e certos tipos de cemento) e do seu periodonto de fixação (de suporte) são derivados diretamente das NCCs e qualquer complicação que afete os processos fisiológicos dessas células com tanta influência impede o adequado desenvolvimento dental (ver Figura 3.16, da síndrome de Treacher Collins [TCS, do inglês *Treacher Collins syndrome*]).

Uma estrutura acelular importante que separa o epitélio oral do ectomesênquima no interior do estomodeu é a membrana basal. A membrana basal dessa região é semelhante àquela que separa todos os tecidos epiteliais dos tecidos conjuntivos (ver Figura 8.4).

Durante o fim da 7ª semana, o epitélio oral cresce, aprofunda-se no ectomesênquima, de modo que o penetra, e é induzido a produzir uma camada adjacente, a **lâmina dental** (Figura 6.2). Esse crescimento ocorre em cada um dos futuros arcos dentais decíduos superior (maxilar) e inferior (mandibular) em desenvolvimento. A lâmina dental, inicialmente, começa a se formar na linha mediana de ambos os arcos e progride em sentido posterior. O ectomesênquima subjacente também começa a sofrer alterações.

Nesse momento, também existem espessamentos localizados que se formam no interior de cada lâmina dentária dos arcos dentais em desenvolvimento, os **placoides dentais**, que se assemelham morfologicamente – assim como em sua regulação molecular – aos placoides encontrados durante o desenvolvimento de outros órgãos ectodérmicos, como o placoide do cristalino do olho, o placoide ótico e o placoide nasal (ver **Capítulo 4**). Cada placoide dental consiste em um espessamento do epitélio em forma de placa, associado ao ectomesênquima derivado do neuroectoderma de uma crista neural subjacente. Eles funcionam como os primeiros centros (centros primários) de sinalização do desenvolvimento dental (o nó do esmalte,

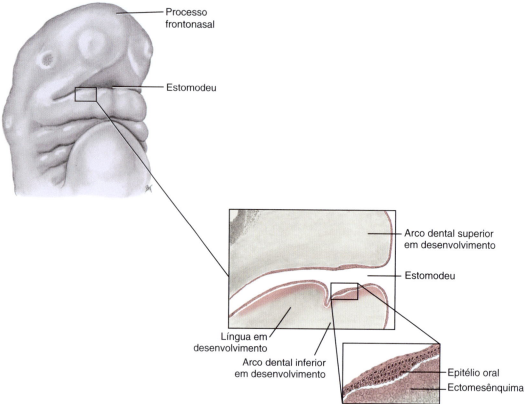

Figura 6.1 Estágio de iniciação da odontogênese dos dentes decíduos em seção transversal do arco dental inferior (mandibular) em desenvolvimento. O estomodeu está revestido de epitélio oral, com o ectomesênquima localizado mais profundamente, derivado de células da crista neural. Situação semelhante ocorre no arco dental superior (maxilar).

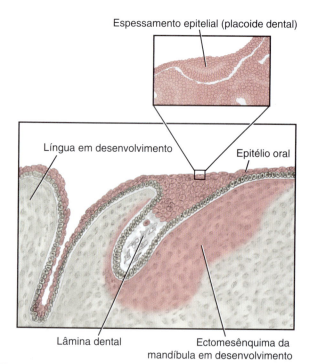

Figura 6.2 Desenvolvimento da lâmina dental a partir do epitélio oral que reveste o arco dental inferior (mandibular). Além disso, no interior da lâmina dental, formam-se espessamentos localizados ou placoides dentais, onde os dentes decíduos se formarão mais tarde durante o estágio de iniciação, o qual é circundado por ectomesênquima. Situação semelhante também ocorre no arco dental superior (maxilar).

discutido posteriormente, é o segundo centro de sinalização). Há uma interação molecular cruzada entre o ectoderma oral e o mesênquima odontogênico durante o desenvolvimento dentário.

Considerações clínicas sobre distúrbios de desenvolvimento no estágio de iniciação

A ausência do estágio de iniciação no placoide dental, no interior da lâmina dental, resulta na ausência de um único dente ou dentes múltiplos (parcial) ou de uma dentição inteira (completa), o que produz **anodontia** (ou **hipodontia**) (Boxe 6.1A e B). Entretanto, a anodontia parcial (hipodontia) é mais comum e ocorre, mais frequentemente, nos dentes terceiros molares, nos incisivos laterais superiores e nos segundos pré-molares inferiores (listados em ordem de ocorrência). A anodontia pode estar associada à síndrome de displasia ectodérmica, pois muitos componentes do germe dentário são, direta ou indiretamente, de origem ectodérmica (ver Figura 3.15).

A anodontia também pode resultar de disfunção endócrina, doença sistêmica e exposição ao excesso de radiação, como na radioterapia usada no tratamento de câncer. Esses casos podem levar a complicações na oclusão, em conjunto com problemas estéticos. Os pacientes podem precisar de instalação de próteses parciais ou totais e/ou implantes para substituição dos elementos dentais. Em casos graves, isso pode resultar em interrupção do desenvolvimento completo dos arcos dentais.

Por outro lado, a iniciação anômala pode resultar no desenvolvimento de um ou mais dentes extras, que são considerados **dentes supranumerários** (ou **hiperdontia**) (ver Boxe 6.1C e D). Esses dentes supranumerários são derivados de placoides dentais persistentes no interior da lâmina dental e têm uma etiologia hereditária.

CAPÍTULO 6 Desenvolvimento e Erupção do Dente

BOXE 6.1 Distúrbios do desenvolvimento dental mais comuns com o estágio de desenvolvimento envolvido.*

Estágio de iniciação

Distúrbio: anodontia, parcial e total
Descrição: ausência de dentes decíduos ou permanentes, geralmente inclui terceiro molar, incisivo lateral superior (**A**) ou segundo pré-molar inferior (**B**), como anodontia parcial
Fatores etiológicos: hereditários, disfunção endócrina, doença sistêmica e excesso de exposição à radiação impedem a formação de germe(s) dental(is)
Repercussões clínicas: complicações oclusais e problemas estéticos. Necessidade de prótese parcial ou total e/ou de implantes para substituir os dentes

Ausência do incisivo lateral superior permanente

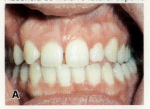

Ausência do segundo pré-molar inferior permanente com segundo molar inferior decíduo mantido

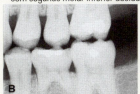

Distúrbio: dente(s) supranumerário(s)
Descrição: desenvolvimento de um ou mais dentes extras, comumente observados entre os incisivos centrais superiores permanentes (mesiodente – **C** e **D**), distal aos terceiros molares (distomolar) e na região de pré-molares (perimolar)
Fatores etiológicos: hereditários, com formação de germe(s) dental(is) extra(s) de placoides dentais persistentes no interior da lâmina dentária
Repercussões clínicas: apinhamento, falhas de erupção e problemas na oclusão. São tratados, se necessário, com remoção cirúrgica e/ou terapia ortodôntica

Mesiodente entre os incisivos centrais superiores

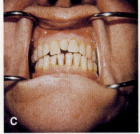

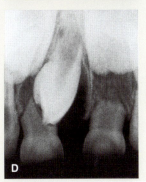

Estágio de broto ou botão

Distúrbio: microdontia e macrodontia, parcial ou total
Descrição: dentes anormalmente pequenos ou grandes que, em geral, afetam os incisivos laterais superiores permanentes (**E**) e terceiros molares com microdontia parcial (**F**)
Fatores etiológicos: hereditários, em casos parciais; disfunção endócrina, em casos completos
Repercussões clínicas: problemas estéticos e de espaço. São tratados com a confecção de coroas completas em casos de microdentes (incisivo lateral) e/ou possível exodontia (terceiro molar)

Incisivo lateral microdôntico ou conoide

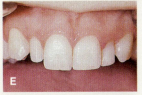

Terceiro molar superior microdôntico

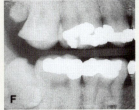

(*continua*)

BOXE 6.1 Distúrbios do desenvolvimento dental mais comuns com o estágio de desenvolvimento envolvido.* (*Continuação*)

Estágio de capuz

Distúrbio: dente em dente (*dens in dente*) ou dente invaginado (*dens invaginatus*) (**G** e **H**)
Descrição: o órgão do esmalte invagina-se para o interior da papila dentária, geralmente afetando os incisivos laterais superiores permanentes
Fatores etiológicos: hereditários
Repercussões clínicas: pode apresentar fosseta lingual profunda e necessidade de tratamento endodôntico

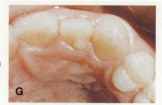

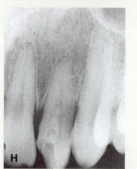

Distúrbio: geminação (**I** e **J**)
Descrição: germe dental tenta se dividir e desenvolve um grande dente unirradicular, com uma cavidade pulpar e coroas "geminadas", geralmente afetando a coroa dos dentes anteriores, estando correto o número de dentes decíduos ou permanentes
Fatores etiológicos: hereditários
Repercussões clínicas: complicações estéticas e de espaço, necessidade de tratamento ortodôntico

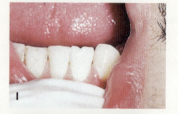

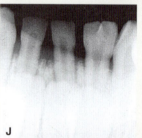

Distúrbio: fusão (**K** e **L**)
Descrição: união de dois germes dentais adjacentes que resulta em um dente grande com duas cavidades pulpares, mas com um dente a menos na dentição, afetando comumente os dentes anteriores da dentição decídua (*seta*)
Fatores etiológicos: pressão sobre a área
Repercussões clínicas: complicações estéticas e de espaço, tratadas com terapia ortodôntica

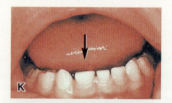

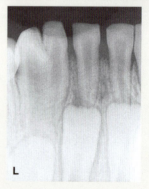

(*continua*)

CAPÍTULO 6 Desenvolvimento e Erupção do Dente

BOXE 6.1 Distúrbios do desenvolvimento dental mais comuns com o estágio de desenvolvimento envolvido.* (*Continuação*)

Estágio de capuz

Distúrbio: tubérculo (**M** e **N**)
Descrição: pequenas extensões de esmalte arredondadas que formam cúspides extras, geralmente observadas na superfície oclusal de dentes permanentes posteriores ou na superfície lingual de dentes anteriores
Fatores etiológicos: traumatismo, pressão ou doença metabólica que afeta o órgão do esmalte
Repercussões clínicas: complicações oclusais

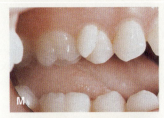

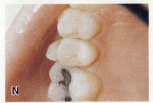

Estágios de aposição e maturação

Distúrbio: displasia do esmalte
Descrição: desenvolvimento defeituoso do esmalte devido a interferências que envolvem ameloblastos, o que resulta em corrosão do esmalte (hipoplasia do esmalte, **O**) e/ou em alterações intrínsecas de coloração (hipocalcificação do esmalte, **P**), com possíveis alterações na espessura do esmalte
Fatores etiológicos: locais ou sistêmicos em crianças que vivenciam um parto traumático, infecções sistêmicas, deficiências nutricionais ou fluorose dentária
Repercussões clínicas: problemas estéticos e funcionais

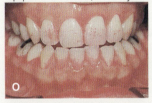

Hipoplasia de esmalte (com solução evidenciadora)

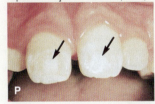

Hipocalcificação do esmalte (*setas*)

Distúrbio: concrescência (**Q**)
Descrição: união de dois ou mais dentes pelo cemento da raiz dental, geralmente afetando molares superiores permanentes
Fatores etiológicos: lesão traumática ou apinhamento de dentes
Repercussões clínicas: complicações durante exodontias ou tratamentos endodônticos

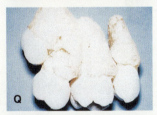

Distúrbio: pérola de esmalte (**R** e **S**)
Descrição: esfera de esmalte sobre a superfície da raiz (*seta*)
Fatores etiológicos: deslocamento de ameloblastos para a superfície da raiz
Repercussões clínicas: geralmente são confundidas como depósito de cálculo na raiz e podem impedir o cuidado domiciliar eficaz

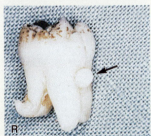

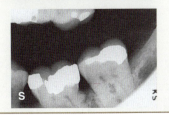

*As imagens são cortesia de Margaret J. Fehrenbach, RDH, MS.

Certas regiões de ambas as dentições comumente apresentam dentes supranumerários, como (listados em ordem de ocorrência) um dente entre os incisivos centrais superiores (ou mesiodente, ver **Capítulo 16**), dentes localizados distalmente aos terceiros molares superiores (ou distomolar ou "quarto molar") e dente na região de pré-molares (dentes perimolares) de ambas os arcos dentais (ver **Capítulo 17**). Esses dentes são menores que os dentes normais presentes e a maioria é descoberta acidentalmente nos exames radiográficos. Esses dentes extras podem erupcionar (irromper) ou não e, em ambos os casos, podem causar deslocamento da dentição, apinhamento e atraso de erupção dos dentes adjacentes, bem como problemas oclusais. Assim, frequentemente é necessária a remoção cirúrgica e/ou terapia ortodôntica.

Placoides dentais menores que o normal podem ocasionar dentes ausentes e microdônticos (microdentes), enquanto os placoides maiores induzem a formação de dentes supranumerários e macrodônticos (macrodentes). Entretanto, os dados científicos, até o momento, mostram que não existe apenas um gene único que esteja diretamente ligado à odontogênese ou à falta de algum dente específico. Em vez disso, a iniciação dentária e a morfogênese ocorrem por uma orquestração de vários fatores genéticos e epigenéticos. Ao mesmo tempo, a maioria dos distúrbios de desenvolvimento dos dentes, geralmente, ocorre como resultado de mutações em genes que codificam moléculas de sinalização e fatores de transcrição.

ESTÁGIO DE BROTO OU BOTÃO

O segundo estágio da odontogênese é considerado o **estágio de broto ou de botão** e ocorre no início da 8ª semana do desenvolvimento pré-natal da dentição decídua (Figuras 6.3 e 6.4). Esse estágio é caracterizado por uma extensa proliferação dos placoides dentais na lâmina dental de cada arco, o que forma brotos (botões, gomos ou gemas), como massas ovais tridimensionais que penetram no ectomesênquima subjacente. Ao fim do processo de proliferação que envolve os placoides dentais da dentição decídua, tanto o futuro arco superior quanto o arco dental inferior terão, cada um, 10 brotos. O ectomesênquima subjacente também sofre proliferação, formando uma condensação que circunda o broto. No entanto, a membrana basal permanece entre o broto e o ectomesênquima adjacente em crescimento.

Cada um desses brotos, originados dos placoides dentais na lâmina dental, em conjunto com o ectomesênquima circundante, originará um germe dental com seu tecido de suporte durante o próximo estágio. Assim, todos os dentes e diferentes tipos de tecidos associados se desenvolvem a partir do ectoderma e do tecido mesenquimal, o ectomesênquima, que é derivado das NCCs. Esses dois tipos distintos de tecidos interagem em todos os estágios da odontogênese, o que reforça o conceito de indução recíproca.

No entanto, apenas a proliferação desses dois tipos de tecido ocorre durante esse estágio; nenhuma mudança estrutural ocorre nas células dos placoides dentais ou do ectomesênquima, como se observa, posteriormente, com a diferenciação e a morfogênese desses tipos de tecidos. Em regiões onde os dentes não irão se desenvolver,

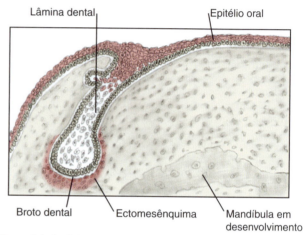

Figura 6.3 Estágio de broto, o qual envolve a proliferação extensiva de cada um dos placoides dentários na lâmina dental para o interior do ectomesênquima, na forma de botões ou brotos; juntos formam os futuros germes dentais.

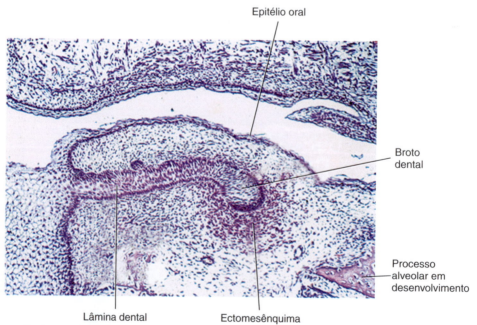

Figura 6.4 Fotomicrografia do estágio de broto, o qual envolve a proliferação extensiva de cada um dos placoides dentários na lâmina dental para o interior do ectomesênquima, na forma de botões ou brotos; juntos formam os futuros germes dentais. (De Nanci A. *Ten Cate's Oral Histology.* 9th ed. St. Louis: Elsevier; 2018.)

a lâmina dental permanece uniformemente espessa e reveste o estomodeu, porém não produz brotos. Mais tarde, essa parte da lâmina dental não produtora de dentes se desintegra, à medida que a mucosa oral em desenvolvimento passa a revestir a cavidade oral, a qual está em processo de amadurecimento.

Considerações clínicas sobre distúrbios de desenvolvimento no estágio de broto

A proliferação anormal do broto pode fazer com que um único dente ou vários dentes (parciais), ou então uma dentição inteira (completa), sejam maiores ou menores que a forma normal. Dentes anormalmente grandes resultam em **macrodontia**; por sua vez, dentes anormalmente pequenos resultam em **microdontia** (ver Boxe 6.1E e F). Os dentes individuais, às vezes, podem parecer maiores que o normal, como resultado da divisão do órgão do esmalte ou da fusão de dois germes dentais adjacentes; porém, esses não são casos verdadeiros de *macrodontia parcial* (discutido posteriormente neste capítulo).

Em contraste, a dentição pode parecer menor por estar em um conjunto de arcos dentais relativamente maiores, o que é considerado *microdontia relativa*. Na microdontia parcial verdadeira, os fatores hereditários estão envolvidos e os dentes comumente afetados são o incisivo lateral superior permanente (conhecido como incisivo lateral conoide; ver **Capítulo 16**) e o terceiro molar superior (conhecido como terceiro molar superior microdôntico; ver Figura 17.50). Essas situações podem levar a complicações estéticas e de espaço, que são tratadas com a confecção de coroas completas em dentes microdônticos parciais (com o incisivo lateral) e/ou exodontias (em casos de terceiro molar microdôntico).

Um caso de *microdontia completa*, de ambas as dentições, raramente ocorre, mas pode estar associado ao hipopituitarismo (nanismo) ou síndrome de Down (ver Figura 3.5). Em contraste, condições sistêmicas, como hiperpituitarismo infantil (ou gigantismo), podem produzir *macrodontia completa*.

ESTÁGIO DE CAPUZ

O terceiro estágio da odontogênese é conhecido como **estágio de capuz**, ou **de casquete**, e ocorre na dentição decídua, entre a 9ª e a 10ª semana de desenvolvimento pré-natal, já no período fetal (Figuras 6.5 e 6.6). O processo fisiológico de proliferação celular continua durante esse estágio, mas o broto do dente, proveniente do placoide dentário, *não* cresce mais como uma ampla esfera cercada por ectomesênquima. Em vez disso, há um crescimento irregular em diferentes partes do broto, o que leva à formação de uma estrutura tridimensional semelhante a um capuz, que recobre o ectomesênquima e que ainda está preso superiormente à lâmina dental.

Desse modo, não somente a proliferação caracteriza esse estágio, mas também vários níveis de diferenciação que também ocorrem, isso inclui os processos mais específicos de citodiferenciação, histodiferenciação e morfodiferenciação. Além disso, durante esse estágio, um primórdio do dente (ou germe dental) se desenvolve. Ele contém os elementos teciduais primordiais necessários para o desenvolvimento do futuro dente. Portanto, o processo fisiológico predominante durante o estágio de capuz é o de morfogênese.

A partir da combinação desses processos fisiológicos, forma-se uma depressão na parte mais profunda de cada broto dental, o que proporciona a forma de capuz do **órgão do esmalte** (ver Figuras 6.5 e 6.6). É importante notar que o órgão do esmalte foi originalmente derivado do ectoderma, o que torna o esmalte um produto ectodérmico. Nos próximos estágios, o órgão do esmalte produzirá esmalte sobre a superfície mais externa da coroa do dente. A margem mais interna do órgão do esmalte, em forma de capuz, orienta o futuro formato da coroa do dente, por exemplo, a formação e o número de cúspides. Isso ocorre especificamente por meio de células que não se dividem no **nó do esmalte**, presente na região dos dentes posteriores em desenvolvimento, segundo centro de sinalização do desenvolvimento dental.

Uma parte do ectomesênquima, localizada profundamente aos brotos dentais, nesse momento apresenta-se como uma massa tecidual condensada no interior da concavidade do capuz do órgão do esmalte. Essa massa tecidual interna de ectomesênquima passa a ser denominada **papila dental** (ver Figuras 6.5 e 6.6). A papila dental formará a dentina e a polpa dental, situada na parte mais interna do dente. É importante notar que a papila dental é originalmente derivada do ectomesênquima, que é influenciado pelas células da crista neural (NCCs). Dessa forma, a dentina e a polpa são de origem ectomesenquimal. Entretanto, a membrana basal que ainda existe como antes agora está entre o órgão do esmalte e a papila dental, região da futura junção amelodentária.

O ectomesênquima remanescente, que envolve a superfície externa do capuz ou órgão do esmalte, condensa-se em uma estrutura semelhante a um saco ou cápsula, o **folículo dental** (ou **saco dental**). Posteriormente com o desenvolvimento, o folículo dental

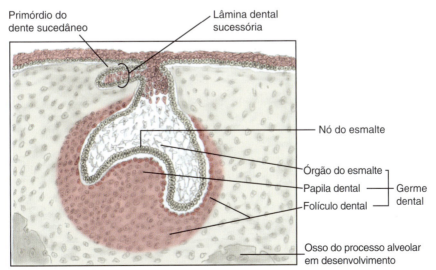

Figura 6.5 Estágio de capuz, que envolve a proliferação e a diferenciação para formar o germe dental, o primórdio de um dente decíduo. O germe dental, nesse momento, consiste no órgão do esmalte, na papila dental e no folículo dental. O primórdio do dente permanente sucedâneo, derivado do crescimento da lâmina dental sucessória (*círculo*), está localizado de modo lingual ao germe do dente decíduo e está no estágio de broto.

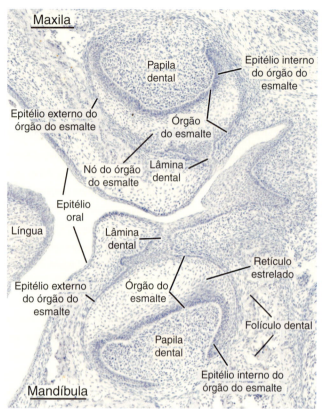

Figura 6.6 Fotomicrografia do estágio de capuz nos futuros arcos dentais superior e inferior. Observe a formação do órgão do esmalte a partir da lâmina dental, bem como a papila dental adjacente e o folículo dental do ectomesênquima. O órgão do esmalte fica sobre uma massa de células ectomesenquimais, a papila dental, que formará a futura polpa dental. Observe o epitélio oral que reveste o estomodeu e o desenvolvimento por ossificação intramembranosa da maxila e da mandíbula. (Cortesia de Y. Zhang.)

formará o periodonto, que são os diferentes tipos de tecidos que dão suporte e fixação ao dente e incluem o cemento, o ligamento periodontal e o osso alveolar propriamente dito no processo alveolar. É importante observar que o folículo dental é derivado do ectomesênquima; portanto, esse tecido dental de suporte é de origem mesenquimal. Uma membrana basal semelhante também separa o órgão do esmalte do folículo dental.

No fim do estágio de capuz, essas três estruturas embriológicas, o órgão do esmalte, a papila dental e o folículo dental, são agora consideradas, em conjunto, o **germe dental**, o qual representa o primórdio do dente (Tabela 6.3). Os 10 germes dentais iniciais, alojados em cada um dos dois arcos dentais em desenvolvimento, formarão a dentição decídua depois que cada tecido sofrer a sua diferenciação.

Já na 10ª semana do desenvolvimento pré-natal, durante o estágio de capuz, para cada dente decíduo ocorre a iniciação para os dentes anteriores da dentição permanente e, posteriormente, para os pré-molares da dentição permanente. Cada primórdio para esses dentes permanentes em formação surge como uma extensão lingual em relação ao germe dental decíduo em desenvolvimento, a partir da lâmina dental, para o interior do ectomesênquima. Seu local de origem é a **lâmina dental sucessória** (ver Figura 6.26). A lâmina dental sucessória está associada ao pedúnculo de conexão dental, uma curta conexão epitelial entre o germe dentário e o epitélio oral.

Os dentes permanentes formados por antecessores decíduos são considerados **dentes sucedâneos** e incluem os dentes anteriores e pré-molares, que substituem os dentes anteriores e os molares decíduos, respectivamente. A coroa de cada dente sucedâneo permanente erupcionará em posição lingual à(s) raiz(es) de seus dentes predecessores decíduos (antecessores primários), caso estes últimos não tenham sido totalmente esfoliados ou perdidos.

Por outro lado, os molares permanentes são **dentes não sucedâneos** e não têm antecessores decíduos. Em vez disso, os seis molares permanentes de cada arco dental se desenvolvem muito mais tarde que os dentes anteriores e os dentes pré-molares, a partir de uma extensão posterior da lâmina dental, situada distalmente ao placoide dental do segundo molar decíduo, com seu ectomesênquima associado a cada um dos quatro quadrantes da cavidade oral (ver Figura 6.26).

Considerações clínicas sobre distúrbios de desenvolvimento no estágio de capuz

Durante o estágio de capuz, o órgão do esmalte pode invaginar anormalmente para a papila dental em crescimento, o que resulta em **dente em dente** (*dens in dente*) ou **dente invaginado** (*dens invaginatus*) (ver Boxe 6.1 G e H). Os dentes mais comumente afetados são os incisivos superiores permanentes, especialmente os incisivos laterais, e podem estar associados a fatores hereditários (ver **Capítulo 16**). A invaginação produz uma bolsa revestida de esmalte que se estende a partir da superfície lingual. Isso geralmente deixa o dente com uma fosseta lingual profunda, em que ocorre a invaginação, e pode apresentar um aspecto radiográfico de um "dente dentro de outro". Essa fosseta lingual pode levar à exposição pulpar e a patologias, com consequente tratamento endodôntico; portanto, a detecção precoce é importante. A aplicação de selante ou restauração na abertura da invaginação é o tratamento recomendado para prevenir o envolvimento da polpa dental.

Se a condição de *dens in dente* for detectada antes da erupção completa do dente, a remoção do tecido gengival pode ser indicada para facilitar a restauração dessa cavidade. A conveniência de realizar procedimentos endodônticos em um dente com degeneração pulpar depende de sua morfologia pulpar e da capacidade de restauração da coroa.

Outro distúrbio que pode ocorrer, durante o estágio de capuz, é a **geminação** (ver Boxe 6.1I e J). Esse distúrbio acontece quando um único germe dental tenta, sem sucesso, dividir-se em dois outros germes dentais por uma invaginação que ocorre durante o estágio de proliferação do ciclo de crescimento do dente, resultando notavelmente em um grande dente unirradicular, com uma ampla cavidade pulpar

TABELA 6.3 Germe dental durante o estágio de capuz.

Componentes	Características histológicas	Tecido dental produzido
Órgão do esmalte	Formação do broto dental em forma de capuz com depressão central profunda	Esmalte
Papila dental	Ectomesênquima condensado no interior da concavidade do órgão do esmalte, como uma massa tecidual	Dentina e polpa dental
Folículo dental	Ectomesênquima condensado que circunda a superfície mais externa do órgão do esmalte	Cemento, ligamento periodontal, processo ósseo alveolar

comum. O dente exibe a "geminação" na coroa, o que gera um dente falsamente macrodôntico, mais amplo, semelhante àquele que sofreu fusão (discutida a seguir). Porém, quando isso é verificado por meio de exame radiográfico, o dente mostra apenas uma cavidade pulpar, e o número de dentes em ambas as dentições é comumente normal.

O aparecimento da divisão pode ser detectado como uma fenda com diferentes profundidades na margem incisal ou pode se manifestar como duas coroas adjacentes. Geralmente, esse distúrbio ocorre nos dentes anteriores, em qualquer uma das duas dentições, mas, principalmente, na dentição decídua, devido a fatores hereditários. Ele pode criar problemas de estética e complicações de espaço, que podem ser tratados com terapia ortodôntica na dentição permanente, em conjunto com a redução da largura mesiodistal do dente, por desgaste periódico com disco abrasivo, para permitir uma boa oclusão.

Outro distúrbio que pode ocorrer, durante o estágio de capuz, é a **fusão** (ver Boxe 6.1K e L). Isso resulta da união de dois germes dentais adjacentes, possivelmente originada da pressão ou compressão na região, o que forma um dente mais amplo e falsamente macrodôntico, semelhante àquele que sofreu geminação. No entanto, quando são observados por meio de exames radiográficos, esses dentes mostram duas cavidades pulpares separadas e distintas, que resultam em esmalte, dentina e polpa dental unidos.

A fusão geralmente ocorre apenas na coroa do dente, mas também pode envolver tanto a coroa quanto a raiz dental. Notadamente, cada arco dental com esse distúrbio tem um dente a menos. Na maioria das vezes, isso ocorre com os dentes anteriores e, em geral, na dentição decídua. Pode apresentar complicações estéticas e de espaço, tratáveis com terapia ortodôntica. Também pode ocorrer cárie dentária na linha de fusão das coroas, o que faz necessária a realização de restaurações. Outro achado frequente na fusão de dentes decíduos é a ausência congênita de um dos dentes permanentes correspondentes.

Os dentes também podem apresentar **tubérculos**, que aparecem como pequenas projeções arredondadas do esmalte, eles formam cúspides extras (ver Boxe 6.1M e N; ver também **Capítulos 16 e 17**). Esses tubérculos são observados principalmente na superfície oclusal dos dentes molares permanentes, especialmente em terceiros molares, e podem estar presentes como uma extensão lingual do cíngulo dos dentes anteriores superiores permanentes, especialmente nos dentes incisivos laterais e caninos, mas também podem ser encontrados em qualquer outro dente de ambas as dentições. Esse distúrbio pode ser ocasionado por traumatismo, pressão ou doença metabólica que afeta o órgão do esmalte no momento da formação da coroa do dente, e pode causar problemas oclusais.

ESTÁGIO DE CAMPÂNULA OU SINO

O quarto estágio da odontogênese é chamado **estágio de campânula** ou **sino** (Figuras 6.7 e 6.8), que ocorre na dentição decídua entre a 11ª e a 12ª semana de desenvolvimento pré-natal. Esse estágio é caracterizado pela continuação dos processos de proliferação, diferenciação e morfogênese. Entretanto, a diferenciação em todos os níveis ocorre em seu limite máximo e isso resulta em quatro tipos diferentes de células encontradas no interior do órgão do esmalte (Tabela 6.4). Esses tipos celulares formam o epitélio externo do órgão do esmalte, o retículo estrelado, o estrato intermediário e o epitélio interno do órgão do esmalte (citados do mais externo para o mais interno).

Assim, o formato de capuz do órgão do esmalte, evidente durante o último estágio, dá lugar a uma estrutura em formato de sino (campânula) tridimensional, à medida que a superfície inferior do capuz se aprofunda. Nesse estágio, a coroa do dente assume o seu formato final por meio da morfodiferenciação e as células que irão produzir os tecidos duros da coroa (ameloblastos e odontoblastos) passam por nova histodiferenciação.

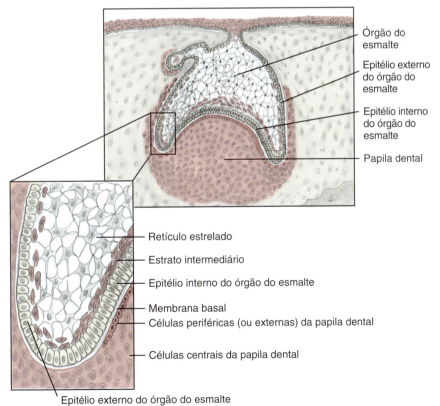

Figura 6.7 Transição do estágio de capuz para o estágio de campânula (ou sino), sendo o último estágio aquele que exibe a diferenciação máxima do germe dental. Tanto o órgão do esmalte quanto a papila dental começaram a se diferenciar em várias camadas para iniciar o crescimento aposicional do esmalte e da dentina, respectivamente.

PARTE 2 Embriologia Dental

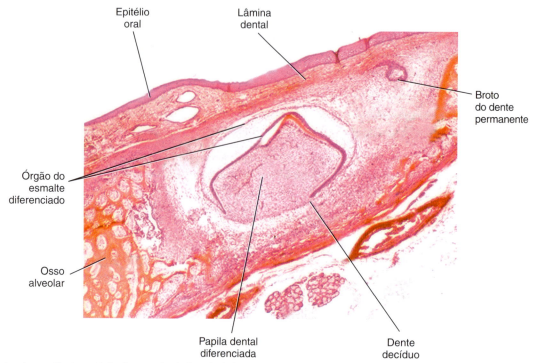

Figura 6.8 Fotomicrografia do estágio de campânula (ou sino) de um dente decíduo, que exibe diferenciação máxima do germe dental. Tanto o órgão do esmalte quanto a papila dental se diferenciaram em várias camadas para iniciar o crescimento aposicional do esmalte e da dentina, respectivamente. (Do CD-ROM de Nanci A. *Ten Cate's Oral Histology.* 6th ed. St. Louis: Elsevier; 2003.)

TABELA 6.4 Estruturas que compõem o germe dental durante o estágio de campânula (citados do mais externo para o mais interno).

Camadas celulares	Características histológicas	Papel na formação do dente
Folículo dental	Aumenta a quantidade de fibras colágenas em formação ao redor do órgão do esmalte	Irá diferenciar-se em cemento, ligamento periodontal e osso alveolar
Epitélio externo do órgão do esmalte (EEE)	Células cuboidais externas do órgão do esmalte	Serve como barreira protetora para o órgão do esmalte
Retículo estrelado	Células mais centrais do órgão do esmalte em forma de estrela, distribuídas em várias camadas, o que forma uma rede no interior do órgão do esmalte	Auxilia na produção da matriz do esmalte
Estrato intermediário	Camada mais interna comprimida de células planas a cuboides	Auxilia na produção da matriz do esmalte
Epitélio interno do órgão do esmalte (EIE)	Células colunares altas mais internas do órgão do esmalte	Irão se diferenciar em ameloblastos, que formam a matriz do esmalte
Células externas ou periféricas da papila dental	Camada periférica de células da papila dental mais próxima ao epitélio interno do órgão do esmalte. A membrana basal está presente entre as células periféricas da papila dental e o epitélio interno do órgão do esmalte	Irão se diferenciar em odontoblastos, que formam a matriz de dentina
Células centrais da papila dental	Massa celular central (mais interna) na papila dental	Irão se diferenciar em tecido pulpar

Ficam evidentes as estruturas que compõem o órgão do esmalte. As células cuboidais mais externas do órgão do esmalte formam o **epitélio externo do esmalte** (**EEE**; ou OEE, do inglês *outer enamel epithelium*). O EEE servirá como barreira protetora e suporte nutricional para o restante do órgão do esmalte durante a produção do esmalte. As células colunares altas mais internas do órgão do esmalte formam o **epitélio interno do esmalte** (**EIE**; ou IEE, do inglês *inner enamel epithelium*). No desenvolvimento futuro, o EIE se diferenciará por fases em células secretoras de esmalte (ameloblastos). Contudo, a membrana basal ainda permanece entre o EIE e a papila dental adjacente.[a]

---
[a]N.R.T.: O epitélio externo do esmalte (EEE) também pode ser chamado "epitélio externo do órgão do esmalte" (EEOE), e o epitélio interno do esmalte (EIE) também pode ser chamado "epitélio interno do órgão do esmalte" (EIOE).

As células do EIE exercem uma influência organizadora sobre as células ectomesenquimais subjacentes da papila dental, para que, posteriormente, elas se diferenciem em odontoblastos. Ao mesmo tempo, as células do EEE organizam uma rede de capilares sanguíneos que vão levar nutrientes até os ameloblastos. Na preparação para a formação do esmalte, no final do estágio de campânula, a superfície anteriormente lisa do EEE sofre dobras. Entre as dobras, o ectomesênquima do folículo dental adjacente forma papilas que contêm alças capilares e, assim, fornecem suprimento nutricional para a intensa atividade metabólica do órgão do esmalte avascular. Com o tempo, as células do EEE tornam-se achatadas, desenvolvem microvilosidades e apresentam aumento do número de mitocôndrias.

Entre o EEE e o EIE existem duas camadas mais internas ou *núcleos dentais*, chamados **retículo estrelado** e **estrato intermediário**. O retículo estrelado é organizado por várias camadas de células em forma de estrela e compõe uma rede. Esse retículo sofre retração à medida que o fluido intercelular é utilizado para nutrição do órgão do esmalte e, ao mesmo tempo, o seu espaço vai sendo ocupado pelo aumento do volume do esmalte em formação. Já o estrato intermediário é formado por uma camada compactada de células planas ou cuboidais. As células do estrato intermediário apresentam alta atividade da enzima fosfatase alcalina, importante para a mineralização do esmalte. Essas duas camadas intermediárias do órgão do esmalte auxiliam na futura produção do esmalte.

No estágio de campânula, a lâmina dental se desintegra, de forma que o germe dental continua seu desenvolvimento em separado do epitélio oral. Nesse momento, a morfologia básica da coroa dental, como uma estrutura tridimensional, já foi estabelecida pelo dobramento do EIE. Esse dobramento reduz a quantidade de retículo estrelado sobre o futuro ápice da cúspide. A dentina e o esmalte começaram a ser depositados no local em que o EIE dobrado forma uma crista. O dobramento ocorre à medida que a coroa se desenvolve, isso é resultado do crescimento intrínseco causado por taxas diferenciais de divisões mitóticas dentro do EIE. Os pontos onde se iniciam as paradas das divisões mitóticas entre as células do EIE correspondem ao local dos futuros ápices das cúspides, evento que determina a forma da coroa do dente. É importante ressaltar que o germe dental cresce rapidamente, desde o estágio de capuz até o estágio de campânula. Assim, a divisão celular ocorre em todo o EIE. À medida que o desenvolvimento continua, a divisão cessa em determinado ponto do epitélio, porque as células do EIE começam a se diferenciar para assumir a sua função de produção da matriz do esmalte.

O ponto em que se inicia a diferenciação das células do EIE, pela primeira vez, representa o local de desenvolvimento do ápice da futura cúspide dental. Como o EIE fica restrito entre a alça cervical e o local do ápice da cúspide, a proliferação celular contínua faz com que ele se curve e forme um contorno cuspídico. Finalmente, a diferenciação do EIE e das células da papila dental avança, a partir do ápice das cúspides, em direção à alça cervical ao longo das vertentes da cúspide, e é seguida da deposição de matriz da dentina e de matriz do esmalte. Essas duas matrizes são depositadas "cara a cara", o que define a junção amelodentinária (JAD; ou DEJ, do inglês *dentin-enamel junction*). A ocorrência de uma segunda zona de diferenciação celular, dentro do EIE, leva à formação de uma segunda cúspide; uma terceira zona leva a uma terceira cúspide, e assim por diante, até que o padrão final do número de cúspides do dente seja determinado. Essas zonas são determinadas por sinais moleculares do nó primário e dos nós secundários do esmalte.

É também durante o desenvolvimento do estágio de campânula que o pedúnculo de conexão se rompe e o órgão do esmalte perde a conexão com o epitélio oral. Ao mesmo tempo, a lâmina dental entre os germes dentais também se degenera. Remanescentes da lâmina dental podem permanecer na mucosa adulta como aglomerados de células em repouso, restos epiteliais chamados "pérolas epiteliais" (discutidas posteriormente neste capítulo).

Ao mesmo tempo, a papila dental presente no interior da concavidade do órgão do esmalte também sofre intensa histodiferenciação, de modo que, a partir desse momento, consiste em duas camadas teciduais, as **células externas ou periféricas da papila dental** e as **células internas ou centrais da papila dental** (ver Tabela 6.4). No futuro desenvolvimento, as células externas (ou células periféricas) da papila dental se diferenciarão em células secretoras da matriz dentinária (os odontoblastos), enquanto as células centrais (ou células internas) da papila dental se tornarão o primórdio da polpa do dente. Nessa fase, o folículo dental, situado mais externamente, apresenta um aumento de fibras colágenas e, portanto, sofre histodiferenciação para originar os tecidos periodontais maduros (cemento, ligamento periodontal e osso alveolar), muito mais tarde que o órgão do esmalte e a papila dental.

ESTÁGIOS DE APOSIÇÃO E DE MATURAÇÃO

Os estágios finais da odontogênese incluem o **estágio de aposição** (ou **estágio secretor**), durante o qual o esmalte, a dentina e o cemento são secretados em camadas sucessivas, uma sobre a outra já presente. Esses tipos de tecidos dentários duros são inicialmente secretados como uma **matriz**, composta de substância extracelular (o meio circundante) que, nesse caso, é parcialmente mineralizado. No entanto, a matriz produzida, por ora, serve como uma estrutura para a posterior mineralização completa, como o nível esperado de mineralização para o tipo específico de tecido. Esse nível de mineralização varia entre o esmalte, por ser o mais duro, sendo a dentina a segunda mais dura, e, finalmente, o cemento, que tem uma dureza semelhante à do tecido ósseo.

Durante o estágio de aposição, o processo de indução continua a ocorrer entre o tecido ectodérmico do órgão do esmalte e o tecido ectomesenquimal da papila dental e do folículo dental; especificamente, esses são exemplos do conceito biológico de *indução recíproca*. A membrana basal, além de atuar como um limite entre os dois tipos de tecido, também intermedeia e assegura comunicações entre as células do órgão do esmalte, da papila dental e do folículo dental, o que permite essas importantes interações teciduais. Estudos mostram que essas interações são necessárias para a produção de esmalte, dentina e cemento, por meio da proliferação de subprodutos celulares.

O estágio final da odontogênese, o **estágio de maturação**, é alcançado quando as matrizes dos diferentes tecidos dentais duros se mineralizam totalmente, de modo que atingem o nível esperado de mineração. É importante notar que o período de tempo para a ocorrência desses dois estágios finais varia de acordo com o dente envolvido, mas, de maneira geral, segue a mesma cronologia do início da odontogênese.

Posteriormente, ocorre a maturação pela mineralização de cada tipo de matriz, com processos fisiológicos distintos para o esmalte e para a dentina. Vale ressaltar que os corpos celulares dos odontoblastos permanecerão no interior da polpa dental adjacente à dentina, mas mantendo relações com esse tecido mineralizado pelos processos odontoblásticos. Por outro lado, os corpos celulares dos ameloblastos (agora em estágio de maturação), primeiramente, serão envolvidos nas fases finais do processo de mineralização e na erupção dentária ativa, mas, em seguida, serão perdidos após a erupção dentária (ver discussão posterior). Essas etapas específicas dos estágios finais serão abordadas nos capítulos que discutem o esmalte maduro (ver **Capítulo 12**) e a dentina madura (ver **Capítulo 13**). Os resultados da maturação de cada tecido duro do dente encontram-se na Tabela 6.2; é importante lembrar que essa tabela deve ser consultada, novamente, durante o estudo histológico de cada tecido dental mineralizado, na **Parte 3**.

Produção de esmalte e dentina coronária

A próxima parte deste capítulo focará, principalmente, o desenvolvimento da coroa do dente, discutido com a produção de esmalte e dentina coronária (a maturação de cada tecido dental e sua histologia serão apresentadas nos **Capítulos 12** e **13**, respectivamente). A produção e a deposição das matrizes de dentina e esmalte são processos complexos que ocorrem entre as respectivas células produtoras. Esse processo segue o mesmo cronograma de desenvolvimento do dente, uma vez que o desenvolvimento se inicia na coroa e prossegue em direção à raiz; tal processo se torna evidente em tomadas radiográficas periapicais ou em radiografias panorâmicas da dentição mista (ver Figura 6.27A). O desenvolvimento da raiz, com a dentina radicular e a formação do cemento, é discutido mais adiante neste capítulo.

Formação dos pré-ameloblastos

Os eventos no processo de produção do esmalte e da dentina coronária incluem, de forma cronológica, a formação dos pré-ameloblastos, seguida da diferenciação dos odontoblastos, da produção da matriz de dentina e, finalmente, do término da diferenciação dos pré-ameloblastos em ameloblastos, com a produção de matriz de esmalte na sequência, o que determina a formação da junção amelodentinária no local da membrana basal (ver Tabela 6.4).

Após a formação do EIE no órgão do esmalte, durante o estágio de campânula essas células mais internas tornam-se ainda mais colunares; à medida que se alongam, se diferenciam em **pré-ameloblastos** (Figura 6.9) e se alinham ao longo da membrana basal. Durante esse processo de diferenciação, o núcleo de cada célula descentraliza-se em direção a uma posição mais distante da membrana basal, que separa o órgão do esmalte da papila dental. Esse movimento de todos os núcleos em todas as células do EIE ocorre durante a **repolarização celular** ("polarização invertida" ou "inversão de polaridade").

Estudos mostram sua importância na transformação das células do EIE em pré-ameloblastos. Além disso, a maioria das organelas celulares também passa a se situar distalmente ao núcleo, no corpo celular.

Posteriormente, os pré-ameloblastos induzirão as células mais externas ou periféricas da papila dental a se diferenciarem em células formadoras de dentina (ou odontoblastos), para, então, diferenciarem-se nas células que secretam a matriz do esmalte (ou ameloblastos). Assim, essas mudanças iniciais nas células ocorrem dentro de um estágio pré-secretor com fases distintas, em que, primeiramente, o EIE é formado durante o estágio de capuz do desenvolvimento dental (fase morfogênica) e, então, diferencia-se em pré-ameloblastos (durante a fase de diferenciação), que, por sua vez, ainda mais tarde, se tornarão ameloblastos (durante o estágio secretor, discutido mais adiante). Essas mudanças refletem os eventos gerais do ciclo de vida dessas células complexas envolvidas na produção do esmalte.

Formação dos odontoblastos e da matriz da dentina

Depois que o EIE se diferencia em pré-ameloblastos, as células recém-diferenciadas induzem as células externas ou mais periféricas da papila dental a se diferenciarem em **odontoblastos** (Figuras 6.10 e 6.11). Nesse momento, os odontoblastos em diferenciação também sofrem repolarização celular, o que resulta no deslocamento dos seus núcleos do centro da célula para uma nova posição mais distante da membrana basal que as separa dos pré-ameloblastos. Essas células repolarizadas também se alinham adjacentes à membrana basal, de modo semelhante a uma imagem refletida no espelho, em orientação oposta à dos pré-ameloblastos já organizados.

Após diferenciação e repolarização, os odontoblastos começam o processo de **dentinogênese**, secreção da **matriz dentinária** ou **pré-dentina** de forma aposicional, estabelecendo-a do outro lado da membrana basal, agora em desintegração. Assim, os odontoblastos iniciam sua atividade sintética e secretora antes do início da produção da matriz do esmalte. Essa diferença de tempo entre as produções das duas matrizes explica por que a camada de dentina, em qualquer região da coroa de um dente em desenvolvimento, é ligeiramente mais espessa que a camada correspondente da matriz de esmalte.

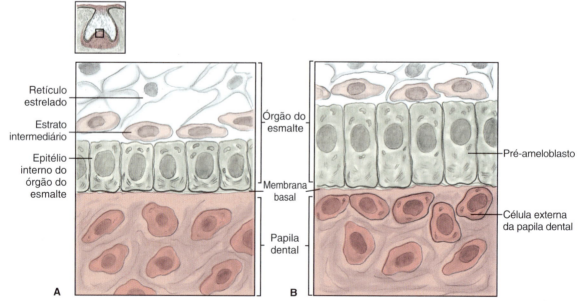

Figura 6.9 Detalhe do epitélio interno do esmalte do órgão do esmalte que se diferencia em pré-ameloblastos, as futuras células que se transformarão em ameloblastos e secretarão a matriz do esmalte. **A.** Células do epitélio interno do esmalte, com os núcleos centrais alinhados ao longo da membrana basal. **B.** Células mais alongadas do epitélio interno do esmalte, com núcleos que se deslocam em direção distal, para repolarizar as células e as tornar pré-ameloblastos. Observe que as células mais periféricas da papila dental se localizam no lado oposto da membrana basal.

CAPÍTULO 6 Desenvolvimento e Erupção do Dente

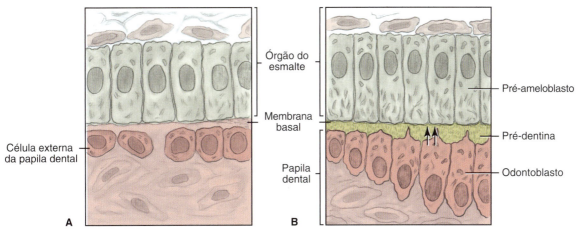

Figura 6.10 Detalhe das células externas da papila dental, que são induzidas pelos pré-ameloblastos, originados a partir do epitélio interno do esmalte, a se diferenciarem em odontoblastos e a formarem a pré-dentina. **A.** Células externas da papila dental alinhadas ao longo da membrana basal, com repolarização de seus núcleos para se tornarem odontoblastos. **B.** Os odontoblastos iniciam a dentinogênese, a produção da pré-dentina por crescimento aposicional, no seu lado da membrana basal (setas).

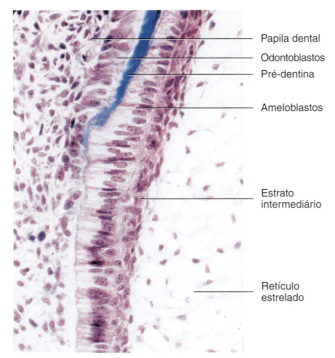

Figura 6.11 Fotomicrografia da formação de pré-dentina a partir dos odontoblastos, que envolverá a polpa em formação a partir das células centrais da papila dental. O órgão do esmalte tem suas camadas do outro lado da membrana basal, incluindo, nesse corte, apenas os ameloblastos, o estrato intermediário e o retículo estrelado. (De Nanci A. *Ten Cate's Oral Histology*. 9th ed. St. Louis: Elsevier; 2018.)

Formação dos ameloblastos e da matriz do esmalte

Após a diferenciação dos odontoblastos a partir das células mais externas da papila dental e a formação de pré-dentina, a membrana basal entre os pré-ameloblastos e os odontoblastos se desintegra. Essa desintegração da membrana basal permite que os pré-ameloblastos entrem em contato com a pré-dentina recém-formada, o que os induz a se diferenciarem em **ameloblastos**. As alterações celulares nessas células caracterizam-se pelo desenvolvimento de um abundante complexo de Golgi, cercado por um aumento expressivo da quantidade de retículo endoplasmático rugoso (RER), o que reflete a intensa atividade sintética e secretora em curso.

Após sua completa diferenciação, os ameloblastos começam o processo de **amelogênese** e, desse modo, depositam a **matriz do esmalte**, de forma aposicional, no outro lado da membrana basal em desintegração (lado oposto da deposição da pré-dentina) (Figuras 6.12, 6.13, 6.14 e 6.15). A matriz do esmalte é secretada pelo **processo de Tomes**, uma extremidade mais distal e afilada de cada ameloblasto, voltada perpendicularmente para a membrana basal totalmente desintegrada; a matriz é depositada à medida que o grupo de ameloblastos se movimenta e afasta-se da membrana basal, mais especificamente da junção amelodentinária na interface com a dentina.

Formação da junção amelodentinária

A mineralização da membrana basal desintegrada ocorre com a matriz do esmalte recém-formada em contato com a pré-dentina, o que forma a **junção amelodentinária** (**JAD**; ou DEJ, do inglês *dentinoenamel junction*), união mais interna entre a dentina e o esmalte dental. O crescimento aposicional contínuo de ambos os tipos de matriz dental torna-se regular e rítmico à medida que os corpos celulares dos odontoblastos e ameloblastos, inicialmente, afastam-se da JAD, dando origem a seus futuros tecidos.

Entretanto, cada odontoblasto, ao contrário dos ameloblastos, deixará uma extensão celular, chamada **processo odontoblástico**, inserida ao longo da pré-dentina à medida que se afasta da JAD. Após a mineralização da matriz da dentina, cada processo odontoblástico estará contido em um cilindro mineralizado, denominado **túbulo dentinário**.

Considerações clínicas sobre distúrbios nos estágios de aposição e de maturação

Alguns fatores podem interferir nos processos metabólicos dos ameloblastos, isso resulta em **displasia do esmalte**, que é o desenvolvimento imperfeito do esmalte (ver Boxe 6.1O e P). Existem muitos tipos diferentes de displasia, que podem ter uma etiologia local ou sistêmica. A *displasia de esmalte local* pode ser decorrente de traumatismo ou infecção que ocorre em um pequeno grupo de ameloblastos. A *displasia de esmalte sistêmica* envolve um número maior de ameloblastos e pode ser resultado de um nascimento traumático, infecções sistêmicas, deficiências nutricionais ou fluorose dental.

Qualquer dente no qual a amelogênese esteja ativa durante uma interferência metabólica pode ser afetado, e podem ocorrer alterações em regiões específicas, no dente inteiro ou até mesmo em toda a

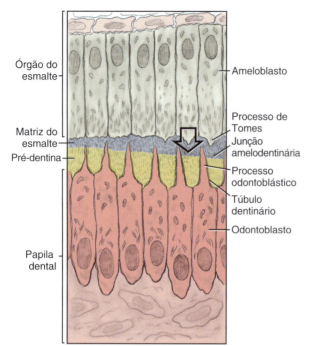

Figura 6.12 Pré-ameloblastos induzidos para se diferenciarem em ameloblastos e começarem a amelogênese a partir do processo de Tomes (*sob a seta grande*), por crescimento aposicional da matriz do esmalte, no seu lado da membrana basal. Posteriormente, essa membrana se desintegrará totalmente e sofrerá mineralização para formar a junção amelodentinária. A pré-dentina é mais espessa que a matriz do esmalte, porque os odontoblastos se diferenciam e iniciam a produção da matriz antes dos ameloblastos. A pré-dentina é depositada ao redor dos processos odontoblásticos, formando os túbulos dentinários que conterão os referidos processos.

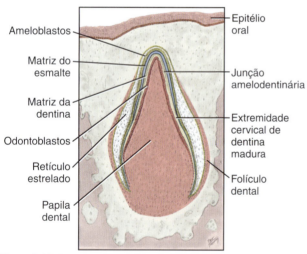

Figura 6.13 Estágio de aposição que mostra a formação da matriz do esmalte e da dentina.

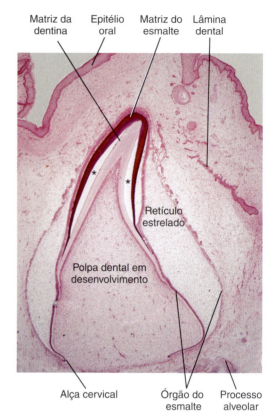

Figura 6.14 Fotomicrografia durante o estágio de aposição do desenvolvimento do dente. A matriz de dentina e a matriz de esmalte começaram a ser depositadas no local onde o epitélio interno do órgão do esmalte dobrado forma uma crista. A lâmina dental se desintegra, de forma que o dente continua seu desenvolvimento em separado do epitélio oral. A forma da coroa do dente foi estabelecida no momento em que ocorreu o dobramento do epitélio interno do esmalte. Esse dobramento reduz a quantidade de retículo estrelado sobre o futuro ápice da cúspide. O espaço indicado por asteriscos é um artefato da técnica histológica. (Cortesia de B. Kablar.)

dentição. A **hipoplasia do esmalte**, um tipo de displasia do esmalte, resulta de uma redução na *quantidade* da matriz do esmalte, em decorrência de fatores que interferem na formação da sua matriz. Como resultado, os dentes surgem com fossetas e sulcos na superfície do esmalte ou no desenvolvimento de linhas horizontais, de modo que circundam a coroa.

A hipoplasia do esmalte é frequentemente vista como um componente de muitas síndromes diferentes. Nesse cenário, a hipoplasia do esmalte pode ser observada pela presença de anormalidades dentárias, como os incisivos de Hutchinson e molares em amora, ambos causados pelo teratógeno da sífilis (ver Figura 3.17 e **Capítulos 16** e **17**). Observados pela face vestibular, os incisivos de Hutchinson têm uma coroa em forma de chave de fenda, com região cervical larga, incisal estreita e margem incisal entalhada. Os molares em amora apresentam tubérculos de esmalte ou cúspides extras na face oclusal.

A displasia do esmalte também pode envolver a hipocalcificação do esmalte. Esse distúrbio resulta na redução da *qualidade* da maturação do esmalte, em decorrência de fatores que interferem na sua mineralização e maturação. Os dentes tornam-se mais opacos, amarelados ou até mais marrons ou castanhos, devido à alteração cromática intrínseca do esmalte. Uma única área afetada ou "mancha cintilante" esbranquiçada é denominada *mancha de Turner*; mas se toda a coroa de um dente permanente for afetada, chama-se *dente de Turner*.

A hipoplasia e a hipocalcificação do esmalte podem ocorrer em conjunto e afetar dentições inteiras, o que é comum na **fluorose dental** ou no esmalte mosqueado (ver Figura 12.5). Essa hipomineralização ocorre devido a um nível excessivo de flúor sistêmico, por exemplo, em sistemas de água naturalmente fluoretada. A gravidade da condição depende da dose, duração e idade do indivíduo durante a exposição; o excesso de flúor pode ser capaz de aumentar o estresse oxidativo nos ameloblastos.

Outro tipo de displasia do esmalte, a **amelogênese imperfeita**, tem etiologia hereditária e pode afetar todos os dentes de ambas as dentições (Figura 6.16). Nesse distúrbio, os dentes têm esmalte

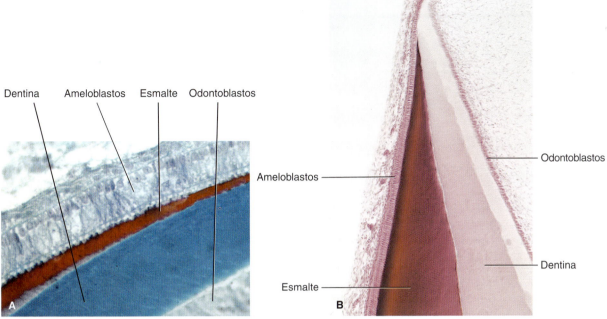

Figura 6.15 Fotomicrografias da formação do esmalte a partir de ameloblastos e da formação da dentina a partir de odontoblastos. O estrato intermediário e o retículo estrelado, no cerne do órgão do esmalte, recobrem os ameloblastos. (**A**, CD-ROM de Nanci A. *Ten Cate's Oral Histology*. 6th ed. St. Louis: Elsevier; 2003. **B**, da coleção de Bernhard Gottlieb, cortesia de James McIntosh, PhD, Assistant Professor Emeritus, Department of Biomedical Sciences, Baylor College of Dentistry, Dallas.)

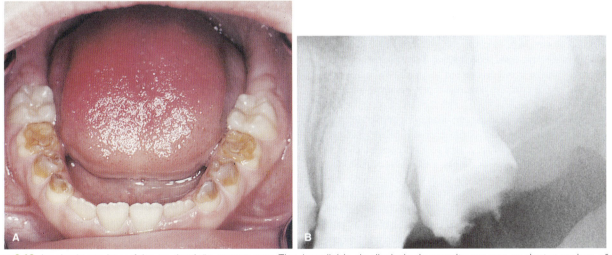

Figura 6.16 Amelogênese imperfeita na dentição permanente. Tipo hereditário de displasia do esmalte em que os dentes podem não ter esmalte ou podem apresentar um esmalte muito delgado que se fragmenta, deixando as coroas amareladas por conta da exposição da dentina, que sofre desgaste extremo. **A.** Aspecto clínico. **B.** Visão radiográfica. (Cortesia de Margaret J. Fehrenbach, RDH, MS.)

bastante delgado, que se fragmenta e se desprende, ou, então, o esmalte está ausente. Portanto, as coroas são amarelas porque são compostas, principalmente, de dentina mais macia, que sofre um desgaste extremo, que é a perda mecânica de tecido dental resultante da mastigação. A confecção de coroas completas é necessária para restaurar a aparência estética e para evitar o desgaste futuro.

Além disso, a **displasia dentinária**, que é o desenvolvimento imperfeito da dentina, pode resultar de uma interferência nos processos metabólicos dos odontoblastos durante a dentinogênese. Essa condição é mais rara que a displasia do esmalte, porém também pode ser decorrente de fatores locais ou sistêmicos (semelhantes à displasia do esmalte) e pode envolver hipoplasia ou hipocalcificação da dentina, bem como ambos os distúrbios ao mesmo tempo.

Um tipo de displasia de dentina é a **dentinogênese imperfeita**, a qual tem uma base hereditária (Figura 6.17). Esse distúrbio resulta em dentes azul-acinzentados ou marrons com um brilho opalescente semelhante ao arco-íris. O esmalte é normal, mas se despedaça e se solta devido à falta de suporte da dentina subjacente anormal, o que deixa apenas coroas com dentina; a dentina também tem uma qualidade de maturação irregular (com quantidades aumentadas de dentina interglobular) (ver Figura 13.4). O resultado é um desgaste grave, pois a dentina é integralmente menos mineralizada; confecções de coroas completas são necessárias para restaurar a estética, assim como para prevenir o desgaste futuro. Existem vários tipos reconhecidos desse distúrbio; a maioria é do Tipo II, enquanto o Tipo I está associado à síndrome sistêmica da osteogênese imperfeita.

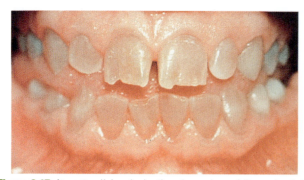

Figura 6.17 Aspecto clínico da dentinogênese imperfeita na dentição permanente. Tipo hereditário de displasia de dentina que resulta em dentes azul-acinzentados com brilho opalescente, esmalte quebradiço e coroas com dentina exposta devido à grave atrição. (Cortesia de Margaret J. Fehrenbach, RDH, MS.)

DESENVOLVIMENTO DA RAIZ DO DENTE

Durante o desenvolvimento inicial do dente, as interações recíprocas e sequenciais entre os epitélios do órgão do esmalte e o ectomesênquima da papila e do folículo dental levam à formação da dentina radicular (processo de rizogênese) e do tecido periodontal, como o cemento, semelhante às interações discutidas na formação da face, do pescoço e da coroa do dente.

O processo de desenvolvimento radicular ocorre muito depois que a coroa está completamente formada e o dente começa a irromper em direção à cavidade oral (ver Figura 6.22, observe o desenvolvimento da raiz do dente ao longo do tempo). A maior parte das pessoas se admira com o fato de que o dente inicia o seu desenvolvimento pela coroa e avança na direção do ápice da raiz (ao contrário da vida vegetal enraizada), a menos que essas pessoas sejam da área odontológica ou observem atentamente as radiografias em consultórios odontológicos (ver Figura 6.27A). A estrutura responsável pelo desenvolvimento da raiz é a **alça cervical** (Figura 6.18A). A alça cervical é a parte mais cervical do órgão do esmalte, uma margem bilaminar constituída apenas pelo epitélio interno (EIE) e pelo epitélio externo (EEE) do esmalte.

Para formar a região da raiz, a alça cervical começa a crescer mais profundamente no interior do ectomesênquima circundante do folículo dental, alonga-se e afasta-se da coroa recém-formada para envolver mais a papila dental, isso forma a **bainha epitelial de Hertwig** (**BEH**; ou HERS, do inglês *Hertwig epithelial root sheath*) (ver Figura 6.18B e C). A função dessa bainha é moldar as raízes induzindo a formação de dentina radicular, de modo que seja contínua com a dentina coronária. Assim, a bainha epitelial de Hertwig (BEH) determinará se a raiz será curvilínea ou reta, curta ou longa, bem como única ou múltipla. Este capítulo discute, primeiro, o desenvolvimento da raiz em um dente com raiz única e, mais tarde, em um dente multirradicular.

FORMAÇÃO DA DENTINA RADICULAR

A dentina da raiz se forma quando as células externas da papila dental, na região radicular, sofrem indução, seguida de diferenciação, e se tornam odontoblastos (Figura 6.19). Essa indução acontece de forma semelhante ao processo que ocorre na região da coroa dental para produzir a dentina coronária, mas sob a influência do EIE da bainha epitelial de Hertwig (BEH). Com ausência das camadas intermediárias do retículo estrelado e do estrato intermediário, a BEH induz a diferenciação odontoblástica, mas sem diferenciar o EIE em ameloblastos formadores de esmalte. Isso explica a ausência usual de esmalte nas raízes.

Após a diferenciação dos odontoblastos na região da raiz, essas células sofrem dentinogênese e começam a secretar pré-dentina. Assim como na região da coroa, uma membrana basal está localizada entre o EIE da bainha epitelial de Hertwig e os odontoblastos radiculares.

Quando a formação da dentina radicular é concluída, essa parte da membrana basal também está desintegrada, assim como ocorre com toda a BEH. Após a desintegração dessa bainha epitelial, suas células tornam-se os **restos epiteliais de Malassez** (**REM**; ou ERM, do inglês *epithelial rests of Malassez*). Esses grupos de células epiteliais estão localizados no ligamento periodontal maduro, mas podem se tornar císticos e formar cistos a partir de futuras infecções periodontais. Além disso, essas células também têm demonstrado um envolvimento no reparo e na regeneração do ligamento periodontal (ver Figura 14.26).

FORMAÇÃO DO CEMENTO E DA POLPA DENTAL

O processo de **cementogênese**, ou produção do cemento por crescimento aposicional, na região da raiz, ocorre quando a BEH se fragmenta (Figura 6.20). Essa desintegração da bainha permite que as células indiferenciadas do folículo dental entrem em contato com a superfície recém-formada da dentina radicular. Esse contato induz as células do folículo dental a tornarem-se **cementoblastos imaturos**.

Os cementoblastos se deslocam para recobrir a área da dentina radicular e promover a cementogênese, depositando **matriz de cemento** ou **cementoide**. Ao contrário dos ameloblastos e odontoblastos, que não deixam seus corpos celulares aprisionados em seus produtos secretados, muitos cementoblastos ficam presos na matriz do cemento que produziram e tornam-se **cementócitos** maduros, nos estágios posteriores do crescimento aposicional. A partir do momento em que o cementoide ao redor dos cementócitos se mineraliza ou amadure, ele é considerado cemento (ver Figura 14.2).

Como resultado do crescimento aposicional do cemento sobre a dentina, a **junção cementodentinária** (**JCD**; ou DCJ, do inglês *dentinocemental junction*), ou junção ou cemento-dentina, é formada onde se encontrava a membrana basal, a qual se desintegra entre os dois tipos de tecido. Nesse momento, as células centrais da papila dental também estão se transformando na polpa dental, que mais tarde será envolvida pela dentina recém-formada (ver Figura 13.9).

Considerações clínicas sobre distúrbios na formação do cemento

A formação excessiva de cemento pode ocorrer na **concrescência** (ver Boxe 6.1Q). Essa ocorrência rara consiste na união da estrutura da raiz, de dois ou mais dentes, apenas por meio do cemento que recobre as raízes desses dentes; ela acontece, principalmente, com os dentes molares superiores permanentes (ver **Capítulo 17**). Os dentes acometidos são originariamente separados, mas se juntam em decorrência do depósito excessivo de cemento sobre um ou mais dentes após a erupção. Lesões traumáticas ou apinhamento dos dentes durante os estágios de aposição e maturação do desenvolvimento dental podem ser a causa dessa desordem. A concrescência pode ser um problema durante a exodontia ou durante os tratamentos endodônticos; portanto, as radiografias pré-operatórias são importantes na detecção desse distúrbio.

DESENVOLVIMENTO DOS DENTES MULTIRRADICULARES

Assim como os dentes anteriores, os pré-molares e os molares multirradiculares originam-se como uma raiz única na base da coroa. Essa região dos dentes posteriores é chamada *bulbo radicular*. A

CAPÍTULO 6 Desenvolvimento e Erupção do Dente

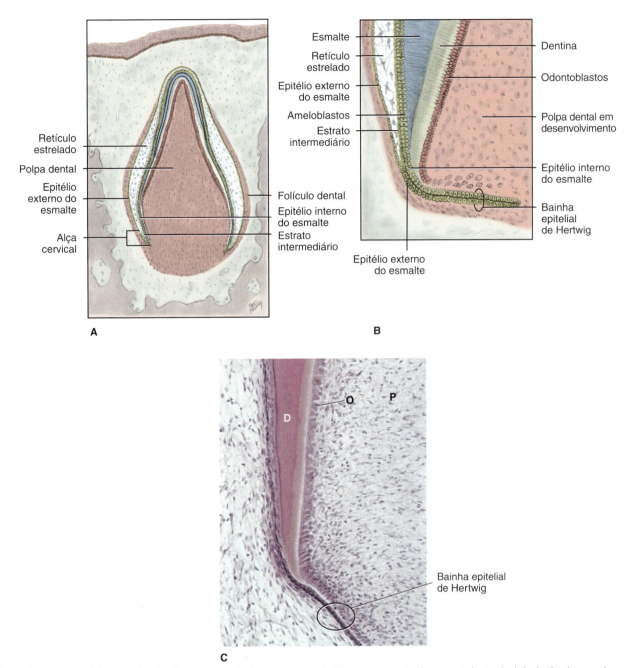

Figura 6.18 Desenvolvimento de raiz. **A.** A alça cervical de um dente decíduo é composta da parte mais cervical do órgão do esmalte, constituída apenas pelos epitélios interno (EIE) e externo (EEE) do esmalte. **B.** A bainha epitelial de Hertwig é formada pelo alongamento da alça cervical (círculo), que é responsável pelo formato da raiz (ou das raízes) e pela indução da dentina radicular. **C.** Seção microscópica da bainha radicular (círculo). Odontoblastos (O) estão no interior do tecido pulpar (P) após formarem a dentina (D). (Da coleção Bernhard Gottlieb, cortesia de James McIntosh, PhD, Assistant Professor Emeritus, Department of Biomedical Sciences, Baylor College of Dentistry, Dallas.)

seção transversal na região cervical do bulbo radicular, inicialmente, acompanha a forma da coroa (ver Figura 15.8B). Entretanto, a raiz de um dente posterior divide-se, a partir do bulbo radicular, em um número específico de ramos radiculares para cada tipo de dente (ver Figura 17.7).

Para produzir múltiplas raízes, há um crescimento diferencial da bainha epitelial de Hertwig (BEH) que leva o bulbo radicular, de cada dente multirradicular, a se dividir em duas ou três raízes (Figura 6.21). Durante a formação do órgão do esmalte em um dente multirradicular, ocorre o prolongamento da sua alça cervical, o que permite o desenvolvimento de longas extensões epiteliais horizontais, semelhantes a uma língua (linguiformes), ou de aletas em seu interior. Duas ou três dessas extensões podem estar presentes nos dentes multirradiculares, a depender do número correspondente de raízes no dente maduro.

A abertura cervical – geralmente única – do órgão do esmalte é, em seguida, dividida em duas ou três aberturas por essas extensões epiteliais horizontais. Nas superfícies pulpares dessas aberturas, a formação da dentina inicia-se após a indução dos odontoblastos, a fragmentação da BEH e a desintegração da membrana basal associada. Os cementoblastos são induzidos a formar cemento sobre a dentina recém-formada somente na periferia de cada abertura. O desenvolvimento radicular prossegue da mesma forma como descrito para um dente unirradicular.

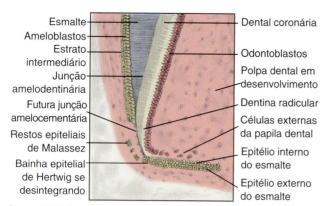

Figura 6.19 Crescimento aposicional da dentina radicular, resultante da indução das células externas da papila dental para se diferenciarem em odontoblastos. A bainha da raiz epitelial de Hertwig se fragmenta e produz os restos epiteliais de Malassez.

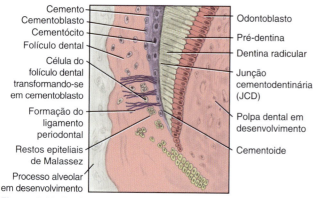

Figura 6.20 Produção do cemento por crescimento aposicional na região da raiz após a fragmentação da bainha da raiz epitelial de Hertwig e a indução para células do folículo dental se diferenciarem em cementoblastos. Os cementoblastos produzem cementoide, o qual aprisiona as células para se tornarem cementócitos. Nas proximidades, tanto o processo alveolar quanto o ligamento periodontal também estão se desenvolvendo.

Considerações clínicas sobre distúrbios na formação da raiz

Em alguns casos, os ameloblastos mal posicionados podem deslocar-se para a superfície da raiz em formação, pela falha localizada da BEH em separar-se da dentina, o que resulta na produção de esmalte ectópico sobre a superfície de cemento na raiz, de modo que forma uma **pérola de esmalte** (ver Boxe 6.1R e S). A pérola de esmalte se parece com uma pequena projeção esférica do esmalte na superfície radicular, especialmente próxima à junção amelocementária (JAC) ou às áreas de furcas dos dentes molares, onde as raízes divergem. Elas podem conter um pequeno componente dentinário e um núcleo pulpar. Além disso, aparecem radiopacas (claras) nas radiografias.

As pérolas de esmalte próximas à JAC podem contribuir para a retenção do biofilme dentário que, por sua vez, pode levar ao risco de lesões periodontais (periodontite) por dificultar a higienização do paciente. Além disso, uma pérola de esmalte também pode ser confundida com um depósito de cálculo na exploração da superfície da raiz, mas não é possível removê-la somente com a raspagem periodontal. Em muitos casos, a pérola de esmalte precisa ser removida com o auxílio de uma broca dentária (ameloplastia).

Se a amelogênese não for finalizada após o esmalte ter sido depositado na coroa, o órgão do esmalte pode continuar a produzir esmalte sobre a dentina radicular. Esse esmalte adicional geralmente assume a forma de *projeções cervicais* ou *esporões de esmalte* na bifurcação de dentes com múltiplas raízes. Essas projeções de esmalte podem aumentar o risco de lesões periodontais nas furcas afetadas. O tratamento recomendado para eliminar as bolsas periodontais, causadas por essa deposição anormal de esmalte, requer, novamente, a remoção dessas projeções com auxílio de brocas odontológicas. Ao restaurar o contorno normal do dente, a dentina subjacente será exposta e é provável que novos procedimentos de fixação, para nova inserção periodontal, sejam necessários para o sucesso da eliminação da lesão.

Outro distúrbio que pode ocorrer durante o desenvolvimento da raiz é a **dilaceração**, que resulta em raízes distorcidas ou grave alteração na angulação da coroa em um dente formado (ver **Capítulo 16** e Figura 17.36). A dilaceração é causada por uma distorção da BEH, em decorrência de uma lesão ou pressão; pode ocorrer em qualquer dente ou grupo de dentes durante o desenvolvimento dental. Pode causar complicações durante a exodontia (extração de dente) e o tratamento endodôntico, o que ressalta a importância do exame radiográfico pré-operatório; às vezes, a curvatura é pronunciada o suficiente para impedir a erupção dentária. Essa condição contrasta com a *flexão*, que é um desvio – ou curvatura – restrito apenas à raiz; geralmente, a curvatura é menor que 90° ou em ângulo reto em relação à coroa.

A contribuição da BEH para a ocorrência da dilaceração pode ocorrer da seguinte forma: como o dente está em plena erupção, ou em erupção retardada, outras alterações dentoesqueléticas relativas acontecem, como o desvio mesial da dentição e o crescimento transversal da maxila ou da mandíbula. Desse modo, a alteração fisiológica e a alteração relacionada com o crescimento do processo alveolar e do osso basal podem fazer com que parte do dente em desenvolvimento esteja no interior de uma ou mais zonas de plasticidade.

Os dentes também podem apresentar **raízes acessórias** ou **extras** (ou raízes supranumerárias). Essas raízes supranumerárias podem estar associadas a traumatismo, pressão ou doença metabólica que afeta a BEH. Qualquer dente pode ser afetado, mas isso ocorre, principalmente, com os terceiros molares e é raro em incisivos. Essas raízes acessórias podem dificultar a exodontia ou a terapia endodôntica; portanto, o exame radiográfico pré-operatório é novamente necessário para descartar esse distúrbio.

Outras variações no desenvolvimento da anatomia da raiz dental podem envolver sulcos linguogengivais (ou palatogengivais), bem como sulcos radiculares proximais (ou radiculares). Os sulcos linguogengivais, encontrados principalmente nos incisivos superiores permanentes, estão associados ao aumento do acúmulo de biofilme dentário, à perda clínica do nível de inserção periodontal e à perda óssea. Já os sulcos radiculares proximais, presentes nos incisivos permanentes e nos pré-molares superiores, também predispõem ao acúmulo de biofilme dental, à perda do nível de inserção periodontal e à perda óssea.

DESENVOLVIMENTO DO LIGAMENTO PERIODONTAL E DO OSSO ALVEOLAR

À medida que a coroa e a raiz se desenvolvem, os diferentes tipos de tecidos circunjacentes que dão suporte ao dente também se desenvolvem a partir do folículo dental (ver Figura 6.20). O ectomesênquima do folículo dental começa a formar o ligamento periodontal (LP; ou PDL, do inglês *periodontal ligament*) adjacente ao cemento recém-formado. A formação e a fragmentação corretas da bainha epitelial de Hertwig (BEH) também são críticas para o desenvolvimento do ligamento periodontal. A formação do LP se inicia com a migração das células do folículo dental em contato com a BEH, entre

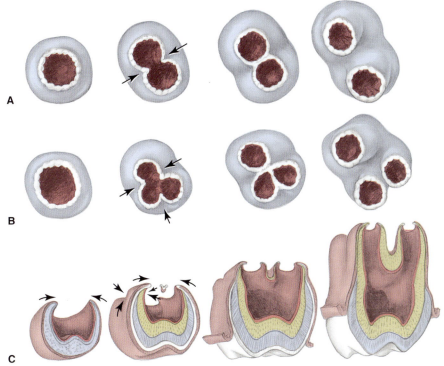

Figura 6.21 Visão cervical do desenvolvimento de dente multirradicular a partir de extensões horizontais (*setas*) da alça cervical para (**A**) um dente com duas raízes (birradicular) e (**B**) um dente com três raízes (trirradicular). Seção longitudinal de um molar superior permanente que ilustra a divisão produtora de três raízes (**C**).

a raiz recém-formada e o osso alveolar em desenvolvimento. Esse evento coincide com o início da fragmentação da BEH. Durante essa migração, vários processos citoplasmáticos pontiagudos se projetam das margens das células do folículo dental, derivadas das células da crista neural (NCCs), e começam a secretar fibras colágenas.

Essas fibras de colágeno do LP são inicialmente desorganizadas, mas, conforme o desenvolvimento progride, elas se tornam mais espessas e organizadas de maneira estruturada (ver Figura 14.27). A secreção e a distribuição adequadas dessas fibras de colágeno contribuem para a correta orientação e fixação do LP, o que é fundamental para sua capacidade de fixar ou inserir a raiz no processo alveolar, amortizando e estabilizando o dente no processo de mastigação. As extremidades dessas fibras inserem-se nas camadas mais externas do cemento e do osso alveolar circundante para sustentar o dente, sendo agora chamadas *fibras de Sharpey*. Do outro lado, em torno do LP, o ectomesênquima do folículo dental também começa a mineralizar para formar o osso alveolar, o qual forma os *alvéolos dentais* de cada dente no processo alveolar (ver Figura 14.14).

O papel da BEH no desenvolvimento da raiz, especialmente no que se refere ao início da cementogênese, tornou-se um foco de pesquisa. Atualmente, é largamente aceito que há um período transitório de secreção de proteínas, o que inclui sialoproteína óssea, osteopontina e amelina, pelas células da BEH. Além disso, os fatores de crescimento e diferenciação podem desempenhar papéis importantes no desenvolvimento do sistema de fixação do LP com epitélio reduzido do esmalte. Curiosamente, células pluripotentes da BEH mostraram-se capazes de se diferenciar em osteoblastos, cementoblastos ou fibroblastos do LP.

ERUPÇÃO E ESFOLIAÇÃO DO DENTE DECÍDUO

A erupção da dentição decídua ocorre em ordem cronológica, assim como acontece com a dentição permanente (Figura 6.22). Esse processo envolve a **erupção ativa**, que é o verdadeiro movimento vertical do dente. Isso não é o mesmo que a **erupção passiva**, que ocorre com o envelhecimento, quando o tecido gengival retrai, de modo que revela a raiz clínica do dente e aumenta o tamanho da sua coroa clínica, mas sem ocorrer nenhuma movimentação dentária real. Em um dente totalmente erupcionado ou irrompido, sem a influência do envelhecimento, a margem gengival fica localizada sobre o esmalte, em posição de 0,5 a 2 mm mais coronal em relação à JAC. As cronologias de erupção ativa e a formação da raiz são úteis para o clínico trabalhar com idades aproximadas (para a sequência e a esfoliação da dentição decídua, consultar a Tabela 18.1 e a Figura 20.5; para a sequência da dentição permanente, ver a Tabela 15.2, **Apêndice D** e a Figura 20.6).

Pode-se compreender como a erupção ativa acontece, mas o *porquê* apenas é teorizado. Ninguém pode afirmar quais são as forças que "empurram" os dentes através do tecido oral ou identificar o mecanismo de tempo (sincronização) que corresponde a essas erupções; cada teoria que tenta explicar a erupção dentária apresenta uma controvérsia no seu conceito para a resposta ao porquê. O processo de crescimento da raiz dental, a existência de um ligamento temporário, a pressão vascular, o colágeno contrátil e a sinalização hormonal para alvos genéticos são conceitos usados para explicar a erupção.

A erupção ativa de um dente decíduo é composta de muitos estágios durante a movimentação do dente. Após o término da aposição do esmalte na região da coroa de cada dente decíduo ou permanente, os ameloblastos depositam uma cutícula dental acelular sobre a superfície recém-formada do esmalte. Além disso, as camadas do órgão do esmalte tornam-se compactadas, o que forma o **epitélio reduzido do esmalte** (**ERE**; ou REE, do inglês *reduced enamel epithelium*) (Figuras 6.23 e 6.24). O ERE aparece como algumas poucas camadas de células achatadas recobrindo a superfície do esmalte. Quando ocorre a formação do ERE em um dente decíduo, este pode então começar seu processo de erupção na cavidade oral.

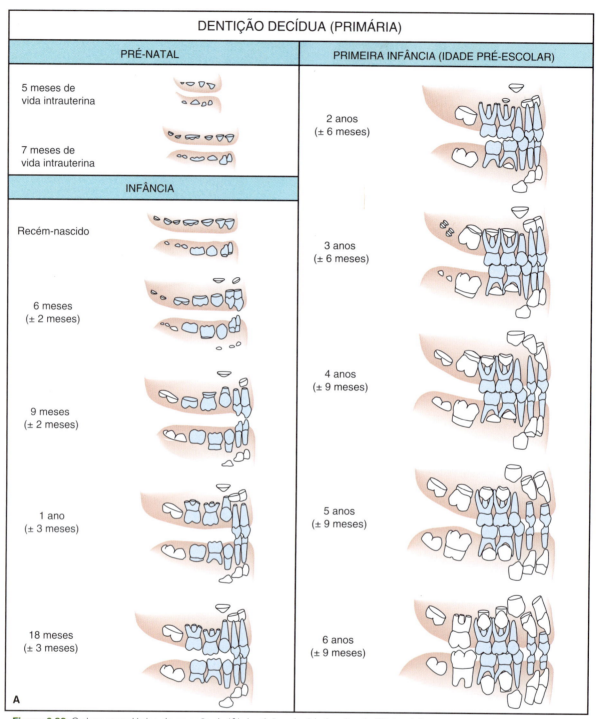

Figura 6.22 Ordem cronológica da erupção da (**A**) dentição primária (*azul*) e da (**B**) dentição permanente (*branca*). (*Continua*)

As células externas do ERE são, principalmente, derivadas das células do estrato intermediário, mas também podem ser remanescentes celulares do retículo estrelado e do epitélio externo no esmalte (EEE). Assim, essas células epiteliais indiferenciadas dividem-se, multiplicam-se e, por fim, originam o epitélio juncional (EJ; ou JE, do inglês *junctional epithelium*).

Para permitir o processo de erupção, o ERE deve, primeiro, fundir-se com o epitélio oral que reveste a cavidade oral (Figura 6.25). Em segundo lugar, as enzimas do ERE desintegram a parte central do tecido fundido, isso deixa um túnel de erupção revestido de epitélio protetor, para que o dente consiga irromper através do epitélio oral circundante. Essa desintegração do tecido, geralmente, causa uma resposta inflamatória local, conhecida como "erupção dental", que pode ser acompanhada por sensibilidade e edema do tecido local. A instituição de cuidados domiciliares adequados pode reduzir a inflamação e, portanto, reduzir a maior parte do desconforto associado a essas alterações orais em bebês, quando seus primeiros dentes irrompem, bem como em jovens adultos, quando os terceiros molares erupcionam.

Quando um dente decíduo irrompe ativamente, a parte coronária do tecido epitelial que se fundiu desinsere-se da coroa, o que deixa a parte cervical ainda inserida no colo do dente como se fosse uma

CAPÍTULO 6 Desenvolvimento e Erupção do Dente

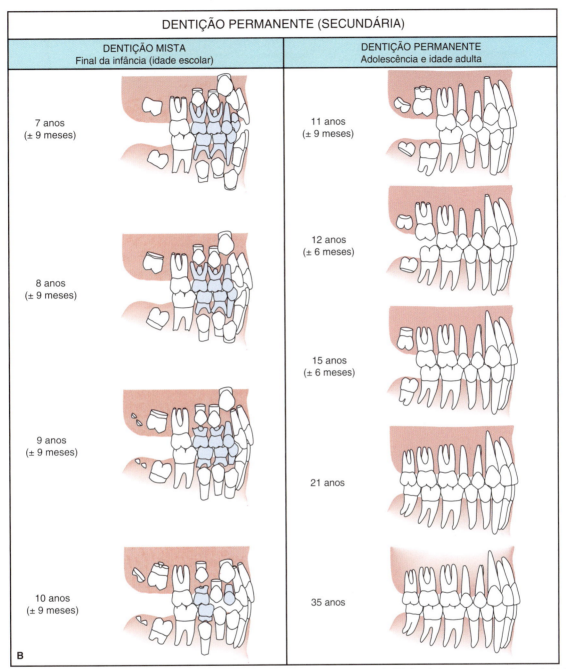

Figura 6.22 (*Continuação*) Ordem cronológica da erupção da (**A**) dentição decídua (azul) e da (**B**) dentição permanente (branca). (Adaptada de Schour I, Massler M. The development of the human dentition. *J Am Dent Assoc.* 1941;28:1153-1160.)

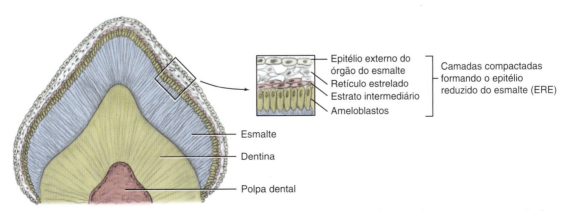

Figura 6.23 Epitélio reduzido do esmalte produzido após a conclusão da aposição do esmalte, quando ocorre a compactação das camadas do órgão do esmalte na superfície da coroa dental.

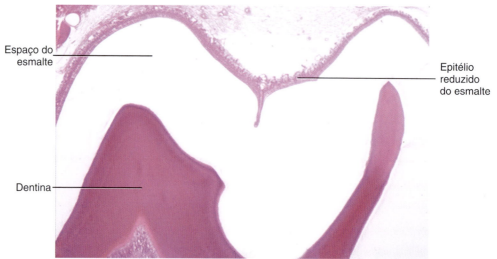

Figura 6.24 Fotomicrografia do epitélio reduzido do esmalte após a conclusão da aposição do esmalte, quando as camadas do órgão do esmalte são compactadas na superfície do esmalte (espaço ocupado pelo esmalte). (De Nanci A. *Ten Cate's Oral Histology*. 9th ed. St. Louis: Elsevier; 2018.)

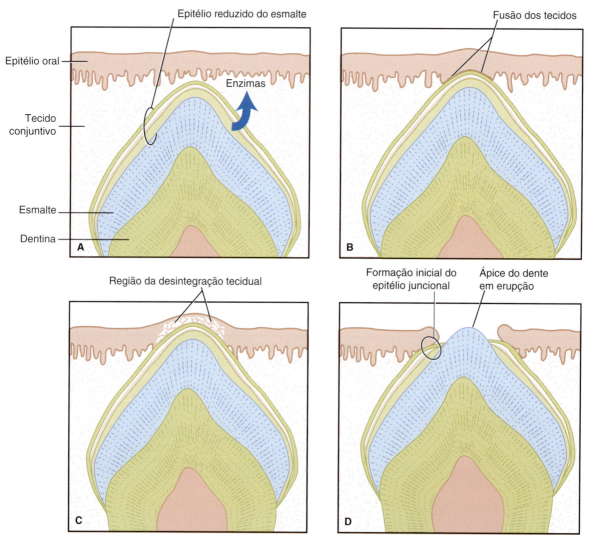

Figura 6.25 Processo de erupção dental. **A.** Cavidade oral antes do início do processo de erupção, com o epitélio reduzido do esmalte (*círculo*) recobrindo o esmalte recém-formado; enzimas do epitélio reduzido do esmalte estão presentes para desintegrar o tecido (*seta*). **B.** Fusão do epitélio reduzido do esmalte com o epitélio oral. **C.** Desintegração do tecido central que passou por fusão, deixando um túnel de erupção revestido de epitélio (que guia a movimentação dental). **D.** Tecido coronário que passou por fusão destaca-se da coroa durante a erupção, formando o epitélio juncional inicial (*círculo*).

banana sendo descascada. Esse tecido fundido que permanece próximo à junção amelocementária (JAC) após a erupção do dente serve como um epitélio juncional inicial, o que cria um selamento entre o tecido e a superfície do dente. Esse tecido é, mais tarde, substituído pelo epitélio juncional definitivo, quando a raiz se encontra completamente formada (ver Figura 10.1).

Assim, o dente decíduo é perdido ou esfoliado, conforme os dentes permanentes sucedâneos desenvolvem-se lingualmente a ele. O processo que envolve a esfoliação do dente decíduo consiste na diferenciação de osteoclastos multinucleados a partir de macrófagos fusionados da área circundante, os quais, por meio de suas *bordas pregueadas*, absorvem o osso alveolar entre os dois dentes (ver Figura 8.15). O folículo dental ao redor de um dente permanente sucedâneo retém sua conexão com a lâmina própria da mucosa oral por meio de um cordão fibroso contendo restos da lâmina dental, formando o **canal gubernacular** (**CG**; ou GC, do inglês *gubernacular canal*) ou **gubernáculo dental**. À medida que um dente permanente sucedâneo irrompe, seu canal gubernacular é rapidamente alargado pela atividade osteoclástica local, isso remove o osso alveolar circundante e traça uma via eruptiva para o dente.

Além disso, os **odontoclastos**, células similares aos osteoclastos, são formados a partir de células mesenquimais indiferenciadas. Essas células causam, principalmente, reabsorção da raiz do dente decíduo com a remoção da dentina e do cemento. Fibroblastos especiais, chamados **fibroclastos**, destroem qualquer remanescente de fibras colágenas de inserção, que fixam o dente decíduo no interior do alvéolo pelo ligamento periodontal (LP) circundante.

O LP se desenvolve somente após o início da formação radicular; quando estabelecido, ele é remodelado para acomodar o movimento dentário eruptivo contínuo. A remodelação dos feixes de fibras do LP é realizada tanto pelos fibroblastos quanto pelos fibroclastos, que simultaneamente produzem – e secretam – e quebram as fibrilas de colágeno, respectivamente, conforme necessário em toda a extensão do ligamento.

O processo de esfoliação do dente decíduo é intermitente ("liga/desliga"), porque, ao mesmo tempo que os osteoclastos se diferenciam para reabsorver o osso e os odontoclastos se diferenciam para reabsorver o tecido dental, os odontoblastos e os cementoblastos estão sempre disponíveis para substituírem as partes reabsorvidas da raiz, bem como os fibroblastos para reorganizar o LP. Assim, um dente decíduo pode se manter firmemente aderido, apesar de apresentar mobilidade. Nessas condições, o adulto responsável deve levar a criança ao consultório odontológico para o dente ser examinado (a criança pode estar a brincar com esse dente, isso deixa os seus responsáveis aflitos). Quando o dente decíduo é finalmente removido, a mitológica **fada do dente** (e seus ajudantes) entra em ação, com recompensas que podem chegar a níveis muito elevados.

ERUPÇÃO DO DENTE PERMANENTE

O dente permanente sucedâneo geralmente irrompe na cavidade oral em uma posição lingual à raiz ou às raízes do dente decíduo esfoliado, ou em processo de esfoliação, exatamente no local onde se desenvolve (Figuras 6.26, 6.27 e 6.28). Os dentes incisivos superiores permanentes são a única exceção a essa localização; eles se movem para uma posição mais vestibular à medida que irrompem na cavidade oral.

O processo de erupção de um dente permanente sucedâneo é semelhante ao que observamos para um dente decíduo, em que, após o alargamento do canal gubernacular (CG), discutido anteriormente, o epitélio reduzido do esmalte (ERE) funde-se com o epitélio oral, que sofre degeneração, formando-se um túnel de erupção revestido de epitélio. O processo de erupção não sucedânea dos dentes permanentes também é semelhante, mas nenhum dente decíduo associado é esfoliado para permitir o referido processo, como acontece com os dentes permanentes sucedâneos. Tanto os dentes permanentes sucedâneos quanto os não sucedâneos irrompem em ordem cronológica (ver Figura 6.22). Estudos mostram que a ausência de CG, observada por tomografia computadorizada de feixe cônico (TCFC; ou CBCT, do inglês *cone-beam computed tomography*), pode indicar um padrão anormal de erupção do dente e pode aumentar o risco de complicações relacionadas com a impactação dental, resultando em um dente com maior probabilidade de permanecer retido.

CONSIDERAÇÕES CLÍNICAS SOBRE O PROCESSO DE ERUPÇÃO DENTAL

Um dente permanente pode, muitas vezes, começar a irromper antes que o dente decíduo esteja totalmente esfoliado, isso pode gerar problemas de espaçamento. A terapia ortodôntica interceptiva pode prevenir algumas dessas situações. Portanto, é importante que crianças com retenção prolongada de qualquer dente decíduo passem por consulta odontológica precocemente. Fragmentos de raízes de molares decíduos também podem deixar o processo de esfoliação

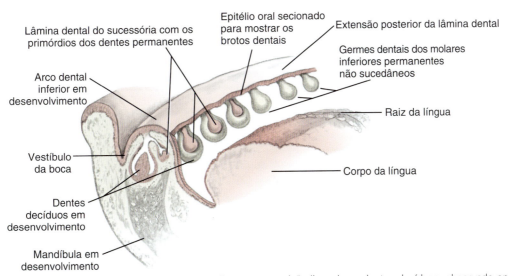

Figura 6.26 Desenvolvimento dos dentes permanentes sucedâneos em posição lingual aos dentes decíduos, observado em uma seção da mandíbula fetal.

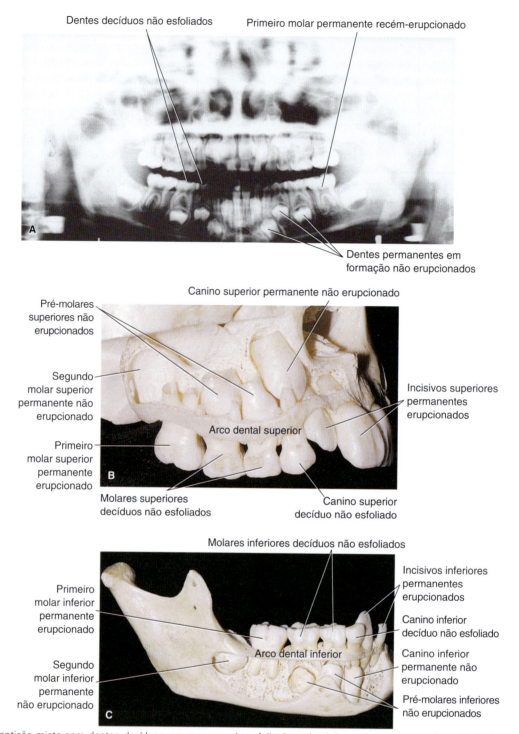

Figura 6.27 Dentição mista com dentes decíduos em processo de esfoliação e dentição permanente erupcionando do interior de cada arco dental. **A.** Radiografia panorâmica. **B** e **C.** Visão da maxila e da mandíbula com seção e remoção das corticais ósseas vestibulares. (Cortesia de Margaret J. Fehrenbach, RDH, MS.)

e criar complicações periodontais para a dentição permanente. Radiografias panorâmicas da dentição mista são importantes para monitorar o desenvolvimento dental (ver Figura 6.27A).

Resíduos alimentares, por exemplo, podem permanecer sobre um dente recém-irrompido, em ambas as dentições, o que o torna impregnado extrinsecamente. A **membrana de Nasmyth**, de coloração verde-acinzentada, consiste em uma película formada pelo resíduo dos tecidos que passaram pela fusão do epitélio reduzido do esmalte (ERE) com o epitélio oral, assim como é formada pela cutícula dental depositada pelos ameloblastos sobre a superfície do esmalte e recobre a coroa dos dentes recém-erupcionados (Figura 6.29). A membrana de Nasmyth, então, facilmente adquire manchas, as quais são causadas por corantes de resíduos alimentares de difícil remoção, mas podem ser removidas por polimento seletivo; os adultos responsáveis pelas crianças precisam ser avisados quanto à sua origem.

Além disso, como a coroa se forma antes da raiz, é muito importante prevenir lesões traumáticas nos dentes permanentes antes que estejam completamente formados e ancorados em seus arcos dentais. Os protetores bucais, dispositivos plásticos moldados individualmente

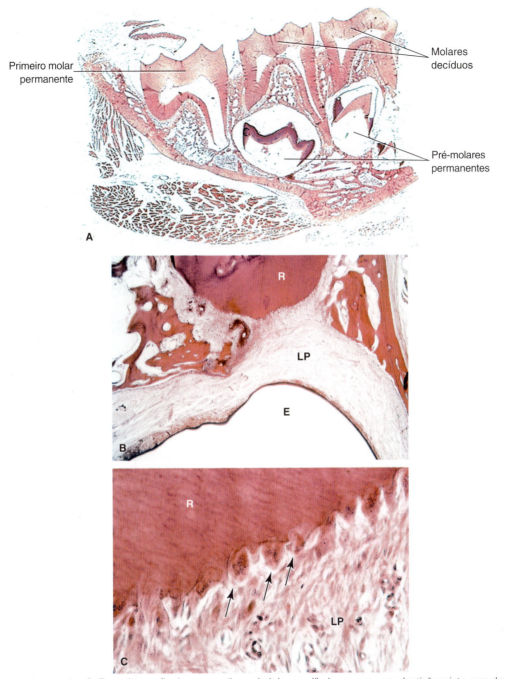

Figura 6.28 Processo de erupção. **A.** Fotomicrografia de uma seção sagital da mandíbula em que uma dentição mista com dentes posteriores decíduos e permanentes é apresentada. Nota-se que os molares decíduos sofrem reabsorção radicular devido aos próximos dentes sucedâneos, os pré-molares permanentes, assim como a formação das raízes do primeiro molar permanente não sucedâneo. **B** e **C.** Cortes microscópicos mostrando detalhes do processo, indicando a reabsorção da raiz do dente decíduo (*R*), o ligamento periodontal (*LP*) com odontoclastos (*setas*) e o esmalte do dente permanente em erupção (*E, agora como um espaço decorrente da técnica de processamento*). (**A**, de Nanci A. *Ten Cate's Oral Histology*. 9th ed. St. Louis: Elsevier; 2018; **B** e **C**, da coleção de Bernhard Gottlieb, cortesia de James McIntosh, PhD, Assistant Professor Emeritus, Department of Biomedical Sciences, Baylor College of Dentistry, Dallas.)

para recobrir e proteger os dentes, são recomendados para crianças ativas em todos os tipos de esportes. Qualquer lesão na dentição de crianças (como avulsão dental) deve ser prontamente examinada para evitar lesões nos dentes em formação e nos tecidos de suporte.

Um cisto odontogênico que pode se formar a partir do ERE, após a coroa ter se formado e amadurecido completamente, é denominado **cisto dentígero** (ou cisto folicular) (Figura 6.30). Esse cisto, que inicialmente é assintomático, forma-se ao redor da coroa de um dente impactado não irrompido ou de um dente em desenvolvimento não erupcionado, mais comumente associado aos terceiros molares. Quando esse cisto se torna maior no interior dos ossos maxilares e da mandíbula, pode causar deslocamento de dentes, fratura do arco dental ou dor; a fim de evitar complicações, deve ser completamente removido cirurgicamente, pois, de outra forma, pode se tornar neoplásico.

Se um cisto dentígero surgir em um dente parcialmente erupcionado, ele é denominado *cisto de erupção*, e seu aspecto é o de uma lesão gengival vesicular flutuante, semelhante a uma vesícula azulada

(Figura 6.31). Ao contrário de outros tipos de cistos dentígeros, o cisto de erupção desintegra-se com a erupção do dente e nenhum tratamento adicional é necessário. Como esse cisto parece aumentar à medida que o dente irrompe, os adultos responsáveis pela criança precisam de garantias quanto à sua origem, de modo que saibam que a lesão não é grave.

Conforme discutido anteriormente, a desintegração da lâmina dental após a erupção resulta na formação de pequenos agrupamentos de células epiteliais que, geralmente, degeneram-se, mas em alguns casos podem persistir e formar **pérolas epiteliais**. Esses aglomerados ou ilhas de células podem formar pequenos cistos ou cistos de erupção, conforme observado sobre o dente em desenvolvimento, e retardar a erupção, podem dar origem a um odontoma (discutido a seguir) ou podem ser ativados para formar dentes supranumerários (discutido anteriormente).

A capacidade de formar dentes supranumerários sugere que essas pérolas epiteliais podem ser expostas a todos os sinais necessários para formação dental e que elas retêm uma memória celular. Assim, as pérolas epiteliais podem ser a chave para a regeneração dental. Elas também podem servir como uma fonte potencial de células-tronco dentárias para novas estratégias de bioengenharia e regeneração dentária.

Um **odontoma** é uma neoplasia benigna de origem odontogênica (ou seja, ligada ao desenvolvimento do dente) que pode se originar da presença de pérolas epiteliais. Os odontomas são hereditários ou decorrem de um agente mutagênico ou de uma interferência, possivelmente pós-natal, no controle genético do desenvolvimento dental. Um odontoma deve ser removido cirurgicamente antes que possa interferir na erupção dos dentes da região onde ele está presente.

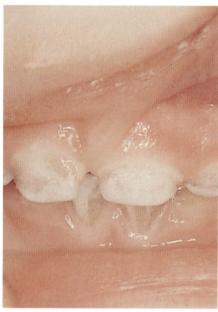

Figura 6.29 Coloração extrínseca da membrana Nasmyth após a erupção dos dentes. Coroas inteiras da dentição decídua podem ser afetadas, assim como pode ocorrer na dentição permanente. (Cortesia de Margaret J. Fehrenbach, RDH, MS.)

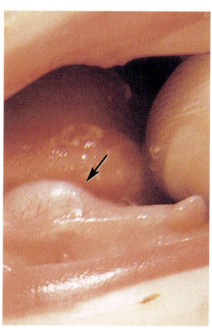

Figura 6.31 Cisto de erupção em uma criança. Esse tipo menos sério de cisto dentígero (*seta*) formou-se sobre a coroa de um incisivo inferior decíduo em erupção. (Cortesia de Margaret J. Fehrenbach, RDH, MS.)

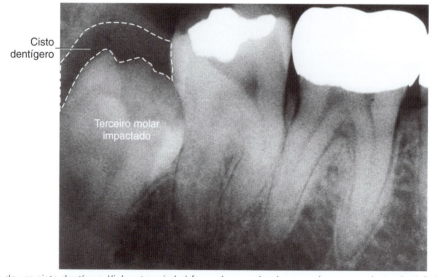

Figura 6.30 Radiografia de um cisto dentígero (*linhas tracejadas*) formado ao redor da coroa de um terceiro molar inferior não irrompido, como resultado de impactação. (Cortesia de Margaret J. Fehrenbach, RDH, MS.)

PARTE 3 Histologia Dental

7

Células

OBJETIVOS DO APRENDIZADO

1. Definir as palavras-chave deste capítulo.
2. Discutir as propriedades e os componentes celulares, incluindo a membrana celular, o citoplasma, as organelas celulares e as inclusões citoplasmáticas.
3. Identificar os componentes da célula por meio de diagramas.
4. Descrever o ciclo celular e distinguir as fases da mitose que estão envolvidas no processo.
5. Descrever a matriz extracelular que circunda a célula e suas junções intercelulares.
6. Integrar o estudo da morfofisiologia celular à compreensão do estudo posterior da histologia dental.

PROPRIEDADES DA CÉLULA

Como uma introdução à **Parte 3**, deve-se ressaltar que a organização microscópica do corpo é discutida neste capítulo. A **histologia** é o estudo da estrutura microscópica e da função das células e dos tecidos por elas formados. Outro termo para histologia é a *microanatomia*, porque as dimensões das estruturas anatômicas estudadas apresentam dimensões microscópicas; consultar o **Apêndice B** para obter informações adicionais sobre as unidades de medida mais usadas. O profissional da área da odontologia deve ter uma compreensão clara da unidade estrutural básica do corpo, a célula e os seus componentes, bem como é necessário compreender os principais conceitos envolvidos no estudo dos tecidos (histologia), como os encontrados na cavidade oral. Este capítulo oferece uma visão geral da célula e dos seus vários componentes. Em seguida, o **Capítulo 8** apresenta uma revisão dos tipos básicos de tecido do corpo animal. A discussão da histologia de cada um dos tipos de tecido que se localiza no interior da cavidade oral segue em capítulos posteriores da **Parte 3**, com considerações clínicas relacionadas à histologia.

A menor unidade viva de organização no corpo é a **célula**, porque cada célula é capaz de realizar qualquer função necessária sem a ajuda de outras células (Figuras 7.1 e 7.2, Tabela 7.1). Cada célula possui uma membrana celular (ou plasmática ou citoplasmática), citoplasma, organelas celulares e inclusões citoplasmáticas. Assim, cada célula é um mundo em si mesma semelhante a uma pequena comunidade fechada ou cidade murada, cercada por uma fronteira e com "fábricas" e outras "indústrias" que a tornam praticamente autossuficiente.

As células também interagem umas com as outras da mesma forma que uma cidade interage com outras cidades. As células com características semelhantes quanto à forma e à função são agrupadas para formar um **tecido**, o qual é análogo a estados, a províncias ou a países constituídos a partir de cidades com um objetivo comum (ver Tabela 7.1). Desse modo, um tecido é uma coleção ou um conjunto de células similarmente especializadas e circundadas, na grande maioria das vezes, por matriz extracelular. Vários tipos de tecidos se organizam em conjunto e se unem para formar um **órgão**, uma parte do corpo relativamente independente, que desempenha uma função ou funções específicas, semelhante a países formados por estados ou a províncias que compartilham ideias semelhantes. Os órgãos podem funcionar juntos, como um **sistema**.

As células de um tecido podem sofrer divisão celular (mitose) para se reproduzir e substituir as células mortas do tecido. Como resultado do processo de divisão, são formadas duas células-filhas idênticas entre si e idênticas à célula-mãe original. Esse processo consiste em diferentes fases, as quais serão discutidas posteriormente neste capítulo com relação aos diferentes componentes da célula.

No entanto, as células também interagem com o meio extracelular de várias maneiras. As células podem realizar **exocitose**, que é um transporte ativo de material contido dentro de uma vesícula, no interior da célula, para o ambiente extracelular. A exocitose ocorre quando há fusão de uma membrana vesicular com a membrana celular e, subsequentemente, a expulsão do material produzido e/ou armazenado.

A captação de materiais do meio extracelular para o interior da célula é denominada **endocitose**. A endocitose pode ocorrer como uma invaginação da membrana celular. Ela também pode assumir a forma de **fagocitose**, a qual é o englobamento e a digestão de resíduos ou dejetos sólidos e de materiais estranhos pela célula, por meio da degradação enzimática do material (discutido mais adiante neste capítulo).

ANATOMIA CELULAR

A **membrana celular** (ou membrana plasmática) envolve a célula (ver Figuras 7.1 e 7.2). Apesar de sua estrutura microscópica frágil, a membrana celular é resistente e funciona como um engenhoso "porteiro" do interior da célula. A membrana celular normal é formada por uma dupla camada intrincada que consiste, principalmente, em fosfolipídios e proteínas. Os fosfolipídios atuam especialmente como reguladores de difusão. As proteínas da membrana celular servem de reforço estrutural, bem como de receptores para muitos hormônios, neurotransmissores e imunoglobulinas (ou anticorpos) específicos.

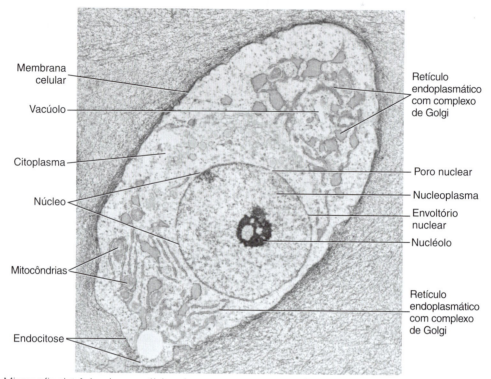

Figura 7.1 Micrografia eletrônica de uma célula e dos seus componentes mais evidentes, como a membrana celular e o núcleo.

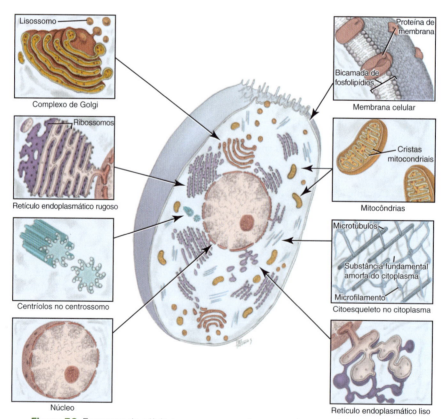

Figura 7.2 Esquema da célula com suas organelas e membrana celular detalhadas.

A membrana celular está associada a muitos dos mecanismos de junções intercelulares e a outras funções da célula.

O **citoplasma** inclui a parte semifluida ou semilíquida contida nos limites demarcados pela membrana celular, bem como por um sistema esquelético de suporte, ou citoesqueleto (discutido posteriormente neste capítulo). O citoplasma, além de conter várias estruturas, também contém espaços ou cavidades denominados **vacúolos citoplasmáticos**.

TABELA 7.1 Componentes do corpo.	
Componentes do corpo	**Descrição e exemplos**
Célula	Menor unidade viva de organização: célula epitelial, neurônio, fibra muscular (como miócito), condrócito, osteócito, fibroblasto, eritrócito, macrófago, espermatozoide
Tecido	Conjunto de células especializadas e com morfologia semelhante: epitélio, tecido nervoso, tecido muscular, cartilagem, tecido ósseo, tecido conjuntivo, tecido sanguíneo
Órgão	Parte independente do corpo formada por tecidos: pele, cérebro, coração, fígado
Sistema	Órgãos que funcionam em conjunto: sistema nervoso central, sistema respiratório, sistema imunológico, sistema circulatório

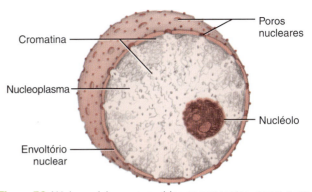

Figura 7.3 Núcleo celular e seus vários componentes, como a cromatina, o nucleoplasma, o envoltório nuclear (carioteca ou envelope nuclear), os poros nucleares e o nucléolo.

ORGANELAS CELULARES

As **organelas citoplasmáticas** são estruturas especializadas metabolicamente ativas no interior da célula (ver Figuras 7.1 e 7.2). As organelas permitem que cada célula funcione de acordo com seu código genético. Além disso, elas também subdividem a célula em compartimentos. As principais organelas da célula incluem o núcleo, as mitocôndrias, os ribossomos, o retículo endoplasmático, o complexo de Golgi e os lisossomos.

Núcleo celular

O **núcleo celular** é a organela da célula de maior tamanho, de maior densidade e de fácil visualização quando a célula é examinada microscopicamente (Figura 7.3, ver Figuras 7.1 e 7.2). O núcleo é encontrado em todas as células do corpo humano, exceto nos glóbulos vermelhos maduros do sangue, que em sua maioria, possuem um único núcleo. No entanto, algumas células são multinucleadas, como os osteoclastos e as células do tecido muscular esquelético (ver Figuras 8.15 e 8.18).

O principal ácido nucleico que está mergulhado no nucleoplasma é o ácido desoxirribonucleico (DNA), na forma de **cromatina**, que se apresenta semelhante a um pontilhado difuso quando a célula é vista microscopicamente em baixa potência. Em uma célula em divisão ativa, a cromatina se condensa e forma os **cromossomos**, com aspecto de um discreto bastão, podendo ser observados microscopicamente (Tabela 7.2). Cada cromossomo apresenta um **centrômero**, uma área de constrição pouco corada (mais clara), situada próxima ao seu centro. Os cromossomos são compostos por duas **cromátides** (ou cromátides-irmãs), estruturas filamentosas ou em fio que estão unidas pelo centrômero durante a divisão celular. Após a divisão celular, os principais segmentos dos cromossomos tornam-se novamente desenrolados e dispersos entre os outros componentes do nucleoplasma (a cromatina encontra-se desespiralizada), como antes.

O núcleo é o "banco de dados" da célula, porque armazena o seu código genético. A partir de sua sequência de nucleotídios na cromatina, o DNA (ácido desoxirribonucleico) e o RNA (ácido ribonucleico) traduzem as informações que contêm instruções para tudo que a célula é e para o que ela se tornará. Desse modo, eles controlam todas as funções que a célula executa. O núcleo também é o "centro de comando" da célula e controla as outras organelas celulares; ele é influenciado pelo que ocorre tanto dentro da célula quanto fora dela. Só determinados genes são "ativados" para participar da produção de proteínas específicas em determinado momento.

As mensagens químicas que resultam na ativação ou desativação dos genes no núcleo provêm do citoplasma, onde, por sua vez, são geradas como resultado da interação entre a membrana plasmática e o ambiente extracelular. Embora os genes contenham a totalidade de possibilidades da célula, o ambiente celular dita qual dessas possibilidades de diferenciação, crescimento, desenvolvimento e especialização será expressa.

Como seria de se esperar, o núcleo está constantemente ativo. Antes da divisão celular, o novo DNA deve primeiro ser sintetizado e cada gene deverá ser replicado. Esses genes, duplicados e localizados no interior dos cromossomos, são separados em dois conjuntos durante a divisão celular. No núcleo, três tipos muito importantes de RNA são produzidos: as moléculas de RNA mensageiro (mRNA), que são cópias complementares de segmentos distintos de DNA; as moléculas de RNA transportador (RNAt), capazes de se ligar e transportar, especificamente, unidades de aminoácidos para a síntese das proteínas; e as moléculas de RNA ribossômico (RNAr), que serão discutidas posteriormente.

Além de todas as atividades associadas à divisão celular, os genes no DNA comandam seletivamente a síntese de milhares de enzimas e de outras proteínas integrais e citoplasmáticas, bem como quaisquer produtos secretórios. Esse processo envolve a transcrição de informações de várias partes das moléculas de DNA em novas fitas de mRNA, que carregam as instruções codificadas para o citoplasma, onde ocorrerá o processamento da informação (do código genético) por meio do processo de tradução, com a participação de RNAt, do RNAr e de aminoácidos.

A parte fluida no interior do núcleo é o **nucleoplasma**, o qual contém moléculas importantes usadas na construção de ribossomos, ácidos nucleicos e outros materiais nucleares. O núcleo é circundado pelo **envoltório nuclear** (membrana nuclear ou carioteca), uma membrana semelhante à membrana celular, exceto pelo fato de apresentar-se duplicada. O envoltório nuclear está associado a muitas outras organelas da célula. Ele pode ser perfurado por **poros nucleares**, que atuam como vias de comunicação entre o nucleoplasma, no interior do núcleo, e o citoplasma, externo a ele. O número e a distribuição desses poros nucleares variam com o tipo celular, com o grau de atividade da célula e com os estágios do nível de diferenciação do mesmo tipo celular.

Contido no interior do núcleo está o **nucléolo**, uma estrutura nuclear proeminente e arredondada, localizada centralmente no nucleoplasma quando a célula é observada microscopicamente (ver Figura 7.3). O nucléolo produz, principalmente, RNAr e os nucleotídios dos dois outros tipos de RNA. Sem um nucléolo,

TABELA 7.2 Ciclo celular.

Fases do ciclo celular	Estruturas microscópicas	
Interfase: fases G1, S, G2 Período entre duas divisões celulares sucessivas, no qual a célula dedica-se ao seu crescimento, metabolismo, substituição de organelas e produção de substâncias, o que inclui a replicação da cromatina e do centrossoma	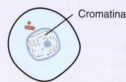	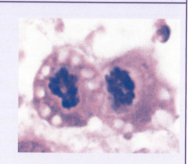
Fases da mitose		
Prófase A cromatina se condensa e se transforma em cromossomos. Os centríolos replicados migram para polos opostos da célula. A membrana nuclear e o nucléolo se desintegram	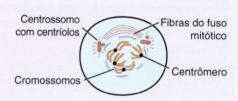	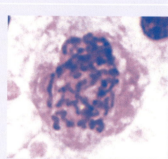
Metáfase Os cromossomos migram de modo que seus centrômeros fiquem alinhados no plano equatorial da célula. O fuso mitótico é formado	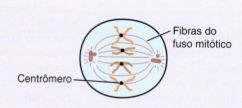	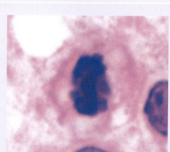
Anáfase Os centrômeros se dividem e cada cromossomo se separa em duas cromátides. As cromátides migram para polos opostos da célula, tracionadas pelo fuso mitótico	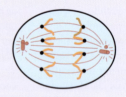	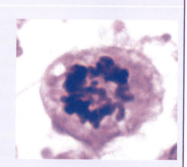
Telófase Ocorre a divisão em duas células filhas (citocinese). A membrana nuclear reaparece	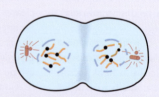	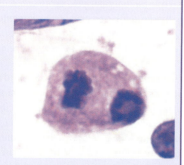

Fotomicrografias de Stevens A, Lowe J. *Human Histology*. 5th ed. St. Louis: Elsevier; 2010.

nenhuma atividade de síntese de proteína ocorreria na célula; ele atua de forma semelhante a uma "prefeitura", no gerenciamento da atividade dentro da célula. Os papéis do nucléolo e dos ribossomos com RNAr na síntese de proteínas são discutidos mais adiante.

Mitocôndria

As **mitocôndrias** são as organelas mais numerosas na célula. Elas estão associadas à conversão de energia e, portanto, são consideradas as "centrais elétricas" da célula (ver Figuras 7.1 e 7.2). São a principal fonte de trifosfato de adenosina (ATP, do inglês *adenosine triphosphate*) e, por isso, a sede de muitas reações metabólicas. Microscopicamente, as mitocôndrias se assemelham a pequenos sacos com um saco maior encaixado no seu interior, uma vez que esse saco é dobrado sobre si mesmo. Essas dobras internas formam cristas e existem para aumentar a área de superfície, o que permite uma maior concentração de determinadas proteínas e moléculas enzimáticas específicas envolvidas na respiração celular aeróbica. Na matriz dessa organela, localizada internamente às cristas, são encontrados DNA mitocondrial, grânulos de cálcio e de magnésio, enzimas, eletrólitos e água. Uma matriz é um meio circundante a uma estrutura, conforme discutido no **Capítulo 6**.

A maior parte da energia da célula é proveniente da mitocôndria, produzida por duas vias de respiração celular aeróbica. Isso envolve tanto o ciclo de Krebs (ou ciclo do ácido cítrico), com seu sistema multienzimático, quanto as vias do hidrogênio, as quais utilizam complexos enzimáticos de uma cadeia de transporte de elétrons. Além de fornecer energia, as mitocôndrias ajudam no equilíbrio citoplasmático das concentrações de água, cálcio e outros íons do citoplasma. As células com numerosas mitocôndrias também são conhecidas por altos níveis de atividade, como os fibroblastos "jovens" na mucosa oral saudável; o inverso é observado com as mudanças celulares encontradas na doença periodontal inflamatória, apresentando menor quantidade de mitocôndrias nos fibroblastos "mais antigos" (ver **Capítulo 8**). Isso também pode explicar a possível inter-relação entre duas doenças inflamatórias relevantes, a doença periodontal e a doença cardiovascular (DCV).

Ribossomos

Os **ribossomos** são as minúsculas organelas em forma de esfera presentes nas células (ver Figura 7.2). Os ribossomos são produzidos no nucléolo a partir do RNAr e de moléculas de proteína, mas são montados no citoplasma. Eles funcionam como "fábricas móveis de proteínas" para a célula; sua localização muda com base no tipo de proteína que está sendo produzida na célula. Eles podem estar localizados no interior das mitocôndrias, livres no citoplasma ou aderidos às membranas, seja à membrana nuclear externa, seja à superfície do retículo endoplasmático rugoso (discutido a seguir).

Os ribossomos também podem ser encontrados isoladamente ou formando agregados no interior da célula. Até 30 ribossomos isolados podem ser anexados sequencialmente a uma única molécula de mRNA, com cada ribossomo produzindo sua própria cópia de proteína à medida que segue seu caminho ao longo do comprimento do transcrito de mRNA. Dentro desses ribossomos, os aminoácidos livres vão sendo unidos de acordo com uma ordem específica determinada pelo transcrito de mRNA, correspondente à sequência da cadeia de proteína necessária.

Retículo endoplasmático

O **retículo endoplasmático** (RE) é assim referido porque está mais concentrado na região interna ou endoplasmática da célula em comparação com a região periférica ou ectoplasmática (ver Figuras 7.1 e 7.2). O RE consiste em canais ou cisternas membranáceas paralelos e ligados à membrana. Todas as membranas do RE se interconectam, formando microscopicamente um sistema de canais e dobras, o qual é contínuo com o envoltório nuclear, semelhante a um sistema de "rodovias" para a célula.

O RE pode ser classificado como liso (agranular) ou rugoso (granular). Isso é determinado pela ausência ou presença de ribossomos, o que dá a cada uma dessas estruturas microscópicas certa textura externa diferente, bem como uma função específica. O retículo endoplasmático liso (REL), que é livre de ribossomos, ao ser observado no microscópio, parece possuir uma textura lisa na superfície. O retículo endoplasmático rugoso (RER), conforme discutido anteriormente, é pontilhado com ribossomos em sua superfície externa, o que o faz parecer microscopicamente áspero ou rugoso.

A camada externa do envoltório nuclear se conecta aos dois tipos de retículos endoplasmático da célula, o liso e o rugoso. As funções primárias do RE são a alteração, o armazenamento, a secreção e, finalmente, o transporte de proteínas que são sintetizadas pelos ribossomos para serem utilizadas em outras regiões da célula, ou até mesmo fora dela.

Complexo de Golgi

Uma vez que a proteína recém-sintetizada foi modificada pelo RE, ela é transferida para o **complexo de Golgi** (ou aparelho de Golgi) para subsequente secreção, empacotamento e transporte dos componentes proteicos, como um "centro de distribuição" da célula (ver Figuras 7.1 e 7.2). Depois do núcleo, o complexo de Golgi é a segunda maior organela e é composto de pilhas de 3 a 20 sacos vesiculares achatados, formados por membranas lisas e dispostos paralelamente uns aos outros.

Vesículas de moléculas proteicas provenientes do RER fundem-se com o complexo de Golgi, transferindo essas moléculas para serem, posteriormente, modificadas, concentradas e empacotadas pelo complexo de Golgi. Após a modificação e o empacotamento, o complexo de Golgi armazena grande número dessas moléculas em uma vesícula de membrana única e, em seguida, as encaminha à superfície celular para serem liberadas pelo processo de exocitose. Essas moléculas de proteína, que incluem hormônios, enzimas e outros produtos de secreção, são liberadas para o meio extracelular ou para o interior de capilares, à medida que essas vesículas se fundem com a membrana celular. Esses produtos que são reunidos no complexo de Golgi podem incluir substâncias como produtos secretórios mucosos para as glândulas salivares ou insulina para o pâncreas.

As modificações das moléculas de proteínas realizadas pelo complexo de Golgi incluem a adição de carboidratos, o que forma glicoproteínas, como ocorre na produção de muco. O complexo de Golgi também pode remover parte de uma cadeia polipeptídica, como ocorre no caso da insulina. Além disso, essa organela não apenas prepara proteínas para exportação por meio do processo de exocitose, mas também produz uma organela separada, os lisossomos (discutidos a seguir).

Lisossomos

Os **lisossomos** são organelas produzidas pelo complexo de Golgi e funcionam na digestão intracelular e na digestão extracelular pela célula (ver Figura 7.2). Essa função digestiva se deve à sua capacidade de lisar ou digerir vários resíduos e materiais estranhos no interior ou ao redor da célula, o que ocorre durante a fagocitose, como um "sistema de esgoto" para a célula (Figura 7.4). Os lisossomos quebram muitos tipos de moléculas com poderosas enzimas hidrolíticas e digestivas presentes no seu interior (ver Figura 8.15). A principal enzima hidrolítica dos lisossomos é a hialuronidase. Os lisossomos são vesículas delimitadas por membrana que se desenvolvem como um broto que se evagina da extremidade de um dos sacos achatados do complexo de Golgi. As enzimas dos

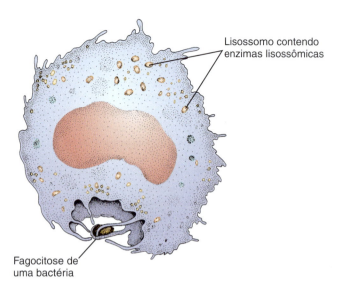

Figura 7.4 Fagocitose, que é a incorporação e a digestão de resíduos sólidos e de materiais estranhos (como a bactéria mostrada aqui) por um glóbulo branco do sangue (monócito), por meio da degradação enzimática de partículas no interior dos seus lisossomos. (De Fehrenbach MJ. Inflammation and repair. In: Ibsen OAC, Phelan JA, eds. *Oral Pathology for Dental Hygienists*. 7th ed. St. Louis: Elsevier; 2018.)

lisossomos são originalmente produzidas no RER e, depois, transportadas para serem empacotadas no complexo de Golgi, onde os lisossomos se originam.

À medida que as substâncias se degradam em partículas suficientemente simples e pequenas, os produtos aproveitáveis são transportados, por difusão, do interior dos lisossomos para o citoplasma, a fim de serem incorporados a novas moléculas que estão sendo sintetizadas, o que caracteriza um tipo de "reciclagem" celular. O material não digerível permanece no interior do lisossomo e se torna um corpo residual. Então, ele migra para a superfície da célula, para ser liberado por exocitose, ou permanece como um resíduo remanescente no lisossomo e se torna uma inclusão citoplasmática (discutido posteriormente neste capítulo). Embora todas as células, com exceção dos eritrócitos (glóbulos vermelhos), sejam capazes de alguma atividade digestiva, outras células, como certos tipos de leucócitos ou glóbulos brancos (p. ex., neutrófilos), diferenciaram-se para se especializar em processos digestivos, especialmente durante a fagocitose (ver Figura 8.17). A fagocitose é muito ativa na junção entre o tecido gengival saudável e a superfície do dente (ver **Capítulo 10**).

Centrossomo

O **centrossomo** é uma organela densa, com formato um tanto ovalado e que contém um par de estruturas cilíndricas, os **centríolos** (ver Figura 7.2). O centrossomo está localizado sempre próximo ao núcleo, o que é importante, pois desempenha um papel significativo na formação do aparelho do fuso mitótico durante a divisão celular. Existem dois centríolos no interior do centrossomo, cada um composto de trincas de microtúbulos dispostas em uma estrutura de padrão cilíndrico circular que, quando observado por suas extremidades, lembra uma estrela. A unidade centríolo-centrossomo é autorreplicativa e sem ela uma célula do corpo não é capaz de se reproduzir (discutido posteriormente neste capítulo).

Citoesqueleto

O interior da célula possui consistência intermediária entre líquido e gel. Além disso, há um sistema tridimensional de sustentação, como um andaime celular, chamado **citoesqueleto** (CSK, do inglês *cytoskeleton*) (ver Figura 7.2). Os componentes do citoesqueleto incluem os microfilamentos, os filamentos intermediários e os microtúbulos, como um arranjo em rede móvel de componentes estruturais e contráteis distribuídos por todo o citoplasma da célula. Esse arranjo confere a estabilidade básica à célula como um todo e funciona como vigas reforçadas de sustentação. Também atua compartimentando o citoplasma, criando "vias expressas" preferenciais para o movimento de moléculas formadas pelos processos celulares.

Tanto os **microfilamentos** quanto os **microtúbulos** consistem em proteínas especializadas. Os microfilamentos são delicadas estruturas microscópicas semelhantes a fios (filamentosas). Os microtúbulos são estruturas microscópicas tubulares, ocas e delgadas, que podem aparecer individualmente, em duplas ou em trincas. Os microtúbulos auxiliam os microfilamentos na manutenção do formato geral da célula e no transporte de materiais intracelulares. Além disso, os microtúbulos formam a estrutura interna dos cílios e dos flagelos, dos centríolos e do fuso mitótico para a divisão celular (discutido mais adiante neste capítulo).

Certas células exibem projeções que ajudam na movimentação de substâncias ao longo da superfície da célula ou no deslocamento da célula inteira no ambiente extracelular. Quando as projeções celulares são mais curtas e mais numerosas, são consideradas **cílios**; quando as projeções são mais longas e estão em menor número, são consideradas **flagelos**.

Tanto as projeções ciliares quanto os flagelos são úteis na reprodução humana. Um ovócito é impulsionado no interior da tuba uterina pelos cílios das células que a revestem, e os espermatozoides são impulsionados por seu próprio flagelo (ver Figura 3.1). Estruturalmente, não há grande diferença entre cílios e flagelos, exceto por seus relativos comprimentos. Ambos são constituídos de pares de múltiplos microtúbulos que formam um anel em torno de dois microtúbulos únicos. Os cílios também são observados na mucosa respiratória que reveste a cavidade nasal e os seios paranasais movimentando o muco que recobre a superfície desse tipo de tecido epitelial (epitélio respiratório) (ver Figura 11.20).

Os **filamentos intermediários** são estruturas microscópicas filamentosas e espessas de vários tipos e são semelhantes a fios dentro da célula. Um tipo de filamento intermediário, os **tonofilamentos**, tem um papel importante nas junções intercelulares (discutido posteriormente neste capítulo). Outro tipo de filamento intermediário é aquele que forma a queratina, encontrado em alguns epitélios mais espessos, muitos dos quais podem estar na cavidade oral, como ocorre na gengiva, bem como na superfície da língua (ver Figura 9.4).

INCLUSÕES CITOPLASMÁTICAS

A célula também contém **inclusões**, que são substâncias metabolicamente inertes e são consideradas transitórias ao longo do tempo na célula (ver Figura 7.2). Isso inclui massas de produtos químicos orgânicos e muitas vezes são reconhecíveis microscopicamente. Essas inclusões são liberadas pela célula e usadas conforme a necessidade. Os lipídios e o glicogênio podem ser decompostos para obtenção de energia a partir das inclusões na célula. A melanina é armazenada na forma de inclusões em certas células da pele e da mucosa oral, sendo responsável pela pigmentação desses tipos de tecido (ver Figuras 9.23 e 9.24). As inclusões também incluem corpos residuais, que são lisossomos velhos e seu material digerido.

DIVISÃO CELULAR

A **mitose** é um tipo de divisão celular e um processo complexo que envolve muitas organelas celulares (ver Tabela 7.2). Ela ocorre durante o crescimento ou a regeneração do tecido e sua atividade depende do tempo de vida de cada célula. Antes da divisão celular, o DNA é replicado durante a **interfase** como parte do ciclo celular, o qual corresponde ao "período de vida" da célula. A interfase possui três fases: Gap 1 ou *G1* (fase inicial de repouso, que apresenta o crescimento e o funcionamento celular); síntese ou *S* (síntese do DNA celular por duplicação); e Gap 2 ou *G2* (a segunda fase de repouso que retoma o crescimento e o funcionamento celular).

Após a interfase, ocorre a mitose com a divisão do material nuclear da célula, de modo que resulta na produção de duas células-filhas idênticas entre si e também à célula-mãe (ver **Capítulo 3**). Assim, ao mesmo tempo, os outros componentes citoplasmáticos da célula também são divididos. A divisão celular que ocorre durante a mitose consiste em quatro fases: **prófase**, **metáfase**, **anáfase** e **telófase**; a divisão celular é seguida, novamente, de interfase, e assim o ciclo celular geral continua (ver novamente a Tabela 7.2).

MATRIZ EXTRACELULAR

As células de cada tecido são circundadas por matriz extracelular, que é formada por fluido tissular e pela substância intercelular.[a] O **fluido tissular** (ou líquido intersticial) fornece um meio ou matriz para dissolução, mistura e transporte de substâncias, também é o local onde ocorrem reações químicas. Semelhante ao plasma sanguíneo em seu conteúdo de íons e substâncias passíveis de difusão, o fluido tissular contém uma pequena quantidade de proteínas plasmáticas.

O fluido tissular chega ao redor das células do tecido e se difunde através das paredes dos capilares, como um filtrado do plasma sanguíneo. Em seguida, esse fluido tecidual é drenado de volta ao sangue, como linfa, através de vasos linfáticos, pelo processo de osmose (**Capítulo 8**). A quantidade de fluido tissular varia de tecido para tecido, com pequenas variações periódicas em qualquer tecido. A resposta inflamatória, em um tecido lesionado, pode ocasionar um acúmulo excessivo desse fluido, o que acarreta um aumento do volume tecidual, inchaço ou edema (ver Figura 10.8).

A **substância intercelular** (ou substância fundamental amorfa) é um material amorfo, incolor e transparente, no qual as células de um tecido estão embebidas; ela também preenche os espaços entre as células em um tecido. A substância intercelular atua como uma barreira contra a penetração de substâncias estranhas no tecido, bem como um meio para a troca de gases e substâncias metabólicas. As células circundantes produzem a substância intercelular, e um dos seus elementos mais comuns é o ácido hialurônico.

JUNÇÕES INTERCELULARES

Algumas células de vários tecidos são unidas por mecanismos de **junções intercelulares**. Essas junções são ligações ou conexões mecânicas formadas entre as células e também entre as células e as superfícies não celulares adjacentes. Com a formação dessas junções intercelulares, as membranas celulares de diferentes células se aproximam, mas não ficam completamente aderidas. São necessários microscópios de alta resolução para poder visualizar essas junções, as quais aparecem como corpos densos. Todas as junções intercelulares envolvem algum tipo de dispositivo de ancoragem intrínseca. Esse sistema de fixação inclui uma placa de ancoragem localizada no interior da célula, bem como em tonofilamentos ou tonofibrilas adjacentes.

Certas junções intercelulares encontradas entre as células presentes nas camadas mais superficiais da pele ou da mucosa oral são os **desmossomos** (Figura 7.5). O desmossomo aparece com um aspecto discoide e, como tal, pode ser comparado a um "ponto de solda" na estrutura tecidual. As junções desmossômicas são desfeitas durante a renovação do tecido e, em seguida, são refeitas em novos locais, conforme a migração das células, como ocorre durante o processo de reparo após uma lesão na pele ou na mucosa oral (ver Figura 8.3).

As células do estrato espinhoso, regularmente arredondadas e até certo ponto volumosas, apresentam-se com um aspecto espinhoso ou com margens pontiagudas, pois ainda mantêm sua forte adesão

---

[a]N.R.T.: Muitos autores descrevem a matriz extracelular como sendo composta do fluido tissular (líquido intersticial) – no qual estão dissolvidos moléculas e íons, formando a substância fundamental amorfa – e pelos elementos fibrosos, constituídos de proteínas estruturais e adesivas.

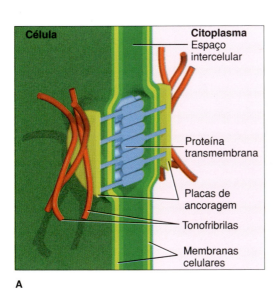
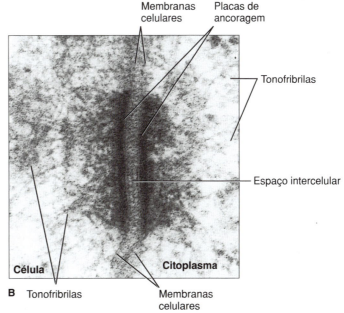

Figura 7.5 Junção intercelular por meio de um desmossomo. **A.** Diagrama. **B.** Fotomicrografia eletrônica de uma junção intercelular. A adesão intercelular entre as membranas plasmáticas é mediada por proteínas transmembrana. Esse tipo de junção ocorre na epiderme da pele (apresentada aqui), bem como no epitélio da mucosa oral. Observe a placa de ancoragem, que é um sistema de fixação com a participação de tonofilamentos ou tonofibrilas. (De Lowe JS, Anderson PG. *Stevens and Lowe's Human Histology*. 5th ed. St. Louis: Elsevier; 2020.)

estrutural às células vizinhas por meio dos desmossomos. A presença desses "espinhos" pode estar associada à presença de um artefato de técnica histológica, quando as células do epitélio pavimentoso estratificado são fixadas para permitir o estudo microscópico. As células desidratadas individualmente encolhem-se em decorrência dos produtos químicos de fixação, como resultado da perda de parte do material citoplasmático, porém se mantêm unidas pelos desmossomos (ver Figura 9.8).

Outro tipo de junção celular é formado por um **hemidesmossomo** (metade de um desmossomo), o qual envolve a ancoragem de uma célula a uma superfície não celular adjacente (Figura 7.6). Esse tipo de ancoragem permite a junção entre o epitélio e o tecido conjuntivo, como ocorre com a membrana basal na pele e na mucosa oral (ver Figura 8.4). O sistema de ancoragem de um hemidesmossomo assemelha-se à metade de um desmossomo, porque envolve uma placa de fixação menor e tonofibrilas presentes apenas no lado celular. Portanto, tem a aparência de um disco mais delgado, pois a superfície não celular é incapaz de produzir a outra metade desse mecanismo de ancoragem. Os hemidesmossomos também participam como um mecanismo que permite a ancoragem da gengiva na superfície do dente pela aderência epitelial (ver Figuras 10.6 e 10.7), que é semelhante à fixação entre as unhas e os leitos ungueais adjacentes.

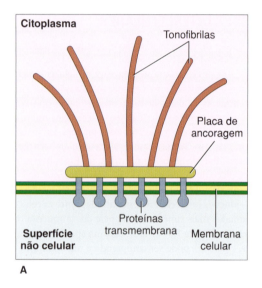
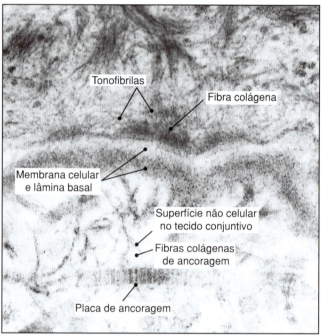

Figura 7.6 Junção celular entre uma célula com seu citoplasma e superfície não celular por meio de um hemidesmossomo. **A.** Diagrama. **B.** Fotomicrografia eletrônica. A ancoragem das células a uma superfície não celular adjacente é feita pela adesão da superfície não celular mediada por proteínas transmembrana. Esse tipo de junção ocorre na membrana basal entre o epitélio e o tecido conjuntivo da derme da pele, como também entre o epitélio e a lâmina própria da mucosa oral (como ilustrado aqui), bem como na junção do tecido gengival com a superfície do dente. Observe as pequenas placas de ancoragem dos hemidesmossomos e as tonofibrilas no lado celular. (De Lowe JS, Anderson PG. *Stevens and Lowe's Human Histology.* 5th ed. St. Louis: Elsevier; 2020.)

8

Tecidos Básicos

OBJETIVOS DO APRENDIZADO

1. Definir as palavras-chave deste capítulo.
2. Discutir as propriedades básicas do tecido.
3. Descrever as propriedades do tecido epitelial, de modo que inclua sua histologia, classificação, regeneração, renovação e reparo.
4. Descrever as propriedades da membrana basal, de modo que inclua sua histologia.
5. Integrar o estudo da histologia epitelial e da membrana basal ao posterior estudo da histologia dental.
6. Discutir as propriedades do tecido conjuntivo, de modo que inclua sua histologia, classificação, renovação, regeneração e reparo.
7. Descrever as propriedades especializadas do tecido conjuntivo.
8. Descrever as propriedades do tecido cartilaginoso, de modo que inclua sua histologia, desenvolvimento, reparo e envelhecimento.
9. Descrever as propriedades do tecido ósseo, de modo que inclua sua histologia, desenvolvimento, remodelação, reparo e envelhecimento.
10. Descrever as propriedades do tecido sanguíneo (sangue), plasma e dos componentes do sangue.
11. Integrar o estudo da histologia básica do tecido conjuntivo à compreensão das considerações clínicas da região orofacial.
12. Descrever as propriedades, as classificações e a histologia dos músculos.
13. Descrever as propriedades e a histologia do tecido nervoso, bem como as divisões do sistema nervoso.
14. Identificar os componentes de cada tecido básico por meio de diagramas.
15. Integrar o estudo da histologia dos tecidos muscular e nervoso ao posterior estudo da histologia dental.

PROPRIEDADES BÁSICAS DOS TECIDOS

Os profissionais da área odontológica devem ter conhecimento e compreensão clara da histologia dos tipos básicos de tecidos orgânicos antes de estudar os tipos específicos de tecidos presentes na cavidade oral e em regiões associadas da face e pescoço. Essas informações ajudarão os profissionais da odontologia, durante o atendimento clínico, a compreender totalmente os processos que envolvem renovação e reparo teciduais e o processo de envelhecimento, para promover a saúde orofacial, bem como os processos patológicos subjacentes que podem ocorrer nessas regiões.

Como foi discutido no **Capítulo 7**, a menor unidade viva de organização no corpo é a célula, porque cada célula é capaz de realizar quaisquer funções necessárias sem a ajuda de outras células (ver Figuras 7.1 e 7.2). Também foi discutido que um grupo de células com características semelhantes, no que se refere à forma e à função, são agrupadas para formar um tecido orgânico ou histológico (ver Tabela 7.1). Um tecido é um conjunto de células especializadas semelhantes que se agrupam para formar os órgãos.

Os diferentes tipos de tecido são classificados, de acordo com suas características principais, em quatro tipos histológicos básicos. Esses quatro tipos básicos de tecidos histológicos incluem o tecido epitelial, o tecido conjuntivo, o tecido muscular e o tecido nervoso (Tabela 8.1). Além disso, esses tipos básicos de tecido têm subcategorias ou subclassificações que atendem a funções especializadas. É durante o desenvolvimento pré-natal que as camadas das células embrionárias se diferenciam em vários tipos teciduais embriológicos básicos. Isso inclui o ectoderma, o mesoderma e o endoderma, os quais, posteriormente, formarão os tipos teciduais básicos do corpo (ver Tabela 3.4).

A maioria dos tecidos do corpo sofre **renovação** e **regeneração**; conforme as células individuais morrem e são removidas do tecido, novas tomam seus lugares. A renovação é a substituição natural de um tecido e, portanto, de um órgão; é produzida pelo crescimento e pela diferenciação de novas células e substâncias intercelulares. A renovação ocorre por meio da multiplicação do mesmo tipo celular de tecido que foi seu precursor (em caso de regeneração, é para reparar o tecido destruído). A renovação é um processo fisiológico contínuo que ocorre com a maioria dos tipos de tecido e na maioria dos órgãos. A regeneração possui princípio semelhante e ocorre em lesões teciduais, como em doenças. No entanto, o esmalte dental é um exemplo de tipo de tecido que, após sua formação, torna-se acelular; por isso, infelizmente, não sofre renovação e regeneração.

O **período de renovação** (do inglês *turnover time*) é o tempo necessário para que as células recém-divididas sejam completamente substituídas em toda a extensão do tecido. O período de renovação é diferente para cada um dos tipos básicos de tecido, assim como para cada uma das regiões específicas da cavidade oral. Uma compreensão mais completa do período de renovação pode ser uma futura base para entender e combater o processo de envelhecimento, bem como os processos de doenças no corpo, no sentido de serem retardados ou evitados, incluindo aquelas que ocorrem na cavidade oral (ver **Capítulo 9**).

PROPRIEDADES DO TECIDO EPITELIAL

O **epitélio** é o tecido que cobre e reveste as superfícies externas e internas do corpo, o que inclui vasos e pequenas cavidades. O epitélio não serve apenas como um revestimento ou uma cobertura protetora, mas também está envolvido na absorção, secreção, sensibilidade e outras funções especializadas do tecido. Por conta de sua formação como uma barreira epitelial, esse tecido protege as estruturas internas mais complexas de ataques ou lesões físicas, químicas e patogênicas, bem como da desidratação e da perda de calor.

Conforme a classificação individual, o tecido epitelial pode ser derivado de qualquer uma das três camadas das células embrionárias, com base na localização durante o desenvolvimento. É importante para os profissionais da área odontológica saber que tanto o epitélio da pele quanto o da mucosa oral são de origens semelhantes, o ectoderme. Em comparação, aqueles tecidos epiteliais que revestem os tratos respiratório e digestivo são de origem endodérmica, e aqueles que revestem o trato urinário são derivados do mesoderma.

TABELA 8.1 Classificação básica dos tecidos histológicos.

Tecidos	Tipos: exemplos
Tecido epitelial	Simples: pavimentoso, cúbico, colunar (ou prismático), pseudoestratificado
	Estratificado: pavimentoso (queratinizado ou não queratinizado), cúbico, colunar (ou prismático), transicional
Tecido conjuntivo	Sólido e mole: tecido conjuntivo propriamente dito, especializado (adiposo, fibroso, elástico, reticular)
	Sólido e firme: tecido cartilaginoso
	Sólido e rígido: tecido ósseo
	Líquido: tecido sanguíneo, linfa
Tecido muscular	Involuntário: tecido muscular liso, tecido muscular estriado cardíaco
	Voluntário: tecido muscular estriado esquelético
Tecido nervoso	Aferente: sensitivo
	Eferente: motor

HISTOLOGIA DO TECIDO EPITELIAL

Em geral, o tecido epitelial é constituído de células poliédricas agrupadas e circundadas por pouquíssima ou quase nenhuma substância intercelular ou líquido intersticial (Figura 8.1). O epitélio é avascular, sem suprimento de sangue próprio. A nutrição celular, composta de oxigênio e metabólitos, é obtida por difusão a partir do tecido conjuntivo subjacente, o qual, geralmente, é altamente vascularizado e compartilha sua fonte de nutrição.

Esse tecido é capaz de rápida renovação celular. Na verdade, o epitélio é altamente regenerativo, porque suas células germinativas na camada mais profunda são capazes de se reproduzir por mitose (ver Tabela 7.2). As células epiteliais geralmente sofrem diferenciação celular à medida que se movem das camadas germinais mais profundas para a superfície do tecido, onde são desprendidas ou perdidas. Uma exceção ao processo de maturação celular é o epitélio juncional da região sulcular da gengiva, na qual o epitélio está aderido à superfície do dente.

Geralmente, as células epiteliais estão fortemente unidas umas às outras por junções intercelulares fornecidas pelos desmossomos, exceto nas camadas mais superficiais (ver Figura 7.5). Em alguns casos, as células epiteliais também se unem fortemente às superfícies não celulares adjacentes por hemidesmossomos, como ocorre na sua relação com a membrana basal (ver Figura 7.6), bem como com o epitélio juncional da região sulcular da gengiva, aderido à superfície do esmalte dental (ver Figuras 10.6 e 10.7).

A membrana basal está localizada entre a maioria dos tecidos epiteliais e o tecido conjuntivo mais profundo, como ocorre na pele e na mucosa oral. Os componentes da membrana basal são produzidos tanto pelas células epiteliais sobrejacentes quanto pelo tecido conjuntivo subjacente (discutido posteriormente neste capítulo).

CLASSIFICAÇÃO DO TECIDO EPITELIAL

O tecido epitelial pode ser classificado em duas categorias principais baseadas na disposição em camadas de células, simples e estratificada (ver Tabela 8.1). O **epitélio simples** consiste em uma única camada de células epiteliais. A subclassificação do tecido dependerá dos diferentes tipos de células epiteliais, de acordo com a estrutura ou formato celular; eles podem ser classificados como simples pavimento (pavimentoso ou escamoso), simples cúbico (cuboidal ou cuboide) ou simples prismático (colunar ou cilíndrico) (Tabela 8.2).

O epitélio simples pavimentoso consiste em células epiteliais semelhantes a placas achatadas ou **escamosas**, que revestem vasos sanguíneos e linfáticos, coração e cavidades serosas, bem como interfaces nos pulmões e rins. O **endotélio** refere-se ao epitélio simples pavimentoso que reveste os vasos e as cavidades serosas.

O epitélio simples cúbico é constituído por células em forma de cubo (cuboides) que revestem os ductos de várias glândulas, como ocorre em certo segmento dos ductos das glândulas salivares (ver Figura 1.6). O epitélio simples prismático é constituído por altas células retangulares, como acontece no revestimento de outros ductos das glândulas salivares, bem como no epitélio interno do esmalte de um germe dentário em maturação, cujas células se tornam ameloblastos formadores de esmalte (ver Figuras 6.9 a 6.12).

O epitélio também pode ser considerado **epitélio pseudoestratificado colunar**, cuja denominação se faz pertinente visto que, ao ser observado no microscópio óptico com baixo poder de resolução (ampliação de menor potência), aparece falsamente com múltiplas camadas de células (núcleos em níveis diferentes de altura), isso dá a ideia de que há mais de uma camada (Figura 8.2). Entretanto, na realidade, em uma análise microscópica com maior aumento (visto com uma ampliação de maior potência), observa-se que esse tecido é formado por uma única camada de células com diferentes alturas. Dessa forma, esse é um tipo epitelial simples, porque todas as células estão alinhadas e mantêm contato com a superfície interna da membrana basal, mesmo que nem todas alcancem a superfície externa do tecido. O epitélio colunar pseudoestratificado reveste o trato respiratório superior, o que inclui a cavidade nasal e os seios paranasais (ver Figura 11.20). Esse tipo de epitélio pode ou não apresentar cílios na superfície do tecido (ver **Capítulo 7**).

Em contraste com o epitélio simples, o **epitélio estratificado** é constituído por duas ou mais camadas de células, mas apenas a camada mais profunda está em contato com a membrana basal (ver Tabela 8.1). É importante ressaltar que apenas o formato da célula da camada mais superficial do epitélio é utilizado para determinar a classificação do epitélio estratificado. Desse modo, o epitélio estratificado pode ser formado por células epiteliais cúbicas, prismáticas, pavimentosas ou por uma combinação desses tipos de células, como observado no epitélio de transição.

A maioria dos tecidos epiteliais encontrados no corpo consiste em **epitélio estratificado pavimentoso**, que inclui as camadas superficiais da pele e da mucosa oral (ver Figuras 8.1 e 8.7 e **Capítulo 9**).

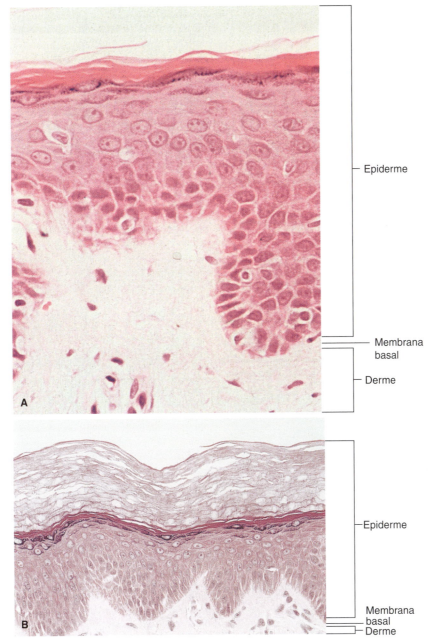

Figura 8.1 Seções microscópicas da pele. A epiderme e a derme (**A** e **B**) da pele são, respectivamente, o tecido epitelial e o tecido conjuntivo. Uma membrana basal está localizada entre esses dois tipos de tecido. (**A**, Stevens A, Lowe J. *Human Histology*. 5th ed. St. Louis: Elsevier; 2020. **B**, da coleção de Bernhard Gottlieb, cortesia de James McIntosh, PhD, Assistant Professor Emeritus, Department of Biomedical Sciences, Baylor College of Dentistry, Dallas.)

Apenas as camadas mais superficiais desse tecido são células achatadas ou planas; as células mais profundas variam de cúbicas, mais profundas, a poliédricas, mais superficiais. As interdigitações na interface do epitélio, mais superficial, com o tecido conjuntivo, mais profundo, aparecem como **cristas epiteliais** e **papilas conjuntivas** (papilas dérmicas, se forem na pele); entretanto, sempre há uma membrana basal localizada entre esses dois tecidos.

O epitélio estratificado pavimentoso pode ser queratinizado ou não queratinizado. O tecido não queratinizado é encontrado na maior parte mucosa oral, enquanto o epitélio queratinizado só é encontrado em algumas regiões da mucosa. A queratina encontrada dentro do tecido queratinizado é uma proteína rígida, fibrosa, opaca e impermeável à água, que impede a invasão de patógenos e resiste ao atrito (ver **Capítulo 9**). A queratina é produzida durante o processo de maturação das células epiteliais chamadas queratinócitos, à medida que elas migram das adjacências da membrana basal para a superfície do tecido queratinizado (ver Figura 9.4).

Outro exemplo de epitélio estratificado pavimentoso queratinizado é a **epiderme**, a qual é a camada mais superficial da pele (ver Figuras 8.1 e 8.7). A epiderme recobre uma membrana basal e as camadas subjacentes formadas por tecido conjuntivo (derme e hipoderme, respectivamente, que serão discutidas depois). A pele apresenta diferentes graus de queratinização, conforme a região do corpo. Áreas como as palmas das mãos e as plantas dos pés possuem uma camada mais espessa de queratina, o que forma calosidades. No entanto, a queratina na pele e na cavidade oral é menos densa e compacta em comparação com aquela mais endurecida e densamente compactada na entrada das unhas e dos pelos, como o cabelo.

TABELA 8.2 Tipos de células epiteliais.

Tipos das células: descrições e exemplo	Aspecto da estrutura microscópica do tecido*
Células pavimentosas: células achatadas ou planas com altura celular muito menor que a largura da célula Exemplo: endotélio	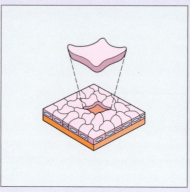 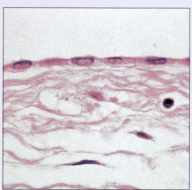
Células cúbicas: células em forma de cubo, com altura e largura celular aproximadamente equivalentes Exemplo: revestimento de um segmento do sistema de ductos da glândula salivar (ducto intercalar)	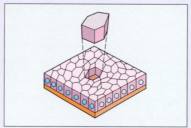 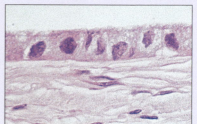
Células colunares: células retangulares, nas quais a altura da célula excede a largura celular Exemplo: revestimento de um segmento do sistema de ductos da glândula salivar (ducto estriado)	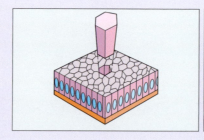 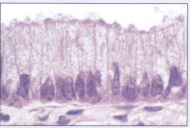

*Observar que essas células epiteliais são evidenciadas *apenas* dentro da classificação do tecido epitelial simples. Diagramas extraídos de Stevens A, Lowe J. *Human Histology*. 5th ed. St. Louis: Elsevier; 2020.

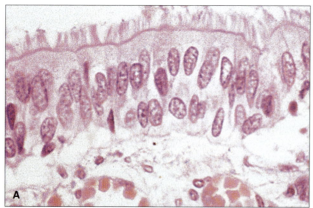 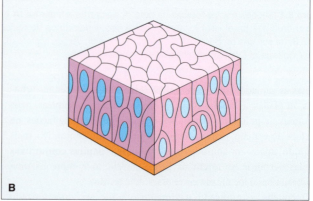

Figura 8.2 Epitélio colunar ou prismático pseudoestratificado. **A.** Fotomicrografia. **B.** Diagrama do tecido. Esse tipo de epitélio pode ser encontrado no revestimento do sistema respiratório. O tecido aparece falsamente como possuidor de várias camadas de células, quando observado ao microscópio em ampliação de baixa potência, pois os núcleos das células aparecem em níveis diferentes. Entretanto, na realidade, verifica-se que as células possuem diferentes alturas. Como todas as células têm relação direta com a membrana basal, é considerado um epitélio simples. (De Stevens A, Lowe J. *Human Histology*. 5th ed, St. Louis: Elsevier; 2020.)

RENOVAÇÃO E REPARAÇÃO DO EPITÉLIO

A renovação (ou *turnover*) do epitélio da pele e da mucosa oral ocorre como resultado da divisão celular. A renovação celular do epitélio ocorre à medida que as células mais profundas, recém-formadas, migram em direção à superfície do seu local de formação, próximo à membrana basal. Desse modo, o período de renovação é o tempo necessário para uma célula se dividir, passando por toda a mitose e migrando por toda a espessura do tecido. Para que ocorra a migração, as células se soltam de suas conexões desmossômicas, em suas junções intercelulares, e, após se movimentarem, as células as adquirem novamente em uma localização mais superficial.

O período de renovação é curto para todos os tecidos epiteliais quando comparado ao período do tecido conjuntivo. Esse tempo de renovação mais rápido (taxa de renovação) é resultado do nível mais elevado do índice mitótico das células em divisão, localizadas mais profundamente, próximas à membrana basal. Assim, as células epiteliais superficiais mais velhas se desprendem ou se perdem (descamação) na mesma proporção que as células germinais mais profundas se dividem em mais células durante esse período de renovação.

O período de renovação mais rápido varia ligeiramente entre os diferentes tipos de epitélios, mas, às vezes, de modo muito importante. Em geral, o epitélio da mucosa oral tem um período de renovação mais rápido que o epitélio da epiderme na pele (ver Tabela 9.6). Mais especificamente, no interior da cavidade oral, o epitélio da mucosa oral que reveste a bochecha (mucosa jugal ou da bochecha) tem um período de renovação mais rápido (14 dias) quando comparado ao epitélio que reveste a pele (20 a 30 dias). Isso também depende se se trata de um adulto mais jovem ou mais velho. Essa diferença se torna aparente quando os profissionais da área odontológica observam, com preocupação, lesões traumáticas da pele e da face que perduram por semanas, ao mesmo tempo que se animam ao observar uma rápida regeneração tecidual após o paciente morder acidentalmente a superfície do interior das bochechas, como ocorre ao se fazer radiografias dentais.

As diferenças no tempo de renovação são especialmente observadas durante o reparo ou cicatrização do tecido após a lesão. Imediatamente após uma lesão na pele ou na mucosa oral, um coágulo sanguíneo se forma na área, e a resposta inflamatória é desencadeada pelos glóbulos brancos do sangue (leucócitos) ao migrarem dos vasos sanguíneos para o interior dos tecidos (Figura 8.3). Se a fonte da lesão for eliminada, a reparação do tecido pode se iniciar dentro de alguns dias. As células epiteliais na periferia da lesão perdem seus desmossomos e, então, adquirem a capacidade de migrar para formar uma nova camada epitelial na superfície sob o coágulo.

Desse modo, o coágulo é muito importante no reparo do tecido epitelial e deve ser mantido nos primeiros dias desse processo, pois atua como um guia para a formação de uma nova superfície. O coágulo permanece úmido na cavidade oral, mas seco na pele, onde é denominado *crosta*. Mais tarde, depois que a superfície epitelial é reparada, o coágulo é decomposto por enzimas, pois não é mais necessário para a cura. O reparo do tecido epitelial é um processo que também está vinculado ao reparo no tecido conjuntivo mais profundo (discutido posteriormente neste capítulo).

PROPRIEDADES DA MEMBRANA BASAL

Conforme discutido anteriormente, a **membrana basal** é uma estrutura acelular delgada, localizada sempre entre qualquer forma de epitélio e o tecido conjuntivo subjacente, como observado na pele e na mucosa oral (Figura 8.4, ver Figuras 7.6 e 8.7). Esse tipo de estrutura está presente até mesmo entre os tipos de tecido do germe dental (órgão do esmalte, papila dental e folículo dental) durante o desenvolvimento do dente (ver Figura 6.7).

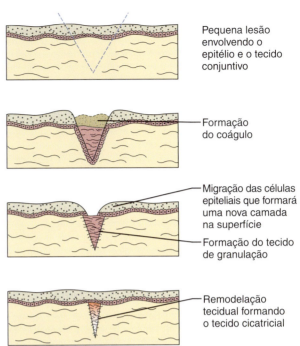

Figura 8.3 Processo de reparo da pele ou da mucosa oral após uma lesão. Observe a formação inicial do coágulo e a migração das células epiteliais do tecido intacto circunjacente, assim como a formação de tecido de granulação nos últimos estágios da reparação. Posteriormente, o tecido será remodelado e se formará o tecido cicatricial. (De Fehrenbach MJ. Inflammation and repair. In: Ibsen OAC, Phelan JA, eds. *Oral Pathology for Dental Hygienists*. 7th ed. St. Louis: Elsevier; 2018.)

HISTOLOGIA DA MEMBRANA BASAL

Os detalhes da membrana basal não são observados quando ela é visualizada por microscópio eletrônico de varredura ou óptico (de luz) com baixo poder de resolução; com esses equipamentos, apenas a sua localização poder ser indicada. Aparelhos com alto poder de ampliação e que permitam grandes aumentos, como aqueles proporcionados pelo microscópio eletrônico de transmissão, são necessários para visualizar os detalhes complexos da membrana basal. A membrana basal consiste em duas camadas, a *lâmina basal* e a *lâmina reticular*. Os termos "membrana basal" e "lâmina basal" são, muitas vezes, usados indistintamente como sinônimos, mas a lâmina basal é, na verdade, apenas uma parte da membrana basal. O uso de "lâmina basal" refere-se à microscopia eletrônica, enquanto o uso de "membrana basal" se refere à microscopia de luz, com menor potência.

A camada mais superficial da membrana basal é a **lâmina basal**, a qual é produzida pelas células epiteliais e possui cerca de 40 a 50 nm de espessura. Microscopicamente, a lâmina basal é constituída por duas subcamadas: a **lâmina lúcida**, camada transparente que está mais próxima ao epitélio, e a **lâmina densa**, camada mais densa que está mais próxima do tecido conjuntivo. A camada mais profunda da membrana basal é a **lâmina reticular**, exceto nos alvéolos pulmonares e nos rins, onde a lâmina reticular se funde com a lâmina basal. A lâmina reticular é constituída por fibras de colágeno e fibras reticulares, produzidas e secretadas pelo tecido conjuntivo subjacente (discutido mais adiante).

Os mecanismos de ancoragem também fazem parte da membrana basal. Eles envolvem hemidesmossomos, com sua placa de ancoragem, bem como tonofibrilas (tonofilamentos) provenientes do epitélio e **fibras colágenas de ancoragem** do tecido conjuntivo (ver Figura 7.6). As tonofibrilas do epitélio passam pela placa de ancoragem e formam alças, enquanto as fibras colágenas da lâmina

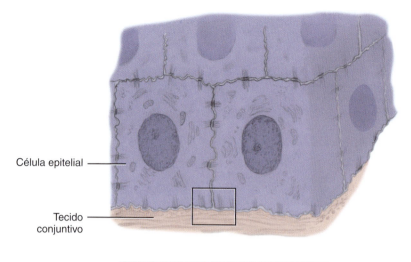
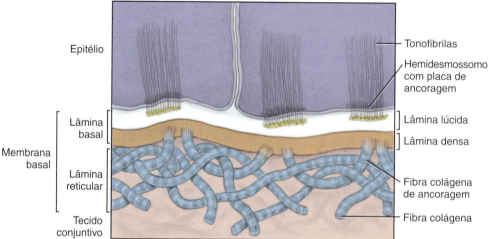

Figura 8.4 Membrana basal com sua lâmina basal e lâmina reticular. A observação em detalhe aproximado apresenta os dispositivos de fixação de uma célula epitelial, por meio de hemidesmossomos e tonofibrilas (tonofilamentos) com suas placas de ancoragem, e do tecido conjuntivo, conectando-os por meio de um sistema de fibras colágenas de ancoragem.

reticular entram na lâmina densa da membrana basal e laçam nela elementos estruturais, o que forma uma união flexível entre esses dois tipos de tecido.

É importante notar que a interface entre o epitélio e o tecido conjuntivo da pele e da túnica mucosa da boca, onde a membrana basal está localizada, não é bidimensional, conforme observado em cortes histológicos do tecido, formando cristas epiteliais e papilas do tecido conjuntivo (discutidas a seguir). Em vez disso, a interface consiste na interdigitação tridimensional dos dois tipos de tecido. Esse arranjo complexo aumenta a quantidade de área de superfície para a interface, o que proporciona maior resistência mecânica a esta última, bem como maior potencial de nutrição para o epitélio avascular suprajacente por meio do tecido conjuntivo bem vascularizado subjacente.

PROPRIEDADES DO TECIDO CONJUNTIVO

Quando analisado em conjunto, todo o **tecido conjuntivo** do organismo representa, em peso, o tipo de tecido básico mais abundante do corpo, mesmo que o epitélio seja o mais observado em exames clínicos do corpo. O tecido conjuntivo é derivado dos somitos durante o desenvolvimento pré-natal (ver Figura 3.13). As funções do tecido conjuntivo são tão variadas quanto seus tipos; o tecido conjuntivo está envolvido no suporte, ancoragem, acondicionamento, isolamento, armazenamento, transporte, reparo e defesa.

HISTOLOGIA DO TECIDO CONJUNTIVO

Comparado ao tecido epitelial, o tecido conjuntivo é geralmente composto de uma menor quantidade de células, que se encontram mais espaçadas umas das outras e contêm grandes quantidades de matriz entre elas (exceto para o tecido conjuntivo adiposo) (ver Figura 8.1). Dentro do tecido conjuntivo, a matriz é composta de substância intercelular e fibras.

A maior parte do tecido conjuntivo é renovável, porque suas células são capazes de se multiplicar por mitose e, até mesmo, de produzir sua própria matriz de substância intercelular e fibras. Na maioria dos casos, o tecido conjuntivo é vascularizado (exceto o tecido conjuntivo cartilaginoso), possuindo, cada um, seu próprio suprimento sanguíneo.

Células diferentes são encontradas nos diversos tipos de tecido conjuntivo. A célula mais comum em todos os tipos de tecido conjuntivo é o **fibroblasto** (Figura 8.5). Os fibroblastos sintetizam certos tipos de fibras proteicas e substâncias intercelulares necessárias para a sustentação do tecido conjuntivo. São células de morfologia fusiforme, aplainadas e alongadas, com processos citoplasmáticos em cada extremidade. Subpopulações de fibroblastos podem estar presentes dentro do tecido conjuntivo. Os fibroblastos são considerados células fixas no tecido conjuntivo, visto que não deixam o tecido para entrar no sangue, em comparação, por exemplo, com os glóbulos brancos, células dotadas de mobilidade.

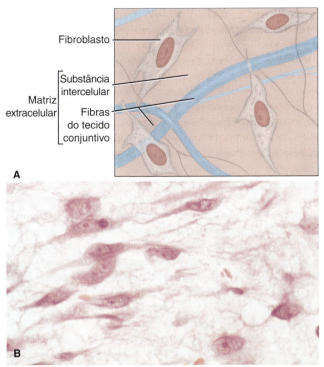

Figura 8.5 Fibroblastos. **A.** Diagrama. **B.** Fotomicrografia. Os fibroblastos estão no tecido conjuntivo frouxo e exibem seu formato de fuso (fusiforme). Essas células sintetizam as fibras do tecido conjuntivo, bem como a substância intercelular entre os componentes teciduais. (**B**, de Stevens A, Lowe J. *Human Histology*. 5th ed. St. Louis: Elsevier; 2020.)

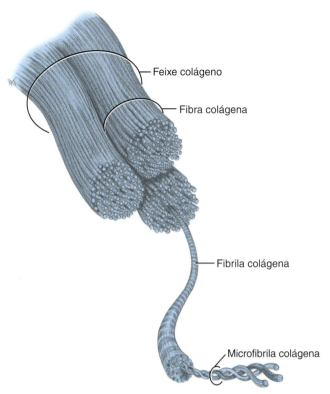

Figura 8.6 Feixe colágeno composto de fibras e suas subunidades menores, as fibrilas e as microfibrilas.

Os fibroblastos jovens, que estão ativamente envolvidos na produção de fibras e substância intercelular, parecem ter grandes quantidades de citoplasma, mitocôndrias e retículo endoplasmático rugoso. Os fibroblastos podem demonstrar envelhecimento e inatividade, apresentando junto uma redução do citoplasma, das mitocôndrias e do retículo endoplasmático rugoso, o que é evidente nos estágios finais da doença periodontal crônica avançada (ver **Capítulo 10**). Entretanto, se estimulados adequadamente durante o reparo, os fibroblastos podem reverter essas células para um estado de maior atividade.

Outras células encontradas no tecido conjuntivo incluem os leucócitos (glóbulos brancos) que migram do suprimento sanguíneo, como monócitos (no interior do tecido são designados como macrófagos), basófilos, mastócitos, linfócitos (incluem os plasmócitos associados) e neutrófilos (discutidos mais adiante neste capítulo). Outros tipos de células transitórias são ainda encontrados em classificações específicas do tecido conjuntivo e serão discutidos mais adiante neste capítulo.

Diferentes tipos de fibras proteicas são encontrados em vários tipos de tecido conjuntivo. O principal tipo de fibra do tecido conjuntivo encontrado no organismo são as **fibras colágenas** (da proteína colágeno) (Figura 8.6). O tecido que contém uma grande quantidade de fibras colágenas é considerado um **tecido conjuntivo fibroso**. Porém, a maioria dos tecidos conjuntivos (exceto sangue) contém alguma quantidade de fibras colágenas. Essas fibras de colágeno são compostas da proteína colágeno, o que inclui diferentes tipos que, demonstrados por estudos imunológicos, são caracterizados por apresentarem grande resistência à tração. Todas as fibras colágenas são compostas de subunidades menores, as **fibrilas**, que, por sua vez, são compostas de subunidades ainda menores, as **microfibrilas**, semelhantes a uma forte corda intacta composta de fios menores entrelaçados pelo mesmo material.

Mais de 29 tipos de colágenos foram identificados e descritos; entretanto, mais de 90% do colágeno no corpo ou nos tecidos fetais são compostos apenas pelos Tipos I a IV de colágeno (Tabela 8.3). O tipo mais comum de proteína de colágeno é o colágeno Tipo I, encontrado nos dentes, na lâmina própria da mucosa oral, na derme da pele, nos ossos, nos tendões e em praticamente todos os outros tipos de tecido conjuntivo. As células responsáveis pela síntese do colágeno Tipo I incluem os fibroblastos e os osteoblastos, os quais produzem fibras e substância intercelular do osso, e os odontoblastos, que produzem dentina (ver Figura 6.11).

TABELA 8.3 Tipos de colágeno.

Principais tipos de colágeno	Características e localizações
Tipo I	Tipo mais comum na derme da pele, no osso, nos tendões, bem como na lâmina própria da mucosa oral, na dentina, na polpa, no periodonto, na mandíbula; em praticamente todo o tecido conjuntivo do corpo
Tipo II	Localizado em cartilagens hialina e elástica
Tipo III	Localizado no tecido de granulação, produzido rapidamente por fibroblastos jovens antes de ser sintetizado o tipo mais resistente (colágeno Tipo I); portanto, comumente encontrado com o colágeno Tipo I; principal componente das fibras reticulares, mas também encontrado nas paredes das artérias, na pele, nos intestinos e no útero
Tipo IV	Localizado nas lâminas basais da membrana basal, na lente do olho, no sistema de filtração dos capilares e nos glomérulos renais dos néfrons

As **fibras elásticas** são outro tipo de fibra, compostas de microfilamentos agregados à proteína elastina, o que resulta em um tipo de tecido bastante elástico. Assim, esse tecido tem a capacidade de ser extensível (de esticar) e retornar à sua forma original após a retração ou distensão. Certas regiões da cavidade oral, como o palato mole, contêm fibras elásticas no tecido conjuntivo da lâmina própria para permitir os movimentos desse tipo de tecido (ver Figura 9.10).

O aparecimento das **fibras reticulares** está relacionado com os tecidos embrionários em desenvolvimento e, portanto, são mais raramente encontradas no corpo adulto. As fibras reticulares são compostas da proteína reticulina, são muito delgadas e se ramificam, formando uma rede ou malha entremeada nos tecidos que as contêm. No entanto, o tecido conjuntivo reticular ainda predomina nos linfonodos e no baço de um adulto.

CLASSIFICAÇÃO DO TECIDO CONJUNTIVO

Um método de classificação do tecido conjuntivo leva em consideração a sua consistência, que pode ser macia (mole), firme, rígida ou de natureza líquida (ver Tabela 8.1). O tecido conjuntivo mole inclui o tecido encontrado nas camadas mais profundas da pele e da mucosa oral, como o tecido conjuntivo propriamente dito. O tecido conjuntivo firme consiste em diferentes tipos de cartilagem. A forma rígida e dura do tecido conjuntivo constitui o osso. Já o tecido conjuntivo líquido forma o sangue, com todos os seus componentes, e a linfa.

TECIDO CONJUNTIVO PROPRIAMENTE DITO

O tecido conjuntivo mole pode ser classificado como frouxo, denso ou especializado. Ambos os tipos de tecido conjuntivo frouxo e denso são encontrados juntos em duas camadas adjacentes, como o **tecido conjuntivo propriamente dito**. O tecido conjuntivo propriamente dito é encontrado profundamente sob o epitélio e sob a membrana basal, nas camadas mais profundas da pele e da túnica mucosa da boca.

O tecido conjuntivo propriamente dito da pele é a **derme**, que está localizada profundamente na epiderme (discutida anteriormente; Figura 8.7, ver Figura 8.1). Ainda mais profundamente à derme está a **hipoderme**, um tecido subcutâneo que é composto de tecido conjuntivo frouxo e tecido adiposo. Este último, por sua vez, é um tipo de tecido conjuntivo especializado, bem como o tecido glandular, os grandes vasos sanguíneos e os nervos. Ainda mais profundamente à hipoderme podem estar presentes cartilagens, ossos e/ou músculos, conforme a região do corpo. Na mucosa oral, o tecido conjuntivo profundo propriamente dito é denominado lâmina própria (equivalente à derme na pele), e o tecido conjuntivo ainda mais profundo que pode estar presente é a submucosa, semelhante à hipoderme (ver Figuras 9.1 e 9.6).

Tecido conjuntivo propriamente dito frouxo

A camada superficial da derme da pele e da lâmina própria da mucosa oral é composta de **tecido conjuntivo propriamente dito frouxo** ou simplesmente **tecido conjuntivo frouxo** (ver Figura 8.7). Tanto na derme quanto na lâmina própria da túnica mucosa da boca, essa camada de tecido conjuntivo frouxo também é denominada **camada papilar** (zona papilar conjuntiva). A camada papilar forma **papilas de tecido conjuntivo frouxo**, as quais se interdigitam com as cristas epiteliais, discutidas anteriormente. Essa camada papilar não apresenta predomínio de nenhum elemento de tecido conjuntivo em excesso; todos os componentes da camada papilar estão presentes em quantidades iguais. Assim, quantidades iguais de células, substância intercelular, fibras e líquido intersticial apresentam-se arranjados de forma frouxa e irregular. Essa camada frouxa de tecido conjuntivo propriamente dito funciona como um coxim protetor para as estruturas mais profundas do corpo.

Tecido conjuntivo propriamente dito denso

Mais profundamente ao tecido conjuntivo frouxo encontra-se o **tecido conjuntivo propriamente dito denso** ou simplesmente **tecido conjuntivo denso**, como ocorre nas camadas mais profundas da derme e da lâmina própria (ver Figura 8.7). Semelhante ao tecido conjuntivo frouxo, os mesmos componentes característicos do tecido conjuntivo estão presentes. No entanto, ao contrário do tecido conjuntivo frouxo, o tecido conjuntivo denso é fortemente

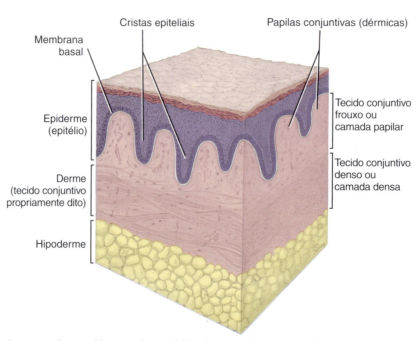

Figura 8.7 Pele com suas duas camadas, a epiderme e derme. A hipoderme está presente profundamente à derme. Observar as cristas epiteliais da epiderme que se interdigitam com as papilas do tecido conjuntivo da derme (papilas dérmicas).

compactado, possui arranjo mais regular e também consiste, principalmente, em fibras proteicas, que lhe conferem resistência.

O tecido conjuntivo denso na derme e na lâmina própria também é conhecido como **camada densa** (**camada reticular** ou zona conjuntiva reticular). Portanto, a camada densa está localizada profundamente à camada papilar no tecido conjuntivo propriamente dito. Em contraste, tendões, aponeuroses e ligamentos são um tipo de tecido conjuntivo denso que tem um arranjo regular de fibras colágenas paralelas e com poucos fibroblastos.

Renovação e reparo do tecido conjuntivo

A renovação (*turnover*) do tecido conjuntivo propriamente dito da pele ou da mucosa oral ocorre como resultado da produção de fibras e substância intercelular pelos fibroblastos (ver Figura 8.5), o que também ocorre na regeneração. Outros tipos de célula também podem sofrer mitose e gerar células adicionais, como certas células brancas do sangue (leucócitos) e algumas células endoteliais. O período de renovação total do tecido conjuntivo propriamente dito é mais lento (ou mais longo) que o do epitélio sobrejacente; também são observadas variações individuais de região para região.

Quando lesionado, o tecido conjuntivo propriamente dito, tanto da pele quanto da túnica mucosa da boca, passa por estágios de reparo que estão, por sua vez, relacionados com os eventos no epitélio mais superficial (ver Figura 8.3). Após a formação do coágulo e de uma resposta inflamatória desencadeada pelos leucócitos, os fibroblastos migram para produzir um tecido conjuntivo imaturo profundamente ao coágulo e à nova camada superficial do epitélio recém-formado.

Esse tecido conjuntivo imaturo é denominado **tecido de granulação**, possui poucas fibras colágenas e maior quantidade de vasos sanguíneos. O tecido de granulação apresenta-se clinicamente como um tecido de aspecto amolecido, mais avermelhado e que sangra facilmente após uma lesão ou cirurgia, como na cavidade oral após a exodontia de um dente. Além disso, esse tecido pode se tornar abundante e interferir no adequado processo de reparo. Dessa forma, pode ser necessária a remoção cirúrgica do excesso de tecido de granulação para permitir o reparo adequado; isso ocorre, às vezes, após uma doença periodontal crônica avançada.

Posteriormente, durante o processo de reparo, esse tecido de granulação temporário é substituído por um tecido cicatricial mais pálido e de consistência endurecida (mais firme) na área. A palidez é explicada pelo fato de que o tecido cicatricial contém uma elevada quantidade de fibras colágenas e uma menor quantidade de vasos sanguíneos. A quantidade de tecido cicatricial é variável, dependendo do tipo e do tamanho da lesão, da quantidade de tecido de granulação e da movimentação do tecido após a lesão. Curiosamente, a pele mostra maior produção de tecido cicatricial, tanto clínica quanto microscopicamente, após o reparo, quando comparada à mucosa oral. Essa diferença pode ser baseada nas diversas origens do desenvolvimento dos tecidos, o que produz diferentes tipos de fibroblastos e, portanto, diferentes tipos de fibras.

O processo de reparo também pode ser afetado por hormônios, como observado com glicocorticoides sistêmicos (p. ex., cortisona), que impedem o reparo por deprimir a reação inflamatória ou por inibir o crescimento de fibroblastos, a produção de colágeno e a formação de células endoteliais. Estresse sistêmico, tireoidectomia, testosterona, hormônio adrenocorticotrófico (ou corticotrofina, ACTH) e grandes doses de estrogênio suprimem a formação do tecido de granulação e prejudicam a regeneração e a cura. A progesterona aumenta e acelera a vascularização do tecido de granulação e parece aumentar a suscetibilidade do tecido gengival à lesão mecânica, o que causa dilatação dos vasos marginais.

 Considerações clínicas sobre o processo de envelhecimento da pele

Ao nascimento, a pele ainda não desenvolveu uma camada protetora suficiente e ainda não promoveu a síntese de células imunológicas. Muitas vezes, a pele parece ser transparente; portanto, é sensível a danos e deve ser protegida por roupas extras e ser mantida longe de estresse ambiental. Na puberdade, o desenvolvimento glandular e dos pelos, bem como do sistema imunológico, começam a funcionar em um ritmo acelerado, propiciando proteção extra à pele contra o ambiente externo. Durante esse período, a pele apresenta-se em um estado metabólico muito ativo, mas ainda permanece vulnerável à sensibilização por alergênios.

Por volta dos 20 anos, no entanto, a pele começa a se deteriorar e, próximo dos 50 anos, ela entra em um rápido ritmo de degradação devido ao processo de envelhecimento. As fibras colágenas começam a se desestruturar; as fibras elásticas enrijecem e tornam-se espessas, isso enruga a pele. As glândulas sebáceas da pele cessam a produção de sua secreção e diminuem a produção de melanina, o que leva a uma cor mais pálida e aos cabelos grisalhos. As células de queratina (queratinócitos) também cessam a sua produção e, mesmo com a queratina já produzida, a pele torna-se fina e rígida.

O mais importante para os profissionais da odontologia é que a pele, com esse processo de envelhecimento, passa a cicatrizar-se de forma precária após uma lesão (consulte a discussão anterior), com os fibroblastos tendo então menor capacidade de replicação (considerada senescência replicativa). A pele também se torna suscetível a estados de doença que incluem inflamação (como dermatite), infecção (como herpes-zoster) e câncer (como o carcinoma basocelular e o melanoma). O dano solar provocado pela exposição à luz ultravioleta acelera o processo de envelhecimento da pele, assim como o aumento da toxicidade ambiental (como o uso crônico de álcool e tabaco) (ver Figura 1.8 para dano solar dos lábios). O envelhecimento da mucosa oral será discutido mais detalhadamente nos **Capítulos 9** e **10**.

PROPRIEDADES DO TECIDO CONJUNTIVO ESPECIALIZADO

O tecido conjuntivo especializado inclui o tecido adiposo, o tecido elástico e o tecido reticular. O **tecido conjuntivo adiposo** é um tecido adiposo que se encontra sob a pele, ao redor dos órgãos e em várias articulações, bem como em regiões da mucosa que reveste a cavidade oral. Ao contrário da maioria dos tecidos conjuntivos, esse tipo de tecido conjuntivo possui células compactadas estreitamente próximas, com pouca ou nenhuma matriz intercelular. Depois dos fibroblastos, o tipo de célula predominante nesse tecido é o adipócito, que armazena gordura intracelularmente.

O **tecido conjuntivo elástico** possui em sua matriz grande número de fibras elásticas, que combinam resistência e elasticidade, como observado no tecido das pregas vocais. O **tecido conjuntivo reticular** é uma delicada rede de fibras reticulares entrelaçadas que formam uma estrutura de suporte (arcabouço de sustentação) para vasos sanguíneos e órgãos internos.

PROPRIEDADES DA CARTILAGEM

A **cartilagem** é formada por um tecido conjuntivo firme, mas flexível, não mineralizado (Figura 8.8). Ela constitui a maior parte do esqueleto temporário do embrião e, após o nascimento, serve como suporte estrutural para certos tecidos moles. Além disso, a cartilagem serve como um modelo ou molde para o desenvolvimento subsequente de certos ossos do corpo. Ela também está presente nas superfícies articulares da maioria das articulações com maior liberdade de movimento, como a articulação temporomandibular (ATM) (ver Figura 19.3).

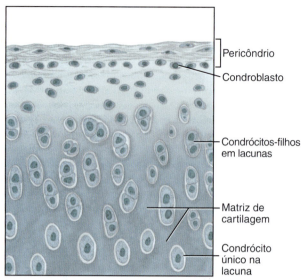

Figura 8.8 Cartilagem, incluindo suas células, os condroblastos e os condrócitos, bem como a camada externa de pericôndrio, que é uma bainha conjuntiva germinativa.

Histologia da cartilagem

A cartilagem é composta de células e matriz. Sua matriz ou meio extracelular circundante é composto de fibras, principalmente colágenas, e substância intercelular. Assim, a composição da matriz é semelhante à dos tecidos conjuntivos moles, exceto pelo fato de que a matriz cartilaginosa se apresenta mais firme. O tecido conjuntivo que envolve a maior parte da cartilagem (exceto nas articulações) é o **pericôndrio**, uma bainha de tecido conjuntivo denso fibroso que contém vasos sanguíneos. Como a própria cartilagem é avascular (sem vasos sanguíneos), ela recebe sua nutrição desse tecido circundante associado.

Dois tipos de células encontradas na cartilagem são os **condroblastos imaturos**, que ficam adjacentes à camada profunda do pericôndrio e produzem a matriz cartilaginosa, e os **condrócitos**, que são condroblastos maduros responsáveis pela manutenção da matriz cartilaginosa (ver Figura 8.8). Após a produção da matriz da cartilagem, os condrócitos ficam rodeados ou envolvidos pela matriz e se aprisionam. Apenas um pequeno espaço circunda o condrócito dentro da matriz, a **lacuna**.

Existem três tipos de cartilagem: a hialina, a elástica e a fibrosa (fibrocartilagem), cada uma com características histológicas ligeiramente diferentes. Os histologistas acreditam que essa distinção entre os tipos de cartilagem não deve ser enfatizada demais e que a maioria das cartilagens apresenta uma combinação dos diferentes tipos.

A **cartilagem hialina** é o tipo mais comum encontrado no corpo e contém apenas fibras colágenas como parte de sua matriz. As fibras colágenas associadas à cartilagem hialina são muito mais delgadas que aquelas presentes no tecido conjuntivo denso; portanto, é um tipo mais frágil. A cartilagem hialina pode ser encontrada no esqueleto embrionário e nos centros de crescimento subsequentes, como o do processo condilar da mandíbula (ver Figura 19.4). Todas as cartilagens iniciam seu desenvolvimento como cartilagem hialina e, então, são modificadas para constituir os outros dois tipos de cartilagem, de acordo com a necessidade.

A **cartilagem elástica** é semelhante à hialina, exceto por apresentar em sua matriz numerosas fibras elásticas, além de suas numerosas fibras colágenas. A cartilagem elástica é encontrada na orelha externa, na tuba auditiva, na epiglote e nas partes da laringe que precisam de sua natureza elástica.

A **fibrocartilagem** nunca é encontrada isolada e funde-se gradualmente com a cartilagem hialina adjacente, como acontece em algumas partes mais externas dos ossos da articulação temporomandibular (ATM) (ver Figura 19.3). Ao contrário da cartilagem elástica, a fibrocartilagem não é meramente uma modificação da cartilagem hialina. Em vez disso, ela é um tipo de tecido cartilaginoso de transição entre a cartilagem hialina e o tecido conjuntivo denso de tendões e ligamentos. As suas células são aprisionadas em cápsulas de matriz, o que lhe confere grande resistência à tração. Ao contrário das cartilagens elástica e hialina, a fibrocartilagem não apresenta uma camada verdadeira de pericôndrio que a recobre.

Desenvolvimento da cartilagem

A cartilagem pode se desenvolver e crescer de duas maneiras diferentes: pelo crescimento intersticial e pelo crescimento aposicional, como ocorre com outros tecidos, por exemplo, o osso (ver **Capítulo 3**). O crescimento intersticial é o crescimento que ocorre no interior do tecido por meio da mitose de cada condrócito. Desse modo, produz-se um grande número de células-filhas dentro de uma única lacuna (cada uma das quais secreta mais matriz), expandindo, dessa forma, o tecido (ver Figura 8.8). Esse crescimento intersticial é importante no desenvolvimento de ossos que usam a cartilagem como modelo para sua própria formação durante a ossificação endocondral (discutida a seguir).

O crescimento aposicional é o crescimento que ocorre em camadas a partir da superfície externa do tecido, onde se encontram os condroblastos sob o pericôndrio. Essa camada de condroblastos está sempre presente na superfície externa da cartilagem para permitir o crescimento aposicional da cartilagem após uma lesão ou remodelação.

Reparo e envelhecimento da cartilagem

Ao contrário dos ossos, que são rígidos (o que será discutido a seguir), a cartilagem possui alguma flexibilidade resultante da composição da sua matriz; no entanto, não possui material inorgânico ou mineralizado. A cartilagem, ao contrário da maioria dos tecidos conjuntivos, é avascular. Assim como o tecido epitelial, esse tecido depende do tecido conjuntivo circundante para sua nutrição celular, como oxigênio e metabólitos. Como não tem vascularização própria, a cartilagem leva mais tempo para ser reparada que um osso, o qual é vascularizado, por exemplo. A cartilagem também não tem suprimento nervoso em seu tecido. Assim, mesmo quando submetida a trauma ou a procedimentos cirúrgicos, a cartilagem não produz sintomas excessivamente dolorosos.

Durante a reparação, a cartilagem avascular depende do tecido conjuntivo adjacente do pericôndrio para ser nutrida e, assim, transformar-se lentamente em cartilagem. Com essa transformação, a cartilagem recém-formada prolifera lentamente e preenche o defeito por crescimento aposicional. Em contraste com isso, a cartilagem madura fraturada é frequentemente unida por tecido conjuntivo denso e, se houver o início da vascularização, a cartilagem em cicatrização pode eventualmente ser substituída por osso.

A cartilagem se torna menos celular com a morte de seus condrócitos, o que ocorre conforme ela envelhece. Esse evento pode se iniciar para conter as fibras fixas em grupos paralelos ou, ainda, para formar áreas esparsas de mineralização. Essas áreas tendem a se aglutinar ou coalescer com o tempo, o que torna a cartilagem um tecido duro, quebradiço e com pouca flexibilidade. Além disso, em relação à articulação temporomandibular (ATM), pode se formar uma cartilagem anormal dentro do disco articular envelhecido, que geralmente é composto apenas de tecido conjuntivo fibroso denso, e isso pode resultar em dificuldades na movimentação (ver **Capítulo 19**).

PROPRIEDADES DOS OSSOS

A forma dura e rígida do tecido conjuntivo especializado que constitui a maior parte do esqueleto maduro é o **osso** (Figura 8.9). Desse modo, o osso serve como suporte protetor e estrutural (sustentação) para o tecido mole e como mecanismo de fixação. Ele também auxilia nos movimentos, fabrica células sanguíneas por meio de sua medula óssea vermelha, serve como um banco de energia por meio de sua medula amarela e é um depósito de cálcio e outros minerais. O osso também envolve as raízes dos dentes ao formar os alvéolos dentais por meio da cortical óssea do osso alveolar propriamente dito (ver Figura 14.14).

Como o osso é vascularizado e possui seu próprio suprimento de sangue, ele se regenera mais rapidamente em comparação com a cartilagem, a qual é avascular. Embora o osso seja rígido, é importante lembrar que ele não consiste em uma peça ou um bastão interno inanimado localizado no interior corpo, sendo movimentado pelos músculos esqueléticos. Em vez disso, é um tecido vivo e funcional do corpo. O osso sofre a maior diferenciação no seu desenvolvimento em relação a todos os outros tecidos conjuntivos.

Quando o osso é examinado superficialmente, observa-se que a sua superfície externa é revestida de **periósteo** (ver Figura 8.9). O periósteo é uma bainha de camada dupla de tecido conjuntivo denso. A camada externa contém os vasos sanguíneos e os nervos. Já a camada interna contém um estrato único de células que dão origem às células formadoras de tecido ósseo, os osteoblastos.

Profundamente ao periósteo existe uma densa camada de substância óssea compacta, o **osso compacto**. Mais internamente ao osso compacto está presente a substância óssea esponjosa, que forma o **osso esponjoso** ou **osso trabecular**. O osso compacto e o osso esponjoso possuem os mesmos componentes celulares, porém cada um apresenta um arranjo diferente desses componentes (discutido a seguir).

É importante ressaltar que as diferenças entre esses dois tipos de substância óssea incluem a quantidade relativa de osso sólido e também o tamanho e o número de espaços preenchidos por tecido mole em cada um; entretanto, não existe nenhum limite evidente entre esses dois tipos de substâncias em um osso em particular. Cada tipo de arranjo estrutural do tecido ósseo está localizado onde melhor atende às necessidades de resistência ou leveza do osso. O osso compacto é forte porque tem menos espaços preenchidos por tecido mole, motivo pelo qual também é mais pesado. Em contraste, o osso esponjoso é leve, porque é formado por traves (trabéculas) de osso sólido que se entrelaçam e se unem para formar uma rede ou uma trama (trabeculado); porém, não é tão forte, porque apresenta mais espaços preenchidos por tecido mole.

Internamente às camadas de osso compacto e esponjoso encontramos o **endósteo** (ver Figura 8.9), que reveste a cavidade medular do osso. O endósteo tem a mesma composição do periósteo, porém é mais delgado. Na parte mais interna do osso, de modo que preenche a cavidade medular, observa-se a **medula óssea**. É nessa substância gelatinosa que são encontradas as células-tronco do sangue, onde os linfócitos são produzidos e as células B amadurecem (discutido posteriormente). Essas células-tronco podem continuar a produzir a maioria dos componentes do sangue.

Histologia óssea

O osso é constituído por células e por uma matriz parcialmente mineralizada com cerca de 60% de material inorgânico ou mineralizado (Figura 8.10). Essa substância inorgânica é uma formação cristalina, constituída principalmente por **hidroxiapatita de cálcio**, cuja fórmula química que confere dureza ao osso é $Ca_{10}(PO_4)_6(OH)_2$. Esse mesmo tipo de cristal inorgânico é encontrado em diferentes porcentagens nos tecidos dentais e peridentais mineralizados, como o esmalte, a dentina e o cemento (ver Tabela 6.2 para comparação dos tipos de tecido duro dentário). Pequenas quantidades de outros minerais (como magnésio, potássio, carbonato de cálcio e flúor) também estão presentes. Esse material inorgânico é depositado na matriz entre as células ósseas. Tal matriz é composta de fibras orgânicas colágenas e substância intercelular.

A matriz óssea é inicialmente formada como **osteoide**, o qual, posteriormente, sofre mineralização. O osteoide é produzido pelos **osteoblastos**, células de formato cuboide que se originam dos fibroblastos. Os osteoblastos também atuam na mineralização tardia do osteoide para formar o osso. Sempre estará presente no periósteo uma camada de osteoblastos na superfície externa do osso compacto; essa camada permite a remodelação e a reparação de um osso lesado.

Dentro do osso totalmente mineralizado estão os **osteócitos**, que são os osteoblastos maduros e aprisionados na matriz extracelular. De forma semelhante aos condrócitos, o corpo celular do osteócito é circundado pela matriz óssea, exceto pelo espaço imediatamente ao seu redor, chamado lacuna. Os processos citoplasmáticos dos osteócitos irradiam-se para fora, em todas as direções dentro do tecido ósseo, e ficam localizados em pequenos canais tubulares da matriz, os **canalículos**. Esses canalículos proporcionam a interação entre os osteócitos de lacunas diferentes. No entanto, ao contrário dos condrócitos, os osteoblastos nunca sofrem mitose durante a formação do tecido e, portanto, apenas um osteócito é encontrado em cada lacuna.

A matriz da substância óssea compacta é formada por camadas intimamente justapostas, as **lamelas**. Os osteócitos estão aprisionados dentro e entre as lamelas, com seus processos citoplasmáticos no interior dos canalículos. Esse arranjo altamente organizado de lamelas concêntricas na substância óssea compacta é denominado **sistema de Havers** ou **haversiano**.

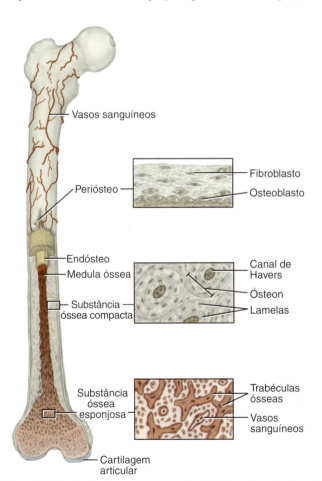

Figura 8.9 Anatomia do osso mostrando detalhes do periósteo e das substâncias ósseas compacta e esponjosa. Observe também o endósteo e a medula óssea.

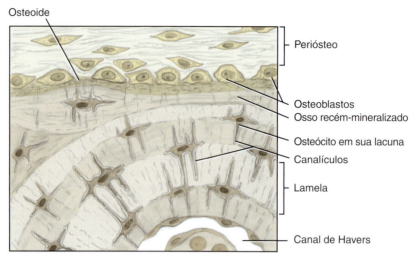

Figura 8.10 Histologia da substância óssea compacta. Observe as células do tecido ósseo, os osteoblastos e os osteócitos, bem como o periósteo com a bainha germinativa conjuntiva externa. A matriz óssea inicial (não mineralizada) ou osteoide irá, posteriormente, mineralizar-se, formando o osso primário e, em seguida, o osso secundário (maduro).

No sistema de Havers, essas lamelas formam camadas concêntricas de matriz em unidades ou estruturas ósseas cilíndricas denominadas **ósteons** (Figura 8.11). O ósteon é a unidade estrutural do osso compacto e consiste em 5 a 20 lamelas concêntricas. Esse arranjo no ósteon é como os anéis de crescimento em uma seção transversal do tronco de uma árvore. No entanto, ao contrário dos anéis das árvores, que se formam em média de um por ano, um sistema Havers inteiro é produzido ao mesmo tempo, sem importar o número de lamelas concêntricas que possam estar envolvidas.

O **canal de Havers** (**canal osteônico** ou **canal central**) é um canal vascular central no interior de cada ósteon e é circundado pelas lamelas. Ele contém vasos sanguíneos e nervos que o percorrem longitudinalmente, com uma pequena quantidade de tecido conjuntivo revestido de endósteo. Os canais de Havers se comunicam não apenas entre si, mas também com os processos dos osteócitos nos canalículos, fornecendo nutrição celular para o osso circundante. Esse sistema organizado do osso também é observado na estrutura do osso alveolar propriamente dito (ver Figura 14.15).

Localizados na região mais externa do sistema de Havers, na substância óssea compacta, estão os **canais de Volkmann** ou **canais de nutrientes**, que contêm os mesmos componentes vasculares e nervosos encontrados nos canais de Havers, sendo também revestidos de endósteo. Os canais de Volkmann possuem um trajeto oblíquo ou fazem um ângulo de 90° (ângulo reto) com os canais de Havers nos ósteons e se comunicam com eles, assim como com o suprimento sanguíneo externo ao osso, ligando os canais de Havers entre si. Esses canais mais perpendiculares são observados no interior do alvéolo dental, de modo que, às vezes, são chamados *placa* ou *lâmina cribriforme*, porque aparecem grosseiramente como orifícios perfurantes na cortical óssea (ver Figura 14.14B).

Em contraste com o osso compacto altamente organizado, o osso esponjoso tem sua matriz óssea formada por **trabéculas** ou por pedaços de matriz unidos entre si que formam um trabeculado entrelaçado (ver Figura 8.9). As lamelas da matriz da substância esponjosa não são organizadas em camadas concêntricas ao redor de um vaso sanguíneo central, como ocorre na substância óssea compacta, mas com seus anéis semelhantes às espículas cônicas. Os osteócitos nas lacunas, com seus processos citoplasmáticos, estão localizados entre as lamelas das trabéculas. Ao redor das trabéculas existem espaços preenchidos por tecido mole, constituídos por canais vasculares que

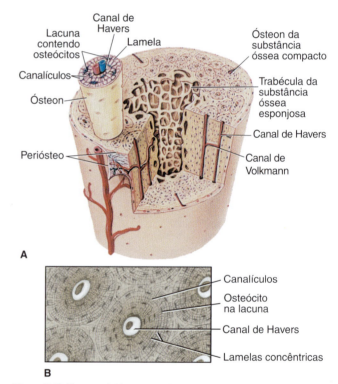

Figura 8.11 Sistema de Havers na substância óssea compacta. **A.** Lamelas formando os ósteons. Observe o canal de Volkmann e sua comunicação com vasos sanguíneos mais calibrosos, localizados na superfície do osso. **B.** Detalhe aumentado que destaca os ósteons com os canais de Havers, mais centrais, os osteócitos e os canalículos. (**A**, de Applegate EJ. *The Anatomy and Physiology Learning System*. 4th ed. St. Louis: Elsevier; 2011.)

contêm vasos sanguíneos, nervos e quantidades variáveis de tecido conjuntivo. Esses espaços também servem como fonte nutricional para a estrutura trabeculada da substância óssea esponjosa.

Desenvolvimento do osso

O desenvolvimento ósseo, ou **ossificação**, pode ocorrer por dois métodos de desenvolvimento: ossificação intramembranosa e ossificação endocondral. Os ossos produzidos por ambos os processos de desenvolvimento são microscopicamente iguais; apenas o processo de formação é diferente. **Ossificação intramembranosa** é a formação de osteoide entre duas camadas de tecido conjuntivo denso, que resulta na substituição da membrana conjuntiva mais externa (Figura 8.12). Durante a ossificação intramembranosa, as células mesenquimais se diferenciam em osteoblastos para formar a matriz não mineralizada, o osteoide.

A ossificação intramembranosa usa um método de crescimento aposicional semelhante ao da cartilagem, com a produção do osteoide em camadas. Posteriormente, o osteoide torna-se mineralizado para formar o osso primário. Alguns ossos do corpo (como os ossos achatados ou planos e a clavícula) podem se formar dessa forma, aumentando de tamanho com o tempo à medida que ocorre o crescimento aposicional ósseo. A maxila e a maior parte da mandíbula são formadas por ossificação intramembranosa (ver Figura 6.6 e **Capítulo 14**).

A **ossificação endocondral** é a formação do osteoide dentro de um modelo de cartilagem hialina, que subsequentemente se tornará mineralizada e morta (Figura 8.13). Os osteoblastos penetram na cartilagem em desintegração e formam centros de ossificação primários, os quais continuam a formação de osteoide em direção às extremidades do osso durante o desenvolvimento pré-natal. Desse modo, a matriz óssea substitui o modelo de cartilagem anterior. Esse tipo de ossificação usa, primeiramente, o método de crescimento intersticial do tecido cartilaginoso inicial para formar o modelo, ou padrão, do futuro formato do osso. Posteriormente, ocorre o crescimento aposicional do osteoide, com camadas ou lamelas depositadas no perímetro externo, para completar a massa óssea final dentro do modelo.

A maioria dos ossos longos do corpo é formada dessa maneira, por ossificação endocondral, o que permite o crescimento ósseo em comprimento a partir do interior do tecido. Mais tarde, após o nascimento, também são formados centros de ossificação secundários, que permitem a continuidade de crescimento dos ossos até o final da puberdade. Em particular, a cabeça da mandíbula (cabeça do processo condilar) é formada pela ossificação endocondral, que possui uma capacidade de crescimento multidirecional (ver **Capítulo 14** e Figura 19.4).

Independentemente de seu método de desenvolvimento, o osso também passa por estágios específicos semelhantes de desenvolvimento (Figura 8.14). O primeiro osso a ser produzido por qualquer um dos métodos de ossificação é o **osso imaturo** ou **osso primário**. Dentro do osso primário, as lamelas são indistintas em decorrência do arranjo irregular das fibras colágenas e das próprias lamelas, localizadas no sistema de Havers, como nas trabéculas.

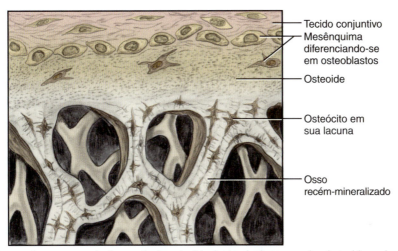

Figura 8.12 Ossificação intramembranosa, que é a formação de osteoide dentro de duas camadas de tecido conjuntivo denso e que substituirá esse tecido conjuntivo formado inicialmente. Durante a ossificação intramembranosa, o mesênquima se diferencia em osteoblastos para formar o osteoide, que, posteriormente, constitui o osso maduro.

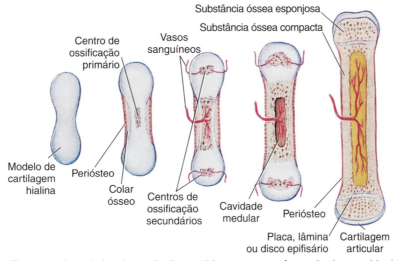

Figura 8.13 Processo de ossificação endocondral ao longo do desenvolvimento, com a formação do osteoide dentro de um modelo de cartilagem que, subsequentemente, se mineraliza e morre. Os osteoblastos penetram na cartilagem em desintegração e formam um centro de ossificação primário, que continua a formação de osteoide em direção às extremidades do osso durante o desenvolvimento pré-natal. Mais tarde, após o nascimento, formam-se centros de ossificação secundários para permitir a continuação do crescimento ósseo. (De Applegate EJ. *The Anatomy and Physiology Learning System*. 4th ed. St. Louis; Elsevier; 2011.)

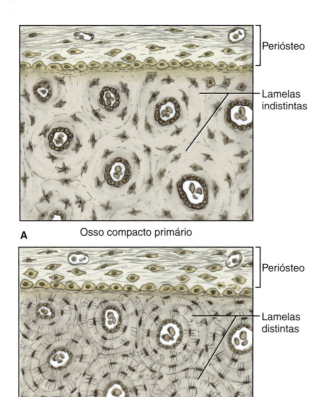

Figura 8.14 Estágios do desenvolvimento ósseo, nesse caso, do osso compacto, evidenciando do osso primário (**A**) ao osso secundário (**B**). Esses dois estágios ocorrem durante os dois métodos de ossificação, bem como durante o reparo ósseo.

O osso primário é um tecido temporário que é substituído pelo **osso secundário** ou **maduro**. Em contraste com o osso primário, o osso secundário tem um arranjo bem organizado de fibras colágenas e lamelas distintas. Conforme as necessidades específicas do osso em qualquer área, o osso secundário poderá constituir a substância óssea compacta ou esponjosa.

Remodelação, reparo e envelhecimento ósseo

É importante ter em mente que a estrutura geral de um osso não é estática e, portanto, nunca permanece a mesma. Ao longo da vida, os ossos do corpo são constantemente remodelados ou regenerados, apesar de sua aparência sólida. O osso sofre reabsorção do tecido em certas áreas e nova formação de osso em outras áreas. Esses dois processos ocorrem de forma equilibrada no interior de um corpo saudável para que a função do osso seja mantida. O crescimento aposicional pela formação de camadas no tecido ósseo, a partir da sua periferia, é realizado pelos osteoblastos, que mais tarde ficam presos como osteócitos (ver Figura 8.10).

Após a fratura óssea e durante o reparo ósseo, o osso também passa pelos estágios de formação óssea, não importando como o osso inicialmente se desenvolveu. Na área a ser reparada, o tecido ósseo, inicialmente, forma-se como osso primário, o qual amadurece em osso secundário para completar a sua regeneração (ver Figura 8.14). O reparo ósseo depende de suprimento sanguíneo adequado, presença de periósteo com osteoblastos ativos e níveis adequados de minerais e vitaminas disponíveis no organismo.

A reabsorção do osso envolve sua remoção (Figura 8.15). A célula que causa a reabsorção do osso é o **osteoclasto**. O osteoclasto é uma célula gigante multinucleada, localizada na superfície do osso secundário em uma ampla fossa rasa criada pela reabsorção, denominada **lacuna de Howship**. O osteoclasto é formado pela fusão de várias células sanguíneas de macrófagos (discutidas posteriormente neste capítulo). Cada osteoclasto contém um grande número de lisossomos em seu citoplasma, e seu conteúdo será descarregado no tecido circundante. Assim, as enzimas dos lisossomos quebram o osso quando o osteoclasto se fixa por meio de sua borda pregueada.

A **reabsorção localizada** ocorre em uma área específica de um osso como resultado de infecção, estresse mecânico alterado ou pressão sobre o osso, para que ele se adapte ao remover o tecido ósseo, por meio do processo de remodelação. Em contraste, a **reabsorção generalizada** ocorre no esqueleto todo e em quantidades ou taxas variáveis, em decorrência da atividade endócrina, com o objetivo de aumentar os níveis sanguíneos de cálcio e fosfato necessários ao corpo.

Microscopicamente, uma seção histológica transversal do osso exibe camadas relacionadas com o seu desenvolvimento, as quais se parecem com anéis de crescimento de um tronco de árvore, e, da mesma forma, semelhantes às observadas no cemento (ver Figuras 14.10 e 14.13). As **linhas de repouso**, ou **linhas de aposição**, aparecem como linhas suaves e regulares entre as camadas de osso, pois traduzem um momento de parada de produção (ou inatividade) dos osteoblastos na formação do osso, seguida da retomada dessa formação e, posteriormente, de um novo momento de inatividade após o crescimento aposicional. Assim, as linhas de repouso mostram a natureza incremental ou lamelar (em camadas) do crescimento aposicional. Em contraste, as **linhas de reversão** aparecem como linhas curvas entre as camadas do osso. As linhas de reversão representam áreas onde a reabsorção óssea teve seu início, seguida de um rápido crescimento aposicional de osso novo. À medida que uma pessoa cresce, desde a vida fetal até a infância, a puberdade e o término do crescimento como um jovem adulto, os ossos do esqueleto mudam em tamanho e forma; essas mudanças podem ser observadas nas radiografias. A "idade óssea" de uma criança é a idade média

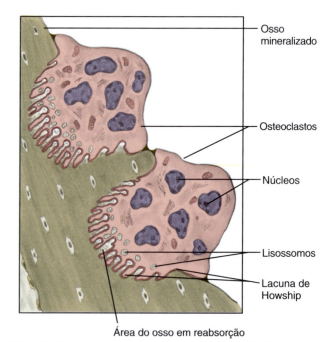

Figura 8.15 Osteoclastos no interior das lacunas de Howship em processo de reabsorção do osso a partir de suas bordas pregueadas. Observe seus múltiplos núcleos dentro de seu citoplasma, que contêm lisossomos que destroem o tecido ósseo circundante quando são descarregados.

na qual ela atinge esse estágio de maturação óssea; a altura atual e a idade óssea de uma criança podem ser usadas para predizer a altura do adulto. Com o envelhecimento, a perda generalizada de massa óssea ou densidade aumenta.

 Considerações clínicas sobre o tecido ósseo

A reabsorção óssea pode ocorrer de maneira descontrolada durante a doença periodontal avançada ativa (considerada periodontite), ao contrário da que ocorre durante o tratamento ortodôntico, que é controlada (ver **Capítulos 14** e **20**, respectivamente). Ao mesmo tempo que ocorre a reabsorção, a regeneração do osso também acontece, mesmo na presença de lesões e doenças. O excesso de reabsorção óssea generalizada e de crescimento ósseo aposicional pode ocorrer em certos distúrbios ósseos sistêmicos, quando os dois processos não estão mais equilibrados, como acontece na doença de Paget.

A massa ou a densidade óssea pode ser perdida cada vez mais nas mulheres após a menopausa, pela remoção de cálcio e outros minerais do tecido ósseo. Isso pode ser acelerado com a doença óssea sistêmica da osteoporose, especialmente em mulheres idosas. A coluna vertebral também se torna curvada, comprimida e encurtada; osteófitos também podem se formar nas vértebras que se tornaram mais finas com a perda de minerais e líquidos. Dessa forma, os ossos se tornam mais frágeis e podem fraturar-se com maior facilidade, especialmente aqueles ossos que fazem parte do quadril. Essa degeneração tecidual também pode afetar os ossos envolvidos na articulação temporomandibular (ATM).

PROPRIEDADES DO SANGUE

O **sangue** é um tecido conjuntivo fluido que serve como meio de transporte para nutrientes celulares, gases respiratórios (oxigênio e dióxido de carbono), bem como metabólitos para ou de todas as células do organismo. O sangue é transportado em vasos sanguíneos revestidos de endotélio e seu meio é constituído por plasma e células sanguíneas (Tabela 8.4).

Plasma sanguíneo

O **plasma sanguíneo** é a substância líquida nos vasos sanguíneos que transporta as proteínas plasmáticas, células sanguíneas e metabólitos. É mais consistente em sua composição que o fluido intersticial e a linfa, embora contenha a maior parte dos mesmos elementos, além das células vermelhas do sangue (ver **Capítulo 7**). O soro sanguíneo, outro produto líquido, distingue-se do plasma, do qual é derivado, por não apresentar as proteínas da coagulação. Se uma amostra de sangue for tratada com um agente anticoagulante e centrifugada em seguida, a fração de plasma será a camada menos densa e flutuará como a camada mais superior (o sobrenadante).

Componentes do sangue

As células sanguíneas e seus derivados associados também são considerados os *elementos figurados do sangue*. A maioria das células sanguíneas se desenvolve a partir de uma célula-tronco comum na medula óssea (Figura 8.16). Os elementos figurados do sangue incluem os numerosos glóbulos vermelhos (eritrócitos), presentes no sangue e nos vasos associados, mas também alguns componentes relacionados estão presentes no tecido conjuntivo circunjacente.

Assim, a célula mais comum no sangue é o **glóbulo vermelho** (RBC, do inglês *red blood cell*) ou **eritrócito** (ver Tabela 8.4). O eritrócito aparece como um disco bicôncavo que contém hemoglobina, responsável por captação, ligação e transporte do oxigênio e do dióxido de carbono. Essas células também não possuem núcleos e não sofrem mitose, porque são formadas diretamente a partir das células-tronco da medula óssea. Existem de 5 a 6 milhões de eritrócitos por milímetro cúbico de sangue, de forma que são as células mais comuns, em comparação com as outras células sanguíneas. No sangue centrifugado, os eritrócitos se acomodam na porção inferior do tubo de ensaio por serem mais densos que o restante dos elementos; essa fração é o *hematócrito*.

O sangue também contém as **plaquetas** ou **trombócitos**, que são menores que os eritrócitos, têm forma de disco e também não possuem núcleo. No entanto, esses elementos formados não são considerados células verdadeiras do sangue, mas fragmentos de uma célula localizada na medula óssea, chamados megacariócitos. As plaquetas também são encontradas em números muito menores que os eritrócitos, em torno de 250 mil a 400 mil por milímetro cúbico de sangue. As plaquetas participam do mecanismo de coagulação.

Em números ainda menores no sangue são encontrados os **glóbulos brancos** (WBC, do inglês *white blood cell*) ou **leucócitos** (ver Tabelas 8.4 e 8.5). Como ocorre com os eritrócitos, os leucócitos se formam a partir de células-tronco localizadas na medula óssea, onde sofrem maturação tardia. Os leucócitos estão envolvidos nos mecanismos de defesa do organismo, o que inclui as respostas inflamatórias e imunológicas. Portanto, os leucócitos também são normalmente encontrados no epitélio e no tecido conjuntivo após migrarem do sangue, ao movimentarem-se através de espaços presentes nas junções intercelulares do endotélio que reveste os vasos sanguíneos para participar dos mecanismos de defesa.

TABELA 8.4 Componentes do sangue.

Tipo	Aspecto microscópico	Características histológicas	Função
Glóbulo vermelho (ou eritrócito)		Disco bicôncavo sem núcleo	Liga e transporta oxigênio e dióxido de carbono
Plaquetas (ou trombócitos)		Discos sem núcleo; fragmentos celulares derivados de uma linhagem especial de células sanguíneas	Mecanismo de coagulação
Glóbulo branco (ou leucócito)	Ver a Tabela 8.5	Células arredondadas com núcleo e com muitas variações possíveis (ver Tabela 8.5)	Resposta inflamatória e resposta imune

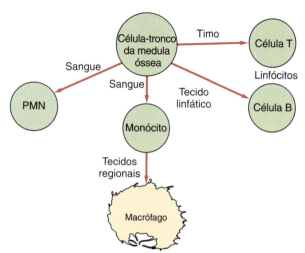

Figura 8.16 Fluxograma demonstrando que a maioria das células sanguíneas se desenvolve a partir de um tipo de célula-tronco comum na medula óssea. Os linfócitos B sofrem maturação na medula óssea, enquanto os linfócitos T migram para amadurecerem no timo. Posteriormente, ambos os tipos de linfócito atuarão nas respostas imunológicas por todo o corpo. Observe também os leucócitos polimorfonucleares (*PMN*; ou neutrófilos) e os monócitos (ou macrófagos). (De Fehrenbach MJ. Imunidade e lesões orais imunológicas. In: Ibsen OAC, Phelan JA, eds. *Oral Pathology for Dental Hygienists.* 7th ed. St. Louis: Elsevier; 2018.)

Os leucócitos diferem dos eritrócitos por apresentarem um núcleo, possuírem mais citoplasma e terem a capacidade de realizar movimento ameboide ativo (diapedese por emissão de pseudópodes), para migrarem do sangue para os tecidos; assim, ao contrário dos eritrócitos, os leucócitos desempenham suas funções não apenas no sangue, mas também em outros tecidos. Eles também são menos numerosos que as plaquetas, com cerca de apenas 5 a 10 mil por milímetro cúbico. Existem cinco tipos principais com base em seu aspecto microscópico: neutrófilos, linfócitos, monócitos, eosinófilos e basófilos. A fração de sangue centrifugado que se concentra na superfície do hematócrito consiste nos leucócitos em conjunto com as plaquetas, que formam a camada leucoplaquetária (leucocitária ou intermediária), estando a fração do plasma superior a ela.

O glóbulo branco mais frequente no sangue é o **leucócito polimorfonuclear** (**PMN**, do inglês *polymorphonuclear leukocyte*) ou **neutrófilo** (Figura 8.17). Quando uma resposta inflamatória é desencadeada, essas são as primeiras células a aparecerem no local da lesão; dessa forma, um grande número de PMNs pode estar presente na supuração ou pus, que, às vezes, forma-se no local da lesão. Os PMNs constituem cerca de 54 a 62% da contagem total de leucócitos no sangue. Eles possuem um curto período de vida útil, contêm enzimas lisossomais, são ativos na fagocitose e respondem a fatores quimiotáticos (ver **Capítulo 7**).

O segundo glóbulo branco mais comum no sangue é o **linfócito**, que representa de 25 a 33% da contagem. Existem três tipos funcionais de linfócitos: o **linfócito B** (célula B), o **linfócito T** (célula T) e o **linfócito NK** (célula NK, do inglês *natural killer cell*). Os linfócitos B sofrem maturação na medula óssea, que pode ser completada no baço e no tecido linfático associado ao intestino, assim como nos linfonodos (ver Figura 11.16); enquanto os linfócitos T se tornam maduros no timo (ver Figura 8.16). Os linfócitos NK também amadurecem na medula óssea; são células grandes que estão envolvidas na primeira linha de defesa contra células tumorais ou infectadas por vírus; os NK matam essas células e, portanto, não são considerados parte da resposta imune.

As citocinas são produzidas pelos linfócitos B e T e são alguns dos principais mediadores químicos da resposta imune (consultar a discussão relacionada com a doença periodontal no **Capítulo 14**). Portanto, esses dois tipos de linfócito estão envolvidos na resposta imune (Tabela 8.5). Algum tempo atrás, a resposta imune possuía duas divisões estritas: a resposta imune humoral mediada pelos linfócitos B e a resposta imune celular mediada pelos linfócitos T. No entanto, a distinção entre as duas divisões agora é considerada de pouca importância, já que elas estão fortemente inter-relacionadas.

Uma diferença importante entre as duas divisões permanece: os linfócitos B se dividem durante a resposta imune para formar os **plasmócitos**. Uma vez maduros, os plasmócitos produzem **imunoglobulinas** (**Ig**), também chamadas **anticorpos**, uma das proteínas do sangue. Existem cinco classes distintas de imunoglobulinas: IgA (inclui tipos séricos ou secretores), IgD, IgE, IgG e IgM (Tabela 8.6). Cada plasmócito produz apenas uma classe específica de imunoglobulina em resposta a um **imunógeno** específico ou **antígeno**. Imunógenos são proteínas identificadas pelo organismo como estruturas estranhas e são capazes de desencadear uma resposta imunológica.

Embora a estrutura geral da imunoglobulina seja muito semelhante, uma pequena região na extremidade da proteína é bastante variável (região hipervariável), o que permite a geração de um número infinito de imunoglobulinas com diferenças discretas nas estruturas das extremidades da proteína, no local de ligação ao antígeno (ou sítios de ligação a antígenos). Uma imunoglobulina, com seu imunógeno específico (sua região variável é o epítopo ou determinante antigênico), frequentemente forma um complexo imunológico, com o objetivo de tornar o imunógeno incapaz de causar doença. As imunoglobulinas podem ser extraídas do sangue de pacientes em recuperação e usadas para imunização passiva contra certas doenças infecciosas.

O leucócito mais comum do tecido conjuntivo propriamente dito é o **macrófago**, o qual é considerado um **monócito** antes de migrar do sangue para o tecido. Essas células apresentam um período de vida maior que o dos PMNs, mas constituem somente de 2 a 10% da contagem total de leucócitos. Após a migração, quando uma resposta inflamatória é desencadeada, os macrófagos chegam ao local da lesão, em menor número que os PMNs. Os macrófagos contêm enzimas lisossômicas, estão envolvidos na fagocitose (assim como os PMNs), são ativamente móveis e possuem a capacidade de responder a fatores quimiotáticos e citocinas (ver Figura 7.4). Os macrófagos também auxiliam a resposta imune para facilitar a produção de imunoglobulina. Em certos estados de doença, vários macrófagos podem se fundir e formar células gigantes multinucleadas. No tecido conjuntivo ósseo, por exemplo, formam os osteoclastos, responsáveis pela reabsorção óssea (discutida anteriormente).

Os **eosinófilos** geralmente compõem apenas 6% da contagem de leucócitos, mas sua porcentagem aumenta durante uma resposta de hipersensibilidade (ou alergia) e em doenças parasitárias, pois sua função primária é a fagocitose de complexos imunes (imunocomplexos).

Por sua vez, os **basófilos** geralmente representam menos que 1% da contagem total de leucócitos, também estão envolvidos na resposta de hipersensibilidade e liberam produtos bioativos. Outros leucócitos localizados no tecido conjuntivo incluem os **mastócitos**, morfologicamente semelhantes aos basófilos. Os mastócitos estão envolvidos em um tipo de resposta de hipersensibilidade primitiva, que também libera produtos bioativos, mas não estão envolvidos com imunoglobulinas, como a IgE. No entanto, embora ambas as células sejam derivadas da medula óssea, elas provavelmente originam-se de células-tronco diferentes. Os mastócitos têm sido implicados na progressão da doença periodontal, em decorrência dos seus produtos bioativos, bem como em muitas apresentações confusas de doenças sistêmicas.

Considerações clínicas sobre os elementos do sangue

Os profissionais da área odontológica devem compreender os exames laboratoriais aos quais os pacientes possam ter sido submetidos ao analisar o histórico médico. Esses procedimentos incluem um hemograma

TABELA 8.5 Células sanguíneas e células teciduais relacionadas.

Células	Aspecto microscópico	Características	Funções
Leucócito polimorfonuclear (PMN, do inglês *polymorphonuclear leukocyte*) ou neutrófilo		Núcleo multilobulado e citoplasma com grânulos	Resposta inflamatória: fagocitose
Linfócito		Núcleo arredondado excêntrico e citoplasma sem grânulos: células B, T e *natural killer* (NK)	Células B e T: resposta imune humoral e mediada por células. Células NK: defesa contra células tumorais e infectadas por vírus
Plasmócito		Núcleo arredondado com cromatina dispersa, derivado de linfócitos B	Resposta imune humoral: produz imunoglobulinas (ou anticorpos)
Monócito (no sangue)/macrófago (nos tecidos)		Núcleo em forma de feijão e citoplasma com grânulos fracamente colorados	Resposta inflamatória e imune: fagocitose, bem como processamento e apresentação de imunógenos (ou antígenos)
Eosinófilo		Núcleo bilobulado e citoplasma com grânulos	Reação de hipersensibilidade
Basófilo		Núcleo bilobulado ou trilobado de formato irregular e citoplasma com grânulos	Reação de hipersensibilidade
Mastócito (nos tecidos)		Núcleo bilobulado de formato irregular e citoplasma com grânulos	Reação de hipersensibilidade

TABELA 8.6 Imunoglobulinas (anticorpos) conhecidas pelos plasmócitos.

Imunoglobulinas	Características: funções
IgA	Possui dois subgrupos: sérica, no sangue; secretória, na saliva, na lágrima e no leite materno; ambos auxiliam na defesa contra patógenos nos líquidos corporais
IgD	Funções na ativação de linfócitos B como receptor de antígeno; foi demonstrado que ativa a produção de fatores antimicrobianos por basófilos e mastócitos
IgE	Envolvida na reação de hipersensibilidade; liga-se a mastócitos e basófilos, o que acarreta a liberação de substâncias bioativas, como a histamina
IgG	Possui quatro subgrupos; é a principal imunoglobulina no sangue e pode atravessar a barreira placentária para formar a primeira imunidade passiva para o recém-nascido
IgM	Envolvida na resposta imune inicial contra patógenos, em decorrência do envolvimento com a IgD na ativação dos linfócitos B, antes da produção adequada de imunoglobulina

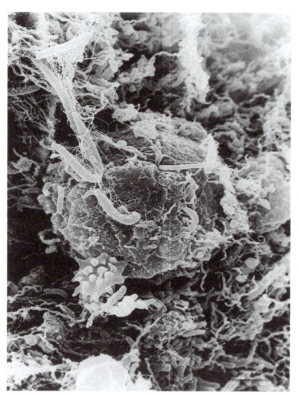

Figura 8.17 Micrografia eletrônica de um leucócito polimorfonuclear (*PMN*; ou neutrófilo), o qual é o glóbulo branco mais comum no sangue. (Cortesia de Jan Cope, RDH, MS.)

completo (CBC, do inglês *complete blood count*), que compreende uma avaliação quantitativa e morfológica dos eritrócitos e leucócitos para detectar infecções, anemia ou leucemia. Uma contagem de plaquetas também pode ser realizada para determinar o número de plaquetas se, de acordo com o histórico médico anterior, houve algum problema de sangramento; um teste de coagulação (sangramento) também pode ser realizado para testar a função plaquetária. Esses procedimentos também podem ser recomendados para o paciente odontológico se houver evidência clínica ou histórico de dificuldade de coagulação, especialmente antes de uma cirurgia periodontal, exodontia ou colocação de implante dentário, bem como se houver evidência de um nível de doenças periodontais incomuns, como a periodontite agressiva, com perda descontrolada de suporte periodontal. Esses exames podem ser realizados quando houver falha na formação de um coágulo após qualquer procedimento cirúrgico odontológico.

Atualmente, existe a possibilidade do uso de **plasma rico em plaquetas** (**PRP**, do inglês *platelet-rich plasma*) durante o procedimento cirúrgico odontológico. Trata-se de um plasma autólogo condicionado, preparado com o sangue do próprio paciente, sendo um concentrado de proteínas derivadas do sangue total centrifugado, com a finalidade de remover os eritrócitos. O PRP é utilizado para acelerar a cicatrização da ferida cirúrgica em tecidos moles e duros (ou seja, osteoide, vasos sanguíneos e, até mesmo, colágeno) e é um processo bem conhecido no pós-cirúrgico da medicina. O aumento do nível de cicatrização ocorre porque o PRP contém grande quantidade de fatores de crescimento derivados das plaquetas, além de possuir outros mecanismos de cicatrização em conjunto com a alta concentração de plaquetas. Na odontologia, o PRP é utilizado como modificador da superfície dos implantes dentários e também é colocado no interior dos retalhos de tecidos moles, realizados durante os procedimentos cirúrgicos periodontais para promover o reparo de defeitos ósseos, bem como na colocação de enxertos.

Outro uso de produtos relacionados com o sangue em um ambiente odontológico é a utilização da profilaxia pós-exposição ocupacional a material biológico do profissional, por meio da hiperimunização passiva pela administração da imunoglobulina contra hepatite B (IGHB) (HBIG, do inglês *hepatitis B immunoglobulin*). A IGHB é administrada quando há evidências de que o profissional não obteve êxito na soroconversão (não respondedor) após a vacinação normalmente exigida contra hepatite B. A IGHB é obtida a partir do plasma humana que contém imunoglobulinas produzidas em resposta ao vírus da hepatite B (HBV).

PROPRIEDADES DOS MÚSCULOS

Os **músculos** do corpo compõem o sistema muscular e, de modo semelhante ao tecido conjuntivo, a maioria dos músculos deriva dos somitos (ver Figura 3.13). Cada músculo se contrai sob controle neural, pela junção neuromuscular (JNM) ou junção mioneural na placa motora, levando à movimentação dos tecidos moles e das estruturas ósseas do corpo. De acordo com a estrutura, a função e a inervação, os músculos são classificados em três tipos: esquelético, liso e cardíaco (ver Tabela 8.1).

CLASSIFICAÇÃO DO TECIDO MUSCULAR

Cada tipo de músculo possui um tipo de ação característica, representada pelo movimento realizado quando as suas células musculares se contraem. O músculo liso e o músculo cardíaco são considerados músculos involuntários, uma vez que estão sob o controle do sistema nervoso autônomo (discutido a seguir). Os músculos lisos estão localizados em órgãos, em glândulas e na parede dos vasos sanguíneos e linfáticos. O músculo estriado cardíaco forma a maior parte da parede do coração (miocárdio).

Os **músculos estriados esqueléticos** são considerados músculos voluntários, pois estão sob controle voluntário, ou seja, o indivíduo os controla a partir de sua vontade, o que envolve o sistema nervoso somático (Figura 8.18). Todos os principais músculos apendiculares (dos membros) e axiais (do tronco) do corpo são músculos estriados esqueléticos. Assim, os músculos esqueléticos geralmente estão inseridos nos ossos do esqueleto. Os músculos esqueléticos também incluem os músculos da expressão facial, língua, faringe e terço superior do esôfago, bem como os músculos da mastigação que auxiliam a articulação temporomandibular (ATM) em ações envolvidas com a mastigação (ver Figura 19.8).

HISTOLOGIA DO MÚSCULO ESTRIADO ESQUELÉTICO

Os músculos esqueléticos também são considerados *músculos estriados* porque, na observação ao microscópio das células musculares, aparecem listras ou estrias transversais. Cada músculo é composto de numerosos feixes ou **fascículos musculares**, como os feixes de fibras que se juntam para formar uma corda. Esses feixes, por sua vez, são compostos de numerosas células musculares ou **miofibras** (fibras musculares). Cada fibra muscular estende-se por todo o comprimento do músculo e é composta de subunidades menores de **miofibrilas** cercadas pelas outras organelas celulares. Cada miofibrila é constituída por subunidades ainda menores de **miofilamentos**, de composição proteica.

PROPRIEDADES DO TECIDO NERVOSO

O tecido nervoso forma o sistema nervoso (SN) do corpo. Ele é derivado do neuroectoderma do embrião (ver Figura 3.10). Os nervos funcionam transportando mensagens por impulsos nervosos baseados em potenciais elétricos. O tecido nervoso do corpo causa a contração muscular, o que resulta nas expressões faciais e em movimentos articulares, como aqueles associados à mastigação e à fala. O tecido nervoso estimula as glândulas a secretarem hormônios e regula muitos outros sistemas do corpo, como o sistema cardiovascular. Também permite a percepção de sensações como dor, tato, paladar e olfato.

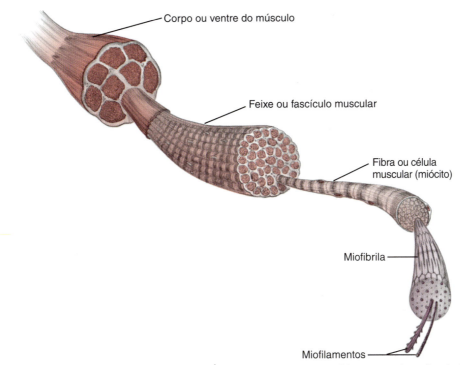

Figura 8.18 Músculo estriado esquelético com suas estriações. É constituído de pequenos feixes musculares (fascículos), fibras musculares (célula muscular, miócito ou miofibras), miofibrilas e miofilamentos.

HISTOLOGIA DO TECIDO NERVOSO

O **neurônio** é o componente celular funcional do sistema nervoso (unidade funcional e estrutural do sistema nervoso) e é composto de três partes: um corpo celular com mais dois tipos diferentes de processos citoplasmáticos neurais (Figura 8.19). O corpo celular não está envolvido diretamente no processo de transmissão do impulso, mas fornece o suporte metabólico para todo o neurônio.

Um tipo de processo citoplasmático associado ao corpo celular é o **axônio**, um processo longo, delgado, único e semelhante a um cabo que conduz os impulsos para longe do corpo celular. Um axônio é envolto em sua própria membrana celular e possui a propriedade de excitabilidade e de condução nervosa, decorrentes das mudanças no potencial elétrico que se desenvolve na membrana neuronal. Certos axônios também podem ser recobertos de camadas ricas em lipídios, chamadas **bainha de mielina**.

A bainha de mielina consiste em camadas firmemente enroladas na membrana neuronal, ricas em fosfolipídios, oriundas da membrana que circunda o citoplasma da célula de Schwann (neurolemócito); há muito pouco citoplasma localizado entre essas camadas da bainha. É apenas na camada mais externa da bainha de mielina que se localiza o núcleo e a célula de Schwann propriamente dita. Ao longo de um axônio mielinizado estão presentes constrições, chamadas nódulos de Ranvier (nós das neurofibras), que formam lacunas entre as células de Schwann adjacentes. As propriedades isolantes da bainha de mielina e suas lacunas permitem que o axônio conduza os impulsos mais rapidamente. Os outros tipos de processos citoplasmáticos associados ao corpo celular são os **dendritos**, os quais são processos filiformes que geralmente contêm múltiplas ramificações, cujas funções são receber e conduzir impulsos em direção ao corpo celular.

Um **nervo** é formado por um feixe de axônios localizado fora do sistema nervoso central (SNC), pertencendo, dessa forma, ao sistema nervoso periférico (SNP). Uma **sinapse** é a conexão entre dois neurônios ou entre um neurônio e um órgão efetor (como um músculo ou uma glândula), na qual os impulsos nervosos são transmitidos por mediadores químicos (neurotransmissores). Para funcionar, a maioria dos tecidos ou órgãos possui inervação, por meio do fornecimento de nervos. Um nervo permite que as informações sejam transportadas do encéfalo para os órgãos periféricos (estímulos eferentes) e, em sentido contrário, para o encéfalo (estímulos aferentes), que é o centro de processamento da informação. Um agregado de corpos celulares de neurônios localizados fora do SNC é denominado **gânglio nervoso**.

No interior de cada nervo localizam-se feixes ou fascículos de axônios centrais. Os feixes mais centrais de um nervo são atingidos mais tardiamente pelos agentes anestésicos locais, em concentrações mais diluídas ou menores. Estes agem na membrana celular, onde bloqueiam o processo de excitação-condução, pois precisam atravessar as barreiras anatômicas inerentes ao próprio nervo. Na odontologia, isso fica claro por meio da anestesia do nervo alveolar inferior, que inerva a mandíbula. As fibras mais centrais inervam a porção mais anterior da mandíbula, o mento, o lábio, a dentição anterior e suas estruturas de suporte. Essas partes são anestesiadas com maior dificuldade. Após o procedimento anestésico de bloqueio do nervo alveolar inferior, a falta de sinais e sintomas da anestesia do lábio e da região mental indica que o nervo ainda não foi adequadamente anestesiado, devido às características microanatômicas dele. Em contraste, os feixes periféricos, localizados na região mais superficial do nervo, tendem a inervar a região molar; sendo assim, a região dos molares se anestesia mais cedo e com maior facilidade.

Os dois tipos funcionais de nervos são nervos aferentes e eferentes. Um **nervo aferente**, ou *nervo sensitivo* (centrípeto), conduz informações ou retransmite impulsos da periferia do corpo para o sistema nervoso central (encéfalo ou medula espinal). Assim, um nervo aferente transporta informações sensitivas (como paladar, dor ou propriocepção) em direção ao encéfalo ou à medula espinal. A propriocepção é a capacidade de perceber uma informação relativa ao movimento e localização espacial do corpo. Essa informação sensitiva é enviada ao encéfalo para ser analisada, processada, associada a outras informações e armazenada como memória.

Um **nervo eferente**, ou *nervo motor* (centrífugo), conduz informações do sistema nervoso central para a periferia do corpo. Dessa forma, um nervo eferente carrega informações para os músculos ou

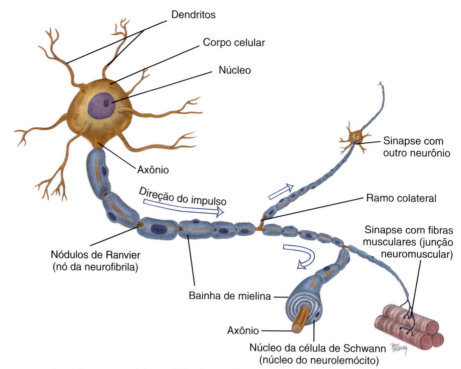

Figura 8.19 Neurônio com seus dendritos, corpo celular e axônio mostrando uma relação sináptica com o músculo, bem como com outro neurônio.

glândulas a fim de ativá-los, geralmente em resposta às informações recebidas pelas vias nervosas aferentes. Um único neurônio motor, com suas ramificações axonais, pode controlar centenas de fibras musculares (unidade motora). Os nervos do sistema nervoso autônomo (SNA) são, por definição, sempre eferentes.

No interior da polpa, os nervos presentes são do tipo sensoriais. Além disso, os axônios aferentes desses nervos pulpares sensoriais também estão localizados nos túbulos dentinários da dentina. Assim, quando a dentina ou a polpa são lesadas, ou em procedimentos restauradores da dentina, a sensação de dor é percebida pelo encéfalo.

SISTEMA NERVOSO

O sistema nervoso tem duas divisões principais: o sistema nervoso central (SNC) – a parte central do sistema nervoso – e o sistema nervoso periférico (SNP) – a parte periférica do sistema nervoso – (Tabela 8.7). Esses dois sistemas não são separados didaticamente e por sua localização anatômica, mas são contínuos e dependem um do outro; portanto, interagem constantemente. O SNC consiste no encéfalo e na medula espinal. O SNP consiste nos nervos espinais, nervos cranianos e gânglios nervosos, além de incluir o sistema nervoso somático e o sistema nervoso autônomo (SNA). Os nervos espinais se estendem da medula espinal até a periferia do corpo. Os nervos cranianos são inicialmente conectados ao encéfalo e, então, passam por aberturas no crânio para alcançarem a periferia do corpo. Alguns nervos cranianos estão associados à cavidade oral, especialmente o quinto nervo craniano (5º par) ou nervo trigêmeo. A parte somática do sistema nervoso atua sob controle consciente do indivíduo para ativar os músculos esqueléticos.

O sistema nervoso autônomo (SNA) faz parte do SNP e atua sem controle consciente, como um tipo de "zelador" do corpo. Os nervos autonômicos são eferentes e sempre compõem circuitos com dois neurônios. O primeiro neurônio (neurônio pré-ganglionar) carrega impulsos autonômicos para um gânglio nervoso, onde são transmitidos ao corpo do segundo neurônio (neurônio pós-ganglionar). O próprio SNA tem duas divisões: o sistema nervoso simpático e o

TABELA 8.7 Divisões do sistema nervoso.

Divisões	Componentes
Sistema nervoso central (SNC) (parte central do sistema nervoso)	Encéfalo e medula espinal
Sistema nervoso periférico (SNP) (parte periférica do sistema nervoso)	Nervos espinais e cranianos do sistema nervoso somático, sistema nervoso autônomo (SNA) (inclui os sistemas simpático ou parte simpática e parassimpática, ou parte parassimpática) e gânglios nervosos

sistema nervoso parassimpático (ver Tabela 8.7). A maioria dos tecidos ou órgãos dos sistemas é inervada por ambas as partes do SNA.

O sistema nervoso simpático está envolvido nas respostas relacionadas com o mecanismo de luta ou fuga, como na inibição da secreção das glândulas salivares (conhecida como hipossalivação). Essa resposta promovida pelo sistema nervoso simpático leva à secura da boca (boca seca, conhecida como xerostomia) (ver Figura 11.9). Os neurônios simpáticos originam-se na medula espinal e fazem sinapses nos gânglios dispostos em uma cadeia que se estende por quase todo o comprimento da coluna vertebral em ambos os lados do corpo das vértebras (o tronco simpático). Portanto, todos os neurônios simpáticos que chegam à cabeça já fizeram sinapses em algum desses gânglios nervosos. As fibras simpáticas são levadas aos tecidos cranianos na adventícia das artérias que irrigam a cabeça.

O sistema nervoso parassimpático está envolvido nas respostas de repouso ou na digestão, como a estimulação da secreção das glândulas salivares. Essa resposta aumenta o fluxo salivar para auxiliar na digestão. As fibras parassimpáticas associadas às glândulas da região da cabeça e do pescoço são transportadas por vários nervos cranianos, e seus gânglios nervosos estão localizados na própria cabeça. Portanto, os neurônios parassimpáticos dessa região podem ser neurônios pré-ganglionares (antes das sinapses no gânglio) ou neurônios pós-ganglionares (após as sinapses no gânglio).

Mucosa Oral

OBJETIVOS DO APRENDIZADO

1. Definir as palavras-chave deste capítulo.
2. Listar e descrever os tipos de mucosa oral, de modo que caracterize cada tipo de epitélio associado a cada região da cavidade oral.
3. Discutir as correlações clínicas associadas às patologias da mucosa oral, de modo que as integre ao cuidado do paciente.
4. Identificar os componentes de cada tipo de mucosa oral por meio de diagramas.
5. Listar e discutir as correlações clínicas associadas às diferenças regionais da mucosa oral, de modo que as integre ao cuidado ao paciente.
6. Discutir as propriedades da língua e das papilas linguais, bem como a pigmentação da mucosa oral e as correlações clínicas de cada uma.
7. Discutir o período de renovação das diferentes regiões da mucosa da cavidade oral e as correlações clínicas associadas, bem como considerações sobre o reparo e o envelhecimento, de modo que os integre ao cuidado do paciente.

PROPRIEDADES DA MUCOSA ORAL

Os profissionais da área odontológica devem ter uma compreensão clara da histologia básica da túnica mucosa da boca (mucosa oral ou bucal), das suas diferenças regionais e de quaisquer considerações clínicas relacionadas. Só então esses profissionais serão capazes de entender melhor essas correlações clínicas envolvidas com o processo de envelhecimento, bem como com as lesões na mucosa oral. Essas lesões da mucosa oral podem incluir aquelas que ocorrem com o traumatismo, a inflamação, a infecção e o câncer, conforme discutido posteriormente neste capítulo. Com essas informações, eles podem promover a saúde da mucosa bucal.

A mucosa oral reveste quase continuamente toda a cavidade da boca. Microscopicamente, a mucosa oral é composta de um epitélio estratificado pavimentoso mais superficial, que recobre um tecido conjuntivo propriamente dito, chamado "lâmina própria", com a presença de uma possível submucosa mais profunda (Figura 9.1). Na pele, esses dois tipos de tecido semelhantes são considerados *epiderme* (o epitélio) e *derme* (o tecido conjuntivo), respectivamente (ver **Capítulo 8**).

Embora toda a cavidade oral possua um revestimento epitelial com o tecido conjuntivo subjacente que constitui a lâmina própria, existem diferenças regionais que são observadas por toda a mucosa oral. Por exemplo, a mucosa oral é perfurada em várias regiões pelos ductos das glândulas salivares (ver Figura 11.6). Outras áreas possuem o epitélio mais delgado ou mais espesso e algumas áreas da lâmina própria contêm fibras especializadas. Este capítulo também discute essas diferenças regionais; no entanto, a região do sulco gengival é discutida com mais detalhes no **Capítulo 10**.

Como sempre, uma membrana basal é encontrada entre o epitélio e o tecido conjuntivo da mucosa oral (ver Figuras 7.6 e 8.4). Ela não serve como uma separação entre os dois tipos de tecido, mas como uma estrutura contínua que permite a ligação entre os dois tecidos. Os estudos se concentram em tentar entender as interações entre esses dois tipos de tecido e como a membrana basal pode propiciar essas respostas.

Três tipos principais de mucosa oral são encontrados na cavidade oral: a mucosa de revestimento, a mucosa mastigatória e a mucosa especializada (Tabela 9.1). Essa classificação da mucosa oral é baseada nas características histológicas gerais do tecido. Conforme observado antes, as características histológicas específicas de cada região oral serão discutidas posteriormente neste capítulo. No geral, a aparência clínica do tecido reflete a histologia subjacente, tanto na saúde quanto em condições patológicas. Assim, a cavidade oral é corretamente descrita como um espelho que reflete a saúde do indivíduo. As alterações indicativas de doença são vistas como alterações na mucosa que reveste a boca, as quais podem revelar condições sistêmicas, como diabetes ou deficiências de vitaminas, ou efeitos locais decorrentes do uso crônico de tabaco ou álcool.

MUCOSA DE REVESTIMENTO

A **mucosa de revestimento** é um tipo de mucosa oral caracterizada por sua superfície de textura mais macia, úmida e com a capacidade de esticar e de ser comprimida, ela age como um coxim ou almofada para as estruturas subjacentes. A mucosa de revestimento inclui a mucosa da bochecha (mucosa jugal), a mucosa labial, a mucosa alveolar, bem como a mucosa oral que reveste a superfície ventral da língua, o assoalho da boca e o palato mole.

No microscópio, observa-se que, histologicamente, a mucosa oral de revestimento é constituída de epitélio estratificado pavimentoso não queratinizado (Figura 9.2). Em contraste com a mucosa mastigatória, que será discutida a seguir, a interface entre o epitélio e a lâmina própria é geralmente mais lisa, com poucas cristas epiteliais e papilas de tecido conjuntivo, e as existentes são menos pronunciadas quando comparadas com as de outras regiões da boca. Além desses fatores, a presença de fibras elásticas na lâmina própria também proporciona ao tecido uma base para movimentação.

Geralmente, uma submucosa profunda à lâmina própria está presente no revestimento da mucosa. Ela recobre os músculos e permite a compressão dos tecidos superficiais. Essas características histológicas gerais permitem que esse tipo de mucosa esteja presente em regiões da cavidade oral, onde há necessidade de uma base móvel para movimentação dos tecidos, além de permitirem a fala, a mastigação e a deglutição. Assim, as incisões cirúrgicas nesse tecido frequentemente requerem suturas para o seu fechamento devido à grande movimentação dos tecidos. As injeções de anestésico local na mucosa de revestimento também são mais fáceis de serem realizadas que na mucosa mastigatória, com menos desconforto e fácil dispersão do agente ou solução anestésica; porém, as infecções também se disseminam mais rapidamente. Além disso,

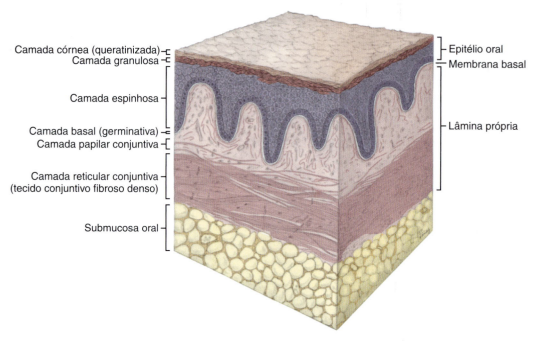

Figura 9.1 Características histológicas gerais da túnica mucosa oral mastigatória, composta de epitélio estratificado pavimentoso queratinizado sobre a lâmina própria e com a presença de uma submucosa oral mais profunda.

TABELA 9.1 Tipos de mucosa oral.

Tipos	Regiões da boca	Aparência clínica geral	Características histológicas gerais
Mucosa de revestimento	Face interna da bochecha (mucosa jugal), face interna dos lábios (mucosa labial), mucosa alveolar, superfície ventral da língua, assoalho da boca e palato mole	Superfície úmida e com textura mais macia, capacidade de sofrer distensão e de ser comprimida (ou seja, ter elasticidade), atuando como um coxim	Epitélio não queratinizado com interface lisa, poucas cristas epiteliais e papilas de tecido conjuntivo, com fibras elásticas na lâmina própria e na submucosa
Mucosa mastigatória	Gengiva inserida, palato duro e superfície dorsal da língua	Superfície com resiliência e textura similar à da borracha, servindo como uma base firme	Epitélio queratinizado e interface interdigitada com muitas cristas epiteliais e papilas de tecido conjuntivo, com uma camada submucosa delgada ou ausente
Mucosa especializada	Superfícies dorsal e lateral da língua (margens laterais da língua)	Associada às papilas linguais	Pequenas saliências discretas e distintas formadas pelo epitélio e acompanhadas pela lâmina própria; muitas com botões gustatórios (ver Tabela 9.5)

os medicamentos odontológicos possuem menor dificuldade de serem absorvidos nessas regiões, pois esse tipo de mucosa é mais permeável aos líquidos.

MUCOSA MASTIGATÓRIA

A **mucosa mastigatória** é um tipo de mucosa oral conhecida por sua superfície resiliente e por sua textura semelhante a uma borracha. A mucosa mastigatória é encontrada no palato duro, gengiva inserida e superfície dorsal da língua. Microscopicamente, do ponto de vista histológico, a mucosa mastigatória está associada ao epitélio estratificado pavimentoso ortoqueratinizado, bem como ao epitélio estratificado pavimentoso paraqueratinizado, que serão discutidos posteriormente neste capítulo (Figuras 9.3, 9.4 e 9.5). Ao contrário do que ocorre na mucosa de revestimento, discutida anteriormente, a interface entre o epitélio e a lâmina própria da mucosa mastigatória é altamente interdigitada, com cristas epiteliais e papilas de tecido conjuntivo muito pronunciadas e numerosas, o que proporciona uma base mais firme. Além disso, a submucosa mais profunda é uma camada extremamente delgada ou até mesmo ausente. Quando a mucosa mastigatória se sobrepõe ao osso, com ou sem submucosa, a firmeza do tecido aumenta e pode ser chamada "mucoperiósteo".

Essas características histológicas gerais permitem que a mucosa mastigatória funcione nas regiões que precisam de uma base firme e mais aderida, necessária para a participação do processo de mastigação e para a fala. Portanto, as suturas raramente são necessárias para esse tecido após a cirurgia, pois ele apresenta menos movimento. Entretanto, as injeções infiltrativas de anestésico local na mucosa mastigatória são mais difíceis e causam maior desconforto ao paciente quando se compara esse procedimento ao da mucosa de revestimento, o que se deve à sua natureza mais firme. Essa característica de uma mucosa mais firme também provoca maior incômodo quando ocorre qualquer tumefação (aumento de volume) proveniente de uma fonte infecciosa no tecido, devido à

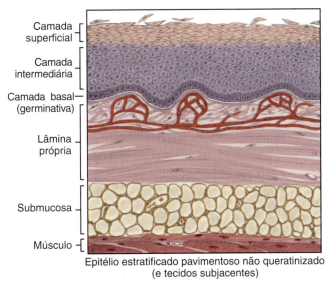

Figura 9.2 Características histológicas gerais da mucosa oral de revestimento, a qual é composta de um epitélio estratificado pavimentoso não queratinizado (com três camadas) sobre a lâmina própria. Uma submucosa mais profunda geralmente está presente sobre os músculos.[a]

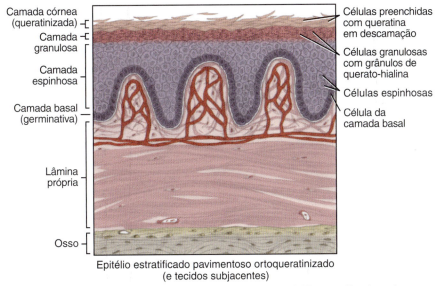

Figura 9.3 Características histológicas gerais da mucosa mastigatória composta de epitélio estratificado pavimentoso ortoqueratinizado (com quatro camadas) sobreposto à lâmina própria. Uma submucosa fina e mais profunda pode ou não estar presente e pode se sobrepor ao osso (como mostrado aqui). Observe que as células da camada de queratina perderam seus núcleos e estão preenchidas com queratina. No entanto, o artefato da aparência espinhosa da camada espinhosa não foi representado nessa ilustração.

pressão inerente. Os medicamentos odontológicos também têm mais dificuldade de serem absorvidos, porque esse tipo de mucosa é menos permeável aos líquidos.

MUCOSA ESPECIALIZADA

A **mucosa especializada** é um tipo de mucosa oral encontrado nas superfícies dorsal e lateral da língua (margens laterais da língua)

na forma de papilas linguais (ver Figuras 2.14 e 2.15). Microscopicamente, as papilas linguais são estruturas discretas compostas de epitélio queratinizado e de lâmina própria (discutidos posteriormente neste capítulo).

EPITÉLIO DA MUCOSA ORAL

Três tipos de epitélio estratificado pavimentoso são encontrados na cavidade oral: epitélio não queratinizado, epitélio ortoqueratinizado e epitélio paraqueratinizado (Tabela 9.2). Embora os três tipos de epitélio sejam semelhantes em muitos aspectos, eles se diferem, sobretudo, nas camadas mais superficiais do epitélio, como será discutido neste capítulo.

O epitélio não queratinizado está associado à mucosa de revestimento. Os epitélios ortoqueratinizado e paraqueratinizado estão associados à mucosa mastigatória e à mucosa especializada. Todos os tipos de epitélio, geralmente, atuam como uma barreira ambiental à

---

[a]N.R.T.: Na obra original (em inglês), as autoras não estão incluindo a camada espinhosa separada da camada intermediária na descrição do epitélio estratificado pavimentoso não queratinizado, apresentando três camadas ou estratos (camada basal, camada intermediária e camada superficial). Entretanto, alguns autores descrevem uma quarta camada separada (camada espinhosa), localizada entre a camada basal ou germinativa e a camada intermediária, a exemplo das obras: Nanci A. *Ten Cate's Oral Histology*. 9th ed. St. Louis: Elsevier; 2018 e Katchburian E. e Arana V. *Histologia e embriologia oral: texto, atlas, correlações clínicas*, 4ª ed. Guanabara Koogan; 2017.

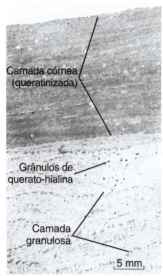

Figura 9.4 Fotomicrografia eletrônica de transmissão do epitélio queratinizado mostrando a camada granulosa, ou estrato granuloso, e a camada córnea, ou estrato córneo (de queratina). Pequenos grânulos de querato-hialina são visíveis na camada granulosa; as células da camada córnea são achatadas e preenchidas com queratina. No entanto, nessa pequena ampliação do tecido, é difícil discernir, com base na presença de núcleos da camada córnea, se esse tecido é ortoqueratinizado ou paraqueratinizado. (De Nanci A. *Ten Cate's Oral Histology*. 9th ed. St. Louis: Elsevier; 2018.)

invasão patogênica e à irritação mecânica, além de oferecerem proteção contra o ressecamento. Essas características protetoras são acentuadas nos tipos de epitélio que contêm **queratina**. Os histologistas usam a denominação **queratinócitos** para se referir às células epiteliais da mucosa oral que podem produzir queratina em níveis usuais, se for um tecido queratinizado, ou em níveis mais elevados, quando o tecido sofre traumatismos, mesmo que em tecidos originalmente não queratinizados (Tabela 9.3).

Os **não queratinócitos** são as células do epitélio que não produzem queratina e estão presentes em número muito menor na mucosa oral (ver Tabela 9.3). Essas células incluem os melanócitos, com a função de produção da pigmentação melânica ou pigmento de melanina (discutido posteriormente neste capítulo). Também estão presentes no epitélio da mucosa oral as células de Granstein e de Langerhans, as quais se originam da medula óssea e participam como auxiliares das respostas imunológicas desse tecido, bem como as células de Merkel, que estão envolvidas na informação sensorial tátil. Os leucócitos (glóbulos brancos) também estão presentes e o leucócito polimorfonuclear (PMN) tem ocorrência mais comum em todas as formas da mucosa oral saudável (ver Figura 8.17).

Por meio de estudos ultraestruturais mais recentes, a superfície das células da camada mais superficial da maioria dos diferentes tipos de epitélio da mucosa oral mostrou conter células cuja membrana citoplasmática possui dobras celulares semelhantes a cristas, as chamadas **microplicas** (**MPLs**, do inglês *microplicae*). Sabe-se que essas microcristas (microplicas ou micropregas) são típicas das superfícies

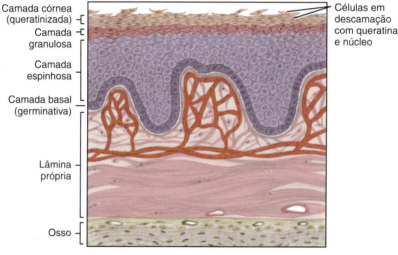

Epitélio estratificado pavimentoso paraqueratinizado
(e tecidos subjacentes)

Figura 9.5 Características histológicas gerais da mucosa mastigatória, a qual é composta de epitélio estratificado pavimentoso paraqueratinizado (com três ou quatro camadas) sobre a lâmina própria. Observe que as células na camada córnea mantiveram seus núcleos, apesar de estarem preenchidas com queratina. No entanto, o artefato da aparência espinhosa das células da camada espinhosa, que pode ocorrer com a fixação do tecido para estudo microscópico, não é demonstrado. Uma submucosa fina e mais profunda pode ou não estar presente. Se a submucosa não estiver presente (como mostrado aqui), a mucosa oral pode sobrepor-se ao periósteo do osso e se combinar, sendo por isso considerada um mucoperiósteo, que está diretamente ligado ao osso subjacente do processo alveolar.

TABELA 9.2 Epitélio da mucosa oral.

Tipos de epitélio oral	Mucosa oral associada	Características histológicas gerais
Epitélio não queratinizado	Mucosa de revestimento	Camadas basal, intermediária e superficial
Epitélio ortoqueratinizado	Mucosa mastigatória	Camadas basal, espinhosa, granulosa e córnea ou queratinizada (células preenchidas apenas com queratina e sem nenhum núcleo)
Epitélio paraqueratinizado	Mucosa mastigatória	Camadas basal, espinhosa, granulosa e córnea ou queratinizada (células preenchidas com queratina, mas com núcleo)

TABELA 9.3 Tipos celulares presentes no epitélio oral*.

Tipos celulares	Características	Funções
Célula epitelial	Célula de rápida renovação que sofre diferenciação e apresenta desmossomos; pode ser derivada dos três tecidos embrionários	Forma uma camada coesa que resiste às forças físicas e, geralmente, serve como barreira contra infecções
Célula de Granstein	Semelhante à célula de Langerhans (ver a seguir)	Iguais às funções das células de Langerhans (ver a seguir)
Célula de Langerhans	Célula dendrítica derivada da medula óssea, com grânulos de Langerhans (de Birbeck); localizada, principalmente, na camada suprabasal	Resposta imune com linfócitos T; captura e processamento de antígenos
Melanócito	Célula dendrítica com origem na crista neural; produz pré-melanossomos e melanossomos; forma uma rede contínua entre as células da camada basal	Síntese de melanina (melanossomos – grânulos de pigmentação), com transferência para queratinócitos adjacentes por injeção
Célula de Merkel	Célula neural não dendrítica observada entre as células da camada basal; contém vesículas eletrondensas características e possui uma relação com um axônio nervoso próximo	Informação sensorial tátil

*Os leucócitos não estão incluídos nessa tabela.

do corpo que possui epitélios cobertos de muco protetor ou, no caso da cavidade oral, de saliva. No entanto, a MPL pode representar meramente os restos das interdigitações intercelulares ou uma expressão modificada de extensões semelhantes a microvilosidades. Entretanto, especula-se que os sulcos ou as depressões produzidos podem funcionar como um retentor de uma camada de mucina lubrificante e amortecedora, projetada para proteger as células subjacentes do abuso abrasivo ou da fricção, semelhante ao do muco ou da saliva. A própria superfície da célula é potencialmente de grande importância, pois contém muitos biomarcadores para prognóstico refinado e alvos para doenças da mucosa oral e terapia do câncer.

Epitélio estratificado pavimentoso não queratinizado

O **epitélio estratificado pavimentoso não queratinizado** forma o epitélio superficial da mucosa de revestimento, como ocorre na mucosa labial, na mucosa jugal (da bochecha) e na mucosa alveolar, bem como na mucosa oral que reveste a superfície ventral da língua, o assoalho da boca e o palato mole (ver Figura 9.2). O epitélio da mucosa oral de revestimento tem características histológicas semelhantes; entretanto, existem características próprias para cada região da cavidade bucal. O epitélio não queratinizado é o tipo de epitélio mais comum presente na cavidade oral.

Em cada região da boca, a mucosa de revestimento possui um epitélio com pelo menos três camadas. A **camada basal** ou *estrato basal* é a mais profunda das três camadas. É uma camada única de células epiteliais cúbicas que se conectam com a membrana basal, a qual, por sua vez, está situada superficialmente à lâmina própria. A camada basal é responsável por produzir a lâmina basal da membrana basal.

A camada basal também é chamada germinativa por possuir células epiteliais que se multiplicam por mitose; no entanto, essa divisão celular é observada com um microscópio com uma ampliação de alta potência do tecido (ver Tabela 7.2). Futuros estudos ultraestruturais poderão mostrar a existência de uma célula-tronco epitelial na camada basal que produz outras células-tronco e células-filhas, semelhante à situação das células do sangue na medula óssea.

Mais superficialmente à camada basal do epitélio estratificado pavimentoso não queratinizado encontra-se a **camada intermediária** ou *estrato intermediário*. A camada intermediária é composta de células maiores em formato poliédrico empilhadas. Essas células parecem maiores e mais volumosas que as células da camada basal porque têm maior quantidade de citoplasma. No entanto, à medida que as células migram superficialmente, as células da camada intermediária perdem a capacidade de sofrer mitose. Essa camada constitui a maior parte do epitélio estratificado não queratinizado da mucosa da boca.

No nível mais superficial do epitélio estratificado pavimentoso não queratinizado, sobrejacente à camada intermediária, localiza-se a **camada superficial** ou *o estrato superficial*. É difícil discernir a divisão exata entre a camada superficial e as camadas intermediárias do epitélio da mucosa de revestimento da boca ao observar cortes microscópicos. Essa camada apresenta grandes células poliédricas semelhantes e empilhadas; porém, as camadas mais superficiais às células tornam-se achatadas e adquirem aspecto de escamas. As células achatadas se desprendem e sofrem descamação, de modo que são perdidas à medida que envelhecem e morrem durante a renovação do tecido. Em suma, a maturação das células no interior desse epitélio não queratinizado está em um nível inferior em comparação com o epitélio queratinizado. Pode-se notar apenas o aumento do tamanho das células à medida que migram superficialmente, ao contrário das alterações mais complexas que ocorrem nas camadas mais superficiais do tecido queratinizado.

Epitélio estratificado pavimentoso ortoqueratinizado

Em contraste com o epitélio não queratinizado, o **epitélio estratificado pavimentoso ortoqueratinizado** apresenta uma queratinização das células epiteliais das suas camadas mais superficiais (ver Figuras 9.3 e 9.4). O epitélio ortoqueratinizado é a forma menos comum de epitélio encontrada na cavidade oral. Está associado à mucosa mastigatória do palato duro e da gengiva inserida. Também está associado à mucosa especializada das papilas linguais na superfície dorsal da língua. À medida que esse epitélio sofre seu processo de maturação, há a formação de queratina em suas células mais superficiais, além de apresentar uma diferença fisiológica marcante nessas células conforme migram em direção à superfície do tecido.

Como o epitélio não queratinizado, o epitélio ortoqueratinizado possui uma única camada basal, ou *estrato basal*, na qual ocorrem as mitoses. Essa camada também produz a lâmina basal da membrana basal subjacente. Ao contrário do epitélio não queratinizado, entretanto, o epitélio ortoqueratinizado possui mais camadas celulares superficiais à camada basal, com quatro camadas separadas que apresentam separações mais evidentes.

Localizada superficialmente à camada basal está a **camada espinhosa** ou *estrato espinhoso*. O aspecto de células epiteliais com espinhos deve-se a um artefato da técnica histológica que ocorre quando as células epiteliais dessa camada, regularmente volumosas, são fixadas para estudo microscópico. Esse processo de fixação resulta em desidratação imposta pelos produtos químicos da solução fixadora, o que faz com que a célula perca conteúdo líquido do citoplasma (ver Figura 7.5). Dessa forma, as células apresentam uma aparência espinhosa, ou com projeções pontiagudas, porque, mesmo desidratadas e retraídas, elas permanecem unidas às células vizinhas por meio dos seus desmossomos, continuando unidas por suas margens externas. No interior do tecido, essas células migram em direção à superfície do epitélio e perdem a capacidade de sofrer mitose, como ocorre na camada basal, mais profunda. O estrato espinhoso constitui a maior parte do epitélio ortoqueratinizado, com mais camadas de queratinócitos empilhados.

Superficialmente à camada espinhosa encontra-se a **camada granulosa** ou *estrato granuloso*. As células epiteliais desse estrato são mais achatadas e estão empilhadas em uma camada de três a cinco células de espessura. Em seu citoplasma, cada uma das células possui um núcleo com proeminentes **grânulos de querato-hialina**, que microscopicamente são vistos como pontos escurecidos, bem corados. Os grânulos de querato-hialina são os precursores químicos da queratina, encontrada nas camadas mais superficiais.

A camada mais superficial do epitélio ortoqueratinizado é a **camada queratinizada**, *camada córnea* ou *estrato córneo*, que apresenta espessura variável conforme a região da cavidade oral. As células da camada de queratina são planas ou achatadas, não possuem núcleo e seu citoplasma é preenchido com queratina. A queratina é formada por um tecido amolecido, opaco e impermeável, originado de um complexo de grânulos querato-hialinos e filamentos intermediários dos queratinócitos. Aparece como um material denso e translúcido em uma observação microscópica. As células mais externas, ou mais superficiais da camada córnea, semelhantes a escamas, apresentam-se ainda mais achatadas e se desprendem por conta do fenômeno da descamação, uma vez que não são mais células viáveis.

Desse modo, partes do material de queratina são eliminadas na descamação como resultado do processo de renovação do tecido epitelial. Entretanto, essas células e seus envoltórios córneos compõem a maior parte da barreira epitelial e estão continuamente em processo de renovação à medida que as células amadurecem, a partir das camadas mais profundas, como discutido anteriormente. A barreira epitelial atua como proteção contra agressões físicas, químicas e patogênicos (microbiológicas), bem como impede a desidratação e a perda de calor que, às vezes, podem ocorrer no ambiente da cavidade oral.

Epitélio estratificado pavimentoso paraqueratinizado

O **epitélio estratificado pavimentoso paraqueratinizado** está associado à mucosa mastigatória da gengiva inserida em níveis mais elevados que a quantidade de epitélio ortoqueratinizado (ver Figuras 9.4 e 9.5). A maioria dos histologistas acredita que o epitélio paraqueratinizado é uma forma imatura de epitélio ortoqueratinizado. A presença dessa forma de queratinização na pele é considerada um estado patológico; portanto, a paraqueratinização é uma característica histológica particular da cavidade oral saudável. O epitélio paraqueratinizado, com o epitélio ortoqueratinizado, também está associado à mucosa especializada das papilas linguais na superfície dorsal da língua.

O epitélio paraqueratinizado pode apresentar as mesmas camadas observadas no epitélio ortoqueratinizado (como a camada basal, camada espinhosa, camada granulosa e camada córnea), embora a camada granulosa possa ser indistinta ou estar totalmente ausente.

A principal diferença entre o epitélio paraqueratinizado e o epitélio ortoqueratinizado está nas células da camada córnea. No epitélio paraqueratinizado, a camada mais superficial sofre perda constante das células em formato de placas de queratina, pelo processo de descamação, semelhante ao epitélio ortoqueratinizado. Entretanto, essas células da camada córnea contêm não apenas queratina, mas também núcleos, ao contrário das células do epitélio ortoqueratinizado. Essa distinção pode ser difícil quando os cortes histológicos são observados ao microscópio óptico em pequeno aumento e com baixa resolução. Estudos têm demonstrado que, embora as células epiteliais possuam núcleos no epitélio paraqueratinizado, possivelmente elas já não são mais viáveis, semelhante ao que ocorre no epitélio ortoqueratinizado. Mais estudos ultraestruturais precisam ser realizados para comprovar se essa diferença principal nas células das camadas córneas entre os dois tipos de tecidos epiteliais afeta seu funcionamento.

LÂMINA PRÓPRIA DA MUCOSA ORAL

Todos os tipos de epitélio, associados à mucosa de revestimento, à mucosa mastigatória ou à mucosa especializada, possuem um tecido conjuntivo adjacente localizado profundamente à membrana basal. No caso da mucosa oral, é denominado **lâmina própria** (ver Figura 9.1). As fibras de colágeno do Tipo I são o principal grupo de fibras na lâmina própria, mas as fibras elásticas também estão presentes em certas regiões da cavidade oral (ver Tabela 8.3). A lâmina própria, como todas as formas de tecido conjuntivo propriamente dito, apresenta duas camadas, uma mais superficial e outra mais profunda: a camada papilar, ou zona papilar conjuntiva; e a camada densa, ou zona reticular conjuntiva, respectivamente (Figura 9.6).

A **camada papilar** é a camada mais superficial da lâmina própria. Consiste em um tecido conjuntivo propriamente dito frouxo dentro das papilas do tecido conjuntivo, com vasos sanguíneos e estruturas nervosas. Essa camada papilar possui uma quantidade igual de fibras, células e substância intercelular. A **camada densa**, ou **camada reticular**, é a camada mais profunda da lâmina própria. É constituída de tecido conjuntivo propriamente dito denso, não modelado, com grande quantidade de fibras. Entre a camada papilar e a camada densa, mais profunda da lâmina própria, existe um **plexo capilar**, o qual nutre todas as camadas da mucosa oral e envia alças capilares para as papilas do tecido conjuntivo circundante, promovendo a nutrição por meio da membrana basal, do epitélio adjacente.

Uma **submucosa** pode ou não estar presente profundamente à camada densa da lâmina própria, a depender da região da cavidade oral (ver Figuras 9.1 e 9.11). Se presente, a submucosa geralmente contém tecido conjuntivo frouxo e pode conter tecido conjuntivo adiposo e/ou glândulas salivares, além de revestir o osso ou o músculo no interior da cavidade oral.

As papilas conjuntivas da mucosa de revestimento não são proeminentes e alternam-se com as cristas epiteliais do epitélio estratificado pavimentoso sobrejacente. Além disso, fibras elásticas estão presentes na camada papilar, o que permite a distensão e a retração da mucosa de revestimento durante a fala, a mastigação e a deglutição. Em contraste com a mucosa de revestimento, a mucosa mastigatória possui numerosas e proeminentes papilas de tecido conjuntivo, o que proporciona a essa mucosa oral uma base firme, necessária para a fala e a mastigação.

A célula mais comum na lâmina própria da mucosa oral como um todo, semelhante a todos os tipos de tecido conjuntivo propriamente dito, é o fibroblasto (ver Figura 8.5). Os fibroblastos sintetizam diferentes tipos de fibras proteicas e a substância intercelular. Os histologistas acreditam que podem existir subpopulações de fibroblastos e que o controle dos grupos produtivos benéficos pode ser a resposta para a doença periodontal e para as mudanças relacionadas com o envelhecimento que ocorrem na lâmina própria e em outros componentes do periodonto. Outras células presentes na lâmina própria, em menor número, são as células brancas do sangue (leucócitos), como leucócitos polimorfonucleares (PMNs), macrófagos, linfócitos e mastócitos (ver Tabela 8.5).

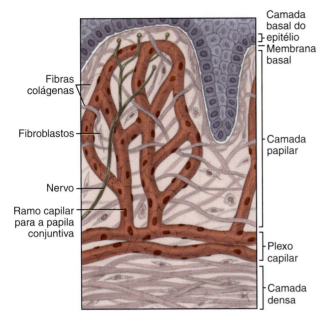

Figura 9.6 Características histológicas gerais da lâmina própria da mucosa oral (com suas duas camadas) e sua relação com a membrana basal adjacente e o epitélio sobreposto.

Considerações clínicas sobre patologias da mucosa oral

Ao contrário do epitélio queratinizado, o epitélio não queratinizado geralmente não possui queratinização nas camadas superficiais. Entretanto, o epitélio não queratinizado pode transformar-se prontamente em um tipo queratinizante em resposta a um traumatismo por atrito ou químico, de modo que sofre uma **hiperqueratinização**.

Essa transformação para a forma hiperqueratinizada ocorre comumente na mucosa jugal, a qual geralmente não é queratinizada, mas se forma a linha alba, uma crista hiperqueratinizada esbranquiçada na bochecha, que se estende horizontalmente no nível em que os dentes superiores e inferiores se ocluem (ver Figura 2.3B). Microscopicamente, observa-se uma quantidade excessiva de queratina no epitélio onde localiza-se a linha alba. Esse tecido possui todas as camadas de um tecido epitelial estratificado pavimentoso ortoqueratinizado, o que inclui suas camadas granulosa e córnea.

Em pacientes que possuem o hábito de apertamento dental ou de ranger os dentes (como no bruxismo), uma área maior da mucosa jugal – maior do que apenas a área da linha alba na região – torna-se hiperqueratinizada (Figura 9.7). Essa lesão elevada, rugosa e esbranquiçada precisa ser registrada para que modificações no plano de tratamento do paciente levem em consideração seus hábitos parafuncionais (ver **Capítulo 20**). Até mesmo o tecido queratinizado pode sofrer um nível adicional de hiperqueratinização; um aumento na quantidade de queratina é produzido como resultado de um trauma crônico na região. Isso ocorre com a gengiva inserida na forma de fibrose, durante os estágios avançados da doença periodontal.

Mudanças como a hiperqueratinização são reversíveis se a causa da lesão for removida, mas leva algum tempo para que a queratina produzida pelo epitélio seja eliminada do tecido. O tecido hiperqueratinizado também pode estar associado ao efeito crônico do calor em contato com a mucosa do palato duro na forma de estomatite nicotínica, provocada pelo ato de fumar ou por ingerir líquidos quentes, bem como com a colocação crônica provocada pelo tabaco de mascar nos vestíbulos orais (ver Figura 11.12). Portanto, é importante descartar alterações malignas. Biopsia inicial e estudo microscópico de qualquer tecido esbranquiçado podem ser indicados. Isso é especialmente importante se o paciente fizer parte de algum grupo de alto risco de câncer oral, como aqueles com histórico de uso crônico de tabaco, álcool ou aqueles com papilomavírus humano positivo (HPV-positivo).

DIFERENÇAS REGIONAIS DA MUCOSA ORAL

Características histológicas específicas são observadas nas diferentes regiões da cavidade oral (Tabela 9.4). Essas características microscópicas específicas são a base para as diferenças observadas clinicamente quando essas regiões são examinadas pelo profissional. Uma maneira de integrar esses dois conceitos inter-relacionados é analisar o aspecto clínico das diferentes regiões da mucosa oral, quando munido dos conhecimentos das características histológicas específicas dos tecidos subjacentes.

Assim, o cirurgião-dentista iniciante deve, primeiramente, examinar com cuidado as fotografias clínicas em livros das diferentes regiões da cavidade oral, bem como as descrições de suas características

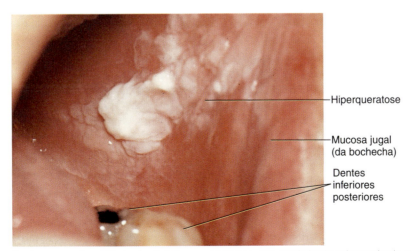

Figura 9.7 Hiperqueratinização da mucosa jugal (da bochecha) demonstrada por uma ampla lesão esbranquiçada, rugosa e mais saliente com aspecto "caloso", diferente da linha alba localizada na região. A mucosa jugal geralmente possui epitélio não queratinizado, mas esse tecido observado foi submetido a lesão física crônica na área, resultado do ato de ranger os dentes, como no *bruxismo*. Assim, o epitélio tornou-se queratinizado em resposta à lesão. Outras lesões mais graves da cavidade oral devem ser descartadas ao se diagnosticar essa alteração. (Cortesia de Margaret J. Fehrenbach, RDH, MS.)

TABELA 9.4 Diferenças regionais da mucosa oral.

Região e aparência clínica	Epitélio	Lâmina própria	Submucosa
Mucosa de revestimento			
Mucosa labial e mucosa jugal (da bochecha): rosa mais pálido, brilhante e úmida, com possíveis áreas de pigmentação melânica e grânulos de Fordyce	Espesso e não queratinizado	Papilas de tecido conjuntivo irregulares e rombas, algumas fibras elásticas e extenso suprimento vascular	Presente com tecido conjuntivo adiposo e glândulas salivares menores, com inserção firme no músculo
Mucosa alveolar: rosa-avermelhado, brilhante, úmida e extremamente móvel	Delgado e não queratinizado	Papilas de tecido conjuntivo irregulares e, às vezes, ausentes, muitas fibras elásticas, com extenso suprimento vascular	Presente com glândulas salivares menores e muitas fibras elásticas, com inserção frouxa em músculo ou em osso
Superfície ventral da língua (face inferior ou ventre) e assoalho da boca: rosa-avermelhado, úmida, brilhante, compressível e com áreas vasculares azuladas; mobilidade variável	Extremamente delgado e não queratinizado	Extenso suprimento vascular **Superfície ventral da língua**: numerosas papilas de tecido conjuntivo, algumas fibras elásticas, glândulas salivares menores **Assoalho da boca**: papilas de tecido conjuntivo amplas	Presente **Superfície ventral da língua**: extremamente delgada e firmemente inserida na musculatura **Assoalho da boca**: tecido conjuntivo adiposo com glândulas salivares submandibulares e sublinguais, frouxamente inserida em osso ou em músculos
Palato mole: rosa-escuro com tons amarelados e superfície úmida; compressível e extremamente elástica	Delgado e não queratinizado	Lâmina própria espessa, com numerosas papilas de tecido conjuntivo e camada elástica distinta	Extremamente delgada, com tecido conjuntivo adiposo e glândulas salivares menores, com firme inserção na musculatura subjacente
Mucosa mastigatória			
Palato duro: área central rosa pálido, imóvel e firme, com pregas palatinas transversas e rafe palatina mediana; áreas laterais como coxins	Espesso e ortoqueratinizado; epitélio da área central é considerado como parte do mucoperiósteo, uma vez que é contínuo ao osso subjacente	Área central é considerada como parte do mucoperiósteo devido à continuidade com o osso subjacente, com as características das pregas palatinas transversas e rafe palatina mediana	Presente apenas nas áreas laterais, com o segmento anterior possuindo tecido conjuntivo adiposo e o segmento posterior possuindo glândulas salivares menores; ausente na área central, com pregas palatinas transversas e rafe palatina mediana
Gengiva inserida: rosa pálido, romba, firme e imóvel, com possíveis áreas de pigmentação melânica e quantidade variável de um pontilhado	Espesso e queratinizado (principalmente paraqueratinizado, alguns podem ser ortoqueratinizados); o epitélio é considerado como parte do mucoperióstio, uma vez que é contínuo ao osso subjacente	Papilas de tecido conjuntivo altas e estreitas, extenso suprimento vascular; considerada como parte do mucoperiósteo devido à continuidade com o osso subjacente	Não está presente

clínicas, conforme apresentadas no **Capítulo 2**, e compará-las às características histológicas descritas e discutidas neste capítulo. Em seguida, ele deve praticar a identificação dessas diferenças regionais na cavidade oral com o uso de um espelho e deste livro para revisão, a fim de melhorar as suas habilidades para a realização do exame intraoral. Posteriormente, localizá-las em seus colegas e, em seguida, nos pacientes em um ambiente clínico durante o exame intraoral.

MUCOSA LABIAL E MUCOSA JUGAL

Aspectos clínicos

A mucosa labial e a mucosa jugal (ou da bochecha) revestem, respectivamente, os lábios e as bochechas internamente (ver Figuras 2.2 e 2.3). Ambas as regiões se apresentam clinicamente como um tecido rosa opaco, brilhante, úmido e compressível que pode ser facilmente distendido. Áreas de pigmentação por melanina podem ser observadas (discutidas posteriormente neste capítulo). Um número variável de grânulos de Fordyce (ou manchas) pode estar espalhado por todo o tecido. Essas são variações geralmente presentes na cavidade oral e são observadas como pequenas saliências amareladas na superfície da mucosa oral. Elas correspondem a depósitos de sebo de glândulas sebáceas ectópicas na submucosa. A mucosa oral dos lábios e das bochechas é classificada como uma mucosa de revestimento.

Características histológicas

O epitélio estratificado pavimentoso não queratinizado da mucosa labial e da mucosa jugal é um tecido extremamente espesso que reveste e opacifica a lâmina própria, com um extenso suprimento vascular sanguíneo, o que dá à mucosa, de forma geral, uma aparência clínica rosada e opaca (Figura 9.8, ver Figura 11.8). A lâmina própria possui papilas de tecido conjuntivo rombas e irregulares, mas contém fibras elásticas, além de suas fibras de colágeno, que proporcionam ao tecido a capacidade de ser distendido e voltar à forma original.

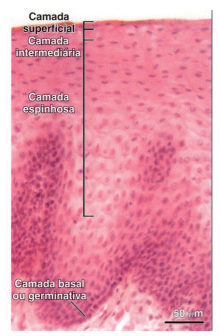

Figura 9.8 Fotomicrografia da mucosa jugal com epitélio estratificado pavimentoso não queratinizado extremamente espesso e com suas quatro camadas que recobrem uma lâmina própria com extensa rede vascular mais profunda. No entanto, a submucosa mais profunda, geralmente sobreposta ao músculo, não é demonstrada nessa imagem. Observe o aspecto espinhoso das células da camada espinhosa devido à desidratação que ocorre no processo de fixação do tecido, o que faz com que as células desidratadas individuais se encolham e retraiam; a permanência dos desmossomos cria esse artefato devido à sua manutenção na junção entre as células.[b] (De Nanci A. *Ten Cate's Oral Histology*. 9th ed. St. Louis: Elsevier; 2018.)

A lâmina própria recobre uma submucosa que contém tecido conjuntivo adiposo e glândulas salivares menores, que, por sua vez, conferem ao tecido compressibilidade e umidificação, respectivamente. A submucosa está firmemente aderida à musculatura subjacente na região da mucosa labial e jugal, evitando que quaisquer tecidos próximos interfiram durante a mastigação ou a fala, já que a mucosa oral e o músculo funcionam como uma unidade.

MUCOSA ALVEOLAR

Aspectos clínicos

A mucosa alveolar é um tecido avermelhado com áreas vasculares azuladas (ver Figuras 2.2, 2.9 e 2.10). Essa região úmida e brilhante é extremamente móvel e reveste os vestíbulos da cavidade oral. A mucosa alveolar é classificada como uma mucosa de revestimento.

Características histológicas

O epitélio da mucosa alveolar é do tipo estratificado pavimentoso não queratinizado, extremamente fino e que reveste, mas sem ocultar totalmente, um extenso suprimento vascular da lâmina própria, o que torna a mucosa alveolar mais avermelhada que a mucosa labial e a mucosa jugal, as quais são mais rosadas (ver Figuras 9.12 e 9.13). As papilas de tecido conjuntivo, às vezes, estão ausentes e numerosas

---

[b]N.R.T.: Na obra de que a Figura 9.8 foi retirada, apresenta-se o epitélio estratificado pavimentoso não queratinizado com uma camada espinhosa distinta da camada intermediária.

fibras elásticas estão presentes na lâmina própria, o que permite a mobilidade dessa mucosa. O ponto onde a mucosa alveolar encontra a gengiva inserida é um marco anatômico de transição característico da junção mucogengival (discutida com mais detalhes no tópico da gengiva inserida).

A submucosa associada à mucosa alveolar possui glândulas salivares menores e, novamente, inúmeras fibras elásticas no tecido conjuntivo frouxo, o que dá à mucosa, respectivamente, sua aparência e bastante mobilidade. A submucosa está frouxamente aderida ao músculo ou ao osso subjacente, aumentando a capacidade de movimentação do tecido, pois a mucosa alveolar está localizada entre os lábios móveis e a gengiva inserida imóvel. As injeções locais de soluções anestésicas aplicadas no fundo do vestíbulo da boca, no interior da mucosa alveolar (como no bloqueio do nervo alveolar superior posterior ou no bloqueio do nervo incisivo), possuem um menor nível de desconforto para o paciente, quando comparadas àquelas que envolvem a mucosa dos ossos do palato ou da mandíbula.

FACE INFERIOR DA LÍNGUA E ASSOALHO DA BOCA

Aspectos clínicos

Tanto a face inferior da língua quanto o assoalho da boca apresentam-se com mucosas de coloração rosa-avermelhado e possuem áreas vasculares azuladas decorrentes de veias presentes na região (ver Figuras 2.16 e 2.17). A mucosa também é úmida, brilhante e compressível. Embora a mucosa do assoalho da boca tenha alguma mobilidade, a superfície ventral ou inferior da língua está firmemente inserida, mas ainda assim permite alguma distensão com a musculatura da língua. Tanto a mucosa da face inferior da língua quanto a do assoalho da boca são classificadas como uma mucosa de revestimento.

Características histológicas

Tanto a face inferior da língua quanto o assoalho da boca são revestidos de epitélio estratificado pavimentoso não queratinizado extremamente fino e sobreposto a uma lâmina própria com um extenso suprimento vascular, mas sem ocultar essa vascularização. Isso torna a mucosa de ambas as regiões mais avermelhada e possibilita que as veias (como as veias linguais profundas) se tornem mais aparentes (Figura 9.9).

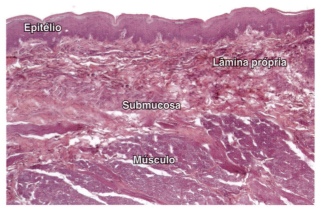

Figura 9.9 Fotomicrografia da face inferior da língua evidenciando o epitélio estratificado pavimentoso não queratinizado extremamente fino que recobre, mas sem ocultar totalmente, uma lâmina própria com um extenso suprimento vascular e numerosas papilas de tecido conjuntivo. A submucosa, mais profunda, também é extremamente fina, mas firmemente aderida à musculatura subjacente da língua. (De Nanci A. *Ten Cate's Oral Histology*. 9th ed. St. Louis: Elsevier; 2018.)

As papilas de tecido conjuntivo da lâmina própria da face inferior da língua são numerosas. Algumas fibras elásticas e poucas glândulas salivares menores permitem mobilidade e proporcionam umidificação, respectivamente. A submucosa associada a essa face da língua é extremamente fina e firmemente aderida aos músculos subjacentes. Esse arranjo permite que a mucosa oral e os músculos funcionem como uma unidade, de modo a reduzir a mobilidade durante a mastigação e a fala.

As papilas de tecido conjuntivo da lâmina própria do assoalho da boca são amplas. A submucosa, profunda à lâmina própria, consiste em tecido conjuntivo frouxo com tecido conjuntivo adiposo e inclui as glândulas salivares submandibulares e sublinguais, as quais, respectivamente, conferem à mucosa sua compressibilidade e umidificação. Essa submucosa está fracamente aderida ao osso e aos músculos subjacentes, o que propicia à mucosa uma mobilidade quando a língua conectada a ela se move durante os processos de mastigação e fala.

PALATO MOLE

Aspectos clínicos

A porção posterior do palato, o palato mole, apresenta coloração rosa-escuro com tonalidade amarelada e uma superfície úmida (ver Figuras 2.11 e 2.12). O tecido é compressível e extremamente elástico para permitir a fala e a deglutição. A mucosa do palato mole é classificada como uma mucosa de revestimento.

Características histológicas

A mucosa do palato mole é formada por um epitélio estratificado pavimentoso não queratinizado fino que recobre uma lâmina própria espessa (Figura 9.10). A lâmina própria possui numerosas papilas de tecido conjuntivo e uma evidente camada de tecido conjuntivo elástico, a qual permite maior mobilidade graças às suas fibras elásticas.

A submucosa associada à mucosa do palato mole é extremamente fina e possui uma fixação firme nos músculos subjacentes, isso permite os movimentos do palato nos mecanismos da fala e da deglutição. Novamente, esse arranjo permite que a mucosa oral e a musculatura funcionem como uma unidade. A submucosa contém tecido conjuntivo adiposo, que dá ao tecido sua tonalidade amarelada e compressibilidade, e glândulas salivares menores, as quais dão ao tecido sua umidade.

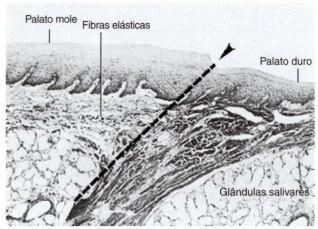

Figura 9.10 Fotomicrografia da junção do palato mole com o palato duro (seta com linha pontilhada), que corresponde ao local da junção entre a mucosa de revestimento e a mucosa mastigatória, bem como da junção entre o epitélio não queratinizado e o epitélio queratinizado. (De Nanci A. *Ten Cate's Oral Histology*. 9th ed. St. Louis: Elsevier; 2018.)

PALATO DURO

Aspectos clínicos

A região anterior do palato, o palato duro, aparece com uma mucosa mais rosa pálido, imóvel e firme (ver Figuras 2.11 e 2.12). No entanto, ao palpá-lo, percebe-se nas áreas laterais mais posteriores uma sensação mais macia ou de mais resiliência, enquanto na área central adjacente é notada uma consistência firme. As pregas ou rugas palatinas transversas e a rafe palatina mediana também são firmes à palpação. As pregas palatinas são perenes e únicas para cada pessoa e, dessa forma, podem ser utilizadas para estabelecer a identificação de indivíduos por meio da discriminação (estudo da rugoscopia palatina), como ocorre com as impressões digitais. A junção mucogengival está ausente entre o tecido do palato duro e as superfícies linguais da gengiva inserida dos dentes superiores; em vez disso, os dois tipos de mucosa se misturam. A mucosa do palato duro é classificada como uma mucosa mastigatória.

Características histológicas

O palato duro possui uma espessa camada de epitélio estratificado pavimentoso ortoqueratinizado que reveste uma espessa lâmina própria (Figura 9.11). Esse epitélio palatino é contínuo com o epitélio das superfícies linguais da gengiva inserida dos dentes superiores. Como o palato é desprovido de mucosa alveolar livremente móvel, não há junção mucogengival presente entre os dois tipos de tecido. Além disso, apenas as zonas laterais do palato duro possuem uma submucosa que recobre os ossos do palato, o que dá à mucosa uma consistência almofadada quando palpada (ver Figuras 9.1 e 9.11A).

A submucosa na porção anterior da área lateral (região dos caninos e dos pré-molares) contém tecido conjuntivo adiposo. Já a submucosa da porção posterior da área lateral do palato duro (na altura dos molares) contém glândulas salivares menores. No entanto, a submucosa nessas áreas do palato duro é mais fina que aquela associada à mucosa de revestimento, o que se torna evidente quando são administradas injeções de anestésico local nas laterais do palato duro (como no bloqueio dos nervos alveolares superiores anterior e médio ou no bloqueio do nervo palatino maior), porque podem produzir mais desconforto; esse nível de desconforto pode ser diminuído por modificação do método anestésico, como quando o anestésico é introduzido no tecido por pressão.

A submucosa está ausente na área central do palato duro; assim, o tecido possui consistência mais firme quando palpado (ver Figura 9.11B). Essa consistência de firmeza é maior nessa área porque a mucosa oral possui sua lâmina própria diretamente ligada ao periósteo dos ossos subjacentes do palato duro, por meio da qual se insere. Desse modo, a mucosa oral sobrejacente, quando combinada com o periósteo dos ossos do palato duro subjacente, é considerada um **mucoperiósteo** (ver Figura 9.4). Aqui, o mucoperiósteo se liga diretamente aos ossos subjacentes do palato, sem a usual submucosa intermediária, proporcionando uma fixação inelástica firme. A mucosa oral e o periósteo estão tão intimamente unidos que quase formam uma única membrana.

Como não há submucosa presente, as injeções de anestésico local aplicadas na área central do palato duro (como no bloqueio do nervo nasopalatino) podem ser desconfortáveis, a menos que métodos de anestesia por pressão também sejam empregados. As estruturas de superfície na região anterior do palato duro, as pregas palatinas transversas e a rafe do palato, possuem características histológicas semelhantes às da área central do palato duro.

GENGIVA INSERIDA

Aspectos clínicos

A gengiva inserida saudável possui uma coloração rosa opaco, mais pálida. Ela pode apresentar áreas de pigmentação melânica

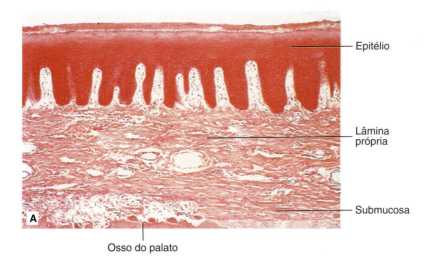
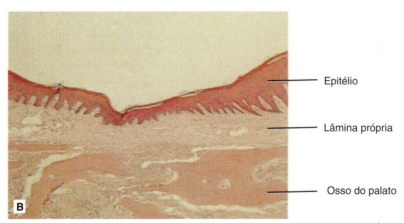

Figura 9.11 Fotomicrografias do palato duro com epitélio ortoqueratinizado sobreposto à lâmina própria. **A.** Área lateral almofadada do palato duro que tem uma fina submucosa profunda sobre os ossos do palato e que pode conter tecido adiposo (porção anterior) ou glândulas salivares (porção posterior). **B.** Área central do palato duro mais firme e sem submucosa presente, de modo que a mucosa dessa região é contínua ao periósteo dos ossos subjacentes do palato, formando um mucoperiósteo. (**A**, de Nanci A. *Ten Cate's Oral Histology*. 8th ed. St. Louis: Elsevier; 2013. **B**, de Berkowitz B, Moxham B. *Oral Anatomy, Histology, and Embryology*. 5th ed. St. Louis: Elsevier; 2018.)

(discutidas posteriormente neste capítulo) (ver Figuras 2.9 e 2.10). Quando seca, a mucosa fica ainda mais opaca, firme e imóvel. Um **pontilhado** é clinicamente observado como pequenas depressões, que conferem à superfície da gengiva inserida uma aparência de casca de laranja; isso é análogo a botões de tufo em estofamentos, como será discutido em suas características histológicas. A quantidade de pontilhado é variável, mesmo em cavidades orais saudáveis. A gengiva inserida que recobre o processo alveolar de cada arco dental é classificada como mucosa mastigatória.

Também é observada a junção mucogengival, que é uma linha sinuosa nitidamente definida entre a gengiva inserida, mais rosada, e a mucosa alveolar, mais avermelhada. Existem três áreas onde esse marco anatômico é evidente na cavidade oral: na face vestibular do arco dental superior e nas faces vestibular e lingual do arco dental inferior; então, fica claro que, na face lingual do arco dental superior, a junção mucogengival não está presente. A importância clínica da junção mucogengival está na medição da largura da gengiva inserida, de modo a demarcar sua margem apical; a quantidade de gengiva inserida determina o nível de suporte que o dente tem por meio do ligamento periodontal e do processo alveolar. A gengiva inserida e outros tipos de mucosa gengival, como aquelas que revestem o sulco gengival e se fixam firmemente na superfície do dente, serão discutidos mais adiante no **Capítulo 10**.

Características histológicas

A gengiva inserida possui uma espessa camada de epitélio estratificado pavimentoso paraqueratinizado que encobre uma lâmina própria com extenso suprimento vascular sanguíneo, o que confere à mucosa um aspecto mais rosado e pálido (Figura 9.12). Mais uma vez, as células da camada córnea com a queratina, as quais possuem núcleos, podem ser de difícil visualização em cortes histológicos por conta da pequena ampliação dos microscópios ópticos. No entanto, pequenas quantidades de epitélio estratificado pavimentoso ortoqueratinizado com células sem núcleos podem ser observas na camada córnea (ver Figura 9.12).

A lâmina própria da gengiva inserida também possui papilas de tecido conjuntivo altas e estreitas; seu pontilhado observado clinicamente se deve a uma forte inserção ou tração do epitélio em direção à lâmina própria dessa região (ver Figura 9.12). A submucosa não está presente, sendo semelhante à área central do palato duro. A lâmina própria está diretamente inserida no periósteo do processo alveolar dos ossos subjacentes (maxilares e mandíbula), o que torna a gengiva inserida firme e imóvel. Assim, a mucosa oral sobrejacente, quando combinada com o periósteo do processo alveolar nessa situação, é denominada "mucoperióste" (ver Figuras 9.5 e 9.12). O mucoperiósteo é uma estrutura que consiste em uma membrana mucosa combinada com o periósteo do osso. Nesse ponto o mucoperiósteo se

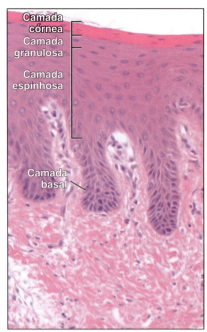

Figura 9.12 Fotomicrografia da gengiva inserida com epitélio paraqueratinizado, principalmente, e suas quatro camadas que recobrem uma lâmina própria mais profunda extensivamente vascularizada. Observe que as células da camada córnea retiveram seus núcleos e estão preenchidas com queratina, embora seja difícil a visualização nesse aumento. O pontilhado na superfície se deve a uma forte inserção ou tração do epitélio em direção à lâmina própria nessa área. Quando contínua com o periósteo do processo alveolar subjacente, a mucosa oral forma um mucoperiósteo em que não há submucosa intermediária presente. No entanto, o processo alveolar mais profundo com seu periósteo não está demonstrado. (De Nanci A. *Ten Cate's Oral Histology*. 9th ed. St. Louis: Elsevier; 2018.)

liga diretamente aos processos alveolares subjacentes das maxilas e da mandíbula, sem a usual submucosa intermediária, o que proporciona uma fixação inelástica firme. A mucosa oral e o periósteo estão tão intimamente unidos que quase formam uma única membrana.

Microscopicamente, a junção mucogengival pode ser vista como uma zona divisória entre a gengiva inserida paraqueratinizada e a mucosa alveolar não queratinizada; portanto, está entre uma mucosa mastigatória e uma mucosa de revestimento (Figuras 9.13 e 9.14). É também uma junção entre um tecido com uma camada epitelial espessa e rosada na gengiva inserida e um tecido formado por um epitélio mais delgado na mucosa alveolar mais avermelhada, embora ambos os tipos de tecido possuam extenso suprimento vascular sanguíneo semelhante à lâmina própria.

PROPRIEDADES DA LÍNGUA E DAS PAPILAS LINGUAIS

Microscopicamente, a língua é uma massa de tecido muscular estriado esquelético, localizado centralmente e recoberto pela mucosa oral (Figura 9.15). Na porção móvel anterior da língua, os feixes musculares estão fortemente compactados, com relativamente pouco tecido conjuntivo adiposo interposto no centro. Por sua vez, na porção posterior da língua, mais volumosa e menos móvel, o tecido conjuntivo adiposo é mais abundante no centro muscular. São numerosas as coleções de glândulas salivares menores na submucosa e na camada muscular da porção posterior da língua, particularmente próximo à junção entre as porções anterior e posterior.

A linha em formato de "V" situada no dorso da língua, denominada "sulco terminal da língua", divide a língua em dois terços anteriores (ou corpo da língua) e em um terço posterior (a raiz da língua) (ver Figura 2.14). Na superfície dorsal da língua estão presentes uma mucosa mastigatória e uma mucosa especializada. A mucosa mastigatória possui um epitélio estratificado pavimentoso ortoqueratinizado e recobre a maior parte da superfície da musculatura associada à língua.

A mucosa especializada encontrada na superfície dorsal da língua está representada pelas papilas linguais, que são pequenas e discretas estruturas ou apêndices de epitélio queratinizado presentes sobre a lâmina própria, podendo possuir epitélio ortoqueratinizado ou paraqueratinizado (ver Figuras 2.14 e 2.15). As papilas linguais também são encontradas nas margens da língua (superfície lateral). Existem quatro tipos de papilas linguais: filiformes, fungiformes, folhadas (foliares) e circunvaladas (Tabela 9.5). O desenvolvimento das papilas linguais e da língua é discutido no **Capítulo 5**.

Três tipos de papilas linguais estão associados aos botões gustatórios (ou canalículos gustativos): a fungiforme, a folhada e a circunvalada. Um **botão gustatório** é uma estrutura sensorial gustativa, em forma de barril, derivada do epitélio (Figura 9.16). Cada botão gustatório é composto de 30 a 80 células fusiformes que se estendem desde a membrana basal da mucosa oral até a superfície epitelial da papila lingual. O tempo de renovação das células gustativas é um processo bastante rápido, durando cerca de 10 dias.

Os dois tipos celulares que compõem os botões gustatórios são as células de suporte e as células gustatórias. No entanto, a diferença entre os dois tipos celulares é difícil de discernir sob a ampliação de baixa potência da maioria das seções microscópicas. Além disso, formas imaturas indiferenciadas também são notadas. As *células de suporte* mantêm o botão gustatório e, geralmente, estão localizadas na parte mais periférica do botão. As *células gustatórias*, por sua vez, geralmente estão localizadas na região central dos botões gustatórios e são responsáveis pela captação de partículas de sabor proveniente dos alimentos, de forma que produzem as sensações gustatórias (ver Figuras 9.15 e 9.16).

Para produzir uma sensação gustatória, as moléculas de alimento dissolvidas pela saliva na cavidade oral entram em contato com os receptores gustatórios, presentes nas células gustatórias, por meio do **poro gustatório**, o qual é uma abertura no terço mais superficial do botão gustatório (Figura 9.17). As células gustatórias também estão associadas a processos neuronais sensoriais na porção mais inferior do botão gustatório. Esses processos de neurônios sensitivos recebem mensagens de sensações gustatórias por meio dos receptores gustatórios. A mensagem gerada localmente é enviada ao sistema nervoso central pelos nervos sensitivos, onde é identificada como determinado tipo de sabor.

As evidências sugerem que as quatro sensações gustatórias fundamentais (doce, azedo, salgado e amargo) são diferentes por conta de quatro células gustatórias ligeiramente diferenciadas. No entanto, os sabores experimentados são o resultado da combinação das quatro sensações gustatórias fundamentais e da adição de outras sensações pela língua, bem como da interação entre o olfato e o paladar. No passado, acreditava-se que a língua tinha um mapeamento específico das sensações gustatórias, mas estudos mais recentes provaram que essa suposição é falsa. Outras sensações de sabor, por meio de estudos atuais, agora se ramificaram para incluir os sabores umami (ou salgados) e de ácidos graxos.

PAPILAS LINGUAIS FILIFORMES

Aspectos clínicos

As papilas linguais filiformes são as papilas linguais mais comuns e estão localizadas na superfície dorsal do corpo da língua (ver Figura 2.14). Possuem a forma de cones pontiagudos finos de 2 a 3 mm, com as pontas naturalmente voltadas para a faringe, o que confere à superfície

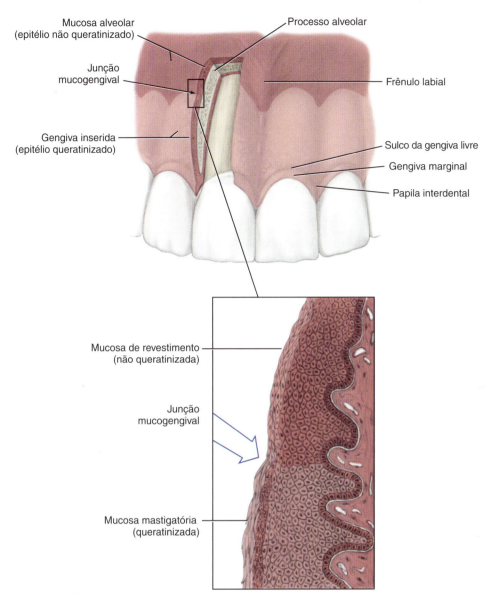

Figura 9.13 Características histológicas da junção mucogengival (*seta*), que é um ponto de união entre a mucosa alveolar e a gengiva inserida, bem como entre uma mucosa de revestimento (não queratinizada) e a mucosa mastigatória (queratinizada).

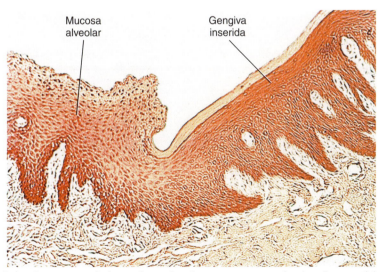

Figura 9.14 Fotomicrografia da junção mucogengival, que é uma junção entre a mucosa alveolar não queratinizada e a gengiva inserida queratinizada, bem como entre uma mucosa de revestimento e uma mucosa mastigatória. (Do CD-ROM de Nanci A. *Ten Cate's Oral Histology*. 6th ed. St. Louis: Elsevier; 2002.)

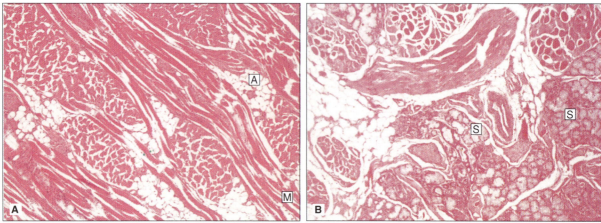

Figura 9.15 Fotomicrografias da região interna muscular da língua. **A.** Na porção anterior móvel da língua, os feixes de músculo estriado esquelético (*M*) são fortemente compactados com relativamente pouco tecido conjuntivo adiposo (*A*) interposto, ao contrário da porção posterior, menos móvel. **B.** Numerosas coleções de glândulas salivares (*S*) na submucosa e na camada muscular da porção posterior da língua. (De Stevens A, Lowe J. *Human Histology*. 5th ed. St. Louis: Elsevier; 2020.)

TABELA 9.5 Comparação entre as papilas linguais.

Comparações	Filiforme	Fungiforme	Folhada	Circunvalada
Aspecto clínico	Mais comum no dorso da língua; em forma de cones de pontas afiladas que conferem uma textura aveludada à língua	Em menor quantidade no dorso da língua; formato de pequenos pontos avermelhados em forma de cogumelo	Cerca de 4 a 11 cristas verticais localizadas mais posteriormente na margem ou superfície lateral da língua	Cerca de 7 a 15 grandes estruturas salientes, em forma de cogumelo, mas com sulco ou vala ao seu redor, colocadas anteriormente ao sulco terminal
Característica histológica	Estrutura pontiaguda com uma espessa camada de epitélio queratinizado e uma projeção da lâmina própria, recoberta de epitélio; não possui botões gustativos (canalículos gustativos/gustatórios)	Estrutura em forma de cogumelo com uma fina camada de epitélio queratinizado que reveste um núcleo central de lâmina própria; possui papilas gustativas no epitélio mais superficial	Estrutura em forma de folha do epitélio queratinizado que reveste o núcleo da lâmina própria; possui papilas gustativas na porção lateral superficial	Estrutura em forma de cogumelo com histologia semelhante à da papila fungiforme, mas está enterrada na superfície da língua e cercada por um sulco, parecido com uma vala; botões gustatórios são encontrados na base da papila; na submucosa localizada na profundidade do sulco, há glândulas salivares menores de von Ebner
Função	Pode ser mecânica	Gustação	Gustação	Gustação

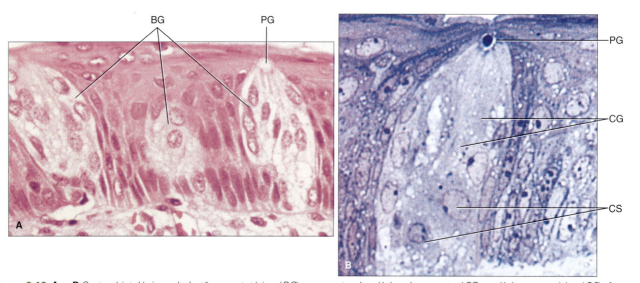

Figura 9.16 A e **B.** Cortes histológicos de botões gustatórios (*BG*), apresentando células de suporte (*CS*) e células gustatórias (*CG*); formas imaturas também estão presentes. No entanto, é difícil discernir os processos nervosos associados e as diferenças entre os dois tipos de célula nessa ampliação microscópica. Observe os poros gustatórios (*PG*) na região mais superficial dos botões gustatórios. (De Stevens A, Lowe J. *Human Histology*. 5th ed. St. Louis: Elsevier; 2020.)

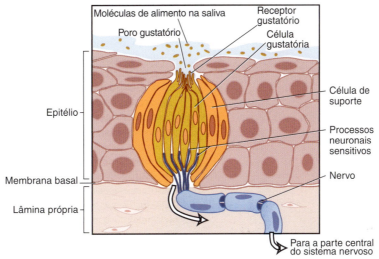

Figura 9.17 Eventos envolvidos na sensação da gustação em um botão gustatório. O alimento dissolvido entra em contato com os receptores gustatórios das células gustatórias pelo poro gustatório. As células gustatórias também estão associadas a processos neuronais sensitivos na região inferior dos botões gustatórios, entre as células que recebem mensagens de sabor pelos receptores gustatórios. A mensagem produzida é enviada pelo nervo ao sistema nervoso central, onde é identificada como determinado tipo de sabor.

dorsal da língua sua textura aveludada. As papilas filiformes são sensíveis a mudanças no corpo e, portanto, estão associadas a certas considerações clínicas (discutidas posteriormente neste capítulo).

Características histológicas

Uma papila filiforme é uma estrutura pontiaguda com uma espessa camada de epitélio ortoqueratinizado ou paraqueratinizado. Ela recobre a região central formada pela lâmina própria (Figura 9.18). Uma quantidade maior de queratina é também observada na superfície de cada papila filiforme, de modo que forma um arranjo de "árvore de Natal", recoberta de uma coloração mais esbranquiçada, responsável pela colocação dessas papilas. Não há botões gustatórios no seu epitélio. As papilas filiformes podem possuir uma rudimentar função mecânica em decorrência da sua textura superficial mais áspera, a qual está relacionada com o aumento da quantidade de queratinização superficial presente e, portanto, pode auxiliar no direcionamento do alimento para a faringe durante a deglutição.

PAPILAS LINGUAIS FUNGIFORMES

Aspectos clínicos

As papilas linguais fungiformes são encontradas em menor número que as filiformes na superfície dorsal do corpo língua (ver Figura 2.14). Elas aparecem como pequenos pontos avermelhados que, em uma inspeção mais aproximada, são ligeiramente elevados e em formato de cogumelo, com um diâmetro em torno de 1 mm. As papilas fungiformes não são encontradas próximo ao sulco terminal.

Características histológicas

Uma papila fungiforme é uma pequena estrutura em forma de cogumelo com uma fina camada de epitélio ortoqueratinizado ou paraqueratinizado que recobre o núcleo altamente vascularizado da lâmina própria e, desse modo, confere uma aparência clínica mais avermelhada para essa papila lingual (ver Figura 9.18). Um número variável de botões gustatórios está localizado na parte mais superficial da camada epitelial; entretanto, eles não são encontrados próximo à sua base. Desse modo, a função das papilas fungiformes é a sensibilidade gustatória.

PAPILAS LINGUAIS FOLHADAS

Aspectos clínicos

As papilas folhadas linguais aparecem como 4 a 11 cristas verticais paralelas umas às outras nos segmentos mais posteriores das margens laterais da língua (ver Figura 2.15).

Características histológicas

As papilas folhadas são estruturas em formato de folha com uma camada de epitélio ortoqueratinizado ou paraqueratinizado que recobre uma lâmina própria localizada centralmente (Figura 9.19). Os botões gustatórios estão localizados na camada epitelial nas partes laterais das estruturas em forma de folhas. Assim, a função da papila folhada é a de sensação gustatória. Alguns histologistas acreditam que as papilas folhadas não são verdadeiras papilas linguais, por conta de sua aparência clínica de aspecto rudimentar, seu histórico de desenvolvimento e sua localização.

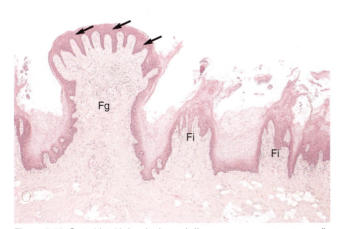

Figura 9.18 Corte histológico do dorso da língua que apresenta uma papila fungiforme (*Fg*) e papilas filiformes (*Fi*). Observe a forma de cogumelo da papila fungiforme e o formato de árvore das papilas filiformes. No entanto, os botões gustatórios (*setas*) na espessura da papila fungiforme são difíceis de discernir nesse baixo nível de ampliação. (De Young B, Heath JW. *Wheater's Functional Histology*. 6th ed. Edinburgh: Elsevier; 2014.)

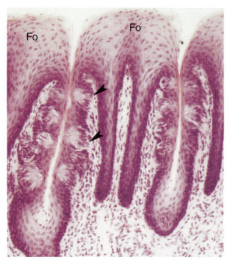

Figura 9.19 Fotomicrografia de corte histológico do segmento mais posterior da margem lateral da língua com papilas linguais folhadas (*Fo*). Os botões gustatórios (*pontas de seta*) estão localizados na camada epitelial, especificamente nas partes laterais das estruturas em formato de folhas. (Cortesia de B. Kablar.)

PAPILAS LINGUAIS CIRCUNVALADAS

Aspectos clínicos

As papilas linguais circunvaladas estão alinhadas em uma fileira em forma de "V" invertido no dorso da língua, cujo vértice é voltado para a faringe, imediatamente anterior ao sulco terminal. As papilas circunvaladas possuem diâmetro de 3 a 5 mm, ou seja, são maiores que as papilas fungiformes. Quando a língua é estendida e arqueada, as papilas circunvaladas aparecem como 7 a 15 grandes projeções em formato de cogumelo, enfileiradas de forma semelhante ao contorno do sulco terminal (ver Figura 2.14A). Quando a língua está em posição natural e relaxada, as papilas circunvaladas localizam-se mais profundamente no nível da superfície da língua, por serem circundadas por uma vala ou sulco.

Características histológicas

As papilas circunvaladas são grandes estruturas em formato de cogumelo, revestidas de epitélio ortoqueratinizado ou paraqueratinizado, e recobrem uma projeção da lâmina própria em sua porção central (Figura 9.20). Centenas de botões gustatórios estão localizadas no epitélio de revestimento da parede mais externa do sulco ou vala circular, oposta à base de cada papila. Esse epitélio que forma a parede mais externa do sulco é contínuo ao epitélio circundante da superfície da língua.

É importante observar que glândulas salivares de von Ebner também estão presentes na submucosa, profundamente à lâmina própria das papilas circunvaladas. Essas são glândulas salivares menores constituídas apenas de células serosas presentes (ver **Capítulo 11**). Com ductos que se abrem no sulco, a saliva secretada por elas é liberada próximo à área dos poros gustatórios, de modo que permite novas sensações gustatórias, uma vez que essas sensações são oriundas de várias moléculas diferentes e sequenciais dos diversos alimentos. Assim, a função das papilas circunvaladas é a sensibilidade gustatória.

Considerações clínicas sobre patologias da língua

Duas lesões associadas à superfície dorsal da língua envolvem as papilas linguais filiformes. Nenhuma das lesões é considerada uma doença grave, mas ambas devem ser registradas no prontuário do paciente, se presentes. Uma dessas lesões é a **língua geográfica**, a qual se apresenta no dorso do corpo da língua como áreas avermelhadas e, em seguida, varia de um rosa pálido a áreas esbranquiçadas (Figura 9.21). Essas áreas mudam de forma com o tempo, com alterações de tamanho, e assemelham-se a um mapa geográfico. A lesão é encontrada em todas as faixas etárias e mostra a sensibilidade das papilas filiformes às mudanças em seu ambiente.

Essas áreas avermelhadas e esbranquiçadas superficiais da língua geográfica correspondem a grupos de papilas filiformes que sofrem mudanças de epitélio paraqueratinizado, com aspecto mais avermelhado, para epitélio ortoqueratinizado, que se apresenta mais esbranquiçado. Essa lesão, às vezes, está associada a dor ou leve queimação na superfície da língua. Entretanto, nenhum tratamento é necessário para a língua geográfica, os profissionais da odontologia devem tranquilizar o paciente e descartar outras lesões mais graves na língua.

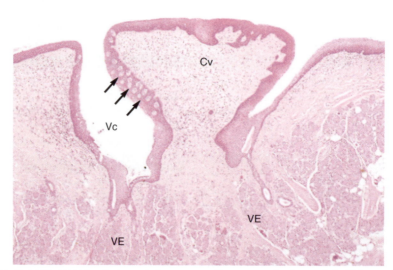

Figura 9.20 Corte histológico da região posterior do dorso da língua que exibe uma papila circunvalada (*Cv*), com botões gustatórios (*setas*) no interior do tecido epitelial e circundados por um sulco ou vala circular (*Vc*). Observe as glândulas salivares de von Ebner (*VE*), cujo fluxo salivar limpa o sulco entre a captação de sabores. (De Young B, Heath JW. *Wheater's Functional Histology*. 6th ed. Edinburgh: Elsevier; 2014.)

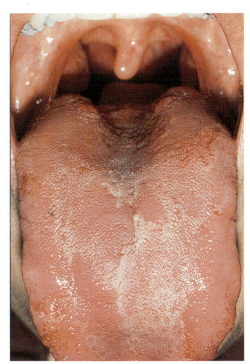

Figura 9.21 Língua geográfica, que mostra a sensibilidade das papilas filiformes. Isso resulta em áreas avermelhadas e áreas que variam de coloração, de rosada a esbranquiçada, podendo aparecer ou desaparecer no dorso da língua com o tempo. (Cortesia de Margaret J. Fehrenbach, RDH, MS.)

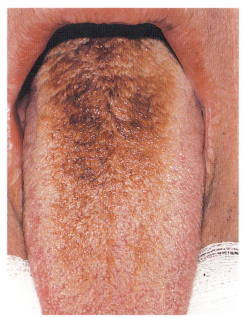

Figura 9.22 Observe o dorso de uma língua acometida pela língua negra pilosa, na qual o nível normal de descamação do epitélio das papilas filiformes está ausente. Isso resulta na formação de uma espessa camada de células mortas e queratina, que se torna corada. (Cortesia de Margaret J. Fehrenbach, RDH, MS.)

Uma lesão menos comum observada na superfície dorsal da língua é a **língua negra pilosa** (Figura 9.22). Nessa lesão, o nível usual de descamação do epitélio das papilas filiformes não ocorre. Como resultado, uma espessa camada de células mortas e queratina se acumula na superfície da língua, que se torna extrinsecamente manchada por tabaco, medicamentos ou bactérias orais cromogênicas. Estudos mostram que essa condição, em alguns casos, pode ser um efeito do crescimento excessivo de fungos, possivelmente como resultado de altas doses de antibióticos ou radioterapia. A recomendação é escovar a língua para promover a descamação do tecido e remover os detritos epiteliais.

Em geral, escovar o dorso da língua é importante para a boa higienização da cavidade oral, reduzindo o mau hálito (também conhecido como mau odor ou halitose), uma vez que a colonização microbiana por biofilme dental, na superfície da língua, é um fator contribuinte.

PIGMENTAÇÃO DA MUCOSA ORAL

A coloração da mucosa oral pode variar de rósea a rosa-avermelhado (ver **Capítulo 2**). A presença de pigmentação melânica no interior do epitélio pode dar origem a áreas planas localizadas, cuja cor pode variar de marrom a negro-acastanhado (Figura 9.23).

A melanina é um pigmento formado por **melanócitos**, células epidérmicas derivadas de células da crista neural. Os melanócitos são células claras que ocupam uma posição na camada basal do epitélio estratificado pavimentoso, entre as células epiteliais em divisão (Figura 9.24). Eles possuem pequenos grânulos citoplasmáticos (ou inclusões citoplasmáticas) denominados **melanossomos**, os quais armazenam o pigmento melanina. Eles injetam esses grânulos nas células epiteliais vizinhas recém-formadas da camada basal.

À medida que o epitélio sofre regeneração durante seu tempo de renovação, os queratinócitos injetados com a melanina migram para a superfície da mucosa oral e clinicamente apresentam-se como um

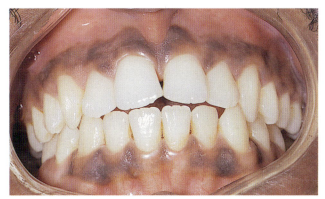

Figura 9.23 Pigmentação da gengiva inserida associada à dentição permanente, que é mais abundante na base da gengiva interdental. (Cortesia de Margaret J. Fehrenbach, RDH, MS.)

grupo localizado de máculas ou áreas planas e pigmentadas. Como os melanócitos estão uniformemente distribuídos por toda a mucosa oral, os sinais clínicos de pigmentação são baseados no grau de atividade produtora de melanina dos melanócitos, o que é controlado pela programação genética. Portanto, essa é uma variação que pode estar presente na cavidade oral; parece mais abundante na base da gengiva interdental da gengiva inserida e em ambas as dentições (ver Figura 9.23).

Considerações clínicas sobre a pigmentação da mucosa oral

A patologia envolvida em um nevo melanocítico (também conhecido como toupeira) é diferente daquela de uma variação dos níveis de pigmentação da melanina dentro de um tecido. O nevo é um tumor benigno da melanina; em contraste está o melanoma, que é um câncer que envolve os melanócitos e a melanina. Ambas as lesões podem aparecer na cavidade oral, geralmente como uma pequena mácula plana distinta ou pápula elevada. O melanoma pode ou não aparecer no local de um nevo existente.

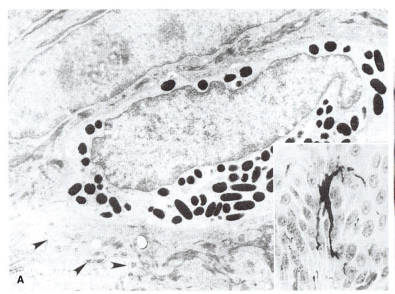 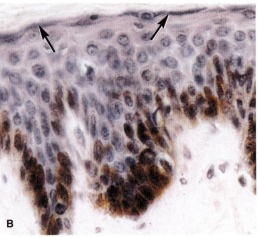

Figura 9.24 Processo de pigmentação. **A.** Micrografia eletrônica de um melanócito na camada basal do epitélio oral pigmentado, onde os densos melanossomos são abundantes próximos à membrana basal (*pontas de setas*). *Detalhe*: fotomicrografia que mostra um melanócito, que aparece escuro em virtude do processo de marcação utilizado para revelar a presença de melanina. **B.** Fotomicrografia da gengiva inserida que mostra o processo de pigmentação da mucosa oral. Observe a camada granulosa (*setas*) e os depósitos de melanina, principalmente na camada basal. (**A** e detalhe, de Nanci A. *Ten Cate's Oral Histology*. 9th ed. St. Louis: Elsevier; 2018. **B**, cortesia de TS Leeson, Professor Emeritus, Cell Biology and Anatomy, Medicine and Oral Health, University of Alberta, Edmonton.)

A pigmentação da mucosa oral e da pele pode aumentar com certas doenças endócrinas. Além disso, caso alterações drásticas localizadas de pigmentação sejam observadas recentemente na cavidade oral, a biopsia e o estudo histopatológico são recomendados para descartar qualquer doença maligna. Muitos patologistas orais também recomendam a remoção de qualquer nevo da cavidade oral para reduzir o risco de alteração carcinomatosa.

PERÍODO DE RENOVAÇÃO, REPARO E ENVELHECIMENTO DA MUCOSA ORAL

Em geral, o tempo de renovação da mucosa oral é mais curto que o da pele, pois o tecido passa pelo processo de regeneração de modo mais rápido (ver **Capítulo 8**). Entretanto, diferenças regionais dos tempos de renovação são observadas na cavidade oral (Tabela 9.6). O epitélio gengival, que forma o sulco gengival e que adere profundamente à superfície do dente, também chamado "epitélio juncional", possui o menor período de renovação, em torno de 4 a 6 dias (ver **Capítulo 10**). Um dos maiores períodos de renovação é observado no palato duro, em torno de 24 dias. O tempo de renovação das outras regiões da mucosa oral encontra-se entre esses dois extremos, entre 4 e 24 dias. As diferenças regionais no padrão de maturação epitelial ou queratinização parecem estar associadas a diferentes períodos de renovação; a mucosa jugal (da bochecha) não queratinizada renova-se mais rápido que a gengiva inserida queratinizada, cerca de 1,5 vez mais rápido; assim, a mucosa de revestimento renova-se de modo mais rápido que a mucosa mastigatória.

O epitélio de qualquer região da mucosa oral, em geral, possui um período de renovação mais rápido que as células da lâmina própria, embora o período de renovação da matriz, tanto das fibras quanto da substância intercelular, seja de resposta bastante rápida. Como dito anteriormente, todas as regiões da cavidade oral possuem um tempo de renovação mais curto que o da pele, que tem um tempo de renovação de 20 a 30 dias, a depender de o indivíduo ser um adulto mais jovem ou mais velho. Essas diferenças observadas nos períodos de renovação das regiões da mucosa oral podem ter implicações importantes para a cicatrização e a taxa de tempo de recuperação de lesões, como ocorre em doença periodontal ou extração dentária (exodontia). As diferentes regiões da pele também possuem níveis variáveis no período de renovação; por exemplo, a pele da face se renova mais rapidamente que a pele dos membros inferiores.

O processo de reparo da mucosa oral é semelhante ao da pele, exceto que, na boca, envolve a formação de um coágulo úmido, não de uma crosta seca, como ocorre na pele (ver Figura 8.3). Após uma lesão na mucosa oral, o coágulo se forma a partir de derivados do sangue na área lesada, e a resposta inflamatória é desencadeada pelos glóbulos brancos. Nos dias seguintes, quando o reparo tecidual se inicia, as células epiteliais na periferia da lesão perdem suas junções desmossômicas e migram para formar uma nova camada epitelial abaixo da superfície do coágulo. Assim, o coágulo é de grande importância para o reparo do epitélio oral e deve ser mantido nos primeiros dias desse processo, pois atua como um guia para formar a nova superfície da mucosa. Antes das cirurgias de extrações dentárias, devem ser dadas aos pacientes instruções que expliquem os comportamentos a serem evitados para não deslocar o

TABELA 9.6 Período médio de renovação dos tecidos da cavidade oral*.

Tecido oral	Tempo médio de renovação
Palato duro	24 dias
Assoalho da boca	20 dias
Mucosa jugal (da bochecha) e labial	14 dias
Gengiva inserida	10 dias
Botões gustatórios	10 dias
Epitélio juncional (aderido ao dente)	4 a 6 dias

*Observe que, para comparação, o tempo de renovação da pele é de 20 dias em adultos jovens e aumenta entre 10 e 30 dias para adultos mais velhos. De Maeda, K: New method of measurement of epidermal turnover in humans. Cosmetics. 2017;4(4):47.

coágulo, evitando uma condição denominada *alveolite seca*, uma infecção pós-extração. Posteriormente, ao terminar a reparação da superfície epitelial da mucosa, o coágulo se decompõe por meio da atividade enzimática, visto que ele não é mais necessário.

Ao mesmo tempo, os fibroblastos migram para produzir um tecido conjuntivo imaturo na lâmina própria lesada, localizada profundamente ao coágulo e à superfície epitelial recém-formada ou em formação (ver Figura 8.5). Esse tecido conjuntivo imaturo é considerado um tecido de granulação, possui menos fibras e uma quantidade maior de vasos sanguíneos. O tecido de granulação apresenta-se como um tecido macio, brilhante, vermelho e que sangra facilmente.

Posteriormente, esse tecido de granulação temporário é substituído por um tecido cicatricial mais firme e pálido na área lesada. O tecido de substituição é caracterizado por um aumento da quantidade de fibras e menos vasos sanguíneos. A quantidade de tecido cicatricial varia de acordo com o tipo e o tamanho da ferida, a quantidade de tecido de granulação e a movimentação do tecido após a lesão. A mucosa oral apresenta menos tecido cicatricial, clínica ou histologicamente, após o reparo, em comparação à pele, pois a mucosa possui menor quantidade de fibras nessa área que na pele quando esta sofre uma lesão semelhante. Estudos mostram que a formação mínima de tecido cicatricial na mucosa oral após o reparo é semelhante ao reparo dos tecidos fetais.

A formação de uma menor quantidade de tecido cicatricial na mucosa oral é útil quando uma cirurgia oral ou periodontal é realizada, tanto do ponto de vista estético quanto do funcional. Os histologistas acreditam que isso pode estar ligado às diferentes origens embrionárias dos fibroblastos presentes nos dois tipos de tecido; os fibroblastos da pele são derivados do mesoderma e os fibroblastos da mucosa oral são derivados das células da crista neural (NCCs). Estudos recentes encontraram diferenças distintas nos perfis de envelhecimento das células com o uso de fibroblastos isolados, tanto do tecido da mucosa oral quanto do tecido da pele; assim, o potencial replicativo aumentado dos fibroblastos da mucosa oral pode conferir a eles capacidades privilegiadas na cicatrização de feridas.

Após a remoção do agente causal da lesão, o reparo da mucosa oral geralmente segue um período de tempo semelhante ao seu período de renovação. Estudos mostram que as células epiteliais possuem receptores para fatores de crescimento e também respondem a mediadores químicos do processo inflamatório. Pesquisas futuras poderão mostrar uma forma de acelerar o reparo e até de prevenir o envelhecimento da mucosa oral.

O processo de envelhecimento da mucosa oral reflete algumas alterações observadas na pele e nos lábios (Figura 9.25). Ao contrário da pele e dos lábios, a mucosa oral, mais interna, está protegida de alterações decorrentes de danos solares (ver Figura 1.8). No entanto, semelhante à pele, é importante lembrar que, às vezes, é difícil distinguir as alterações causadas pelo processo de envelhecimento daquelas causadas por doenças crônicas na mucosa oral (discutidas a seguir). Além disso, há ênfase no envelhecimento biológico e não no envelhecimento cronológico.

O envelhecimento da mucosa oral é observado clinicamente como uma redução do pontilhado na gengiva inserida, um aumento no número de grânulos de Fordyce nas mucosas labial e jugal e um aumento na dilatação das veias linguais para formar varicosidades linguais na superfície inferior da língua. O número de papilas linguais e botões gustatórios associados, especialmente aqueles das papilas folhadas, também é reduzido e pode estar relacionado com as alterações observadas na percepção gustatória à medida que a pessoa envelhece. Muitas modificações na cavidade oral podem ser decorrentes das alterações nas glândulas salivares que resultam em menor produção de saliva (ou hipossalivação); essas alterações tornam a mucosa oral mais seca (xerostomia) e, portanto, menos protegida. No entanto, essas mudanças na saliva não são diretamente decorrentes do processo de envelhecimento, mas, geralmente, devem-se a medicamentos tomados por indivíduos idosos ou processos de doenças secundárias concomitantes (ver Figura 11.9).

Histologicamente, a espessura do epitélio e o número de cristas epiteliais diminuem à medida que ocorre o envelhecimento da mucosa oral, mostrando uma flacidez geral e uma falta de firmeza do tecido. O padrão de interconexão das microcristas (microplicas ou micropregas, MPLs) é reduzido com a idade, conforme observado em alguns estudos. Além disso, o grau de queratinização da mucosa mastigatória diminui, especialmente na gengiva inserida. A divisão celular na camada basal do epitélio não diminui, mas estudos mostram que o período de renovação diminui em todas as regiões da cavidade oral.

Alterações microscópicas também ocorrem na composição da matriz da lâmina própria, de modo que passa a ter um limite menos definido entre as camadas papilar e densa (reticular) na mucosa oral do idoso. As fibras colágenas aparecem espessadas e organizadas em feixes densos, semelhantes aos encontrados nos tendões e nos ligamentos. As fibras elásticas, quando presentes na lâmina própria, aparecem alteradas, embora mais delas estejam presentes. Essa alteração nas fibras elásticas pode explicar a perda de resiliência encontrada na mucosa oral envelhecida. Os fibroblastos diminuem em quantidade, tornam-se menores e menos ativos na lâmina própria. Toda a lâmina própria apresenta um período mais lento de renovação do colágeno. De modo geral, com o processo de envelhecimento, a capacidade da

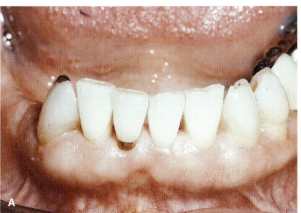
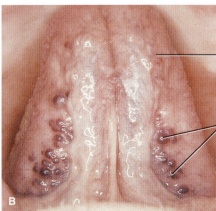

Figura 9.25 Várias alterações decorrentes do processo de envelhecimento na cavidade oral. **A.** Perda do pontilhado da gengiva inserida. **B.** Varicosidades linguais na face inferior da língua. (Cortesia de Margaret J. Fehrenbach, RDH, MS.)

mucosa oral de se autorreparar é reduzida e o tempo desse reparo aumenta, da mesma forma que aumenta o período de renovação.

Com o aumento do envelhecimento populacional, os profissionais da odontologia devem considerar os efeitos associados ao envelhecimento na mucosa oral durante o tratamento odontológico, um deles sendo o tempo de regeneração mais longo. As alterações associadas à idade (como perda do pontilhado da gengiva inserida e o aparecimento das varicosidades linguais) devem ser diferenciadas das condições resultantes de doenças orais ou sistêmicas.

No futuro, muitas mudanças associadas ao processo de envelhecimento poderão ser retardadas ou evitadas. Com o conhecimento atual, os casos de recessão gengival podem ser evitados por meio de técnicas adequadas de escovação, colocação de protetor bucal contra forças oclusais ou incorporação de procedimentos para aumento da coroa clínica do dente. Outras alterações, como boca seca (ou xerostomia com hipossalivação) e perda de resiliência tecidual, devem ser consideradas e complicações podem ser evitadas quando o tratamento é realizado em pacientes idosos.

A recente engenharia de tecidos orais combina células e biomateriais para produzir uma reconstrução tridimensional de um tipo de tecido, com a finalidade de simular sua estrutura e sua função anatômica. Isso se mostra promissor para uso clínico, como na substituição de defeitos em tecidos moles da cavidade oral, que ocorre na retração ou recessão gengival e no trauma de tecido após câncer oral. Isso também impacta as abordagens de avaliação de biocompatibilidade de materiais odontológicos e produtos utilizados para cuidados orais em casa, bem como de terapias associadas às interfaces dos tecidos moles e implantes. As abordagens mais recentes usadas para substituir a mucosa oral lesada são o uso de enxertos autólogos e lâminas epiteliais cultivadas.

Considerações clínicas sobre patologias da mucosa oral

O tecido de granulação pode se tornar abundante e interferir no processo de reparo da mucosa oral. A remoção cirúrgica do excesso de tecido de granulação pode ser necessária para permitir que o reparo ocorra de forma ideal, como após uma exodontia ou certas técnicas cirúrgicas periodontais, como em doença periodontal ou pulpar crônica avançada (Figura 9.26).

Os cirurgiões-dentistas também devem levar em consideração o tempo de renovação e o tempo de reparo mais rápido para cada região oral, em comparação à pele, quando lesões na mucosa oral são diagnosticadas. Se a lesão for traumática, a cura completa leva aproximadamente 2 semanas, a depender da região envolvida e se a remoção do agente causal for realizada primeiramente. As possíveis fontes de lesão da mucosa oral podem ser físicas, químicas ou infecciosas; suposições nunca devem ser feitas sobre a origem de qualquer lesão da mucosa oral. A biopsia seguida de estudo histopatológico é a única maneira de diagnosticar com eficácia qualquer lesão.

Um tempo de aproximadamente 2 semanas para que uma lesão regrida e seja submetida à cura deve ser considerado antes de

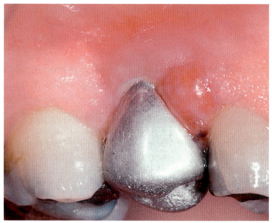

Figura 9.26 Tecido de granulação em excesso no pós-operatório, nesse caso, após um tratamento endodôntico, que pode interferir no processo de reparo e, por isso, precisa ser removido cirurgicamente. (De Gutmann JL, Dumsha TC, Lovdahl PE. *Problem Solving in Endodontics*. 5th ed. St. Louis: Elsevier; 2011.)

encaminhar ou instigar um plano de tratamento clínico mais sério, sem afetar desfavoravelmente a saúde do paciente. No entanto, um atraso maior que 2 semanas (p. ex., até a próxima visita de manutenção), sem que a lesão seja examinada, não é do melhor interesse para o paciente. Isso ocorre porque as alterações malignas, como as envolvidas com o câncer, no pior cenário, não cicatrizam, mas aumentam de tamanho e podem metastatizar. Uma lesão maior que sofre metástase oferece um pior prognóstico ao paciente se a lesão for determinada como maligna apenas posteriormente, após estudo histopatológico.

O período de renovação também possui implicação durante o tratamento oncológico para interromper ou reduzir o crescimento tumoral por meios cirúrgicos, químicos e radioterápicos, pois esses métodos, enquanto são usados, podem lesionar a mucosa oral. A cura ou reparação necessária também varia de acordo com o período de renovação original do tecido, mesmo que demore mais devido ao trauma do tratamento. Assim, a mucosa jugal, por exemplo, cicatriza mais rapidamente que a mucosa do palato duro, quando submetidas a métodos de terapia contra o câncer.

Como foi colocado anteriormente, é importante lembrar que, às vezes, é difícil distinguir as alterações causadas pelo processo do envelhecimento na mucosa oral daquelas causadas por doenças crônicas. Na população idosa, a exposição dos tecidos dentais em decorrência da retração da gengiva inserida é considerada mais um sinal de doença que de envelhecimento (ver Figura 10.10). Também se acredita que o aparecimento de dobras ou fissuras na comissura dos lábios de idosos seja um sinal de doença, o que pode estar relacionado com a perda da dimensão vertical da dentição e das maxilas (ver Figura 14.22 e **Capítulo 20**).

10

Tecidos Gengivais e Junção Dentogengival

OBJETIVOS DO APRENDIZADO

1. Definir as palavras-chave deste capítulo.
2. Listar e descrever as propriedades de cada tipo de tecido gengival.
3. Descrever as características histológicas de cada tipo de tecido gengival e correlacionar com as considerações clínicas sobre a estética da gengiva, de modo que as integre aos cuidados dos pacientes.
4. Identificar os componentes de cada tipo de tecido gengival por meio de diagramas.
5. Descrever as propriedades, a histologia e o desenvolvimento da junção dentogengival.
6. Identificar as estruturas da junção dentogengival por meio de diagramas.
7. Discutir as considerações clínicas sobre patologias do tecido gengival, de modo que as integre aos cuidados dos pacientes.
8. Discutir a renovação dos tecidos da junção dentogengival e suas implicações clínicas.

PROPRIEDADES DOS TECIDOS GENGIVAIS

Os tecidos gengivais na cavidade oral são os tecidos mais importantes da região orofacial para o conhecimento e a compreensão dos profissionais da odontologia, além de também serem os mais desafiadores. Todos os tratamentos periodontais iniciados e todas as instruções de cuidados higiênicos domiciliares possuem o propósito de criar um ambiente saudável para os tecidos gengivais. Mesmo durante o tratamento restaurador dos dentes, o impacto nos tecidos gengivais deve ser considerado para garantir a longevidade da restauração. Quando saudáveis, esses tecidos representam uma barreira eficaz contra a invasão de agentes agressores aos tecidos periodontais mais profundos.

Quando os tecidos gengivais não estão saudáveis, podem servir como porta de entrada para o início e o avanço da doença periodontal nos tecidos mais profundos do periodonto, o que leva a um prognóstico desfavorável em relação à manutenção dos dentes em seus arcos a longo prazo. Assim, o profissional da área odontológica deve ter um conhecimento claro dos aspectos histológicos dos tecidos gengivais saudáveis. Tudo isso ajuda a compreender as alterações patológicas que ocorrem durante os estados de doenças que envolvem os tecidos gengivais. É importante ter em mente que o aspecto clínico do tecido reflete a histologia subjacente, tanto na saúde quanto na doença.

ANATOMIA DO TECIDO GENGIVAL

O tecido gengival envolve os dentes superiores e inferiores em seus alvéolos, assim como recobre os processos alveolares dos dentes superiores e inferiores (Figura 10.1; ver Figuras 2.9 e 2.10). Ao examinar o tecido gengival em um ambiente clínico, diferentes tipos de gengiva estão presentes na cavidade oral. O tecido gengival que se adere firmemente ao processo alveolar que envolve as raízes dos dentes é a gengiva inserida. O tecido gengival entre dentes adjacentes ou vizinhos é uma extensão individual da gengiva inserida e constitui a gengiva interdental, que forma a papila interdental. As papilas interdentais preenchem a área entre os dentes, apicalmente, ou em posição mais cervical aos seus locais de contato, o que evita o impacto dos alimentos (ver **Capítulo 15**). As papilas interdentais assumem uma forma cônica para os dentes anteriores e uma forma romba no sentido vestibulolingual entre os dentes posteriores.

Em posição mais cervical (apicalmente) à área de contato dos dentes, a gengiva interdental assume um formato cônico, sendo denominada "papila interdental; localiza-se entre as superfícies gengivais vestibular e lingual e, a partir daí, assume um aspecto que lembra um colo ou uma sela de montaria, denominada **col** (para alguns autores, também chamada "colada" ou "colo gengival") (Figura 10.2). O col varia em profundidade e largura, conforme a extensão das áreas dentais em contato. Geralmente, o col está presente de forma ampla na gengiva interdental dos dentes posteriores e é clinicamente visível apenas quando os dentes são extraídos. Em comparação, comumente não está presente na gengiva interproximal associada aos dentes anteriores, uma vez que a papila interdental nessa região é mais estreita. Na ausência de contato entre os dentes adjacentes, a gengiva inserida se estende ininterruptamente da face vestibular até a face lingual.

A gengiva inserida é considerada uma mucosa mastigatória (ver **Capítulo 9**). Quando saudável, ela possui uma coloração rosada, mas pode ter algumas áreas com pigmentação melânica (ver Figuras 2.9 e 9.23). Quando seca, essa mucosa torna-se firme, imóvel, opaca ou pálida e apresenta um aspecto pontilhado, característico de uma casca de laranja.

A extensão da gengiva inserida é medida pela distância entre a junção mucogengival, que permanece posicionada após a erupção da dentição permanente, e a projeção da superfície externa da gengiva marginal até a crista epitelial gengival que delimita o sulco gengival (ver Figura 2.9 e discussão no **Capítulo 9**). A largura da gengiva inserida na face vestibular varia de acordo com a sua localização e é um importante parâmetro clínico da saúde periodontal. A gengiva inserida, geralmente, tem largura maior na região dos incisivos, em torno de 3,5 a 4,5 mm para o arco superior e 3,3 a 3,9 mm para o arco inferior; em contraste, a largura mais estreita é observada nos quadrantes posteriores superiores, em torno de 1,9 mm, e nos primeiros pré-molares inferiores, em torno de 1,8 mm.

A superfície palatina da gengiva inserida no arco superior funde-se com a mucosa oral igualmente firme e resiliente do palato duro. Na face lingual do arco dental inferior, a gengiva inserida termina na junção com a mucosa alveolar lingual, que, por sua vez, é contínua com a mucosa oral que reveste o assoalho da boca.

A porção da gengiva localizada mais superficialmente à crista óssea alveolar (ver **Capítulo 14**) é denominada "gengiva marginal" (gengiva livre ou gengiva não inserida), que é contínua com a gengiva inserida. Sua crista mais coronária, que se assemelha a um ápice, é a margem gengival ou crista gengival livre. A partir da margem gengival, parte dos

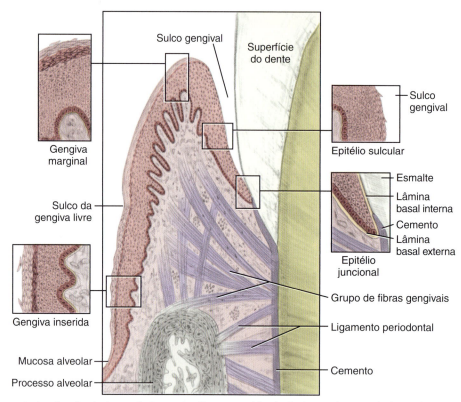

Figura 10.1 Tecidos gengivais e junção dentogengival com detalhes para a histologia da gengiva marginal, gengiva inserida, epitélio sulcular e epitélio juncional.

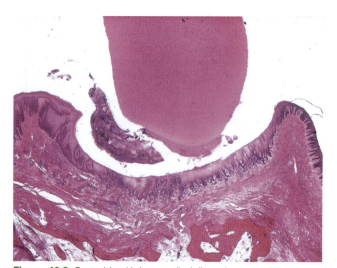

Figura 10.2 Corte histológico vestibulolingual que apresenta o col entre as papilas interdentais vestibular e lingual, inferior ao ponto de contato do dente. O col é recoberto de epitélio estratificado pavimentoso não queratinizado, com a gengiva marginal circundante que possui queratinização. (De Newman MG, Takei HH, Klokkevold PR, Carranza F. *Newman and Carranza's Clinical Periodontology*. 13th ed. Philadelphia: Elsevier; 2019.)

tecidos gengivais que ficam voltados para o dente constitui os tecidos do epitélio sulcular e da junção dentogengival, com suas respectivas lâminas próprias; não são facilmente examinados no interior da cavidade oral (serão discutidos posteriormente). Tanto a gengiva inserida quanto a face externa da gengiva marginal são mais facilmente examinadas na cavidade oral, estejam os tecidos gengivais saudáveis ou não.

A extensão da gengiva marginal varia de 0,5 a 2,0 mm desde a crista gengival livre até a gengiva inserida (ver Figura 2.10). A gengiva marginal segue o padrão festonado definido pelo contorno da junção amelocementária (JAC) dos dentes. Quando seca, a gengiva marginal é semelhante em aparência clínica à gengiva inserida, incluindo a coloração rosada, a opacidade e a firmeza. Essa semelhança entre a gengiva marginal e a gengiva inserida ocorre porque a gengiva marginal também é considerada uma mucosa mastigatória. No entanto, a gengiva marginal não apresenta o aspecto pontilhado e seus tecidos são móveis, ou livres, da superfície do dente subjacente, o que pode ser demonstrado por uma sonda periodontal ou até mesmo ao direcionar um jato de ar para o sulco gengival. Além disso, a gengiva marginal possui uma aparência mais translúcida em comparação à gengiva inserida, tanto que, quando o paciente apresenta cálculos ou tártaros subgengivais mais escuros, ou até mesmo as margens mais escuras de coroas protéticas mal executadas, isso pode ser visualizado.

HISTOLOGIA DO TECIDO GENGIVAL

A gengiva inserida e a gengiva marginal compartilham histologia semelhante, porque ambas são consideradas mucosa mastigatória; entretanto, cada uma possui características histológicas específicas (Figura 10.3A). A gengiva inserida tem uma camada espessa sobreposta de epitélio estratificado pavimentoso, principalmente paraqueratinizado, que obscurece o seu extenso suprimento vascular na lâmina própria subjacente e faz o tecido parecer rosado, em vez de avermelhado ou azulado, devido à vascularização (ver Figura 9.12). A lâmina própria também apresenta papilas de tecido conjuntivo altas e estreitas, que se alternam com cristas epiteliais e dão ao tecido sua quantidade variável de pontilhado. Assim, a interface entre o epitélio e a lâmina própria é altamente interdigitada. A lâmina própria está diretamente ligada aos processos ósseos alveolares subjacentes, o que torna a gengiva inserida firme e imóvel. Dessa forma, a lâmina própria confere essa continuidade com o periósteo dos ossos maxilares e da mandíbula, e a mucosa é considerada um mucoperiósteo.

CAPÍTULO 10 Tecidos Gengivais e Junção Dentogengival

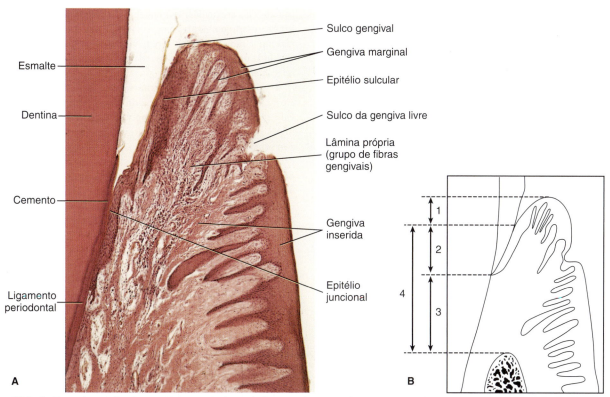

Figura 10.3 A. Fotomicrografia dos tecidos gengivais e da junção dentogengival apresentando o epitélio e a lâmina própria desses dois tipos de tecidos, que são contínuos ao ligamento periodontal, adjacente aos tecidos duros do dente, incluindo o esmalte ("espaço vazio"), a dentina e o cemento. A descalcificação da amostra remove o esmalte do dente e deixa um espaço vazio em seu lugar. **B.** Diagrama que mostra (*1*) profundidade do sulco histológico (0,69 mm), (*2*) comprimento da fixação epitelial do epitélio juncional (0,97 mm), (*3*) comprimento de fixação da lâmina própria (1,07 mm) e (*4*) comprimento do espaço biológico (2,4 mm de *2* + *3*). (**A**, coleção de Bernhard Gottlieb, cortesia de James McIntosh, PhD, Assistant Professor Emeritus, Department of Biomedical Sciences, Baylor College of Dentistry, Dallas.)

Em contraste, a gengiva marginal tem uma camada superficial formada por epitélio estratificado pavimentoso ortoqueratinizado. A lâmina própria subjacente associada também possui papilas altas e estreitas, mas essa lâmina própria é contínua com a lâmina própria dos tecidos gengivais que ficam voltados para o dente. Ao contrário da gengiva inserida, a gengiva marginal não está inserida no processo alveolar ósseo subjacente, o que torna esse tecido firme, mas móvel. Além disso, o epitélio que cobre o col consiste no mesmo tipo da gengiva marginal dos dentes adjacentes, exceto quando, nessa pequena área, ela não é queratinizada. A falta de queratinização do epitélio do col pode ser importante na formação da doença periodontal, em conjunto com a sua estrutura delgada e o formato côncavo inclinado para o ápice (ver discussão posterior).

É importante notar que um grupo de fibras colágenas gengivais está localizado na lâmina própria da gengiva marginal (ver Figura 14.32). Alguns histologistas consideram o grupo de fibras gengivais como componente do ligamento periodontal, mas essas fibras sustentam apenas o tecido gengival, não o dente em relação ao seu alvéolo, como fazem as outras fibras do ligamento periodontal. A lâmina própria da gengiva marginal também é contínua com o tecido conjuntivo adjacente, que inclui a lâmina própria da gengiva inserida, bem como o ligamento periodontal.

Considerações clínicas sobre o tecido gengival

O **espaço biológico**, ou a *inserção do tecido supracrestal* (tecido gengival supracrestal, TGS), descreve as alturas combinadas dos tecidos moles supraósseos, que conectam uma parte da superfície coronária do dente à crista do osso alveolar (ver Figura 10.3B). Assim, o espaço biológico é composto da lâmina própria supracrestal saudável e pelo epitélio juncional fixado à superfície do dente (ou à maior extensão da coroa, se não estiver totalmente erupcionada). Com base em estudos, o espaço biológico é comumente apresentado com uma extensão de 2,04 mm, que representa a soma da inserção do epitélio juncional e da medida da inserção da lâmina própria.

O espaço biológico é, primeiramente para o clínico, importante em relação à localização das margens dos tratamentos restauradores e a seu impacto na posição do tecido pós-cirúrgico. Se a margem da restauração for realizada muito profundamente em relação aos tecidos, de forma que viole e invada o espaço biológico necessário, duas possíveis consequências podem ocorrer. Em primeiro lugar, pode haver reabsorção óssea, que acaba recriando uma nova localização para a fixação usual do espaço biológico. No entanto, a resposta mais comum a uma invasão do espaço biológico é o desencadeamento de um processo inflamatório gengival ao redor do colo do dente, que ainda é um problema significativo em restaurações de dentes anteriores.

A avaliação do espaço biológico pode ser feita durante a sondagem da área, observando inflamação crônica progressiva da gengiva, possivelmente com hiperplasia gengival, bem como perda clínica de inserção tecidual ao redor da restauração. Sondagem óssea transulcular pode ser realizada sob anestesia local e interpretação radiográfica (somente em invasões interproximais) também pode ser utilizada.

A importância do espaço biológico em cirurgias periodontais está relacionada com a sua recuperação após a intervenção cirúrgica. Pesquisas mostram que ele se recupera por meio da migração coronal da gengiva, de modo que recria não apenas o espaço biológico, mas também um sulco gengival com sua profundidade usual. Isso significa que, se a cirurgia não considerar as dimensões do espaço biológico ao reposicionar a gengiva em relação ao osso subjacente, a posição gengival não será estável, mas, em vez disso, migrará em direção coronal. Dessa forma, o espaço biológico também possui uma forte influência sobre quando e onde as margens restauradoras devem ser posicionadas no pós-operatório.

Geralmente, a gengiva vestibular é mais espessa na maxila que na mandíbula. Os caninos superiores e primeiros pré-molares inferiores possuem a gengiva mais fina, com espessura entre 0,7 e 0,9 mm. Esse conhecimento deve ser levado em consideração ao tentar determinar um **biotipo gengival**, também conhecido como *fenótipo periodontal*. O biotipo gengival corresponde à espessura da gengiva em uma dimensão vestibulolingual. De acordo com estudos, indivíduos com biotipo gengival do tipo fino e festonado demonstraram maior prevalência de recessão gengival, então correlacionada com um osso subjacente mais delgado.

Essas diferenças na arquitetura gengival e óssea têm um impacto significativo no resultado dos tratamentos periodontais, procedimentos de recobrimento radicular e colocação de implantes. Portanto, os cirurgiões-dentistas recomendam que o biotipo gengival seja avaliado no início do plano de tratamento periodontal para obter os melhores resultados funcionais e estéticos. Recentemente, a tomografia computadorizada de feixe cônico (TCFC; ou CBCT, do inglês *cone-beam computed tomography*) é utilizada como um auxílio diagnóstico avançado na determinação da espessura de tecidos duros e moles na cavidade oral.

Como os contornos gengivais formam uma silhueta ao redor da região cervical do dente, essa arquitetura deve ser reconhecida ao se considerar a estética geral do sorriso (ver Figura 2.9). O ponto mais cervical ou apical do contorno gengival individual é referido como o **ápice do contorno gengival** (zênite gengival). O ápice dos incisivos centrais e caninos superiores encontra-se distal a uma linha traçada na linha média do dente, ao longo do seu eixo axial. Nos dentes incisivos laterais, esse ápice coincide com a própria linha média ou axial do dente. Os ápices dos incisivos laterais também estão 1 mm aquém da altura dos ápices dos incisivos centrais e dos caninos. Os ápices caninos e incisivos centrais possuem a mesma altura.

A posição do contorno da margem gengival em relação à linha ou margem do lábio superior também é usada como referência para o desenho do sorriso. A aparência clínica ideal da linha do sorriso deve revelar a menor quantidade possível dos tecidos gengivais vestibulares superiores sob a linha do lábio. O incisivo lateral pode tocar a linha do lábio ou estar de 1 a 2 mm mais coronal em relação a essa linha e deixar aparecer um pouco da gengiva vestibular superior.

Porém, casos de "sorriso gengival" com exposição excessiva dos tecidos gengivais vestibulares superiores não são ideais, como em situações em que os incisivos centrais e caninos superiores quase não tocam a linha ou margem do lábio superior. Isso pode ser decorrente da erupção anormal desses dentes; assim, os dentes ficam recobertos de excesso de tecidos gengivais e aparentam ser mais curtos, embora possam ter o seu comprimento total em tamanho adequado. Os músculos que controlam os movimentos do lábio superior também podem ser hiperativos, fazendo com que o lábio se posicione de maneira mais elevada do que se espera normalmente; desse modo, mais tecido gengival é exposto ao sorrir. Além disso, a protrusão excessiva da maxila também pode estar envolvida nesses casos.

Na maioria dos casos, o tratamento ortodôntico e a terapia miofuncional orofacial, juntos (TMO; ou OMT, do inglês *orofacial myofunctional therapy*), bem como a intervenção cirúrgica ortognática e a cirurgia periodontal estética, podem modificar a aparência clínica dos contornos gengivais e resultar em um sorriso mais estético (ver **Capítulo 20** para mais discussão).

PROPRIEDADES DA JUNÇÃO DENTOGENGIVAL

A **junção dentogengival** é a união entre a superfície do dente e os tecidos gengivais (ver Figuras 10.1 e 10.3). O epitélio sulcular (ou epitélio crevicular) e o epitélio juncional formam o **tecido da junção dentogengival**. Tanto o epitélio sulcular quanto o epitélio juncional são difíceis de serem visualizados ao exame clínico da cavidade oral com gengivas saudáveis, devido à sua localização em relação ao sulco gengival.

O **epitélio sulcular** (ES) afasta-se do dente e cria um espaço entre ele e a superfície do dente, chamado "sulco gengival". O sulco gengival é preenchido com **fluido gengival crevicular** (FGC; ou GCF, do inglês *gingival crevicular fluid*), proveniente do suprimento sanguíneo subjacente localizado na lâmina própria. A taxa de fluxo normal do FGC é bastante lenta e foi calculada em torno de 1 a 2 microlitros por hora para cada dente. Assim, a quantidade de FGC é mínima em uma gengiva saudável.

O FGC proveniente da lâmina própria penetra entre as células epiteliais e, em seguida, preenche o sulco gengival. Esse fluido permite que os componentes sanguíneos alcancem a superfície do dente através do epitélio juncional, a partir dos vasos sanguíneos da lâmina própria subjacente. O FGC contém tanto os componentes imunológicos quanto células do sangue, embora em quantidades menores e em diferentes proporções. Ele também contém proteínas plasmáticas viscosas que atuam como adesivo para o tecido de revestimento, de modo que o mantém intacto.

Dessa forma, o FCG contém glóbulos brancos (leucócitos), especialmente os leucócitos polimorfonucleares (PMNs), bem como as imunoglobulinas tipo IgG, IgM e IgA sérica, produzidas por plasmócitos, cada qual com um mecanismo de defesa específico contra um patógeno. Qualquer reação imunológica no sangue tem relação direta com aquelas encontradas no FCG e podem afetar a saúde periodontal e dos tecidos gengivais associados. Ele também fornece fatores do sistema de complemento que servem para iniciar os eventos vasculares e celulares das respostas inflamatórias que podem danificar o periodonto. Finalmente, o FCG flui do sulco gengival para a cavidade oral, onde se mistura com a saliva. Estudar a proteômica quantitativa do FCG para saber o nível de proteínas pode servir como um biomarcador para doenças periodontais no futuro.

Uma extensão mais profunda do epitélio sulcular (ES) é o **epitélio juncional** (EJ), o qual reveste o assoalho do sulco gengival e está aderido à superfície do dente. O EJ envolve o dente como uma gola em torno do colo do dente, semelhante a uma cunha fina. É importante ressaltar que o EJ está inserido na superfície do dente por meio da **aderência epitelial** (AE). A inserção do EJ na superfície do dente pode ocorrer no esmalte, na dentina ou no cemento. Inicialmente, a posição da AE na superfície do dente é no terço cervical da coroa anatômica, quando o dente se torna funcional pela primeira vez após a erupção (discutido posteriormente). O EJ está conectado a outra interface da lâmina própria da gengiva livre (gengiva marginal), assim como o ES.

A leve depressão do sulco da gengiva livre na superfície externa da gengiva corresponde, internamente, à margem apical do EJ, não à profundidade do sulco gengival. Em vez disso, a profundidade de sondagem do sulco gengival é medida pelo uso de uma sonda periodontal calibrada. A profundidade do sulco gengival saudável varia de 0,5 a 3 mm, com média de 1,8 mm. No entanto, essa profundidade de sondagem clínica do sulco gengival pode ser consideravelmente diferente da verdadeira profundidade histológica do sulco gengival. Em um cenário de condições normais e com uma perspectiva mais microscópica do que ocorre com a sondagem, pode-se notar que o instrumento é inserido com cuidado, desliza sobre o ES e, finalmente, é impedido pela AE do EJ.

As medições de sondagem do sulco gengival também estão sujeitas a variações, a depender da pressão de inserção da sonda pelo cirurgião-dentista, da precisão de leitura e da capacidade da ponta da sonda periodontal de penetrar facilmente no tecido que está ulcerado ou inflamado; sondas periodontais digitais estão disponíveis no mercado para resultados mais precisos e consistentes entre os profissionais. Estudos mostram que a sondagem do sulco gengival ao redor dos dentes e dos implantes dentais não parece causar danos irreversíveis aos tecidos moles, pois eles se reparam rapidamente (discutido posteriormente neste capítulo).

HISTOLOGIA DA JUNÇÃO DENTOGENGIVAL

Microscopicamente, o epitélio sulcular consiste em um epitélio estratificado pavimentoso semelhante ao epitélio da gengiva inserida e da porção externa da gengiva marginal adjacente, o que o torna um tecido de transição entre o epitélio gengival e o epitélio juncional (Figuras 10.4 e 10.5). Apicalmente, ele se sobrepõe à margem coronal do EJ, em uma forma estrutural que minimiza a ulceração do revestimento epitelial nessa região. No entanto, o ES é mais fino e não é queratinizado, ao contrário do epitélio da gengiva marginal e da gengiva inserida, que são queratinizados. Além disso, a interface entre o ES e a lâmina própria, que é compartilhada com os tecidos gengivais mais externos, é relativamente lisa em comparação à interface fortemente interdigitada dos tecidos gengivais externos. A interface mais profunda entre o EJ e a lâmina própria subjacente também é relativamente lisa, sem cristas epiteliais ou papilas de tecido conjuntivo.

Na observação microscópica do epitélio juncional, as células estão frouxamente dispostas, com poucas junções intercelulares do tipo desmossomos em comparação a outros tipos de tecido gengival (Figuras 10.6 e 10.7). O número de espaços intercelulares entre as células epiteliais do EJ também é maior quando comparado aos espaços de outros tipos de epitélios gengivais; todos eles são preenchidos com fluido tissular. No geral, o EJ é mais permeável que outros epitélios gengivais, em razão de sua menor densidade de junções desmossômicas e do aumento dos espaços intercelulares.

Essa permeabilidade aumentada permite a migração de uma grande quantidade de leucócitos móveis (WBC, do inglês *white blood cells*) dos vasos sanguíneos da lâmina própria mais profunda para o interior do epitélio juncional, mesmo no tecido saudável. Esse processo ocorre principalmente com os leucócitos polimorfonucleares (PMNs), células que são ativamente submetidas à fagocitose (ver Figura 8.17). Os PMNs também compõem o fluido gengival crevicular (FCG) no sulco gengival, em bocas de pacientes sadios. Na ausência de sinais clínicos de inflamação, aproximadamente 30 mil PMNs migram, por minuto, através do EJ para a cavidade oral. A presença aumentada desses leucócitos pode manter o tecido saudável e o proteger de microrganismos do biofilme dental e de suas toxinas associadas, que se formam continuamente nas proximidades da superfície exposta do dente. As células apresentadoras de antígenos presentes também podem estar envolvidas (ver **Capítulo 8**).

Além disso, o EJ também é mais delgado em comparação ao ES, varia coronalmente de apenas 15 a 30 células de espessura no nível do assoalho do sulco gengival e, em seguida, afina para uma espessura final de 3 a 4 células em sua extremidade mais apical. As células epiteliais suprabasais (células epiteliais superficiais), que constituem a camada mais superficial do EJ, atuam como parte da aderência epitelial da gengiva à superfície do dente. Essas células epiteliais suprabasais possuem os hemidesmossomos e uma **lâmina basal interna** que constituem a AE, pois esse é um tipo de junção entre uma célula e uma superfície não celular (ver Figura 7.6 e Figuras 10.6 e 10.7). Além disso, como a estrutura da AE é semelhante à da junção entre o epitélio e o tecido conjuntivo subadjacente (como ocorre com o epitélio oral e a lâmina própria

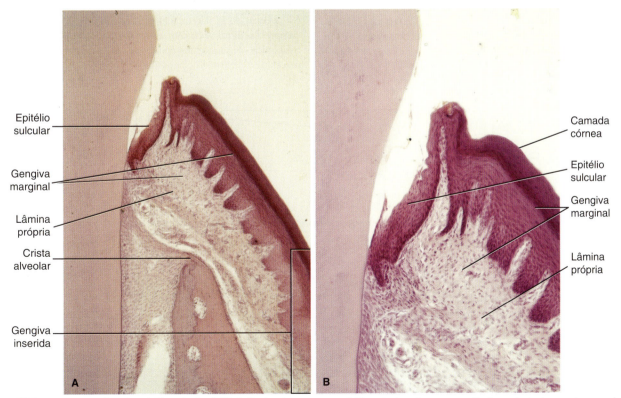

Figura 10.4 Fotomicrografias do epitélio sulcular (ES). **A.** Profundamente ao epitélio sulcular, observa-se a lâmina própria da gengiva marginal e da gengiva inserida, bem como a crista alveolar do osso alveolar propriamente dito. **B.** Visão mais aproximada que apresenta o epitélio não queratinizado na região do sulco gengival. Observe que a interface entre o epitélio sulcular e a lâmina própria, comum à gengiva marginal externa, é relativamente lisa em comparação à interface fortemente interdigitada do epitélio da gengiva marginal. (Da coleção Bernhard Gottlieb, cortesia de James McIntosh, PhD, Assistant Professor Emeritus, Department of Biomedical Sciences, Baylor College of Dentistry, Dallas.)

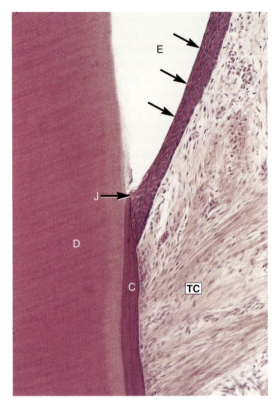

Figura 10.5 Fotomicrografia do epitélio juncional inicial, antes da erupção (*setas*), sobre o esmalte (*E*, espaço vazio que era ocupado pelo esmalte, pois o processo de descalcificação da amostra remove o esmalte do dente e deixa um espaço vazio). Observe a junção amelocementária (*J*), o cemento (*C*) e a dentina (*D*). Profundamente ao epitélio juncional está o tecido conjuntivo interconectante subjacente (*TC*), contínuo entre a lâmina própria e o ligamento periodontal justaposto. (Da coleção Bernhard Gottlieb, cortesia de James McIntosh, PhD, Assistant Professor Emeritus, Department of Biomedical Sciences, Baylor College of Dentistry, Dallas.)

da mucosa da boca), essa lâmina basal interna também é constituída por uma lâmina lúcida e uma lâmina densa.

A lâmina basal interna da aderência epitelial também é contínua com a **lâmina basal externa** entre o EJ e a lâmina própria, na extensão apical do EJ. A AE é muito resistente em uma gengiva sadia, o que propicia um tipo de vedação protetora entre os tecidos gengivais moles e a superfície dura do dente. Assim, o EJ tem duas lâminas basais, uma voltada para o dente (lâmina basal interna, LBI) e outra voltada para a lâmina própria da gengiva marginal (lâmina basal externa, LBE).

A camada mais profunda do EJ, ou camada basal, sofre constantes e rápidas divisões celulares ou mitose; essa camada de células proliferativas está em contato com a lâmina própria da gengiva por meio da lâmina basal externa. Esse processo permite uma migração constante das células em direção à coroa, à medida que morrem na extremidade coronal do EJ e são descamadas no assoalho do sulco gengival. Porém, as poucas camadas presentes no EJ, desde sua camada basal até a camada suprabasal ou superficial, não apresentam qualquer alteração na estrutura celular relacionada com a maturação, ao contrário do epitélio de outros tipos de gengiva. Portanto, o EJ não amadurece como um tecido queratinizado, como ocorre com a gengiva marginal ou a gengiva inserida, que preenchem suas células superficiais maduras com queratina. O EJ também não possui células com características semelhantes às das células do epitélio não queratinizado do sulco gengival, nem às de nenhuma outra região da cavidade oral, cujas células aumentam de volume conforme amadurecem e migram superficialmente. Assim, as células do EJ não amadurecem e não formam uma camada granulosa ou uma camada intermediária.

No entanto, sem uma camada superficial queratinizada na superfície livre do EJ, no fundo do sulco gengival, não há barreira física ao ataque microbiano, como ocorre com outros tecidos orais queratinizados, por exemplo, o da gengiva inserida. Outras características estruturais e funcionais do EJ devem compensar a ausência dessa barreira. O EJ cumpre essa difícil tarefa com seu arcabouço estrutural especial e com a colaboração de suas células epiteliais e não epiteliais que lhe fornecem mecanismos antimicrobianos muito potentes, como os leucócitos.

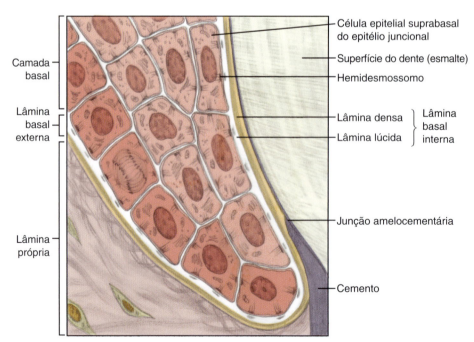

Figura 10.6 Aderência epitelial que une o epitélio juncional à superfície do dente, com seus mecanismos intrínsecos de inserção. Observe que, quando saudável, a interface entre o epitélio juncional e a lâmina própria é relativamente lisa.

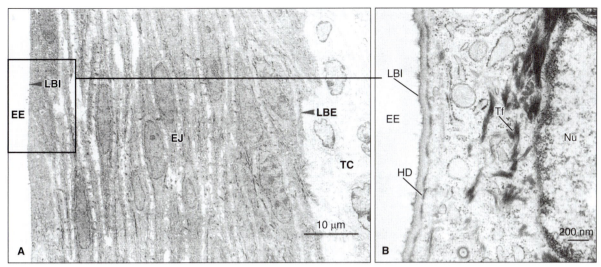

Figura 10.7 Micrografias eletrônicas do epitélio juncional (*EJ*) e sua aderência epitelial. O processo de descalcificação da amostra removeu o esmalte do dente e deixou um espaço vazio em seu lugar. **A.** Inserção do epitélio juncional (*EJ*) na superfície do esmalte (*EE*, espaço do esmalte) pela lâmina basal interna (*LBI*), e no tecido conjuntivo (*TC*) da lâmina própria pela lâmina basal externa (*LBE*). Observe os amplos espaços intercelulares e a falta de diferenciação celular das camadas do epitélio, que denotariam maturação. **B.** Detalhe em maior ampliação (*aumento da área destacada pelo quadro da imagem A*) da estrutura de aderência de uma única célula do epitélio juncional (*Nu*, núcleo) à superfície do esmalte, pela lâmina basal interna, bem como pelos hemidesmossomos (*HD*) e tonofilamentos (*Tf*) (**A**, de Schroeder HE, Listgarten MA. *Fine Structure of the Developing Attachment of Human Teeth.* Basel: S. Karger; 1977; **B**, de Nanci A. *Ten Cate's Oral Histology.* 9th ed. St. Louis: Elsevier; 2018.)

Contudo, esses mecanismos de defesa não impedem o desenvolvimento de lesões inflamatórias extensas nos tecidos gengivais e, eventualmente, a lesão inflamatória pode progredir para a perda da inserção do tecido conjuntivo do ligamento periodontal ao dente, bem como do processo alveolar (discutido posteriormente).

As células do EJ possuem muitas organelas em seu citoplasma, como o retículo endoplasmático rugoso, o complexo de Golgi e as mitocôndrias, o que indica uma alta atividade metabólica. Entretanto, mesmo com esse estado metabólico elevado, as células do EJ permanecem imaturas ou indiferenciadas até que morrem e sejam descamadas para o interior do sulco gengival. A explicação para esse estado de notável imaturidade das células do EJ pode ser encontrada em futuros estudos ultraestruturais da lâmina própria adjacente; essa lâmina própria parece ser funcionalmente diferente do tecido conjuntivo subjacente aos outros tipos de epitélio oral que sofrem amadurecimento. Lisossomos também são encontrados em grande número nas células epiteliais do EJ; as enzimas contidas nesses lisossomos participam da destruição dos microrganismos presentes no biofilme dental.

Considerações clínicas sobre patologias dos tecidos gengivais

A **doença periodontal** é uma doença inflamatória que afeta os tecidos moles e duros que sustentam e fixam os dentes. Em seu estágio inicial, ela é considerada gengivite. Em seus estágios posteriores mais avançados, ela é considerada periodontite (discutida posteriormente neste capítulo). Com a doença periodontal ativa, tanto a gengiva marginal quanto a gengiva inserida podem aumentar de tamanho, especialmente as papilas interdentais (Figura 10.8). Esse aumento de volume resulta do edema, que ocorre na lâmina própria da gengiva, causado pela resposta inflamatória; a gengiva marginal pode apresentar-se arredondada. Isso se deve ao fluido tissular proveniente do plexo capilar da lâmina própria, que flui para remover da área os agentes nocivos com a presença de edema (ver Figura 9.6).

Os tecidos gengivais também podem se tornar mais avermelhados na doença periodontal ativa, devido à hiperemia ou aumento do fluxo sanguíneo que ocorre nos capilares da lâmina própria. Em seguida, a coloração pode se alterar para um tom de magenta (confundida com tonalidades de roxo ou de rosa mais escuro), à medida que a inflamação se torna crônica e o sangue entra em estase. O pontilhado característico também pode ser perdido, pois o edema inflamatório reduz a forte interdigitação e a união entre o epitélio e a lâmina própria. A localização da margem gengival (crista gengival livre)

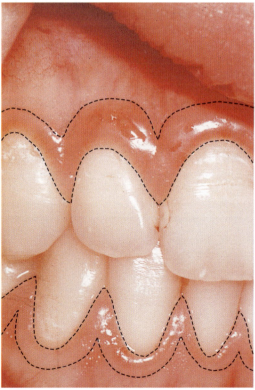

Figura 10.8 Edema tanto na gengiva marginal, com sua margem arredondada, quanto na gengiva inserida, com aumento de volume tecidual (*linhas tracejadas*), resultado de inflamação aguda proveniente da doença periodontal ativa do tipo gengivite. (Cortesia de Margaret J. Fehrenbach, RDH, MS.)

também pode ser alterada com a doença periodontal, como quando o tecido gengival fica inflamado; a margem gengival pode se tornar mais coronal com a inflamação.

Com o aumento dos cuidados domiciliares e de outros métodos de controle do biofilme dentário, o edema da inflamação pode diminuir e as gengivas marginal e inserida podem retornar aos volumes normais anteriores. Todos esses são sinais de gengivite, que pode ser aguda ou crônica e também pode progredir para a destruição do periodonto mais profundo (ver mais discussões sobre gengivite neste capítulo).

Outro tipo de aumento gengival, a hiperplasia gengival, pode afetar tanto o epitélio quanto a lâmina própria e causar um aumento fibroso permanente com a margem gengival, que se posiciona de forma mais coronal (Figura 10.9). A **hiperplasia gengival** é um crescimento excessivo, principalmente da gengiva interproximal ou interdental, e pode ser resultado da ingestão de medicamentos para controle de crises convulsivas (como fenitoína sódica), de alguns antibióticos e de medicamentos específicos para doenças cardíacas. Essas drogas podem aumentar as populações de fibroblastos ou a atividade de certos tipos de fibroblasto. O supercrescimento gengival por meio da hiperplasia gengival influenciada por drogas está relacionado com a dosagem do medicamento e com a intensidade da inflamação presente, a qual é induzida pelo biofilme dental.

A hiperplasia gengival pode interferir na higiene oral domiciliar adequada, de modo que aumenta a quantidade de biofilme dental e, portanto, pode ser necessária a remoção cirúrgica periódica devido à sua recorrência. Embora a gengivectomia fosse considerada adequada no passado, atualmente, a maioria dos casos de aumento gengival é tratada com cirurgias periodontais a retalhos, o que inclui a ressecção do tecido hiperplásico. O cirurgião-dentista pode acessar os defeitos do processo ósseo alveolar para tratamento, garantir uma faixa pós-cirúrgica adequada de gengiva queratinizada e minimizar o risco de sangramento pós-cirúrgico. A hiperplasia da junção dentogengival também é um sinal importante da doença periodontal avançada crônica dentro do tecido (discutida posteriormente).

Em contraste, a **recessão gengival** ocasiona uma retração da margem gengival, que passa a se posicionar mais apicalmente (Figura 10.10). Essa mudança na margem gengival pode ser resultado de doença periodontal, posição dentária, abrasão por técnica incorreta da escovação dental, abfração causada por forças tensionais e compressivas (estresse oclusal, como nos hábitos parafuncionais), biotipo gengival do tipo fino e festonado, processo de envelhecimento, bem como da firme inserção dos frênulos dos lábios. A altura da gengiva inserida também pode diminuir com a doença periodontal, o que

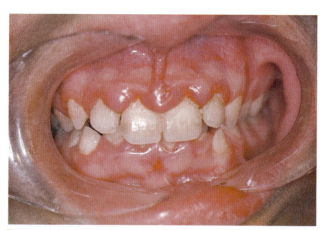

Figura 10.9 Hiperplasia gengival causada pela ingestão de certos medicamentos e higiene oral domiciliar inadequada. (Cortesia de Margaret J. Fehrenbach, RDH, MS.)

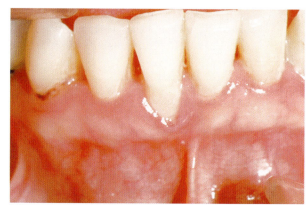

Figura 10.10 Recessão gengival de um dente permanente anterior inferior, que pode ter ocorrido devido a uma inserção firme do frênulo do lábio adjacente. (Cortesia de Margaret J. Fehrenbach, RDH, MS.)

reduz o suporte subjacente do dente. Todas essas alterações devem ser registradas no prontuário do paciente, bem como quaisquer outras alterações presentes nos tecidos gengivais.

Um tipo de enxerto, o enxerto gengival livre (FGG, do inglês *free gingival graft*) ou enxerto gengival epitélio-conjuntivo, espesso, usa um retalho adquirido da mucosa do palato duro, com epitélio queratinizado e lâmina própria, e em seguida é enxertado sobre a superfície radicular para formar uma nova faixa de gengiva inserida queratinizada. Geralmente, esse procedimento não é tão bem-sucedido, pois o enxerto tende a possuir uma coloração mais clara ou pálida. Estudos apontam que o epitélio do enxerto não sobrevive ao procedimento. Isso significa que o local receptor requer tempo extra para cicatrizar e permitir a migração do epitélio adjacente para recobrir o local do enxerto.

Em contraste, um enxerto subepitelial de tecido conjuntivo (SECTG, do inglês *subepithelial connective tissue graft*) consiste na utilização apenas de lâmina própria, proveniente da gengiva inserida queratinizada adjacente, que é então enxertada diretamente sobre a superfície radicular. As células epiteliais dos tecidos circundantes migram para recobrir o enxerto e regenerar a área. Esse procedimento possui um bom índice de sucesso; a nova gengiva queratinizada se torna contínua aos tecidos vizinhos, e a cicatrização do local doador é rápida. Dessa forma, a indução para a formação de queratina nas camadas mais superficiais do epitélio gengival pode vir da lâmina própria mais profunda, não envolve apenas o epitélio.

Esses dois tipos de enxerto discutidos são considerados procedimentos cirúrgicos passivos de reparo mucogengival. Em contraste, a engenharia tecidual ativa, empregada para o reparo mucogengival, parece muito promissora, pois produz modelos tridimensionais da mucosa oral que, em breve, poderão ser aplicados no tratamento real do paciente.

DESENVOLVIMENTO DOS TECIDOS DA JUNÇÃO DENTOGENGIVAL

Antes da erupção do dente e após a maturação do esmalte, os ameloblastos secretam uma lâmina basal na superfície do dente que serve como parte da aderência epitelial primária (AE primária). À medida que o dente erupciona ativamente, a parte coronal do tecido fundido, que forma o epitélio de esmalte reduzido (ERE) e o epitélio oral circundante, desprende-se da coroa (ver Figura 6.25D). Os ameloblastos também desenvolvem hemidesmossomos para a AE primária, os quais se tornam firmemente aderidos à superfície do esmalte (ver Figura 10.5). No entanto, a parte cervical do tecido fusionado permanece aderida ao colo do dente pela AE primária. Esse tecido fundido, que permanece próximo à junção amelocementária (JAC) após a erupção do dente, funciona como o EJ inicial do dente e cria o primeiro tecido aderido à superfície do dente. Depois que a raiz estiver formada, esse tecido é substituído pelo EJ definitivo (ver Figuras 10.6 e 10.7).

O EJ definitivo é formado por todos os tipos celulares presentes no ERE, como resultado da mitose das células. Esse tecido em proliferação pode, a partir de agora, fornecer a lâmina basal e os hemidesmossomos para a AE secundária estabelecer íntimo contato com a superfície do dente. Após a erupção do dente, podem se passar 3 ou 4 anos antes que os tecidos iniciais se tornem o EJ definitivo, um epitélio estratificado não queratinizado com várias camadas. Embora inicialmente controversos, os estudos atuais relatam que os ameloblastos sofrem alterações celulares que os tornam indistinguíveis das outras células recém-formadas do EJ, com os ameloblastos transformados eventualmente substituídos por essas novas células.

RENOVAÇÃO DOS TECIDOS DA JUNÇÃO DENTOGENGIVAL

Tanto no epitélio sulcular quanto no epitélio da gengiva marginal, o processo de renovação que garante a regeneração do tecido ocorre de maneira semelhante àquela do epitélio da gengiva inserida; as células da camada basal migram em direção à superfície após a sua mitose, passam pelo processo de maturação e ocupam o lugar das células superficiais, que se desprendem e são descamadas na cavidade oral à medida que morrem.

Embora não sofra maturação celular, no EJ as células basais migram em direção à superfície após passarem pela divisão celular, e substituem continuamente as células suprabasais debilitadas que são descamadas de modo acelerado no sulco gengival. A rota migratória das células, conforme ocorre a renovação no EJ, faz-se na direção coronal, paralela à superfície do dente. Essas células separam-se continuamente e restabelecem suas inserções na superfície do dente por meio dos hemidesmossomos. O mais interessante é que o EJ possui um período de renovação mais curto (de aproximadamente 4 a 6 dias) quando comparado com o epitélio de toda a cavidade oral (ver Tabela 9.6).

Considerações clínicas sobre patologias da junção dentogengival: gengivite

Quando patógenos conseguem penetrar no epitélio juncional (EJ), o tecido gengival sofre os sinais iniciais de doença periodontal ativa, com uma inflamação inicial presente, como de **gengivite**. Isso ocorre devido ao aumento da permeabilidade do EJ, que possibilita a emigração de leucócitos polimorfonucleares (PMNs) a partir da lâmina própria mais profunda, bem como a penetração de microrganismos e toxinas provenientes do biofilme dental presentes na superfície exposta do dente. Os sinais de gengivite incluem inflamação aguda, ou mesmo crônica, com formação de edema (como foi discutido anteriormente), bem como aumento do número de leucócitos e ulceração epitelial com adelgaçamento do tecido (ver Figura 10.8).

O processo de gengivite começa com o reconhecimento da invasão de microrganismos do biofilme dentário pelas células epiteliais gengivais. Na membrana citoplasmática das células epiteliais gengivais (e em muitas outras, o que inclui células epiteliais da pele e do trato gastrintestinal) encontram-se os receptores *toll-like* (TLRs, do inglês *toll-like receptors*). Esses receptores são proteínas transmembranas que se estendem através da membrana de células epiteliais gengivais e possuem domínios internos e externos, os quais reconhecem a presença de endotoxinas bacterianas e mobilizam a resposta inflamatória.

A ulceração do EJ permite que agentes ainda mais nocivos penetrem nas regiões mais profundas do periodonto, o que faz a doença progredir em direção ao tecido ósseo. A interface entre o tecido da junção dentogengival e a lâmina própria, que é lisa em tecido saudável, mostra-se, na inflamação, com a presença de cristas epiteliais e papilas de tecido conjuntivo. A lâmina própria também exibe degradação das fibras colágenas à medida que a doença avança.

O sangramento à sondagem (SS; ou BoP, do inglês *bleeding on probing*), mesmo com um toque suave, pode acontecer ainda que outros sinais precoces de gengivite não estejam presentes (Figura 10.11). Isso se deve ao fato de a sonda periodontal provocar uma pequena lesão nos vasos sanguíneos dilatados do plexo capilar da lâmina própria, os quais agora passam a se localizar mais próximos da interface com o epitélio, devido à ulceração do EJ. O sangramento também pode ocorrer durante a higiene oral do paciente em seu domicílio. A presença de sangramento é um dos primeiros sinais clínicos de doença periodontal ativa em casos não complicados e deve ser registrada para cada dente individualmente e por cada superfície dental no prontuário do paciente. Entretanto, em pacientes que fazem uso de nicotina, como os fumantes, os tecidos gengivais raramente sangram. Isso decorre de fatores desconhecidos que aparentemente não estão relacionados com o biofilme dental e com a formação de tártaros (os cálculos dentais), mas à nicotina incorporada, que causa uma vasoconstrição, um estreitamento da luz dos vasos sanguíneos.

A inflamação periodontal também é acompanhada por aumento da quantidade do fluido gengival crevicular (FGC), seja de natureza serosa (clinicamente claro, transparente), seja supurativa (clinicamente branco-amarelado), com a finalidade de reagir ao ataque microbiano, o que distende ainda mais o tecido já intumescido. Assim, quantidades relativamente grandes de fluido passam através da parede epitelial mais permeável. Isso é observado clinicamente apenas quando apresenta supuração visível ou pus, resultante da presença de restos celulares e extensas populações de PMNs.

A prática clínica atual ainda não permite medir os níveis aumentados de fluido no sulco gengival. No futuro, no entanto, essa medição poderá ser possível em um ambiente de consultório odontológico; atualmente, é apenas utilizada em pesquisas odontológicas para demonstrar o grau de atividade da doença. É importante ter em mente que o FGC também fornece os minerais para a formação do cálculo subgengival, bem como um ambiente úmido necessário para o crescimento do biofilme dental.

Estudos têm demonstrado que as próprias células do EJ podem desempenhar um papel muito mais ativo no sistema de defesa inato do que se supunha anteriormente, ao sintetizar uma variedade de moléculas envolvidas no combate aos microrganismos e aos seus

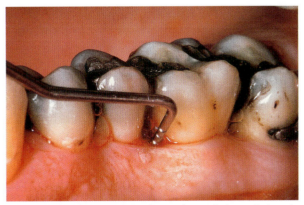

Figura 10.11 Sangramento à sondagem de uma bolsa periodontal em decorrência do aumento do número de vasos sanguíneos na lâmina própria que, agora, estão mais próximos da sua superfície por conta da ulceração do epitélio juncional causada pela inflamação periodontal. (Cortesia de Margaret J. Fehrenbach, RDH, MS.)

produtos. Além disso, essas células do EJ podem expressar moléculas que medeiam a migração de PMNs em direção ao assoalho do sulco gengival.

Os dentistas devem considerar a gengivite como "linhas na areia", as quais nenhum paciente deve ultrapassar. A falha em intervir nesse ponto inicial da doença periodontal resultará na progressão para periodontite nos pacientes, que é incurável e obriga a uma vida inteira de tratamento de doenças periodontais complexas (discutidas a seguir). O atendimento odontológico preventivo deve ter como objetivo principal a redução dos fatores etiológicos para minimizar ou eliminar a inflamação; assim, permitirá a cicatrização do tecido gengival. Ao longo do tempo, as técnicas adequadas, que incluem cuidados de higiene domiciliares e profissionais, são importantes para a prevenção do reinício da inflamação.

Considerações clínicas sobre patologias da junção dentogengival: periodontite

Quando os tecidos mais profundos do periodonto são afetados pela doença periodontal, mais danos podem ocorrer e a doença pode adquirir uma natureza crônica; essa condição agora é considerada **periodontite** (Figura 10.12). Com o avanço da doença periodontal, o prognóstico para a retenção do dente torna-se de risco. Portanto, ele é posteriormente reservado, à medida que o processo ósseo alveolar é perdido e a lâmina própria e o ligamento periodontal adjacentes tornam-se cada vez mais desorganizados com a degradação das fibras colágenas intrínsecas (ver discussão no **Capítulo 14**).

À medida que a doença periodontal progride apicalmente, as furcas, áreas entre as raízes dos dentes posteriores, ficam expostas e os dentes tornam-se cada vez mais móveis (ver Figura 17.35). A migração dentária patológica (MDP; ou PTM, do inglês *pathologic tooth migration*) consiste no deslocamento geral do dente e é resultado do desequilíbrio entre os fatores que mantêm a posição fisiológica do dente, além de poder estar presente devido a um periodonto enfraquecido. Dessa forma, o paciente não precisa apresentar alterações no nível das forças oclusais para desenvolver a MDP, pois ela pode ocorrer se o suporte periodontal já estiver fragilizado pela presença da doença periodontal (ver Figura 14.34).

A migração apical verdadeira da AE também ocorre com avanço da doença periodontal, o que causa um aprofundamento do sulco gengival, que passa a ser denominado **bolsa periodontal**, revestida de **epitélio da bolsa periodontal** (**EBP**; ou PE, do inglês *pocket epithelium*), em vez de epitélio juncional dentogengival (ver Figura 10.11). Ao contrário de situações clinicamente saudáveis, as partes mais superiores do revestimento epitelial podem, às vezes, ser visíveis nos tecidos gengivais periodontalmente acometidos, quando o jato de ar é aplicado e a bolsa periodontal é insuflada, de forma que as raízes descobertas do dente são expostas. As características histológicas mais evidentes do EBP são a presença de ulcerações e a hiperplasia gengival com a formação de cristas epiteliais e papilas de tecido conjuntivo na interface desses tecidos, anteriormente lisos. Além disso, o EBP tem um relevo papilar preguado, níveis aumentados da esfoliação de células epiteliais, migração de leucócitos e internalização bacteriana, bem como morte celular epitelial programada, induzida por internalização.

A sondagem periodontal continua a ser um elemento crucial para o diagnóstico da doença periodontal e a profundidade das bolsas periodontais deve ser registrada no prontuário do paciente para monitorar a doença periodontal. No entanto, uma profundidade de sondagem por si só não revela o estado real de saúde da área medida. Outra medida da extensão do suporte periodontal é a perda do **nível de inserção clínica** (**NIC**; ou CAL, do inglês *clinical attachment level*). O NIC é a medida da posição da gengiva em relação à junção amelocementária (JAC) ou junção cemento-esmalte (JCE), que é um ponto fixo ao redor do dente que não muda ao longo da vida. Duas medidas são usadas para calcular e determinar o NIC: a

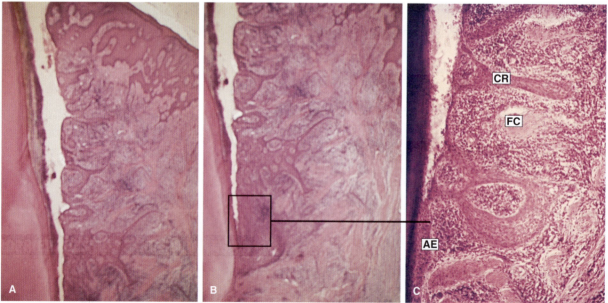

Figura 10.12 Fotomicrografias de um processo de doença periodontal crônica em fase avançada (periodontite), que progride em direção apical. **A.** O epitélio juncional ulcerado (*à direita*) tornou-se a parede lateral de uma bolsa periodontal e apresenta evidente migração apical da inserção epitelial no dente (*à esquerda*), resultando em um profundo sulco gengival ou uma bolsa periodontal aprofundada. **B.** Visão mais apical e mais ampliada que apresenta alterações epiteliais proliferativas e atróficas do epitélio da bolsa periodontal, um marcado infiltrado inflamatório e destruição das fibras de colágeno. **C.** Fotomicrografia aumentada (*visão ampliada da área destacada pelo quadro da imagem B*) da bolsa periodontal recém-formada, com o epitélio que migrou formando extensa aderência epitelial (*AE*), dilatação e aumento do número de vasos sanguíneos na lâmina própria, formação de cristas epiteliais (*CR*) e papilas de tecido conjuntivo na interface entre o tecido da junção dentogengival e a lâmina própria, bem como a degradação de fibras colágenas (*FC*) da lâmina própria e do ligamento periodontal adjacente. (De Newman MG, Takei HH, Klokkevold, PR, Carranza, F. *Newman and Carranza's Clinical Periodontology*. 13th ed. Philadelphia: Elsevier; 2019)

profundidade da sondagem e a distância da margem gengival à JAC. Três cenários são possíveis para a margem gengival: a JAC pode estar posicionada coronalmente à margem gengival devido à recessão da gengiva; a JAC pode estar no mesmo nível da margem gengival; ou a margem gengival pode se estender significativamente sobre a JAC.

No entanto, esse nível de inserção clínica (NIC) não é o mesmo que a **perda de inserção clínica** (PIC), que, com base na histologia relacionada com o NIC, é considerada a *verdadeira perda de inserção*. Se a perda de inserção clínica for definida como a extensão do suporte periodontal, que foi destruído ao redor de um dente, então, em uma situação saudável, a leitura da sonda seria de 0 mm. Mas essa situação nunca ocorre, pois a ponta da sonda periodontal sempre penetra no tecido gengival interno ao sulco. Assim, em um paciente com gengiva saudável, o sulco gengival histologicamente está a uma profundidade máxima de 0,5 mm, mas a sondagem periodontal produzirá rotineiramente uma medida entre 2,0 e 3,0 mm.

Acredita-se que os agentes patogênicos periodontais no interior da bolsa periodontal, como o *Aggregatibacter actinomycetemcomitans* (*Aa*) ou o *Porphyromonas gingivalis* (*Pg*), desempenhem um papel importante na periodontite. Esses patógenos desenvolveram métodos sofisticados para interromper a integridade estrutural e funcional do EJ, incluindo a produção de gingipaínas ou cisteínas proteinases. Esses fatores de virulência podem degradar especificamente os componentes dos contatos intercelulares do EJ e promover a progressão da doença. Além disso, um aumento do número de leucócitos mononucleares, como os linfócitos T e B e os monócitos/macrófagos, em conjunto com PMNs, também é considerado um fator que contribui para a desintegração focal do EJ, à medida que se transforma no EBP.

A administração local de sistemas de liberação de fármacos antimicrobianos nas bolsas periodontais, para reduzir infecções localizadas, também pode ser considerada. É crescente o número de estudos que mostram resultados positivos em relação à terapia fotodinâmica antimicrobiana (TFD; ou PDT, do inglês *antimicrobial photodynamic therapy*), quando utilizada na periodontia (e na endodontia) contra infecções causadas por bactérias presentes no biofilme dental. Trata-se de uma terapia baseada na combinação de fotossensibilizador atóxico (PS, do inglês *nontoxic photosensitizer*) e luz visível de comprimento de onda apropriado, que, na presença de oxigênio, é ativada para produzir espécies reativas de oxigênio (EROS); isso causa a morte microbiana. Sem intervenção, uma bolsa periodontal pode se tornar um espaço infectado localizado e pode resultar na formação de um abscesso com pápula aparente na superfície gengival. A incisão e a drenagem do abscesso podem ser necessárias, bem como a utilização de antibióticos sistêmicos, se houver sinais sistêmicos de infecção.

A avaliação endoscópica da bolsa periodontal também está cada vez mais disponível em consultórios odontológicos, além dos limites do campo da pesquisa; isso pode facilitar o exame visual subgengival sem depender da palpação e sem a necessidade de acesso por meio de retalhos cirúrgicos. O cirurgião-dentista visualiza, em um monitor de vídeo, a imagem ampliada, transmitida por um feixe de fibra óptica conectado a um instrumento subgengival. Essa visualização direta, em tempo real, da região sulcular gengival pode auxiliar o clínico no diagnóstico e no tratamento da doença periodontal. Estão em desenvolvimento técnicas de identificação e interpretação das imagens de tecidos moles e duros, bem como de localização de fraturas ou depósitos de cálculos radiculares, restaurações defeituosas e cáries.

Dado que o tempo de renovação do EJ é de aproximadamente 1 semana (ao contrário da maioria dos tecidos orais, que possuem períodos de renovação mais curtos), a avaliação do tratamento periodontal deve ocorrer após esse período, para permitir a completa cicatrização da área. Portanto, o agendamento para acompanhamento dos pacientes deve ocorrer após esse fator biológico temporal de renovação. Além disso, os pacientes devem receber as instruções e os ensinamentos necessários para promover uma higiene oral domiciliar adequada, a fim de contribuir com a recuperação inicial desse período de cura. O resultado final da cicatrização da bolsa periodontal depende da sequência de eventos durante os estágios de reparo, conforme discutido anteriormente. Se o epitélio proliferar ao longo da superfície do dente antes que outro tecido de suporte alcance a área, o resultado será um EJ extenso. Esse padrão menos denso de cicatrização não promove nenhum novo suporte para ligamento periodontal ou inserção do processo alveolar associado ao dente; portanto, o dente possui um prognóstico mais arriscado.

Em relação aos implantes recém-colocados, os tecidos dispostos sobre os implantes originam-se apenas de células epiteliais da mucosa oral, em oposição ao EJ localizado ao redor dos dentes naturais, que se origina também do epitélio reduzido do esmalte (ERE) (ver discussão anterior e Figura 14.23). Estruturalmente, o *tecido peri-implantar* se assemelha muito a um EJ extenso e é considerado como tal por muitos dentistas, embora diferenças também tenham sido relatadas em alguns estudos. Ainda não se sabe se possuir um EJ extenso dispõe um prognóstico de risco para o implante, como ocorre em casos de doença periodontal dos dentes naturais de difícil cicatrização. No entanto, esse potencial adaptativo também é observado no EJ em regeneração ao redor dos dentes, após uma gengivectomia, a qual é realizada para reduzir cirurgicamente a profundidade das bolsas periodontais, por meio da remoção da parede de tecidos moles da bolsa, com a formação de um EJ completamente novo em um período de 20 dias.

O recente estadiamento mais preciso e as diretrizes da classificação intuitiva da doença periodontal, realizadas pela American Academy of Periodontology (AAP) e pela European Federation of Periodontology (EFP), deram início a um novo paradigma, que inclui fatores de análise do risco futuro para o paciente, bem como classificações inéditas para doenças periodontais e condições peri-implantares. Espera-se que, algum dia, o paciente com extensa lesão dos tecidos periodontais possa receber um tratamento que permita a reinserção mais coronal da AE do EJ, assim como a regeneração periodontal completa, o que envolve um ligamento periodontal sadio e a inserção do processo ósseo alveolar. Alterações correspondentes também devem ocorrer na maneira como o tratamento periodontal é realizado e nas instruções de higiene oral domiciliar realizada pelo paciente. Assim, o profissional da odontologia deve se manter atualizado com as mudanças dessa especialidade, a fim de permanecer atualizado em relação à terapia periodontal e às orientações sobre os cuidados domiciliares da saúde oral.

11

Estruturas da Cabeça e do Pescoço

OBJETIVOS DO APRENDIZADO

1. Definir as palavras-chave deste capítulo.
2. Discutir as propriedades das glândulas.
3. Discutir as propriedades das glândulas salivares, incluindo seu desenvolvimento e suas características histológicas, assim como relatar as considerações clínicas sobre a patologia das glândulas salivares, de modo que as integre aos cuidados com o paciente.
4. Discriminar as propriedades da glândula tireoide, isso inclui seu desenvolvimento e suas características histológicas, assim como relatar as considerações clínicas sobre a patologia dessa glândula, de modo que as integre aos cuidados com o paciente.
5. Reconhecer as propriedades das estruturas linfáticas, incluindo os linfonodos e o tecido linfático (ou linfoide) presente nas tonsilas intraorais, e correlacionar com as considerações clínicas sobre patologias do tecido linfático, de modo que as integre aos cuidados com o paciente.
6. Discutir as propriedades da cavidade nasal e dos seios paranasais, bem como relacioná-las com aspectos clínicos dessas regiões, integrando-as aos cuidados com o paciente.
7. Identificar os componentes das estruturas da cabeça e do pescoço por meio de diagramas.

ESTRUTURAS DA CABEÇA E DO PESCOÇO

Os profissionais da odontologia devem ter uma clara compreensão do desenvolvimento pré-natal e da histologia das estruturas da cavidade oral, mas também de outras estruturas associadas à cabeça e ao pescoço. Os aspectos clínico e funcional das estruturas da cabeça e do pescoço estão relacionados com a histologia subjacente. Além disso, muitas lesões patológicas encontradas na cavidade oral podem estar relacionadas com as alterações nessas outras estruturas associadas à cabeça e ao pescoço; portanto, acarretam alterações em sua histologia subjacente. As estruturas de cabeça e do pescoço discutidas neste capítulo incluem as glândulas salivares, a glândula tireoide, os vasos linfáticos e linfonodos, a cavidade nasal e os seios paranasais.

PROPRIEDADES DAS GLÂNDULAS

Uma **glândula** é uma estrutura que produz uma secreção necessária para o funcionamento do organismo. Uma **glândula exócrina** é uma glândula que possui um ducto excretor associado a ela. Um **ducto excretor**, tubo de parede epitelial, permite a passagem da secreção glandular através dele para que esta seja esvaziada diretamente no local onde a secreção será utilizada. Em contraste, uma **glândula endócrina** é uma glândula cujas secreções são secretadas diretamente no sangue e, então, são transportadas pelos vasos sanguíneos para agir em um local distante de onde foi produzida. Nervos motores associados a ambos os tipos de glândulas ajudam a regular o fluxo da secreção. Os nervos sensoriais também estão presentes nessas glândulas.

PROPRIEDADES DAS GLÂNDULAS SALIVARES

O fluido presente na cavidade oral contém não apenas a saliva pura, mas também outros componentes, como restos de alimentos, microrganismos e seus subprodutos, componentes do soro sanguíneo e células epiteliais orais descamadas. As **glândulas salivares** produzem uma secreção denominada **saliva**. A saliva contém minerais, eletrólitos, proteínas, tampões, enzimas, imunoglobulinas (IgA secretória) e resíduos metabólicos. A secreção dessas glândulas é controlada pelo sistema nervoso autônomo (ver **Capítulo 8**).

A saliva lubrifica e limpa a mucosa oral, de modo que a protege do seu ressecamento e de potenciais agentes carcinogênicos, por meio de suas mucinas e outras glicoproteínas. Esse produto secretório também auxilia na digestão dos alimentos por meio da atividade enzimática. Além disso, ela atua como tampão graças a seus íons bicarbonato e fosfato, bem como graças às proteínas salivares e aos seus subprodutos, o que protege a mucosa oral contra os ácidos provenientes dos alimentos e do biofilme dental e, posteriormente, reveste o estômago.

A saliva também está envolvida na atividade antibacteriana por meio de seus subprodutos, como a lisozima e a IgA secretória (ver **Capítulos 7 e 8**, respectivamente). A lactoferrina é uma glicoproteína que inibe o crescimento bacteriano, o qual precisa do íon ferro como elemento para a quelação. Por fim, a saliva auxilia na manutenção da integridade do dente, porque está envolvida na maturação pós-eruptiva do esmalte. Também ajuda no processo de remineralização da superfície do dente, pois a saliva é supersaturada com íons de cálcio e fosfato, processo que pode ser acentuado com a adição de flúor à saliva.

No entanto, por contribuir para a formação da película salivar sobre as superfícies dos dentes e na mucosa oral, a saliva também está envolvida no primeiro estágio da formação do biofilme dental. Ela também fornece os minerais necessários para a formação do tártaro ou cálculo supragengival.

As glândulas salivares são classificadas em maiores ou menores, a depender de seu tamanho, mas ambos apresentam características histológicas semelhantes. Além disso, tanto as glândulas salivares maiores quanto as menores são glândulas exócrinas e, portanto, possuem ductos excretores associados que ajudam a transportar a saliva diretamente para a cavidade oral, onde poderá ser utilizada. Entretanto, as glândulas menores não possuem ductos com nomes próprios como as glândulas salivares maiores (discutidas posteriormente neste capítulo).

Histologia das glândulas salivares

As glândulas salivares maiores e as glândulas salivares menores são compostas de tecido epitelial e tecido conjuntivo (Figura 11.1). As células epiteliais revestem os ductos e produzem a saliva. O tecido conjuntivo envolve cada seguimento do epitélio, protegendo e sustentando a glândula. O tecido conjuntivo da glândula constitui a **cápsula**, que envolve a superfície externa de toda a glândula e emite os septos. Cada **septo** auxilia a dividir a parte interna da glândula em **lobos** maiores que, em seguida, são subdivididos em **lóbulos** menores. Tanto a cápsula quanto os septos permitem que os nervos e os vasos sanguíneos penetrem na glândula para servi-la.

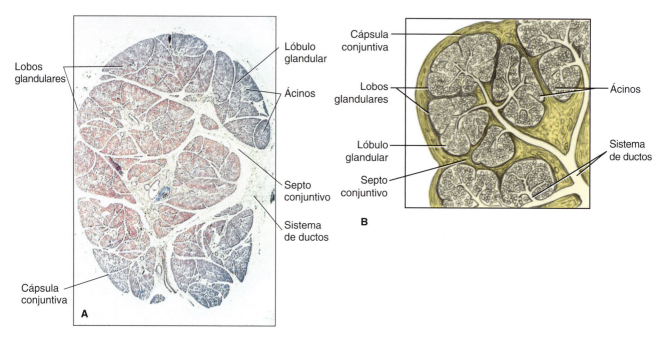

Figura 11.1 Glândula salivar. **A.** Fotomicrografia. **B.** Diagrama. (**A**, de Nanci A. *Ten Cate's Oral Histology*. 6th ed. St. Louis: Elsevier; 2003.)

Células secretoras e ácinos

As células epiteliais responsáveis pela produção de saliva são denominadas **células secretoras** (Figura 11.2). Os dois tipos de células secretoras são classificados como células mucosas ou serosas, conforme o tipo de secreção produzida. As **células mucosas** produzem uma secreção mucosa, composta, principalmente, de mucinas. As mucinas da saliva lubrificam e podem formar uma barreira superficial, bem como auxiliar na agregação de microrganismos. Em contraste, as **células serosas** produzem uma secreção serosa, rica em proteínas e glicoproteínas. As células serosas também produzem a enzima amilase, que catalisa a hidrólise do amido da ingestão de alimentos ricos em carboidratos. Esse é o início do processo químico da digestão.

Ambos os tipos de células secretoras podem estar presentes na mesma glândula e, assim, produzir em conjunto uma secreção mista. No entanto, nessas glândulas mistas predomina determinado tipo de célula, de modo que o produto é predominantemente mucoso ou seroso, mesmo que haja uma variedade de ambas as células.

As células secretoras são organizadas em uma estrutura esférica similar a um bago de uva, o **ácino** (unidade secretora terminal ou adenômero). Vários ácinos juntos se assemelham a um cacho de uvas. Cada ácino está localizado na porção terminal de um sistema ductal da glândula. O sistema ductal se conecta com vários ácinos no interior de cada lóbulo glandular, como as hastes do cacho de uva. Cada ácino consiste em uma única camada de células epiteliais cuboides que circunda um **lúmen**, o qual é uma luz ou um espaço central onde a saliva é depositada após ser produzida pelas células secretoras.

As duas principais formas de ácino são classificadas de acordo com o tipo de célula epitelial presente e com o produto secretado pela glândula. Os **ácinos serosos** são compostos de células serosas que produzem uma secreção serosa mais aquosa, com núcleos mais esféricos e lúmens mais estreitos (Figura 11.3). Em contraste, os **ácinos mucosos** são compostos de células mucosas de núcleos mais achatados que produzem uma secreção mucosa mais viscosa, com lúmens mais amplos. Quando visualizados em pequeno aumento no microscópio, muitas dessas características entre os dois tipos de ácino podem ser difíceis de serem diferenciadas em cortes histológicos das glândulas salivares.

Alguns ácinos mucosos possuem uma **semilua serosa** ou **meia-lua serosa**, a qual consiste em um "capuz" ou "touca" de células serosas superficiais ao grupo de células secretoras mucosas, e, portanto, esses ácinos podem ser considerados, principalmente, *mucosserosos* (Figuras 11.4 e 11.5). Pequenos canais intercelulares, difíceis de visualizar por meio de microscópios de baixo poder de ampliação, como os ópticos, permitem que as secreções passem das meia-luas serosas (semiluas) para o lúmen do ácino mucoso. Na verdade, observações recentes sugerem que as semiluas são, na verdade, um artefato de fixação da técnica, de forma que as células serosas que as compõem ficam localizadas entre as células mucosas, e na fixação são "espremidas" para longe do lúmen do ácino. No entanto, o termo meia-lua ou semilua serosa ainda é comumente utilizado. O importante é que os ácinos mucosos com meia-lua serosa contêm ambos os tipos de células secretoras; portanto, produzem e secretam um produto misto.

Tanto as glândulas salivares maiores quanto as menores possuem diferentes tipos de ácinos (Tabela 11.1). As glândulas salivares maiores apresentam todas as variedades de ácinos: a parótida possui apenas ácinos serosos; a submandibular possui, principalmente, ácinos serosos, mas também ácinos mucosos com meias-luas serosas; e a sublingual possui, principalmente, ácinos mucosos, alguns dos quais contêm meias-luas serosas. A maioria das glândulas salivares menores possui, principalmente, ácinos mucosos; algumas contêm meias-luas serosas, além de algumas glândulas serem compostas de ácinos serosos. Vale destacar que as glândulas salivares menores de von Ebner são uma exceção, possuem apenas ácinos serosos puros (discutidos posteriormente). No entanto, os tipos de ácinos são frequentemente difíceis de classificar em cortes histológicos observados em pequeno aumento, pois algumas das características observadas microscopicamente podem ser artefatos.

Para facilitar o fluxo de saliva de cada lúmen para os ductos conectores, existem **células mioepiteliais** localizadas na superfície de alguns ácinos, bem como no primeiro segmento do sistema ductal, os ductos intercalares (Figura 11.6). Cada célula mioepitelial consiste em um corpo celular, do qual irradiam de quatro a oito processos citoplasmáticos. São células epiteliais especializadas, que têm uma capacidade contrátil e estão localizadas na superfície dos ácinos, abraçando-os, o que se assemelha a um polvo sobre uma rocha.

Quando as células mioepiteliais se contraem, o ácino e o seu conteúdo são comprimidos, forçando a saliva do lúmen em direção ao ducto intercalar; mais de uma célula mioepitelial, às vezes, pode ser

CAPÍTULO 11   Estruturas da Cabeça e do Pescoço   143

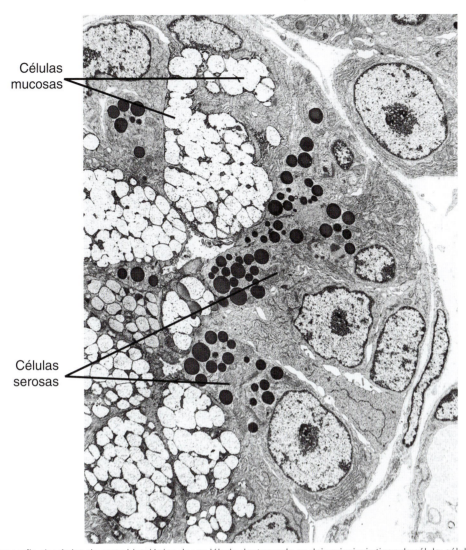

Figura 11.2 Fotomicrografia eletrônica de corte histológico de um lóbulo destacando os dois principais tipos de célula: células mucosas e células serosas, conforme encontrado na glândula salivar sublingual. Ver também a Figura 11.5. (De Gartner LP. *Textbook of Histology*. 4th ed. St. Louis: Elsevier; 2017.)

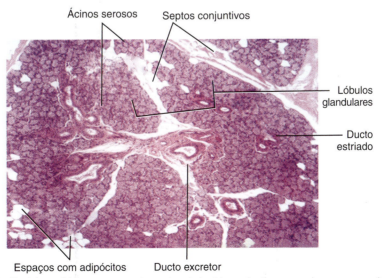

Figura 11.3 Fotomicrografia da glândula parótida que apresenta septos de tecido conjuntivo, os quais separam os ácinos serosos em lóbulos para produzirem uma secreção predominantemente serosa. Observe também os ductos estriados e excretores. (De Nanci A. *Ten Cate's Oral Histology*. 6th ed. St. Louis: Elsevier; 2003.)

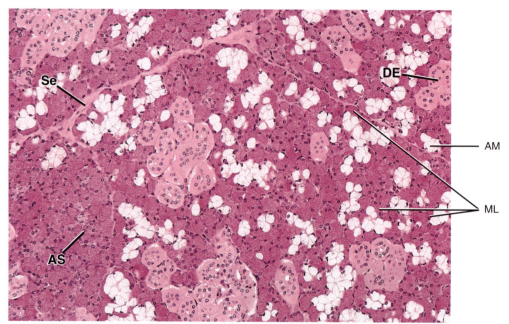

Figura 11.4 Fotomicrografia da glândula submandibular em que são destacados um ácino mucoso (*AM*) com suas células mucosas e uma meia-lua serosa anexada (*ML*), bem como um ácino seroso (*AS*), o qual indica que a glândula secreta um produto misto. Observe também o ducto estriado (*DE*) e o septo de tecido conjuntivo (*Se*). (De Gartner LP. *Textbook of Histology*. 4th ed. St. Louis: Elsevier; 2017.)

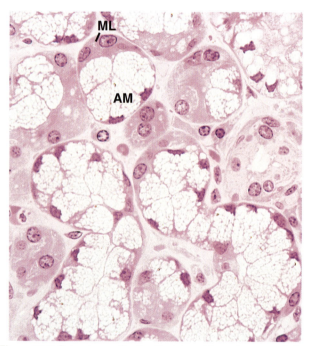

Figura 11.5 Fotomicrografia da glândula sublingual em que é destacada uma meia-lua serosa (*ML*), a qual cobre as células mucosas de um ácino mucoso (*AM*). Isso indica que a glândula secreta um produto misto, porque possui principalmente ácinos mucosos, mas também alguns ácinos mucosos com meias-luas serosas. (De Gartner, LP. *Textbook of Histology*. 4th ed. St. Louis: Elsevier; 2017.)

Sistema ductal

O sistema ductal das glândulas salivares consiste em túbulos ocos conectados, inicialmente, ao ácino. À medida que se tornam progressivamente maiores, conectam-se a outros ductos, a partir das regiões mais internas e profundas em direção à superfície da glândula (ver Figura 11.6). Cada tipo de ducto é revestido de diferentes tipos de tecido epitelial, conforme a sua localização na glândula (ver Tabela 8.2). Cada glândula salivar maior exibe, comparativamente, diferenças no comprimento ou no tipo de ducto presente no seu parênquima (ver Tabela 11.1); as glândulas salivares menores não apresentam essas diferenças devido ao curto comprimento do seu sistema ductal. É importante notar que o sistema ductal não serve apenas como um ducto que dá passagem à saliva; muitos segmentos desse sistema também participam ativamente da produção e modificação da saliva (da saliva primária produzida pelos ácinos até a saliva secundária que chega à cavidade da boca).

O ducto conectado diretamente ao ácino ou à porção terminal da glândula é o **ducto intercalar**. O ducto intercalar está conectado ao ácino da mesma forma que um caule ou haste está preso a um bago de uva. O ducto intercalar consiste em um túbulo revestido de uma única camada de células epiteliais cúbicas. Muitos são encontrados no interior de cada lóbulo da glândula. Como dito anteriormente, esses ductos não servem apenas para permitir a passagem da saliva, mas também contribuem com muitos componentes macromoleculares dessa secreção. Entre esses componentes estão a lisozima e a lactoferrina, que são armazenadas nos grânulos de secreção das células ductais.

Em seguida encontra-se o **ducto estriado**, um segmento do sistema ductal conectado aos ductos intercalares nos lóbulos da glândula. O diâmetro total desse ducto é maior que o diâmetro de cada ácino, e seu lúmen é maior que o lúmen dos ácinos e dos ductos intercalares. O ducto estriado consiste em um túbulo revestido de uma única camada de células epiteliais colunares caracterizadas pelo que parecem ser *estrias basais*. No entanto, essas estriações basais verticais decorrem da presença de numerosas mitocôndrias alongadas em delgados compartimentos citoplasmáticos, os quais são separados por membranas celulares altamente pregueadas e interdigitadas.

encontrada em um único ácino. Quando associadas aos ductos intercalares, as células se orientam longitudinalmente e se contraem, com o intuito de encurtar ou alargar os ductos para mantê-los abertos. Estudos demostraram funções adicionais realizadas por essas células, como sinalização às células secretoras e proteção do tecido da glândula salivar.

CAPÍTULO 11 Estruturas da Cabeça e do Pescoço

TABELA 11.1 Comparação entre as glândulas salivares maiores.

	Parótida	Submandibular	Sublingual
Tamanho e encapsulamento	Maior, cápsula presente	Intermediário, cápsula presente	Menor, sem cápsula
Localização	Posterior ao ramo mandibular, anterior e inferior à orelha	Sob a mandíbula	Assoalho da boca
Ductos excretores	Ducto parotídeo (Stensen): abre-se na mucosa jugal, vestíbulo superior da boca, na altura do segundo molar superior	Ducto submandibular (Wharton): abre-se na base próximo à base do frênulo da língua no assoalho da boca, nas carúnculas sublinguais	Ducto sublingual (Bartholin): abre-se na mesma área do ducto submandibular; tem outros ductos adicionais menores nas pregas sublinguais
Ductos estriados	Curtos	Longos	Raros ou ausentes
Ductos intercalares	Longos	Curtos	Ausentes
Ácinos	Apenas serosos[a]	Principalmente serosos, mas com alguns mucosos e com meias-luas ou semilunas serosas	Principalmente mucosos, mas com algumas meias-luas ou semilunas serosas
Produto secretor	Apenas seroso	Misto, mas predominantemente seroso	Misto, mas predominantemente mucoso

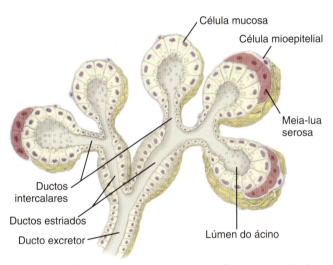

Figura 11.6 Glândula salivar e sistema ductal. Observe as meias-luas serosas na superfície das células secretoras mucosas dos ácinos mucosos, bem como as células mioepiteliais.

O ducto estriado não serve apenas para passagem da saliva, mas também está envolvido na modificação da saliva primária. Suas células ductais reabsorvem e secretam eletrólitos, com gasto de energia, para a saliva, a partir dos vasos sanguíneos adjacentes, localizados perto das regiões estriadas.

A porção final do sistema ductal da glândula salivar é formada pelo **ducto excretor** (ou ducto interlobular), localizado no septo conjuntivo da glândula. Esses ductos são maiores em diâmetro que os ductos estriados. A saliva passa por esse ducto até chegar na cavidade oral. O ducto excretor é um túbulo revestido de uma variedade de células epiteliais. As células que revestem o ducto excretor consistem, inicialmente, em epitélio pseudoestratificado colunar, que sofre uma transição para o epitélio estratificado cúbico, conforme o ducto se direciona para a periferia da glândula.

---

[a] N.R.T.: Classicamente, descreve-se a glândula parótida como uma glândula salivar que possui secreção apenas serosa, mas, atualmente, muitos autores defendem que existe um componente mucoso mínimo. Dessa forma, as únicas glândulas salivares puramente serosas são as glândulas salivares menores de Von Ebner, encontradas associadas às papilas linguais circunvaladas.

No segmento mais distante do sistema ductal, que se abre na cavidade oral, o revestimento do ducto excretor torna-se epitélio estratificado pavimentoso e se funde com o epitélio da mucosa oral circundante, na região de abertura do ducto. Assim, o ducto excretor serve como passagem para a saliva; no entanto, ele pode apresentar outras funções, descritas em pesquisas futuras.

Glândulas salivares maiores

As **glândulas salivares maiores** são três grandes pares de glândulas que possuem ductos excretores homônimos, também conhecidos como epônimos (Figura 11.7; ver a Tabela 11.1 e a Figura 1.5). Essas glândulas salivares maiores são as glândulas parótida, submandibular e sublingual.

Embora a glândula parótida seja a maior glândula salivar, ela produz cerca de apenas 25% do volume salivar total. Ela está localizada em uma área posterior aos ramos mandibulares anterior e inferior à orelha, tratando-se de uma glândula envolta por uma cápsula de tecido conjuntivo (ver Figura 11.7A). A glândula parótida possui apenas ácinos serosos, fazendo com que secrete um produto, principalmente, seroso ou aquoso (menos viscguento), além de enzimas, como a amilase salivar (ver Figura 11.3).

O ducto associado à glândula parótida é o ducto parotídeo (ducto de Stensen). Esse longo ducto emerge da glândula e vai em direção à cavidade oral, onde se abre na superfície interna da bochecha, na mucosa jugal do vestíbulo superior, geralmente, oposto ao segundo molar superior, em uma pequena elevação chamada "papila parotídea" ou "papila do ducto parotídeo" (ver Figura 2.2).

A glândula submandibular é a segunda maior glândula salivar, também encapsulada. Ela contribui com 60 a 65% do volume total da saliva. Situa-se abaixo da mandíbula, em uma depressão chamada "fossa submandibular", posterior à glândula salivar sublingual (ver Figura 11.7B). No entanto, como a glândula submandibular possui ácinos serosos e mucosos com meias-luas serosas, a glândula produz uma secreção mista, principalmente serosa, mas com uma saliva mais viscosa (ou mais espessa) quando comparada com a saliva produzida pela parótida (ver Figura 11.4).

O ducto excretor da glândula submandibular é o ducto submandibular (ducto de Wharton). Esse longo ducto direciona-se anteriormente ao assoalho da boca até alcançar a carúncula sublingual, na qual se abre para a cavidade oral (ver Figura 2.17).

A glândula sublingual é a menor das três glândulas salivares maiores, além de ser mais difusa e a única glândula sem cápsula conjuntiva. Fornece apenas 10% do volume salivar total. Ela está

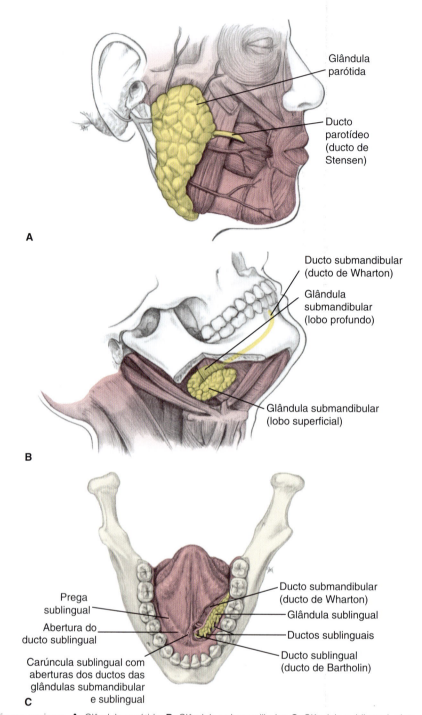

Figura 11.7 Glândulas salivares maiores. **A.** Glândula parótida. **B.** Glândula submandibular. **C.** Glândula sublingual, vista com a língua levantada e a mucosa do assoalho da boca seccionada. (**A** e **B**, de Fehrenbach MJ, Herring SW. *Illustrated Anatomy of the Head and Neck*. 5th ed. Philadelphia: Elsevier; 2017.)

localizada na fossa sublingual, anterior às glândulas submandibulares no assoalho da boca (ver Figura 11.7C). A glândula sublingual possui a maioria dos seus ácinos do tipo mucosos; porém, alguns deles possuem uma meia-lua serosa. Assim, a glândula secreta um produto misto, mas com um componente mucoso mais viscoso predominante (ver Figura 11.5).

O principal ducto excretor da glândula sublingual é o ducto sublingual (ducto de Bartholin). O ducto sublingual se abre na cavidade oral pela mesma abertura do ducto submandibular, em cada carúncula sublingual (ver Figura 2.17). Outros ductos excretores menores restantes, **ductos de Rivinus**, em número de 8 a 20, abrem-se diretamente na cavidade oral ao longo das pregas sublinguais de cada lado.

Glândulas salivares menores

As **glândulas salivares menores** são muito menores que as glândulas salivares maiores, porém são mais numerosas. As glândulas salivares menores também são glândulas exócrinas, mas seus ductos não são nomeados e são mais curtos que qualquer ducto das glândulas salivares maiores. Esses curtos ductos levam a saliva secretada por essas glândulas para a cavidade da boca, onde se abrem diretamente na superfície da mucosa oral. Essas glândulas estão dispersas nas túnicas mucosas jugal (da bochecha), labial e lingual, bem como no palato mole, nas zonas laterais do palato duro e no assoalho da boca (Figura 11.8).

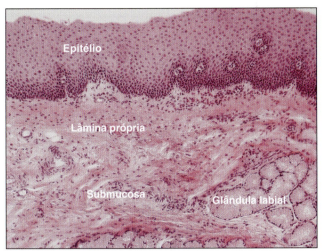

Figura 11.8 Fotomicrografia de uma glândula salivar menor localizada na submucosa profunda ao epitélio e à lâmina própria da mucosa labial. A glândula possui ácinos mucosos; a maioria das glândulas salivares menores possui ácinos mucosos. A saliva secretada pelas glândulas salivares menores atinge a cavidade oral por meio de ductos curtos, não nomeados, que se abrem diretamente na superfície da mucosa oral.

A maioria das glândulas salivares menores possui, principalmente, ácinos mucosos, mas algumas podem apresentar meias-luas ou semiluas serosas, além de alguns ácinos serosos. Como resultado, essas glândulas salivares secretam um produto predominantemente mucoso, mais viscoso, com leve influência serosa aquosa. As glândulas salivares menores permitem um fluxo secretor lento e contínuo; portanto, elas têm um papel importante para a proteção e para o umedecimento da mucosa oral, principalmente à noite, quando as glândulas salivares maiores estão, em sua maioria, em um estado de funcionamento mais basal, mais inativas.

As **glândulas de von Ebner** são exceções em comparação com as outras glândulas salivares menores, visto que estas apresentam predominantemente ácinos mucosos; por sua vez, as glândulas de von Ebner apresentam, em geral, ácinos serosos. Elas estão associadas às papilas linguais circunvaladas na porção mais posterior da superfície dorsal da língua (ver Figura 9.20). Essas glândulas contêm apenas ácinos serosos e, portanto, secretam apenas um produto seroso puro, bastante aquoso. O fluxo salivar dessas glândulas é direcionado para o sulco (vala) circular ao redor da papila, de modo que o limpa para permitir a ligação de novas moléculas de sabor ao comer e, assim, permitir diferentes sensações gustatórias.

Desenvolvimento das glândulas salivares

Entre a 6ª e a 8ª semana do desenvolvimento pré-natal, as três glândulas salivares maiores começam a se desenvolver como proliferações epiteliais, como brotos ou botões, a partir do revestimento ectodérmico da boca primitiva. As extremidades terminais arredondadas desses brotos epiteliais crescem em direção ao mesênquima subjacente, aprofundando-se nele, e produzem as células secretoras dos ácinos glandulares e do sistema de ductos.

A cápsula da glândula (externa), os septos conjuntivos e o tecido conjuntivo interacinar (internos), em conjunto, formam o estroma das glândulas – que dá suporte para a porção epitelial das glândulas (parênquima) – e se desenvolvem a partir do mesênquima influenciado pelas células da crista neural (ectomesênquima). É importante notar que a interação entre os componentes em desenvolvimento do epitélio, mesênquima, nervos e vasos sanguíneos é necessária para o completo desenvolvimento das glândulas salivares.

As glândulas parótidas aparecem no início da 6ª semana de desenvolvimento pré-natal e são as primeiras glândulas salivares maiores formadas. Os brotos epiteliais dessas glândulas estão localizados na face interna da bochecha, próximo às comissuras labiais da boca primitiva. Esses brotos crescem posteriormente em direção aos placoides óticos (das orelhas) e se ramificam para formar cordões sólidos, com extremidades terminais arredondadas, próximas ao nervo facial em desenvolvimento.

Em seguida, com aproximadamente 10 semanas de desenvolvimento pré-natal, esses cordões são canalizados e formam ductos, e o maior deles torna-se o ducto parotídeo. As extremidades arredondadas dos cordões formam os ácinos das glândulas parótidas. A secreção dessas glândulas começa a fluir através do ducto parotídeo por volta da 18ª semana de gestação. Novamente, o tecido conjuntivo de suporte da glândula se desenvolve a partir do mesênquima circundante.

As glândulas submandibulares se desenvolvem depois das glândulas parótidas e aparecem no fim da 6ª semana do desenvolvimento pré-natal. Elas se desenvolvem bilateralmente a partir de brotos epiteliais no sulco que circunda as pregas sublinguais, no assoalho da boca primitiva. Cordões sólidos ramificam-se a partir desses brotos e crescem em direção posterior, lateralmente à língua em desenvolvimento.

Na sequência, os cordões da glândula submandibular ramificam-se ainda mais e, então, se tornam canalizados para formar o sistema ductal. Os seus ácinos se desenvolvem a partir das extremidades terminais arredondadas dos cordões na 12ª semana e a saliva secretada começa a fluir pelo ducto submandibular com 16 semanas. Após o nascimento, o crescimento da glândula submandibular continua com a formação de mais ácinos. Lateralmente a cada lado da língua, desenvolve-se um sulco linear, que, posteriormente, se fecha para formar o ducto submandibular.

As glândulas sublinguais aparecem na 8ª semana do desenvolvimento pré-natal, ainda mais tarde que as outras duas glândulas salivares maiores. Elas se desenvolvem a partir de brotos epiteliais no sulco que circunda as pregas sublinguais, no assoalho da boca, lateralmente à glândula submandibular em desenvolvimento. Esses brotos se ramificam e formam cordões que se canalizam para formar os ductos sublinguais associados à glândula. As extremidades terminais arredondadas dos cordões formam ácinos.

Assim como as glândulas salivares maiores, as glândulas salivares menores surgem tanto do ectoderma quanto do endoderma associados à boca primitiva. Após o desenvolvimento, elas permanecem como pequenos ácinos e ductos isolados na mucosa oral ou na submucosa que revestem a boca.

As células mioepiteliais contráteis, que são importantes para a secreção e excreção da saliva em cada ácino, surgem das células da crista neural; portanto, são de origem ectodérmica. Elas circundam os ácinos em desenvolvimento, bem como o início do sistema ductal, e tornam-se ativas entre a 24ª e a 25ª semana do desenvolvimento pré-natal.

Envelhecimento das glândulas salivares

Com o processo de envelhecimento ocorre uma perda generalizada de tecidos das glândulas salivares; já foi demonstrada perda de 30 a 60%. Mudanças no sistema de ductos também foram observadas. Embora a diminuição da produção de saliva seja frequentemente observada em pessoas idosas, não foi comprovado se isso está diretamente relacionado com a redução do tecido glandular (discutido a seguir). O processo de envelhecimento não parece influenciar a produção de saliva em repouso ou a produção de saliva não estimulada (basal), mas estudos mostram que a produção de saliva estimulada em indivíduos idosos pode ser menor que o normal quando comparada à produção em pessoas jovens. As glândulas salivares, ocasionalmente, também contêm adipócitos, que aumentam com o envelhecimento (ver Figura 11.3).

Considerações clínicas sobre patologias das glândulas salivares

Alguns medicamentos, processos patológicos ou destruição do tecido glandular salivar podem resultar na diminuição da produção de saliva pelas glândulas salivares. A diminuição da produção e secreção de saliva é denominada **hipossalivação** e pode resultar em **xerostomia** ou "boca seca" (Figura 11.9). A xerostomia pode contribuir para o aumento do trauma para a mucosa oral desprotegida, aumento do índice de cáries cervicais, problemas na fala e na mastigação e mau hálito (ou halitose). Os processos de doença que causam hipossalivação podem incluir diabetes, síndrome de Sjögren e artrite reumatoide. A destruição do tecido glandular ocorre após a radioterapia direcionada para o câncer de cabeça e pescoço, pois as glândulas salivares frequentemente estão no campo de radiação e suas células são altamente sensíveis. Uma série de quimioterápicos para câncer ou transplante de medula óssea também podem provocar redução da função salivar.

Assim, modificações importantes devem ser feitas no plano de tratamento odontológico de pacientes com hipossalivação e xerostomia, após verificar que a etiologia do distúrbio não está relacionada com qualquer processo patológico, como diabetes, que deve ser primeiramente tratado. Essas alterações no cuidado do paciente incluem recomendação de beber água; usar saliva artificial; aplicação de produtos de remineralização, como flúor (possivelmente diamino fluoreto de prata, nos casos mais graves) e fosfopeptídeo de caseína-fosfato de cálcio amorfo (CPP-ACP); evitar produtos que contêm álcool; e aumentar as visitas periódicas ao consultório odontológico para acompanhamento e controle. Medicamentos que estimulam a produção salivar estão disponíveis para hipossalivação, quando esta não está relacionada com drogas. Além disso, recentemente foi desenvolvida uma unidade de sensor de micropressão, com uma cápsula de substituto artificial de saliva, que pode ser colocada dentro de uma prótese dentária em pacientes edêntulos. O transplante de tecido glândula salivar perdido é realizado em alguns casos de hipossalivação com xerostomia intensa.

As glândulas salivares também podem sofrer obstruções que interrompem a drenagem da saliva através dos seus ductos. Essas obstruções podem causar aumento do volume glandular e sensibilidade resultante da retenção de saliva no interior da glândula. O bloqueio do ducto pode resultar de um cálculo salivar (ou sialólito) ou de um trauma na abertura do ducto na superfície da cavidade oral, como em casos de mordida na mucosa circundante.

Essa retenção de saliva na glândula salivar pode resultar em uma **mucocele**, se envolver uma glândula salivar menor, ou em uma **rânula**, se envolver a glândula salivar sublingual (Figuras 11.10 e 11.11). Essas duas lesões das glândulas salivares são tratadas com a remoção do sialólito quando este é a causa, ou com a remoção cirúrgica de toda a glândula, no caso de uma glândula salivar menor com ducto traumatizado.

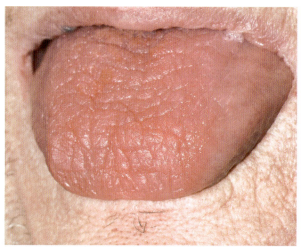

Figura 11.9 Xerostomia (boca seca) causada pela hipossalivação (redução de produção e secreção de saliva) em uma cavidade oral de indivíduo mais idoso. Provoca inflamação da mucosa oral, incluindo a língua e os lábios. (Cortesia de Margaret J. Fehrenbach, RDH, MS.)

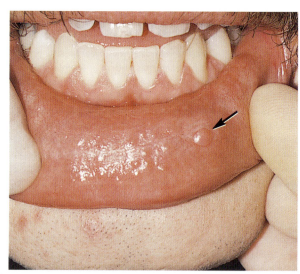

Figura 11.10 Mucocele (seta) no lábio inferior, uma tumefação translúcida azulada que envolve a ruptura do ducto de uma glândula salivar menor associada e resulta no bloqueio da secreção. Isso faz com que ocorra um aumento no volume da glândula. (Cortesia de Margaret J. Fehrenbach, RDH, MS.)

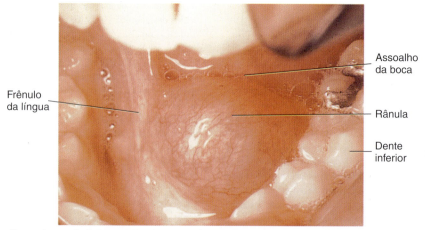

Figura 11.11 Rânula, semelhante à tumefação que ocorre na mucocele, mas em proporções maiores, em um lado do assoalho da boca. Envolve a obliteração do ducto da glândula sublingual pela formação de sialólitos, o que resulta no aumento do volume da glândula. (Cortesia de Margaret J. Fehrenbach, RDH, MS.)

Outra lesão oral associada às glândulas salivares é a **estomatite nicotínica** (Figura 11.12). Nessa lesão, o palato duro fica esbranquiçado devido à hiperqueratinização, a qual é causada pela produção crônica de calor pelo fumo ou pelo consumo de líquidos quentes (ver **Capítulo 9**). Essa produção crônica de calor também provoca inflamação das aberturas dos ductos excretores das glândulas salivares menores da região palatina; as aberturas dos ductos, em resposta, dilatam-se. Essa inflamação do epitélio ductal é vista clinicamente sob a forma de máculas vermelhas espalhadas entre o epitélio mais esbranquiçado da mucosa oral do palato.

Biomarcadores salivares são usados em testes para pesquisar – da mesma forma que se faz nas secreções de urina e sangue – o uso de drogas, doenças sistêmicas, alterações nos estados fisiológicos e psicológicos, bem como para detectar câncer de boca. Ao contrário das outras secreções corporais, a utilização da saliva como exame ou teste para rastreamento tem sido muito bem-sucedida, em razão da facilidade e do baixo custo com que a amostra pode ser obtida, afastando o carácter invasivo do teste diagnóstico.

PROPRIEDADES DA GLÂNDULA TIREOIDE

A glândula tireoide é a maior glândula endócrina do corpo e está localizada nas regiões anterior e lateral do pescoço, inferiormente à cartilagem tireoide (ver Figura 1.13). Por não possuir ductos excretores, a glândula tireoide secreta seus produtos ou hormônios diretamente no sangue, como a tiroxina. **Tiroxina** é um hormônio que estimula o aumento da taxa metabólica. A glândula consiste em dois lobos laterais conectados anteriormente por um istmo. Em um paciente saudável, a glândula não é visível, mas pode ser palpada e deve ser móvel, de modo que se desloca superiormente com a deglutição.

Histologia da glândula tireoide

A glândula tireoide é recoberta de uma cápsula de tecido conjuntivo que se estende para o seu interior por meio da emissão de septos conjuntivos (Figura 11.13). Esses septos dividem a glândula em lobos maiores, que, por sua vez, são subdivididos em lóbulos menores. Cada lóbulo é composto de **folículos tireoidianos**, os quais são

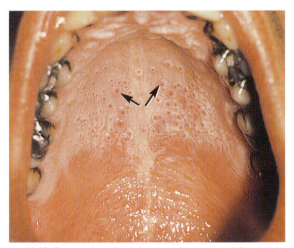

Figura 11.12 Estomatite nicotínica com hiperqueratinização do epitélio da mucosa oral palatina, evidenciando seu aspecto clínico mais esbranquiçado e inflamação das aberturas dos ductos das glândulas salivares menores, notadas como áreas mais avermelhadas (*setas*). Essa lesão pode ser causada pela produção de calor pelo uso crônico de cigarros ou pelo consumo de líquidos quentes. (Cortesia de Margaret J. Fehrenbach, RDH, MS.)

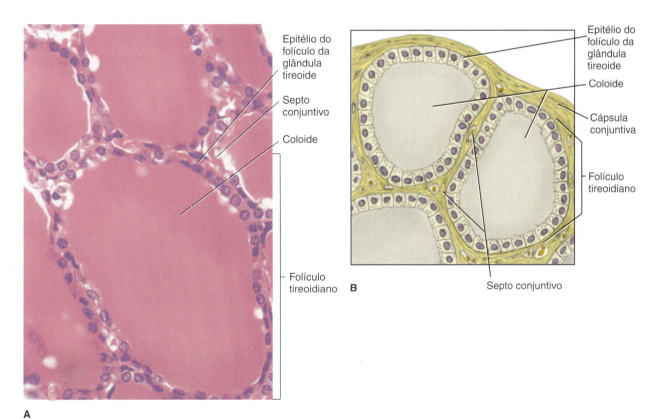

Figura 11.13 Histologia da glândula tireoide. **A.** Fotomicrografia. **B.** Diagrama. (**A**, de Young B, Woodford P, O'Dowd G. *Wheater's Functional Histology*. 4th ed. Edinburgh: Elsevier; 2000.)

estruturas esféricas irregulares maciças, imersas em uma rede de fibras reticulares. Cada folículo consiste em uma camada de epitélio simples cúbico que encerra uma cavidade, a qual, geralmente, está preenchida com **coloide**, um material firme reservado para a futura produção do hormônio tiroxina.

Normalmente, as glândulas paratireoides consistem em quatro a oito pequenas glândulas endócrinas, duas de cada lado, localizadas, em geral, na superfície da face posterior da glândula tireoide, ou mesmo no seu interior. Essas glândulas não são visíveis ou palpáveis durante o exame clínico extraoral de um paciente. No entanto, as glândulas paratireoides podem alterar a fisiologia da glândula tireoide em decorrência do seu envolvimento em algum processo patológico.

Desenvolvimento da glândula tireoide

A glândula tireoide é a primeira glândula endócrina a se formar no desenvolvimento embrionário e origina-se a partir do endoderma invadido pelo mesênquima. Aproximadamente no 24º dia do desenvolvimento pré-natal, a glândula tireoide se desenvolve. Ela se forma a partir de um crescimento mediano na raiz da língua, conectada a um tubo delgado, chamado **ducto tireoglosso**, que posteriormente se fecha e se oblitera, de modo que perde a comunicação com a língua (Figura 11.14).

O forame cego da língua, que corresponde à abertura do ducto tireoglosso, é uma pequena depressão em forma de fossa com fundo cego. Localiza-se no vértice do sulco terminal da língua, direcionado para trás, no sentido da orofaringe. Esse forame indica o local do ducto tireoglosso, a partir do qual se deu origem à glândula tireoide, e da via de migração da glândula para a região do pescoço (ver Figura 2.14A).

Considerações clínicas sobre patologia da glândula tireoide

Durante um processo patológico que envolva a glândula tireoide (como um distúrbio endócrino), a glândula pode aumentar de tamanho e pode ser facilmente visualizada durante um exame extraoral. Esse aumento do volume da glândula tireoide é denominado **bócio** (Figura 11.15). O bócio pode ser firme, sensível à palpação e conter massas endurecidas. Qualquer paciente que possua alterações não diagnosticadas observadas na glândula tireoide ou queixe-se de sintomas relacionados deve ser encaminhado a um médico.

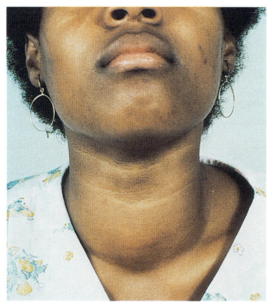

Figura 11.15 Bócio ou aumento da glândula tireoide, causado por um distúrbio endócrino. (Cortesia de Margaret J. Fehrenbach, RDH, MS.)

PROPRIEDADES DAS ESTRUTURAS LINFÁTICAS

O órgão e os vasos **linfáticos** fazem parte do sistema imunológico e ajudam a combater os processos patológicos, além de desempenharem outras funções no corpo. O sistema linfático consiste em uma rede de vasos linfáticos interpostos por linfonodos distribuídos na maior parte do corpo. As **tonsilas**, localizadas na cavidade oral e na faringe, fazem parte do sistema linfático. Este capítulo descreve em detalhes apenas o tecido linfático presente nas tonsilas da região de comunicação da cavidade oral com a orofaringe; as tonsilas tubárias e faríngeas não serão discutidas.

Os **vasos linfáticos** fazem parte de um sistema de canais revestidos de endotélio que, na maioria das vezes, são acompanhantes dos vasos sanguíneos venosos em seu trajeto, porém são bem mais numerosos. O líquido intersticial ou fluido tissular do tecido da

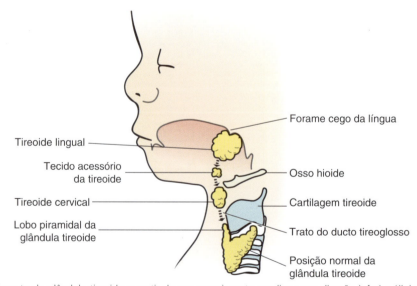

Figura 11.14 Desenvolvimento da glândula tireoide a partir de um crescimento mediano em direção inferior (*linhas pontilhadas com setas*), conectada pelo ducto tireoglosso. Remanescentes de tecido tireoidiano podem permanecer nesses locais de origem e tornarem-se císticos.

região adjacente drena para os vasos linfáticos e forma a **linfa**. A linfa é semelhante, em composição, ao fluido tissular e ao plasma sanguíneo (ver **Capítulos 7** e **8**).

Cada vaso linfático drena um território ou região particular, mas todos esses vasos comunicam-se entre si. Os vasos linfáticos são revestidos internamente de endotélio, similar aos vasos sanguíneos; porém, os capilares linfáticos, quando comparados com os capilares sanguíneos, são mais espessos e apresentam diâmetros maiores, além de serem túbulos de fundo cego. Os vasos linfáticos são encontrados na maior parte dos tecidos orais, até mesmo dentro da polpa dos dentes.

Vasos linfáticos menores convergem para formar os troncos linfáticos, que, por sua vez, unem-se para formar os ductos linfáticos maiores. Os **ductos linfáticos**, contendo linfa reunida, desembocam no sistema vascular venoso na região do tórax. O padrão de drenagem dos vasos linfáticos para os ductos linfáticos depende do lado do corpo envolvido, seja o direito, seja o esquerdo, porque os ductos linfáticos são diferentes em cada lado.

LINFONODOS

Os linfonodos são órgãos em forma de feijão, organizados em grupos ao longo dos trajetos dos vasos linfáticos, interconectando-os, posicionados estrategicamente para filtrar os produtos tóxicos trazidos pela linfa, a fim de evitar sua entrada no sistema sanguíneo (Figura 11.16A). Eles estão localizados em várias regiões da cabeça e do pescoço (ver Figuras 1.2 e 1.12).

Em pacientes saudáveis, os linfonodos são normalmente pequenos, moles e livres (ou móveis) nos tecidos circundantes. Eles podem ser superficiais, localizados com as veias superficiais, ou podem estar situados profundamente, próximo aos vasos sanguíneos profundos. Normalmente, os linfonodos não podem ser vistos ou palpados durante um exame extraoral de um paciente saudável.

A linfa flui para o linfonodo através de muitos **vasos aferentes**. De um lado do linfonodo existe uma depressão, o **hilo**, por onde a linfa flui para fora do linfonodo através de uma menor quantidade de vasos linfáticos eferentes, ou até mesmo através de um único **vaso eferente**. Os linfonodos podem ser classificados como linfonodos primários ou linfonodos secundários. A linfa de uma região tecidual específica drena para os linfonodos primários (ou linfonodos regionais). Os linfonodos primários, por sua vez, drenam para os linfonodos secundários (ou linfonodos centrais).

Histologia dos linfonodos

Cada linfonodo é composto de tecido linfático organizado e contém linfócitos que filtram ativamente os produtos tóxicos trazidos pela linfa (ver Figura 8.16). O linfonodo como um todo é

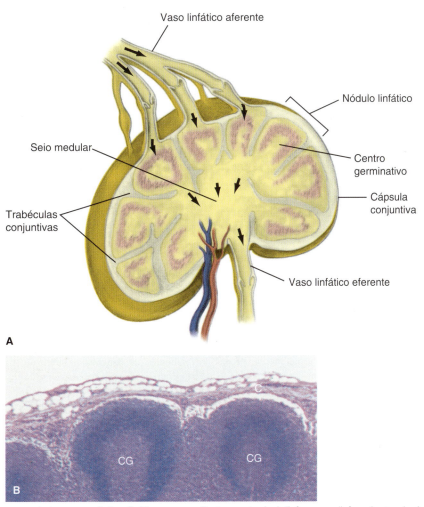

Figura 11.16 Linfonodo e suas estruturas associadas. **A.** Diagrama que ilustra a entrada da linfa em um linfonodo através de vasos linfáticos aferentes e a saída por meio de vasos eferentes (*setas*). **B.** Fotomicrografia de um corte histológico do córtex de um linfonodo evidenciando nódulos linfáticos com seus centros germinativos (*CG*) e sua cápsula conjuntiva (*C*). (**A**, de Fehrenbach MJ, Herring SW. *Illustrated Anatomy of the Head and Neck*. 5th ed. Philadelphia: Elsevier; 2017. **B**, de Young B, Woodford P, O'Dowd G. *Wheater's Functional Histology*. 4th ed. Edinburgh: Elsevier; 2000.)

circundado por uma cápsula de tecido conjuntivo, de onde partem as trabéculas conjuntivas para o interior do linfonodo. As **trabéculas conjuntivas** dividem o linfonodo em massas de linfócitos, que formam os **nódulos linfáticos** (ou folículos linfáticos). A linfa flui entre os nódulos linfáticos e por outros espaços ou seios teciduais, como os seios medulares.

Cada nódulo linfático possui um **centro germinativo** que contém muitos linfócitos imaturos (ver Figura 11.16B). À medida que proliferam, esses linfócitos se dirigem para a região mais periférica do nódulo, ao redor do centro germinativo, ou entram na linfa. Esses linfócitos maduros são células do tipo B e estão envolvidos, principalmente, na resposta imunológica humoral, com a produção de imunoglobulina pelos plasmócitos (ver Figura 8.16).

Desenvolvimento dos linfonodos

Os vasos linfáticos desenvolvem-se a partir dos vasos sanguíneos, por meio de um processo de brotamento e fusão de grupos de células isoladas do mesênquima. Células mesenquimais localizadas perifericamente formam os nódulos linfáticos no tecido conjuntivo associado aos vasos linfáticos em desenvolvimento. Os nódulos se tornam cercados por seios, o que completa o desenvolvimento de um linfonodo. Em seguida, células do mesênquima adjacente formam a cápsula conjuntiva ao redor do conjunto de nódulos linfáticos em desenvolvimento e as trabéculas conjuntivas se projetam entre eles.

PROPRIEDADES E HISTOLOGIA DAS TONSILAS

As tonsilas intraorais consistem em massas não encapsuladas de tecido linfático, localizadas na lâmina própria da mucosa oral. São cobertas de epitélio estratificado pavimentoso contínuo com a mucosa oral circunjacente. As tonsilas, assim como os linfonodos, contêm linfócitos que removem produtos tóxicos e que se movem para a superfície epitelial à medida que proliferam. Ao contrário dos linfonodos, as tonsilas não estão localizadas ao longo do trajeto de vasos linfáticos, mas próximo às vias respiratórias (ou aéreas) e ao início do tubo digestório (via de passagem de alimentos), com a finalidade de proteger o corpo contra os processos patológicos relacionados com produtos nocivos que entram em contato com a mucosa durante a respiração ou na alimentação. O desenvolvimento tonsilar foi descrito no **Capítulo 4**. As tonsilas palatinas são duas massas arredondadas de tamanhos variáveis, localizadas nas fauces entre o pilar palatoglosso, mais anterior, e o pilar palatofaríngeo, mais posterior (ver Figura 2.11).

Microscopicamente, ao analisar a estrutura histológica da tonsila, observa-se que cada uma contém nódulos linfáticos fusionados que, geralmente, mostram-se com centros germinativos (Figura 11.17). Cada tonsila também apresenta de 10 a 20 invaginações epiteliais, ou sulcos, que penetram profundamente a partir de sua superfície para formar as criptas da tonsila. Essas criptas habitualmente contêm células epiteliais descamadas, linfócitos maduros e bactérias da cavidade oral.

A tonsila lingual é uma camada indistinta de tecido linfático difuso, localizada na porção posterior do dorso da língua, posteriormente às papilas linguais circunvaladas (ver Figura 2.14A). O tecido linfático dessa região consiste em muitos nódulos linfáticos; regularmente, cada um desses nódulos tem um centro germinativo e apenas uma cripta tonsilar associada.

Atrás da úvula e nas paredes superior e posterior da nasofaringe encontram-se as **tonsilas faríngeas**. Quando essas tonsilas se tornam intumescidas e aumentam de tamanho, como é comum em crianças, são consideradas *adenoides*. As tonsilas faríngeas, com as tonsilas palatinas e linguais, formam um anel incompleto de tecido linfático ao redor da face interna da faringe, chamado **anel linfático da faringe** (com o epônimo **anel de Waldeyer**).

Considerações clínicas sobre patologias do tecido linfático

Quando um paciente tem um processo patológico ativo (como câncer ou infecção) em uma região específica, os linfonodos regionais reagem. Esses linfonodos reativos aumentam de volume e sofrem alterações na consistência de seu tecido linfático, condição que é conhecida como **linfadenopatia**. A linfadenopatia se deve tanto a um aumento no tamanho de cada linfócito individual quanto à contagem global de células no tecido linfático. Com linfócitos maiores e em maior número no interior do linfonodo, o tecido linfático apresenta maior capacidade de combater o processo patológico.

A presença de linfonodos na condição de linfadenopatia permite que eles sejam visualizados e palpados com mais facilidade durante um exame extraoral. É importante ressaltar que as alterações na consistência vão de firme a endurecida, semelhante à dureza óssea. A palpação de um linfonodo comprometido pode ser dolorosa. Ele também pode se tornar fixo e aderido aos tecidos vizinhos.

A linfadenopatia também pode ocorrer nas tonsilas, o que causa um aumento do tecido que pode ser visualizado no exame intraoral (Figura 11.18). As tonsilas intraorais também podem ficar sensíveis durante a deglutição. A linfadenopatia grave pode causar obstrução das vias respiratórias e complicações decorrentes da infecção do tecido tonsilar. Se algum linfonodo se apresentar palpável ou se houver tumefação ou infecção da tonsila intraoral, esses achados devem ser registrados no prontuário do paciente e encaminhados ao médico.

O sistema imunológico, com sua resposta inflamatória, e os vasos linfáticos associados também são acionados e recrutados com a progressão da doença periodontal (ver **Capítulos 10** e **14**). Além disso, durante a resposta imunológica, o fígado libera um marcador inespecífico de inflamação, a proteína C reativa (PCR; ou CRP, do inglês *C[cross]-reactive protein*), que permite o reconhecimento de periodontopatógenos e de células lesadas do periodonto; além disso, atrai outros mediadores inflamatórios para os locais danificados e infectados. A presença da PCR também marca os periodontopatógenos para destruição pelos leucócitos; os primeiros glóbulos brancos recrutados e responsáveis por destruir esses patógenos invasores são os neutrófilos (ver **Capítulo 8**).

PROPRIEDADES DA CAVIDADE NASAL

A **cavidade nasal** é o espaço interno do nariz (Figura 11.19). Ela se comunica com o meio externo através de duas narinas, as quais são separadas pelo septo nasal da linha mediana, que, por sua vez, é formado por ossos e cartilagem (ver Figura 1.4). O septo nasal também divide a cavidade nasal em duas partes ou metades.

Cada parede lateral da cavidade nasal possui três estruturas salientes, as **conchas nasais**, que se estendem internamente. Visualizam-se aberturas abaixo de cada concha nasal; por meio delas os seios paranasais ou os ductos lacrimonasais se comunicam com a cavidade nasal. A parte posterior da cavidade nasal comunica-se com a nasofaringe (porção nasal da faringe) e, depois, com o restante do sistema respiratório. O desenvolvimento da cavidade nasal e do septo nasal foi descrito no **Capítulo 5**.

HISTOLOGIA DA CAVIDADE NASAL

A cavidade nasal é revestida de mucosa respiratória, assim como todo o restante do sistema respiratório. A **mucosa respiratória** é diferente da mucosa de revestimento da cavidade oral, mas é semelhante

CAPÍTULO 11 Estruturas da Cabeça e do Pescoço   153

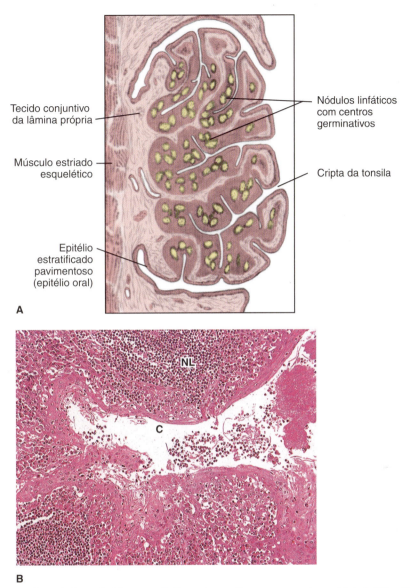

Figura 11.17 Histologia das tonsilas palatinas. **A.** Diagrama. **B.** Fotomicrografia que apresenta o nódulo linfático (*NL*) e a cripta da tonsila (*C*) revestida de epitélio. Observe que a cripta normalmente contém bactérias orais. (**B**, de Stevens A, Lowe J. *Human Histology*. 5th ed. St. Louis: Elsevier; 2020.)

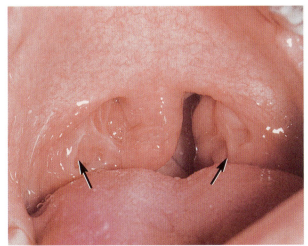

Figura 11.18 Linfadenopatia das tonsilas palatinas (*setas*) que apresenta hipertrofia e tumefação. (De Fehrenbach MJ, Herring SW. *Illustrated Anatomy of the Head and Neck*. 5th ed. Philadelphia: Elsevier; 2017.)

àquela que reveste a traqueia e os brônquios (ver Figura 8.2). Consiste em um epitélio pseudoestratificado colunar (cilíndrico) ciliado (Figura 11.20). Dentro do epitélio e cercadas por glândulas serosas e mucosas estão as **células caliciformes**, as quais repousam sobre a membrana basal. Os fluidos ou mucos secretados pelas células caliciformes e pelas glândulas mantêm essa mucosa úmida, fornecem umidade para o ar e retêm quaisquer materiais estranhos do ar inspirado.

O muco úmido forma um revestimento superficial na mucosa respiratória. Esse revestimento é movido por ação ciliar em direção posterior à nasofaringe, onde é expectorado ou deglutido. Dessa forma, corpos estranhos são capturados e removidos. Como a lâmina própria da mucosa é extremamente vascularizada, ela também aquece o ar inspirado. No teto de cada metade da cavidade nasal existe uma região especializada que contém a **mucosa olfatória**, na qual encontram-se os receptores para o sentido do olfato.

Sobre as conchas nasais encontra-se um extenso plexo vascular superficial, composto de grandes vasos de paredes delgadas, denominado **tecido erétil**. Esse tecido é capaz de sofrer considerável

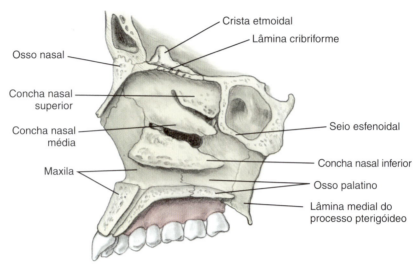

Figura 11.19 Cavidade nasal e suas conchas nasais. (De Fehrenbach MJ, Herring SW. *Illustrated Anatomy of the Head and Neck*. 5th ed. Philadelphia: Elsevier; 2017.)

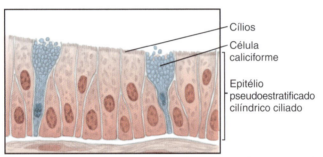

Figura 11.20 Histologia da mucosa respiratória, a qual reveste a cavidade nasal.

ingurgitamento por sangue. Esse ingurgitamento ocorre em intervalos periódicos de 30 a 60 minutos; assim, ele bloqueia a passagem de ar da metade da cavidade nasal envolvida. Isso permite que a mucosa respiratória se recupere dos efeitos do ressecamento durante a respiração. As regiões mais profundas da lâmina própria são contínuas com o periósteo dos ossos (que formam as paredes nasais) ou com o pericôndrio das cartilagens nasais adjacentes.

A mucosa respiratória da cavidade nasal e do septo nasal é contínua e semelhante à mucosa da nasofaringe (ver Figura 2.18). A mucosa respiratória da nasofaringe dá lugar ao epitélio estratificado pavimentoso da mucosa que reveste internamente a orofaringe. O epitélio estratificado pavimentoso mais resistente da orofaringe, ou da parede posterior da faringe e do palato mole, permite o estresse mecânico da deglutição.

PROPRIEDADES DOS SEIOS PARANASAIS

Os **seios paranasais** são cavidades ósseas pares pelas quais circula ar; recebem seus nomes de acordo com o osso em que estão localizados; dessa forma, são descritos os seios frontais, esfenoidais, etmoidais (células etmoidais) e maxilares (Figuras 11.21). Os seios paranasais se comunicam com a cavidade nasal por meio de pequenas aberturas nas suas paredes laterais. Essas aberturas indicam os pontos a partir dos quais evaginações (bolsas) se expandiram para que esses seios paranasais se desenvolvessem. Os seios da face servem para aliviar o peso dos ossos do crânio, agem como câmaras de ressonância para os sons da voz e fornecem muco para a cavidade nasal.

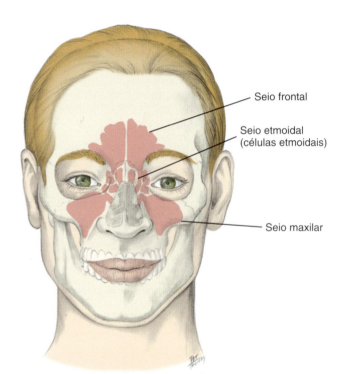

Figura 11.21 Seios paranasais: frontal, etmoidal e maxilar. O seio esfenoidal não é observado nessa figura, pois localiza-se posteriormente aos seios etmoidais. (De Fehrenbach MJ, Herring SW. *Illustrated Anatomy of the Head and Neck*. 5th ed. Philadelphia: Elsevier; 2017.)

HISTOLOGIA DOS SEIOS PARANASAIS

Os seios paranasais são revestidos de mucosa respiratória e consistem em epitélio pseudoestratificado cilíndrico ciliado contínuo com o revestimento epitelial da cavidade nasal (ver Figuras 8.2 e 11.20). O epitélio dos seios, embora seja semelhante ao da cavidade nasal, é mais fino e contém menos células caliciformes. A mucosa respiratória dos seios paranasais também mostra uma lâmina própria subjacente mais delgada, que é contínua com o periósteo mais profundo do osso que o forma. Ela também possui menos glândulas associadas e não apresenta tecido erétil.

DESENVOLVIMENTO DOS SEIOS PARANASAIS

Alguns seios paranasais se desenvolvem durante a vida fetal tardia; outros se desenvolvem após o nascimento. Eles se formam como divertículos a partir da parede lateral da cavidade nasal e tornam-se extensões preenchidas com ar, localizadas nos ossos adjacentes. As aberturas originais dos divertículos persistem como orifícios ou óstios de comunicação dos seios paranasais do adulto.

Os seios maxilares são pequenos no nascimento e somente algumas células etmoidais estão presentes. Os seios maxilares crescem até a puberdade e, dessa forma, não estão totalmente desenvolvidos até que todos os dentes permanentes tenham erupcionado, no início da idade adulta. A maior parte das células etmoidais não começa a crescer até os 6 ou 8 anos.

Os seios frontais e esfenoidais não estão presentes no nascimento. Por volta dos 2 anos, as duas células etmoidais mais anteriores crescem em direção ao osso frontal e formam um seio frontal de cada lado; porém, só são visíveis nas radiografias da região por volta do 7º ano de vida. Ao mesmo tempo, as duas células etmoidais mais posteriores crescem em direção ao osso esfenoide e formam os seios esfenoidais. O crescimento dos seios paranasais é importante para o tamanho e o formato da face durante a primeira infância, e acrescenta ressonância à voz durante a puberdade.

Considerações clínicas sobre patologias da cavidade nasal e dos seios paranasais

A mucosa respiratória da cavidade nasal e dos seios paranasais pode ficar inflamada e o espaço pode ficar congestionado com muco. Isso acontece como resultado de alergias ou infecções do trato respiratório. Essa inflamação pode levar a uma sensação de entupimento na cavidade nasal e à **sinusite**, inflamação dos seios paranasais.

Os sintomas para ambos os casos incluem desconfortos causados pela pressão do aumento da produção de muco, com eliminação pela cavidade nasal, seja em direção às narinas, seja à faringe.

Com as passagens nasais bloqueadas e com a sinusite, medicamentos que produzem vasoconstrição são usados; eles também reduzem a quantidade de muco produzido. Em casos de sinusite crônica, o tratamento cirúrgico pode ser necessário. Pacientes que possuem essas dificuldades respiratórias podem não conseguir inalar óxido nitroso com sucesso – como agente sedativo durante consultas odontológicas – e podem se sentir desconfortáveis com o uso de um dique ou lençol de borracha. Esses pacientes podem respirar continuamente pela boca em vez de fazê-lo pelo nariz, isso causa gengivite crônica na região dos dentes anteriores superiores, pelo ressecamento do tecido. Em todos os casos, é necessária uma consulta médica.

Como as raízes dos dentes posteriores superiores estão próximas ao seio maxilar, a sinusite maxilar pode, às vezes, ser resultante da disseminação de uma infecção proveniente de um abscesso periapical associado a uma das raízes de um desses dentes maxilares (Figura 11.22). À medida que a infecção se dissemina, o assoalho do seio é perfurado e a mucosa do seio é envolvida na infecção. Durante uma exodontia, um dente contaminado ou fragmentos de raiz também podem ser deslocados cirurgicamente, por acidente, para o interior do seio maxilar. Além disso, por causa de suas relações anatômicas próximas, a dor da sinusite maxilar pode, às vezes, ser erroneamente mal interpretada ou confundida pelo paciente com uma dor que envolve os dentes superiores em vez dos seios paranasais (ver **Capítulo 17**). O diagnóstico diferencial dos sintomas e a utilização de radiografias, o que inclui a tomografia computadorizada de feixe cônico (TCFC; ou CBCT, do inglês *cone-beam computed tomography*), podem ajudar a determinar a causa correta dessa dor facial.

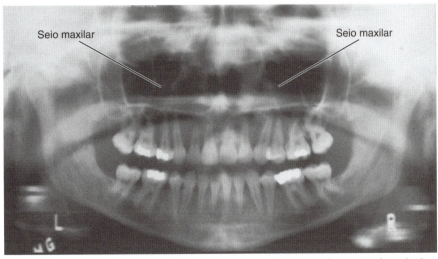

Figura 11.22 Radiografia panorâmica mostrando que as raízes dos dentes superiores posteriores mantêm relações anatômicas próximo ao assoalho dos seios maxilares. (Cortesia de Margaret J. Fehrenbach, RDH, MS.)

12 Esmalte

OBJETIVOS DO APRENDIZADO

1. Definir as palavras-chave deste capítulo.
2. Descrever as propriedades do esmalte e discutir as considerações clínicas relacionadas com a estrutura do esmalte, de modo que as integre aos cuidados do paciente.
3. Discutir os processos envolvidos nos estágios de aposição e maturação do esmalte, bem como fazer considerações clínicas relacionadas com a formação e a patologia do esmalte, de modo que as relacione aos cuidados do paciente.
4. Identificar os componentes do esmalte por meio de diagramas.
5. Discutir a histologia do esmalte e as considerações clínicas para procedimentos odontológicos relacionados com o esmalte, de modo que as integre aos cuidados do paciente.

PROPRIEDADES DO ESMALTE

A preservação do esmalte de todos os dentes durante a vida do paciente é um dos objetivos de todo cirurgião-dentista, pois não é um tecido renovável nem se regenera. Os profissionais da área odontológica devem levar em consideração as propriedades e os aspectos histológicos do esmalte para diagnosticar cáries, decidir o risco de cárie para pacientes, aconselhar pacientes e a comunidade sobre o uso de flúor, aplicar selantes de esmalte, bem como realizar restaurações, usar e recomendar agentes de polimento ou cremes dentais (dentifrícios), discutidos adiante.

O esmalte maduro é um material cristalino e é o tecido mineralizado mais duro do corpo (Tabela 12.1; ver Tabela 6.2). O esmalte pode suportar uma pressão de esmagamento de cerca de 100 mil libras por polegada quadrada. As camadas mais profundas da dentina e o periodonto circundante, em conjunto com a dureza do esmalte, produzem um efeito de amortecimento das diferentes estruturas do dente, o que permite suportar as pressões da mastigação.

Em seu estado maduro, é conhecido pela ausência quase total da sua matriz orgânica, que é mais macia; o esmalte não contém colágeno. O esmalte saudável, sem traumas ou doenças, só pode ser removido com instrumentos rotatórios cortantes ou limas ásperas, como as utilizadas na prática odontológica. O esmalte é avascular e não possui suprimento nervoso. Embora ele seja o tecido mineralizado mais duro do corpo, pode ser perdido para sempre, pois não é um tecido vital e, portanto, não é renovável. No entanto, também não é um tecido estático, porque pode sofrer alterações em sua mineralização (discutidas posteriormente).

TABELA 12.1 Comparação das propriedades físicas do esmalte e da dentina.

Propriedade física	Esmalte	Dentina
Gravidade específica	2,9	2,14
Dureza (número de dureza Knoop [KHN])	296 KHN	64 KHN
Rigidez (módulo de elasticidade)	131 GN/m²	12 GN/m²
Força compressiva	76 MN/m²	262 MN/m²
Resistência à tração	46 MN/m²	33 MN/m²

GN, giganewtons (N × 10⁹); *MN*, Meganewtons (N × 10⁶). De Nanci A. *Ten Cate's Oral Histology*. 9th ed. St. Louis: Elsevier; 2018.

O esmalte maduro é, em termos de composição, formado por 96% de material inorgânico ou mineralizado, 1% de material orgânico e por 3% de água. Essa formação cristalina do esmalte maduro consiste, principalmente, em hidroxiapatita de cálcio, com a fórmula química $Ca_{10}(PO_4)_6(OH)_2$. A hidroxiapatita de cálcio é semelhante à encontrada em menores percentuais na dentina, no cemento e no processo alveolar. Nas radiografias, pode-se notar as diferenças na mineralização das diferentes partes do dente e do periodonto circundante (ver Figura 2.5). O esmalte se apresenta mais radiopaco (ou mais claro) que a dentina, a polpa dental e o periodonto, pois é mais denso que as últimas estruturas, as quais aparecem mais radiotransparentes (radiolúcidas ou mais escuras).

Outros minerais, como carbonato, magnésio, potássio, sódio e flúor, também estão presentes em quantidades menores. Estudos têm contestado essa composição do esmalte e, em vez disso, sustentam que há, principalmente, hidroxiapatita carbonatada, em função de sua relação com a incorporação de flúor. Qualquer que seja a sua verdadeira composição, os cristais em forma de fita do esmalte são dispostos e fixados em ângulos diferentes por toda a área da coroa, cada um 30% maior que os presentes na dentina. A diferença de tamanho dos cristais do esmalte e dos dentinários é um fator importante que contribui para a dureza do esmalte sobre a dentina. A discussão sobre a natureza cristalina refinada do esmalte é, na melhor das hipóteses, inadequada, mas este capítulo tenta fazer justiça a esse belo material valioso, semelhante a uma joia.

Geralmente, o esmalte é a única parte do dente visível clinicamente na cavidade oral saudável, pois recobre a coroa anatômica do dente (ver Figura 15.8). O esmalte fornece uma superfície dura para mastigação e fala; ele é capaz de suportar o impacto mastigatório de 20 a 30 libras de pressão por dente. O esmalte apresenta uma espessura mais delgada na região cervical e é mais espesso nas superfícies mastigatórias, como nas margens incisais e nas cúspides, onde o impacto pode ser maior. A espessura também pode variar por tipo de dente, de 0 a 2 mm para os incisivos e até 2,6 mm para os molares.

Com essa espessura e a sua natureza cristalina, o esmalte forma uma barreira isolante que protege o dente das forças físicas, térmicas e químicas que, de outra forma, seriam prejudiciais ao tecido vital da dentina e da polpa subjacentes.

O esmalte também confere uma brancura agradável de um sorriso saudável. O esmalte, sozinho, apresenta várias tonalidades de um branco-azulado, vistas na margem incisal dos incisivos recém-erupcionados, mas assumem tonalidades branco-amareladas em outras regiões por conta da dentina subjacente (ver Figura 16.8A). O esmalte nos dentes decíduos tem o maior nível de sua formação cristalina mais opaca; portanto, esses dentes parecem mais brancos quando comparados aos dentes permanentes (ver Figura 15.4).

Como a cor geral do esmalte varia entre as pessoas, e até mesmo dentro de uma mesma dentição, determinado tom na cor do dente deve ser obtido individualmente ao utilizar materiais restauradores, dentes artificiais ou coroas totais de cada dente na dentição. O objetivo é combinar a cor dos dentes naturais vizinhos do paciente o mais próximo possível. Essa tonalidade é selecionada ao comparar os dentes naturais do paciente a uma escala de tons de cores das coroas dos dentes em modelos de coroas acrílicas, que, para serem testadas, devem ser umedecidas e observadas sob a luz natural. Novas tecnologias permitem uma leitura digital da cor do esmalte (o processo de clareamento vital ou "branqueamento" dos dentes será discutido mais adiante).

Considerações clínicas sobre a estrutura do esmalte

Uma maneira de perder o esmalte e outros tecidos duros do dente é por **atrição**, ou seja, o desgaste de tecidos duros como resultado do contato de um dente com outro dente, geralmente o seu antagonista (Tabela 12.2). O desgaste das superfícies mastigatórias por atrito aumenta com a idade. Com o tempo, os primeiros molares permanentes se desgastam mais que os segundos; os segundos molares se desgastam mais que os terceiros. No entanto, a atrição pode ocorrer em níveis mais graves em um curto período de tempo e envolver uma perda excessiva de esmalte, quando o paciente apresenta hábitos parafuncionais, os quais serão discutidos mais detalhadamente no **Capítulo 20** (ver também Figuras 16.8B, 16.17, 16.24 e 20.8). A relação entre o atrito, a perda da dimensão vertical da face e a perda do processo alveolar é discutida no **Capítulo 14**.

As faces oclusais ou margens incisais desgastadas pela atrição são chamadas **facetas de desgaste**. Quando ocorre o ranger ativo dos dentes decorrente de hábitos parafuncionais, como no bruxismo, os prismas do esmalte são fraturados e tornam-se altamente reflexivos à luz. O ângulo da faceta de desgaste na superfície do dente possui valor potencialmente significativo para o periodonto. As facetas horizontais tendem a direcionar as forças no eixo vertical do dente, ao qual o periodonto pode se adaptar de forma mais eficaz. Por sua vez, as facetas angulares direcionam as forças oclusais lateralmente e aumentam o risco de dano periodontal.

A perda de esmalte também pode resultar do atrito causado pela escovação excessiva e pelo uso de dentifrícios abrasivos. Esse desgaste do esmalte é considerado **abrasão**. A equipe odontológica deve ter isso em mente ao discutir com os pacientes sobre cuidados de higiene oral domiciliares e ao explicar que não há necessidade de aplicar forças exageradas sobre os dentes durante a escovação para mantê-los saudáveis.

O esmalte também pode ser perdido por **erosão**, por substâncias químicas. A erosão é particularmente evidente em pacientes com transtorno alimentar, como a bulimia, transtorno em que os pacientes forçam o vômito para remover o conteúdo do estômago, em busca de perder peso (Figura 12.1A). A face lingual dos dentes anteriores superiores e a superfície oclusal, sobretudo dos dentes superiores posteriores, são corroídas pelo conteúdo ácido do vômito; nesse caso, esse processo também pode ser denominado *perimólise*. A dentina subjacente amarelada é, portanto, exposta e pode sofrer atrição, pois é menos mineralizada que o esmalte. O tratamento da bulimia é multifatorial e inclui mudanças de comportamento. Erosão semelhante pode ser causada por refluxo gástrico, bem como pelo uso de certas drogas recreativas (p. ex., abuso de metanfetamina que ocasiona a "boca de metanfetamina"). Se as lesões do esmalte da face vestibular dos dentes anteriores forem evidentes, pode significar que o paciente faz uso excessivo de bebidas carbonatadas ácidas (o que inclui refrigerantes, isotônicos ou sucos, especialmente formulações "dietéticas" e aquelas com ácido cítrico).

Outra maneira pela qual o esmalte pode ser perdido é por **cáries de esmalte**. A cárie é um processo pelo qual uma cavidade é criada

TABELA 12.2 Perda da estrutura do esmalte.

Lesão	Características	Aspecto clínico
Atrição	Perda por meio do contato dente com dente pela mastigação, pelo passar do tempo ou, mais severamente, pela presença de hábitos parafuncionais	• Desgaste uniforme nas superfícies mastigatórias (de oclusão) • Facetas brilhantes nos contatos de restaurações em amálgama • Esmalte e dentina se desgastam na mesma proporção • Pode haver fratura de cúspides ou de restaurações
Abrasão	Perda por meio do atrito causado pela fricção da escova dental durante a escovação e/ou pelo creme dental (dentifrício)	• Geralmente localizado nas regiões cervicais vestibulares • Lesões mais amplas e rasas que profundas • Os dentes caninos são comumente mais afetados por causa da sua posição no arco dental
Erosão	Perda por meio de substâncias químicas (as ácidas), sem o envolvimento de bactérias	• Amplas concavidades na superfície lisa do esmalte • Escavação da superfície oclusal (ou ranhuras incisais) com exposição da dentina (com possível hipersensibilidade dentinária) • Aumento da translucidez incisal • Desgaste das superfícies que não ocluem (a localização exata depende da maneira da ingestão do ácido) • Restaurações elevadas e brilhantes de amálgama • Preservação do contorno do esmalte no sulco gengival • Exposição pulpar e perda das características superficiais do esmalte em dentes decíduos
Cárie	Perda por meio de substâncias químicas (as ácidas), produzidas por bactérias cariogênicas presentes no biofilme dental	• Todas as superfícies (ou faces) podem ser afetadas • As superfícies oclusais são mais comumente afetadas, especialmente em fossas, fossetas e sulcos • Pode haver progressão rápida das lesões nas superfícies lisas interproximais, se o progresso não for controlado • Lesões cervicais, às vezes secundárias a outras formas de perda de tecido rígido ou recessão gengival
Abfração	Pode haver perda por meio das forças de tração ou tensão e compressão durante a flexão do dente, como ocorre em hábitos parafuncionais	• Pode afetar as regiões cervicais vestibular e lingual • Entalhe em forma de V ou cunha, estreito e profundo • Comumente afeta um único dente que possui sobrecarga oclusal

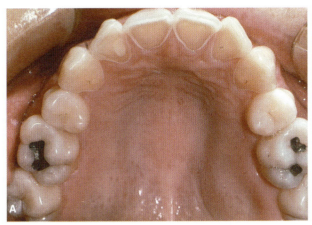 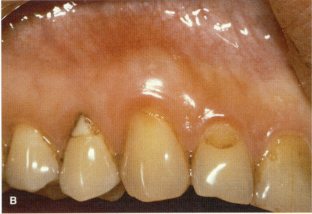

Figura 12.1 Perdas do esmalte. **A.** Erosão na face lingual em paciente com histórico pregresso de bulimia. Observe que a superfície vestibular dos incisivos centrais superiores permanentes foi restaurada com folheados devido à quantidade de tecido rígido perdido com a *perimólise*, o que confere aos dentes uma aparência ainda mais transparente e acinzentada. **B.** Abfração do quadrante superior direito, especialmente no incisivo lateral superior permanente, com o primeiro pré-molar superior já restaurado, mas, agora, com cárie secundária de esmalte ao redor das margens da restauração. (Cortesia de Margaret J. Fehrenbach, RDH, MS.).

por desmineralização ou perda de minerais. Essa desmineralização se deve à produção de um ambiente ácido criado pelos produtos de bactérias cariogênicas, o que ocorre no esmalte quando o pH se encontra a 5,5 (ver discussão posterior neste capítulo).

Finalmente, o esmalte pode ser perdido como resultado da **abfração** (ver Figura 12.1B). A abfração é causada pelo aumento das forças de tração e compressão durante a flexão do dente, o que pode ocorrer durante hábitos parafuncionais com suas respectivas cargas oclusais (ver **Capítulo 20**). Consiste em lesões cervicais que não podem ser atribuídas a nenhuma causa específica, como ocorre com a erosão ou a abrasão na escovação dental. A abfração provoca a quebra do esmalte, iniciando-se na região cervical do dente, fazendo-o se desprender da dentina subjacente e, assim, expõe-se a área, a qual, por sua vez, pode sofrer outros possíveis desgastes posteriores, como hipersensibilidade dentinária ou cárie.

O tipo de produto de polimento da superfície dental utilizado pelos profissionais da área odontológica, assim como pelos pacientes em seus domicílios, também é uma consideração muito importante na retenção da estrutura do esmalte. Dentifrícios mais antigos e profundos de polimento profissionais desgastavam a superfície do esmalte, removendo valiosas camadas do tecido rígido do dente para obter resultados estéticos temporários (o clareamento vital do esmalte será discutido posteriormente). Técnicas de polimento seletivo por profissionais da odontologia, atualmente, são usadas apenas para remover manchas extrínsecas das superfícies do esmalte natural; muitos dentistas usam dispositivos ultrassônicos para a maior parte da remoção, pois são mais rápidos e impedem a remoção geral do esmalte. No entanto, o uso de produtos de polimento profissionais e domésticos menos abrasivos, como os mais novos agentes de polimento a ar (jato de glicina), ajuda a preservar o esmalte nas coroas. Também não é necessário polir os dentes para remover o biofilme dentário antes da aplicação tópica de flúor ou, em muitos casos, antes da colocação do selante no esmalte.

Existem modelos em teste que podem reconstruir a estrutura perdida do esmalte para substituir os métodos de restauração convencionais, que usam materiais artificiais, como compósitos, cerâmicas e amálgama, com a finalidade de restaurar as propriedades funcionais. Esses métodos biomiméticos são projetados para reconstruir a intrincada estrutura cristalina da apatita pela aplicação química do fosfato de cálcio, que estimula o crescimento do tecido envolvido e, idealmente, restaura as propriedades mecânicas e ópticas do esmalte.

FORMAÇÃO DA MATRIZ DO ESMALTE

A amelogênese é o processo de formação da matriz do esmalte e ocorre durante o estágio de aposição (ou fase secretória) do desenvolvimento dentário. O tempo exato da fase de aposição varia de acordo com cada dente que está em desenvolvimento. Muitos fatores podem afetar a amelogênese (ver Figura 6.16).

A matriz do esmalte é produzida pelos ameloblastos durante sua fase secretora (Figura 12.2). Cada ameloblasto tem aproximadamente 4 micrômetros de diâmetro, 40 micrômetros de comprimento e formato hexagonal (com seis lados) em uma seção transversal. Os ameloblastos são células colunares que se diferenciam durante o estágio de aposição na região da coroa. Entretanto, os ameloblastos não se diferenciam na região da raiz; portanto, o esmalte geralmente fica confinado à coroa anatômica do dente.

A matriz do esmalte é secretada por cada ameloblasto a partir de seu processo de Tomes, que possui um aspecto microscópico de paliçada (cerca de estacas) (ver Figuras 6.12 e 12.2B). O processo de Tomes não é um processo citoplasmático verdadeiro "separado", em vez disso, é uma projeção cônica (como uma pirâmide sextavada) da extremidade basal, ou secretora, de cada ameloblasto que fica voltado para a junção amelodentinária (JAD). Esse processo é diferente do processo que está associado ao odontoblasto, que é um verdadeiro processo citoplasmático "separado" do corpo celular. No entanto, como os odontoblastos do outro lado da JAD, os ameloblastos produzem aproximadamente 4 micrômetros de matriz do esmalte diariamente durante o desenvolvimento dental.

O processo de Tomes é responsável pela direção da matriz do esmalte a ser depositada; ele é um guia de orientação semelhante a um limpa-neve passando por um estacionamento coberto de neve. Em primeiro lugar, o corpo da célula, localizado entre os processos de Tomes, deposita a matriz do esmalte entre os ameloblastos, que se tornará a periferia dos bastões ou prismas do esmalte, o que forma uma moldura externa para os prismas do esmalte, a região ou o esmalte interprismático, discutido a seguir com os prismas. Em segundo lugar, o processo de Tomes individualmente dos ameloblastos preencherá o futuro corpo principal dos prismas do esmalte. Assim, há uma relação direta entre a face secretora do processo de Tomes e cada prisma do esmalte produzido. No entanto, são necessários que múltiplos ameloblastos contribuam para formar um único prisma do esmalte e para o esmalte entre os prismas ou na região interprismática.

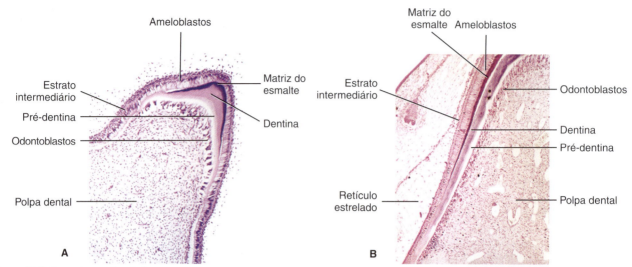

Figura 12.2 Fotomicrografias da formação das matrizes do esmalte e da dentina. **A.** Dentina que já apresenta maturação. **B.** Imagem aumentada que mostra os ameloblastos em produção de matriz do esmalte a partir de seus processos de Tomes. (Cortesia de P. Tambasco de Oliveira, PhD.)

A matriz do esmalte é um produto ectodérmico, pois os ameloblastos são células derivadas do epitélio interno do órgão do esmalte. Inicialmente, a matriz do esmalte é composta de proteínas, carboidratos e apenas uma pequena quantidade de cristais de hidroxiapatita de cálcio. Ao contrário da dentina, o cemento e o processo alveolar, que são produtos mesodérmicos, o esmalte não contém a proteína colágeno. Em vez disso, possui duas classes únicas de proteínas, as amelogeninas (proteínas hidrofóbicas) e as não amelogeninas, como as ameloblastinas, as tufelinas e as enamelinas.

Por ter somente uma pequena quantidade de cálcio, a matriz inicial do esmalte é apenas parcialmente mineralizada, em comparação ao esmalte totalmente maduro ou mineralizado (discutido posteriormente). Os ameloblastos também são responsáveis por esse estado parcialmente mineralizado da matriz do esmalte; eles bombeiam ativamente cálcio na matriz do esmalte para formar hidroxiapatita, à medida que a matriz é secretada pelos processos de Tomes. A matriz do esmalte é formada primeiramente na parte incisal ou oclusal da futura coroa, mais próxima à JAD em formação (Figura 12.3). Essa é a primeira onda de crescimento aposicional do esmalte na face oclusal e, posteriormente, move-se em direção ao restante da coroa do dente (superfícies não mastigatórias). A segunda onda de crescimento aposicional do esmalte se sobrepõe à primeira, e todo esse processo move-se em direção cervical até a junção amelocementária (JAC). Esse processo é discutido com mais detalhes na próxima seção, quando será abordada a maturação da matriz do esmalte. A morfologia da JAC será discutida mais detalhadamente no **Capítulo 14**.

Considerações clínicas sobre a formação do esmalte

Certos distúrbios de desenvolvimento, como a pérola do esmalte e a displasia do esmalte, podem ocorrer no esmalte durante o estágio de aposição (ver Boxe 6.1O-P). Outro distúrbio comum de desenvolvimento são os **padrões de fossetas e sulcos** profundos na face lingual dos dentes anteriores e na face oclusal dos dentes posteriores (ver **Capítulos 16 e 17**; Figuras 16.10 e 17.8). Eles são criados quando os ameloblastos se voltam uns para os outros, durante o estágio de aposição, de modo que interrompem sua fonte de nutrição. Essa perda de suporte nutricional acarreta uma maturação incompleta da matriz do esmalte, o que a torna fraca ou mesmo ausente naquela região. Essas áreas de esmalte não completamente amadurecido podem levar à cárie do esmalte, bem como à presença de um ambiente propício para seu aparecimento (discutido posteriormente neste capítulo).

MATURAÇÃO DA MATRIZ DO ESMALTE

Durante o estágio de maturação do desenvolvimento do dente, após o estágio de aposição, a matriz do esmalte completa seu

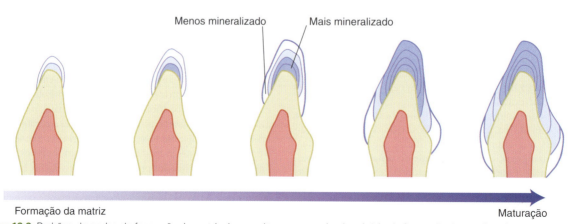

Figura 12.3 Padrões de ondas da formação da matriz do esmalte na coroa, desde o início da formação da matriz até a sua maturação.

processo de mineralização em seu nível total de 96%, enquanto, originalmente, ela é mineralizada de modo parcial em cerca de 30%. Assim, a mineralização da matriz do esmalte para um tecido totalmente amadurecido, na verdade, perpassa dois estágios do desenvolvimento do dente – os estágios de aposição e o de maturação. A mineralização do esmalte também continua após a erupção do dente (discutido a seguir).

Nesse estágio de maturação da matriz do esmalte, os ameloblastos deixam a produção da matriz e passam ativamente a transportar substâncias para mineralização do esmalte já parcialmente mineralizado; os ameloblastos passam por uma modulação celular em ciclos que correspondem a ondas de mineralização. Estas seguem um gradiente ao longo da coroa de um dente em desenvolvimento, das regiões menos maduras para as regiões mais maduras do esmalte (discutido a seguir). Primeiramente, as células realizam a absorção de água e matéria orgânica do esmalte. Isso permite a introdução de material inorgânico adicional próximo ao esmalte já parcialmente mineralizado. Assim, os ameloblastos são especificamente responsáveis pela transformação da matriz do esmalte em esmalte maduro.

Duas ondas de mineralização do esmalte, durante a fase de maturação, seguem o mesmo padrão do estágio de aposição, que forma a matriz do esmalte (ver Figura 12.3). A primeira onda de mineralização do esmalte ocorre na margem incisal ou nas cúspides da face oclusal da futura coroa, mais próxima à junção amelodentinária (JAD), e se move em direção à superfície externa, não mastigatória, do esmalte. A segunda onda de mineralização se sobrepõe à primeira onda, conforme esse processo progride em sentido cervical para a junção amelocementária (JAC) em formação.

Depois que os ameloblastos terminam o crescimento do esmalte, após cessarem a aposição e a maturação do esmalte, eles se tornam parte do epitélio reduzido do esmalte (ERE), com os outros tipos de tecido que compõem o órgão do esmalte, que se comprimem e colabam (ver Figuras 6.23 e 6.24). Os ameloblastos sofrem redução na sua altura e diminuição no seu volume e no conteúdo de organelas. O ERE se fundirá posteriormente com a mucosa oral, o que criará um canal protetor que permite e guia a erupção da ponta da cúspide para a cavidade oral (ver Figura 6.25D). Infelizmente, os ameloblastos são perdidos definitivamente, à medida que o tecido fusionado se desintegra durante a erupção do dente, o que impede qualquer crescimento aposicional de esmalte após esse momento. Posteriormente, todo o tecido pode tornar-se parte da membrana Nasmyth (ver Figura 6.29).

O esmalte não é um tecido renovável, uma vez que não há como recuperar os ameloblastos perdidos e, em seguida, envolvê-los na regeneração do tecido do esmalte. Pesquisas atuais abragem o estudo de **amelogeninas**, que constituem o principal componente proteico da matriz extracelular envolvida no processo de mineralização do esmalte. As amelogeninas podem desempenhar um papel substancial no controle de crescimento e organização dos cristais do esmalte, sugerindo que podem ser aproveitadas para substituição do esmalte após a perda de seu tecido por cárie ou outra patologia (discutido a seguir).

Entretanto, depois que o dente erupciona na cavidade oral, a mineralização do esmalte continua. Essa maturação pós-eruptiva decorre da deposição de minerais, como flúor e cálcio, provenientes da saliva em áreas hipomineralizadas do esmalte (ver discussão sobre flúor a seguir). Um tipo "forçado" de mineralização do esmalte por meios terapêuticos também é útil para a preservação do esmalte dental.

📋 Considerações clínicas sobre patologias do esmalte

Uma **lesão não cavitada** refere-se ao desenvolvimento inicial (ou incipiente) da lesão de cárie antes que ocorra a cavitação de fato. Lesões não cavitadas são caracterizadas por uma mudança na cor, no brilho ou na textura superficial, como resultado da desmineralização antes que haja uma quebra macroscópica na estrutura dentária superficial. Nas fossetas, nos sulcos e nas superfícies lisas, essas lesões não cavitadas (cáries incipientes) são primeiro observadas clinicamente, em muitos casos, como uma *lesão esbranquiçada e áspera* ou *rugosa*, resultado de uma leve desmineralização da superfície do esmalte.

Essas lesões representam áreas com perdas de minerais em decorrência de um desequilíbrio entre desmineralização e remineralização. A remineralização é a deposição de minerais no esmalte maduro a partir de minerais e flúor, presentes na saliva, ou de outras terapias (discutidas a seguir). O restabelecimento de um equilíbrio entre a desmineralização e a remineralização pode interromper o processo da doença cárie, ao mesmo tempo que deixa no sinal clínico visível da doença anterior.

Como discutido anteriormente, as áreas vulneráveis de fossetas e sulcos profundos são alvo de cáries de esmalte (Figura 12.4A). O biofilme dental pode ficar alojado nessas áreas irregulares ou

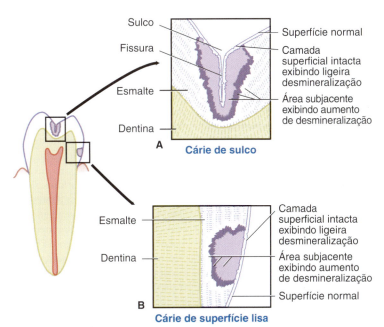

Figura 12.4 Processo cariogênico do esmalte apresentando as diferentes zonas para os dois principais tipos de cárie. **A.** Cárie em um sulco. **B.** Cárie de superfície lisa. Observe que ambos os tipos têm, inicialmente, uma camada superficial intacta com ligeira desmineralização e que o aumento da desmineralização ocorre, principalmente, nas zonas ou camadas subjacentes.

nichos anatômicos, de modo que nem mesmo podem ser alcançados e removidos por uma higiene oral domiciliar cuidadosa. O biofilme dental produz substâncias ácidas que desmineralizam lentamente as áreas enfraquecidas do esmalte, o que leva à cárie. Existe um constante "cabo de guerra" entre a desmineralização e a remineralização na superfície do esmalte; quando a desmineralização supera a remineralização, ocorre a cárie no esmalte com cavitação subsequente.

Com o processo cariogênico, a superfície de esmalte das fossetas e dos sulcos (ou fissuras) permanece intacta, à medida que as zonas subjacentes se tornam ainda mais desmineralizadas. Assim, a cárie de esmalte permanece profunda, ampliando seu caminho em direção à dentina e à polpa dental, o que forma a cárie dentinária ou desencadeia uma pulpite, se o ataque ácido e/ou bacteriano continuar.

Semelhante à cárie de esmalte que ocorre em fossetas e sulcos profundos, a cárie que ocorre em superfícies lisas, com tendência de ocorrer na região interproximal, também não envolve a quebra ou a desmineralização das camadas superficiais do esmalte (ver Figura 12.4B). As zonas de lesão provocadas pela cárie também estão presentes nas cáries de superfície lisa, assim como nas cáries de fossetas e sulcos. No passado, a cárie de esmalte predominava nas superfícies lisas das faces interproximais dos dentes. No entanto, com o hábito de utilização de flúor e os cuidados de higienização, a própria natureza da cárie dentária se alterou; as superfícies externas do esmalte dos dentes são reforçadas e mais resistentes e, portanto, as cavidades em fossetas e sulcos são, atualmente, mais prevalentes que as cavidades em superfícies lisas.

Cáries de fossetas e sulcos são, tradicionalmente, as mais difíceis de serem detectadas em exames radiográficos, devido à forma de incidência da trajetória ou da direção do raio central no posicionamento dos filmes, nos quais geralmente ocorrem sobreposições de imagens. No entanto, uma lesão cavitada também pode ser detectada com o uso de uma sonda exploradora, em ambos os tipos de cárie de esmalte. Com a superfície do esmalte definitivamente enfraquecida, a sonda exploradora penetra nas camadas profundas já destruídas.

É importante lembrar que as lesões iniciais não podem ser detectadas em radiografias até que se espalhem em, pelo menos, 200 micrômetros na dentina, um processo que pode levar de 3 a 5 anos e, geralmente, apenas para cáries de superfície lisa. Dispositivos que medem as mudanças na fluorescência induzida por *laser*, aplicado em tecidos duros, permitem que os profissionais da odontologia diagnostiquem melhor e precocemente as lesões de cárie envolvendo o esmalte em uma fosseta ou em um sulco, antes de atingirem as camadas de dentina mais profundas e mais extensas. No entanto, os dentistas não devem confiar apenas nas leituras desses dispositivos para determinar a extensão das cáries incipientes de fossetas e sulcos; as evidências clínicas também devem ser consideradas.

Se a cárie estiver presente apenas no esmalte, não causa dor ao paciente, pois o esmalte não possui inervação. Pelo mesmo motivo, geralmente o preparo cavitário inicial é indolor apenas quando envolve a remoção do esmalte. A dor ocorre apenas quando as camadas mais profundas da dentina e o tecido pulpar associado estão envolvidos (ver Figura 13.12). Assim, é importante enfatizar aos pacientes a necessidade de retornos para exames e detecção precoce da cárie, antes que a dor esteja envolvida. A dor é um achado tardio na cárie e o risco de perda do dente acometido aumenta enquanto se espera pelo aparecimento desse sintoma.

O flúor pode penetrar no esmalte sistemicamente por meio do suprimento sanguíneo dos dentes em desenvolvimento, antes da erupção, por métodos pré-eruptivos, como a ingestão de flúor em gotas, comprimidos ou pela água tratada. Com o flúor sistêmico, os seus íons são incorporados à estrutura molecular da hidroxiapatita (Hap) por meio da substituição por íons de hidróxido ou carbonato, criando uma Hap enriquecida com flúor.

O flúor não é uniformemente distribuído por toda a coroa dentária e é mais abundante nas camadas externas do esmalte em comparação ao esmalte mais próximo à dentina. Conforme o nível de flúor no esmalte aumenta e o nível de carbonato diminui, o esmalte se torna menos solúvel em ácido e mais resistente à cárie.

Em contraste, estudos mostraram que o uso tópico de flúor, ao contrário do uso sistêmico, tem um papel mais importante para o controle da cárie do que se pensava anteriormente, especialmente para pacientes adultos. O uso tópico resulta em um maior nível de remineralização de quaisquer regiões desmineralizadas na superfície do esmalte, o que pode realmente reverter o processo de cárie. A remineralização é a deposição de minerais no esmalte de uma maneira similar à da maturação pós-eruptiva, embora, agora, esses minerais sejam depositados no esmalte previamente desmineralizado.

O flúor pode entrar no esmalte por via tópica, pelo contato direto das superfícies do dente com água fluoretada, aplicação profissional de flúor, prescrição direcionada de colutório ou enxaguantes bucais, flúor em gel, flúor espuma, comprimidos mastigáveis e dentifrícios fluoretados, todos considerados métodos pós-eruptivos. O flúor em pastas de profilaxia fornecidas para uso no consultório odontológico oferece apenas uma ação breve e não deve substituir as aplicações tópicas de flúor.

Além de seu efeito mineralizante direto no esmalte, o flúor pode afetar as bactérias orais de modo que interfere na produção real de ácido microbiano e reduz a destruição potencial do esmalte. Assim, a necessidade de exposição tópica diária ao flúor por meio de uma combinação de terapias com flúor é recomendada para todas as faixas etárias. Ademais, outras terapias sistêmicas de gerenciamento de cárie não invasivas, como o complexo fosfopeptídeos de caseína-fosfato de cálcio amorfo (CPP-ACP, do inglês *casein phosphopeptide-amorphous calcium phosphate*), estão sendo usadas para remineralização dentária.

O mais recente tratamento tópico introduzido é o diamino fluoreto de prata (SDF, do inglês *silver diamine fluoride*) ou fluoreto de amônia de prata, que é um complexo de metal prata-amina e fluoreto de prata. É usado para impedir a progressão e prevenir lesões de cáries dentárias, bem como aliviar a hipersensibilidade dentinária, especialmente em casos de xerostomia crônica grave, lesões múltiplas de cárie, pacientes com tratamento cognitivo-comportamental, assim como com presença de reentrâncias anatômicas que favoreçam o processo de cárie (p. ex., áreas de furcas, margens de restaurações e molares parcialmente erupcionados). O uso do SDF provoca manchas enegrecidas na maioria das superfícies oxidáveis, como o esmalte desmineralizado e a dentina; entretanto, a estética não é a principal preocupação nesses casos de cárie de alto risco.

Tão importante clinicamente quanto em situações com níveis reduzidos de flúor é a ingestão excessiva de flúor sistêmico durante o desenvolvimento dos dentes, o que pode ocorrer em áreas onde a água naturalmente possui um teor de flúor maior que o normal. Isso pode causar um tipo de displasia do esmalte, a fluorose dental ou esmalte mosqueado (Figura 12.5; ver também o **Capítulo 6**). Esse tipo de displasia pode envolver tanto a hipoplasia do esmalte com corrosão quanto a hipocalcificação com coloração intrínseca do esmalte, o que dá aos dentes afetados uma descoloração irregular. A fluorose dentária também pode ocorrer, em menor proporção, em crianças menores que ingerem muito creme dental fluoretado saborizado ou pela prescrição inadequada de flúor sistêmico. O clareamento vital (ou "branqueamento") pode ser capaz de uniformizar a cor do dente ou, então, podem ser realizadas restaurações estéticas (discutidas posteriormente neste capítulo).

A proteção contra a cárie de esmalte é fornecida pelo uso de selantes de esmalte que recobrem fossetas e sulcos mais profundos dos dentes, o que inclui lesões não cavitadas que freiam a cárie (ver **Capítulos 16 e 17**). Educar os pacientes sobre a importância dos selantes de esmalte para prevenção de cáries na dentição permanente de crianças é uma

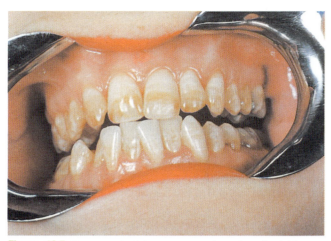

Figura 12.5 Fluorose dental que apresenta coloração intrínseca do esmalte causada pela ingestão de quantidades excessivas de flúor que, nesse caso, ocorreram naturalmente por conta do sistema hídrico com água fluoretada. (De Ibsen OAC, Phelan JA. *Oral Pathology for Dental Hygienists*. 7th ed. Philadelphia: Elsevier; 2018.)

importante responsabilidade dos profissionais da odontologia, e muitos dentistas também realizam esse procedimento em dentes decíduos que apresentam mais risco de cárie. A American Dental Association (ADA) e os Centers for Disease Control and Prevention (CDC), atualmente, também recomendam selantes de esmalte para adultos por conta do aumento do risco de cáries futuras nesses locais não restaurados ou nas margens de restaurações próximas.

CARACTERÍSTICAS HISTOLÓGICAS DO ESMALTE

O **prisma de esmalte** (ou bastão do esmalte) é a unidade estrutural cristalina do esmalte; desse modo, o esmalte é composto de milhões de hastes de esmalte (Figura 12.6). Os prismas do esmalte e as estruturas associadas devem ser observados ao microscópio para que sejam mais bem compreendidos. Os cristais que compõem os prismas são longas fitas de cristalitos que começam bem delgadas e se tornam mais espessas à medida que o esmalte amadurece por meio da mineralização. Cada prisma de esmalte possui um formato hexagonal em seção transversal, com os cristais, geralmente, orientados de modo paralelo ao seu longo eixo. No entanto, quando totalmente maduros, os prismas do esmalte não possuem mais uma seção perfeitamente hexagonal. Em vez disso, apresentam um contorno irregular devido ao apinhamento ou ao amontoado dos cristais, que se achatam durante o estágio final da sua mineralização. Na maior parte do esmalte, o prisma de esmalte maduro possui 4 micrômetros de diâmetro e até 2,5 mm de comprimento. Além disso, geralmente cada prisma possui um aspecto cilíndrico em seção longitudinal.

É importante notar que existem muitas variações no arranjo estrutural dos componentes do esmalte e que os cristais dentro de cada prisma são altamente complexos; tal arranjo resulta do fato de que cada ameloblasto e seu processo de Tomes afetam o padrão dos cristais. Além disso, as orientações dos cristais semelhantes, na área entre os prismas (cauda do prisma, esmalte interbarra ou região interprismática, discutida a seguir), divergem ligeiramente do longo eixo da cabeça do prisma, percebido em diferentes planos de seção do esmalte, já que possui orientações diferentes.

Além disso, os cristais nos grupos de primas inclinam-se sinusoidalmente para a direita ou esquerda, em um ângulo ligeiramente diferente dos grupos de primas adjacentes, de modo que aumentam a resistência do esmalte à mastigação (ver Figura 12.6). Isso é demonstrado pelas **bandas de Hunter-Schreger** (**HSB**, do inglês *Hunter-Schreger bands*), visualizadas como bandas ou faixas claras e escuras alternadas em determinadas seções de esmalte, quando uma iluminação lateral é refletida em vez de ser transmitida. Essas bandas, então, caracterizam-se como um efeito óptico (ver Figura 12.8D).

O arranjo dos prismas do esmalte é compreendido mais claramente que a sua estrutura interna. Os prismas do esmalte são encontrados alinhados em fileiras ao longo do dente e, dentro de cada fileira, o longo eixo do prisma do esmalte é, geralmente, perpendicular à dentina subjacente, bem como à junção amelodentinária (JAD), com uma leve inclinação em direção à cúspide, à medida que segue em direção à superfície, de modo que se evita a fratura do esmalte. Próximos ao ápice das cúspides, os prismas apresentam-se em uma posição mais vertical; no esmalte da região cervical, eles possuem uma direção mais horizontal. Entretanto, na dentição permanente, os prismas de esmalte próximos à junção amelocementária (JAC) se inclinam levemente em direção à raiz ou ao ápice do dente.

A maioria dos prismas se estende da JAD à superfície externa do esmalte, possuindo um comprimento da largura do esmalte. Assim, cada prisma varia em comprimento, porque a espessura do esmalte varia nas diferentes regiões da coroa. Aqueles próximos às cúspides ou margens incisais, onde o esmalte é mais espesso, são bastante longos em comparação àqueles próximos à JAC. Entretanto, o curso dos prismas, entre esses dois pontos, não é uma linha reta. Em vez disso, os prismas apresentam vários graus de curvatura da JAD à superfície externa do esmalte. Esse curso tortuoso dos prismas do esmalte reflete os movimentos dos ameloblastos durante a produção do esmalte.

Os prismas do esmalte se cruzam nos vértices das cúspides para formar um complexo conhecido como *esmalte nodoso*. Esse arranjo reduz a maior parte do estresse oclusal no esmalte, especialmente nos ápices das cúspides mais pronunciadas dos dentes posteriores. Se, nessas regiões de alto impacto, os prismas do esmalte não fossem organizados como uma estrutura de aspecto ondulado devido ao entrecruzamento dos prismas, o esmalte se estilhaçaria com o estresse oclusal. Os prismas também se entrecruzam em outras áreas da coroa e isso contribui para a rigidez e dureza do esmalte.

Circundando a parte externa ou periférica de cada prisma do esmalte encontra-se um esmalte entre as cabeças dos prismas, chamado **região interprismática** (cauda do prisma, esmalte interprismático ou esmalte interbastão), produzido por ameloblastos vizinhos (ver Figura 12.6). Embora semelhante, em termos de estrutura, ao prisma do esmalte, esse esmalte interprismático (ou região interprismática) difere do interior do prisma (cabeça) em seção transversal, resultado da orientação divergente dos cristais. Nesses limites periféricos, os cristais são orientados em diferentes direções. Além disso, fraturas podem ocorrer facilmente nessas interfaces. Ainda é controverso se existe uma bainha orgânica dos prismas ou se há uma substância interprismática menos mineralizada entre os prismas do esmalte.

A junção amelodentinária (JAD), entre o esmalte maduro e a dentina, aparece denteada ou festonada na seção transversal do dente (Figura 12.7). As convexidades do limite festonado da JAD estão voltadas para a dentina, enquanto as concavidades estão voltadas para o esmalte. Essa diferença no comprimento dos prismas de esmalte e dos túbulos dentinários correspondentes ocorre durante o crescimento na aposição desses dois tipos de tecido (ver **Capítulo 6**).

Anteriormente, a JAD era a membrana basal entre o órgão do esmalte e a papila dental. Na realidade, a JAD é simplesmente uma crista entre os dois tipos de tecido que permite maior aderência entre eles e aumenta a resistência da junção quando os dentes estão em

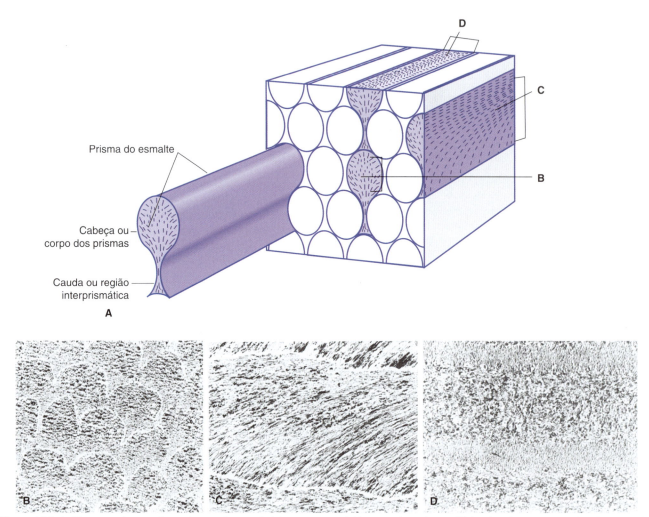

Figura 12.6 A. Diagrama de um prisma do esmalte, produzido por um ameloblasto, e da região periférica do prisma, caracterizando o esmalte interprismático gerado pelos ameloblastos circundantes. Observe a interdigitação dos cristais de um prisma com a de outros prismas adjacentes em um corte de bloco de esmalte, no qual os cristais encontram-se com orientações variadas (*B, C, D*), dependendo das faces expostas do prisma. **B.** Fotomicrografia eletrônica de um prisma em seção transversal. **C** e **D.** Orientação dos cristais ao longo de outras duas faces de corte de um bloco de esmalte, apresentando a inclinação dos cristais da cabeça de um prisma (núcleo ou região central), em comparação com os cristais da região interprismática. (**B, C** e **D**, cortesia de A.H. Meckel.)

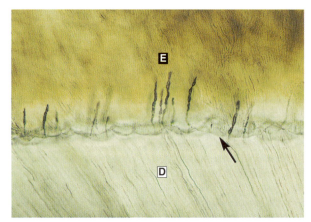

Figura 12.7 Aspecto microscópico da junção amelodentinária (JAD), de modo que exibe a interface denteada (*seta*), com suas concavidades voltadas para o esmalte (*E*) e suas convexidades voltadas para a dentina (*D*). (Da coleção Bernhard Gottlieb, cortesia de James McIntosh, PhD, Assistant Professor Emeritus, Department of Biomedical Sciences, Baylor College of Dentistry, Dallas.)

função durante a mastigação. Isso evita o cisalhamento do esmalte durante a função. Assim, a presença da JAD é mais marcante na região da coroa onde as forças oclusais são maiores.

As **linhas ou estrias de Retzius** são as linhas incrementais que aparecem em uma seção microscópica do esmalte maduro (Figura 12.8A-C). Essas linhas são compostas de faixas ou bandas (estriações) transversais nos prismas do esmalte e, dessa maneira, quando combinadas em seções longitudinais, parecem atravessar os prismas. Em contraste, as linhas de Retzius aparecem como anéis concêntricos em seções transversais do esmalte, semelhantes aos anéis de crescimento em uma árvore.

Associadas às linhas de Retzius estão as **linhas de imbricação** e as **periquimácias**, observadas clinicamente nas superfícies não mastigatórias dos dentes na cavidade oral (Figura 12.9). Geralmente, as linhas de imbricação e as periquimácias desaparecem com o desgaste dos dentes, exceto nas regiões cervicais protegidas de alguns dentes. Isso é especialmente verdadeiro para os dentes incisivos centrais, caninos e primeiros pré-molares superiores permanentes; a textura da superfície do esmalte nessas áreas pode ser confundida com cálculo próximo à junção amelocementária (JAC).

CAPÍTULO 12 Esmalte

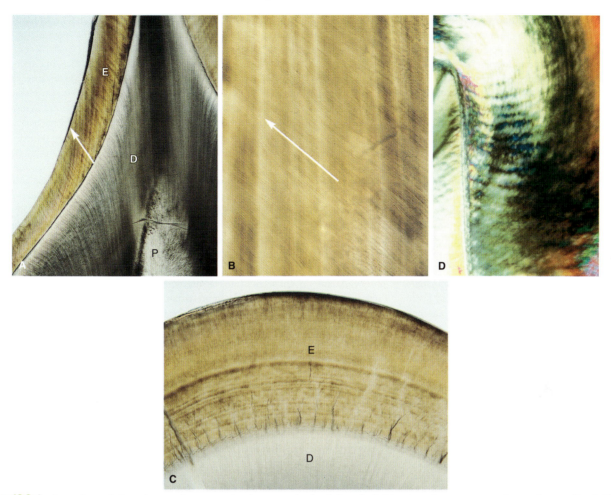

Figura 12.8 Seções microscópicas do esmalte apresentando o aspecto das linhas de Retzius que atravessam os prismas do esmalte. **A.** Seção longitudinal dos prismas (*E*); a *seta* demonstra sua direção, de modo que recobre a dentina (*D*) e a polpa (*P*) na região da coroa. **B.** Visão aumentada de uma seção longitudinal dos prismas; a *seta* demonstra sua direção. **C.** Seção transversal dos prismas de modo que recobre a dentina (*D*), com visualização das linhas de Retzius assemelhando-se aos anéis de crescimento de uma árvore. **D.** Alternância de coloração clara e escura das bandas de Hunter-Schreger, resultado da reflexão da luz incidida no corte histológico (nesse caso, luz polarizada). (Da coleção Bernhard Gottlieb, cortesia de James McIntosh, PhD, Assistant Professor Emeritus, Department of Biomedical Sciences, Baylor College of Dentistry, Dallas.)

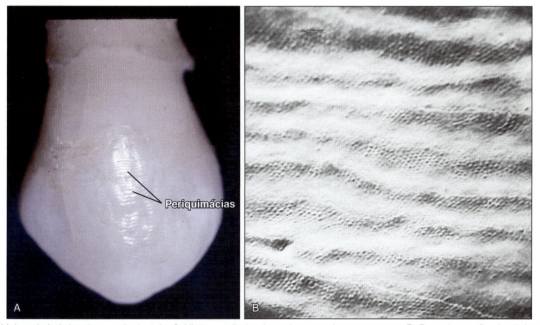

Figura 12.9 Linhas de imbricação e periquimácia. **A.** Visão vestibular do canino superior permanente. **B.** Fotomicrografia eletrônica de varredura da superfície vestibular do dente. (Cortesia de D. Weber.)

O mecanismo exato que produz as linhas de imbricação no esmalte ainda é debatido. Alguns pesquisadores levantam a hipótese de que as linhas são resultado do ritmo metabólico *diário*, ou de 24 horas, dos ameloblastos durante a produção da matriz do esmalte, que consiste em um período de intensa secreção ativa, seguido de um período de repouso ou inatividade durante o desenvolvimento do dente. Assim, cada banda do prisma do esmalte demonstra o padrão de trabalho/repouso dos ameloblastos, que ocorre, geralmente, ao longo de 1 semana.

A **linha neonatal** é uma linha incremental de Retzius pronunciada (Figura 12.10). Ela marca o estresse experimentado pelos ameloblastos durante o nascimento, novamente ilustrando a sensibilidade dos ameloblastos à medida que eles formam a matriz do esmalte. Até mesmo as pequenas mudanças fisiológicas os afetam e provocam mudanças na estrutura do esmalte, as quais podem ser vistas apenas microscopicamente, como essas linhas. Essa é uma linha mais escura que marca o limite entre a matriz do esmalte formada antes e depois do nascimento.

Como era de se esperar, a linha neonatal é observada no esmalte de todos os dentes da dentição decídua e nas cúspides maiores dos primeiros molares permanentes. Eles apresentam estruturas irregulares de prismas do esmalte com arranjos de cristais desordenados, os quais são formados pela brusca flexão dos prismas em direção à raiz durante a formação do esmalte; em geral, os prismas voltam a se curvar gradualmente para recuperar suas orientações originais, à medida que se dirigem para a superfície da coroa. Linhas incrementais mais acentuadas também podem ser produzidas em distúrbios sistêmicos (p. ex., febres), que afetam a amelogênese.

Os **fusos do esmalte** são outra característica microscópica do esmalte maduro e representam curtos túbulos dentinários próximos à JAD (Figura 12.11). Os fusos do esmalte são especialmente observados nas regiões abaixo dos ápices das cúspides e nas margens incisais dos dentes. Eles resultam de prolongamentos de odontoblastos que cruzaram a membrana basal antes da mineralização da JAD. Assim, esses túbulos dentinários ficam presos durante a aposição da matriz do esmalte, que se torna mineralizada ao redor deles. As implicações clínicas dos fusos de esmalte são desconhecidas até esse momento e é discutido se esses túbulos contêm algum processo odontoblástico vivo, como aqueles observados nos túbulos presentes na dentina.

Os **tufos de esmalte** são outra característica microscópica do esmalte maduro e são visíveis como pequenos penachos, cerdas de pincéis ou tufos de grama, mais escuros com suas bases próximas à JAD (Figura 12.12). Os tufos de esmalte são mais bem observados em seções transversais, no terço mais interno do esmalte, próximos à dentina. Eles representam áreas de menor mineralização a partir de uma anomalia do processo de cristalização e não parecem possuir uma importância clínica significativa e conhecida até o momento.

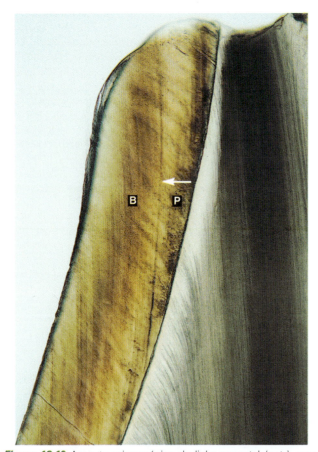

Figura 12.10 Aspecto microscópico da linha neonatal (*seta*), uma linha de Retzius mais pronunciada que corresponde ao nascimento do indivíduo. Assim, separa o esmalte formado no período pré-natal (*P*) e depois do nascimento (*B*). (Da coleção Bernhard Gottlieb, cortesia de James McIntosh, PhD, Assistant Professor Emeritus, Department of Biomedical Sciences, Baylor College of Dentistry, Dallas.)

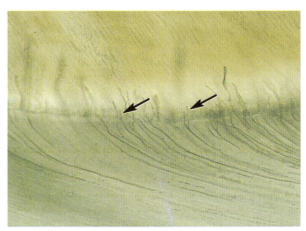

Figura 12.11 Aspecto microscópico dos fusos do esmalte (*setas*) no interior do esmalte e próximos à junção amelodentinária. (Da coleção Bernhard Gottlieb, cortesia de James McIntosh, PhD, Assistant Professor Emeritus, Department of Biomedical Sciences, Baylor College of Dentistry, Dallas.)

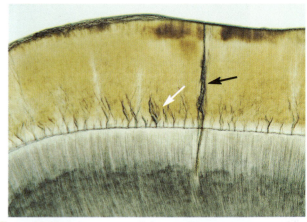

Figura 12.12 Corte transversal do esmalte que mostra os tufos de esmalte (*seta branca*) e uma lamela de esmalte (*seta preta*). (Da coleção Bernhard Gottlieb, cortesia de James McIntosh, PhD, Assistant Professor Emeritus, Department of Biomedical Sciences, Baylor College of Dentistry, Dallas.)

As **lamelas de esmalte** são lâminas verticais, parcialmente mineralizadas, da matriz de esmalte; estendem-se da JAD, na região do colo do dente, até a superfície oclusal externa (ver Figura 12.12), elas lembram trincas ou rachaduras no tecido. As lamelas de esmalte também são mais bem visualizadas em seções transversais do esmalte; quando comparadas aos tufos de esmalte, são mais estreitas e longas. Essa é outra anomalia no processo de cristalização que possui importância clínica desconhecida no momento. Tanto os tufos quanto as lamelas de esmalte podem ser comparados a "falhas geológicas ou topográficas" no esmalte maduro.

Finalmente, as imagens microscópicas do esmalte dos dentes decíduos mostram uma superfície lisa, com poucas áreas de irregularidades ou sem aparentes estruturas lineares. Em contraste, imagens semelhantes às do esmalte de dentes permanentes mostram uma superfície não perfeitamente lisa; existem sulcos e imperfeições de profundidade e largura variáveis. Não se sabe se essa diferença nas dentições possui alguma relevância clínica.

Considerações clínicas sobre procedimentos odontológicos que envolvem o esmalte

As características microscópicas do esmalte devem ser levadas em consideração durante os tratamentos clínicos que envolvem o esmalte. O esmalte se assemelha a um produto de aço com um nível moderado de rigidez, o que também o torna quebradiço, refletido seu ponto de fragilidade; portanto, uma camada subjacente de dentina mais resistente à fratura deve estar presente para preservar sua integridade, dando-lhe suporte (ver a discussão anterior e a Tabela 12.1). Essas propriedades, em conjunto com a direção dos prismas de esmalte e com a direção do túbulo dentinário, devem ser levadas em consideração durante o preparo cavitário (discutido posteriormente).

Primeiro, a cárie e as partes adjacentes do esmalte são removidas de uma maneira que permite a todos os prismas de esmalte permanecerem apoiados por outros prismas e pela dentina subjacente (não pode haver esmalte sem suporte). Um prisma de esmalte isolado é extremamente frágil e se quebra facilmente. Se os prismas de esmalte forem cortados durante o preparo cavitário, eles podem se quebrar, o que torna a margem da restauração, possivelmente, mal adaptada e, dessa forma, defeituosa. Essa fragilidade do esmalte sem suporte também é observada durante a progressão da cárie, uma vez que o esmalte se rompe facilmente quando a dentina subjacente de suporte é destruída.

No caso de um preparo cavitário de Classe I para restaurações em amálgama, as paredes da cavidade devem ser perpendiculares ou em um ângulo cavo-superficial com 90°, o que vai expor os prismas com seus cristais. O ângulo cavo-superficial é formado pela junção das paredes das cavidades com a superfície externa do dente. No entanto, ao usar uma resina composta para a restauração, é importante realizar o mesmo tipo de preparo cavitário, em um ângulo cavo-superficial em forma de chanfro, com 45°, para expor os prismas de esmalte e seus cristais ao ataque ou ao condicionamento ácido subsequente, a fim de aumentar significativamente a resistência da resina e de garantir um selamento mais eficaz.

O condicionamento ácido é usado rapidamente para remover alguma parte orgânica dos cristais de esmalte na região interprismática, o que aumenta a porosidade do esmalte e permite que uma resina composta ou um selante de esmalte flua para as cavidades recém-preparadas. Desse modo, oferece-se mais área superficial do esmalte, a fim de se ter melhor aderência do biomaterial (Figura 12.13). Esse condicionamento ácido também remove a "camada de esfregaço" dos resíduos do biofilme dentário aderente.

Essa desmineralização por ataque ácido é clinicamente aparente à medida que a superfície do esmalte se torna esbranquiçada. O arranjo da enamelina (discutido anteriormente) entre e ao redor dos

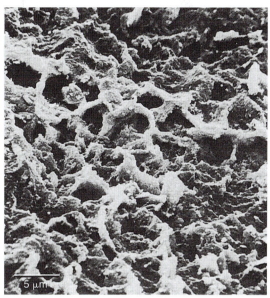

Figura 12.13 Fotomicrografia do esmalte evidenciando os prismas dele após o condicionamento ácido, que desmineraliza a região ou o esmalte interprismático; isso facilita o escoamento do selante ou de outros materiais restauradores no esmalte para possibilitar maior resistência. (Cortesia de L. Silverstone.)

prismas cristalizados contribui para a permeabilidade (ou microporosidade) do esmalte a esses materiais, bem como a fluidos, bactérias e subprodutos ácidos do biofilme dental. Ao aplicar certos selantes de esmalte (tipos hidrofóbicos), os profissionais da odontologia devem ter o cuidado de proteger a superfície desmineralizada do esmalte, com a finalidade de impedir a contaminação e a remineralização pela saliva, de modo que reduz a absorção do selante; felizmente, os novos selantes são mais resistentes a essa situação. A diferença na suavidade ou a aspereza da superfície (como discutido anteriormente) entre as dentições decídua e permanente também terá um impacto na abordagem odontológica ao se realizar o condicionamento ácido da superfície do dente para restaurações ou selantes.

O clareamento vital dos dentes (conhecido pelos pacientes apenas como *clareamento* ou *branqueamento*) é realizado na superfície externa do esmalte para remover os níveis grosseiros de manchas intrínsecas que ocorreram em decorrência do processo de envelhecimento do esmalte, bem como das escolhas do estilo de vida (p. ex., ingestão de bebidas e alimentos escuros ou uso do tabaco; ver o **Capítulo 13** sobre coloração de dentina). A alteração da coloração ocorre no esmalte ou nas regiões interprismáticas internas do dente, o que faz com que o dente pareça mais escuro ou, em geral, menos branco.

Primeiramente, a cor do dente é determinada e registrada (conforme discutido anteriormente, com as substituições de restaurações dentárias) para avaliar as mudanças na coloração ao longo do tempo durante o procedimento de clareamento. Certos tons naturais dos dentes são mais facilmente clareados que outros (tons de amarelo são mais compatíveis que os tons de cinza). Esse procedimento pode influenciar esteticamente a vida de pacientes, de modo que uniformiza a cor geral dos dentes com manchas intrínsecas, como as provocadas por tetraciclina e fluorose dental. Em segundo lugar, o profissional da área odontológica deve supervisionar o uso de agentes clareadores dentro do contexto de um plano de tratamento abrangente e apropriadamente sequenciado.

Em um estado perfeito de condições normais, o esmalte é incolor, mas reflete a coloração da estrutura dentária subjacente, sobretudo da dentina, com quaisquer manchas grosseiras, pois são poucas as propriedades de reflexão da luz pelo dente. Os radicais derivados do peróxido de oxigênio presentes nos agentes de clareamento entram em contato com as manchas nas regiões interprismáticas das camadas do esmalte. Quando isso ocorre, as manchas são removidas e branqueadas, e os dentes passam a apresentar uma cor mais clara. Os dentes não apenas parecem mais brancos, mas também refletem a luz em maior quantidade, fazendo com que eles pareçam mais brilhantes. Estudos têm demonstrado que pacientes que fizeram o clareamento dos dentes cuidam melhor deles e têm uma qualidade de vida mais positiva em relação à saúde bucal.

Após o clareamento, o dente fica com sua superfície desidratada e, possivelmente, com uma hipersensibilidade dentinária, sobretudo em áreas de dentina exposta, como na superfície radicular ou em cáries não restauradas. Isso pode ser atenuado com a aplicação de um agente de remineralização, como o flúor, após o uso do agente clareador, posteriormente ao procedimento (ver **Capítulo 13** sobre hipersensibilidade dentinária). À medida que a superfície do dente se reidrata nas semanas subsequentes, também pode haver uma redução da brancura dos dentes em alguns tons.

A maioria dos estudos atuais mostra que o clareamento dental, quando feito com produtos clareadores neutros e nos períodos recomendados, não produz qualquer alteração ultraestrutural ou de microrrigidez do esmalte; no entanto, o procedimento de clareamento ainda é uma questão controversa que precisa de mais estudos, incluindo seu efeito nas restaurações dentárias. Em todos os casos, a supervisão de profissionais da odontologia é recomendada pelo Council on Scientific Affairs (Conselho de Assuntos Científicos) da American Dental Association, a fim de se obter um resultado de clareamento seguro e bem-sucedido.

Dentina e Polpa Dental

OBJETIVOS DO APRENDIZADO

1. Definir as palavras-chave deste capítulo.
2. Discutir o complexo dentina-polpa.
3. Descrever as propriedades da dentina e as considerações clínicas sobre a sua estrutura, de modo que as integre aos cuidados do paciente.
4. Descrever os processos envolvidos nas etapas de aposição e maturação da dentina.
5. Descrever os tipos de dentina e discutir as considerações clínicas sobre patologias dentinárias, de modo que as integre aos cuidados do paciente.
6. Discutir a histologia da dentina.
7. Descrever as propriedades da polpa do dente, de modo que inclua seus componentes anatômicos.
8. Identificar os componentes da dentina e da polpa por meio de diagramas.
9. Discutir a histologia da polpa e as considerações clínicas sobre patologias e reparos pulpares, de modo que os integre aos cuidados do paciente.

COMPLEXO DENTINO-PULPAR

Ao contrário do esmalte, a dentina e a polpa não podem ser observadas no exame clínico da cavidade oral se os dentes e o periodonto associado estiverem saudáveis. Isso ocorre porque a dentina e a polpa dental são tecidos internos do dente, de forma que não são expostas ao meio bucal, exceto quando existem determinadas patologias dentais. Além disso, devido à origem embriológica comum desses tecidos, os quais possuem seu desenvolvimento compartilhado a partir da papila dental, de forma tal que a proximidade deles no dente promove uma interdependência dos tecidos, a dentina e a polpa formam o complexo dentina-polpa, ou o complexo dentino-pulpar. Este capítulo discute esses dois tipos de tecido conjuntamente, como uma unidade, tanto sob o ponto de vista do seu desenvolvimento quanto sob o aspecto de seu funcionamento.

Os profissionais da odontologia precisam ter uma compreensão clara da histologia desses dois tipos de tecido. No passado, esses dois tecidos mais internos, por serem mais profundos, eram comparados a uma "caixa preta", pois só podiam ser expostos apenas durante os tratamentos restauradores ou endodônticos, de modo que ficavam ocultos o resto do tempo. Com a maior divisão das responsabilidades e dos cuidados preventivos com os pacientes, todos os profissionais da área odontológica devem ser capazes de reconhecer esses dois tipos de tecidos dentais bastante interessantes e desafiadores.

PROPRIEDADES DA DENTINA

A dentina madura é um material cristalino menos duro que o esmalte, porém com maior dureza que o osso (ver as Tabelas 6.2 e 12.1). A dentina madura possui, em peso, 70% de material inorgânico ou mineralizado, 20% de matéria orgânica e 10% de água. Essa formação cristalina de dentina madura é constituída, principalmente, por cristais de hidroxiapatita de cálcio, cuja fórmula química é $Ca_{10}(PO_4)_6(OH)_2$. Os cristais de hidroxiapatita de cálcio encontrados na dentina são semelhantes àqueles encontrados, em maior porcentagem, no esmalte e, em menores percentuais, no cemento e no tecido ósseo, tal como no processo ósseo alveolar. Além disso, os cristais da dentina possuem a forma de placas e são 30% menores em tamanho que os cristais presentes no esmalte. Pequenas quantidades de outros minerais, como carbono e flúor, também estão presentes.

A dentina é recoberta de esmalte, na coroa, e de cemento, na raiz, além de envolver a polpa do dente, mais interna. Assim, a dentina constitui a maior parte do dente e protege a polpa. A dentina também possui grande resistência à tração, de modo que fornece uma base resiliente, mais elástica, para o esmalte mais friável ou quebradiço.

Como resultado da translucidez do esmalte sobreposto à dentina, há uma tonalidade branco-amarelada na coroa do dente, uma vez que a dentina, mais profunda, propicia um tom mais amarelado à dentição permanente. Quando a polpa dental é infectada ou até mesmo morre, ocorre uma descoloração da dentina, o que causa um escurecimento da coroa clínica. Em uma radiografia, as diferenças nos níveis de mineralização dos tecidos dentais podem ser facilmente observadas (ver Figura 2.5). A dentina aparece mais radiotransparente (radiolúcida, mais escura) que o esmalte, pois é menos densa; porém, ela se mostra mais radiopaca (mais clara) que a polpa, que possui a menor densidade desses três tipos de tecidos dentais.

CONSIDERAÇÕES CLÍNICAS SOBRE A ESTRUTURA DA DENTINA

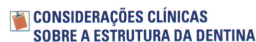

Quando a camada mais externa do esmalte se perde devido ao processo de envelhecimento, como ocorre com o atrito da mastigação, a dentina exposta na coroa apresenta vários tons branco-amarelados e mostra uma textura mais áspera que a da superfície do esmalte (ver Figura 16.17). A atrição, desgaste da superfície do dente por meio do contato com o dente antagonista, também pode ocorrer na dentina exposta, como acontece no esmalte (ver Figura 20.8). Em contraste com o esmalte duro, esse desgaste pela atrição na dentina exposta pode ocorrer em uma velocidade mais acelerada, uma vez que o seu conteúdo mineralizado é menor. A dentina coronária pode ser exposta após a atrição do esmalte, como também em determinadas displasias do esmalte. A dentina coronária ainda pode ficar exposta na margem incisal dos dentes anteriores quando traumas fazem com que ela frature ou fique talhada, o que também pode levar a um desgaste (ver Figura 16.9C).

A dentina radicular pode ser exposta quando a delgada camada de cemento é perdida em decorrência da recessão gengival, na qual a crista gengival fica muito aquém do seu nível normal (Figura 13.1) (ver **Capítulo 10**). Ela também aparece em vários tons branco-amarelados e apresenta uma textura superficial mais áspera que a do esmalte. Quando instrumentos odontológicos manuais são usados nessa região

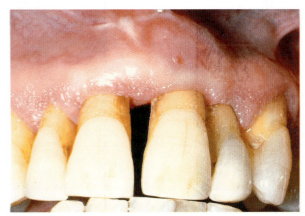

Figura 13.1 Aspecto clínico vestibular de recessões gengivais que expõem a dentina radicular. Observe a diferença de cor entre o esmalte mais esbranquiçado e a dentina mais amarelada, que também sofre coloração adicional na superfície radicular devido à exposição na cavidade oral. (Cortesia de Margaret J. Fehrenbach, RDH, MS.)

para remover depósitos, como cálculos dentais radiculares, também pode haver remoção inadequada de dentina, alterando a forma e a função geral da raiz. A dentina perdida externamente, seja na coroa, seja na raiz, não é totalmente substituída pela possível deposição de dentina secundária na interface da dentina com a polpa dental (superfície mais interna da dentina ou parede da cavidade pulpar), com a qual mantém íntima relação (discutida posteriormente neste capítulo).

Outra maneira pela qual a dentina pode ficar exposta e, em seguida, ser perdida é por meio da cárie dentinária (ou de dentina), pois a doença provoca uma desmineralização resultante de bactérias cariogênicas (discutido a seguir). A dentina é desmineraliza quando o pH é menor que 6,8. Finalmente, o preparo cavitário durante um tratamento restaurador expõe e permite a remoção de qualquer dentina cariada para prevenir a progressão de lesões de cárie mais profundas.

A hipersensibilidade dentinária também pode ocorrer quando os instrumentos odontológicos expõem a dentina, como nas superfícies das raízes; isso pode ser evitado com a utilização de determinados produtos mineralizantes ou temporariamente reduzido com a aplicação de anestésicos locais durante procedimentos odontológicos (exposto posteriormente neste capítulo).

A remoção de manchas extrínsecas por meio da instrumentação manual também pode remover ainda mais dentina; portanto, o uso de dispositivos ultrassônicos ou agentes de polimento a ar (jato de glicina) não remove tecido dentário duro; quando usados corretamente, podem ser as melhores escolhas para a remoção de manchas extrínsecas (como discutido no **Capítulo 12**).

Quando a dentina permanece exposta à cavidade oral por um período prolongado, ela também pode adquirir coloração ou manchas extrínsecas pelo consumo de bebidas, alimentos ou tabaco, tornando-a mais amarelada, marrom ou até mesmo preta (ver Figuras 13.1 e 16.17). Ela absorve essas manchas porque é mais permeável ou mais porosa que o esmalte intacto. Essa permeabilidade ocorre tanto por seu alto conteúdo orgânico quanto pela sua configuração formada por túbulos dentinários; ela age como uma esponja que retém esses produtos corantes, causando preocupações estéticas nos pacientes. O clareamento vital ou dental (*branqueamento*, conhecido apenas como *clareamento* pelos pacientes) pode ser realizado no consultório ou de forma domiciliar (clareamento caseiro), com a finalidade de remover algumas das manchas extrínsecas da dentina e uniformizar a coloração geral do dente, o que inclui aquelas relacionadas com o desenvolvimento dentário, como as manchas por tetraciclina (ver Figura 3.19).

Entretanto, o clareamento caseiro deve ser feito com supervisão apropriada do cirurgião-dentista, pois também pode levar à hipersensibilidade dentinária; além disso, muitos produtos clareadores contêm preparações ou substâncias ácidas. O clareamento vital é discutido mais detalhadamente no **Capítulo 12**. A maioria dos estudos atuais mostra que o clareamento dental, quando usado como um agente clareador neutro, com limites de tempo recomendados, não produz alterações ultraestruturais ou de microdureza na dentina e na polpa; no entanto, os procedimentos de clareamento ainda são uma questão controversa que precisa de mais estudos, incluindo seu efeito nas restaurações dentárias.

FORMAÇÃO (APOSIÇÃO) DA MATRIZ DA DENTINA

A dentinogênese é o processo de formação da matriz dentinária inicial ou pré-dentina durante o estágio de aposição do desenvolvimento dentário (Figura 13.2). O tempo exato da fase de aposição varia de acordo com o dente em desenvolvimento. Muitos fatores podem afetar a dentinogênese quando ela está ocorrendo (ver **Capítulo 6**).

A pré-dentina é um produto ectomesenquimal composto de fibras colágenas não mineralizadas, produzidas pelos odontoblastos. O colágeno da pré-dentina consiste, principalmente, em colágeno Tipo I, mas também possui pequena quantidade de colágeno Tipo III e V, em conjunto com a fosfoproteína dentinária. A última proteína ácida é importante para a regulação da mineralização da dentina, pois é altamente atrativa para o cálcio.

Originalmente, os odontoblastos são as células mais periféricas, ou externas, da papila dental, antes mesmo do estágio de aposição do desenvolvimento do dente. Assim, a dentina e a polpa possuem a mesma origem embriológica, uma vez que ambas derivam inicialmente da papila dental do germe dental. Esses odontoblastos recém-diferenciados são induzidos pelos ameloblastos, igualmente recém-formados, a produzir as camadas de pré-dentina, de modo que se afastam da junção amelodentinária (JAD). Ao contrário da cartilagem, do osso e do cemento, o corpo celular do odontoblasto não fica aprisionado em seu produto secretado; em vez disso, uma longa extensão citoplasmática, anexada ao pólo basal

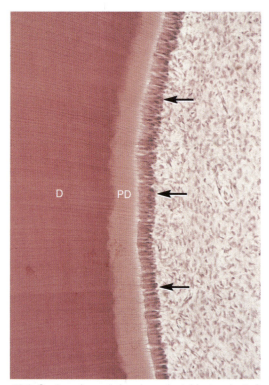

Figura 13.2 Seção microscópica dos odontoblastos (*setas*) produzindo pré-dentina (*PD*) que, após a mineralização, se transformará em dentina (*D*). (Da coleção Bernhard Gottlieb, cortesia de James McIntosh, PhD, Assistant Professor Emeritus, Department of Biomedical Sciences, Baylor College of Dentistry, Dallas, TX.)

da célula, permanece no interior da dentina formada. Os odontoblastos produzem, aproximadamente, 4 mm de pré-dentina durante o desenvolvimento do dente, semelhante à quantidade de matriz do esmalte produzida diariamente pelos ameloblastos do outro lado da JAD.

No entanto, o crescimento aposicional da dentina, ao contrário do esmalte, ocorre ao longo de toda a vida do dente, na superfície voltada para a polpa dental, de modo que diminui a cavidade pulpar, tanto na coroa como na raiz (discutido a seguir neste capítulo). O padrão de onda do desenvolvimento da dentina segue o mesmo formato do esmalte, mas no lado oposto da JAD (ver Figuras 12.2 e 12.3). A dentina começa a ser depositada na margem incisal ou no ápice das cúspides da futura coroa e se prolonga em direção à alça cervical do órgão do esmalte. Embora os ameloblastos sejam perdidos após a erupção do dente, e a produção de esmalte cesse, a produção de dentina continua em decorrência da retenção dos odontoblastos. Essas células colunares altas e em forma de pino de boliche permanecem no interior do dente, alinhadas ao longo da superfície interna da dentina, ou seja, nas paredes que circundam a polpa dental na região mais periférica desse tecido pulpar.

MATURAÇÃO DA MATRIZ DA DENTINA

A maturação da dentina, ou mineralização da pré-dentina, ocorre logo após a sua aposição. Esse processo de maturação da dentina acontece em duas fases: primária e secundária (Figura 13.3). Inicialmente, os cristais de hidroxiapatita, formados por fosfato de cálcio cristalino, formam-se como glóbulos de mineralização, ou *calcosferitos*, nas fibras colágenas da pré-dentina, as quais, à medida que atraem mais minerais e aumentam a mineralização, expandem-se e permitem a fusão com outros glóbulos durante essa fase de mineralização primária. Tal processo é análogo ao que acontece em uma pintura aquarela, em um papel úmido monocromático como fundo: à medida que as gotas da tinta entram em contato, aumentam sua própria circunferência e se misturam às gotas vizinhas, embora na dentina esse processo seja totalmente tridimensional.

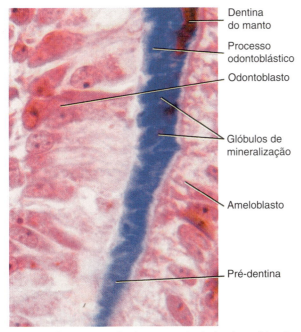

Figura 13.3 Fotomicrografia da maturação da dentina evidenciando os odontoblastos em produção da pré-dentina, que contém os processos odontoblásticos, com os ameloblastos localizados no lado oposto da junção amelodentinária. A pré-dentina amadurece e glóbulos de mineralização se mineralizam para transformá-la em dentina do manto, uma vez que é adjacente à junção amelodentinária. (De Nanci A. *Ten Cate's Oral Histology*. 9th ed. St. Louis: Elsevier; 2018.)

Em seguida, novas áreas de mineralização ocorrem sob a forma de glóbulos que se formam na pré-dentina parcialmente mineralizada, durante a fase de mineralização secundária. Essas novas áreas de formação de cristais são mais ou menos arranjadas regularmente, dispostas em camadas de cristais iniciais; isso permite que se expandam e se fundam, mas de forma incompleta. Em analogia a uma pintura, imagine a adição de gotas de tinta depositadas em áreas específicas de um fundo pintado de forma difusa, mas as cores dessa camada adicional não se misturam para cobrir a página, porque o papel não está mais úmido.

Essa fusão incompleta dos glóbulos durante a fase de mineralização secundária resulta em diferenças observadas nas características microscópicas da forma cristalina da dentina. Em áreas onde ocorreu a mineralização primária e secundária com fusão cristalina completa, elas aparecem como áreas arredondadas e mais claras em uma seção microscópica da dentina, por isso são consideradas **dentina globular** (Figura 13.4).

Em contraste, as áreas mais escuras da dentina, em forma arqueada nas seções histológicas, constituem a **dentina interglobular**. Nessas áreas, apenas a mineralização primária ocorreu no interior da pré-dentina; além disso, os glóbulos da dentina não se fundem completamente. Assim, a dentina interglobular é ligeiramente menos mineralizada que a dentina globular. A dentina interglobular é especialmente evidente na dentina coronária próxima à JAD e em determinadas anomalias dentais, como na displasia dentinária (ver Figura 6.17).

COMPONENTES DA DENTINA MADURA

No interior da dentina madura estão presentes determinados componentes, como os túbulos dentinários e seu conteúdo (Figuras 13.5 e 13.6). Os túbulos dentinários são longos tubos de calibre pequeno da dentina que se estendem da junção amelodentinária (JAD), na região da coroa, ou da junção cementodentinária (JCD), na raiz, até a superfície interna da dentina, que se relaciona com a camada mais periférica da polpa dental, em ambos os casos. Após a aposição de pré-dentina e a sua consequente maturação em dentina, os corpos celulares dos odontoblastos permanecem na polpa do dente, localizados na região mais periférica desse tecido no interior do dente (discutido posteriormente). Esses túbulos dentinários se adelgaçam ou afilam em direção à JAD e à JCD, cada vez mais largos e próximos da polpa.

Como o esmalte, a dentina é avascular. Em vez de seus próprios vasos sanguíneos, a nutrição dos odontoblastos provém do fluido tissular (ou líquido intersticial) originado a partir dos vasos sanguíneos localizados no tecido pulpar adjacente; inclusive, esse fluido tissular chega até os túbulos dentinários. No interior de cada túbulo dentinário, que é oco, existe um espaço de tamanho variável que contém o fluido dentinário, um processo odontoblástico e, possivelmente, um axônio aferente.

O **fluido dentinário** no túbulo também inclui, presumivelmente, o fluido tissular que envolve a membrana celular do odontoblasto, o qual é contínuo a partir do corpo celular localizado na polpa dental. O processo odontoblástico é uma longa extensão citoplasmática celular, localizada no interior do túbulo dentinário e conectada ao corpo da célula odontoblástica dentro da polpa. Em algumas seções microscópicas do dente, os processos odontoblásticos não são encontrados no interior do túbulo dentinário da região periférica da dentina próxima à JAD e à JCD, de modo que esses túbulos ficam vazios nessa região e os processos odontoblásticos não são observados. Essa ausência pode ou não ser um artefato, visto que as estruturas das células vivas são difíceis de preservar em tecidos mineralizados não vitais e fixados. Estudos sugerem que esses processos odontoblásticos ocupam todo o comprimento dos túbulos, desde a JAD e JCD até a polpa do dente, apenas durante os estágios iniciais da odontogênese. Na dentina madura, entretanto, o processo pode ou não ocupar e percorrer todo o comprimento do túbulo dentinário para se estender até próximo à JAD e à JCD.

172 **PARTE 3** Histologia Dental

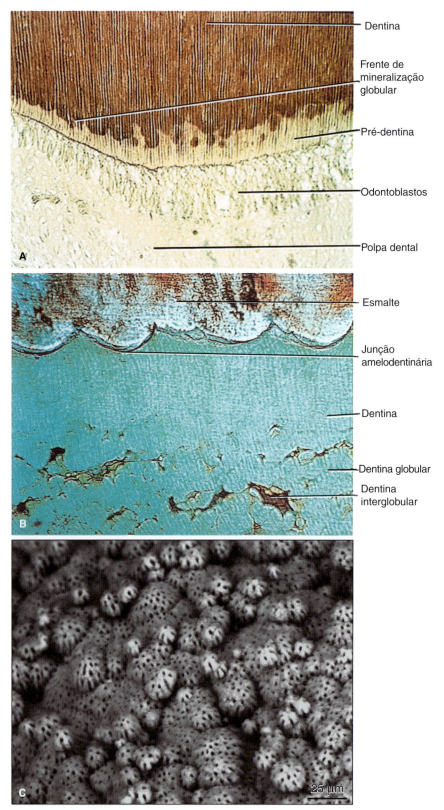

Figura 13.4 Fotomicrografias da dentina globular e interglobular. **A.** Seção da região globular mineralizada próxima à periferia da polpa dental durante a mineralização primária. **B.** Seção próxima à junção amelodentinária após as mineralizações primária e secundária, com sua dentina globular altamente mineralizada (mais clara) e sua dentina interglobular menos mineralizada (mais escura). **C.** Fotomicrografia eletrônica de varredura da dentina globular. (De Nanci A. *Ten Cate's Oral Histology*. 9th ed. St. Louis: Elsevier; 2018.)

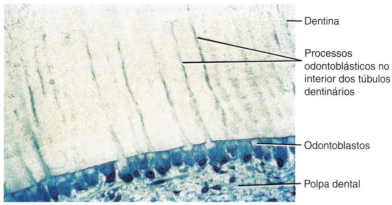

Figura 13.5 Fotomicrografia dos túbulos dentinários com os processos odontoblásticos penetrando em seu interior a partir da polpa dental. A polpa contém uma camada periférica dos corpos celulares dos odontoblastos, aos quais os processos odontoblásticos permanecem conectados. (Do CD-ROM de Nanci A. *Ten Cate's Oral Histology*. 6th ed. St. Louis: Elsevier; 2003.)

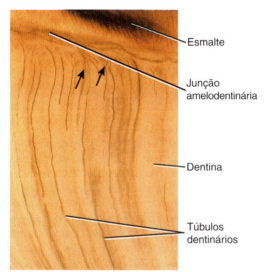

Figura 13.6 Corte microscópico da dentina que apresenta os componentes dos túbulos dentinários. Os túbulos dentinários contêm os processos odontoblásticos (*setas*), assim como o fluido dentinário. (Do CD-ROM de Nanci A. *Ten Cate's Oral Histology*. 6th ed. St. Louis: Elsevier; 2003.)

Um axônio aferente (ou axônio sensitivo) pode estar associado a uma parte do processo odontoblástico em alguns túbulos dentinários (ver **Capítulo 8**, discussão sobre nervos). O axônio mielinizado pode não se estender além do processo e, portanto, não pode ser observado próximo das JAD e JCD. Ainda assim, o corpo do neurônio associado ao referido axônio está localizado na polpa dental em conjunto com o corpo da célula odontoblástica. Esse axônio está envolvido, essencialmente, na captação de estímulos sensitivos de dor, não em outras sensações, mesmo quando desencadeado por outros tipos de estímulo, como calor (discutido posteriormente).

Três tipos de fibras nervosas são encontrados na dentina, o que inclui as fibras A (A delta e A beta) e as fibras C. Elas são classificadas de acordo com seu diâmetro e sua velocidade de condução do impulso nervoso. As fibras A são estimuladas, principalmente, pela aplicação do frio, de modo que produzem uma dor aguda e bem localizada, enquanto a estimulação das fibras C produz uma dor surda, lenta, contínua e imprecisa. Por sua localização e disposição, as fibras C também são responsáveis pela dor referida.

A direção do túbulo dentinário reflete o trajeto que o odontoblasto faz durante a produção da pré-dentina na fase aposicional. Existem dois tipos de curvatura estabelecidas pela direção dos túbulos dentinários: a primária e a secundária (Figura 13.7). A *curvatura primária* dos túbulos dentinários reflete o curso geral dos túbulos ao longo do tempo, que se assemelha a uma grande curva em forma de S em itálico (*S*). A *curvatura secundária* do túbulo consiste em pequenas e delicadas curvas observadas na curvatura primária, de modo que refletem as pequenas alterações diárias na direção dos odontoblastos durante a aposição da dentina.

Os túbulos dentinários não são interrompidos pela formação das áreas de dentina interglobular, mas passam ininterruptamente através delas. Os túbulos podem se ramificar em qualquer ponto ao longo do seu trajeto, desde as JAD ou JCD até a polpa dental. Os túbulos dentinários também estão aglomerados próximo à polpa devido à menor área da superfície da dentina nessa interface com a polpa do dente (ver Figura 13.5). Finalmente, os túbulos dentinários são responsáveis pela permeabilidade de substâncias através da dentina a partir da superfície dentinária, quando exposta. A quantidade e o diâmetro desses túbulos dentinários afetam a permeabilidade da dentina e podem propiciar a progressão da cárie (ver discussão posterior neste capítulo).

TIPOS DE DENTINA

A dentina não é um tecido uniforme dentro do dente, mas difere de acordo com a região (Tabela 13.1). Diferentes tipos de dentina podem ser designados de acordo com suas relações com os túbulos dentinários (Figura 13.8; ver também a Figura 13.5). A dentina que forma a parede do túbulo dentinário é denominada **dentina peritubular** (ou dentina intratubular). Essa dentina peritubular é altamente mineralizada após o estágio de maturação da dentina. A dentina que se encontra entre os túbulos é a **dentina intertubular**. A dentina intertubular também é bastante mineralizada, porém menos que a dentina peritubular.

A dentina também pode ser categorizada de acordo com a sua relação com o esmalte (interface pela JAD) e com a polpa dental (Figura 13.9). A **dentina do manto** é a primeira pré-dentina de todo o dente que é depositada e que sofre maturação, próxima à JAD e subjacente ao esmalte. Essa dentina do manto mostra uma diferença na direção das fibras colágenas mineralizadas em comparação ao resto da dentina, pois suas fibras são perpendiculares à JAD. As fibras colágenas associadas a esse tipo de dentina também são mais espessas, de grande diâmetro, e são conhecidas como *fibras de von Korff*. A dentina do manto também tem mais dentina peritubular que a dentina mais interna, próxima da polpa do dente, formada posteriormente, possuindo, portanto, níveis mais elevados de mineralização.

Profundamente à dentina do manto existe uma camada de dentina ao redor da periferia da polpa dental, a **dentina circumpulpar**, que constitui a maior parte da dentina do dente. Esse tipo de dentina se forma e amadurece após a dentina do manto. As fibras colágenas da dentina circumpulpar são majoritariamente paralelas à JAD, em comparação às fibras presentes na dentina do manto.

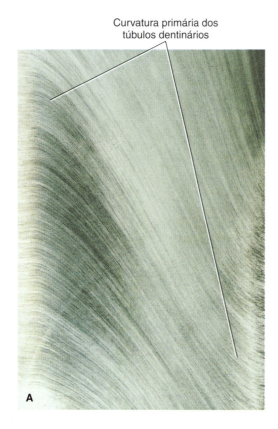

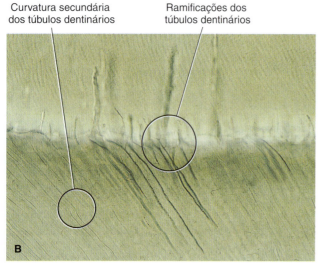

Figura 13.7 Curvatura dos túbulos dentinários na dentina. **A.** Curvatura primária. **B.** Curvatura secundária (*círculo menor*) com ramificações observadas próximo à junção amelodentinária (*círculo maior*). (Da coleção Bernhard Gottlieb, cortesia de James McIntosh, PhD, Assistant Professor Emeritus, Department of Biomedical Sciences, Baylor College of Dentistry, Dallas.)

TABELA 13.1 Tipos de dentina.		
Tipo de dentina	**Localização e cronologia**	**Características histológicas**
Dentina peritubular	Parede de túbulos	Altamente mineralizada
Dentina intertubular	Entre os túbulos	Altamente mineralizada
Dentina do manto	Camada mais externa, próxima à junção amelodentinária, sob o esmalte	Primeira dentina formada
Dentina circumpulpar	Camada ao redor da periferia da polpa	Dentina formada após a dentina do manto
Dentina primária	Formada antes da conclusão da formação do forame apical	Formada mais rapidamente; mais mineralizada que a secundária
Dentina secundária	Formada após a conclusão da formação do forame apical	Formada mais lentamente; menos mineralizada que a primária
Dentina terciária	Formada em resposta a uma lesão localizada na dentina exposta	Padrão irregular de túbulos e tecido dentinário

A dentina também pode ser categorizada de acordo com o momento em ela que foi depositada no interior do dente (Figura 13.10). A **dentina primária** é formada em um dente antes que se complete a formação do forame apical na raiz, que se trata da(s) abertura(s) no canal radicular no ápice da raiz. O maior volume de dentina de um dente é formado durante esse período. A dentina primária é caracterizada por seu padrão regular de túbulos dentinários.

A **dentina secundária** é formada após a conclusão do forame apical e continua a se formar ao longo de toda a vida do dente. A dentina secundária é formada mais lentamente que a dentina primária; portanto, ela ocupa menos volume de dentina no dente. À medida que ela é formada pelos odontoblastos alinhados ao longo de toda extensão da interface dentina-polpa, a dentina secundária preenche a câmara pulpar a partir da camada mais periférica da polpa dental. Esse período de dentinogênese secundária é conhecido por seu padrão ligeiramente irregular dos túbulos dentinários, mas tem o mesmo conteúdo mineral da dentina primária.

Microscopicamente, uma linha escura marca a união entre as dentinas primária e secundária, que resulta de uma mudança abrupta no curso dos odontoblastos durante o crescimento aposicional, à medida que a formação ápice radicular é concluída (ver Figura 13.10). A maior parte da dentina secundária preenche o teto e o piso da câmara pulpar, o que causa recessão pulpar (discutida posteriormente neste capítulo).

Outro tipo de dentina, a **dentina terciária**, é formada rapidamente em resposta às lesões localizadas que expõem a dentina (ver Figura 13.10) (discutida a seguir).

Considerações clínicas sobre patologias da dentina

Com exceção da dentina que é reabsorvida durante a esfoliação dos dentes decíduos, a dentina formada nos dentes permanentes é bastante estável durante toda a vida do dente. No entanto, em alguns casos, a dentina pode ser reabsorvida na dentição permanente, mas a causa é idiopática (ou desconhecida) e pode envolver um processo de reabsorção interna ou externa. Tal reabsorção pode ser observada radiograficamente, mas é difícil discernir entre os dois processos. Em contraste, quando o processo começa na superfície externa da raiz e, em seguida, aprofunda-se na dentina através do cemento (não iniciando na polpa dental) e atinge a região cervical do dente, pode provocar uma coloração rosa, observada clinicamente na coroa do dente. Isso se dá por conta do tecido de granulação que, ao penetrar sob o esmalte, produz uma coloração rosada abaixo do esmalte translúcido e, assim, o dente acaba conhecido como "dente rosa".

Uma forma semelhante, porém muito mais séria (preocupante) que o processo de reabsorção na dentina, ocorre quando os túbulos dentinários servem como mecanismo de entrada para microrganismos cariogênicos, à medida que o processo carioso começa a se estender a partir do esmalte para formar a **cárie de dentina** (Figura 13.11).

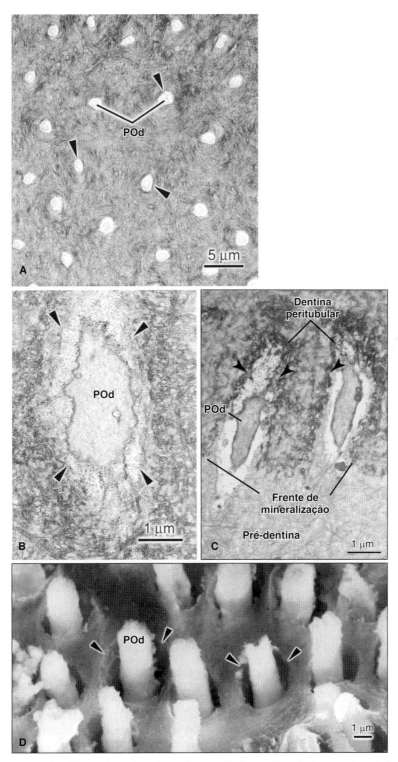

Figura 13.8 Seção transversal dos túbulos dentinários formados por dentina peritubular (*pontas de setas*) contendo os processos odontoblásticos (*POd*), circundados por dentina intertubular. **A.** Fotomicrografia eletrônica de transmissão. **B** e **C.** Maior detalhe de um túbulo dentinário em uma fotomicrografia eletrônica de transmissão e, em seguida, uma visão mais aproximada do começo de uma frente da mineralização e estendendo-se até a pré-dentina. **D.** Fotomicrografia eletrônica de varredura que apresenta uma visão aproximada de processos odontoblásticos, dentina peritubular (*setas*) e dentina intertubular. (De Nanci A. *Ten Cate's Oral Histology*. 9th ed. St. Louis: Elsevier; 2018.)

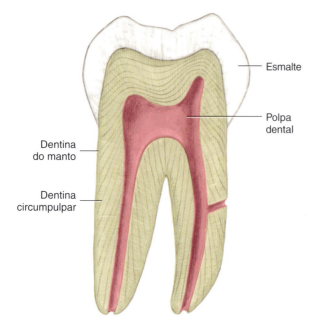

Figura 13.9 Principais tipos de dentina e a sua relação com o esmalte e a polpa dental: dentina do manto e dentina circumpulpar.

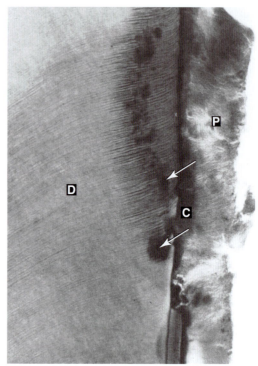

Figura 13.11 Fotomicrografia de uma lesão de cárie dentinária que evidencia os microrganismos cariogênicos no momento que penetram na dentina mais profunda (*D*) através dos túbulos dentinários (*setas*). Observe que o cemento (*C*) já foi invadido pelos microrganismos cariogênicos do biofilme dental ou da placa (*P*) que recobre a superfície radicular. (De Carranza, FA, Perry DA. *Periodontology for the Dental Hygienist*. Philadelphia: Saunders; 1986.)

Quando a cárie se estende para a dentina a partir do esmalte (ver a discussão sobre a cárie do esmalte no **Capítulo 12**), o processo carioso desenvolve-se mais rapidamente, uma vez que na dentina há o aumento da composição orgânica em comparação à composição do esmalte.

Além disso, em decorrência da curvatura primária dos túbulos dentinários, a polpa pode ser afetada em níveis mais apicais em relação ao local onde a lesão cariosa se iniciou externamente. O processo de preparo cavitário, durante o tratamento restaurador, leva em consideração essa curvatura dos túbulos no decorrer da remoção da dentina cariada. Equipamentos que medem alterações na fluorescência induzida por *laser*, aplicado em tecidos duros, permitem que o dentista diagnostique de modo mais eficiente as lesões de cárie incipientes.

A dentina terciária forma-se rapidamente em regiões específicas em resposta a lesões localizadas que expõem a dentina (ver Figura 13.10). Essas lesões dentinárias podem ser causadas por cárie, preparo cavitário, atrito ou recessão gengival. Assim, a dentina terciária se forma sob os túbulos dentinários expostos ao longo da superfície interna da dentina, que serve como parede para a polpa dental, de modo que tenta selar ou vedar a área subjacente à lesão. Os odontoblastos dessa região dos túbulos afetados podem perecer por conta da lesão e, diante dessa situação, células vizinhas mesenquimais indiferenciadas, adjacentes à perda, deslocam-se para a região e diferenciam-se em odontoblastos (discutido posteriormente neste capítulo). Esse tipo de dentina terciária é considerada *dentina reparadora*.

Se a dentina terciária for formada pelos odontoblastos preexistentes (odontoblastos primários), ela é chamada *dentina reativa* ou *reacional*. Para ambos os tipos, em virtude do tempo mais curto e da urgência para formação desse tipo de dentina, os túbulos na dentina terciária assumem um curso mais irregular que na dentina secundária, conforme observado microscopicamente.

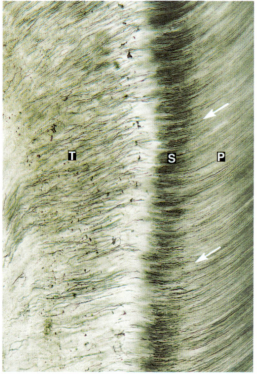

Figura 13.10 Corte histológico dos vários tipos de dentina em relação ao seu período de formação (do início ao fim): primária (*P*), secundária (*S*) e terciária (*T*), com uma linha escura entre a junção da dentina primária e a dentina secundária (*setas*), causada por uma alteração abrupta no curso dos odontoblastos durante o estágio de aposição. Observe também o curso mais irregular dos túbulos dentinários na dentina terciária em comparação à dentina secundária. (Da coleção Bernhard Gottlieb, cortesia de James McIntosh, PhD, Department of Biomedical Sciences, Baylor College of Dentistry, Dallas.)

Microscopicamente, é possível notar os microrganismos utilizarem os túbulos dentinários como canais ou túneis de acesso em direção à polpa do dente mais interna, devido às suas conexões com os odontoblastos situados na camada mais periférica.

Certo tipo de dentina terciária, denominado **dentina esclerótica** ou **esclerosada**, é frequentemente encontrado em associação a lesões crônicas de cárie, atrição e abrasão, comum em dentes mais desgastados pelo tempo. O processo produz uma dentina radiopaca mais densa (ou mais clara). Nesse tipo de dentina, os processos odontoblásticos morrem e deixam os túbulos dentinários vazios; é por isso que também é chamada *dentina transparente* ou *dentina brilhante*. Esses túbulos dentinários ocos são preenchidos e, finalmente, ocluídos por uma substância mineralizada semelhante à dentina peritubular. Na verdade, esse tipo de dentina pode estar envolvido com o prolongamento da vitalidade pulpar, pois reduz a permeabilidade da dentina. Clinicamente, essa dentina é observada, na presença de cárie crônica, com uma aparência enegrecida, lisa e brilhante, normalmente relacionada com dentições mais velhas.

Determinados medicamentos aplicados sobre a dentina, utilizados no preparo cavitário de um dente em tratamento restaurador, podem promover a formação de dentina secundária e, assim, ajudar a proteger a polpa dental subjacente após a perda externa da dentina em decorrência de cárie ou, até mesmo, do preparo cavitário. Geralmente, durante o preparo da cavidade, os túbulos dentinários também são obliterados com certos produtos dessensibilizantes aplicados na dentina antes do sistema adesivo, para diminuir a sensibilidade após a restauração.

Ao secionar a dentina durante o preparo cavitário ocorre a produção de uma camada, chamada **smear layer**, uma espécie de lama dentinária composta de resíduos aderentes do biofilme dental, microfragmentos ou microdetritos cristalinos e orgânicos. Tem cerca de 1 micrômetro de espessura e sua composição reflete a dentina subjacente, embora diferentes quantidades e qualidades de *smear layer* possam ser produzidas pelas várias técnicas de preparo. Presume-se que a sua função seja protetora, pois diminui a permeabilidade da dentina. No entanto, ela mascara a dentina sadia subjacente e interfere nas tentativas de adesão dos materiais restauradores dentários à dentina.

Quando a dentina é exposta em decorrência de cárie, preparo cavitário, recessão gengival ou atrição, os túbulos dentinários abertos podem provocar dor para o paciente, conforme discutido anteriormente, e causar **hipersensibilidade dentinária**. No entanto, em alguns casos, a anatomia microscópica do dente é a culpada; o esmalte e o cemento não se encontram sobre a dentina, o que deixa um espaço com a dentina exposta na área de interface da junção amelocementária (JAC) em pelo menos um terço das vezes (ver Figura 14.7). Além disso, as camadas protetoras do cemento e da dentina podem ser removidas inadvertidamente como resultado da raspagem com instrumentos manuais, gerando uma sensibilidade que pode ser temporária ou não. A ramificação dos túbulos dentinários contendo os processos odontoblásticos vivos em toda a dentina pode aumentar o nível de exposição.

Em certas situações ainda podem desencadear uma dor aguda e curta na hipersensibilidade dentinária. Essas situações incluem estímulos, como mudanças térmicas (*spray* de água fria ou gelo); irritação mecânica (vibrações de instrumentação, peças de mão dentais, como micromotores e alta rotação ou ultrassom); desidratação (fluxo de ar ou calor durante o preparo da cavidade); ou exposição química (alimentos muito doces, muito salgados ou líquidos ácidos; condicionamento ácido prévio às restaurações em resina composta ou agentes clareadores vitais). Por outro lado, a dor de outras situações relacionadas com os dentes (como cáries e infecções pulpares ou gengivais), geralmente, é de natureza lenta ou sutil e crônica.

No entanto, a hipersensibilidade dentinária costuma ser um tipo de dor difusa, que dificulta a localização de um dente específico pelo dentista e pelo paciente. Essa dor pode ser erroneamente interpretada como resultado de cárie, infecções pulpares ou gengivais e inflamação dos tecidos moles. Devido à natureza crônica do atrito e da recessão gengival, a dor presente pode não ser tão dolorosa quanto em outras formas de exposição dentinária, pois se trata de processos graduais que permitem que alterações sutis ocorram nos túbulos dentinários

em tempo suficiente para obliterarem a partir da estimulação (discutida posteriormente). A hipersensibilidade dentinária pode ocorrer em ambas as dentições e nos dentes relacionados, bem como em todas as suas superfícies, mas é especialmente evidente em pré-molares e caninos, geralmente nas faces vestibulares e nas regiões cervicais.

A ainda controversa, mas amplamente aceita, teoria hidrodinâmica da hipersensibilidade dentinária sugere que ela decorre de alterações no fluido dentinário associadas aos processos odontoblásticos (Figura 13.12). Esse mecanismo pode ser devido a um ou mais dos seguintes fatores: evaporação e perda de fluido dentinário, movimento do fluido e alterações iônicas no fluido. Essas mudanças no fluido dentinário estimulam as pequenas fibras A-delta, que são axônios mielinizados presentes em alguns túbulos dentinários, próximo da interface dentina-polpa; assim, transmitem a sensação de uma dor aguda e localizada, primeiramente para a polpa e, em seguida, para o encéfalo (ver discussão posterior sobre inervação da polpa). Essa pode ser a razão pela qual os estímulos dolorosos, mencionados anteriormente, estão presentes na hipersensibilidade dentinária, uma vez que estão envolvidos com o movimento do fluido dentinário dentro do túbulo, e também pode ser a razão pela qual os anestésicos locais não são capazes de bloquear a sensação dolorosa quando colocados diretamente na superfície da dentina exposta, como fariam com um tecido totalmente inervado. No entanto, no futuro, mais de uma teoria poderá ser usada para explicar completamente a dor na hipersensibilidade dentinária superficial.

Em alguns casos, a hipersensibilidade dentinária pode ser tratada com sucesso por meio de soluções específicas aplicadas por profissionais ou presentes em produtos de livre comercialização, como dentifrícios, disponíveis para os pacientes. Esses agentes dessensibilizantes, muitos dos quais também são usados para o controle da cárie, remineralizam o dente (fluoreto e complexo fosfopeptídeos de caseína-fosfato de cálcio amorfo [CPP-ACP, do inglês *casein phosphopeptide-amorphous calcium phosphate*]), bloqueiam temporariamente as extremidades abertas expostas dos túbulos dentinários (semelhante ao comportamento de alguns agentes corantes no processo de coloração dental) ou interferem

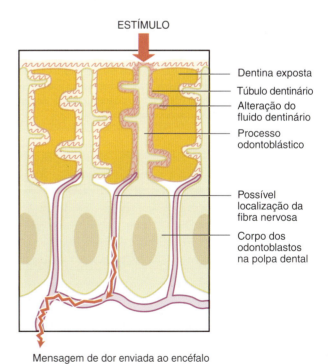

Figura 13.12 Possível mecanismo envolvido na teoria hidrodinâmica da hipersensibilidade dentinária. O estímulo dos túbulos dentinários expostos, por exemplo com água fria (*seta vermelha em cima*), causa alterações no fluido dentinário, o qual é, então, transmitido para as fibras nervosas associadas aos corpos celulares do odontoblasto na polpa.

na transmissão nervosa, interrompendo-a completamente, como ocorre com a anestesia local da polpa dental em áreas com hipersensibilidade. Entretanto, as restaurações de casos graves, às vezes, são os únicos procedimentos permanentes para reduzir a hipersensibilidade da superfície dentinária exposta. Métodos que irão selar definitivamente os túbulos dentinários expostos e, assim, prevenir qualquer hipersensibilidade dentinária ainda estão sendo estudados.

HISTOLOGIA DA DENTINA

Quando a dentina madura é examinada microscopicamente, certas características (como túbulos dentinários e a maioria dos tipos de dentina) são facilmente observadas. No entanto, o processo dentinário dentro dos túbulos é de difícil discernimento por observação ao microscópio de luz. Outras características microscópicas também são observadas e serão discutidas em seguida. Essas características podem ocorrer tanto na dentina primária quanto na secundária.

Observam-se as **linhas de imbricação de von Ebner**, que são linhas incrementais ou bandas escuras presentes na lâmina histológica de um corte da dentina, podem ser comparadas aos anéis de crescimento das árvores; elas são semelhantes às linhas incrementais de Retzius, observadas no esmalte (Figura 13.13). Essas linhas mostram a natureza incremental da dentina durante o estágio de aposição do desenvolvimento do dente e cruzam perpendicularmente (a 90°) os túbulos dentinários. Diariamente, são incrementados cerca de 4 μm (micrômetros) de dentina pelos odontoblastos; assim, a orientação das fibras colágenas depositadas difere ligeiramente. Mudanças mais acentuadas ocorrem a cada 5 dias, o que dá origem a uma linha de imbricação a cada 20 μm, conforme observado.

As **linhas de contorno de Owen** são um conjunto de linhas de imbricação paralelas entre si que também estão presentes na dentina, visualizadas microscopicamente. Essas linhas de imbricação, em especial, demonstram um distúrbio no metabolismo corporal que afeta os odontoblastos e altera seus esforços para produção da dentina, de modo que a dentina se apresenta como uma série de faixas escuras. A linha de contorno mais pronunciada é a linha neonatal, formada durante o trauma do nascimento (Figura 13.14). Outras linhas de contorno podem ocorrer no dente em conjunto com a coloração por tetraciclina, clinicamente visível, em que o antibiótico tomado sistemicamente durante o desenvolvimento do dente incorpora-se quimicamente à dentina em quantidades variáveis (ver Figura 3.19). A maior parte dessas manchas intrínsecas pode ser atenuada com clareamento dental vital, a fim de uniformizar a cor do dente, ou pode ser tratada com restaurações dentárias estéticas.

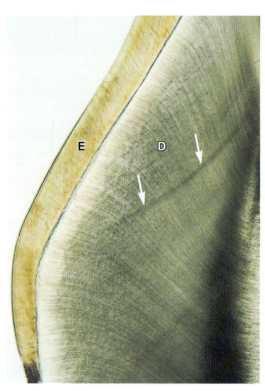

Figura 13.14 Linha neonatal pronunciada, linha de contorno de Owen (*setas*), assim como outras linhas de contorno paralelas na dentina (*D*) subjacente ao esmalte (*E*). Observe que elas tendem a aparecer juntas, como uma série de faixas escuras. (Da coleção Bernhard Gottlieb, cortesia de James McIntosh, PhD, Assistant Professor Emeritus, Department of Biomedical Sciences, Baylor College of Dentistry, Dallas.)

Outra característica histológica da dentina é a **camada granulosa de Tomes**, a qual é encontrada com frequência em uma seção microscópica, na região periférica da dentina radicular, logo abaixo do cemento, adjacente à junção cementodentinária (JCD) (Figura 13.15). No entanto, a área só parece ser granulosa em virtude da sua aparência microscópica pontilhada, como efeito óptico da observação ao microscópio; a causa da alteração visível dessa região da dentina é desconhecida. Pode estar relacionada a regiões menos mineralizadas da dentina, com um nível aumentado de dentina interglobular, ou à presença de ramificações das extremidades distais ou terminais dos túbulos dentinários, encontrados próximos à JCD, semelhante ao observado perto da JAD (junção amelodentinária). Não se sabe se tem algum significado clínico. A própria JCD é uma junção menos distinta que a JAD, porque esses dois tipos de tecido se misturam na raiz do dente.

ENVELHECIMENTO DA DENTINA

Com o envelhecimento, o diâmetro do túbulo dentinário diminui devido à deposição de dentina peritubular na sua superfície interna. Esse estreitamento do túbulo pode estar relacionado com a diminuição da capacidade da polpa dental em reagir aos vários estímulos com a idade. Além disso, as vias de passagem dos túbulos em direção à polpa do dente não são mais tão amplas como em indivíduos jovens; assim, os estímulos não são transmitidos de modo tão rápido e em grandes quantidades como ocorria anteriormente (discutido mais adiante na seção sobre polpa). Estudos demonstram a obliteração completa dos túbulos mais velhos com mineralização dos respectivos processos odontoblásticos associados.

Com a idade, os odontoblastos também sofrem alterações citoplasmáticas, o que inclui uma redução no conteúdo de organelas. Conforme discutido anteriormente, a dentina torna-se mais exposta

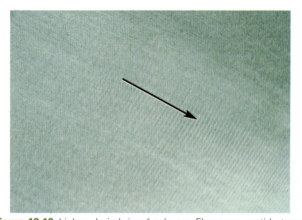

Figura 13.13 Linhas de imbricação de von Ebner em sentido transversal aos túbulos dentinários, com sua direção indicada (*seta*). Observe o padrão regular de formação da dentina. (Da coleção Bernhard Gottlieb, cortesia de James McIntosh, PhD, Assistant Professor Emeritus, Department of Biomedical Sciences, Baylor College of Dentistry, Dallas.)

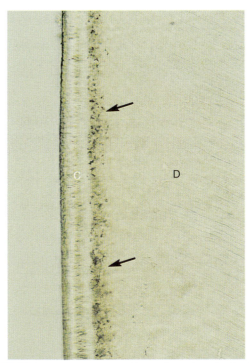

Figura 13.15 Camada granulosa de Tomes (*setas*) na dentina (*D*), próxima à junção cementodentinária, subjacente às camadas do cemento (*C*). (Da coleção Bernhard Gottlieb, cortesia de James McIntosh, PhD, Assistant Professor Emeritus, Department of Biomedical Sciences, Baylor College of Dentistry, Dallas.)

em decorrência de atrição e recessão gengival, o que pode ou não levar à hipersensibilidade dentinária (discutida anteriormente). Avaliar a estimativa da idade a partir da dentição constitui um passo importante para a construção de um perfil de identidade de um indivíduo falecido. No entanto, em vez de características microscópicas relacionadas com o processo de envelhecimento, a translucidez dentinária é um dos melhores parâmetros morfohistológicos a serem utilizados para estimativa da idade dentária, não apenas em termos de precisão, mas também de simplicidade, em conjunto com o uso de *software* e dispositivos digitais relacionados.

PROPRIEDADES DA POLPA DO DENTE

A polpa do dente é formada por um tecido mole mais interno do dente e apresenta-se radiolúcida (mais escura) em radiografias, pois é menos densa que os tecidos duros mineralizados do dente, os quais, por sua vez, são radiopacos (mais claros) (ver Figura 2.5). A polpa do dente é um tecido conjuntivo com todos os componentes desse tipo de tecido (discutido a seguir neste capítulo). Durante o desenvolvimento do dente, a polpa dental se forma a partir das células centrais da papila dental (ver Figura 6.7). Durante a odontogênese, quando a pré-dentina se forma ao redor da papila dental, o tecido mais interno ou central passa a ser considerado polpa dental (ver Figuras 6.10 e 6.11). Assim, a polpa tem a mesma origem embriológica da dentina, pois ambas são derivadas da papila dental do germe dentário.

Uma consideração importante relacionada com o complexo dentina-polpa é que a polpa do dente está envolvida no suporte, na manutenção e na formação contínua da dentina, uma vez que os corpos celulares dos odontoblastos permanecem ao longo da região periférica da polpa e constituem a sua camada mais externa (discutido posteriormente). Outra função da polpa é a sensorial, visto que os corpos celulares associados aos axônios aferentes presentes nos túbulos dentinários estão localizados entre essa camada de odontoblastos. Todas as sensações direcionadas à polpa são percebidas pelo encéfalo apenas como sensação de dor. Portanto, estímulos como mudanças extremas de temperatura e resposta ao toque, como vibrações que afetam a polpa ou a dentina por meio dos nervos pulpares, são percebidos apenas como estímulos dolorosos. Assim, como a polpa é um órgão sensorial, torna-se necessário que haja indução de anestesia local para o controle da dor durante a maioria dos procedimentos restauradores.

A polpa também desempenha uma função nutricional para si própria, assim como para a dentina, pois este último tecido não contém nenhum suprimento sanguíneo próprio. A dentina depende do suprimento vascular da polpa e dos fluidos teciduais (ou líquido intersticial) associados para sua nutrição. Os nutrientes são obtidos por meio dos túbulos dentinários e conectados aos odontoblastos, de modo que formam a camada mais externa da polpa dental.

Finalmente, a polpa do dente também possui uma função protetora, pois está envolvida na formação da dentina secundária e dentina terciária, que aumenta a cobertura da polpa. Além disso, quando a polpa sofre qualquer lesão que também envolva os odontoblastos, ela oferece células mesenquimais indiferenciadas para se diferenciarem em fibroblastos, os quais passam, então, a produzir fibras e substâncias intercelulares, bem como células para se diferenciarem em odontoblastos secundários que produzem e depositam mais dentina. A polpa também possui glóbulos brancos (leucócitos) em seu sistema vascular e no tecido circundante a esses vasos, que permitem o desencadeamento de respostas imunológicas e inflamatórias.

ANATOMIA DA POLPA DO DENTE

A polpa dental está contida na **cavidade pulpar** do dente, e o seu maior volume está localizado na câmara pulpar (Figura 13.16). Normalmente, a forma da cavidade pulpar corresponde diretamente à forma geral do dente e, portanto, é individualizada para cada dente (ver **Capítulos 16** e **17**). A cavidade pulpar é formada pela câmara pulpar e pelo(s) canal(is) radicular(es), que abrigam a polpa coronária e a polpa radicular, respectivamente, ambas compondo a polpa dental.

A **polpa coronária** está localizada na coroa do dente (câmara pulpar), formando o maior volume desse tecido. Extensões menores da polpa coronária em direção às cúspides dos dentes posteriores formam os **cornos pulpares**. Esses cornos pulpares são especialmente proeminentes na dentição permanente, sob as cúspides vestibulares dos pré-molares, e na dentição decídua, sob as cúspides mesiovestibulares dos molares. Em contraste, os cornos pulpares não são encontrados nos dentes anteriores e todos os cornos pulpares retrocedem e diminuem com a idade. Para evitar a exposição do tecido pulpar, essas regiões devem ser levadas em consideração durante o preparo cavitário em tratamento restaurador, com o uso de radiografias de controle para localizá-las.

A **polpa radicular** é a parte da polpa dental encontrada no interior do canal radicular, que, por sua vez, está localizado na raiz do dente. O canal radicular é conhecido pelos pacientes como "canal do dente". A polpa radicular se estende desde a região cervical do dente até o ápice de cada raiz. Essa parte do canal radicular possui aberturas que permitem a comunicação da polpa com o ligamento periodontal (LP; ou PDL, do inglês *periodontal ligament*) circundante, através do cemento que rodeia essas aberturas. Tais aberturas incluem o forame apical, bem como quaisquer aberturas dos canais acessórios.

O **forame apical** é uma abertura existente no ápice – ou próximo do ápice – do dente, pelo qual a polpa dental comunica-se com o LP circundante. Se mais de um forame estiver presente em cada raiz, o maior deles é designado forame apical e os demais são considerados forames acessórios.

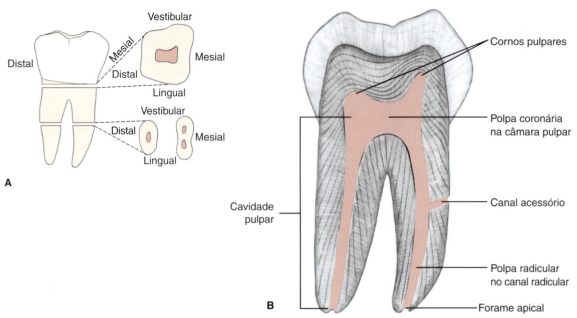

Figura 13.16 **A** e **B**. Anatomia da polpa do dente.

Essa abertura é circundada por camadas de cemento, mas ainda permite a entrada e a saída de artérias, veias, vasos linfáticos e nervos da polpa para o LP e vice-versa, o que permite que o dente permaneça vital (Tabelas 13.2 e 13.3). Assim, a comunicação entre a polpa e o LP é possível por conta do forame apical. Cada forame apical é a última parte do dente que se forma; na verdade, ele só se forma após a erupção da coroa na cavidade oral. No desenvolvimento dos dentes, cada forame é amplo e localizado na região central. Conforme o dente amadurece, cada forame torna-se menor em diâmetro e é deslocado da sua posição. Cada forame pode estar localizado no ápice anatômico de cada uma das raízes, mas, geralmente, está localizado um pouco mais deslocado no sentido oclusal em relação à cada ápice dental.

Canais acessórios também podem estar associados à polpa do dente e configuram aberturas extras da polpa para o LP (Figura 13.17; ver Figura 13.16). Esses canais acessórios também são chamados *canais laterais*, pois eles, normalmente, estão localizados na superfície lateral das raízes dos dentes, o que nem sempre é o caso, uma vez que podem ser encontrados em qualquer lugar ao longo da superfície radicular. Os canais acessórios se formam quando a bainha epitelial de Hertwig encontra um vaso sanguíneo durante a formação da raiz. Nesse caso, a dentina radicular e o cemento são depositados ao redor do vaso e organizam a estrutura da raiz em torno dele, resultando na formação do canal acessório. Nem todos os dentes possuem esses canais e eles estão presentes em quantidades variáveis nos diferentes dentes.

Portanto, os dentes apresentam um número variável desses canais, que, às vezes, representam problemas durante a terapia endodôntica ou durante o tratamento de canal radicular (discutido posteriormente). As radiografias nem sempre conseguem indicar o número ou a posição desses canais, a menos que se examine com a utilização de materiais radiopacos com auxílio de instrumentos, antes da tomada radiográfica e durante o tratamento. A recessão gengival pode expor a abertura de um canal acessório, especialmente na região da furca do dente, o que pode causar a disseminação da infecção para o interior da polpa dental, proveniente de cárie ou doença periodontal.

TABELA 13.2 Suprimento arterial dos dentes permanentes e periodonto associado.

Dentes e periodonto associado	Principais ramos da artéria maxilar
Dentes superiores posteriores e seu periodonto	Artéria alveolar superior posterior
Dentes superiores e seu periodonto	Artéria infraorbital
Dentes inferiores e seu periodonto	Artéria alveolar inferior

De Fehrenbach MJ, Herring SW. *Illustrated Anatomy of the Head and Neck*. 5th ed. St Louis: Elsevier; 2017.

TABELA 13.3 Suprimento nervoso dos dentes permanentes e periodonto associado.

Dentes e periodonto associado	Ramos do nervo trigêmeo ou quinto (V) par de nervos cranianos
Dentes anteriores superiores, periodonto da região vestibular anterior superior	Nervo alveolar superior anterior proveniente do nervo maxilar (V_2)
Periodonto da região palatina anterior superior	Nervo nasopalatino proveniente do nervo maxilar (V_2)
Dentes posteriores superiores, periodonto da região vestibular posterior superior	Nervo alveolar superior médio e nervo alveolar superior posterior, provenientes do nervo maxilar (V_2)
Periodonto da região palatina posterior superior	Nervo palatino maior proveniente do nervo maxilar (V_2)
Dentes inferiores e periodonto da região vestibular dos dentes anteriores e dos pré-molares inferiores	Nervo alveolar inferior proveniente do nervo mandibular (V_3)
Periodonto da região vestibular posterior inferior	Nervo bucal proveniente do nervo mandibular (V_3)
Periodonto da região lingual inferior	Nervo lingual proveniente do nervo mandibular (V_3)

De Fehrenbach MJ, Herring SW. *Illustrated Anatomy of the Head and Neck*. 5th ed. St Louis: Elsevier; 2017.

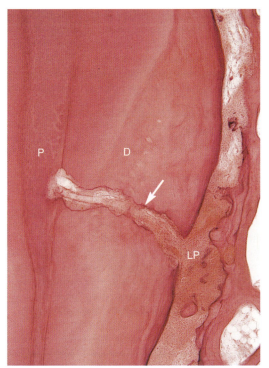

Figura 13.17 Canal acessório (*seta*) localizado na raiz, composto de polpa do dente (*P*) e dentina (*D*), recobertas de cemento. Observe que o canal acessório se abre no ligamento periodontal (*LP*). (Da coleção Bernhard Gottlieb, cortesia de James McIntosh, PhD, Assistant Professor Emeritus, Department of Biomedical Sciences, Baylor College of Dentistry, Dallas.)

HISTOLOGIA DA POLPA DO DENTE

Como a polpa é um tecido conjuntivo, ela possui todos os componentes desse tecido: substância intercelular, fluido tissular (tecidual ou intersticial), células típicas, linfócitos, vasos linfáticos, vasos sanguíneos, nervos e fibras (Figura 13.18). Como em todas as formas de tecido conjuntivo, os fibroblastos compõem o maior grupo de células da polpa do dente (ver Figura 8.5). Os odontoblastos formam o segundo maior contingente celular da polpa dental, mas apenas seus corpos celulares estão localizados nesse tecido. Os odontoblastos estão localizados apenas na camada periférica da polpa.

Além dos fibroblastos e odontoblastos, a polpa contém células-tronco do tipo mesenquimais indiferenciadas, as chamadas **células-tronco da polpa dental** (**CTPDs**; ou DPSCs, do inglês *dental pulp stem cells*). Essas células são um valioso recurso para o complexo dentino-pulpar, pois podem se transformar em fibroblastos ou odontoblastos se qualquer uma dessas populações de células forem reduzidas após sofrerem uma lesão (discutido mais adiante, no fim deste capítulo).

A polpa também possui leucócitos (glóbulos brancos) em seu tecido e suprimento vascular. Porém, os níveis dessas células são geralmente baixos, a menos que tenham sido estimuladas para desencadearem uma reação inflamatória ou resposta imunológica. Os eritrócitos (glóbulos vermelhos) são encontrados no extenso suprimento vascular. As fibras presentes na polpa do dente são principalmente fibras colágenas e algumas fibras reticulares, não havendo fibras elásticas. Além do suprimento sanguíneo bastante exuberante, a polpa dental apresenta linfáticos rudimentares.

Dois tipos de fibras nervosas estão associadas à polpa, o que inclui axônios mielinizados (20 a 30%) e axônios amielínicos ou não mielinizados (70 a 80%) (ver **Capítulo 8**). Essas fibras são nociceptoras, associadas às terminações de células nervosas relativamente simples, que transmitem, essencialmente, a sensação de dor, como em casos de ocorrência de lesões na polpa dental. Essas injúrias podem incluir lesões mecânicas, químicas e térmicas, de temperaturas extremas, as quais também podem ocorrer com o preparo cavitário (ver discussão anterior, na seção sobre dentina). As fibras mielínicas são os axônios de neurônios aferentes ou sensitivos que estão localizados nos túbulos dentinários. Axônios dos neurônios associados estão localizados entre os corpos dos odontoblastos, na camada odontoblástica da polpa dental. As fibras amielínicas estão, por sua vez, associadas aos vasos sanguíneos. Essas fibras nervosas amielínicas originam-se dos ramos mandibulares e maxilares dos nervos trigêmeos e possuem seus corpos celulares localizados no gânglio trigeminal.

ZONAS HISTOLÓGICAS DA POLPA DENTAL

Quatro zonas são evidentes quando a polpa do dente é observada microscopicamente: a zona odontoblástica, a zona pobre em células (livre de células ou acelular), a zona rica em células e a zona central (Tabela 13.4; ver Figura 13.18). Este capítulo discute essas zonas na ordem a partir da camada mais externa, justaposta à dentina, até o centro da polpa.

A primeira zona da polpa é a mais próxima da superfície interna da dentina, compõe a periferia da polpa do dente e é chamada *zona odontoblástica*. Essa zona é constituída por uma camada com os corpos dos odontoblastos, cujos processos odontoblásticos estão localizados no interior dos túbulos dentinários da dentina adjacente. Os odontoblastos são capazes de formar dentina secundária ou terciária internamente na dentina, na periferia da polpa. Quando isso ocorre, os odontoblastos se realinham no lado pulpar da dentina recém-formada. Além disso, axônios aferentes de corpos celulares de neurônios associados, que chegam até os túbulos dentinários, localizam-se entre os odontoblastos.

A zona seguinte, mais próxima da camada odontoblástica, é denominada *zona pobre em células* (*zona livre de células* ou *zona acelular*). Trata-se de uma zona que parece estar virtualmente livre de uma população de células, o que só é verdade quando se usam pequenos aumentos na visualização dos cortes histológicos. Na realidade, essa zona consiste em uma menor quantidade de células quando comparada à zona odontoblástica, mas não é totalmente livre delas.

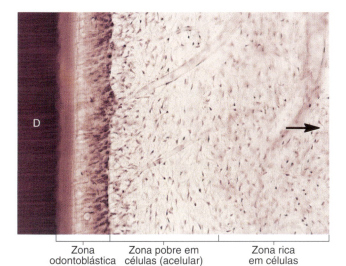

Figura 13.18 Zonas da polpa do dente, profundamente à dentina (*D*). Note a existência de três zonas externas em relação à zona interna, a qual está na região mais central da polpa (*seta*). (Da coleção Bernhard Gottlieb, cortesia de James McIntosh, PhD, Assistant Professor Emeritus, Department of Biomedical Sciences, Baylor College of Dentistry, Dallas.)

TABELA 13.4 Zonas microscópicas ou histológica da polpa do dente.	
Zonas da polpa (da mais externa para a mais interna)	**Características histológicas**
Zona ou camada odontoblástica	Os corpos dos odontoblastos se formam e se localizam na periferia da polpa dental. Eles depositam a dentina secundária na superfície interna da dentina e determinam o realinhamento dessas células; axônios aferentes de corpos celulares de neurônios associados que chegam até os túbulos dentinários estão localizados entre os odontoblastos
Zona pobre em células (livre de células ou acelular)	Contém poucas células em comparação à zona odontoblástica; os plexos nervoso e capilar estão localizados nessa camada
Zona rica em células	Contém uma maior densidade de células em comparação à zona livre de células e um suprimento vascular mais extenso
Zona central	Localizada no centro da cavidade pulpar; é semelhante à zona rica em células e é constituída por muitas células e um extenso suprimento vascular

Os plexos capilar e nervoso também são encontrados nessa zona. As dentinas secundárias ou terciárias não são formadas inicialmente nessa zona. Porém, a dentina recém-formada pode invadir essa região.

A próxima zona, após e sob a zona livre de células, direcionada para dentro da dentina, é a *zona rica em células*. A zona rica em células, como o nome indica, tem uma densidade de células aumentada em comparação à zona livre de células, porém não contém uma maior densidade de células quanto comparada à zona odontoblástica. Essa zona também possui um suprimento vascular mais extenso que o observado na zona livre de células.

A zona final da polpa do dente, encontrada no centro da cavidade pulpar, é a *zona central*. Essa zona é constituída por diversas células e um extenso suprimento vascular. Exceto por sua localização, é muito semelhante à zona rica em células.

ENVELHECIMENTO DA POLPA DO DENTE

Com o avanço da idade, os cornos pulpares diminuem e ocorre também a redução de substância intercelular, água e células, gradativamente substituídas por um aumento da quantidade de fibras colágenas no tecido. Essa diminuição nas células é especialmente evidente no número reduzido de células mesenquimais indiferenciadas. Assim, a polpa do dente torna-se mais fibrosa com o tempo e é levada a uma redução da capacidade regenerativa devido à perda dessas células.

Além disso, toda a cavidade pulpar pode ser reduzida pela deposição de dentina secundária e/ou terciária, assim, causa uma **retração pulpar**, a qual pode ser vista em radiografias periapicais. Esse processo é especialmente observado em dentes molares e é importante para determinar a profundidade do preparo cavitário em alguns tratamentos restauradores. A falta de sensibilidade associada aos dentes mais velhos se deve ao recuo de cornos pulpares, fibrose pulpar, adição de dentina secundária ou terciária ou, ainda, pode envolver todas essas alterações relacionadas com a idade. Atualmente, os tratamentos restauradores, em muitos casos, podem ser realizados satisfatoriamente, sem a aplicação de anestesia local em dentições mais velhas.

O forame apical da polpa também pode se tornar obliterado com depósitos de cemento ao longo do tempo, o que leva ao bloqueio dos vasos sanguíneos que nutrem os tecidos dentais, especialmente as veias (ver **Capítulo 14**). Isso pode resultar em congestão vascular e, em seguida, necrose pulpar, resultando lentamente na morte do dente, sem dor, sem qualquer evidência de cárie, doença periodontal ou infecção endodôntica.

Considerações clínicas sobre patologia e reparo pulpar

Cálculos pulpares (ou dentículos) às vezes estão presentes na polpa dental (Figura 13.19). Podem ser massas mineralizadas de dentina acabada, com túbulos dentinários e processos odontoblásticos (também conhecidos como cálculos verdadeiros); em outros casos, sua estrutura é amorfa (também conhecida como cálculos falsos). Eles podem ser livres (não fixados) ou podem ser fixados à parede da dentina, em sua superfície mais interna, que faz interface com a polpa do dente (interface dentina-polpa). Os cálculos pulpares são formados durante o desenvolvimento do dente ou, posteriormente, com o envelhecimento da polpa, eles podem ser causados por microtraumas. Eles são bastante comuns e podem preencher a maior parte da cavidade pulpar. São detectados em radiografias como massas radiopacas e podem representar um problema durante a terapia endodôntica.

Entretanto, quando a polpa dental é lesionada, seja por preparo cavitário, lesão mecânica, lesão química, lesões cariosas extensas ou até mesmo por outros tipos de lesão, pode sofrer um processo inflamatório conhecido como **pulpite**. Inicialmente, essa inflamação da polpa do dente permanece confinada dentro dos limites da dentina. No entanto, a pressão dessa pulpite confinada pode resultar em dor extrema, pois o edema inflamatório pressiona as terminações nervosas aferentes contidas na polpa (ver discussão anterior). Novos estudos concluíram que o uso de nicotina pode reduzir a vascularização e enfraquecer a capacidade da polpa de combater doenças e/ou outras enfermidades; aumentando o risco da terapia endodôntica em mais de 70% nesses casos.

Conhecer a anatomia exata da cavidade pulpar de um dente por meio de radiografias periapicais, especialmente a extensão dos cornos pulpares nas cúspides sobrejacentes, é importante para realizar a dentística restauradora de forma segura. As pesquisas atuais mostram que, quando uma lesão de cárie invade a polpa dental diagnosticada como saudável ou com *pulpite reversível*, apenas a porção coronal do tecido pulpar (imediatamente adjacente à cárie) apresenta sinais de inflamação, não todo o tecido pulpar, como se pensava anteriormente. Portanto, o dentista pode tratar o tecido pulpar exposto pela cárie, direta ou indiretamente, com a aplicação de forradores, capeadores, bases protetoras, bases cavitárias ou até mesmo com pulpotomia, sem a necessidade de uma pulpectomia (ver a discussão a seguir). Recentemente, o hidróxido de cálcio foi substituído por um material biocerâmico para capeamento pulpar da polpa dental direta ou indiretamente exposta. Assim, uma restauração permanente é realizada sobre a área para prevenir qualquer infecção adicional.

Uma pulpite irreversível pode, posteriormente, ocasionar uma infecção pulpar que se dissemina a partir do forame apical ou, talvez, a partir de um canal acessório para o periodonto circunjacente, e formar um abscesso periapical ou um cisto periodontal. Essa situação é um exemplo de comunicação entre a polpa do dente e o periodonto circundante, em que os estados clínicos de doença podem se estender entre as duas regiões, envolvendo os dois tecidos. No entanto, raramente uma infecção ou outras doenças provenientes do periodonto alcançam a polpa.

Se ocorrer a morte da polpa devido a uma infecção, com *pulpite irreversível*, por invasão bacteriana no tecido pulpar, ela deve ser removida cirurgicamente por uma pulpectomia. Um material radiopaco inerte e semelhante a uma borracha (cone de guta-percha) é então introduzido na cavidade pulpar e passa pela polpa do canal radicular durante o tratamento endodôntico (ou na terapia pulpar vital). Geralmente esse procedimento é conhecido pelo paciente como "tratamento de canal".

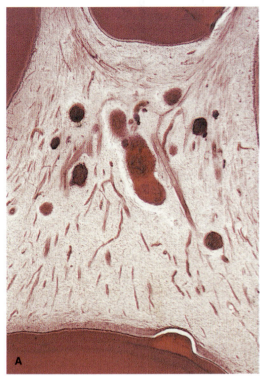
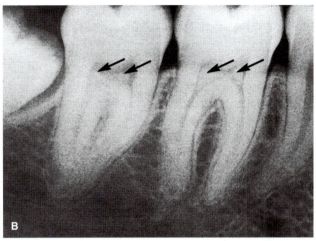

Figura 13.19 Cálculos pulpares em um dente multirradicular. **A.** Seção microscópica. **B.** Radiografia periapical de molares (*setas*). (**A**, da coleção Bernhard Gottlieb, cortesia de James McIntosh, PhD, Assistant Professor Emeritus, Department of Biomedical Sciences, Baylor College of Dentistry, Dallas. **B**, cortesia de Margaret J. Fehrenbach, RDH, MS.)

Quando a polpa é removida pelo tratamento endodôntico, o dente não apresenta mais vitalidade, pois suas fontes nutricionais, provenientes dos vasos dos tecidos pulpares, foram removidas. Assim, o dente tratado endodonticamente pode escurecer e tornar-se mais friável, com possibilidade de se quebrar durante a mastigação. O escurecimento ocorre devido aos produtos residuais da necrose pulpar que penetram pelos túbulos dentinários.

Muitas vezes é necessária a aplicação de uma coroa total protética restauradora sobre a coroa natural do dente tratado endodonticamente, com a finalidade de protegê-la de quebras, prolongar a permanência do dente na boca, bem como melhorar sua aparência estética, caso o elemento tenha coloração alterada. O clareamento não vital – interno ou externo – de dentes desvitalizados também pode ser necessário para atenuar o escurecimento das coroas naturais, assim como restaurações estéticas ou a instalação de uma coroa protética total. Se um abscesso ou um cisto se desenvolver no periodonto em decorrência de uma pulpite, um procedimento cirúrgico chamado apicectomia pode ser o tratamento de escolha para remover a lesão periapical.

Os cirurgiões-dentistas devem se dedicar à prevenção contra lesões pulpares durante procedimentos preventivos e tratamentos restauradores. Essa lesão iatrogênica da polpa pode resultar do calor ou das vibrações emitidas por uma peça de mão ou por um micromotor mais antigo, durante o preparo cavitário, bem como do polimento excessivo da coroa, o que causa lesão mecânica ao tecido. A polpa dental também pode sofrer lesão química por vários materiais restauradores inseridos no preparo cavitário (ver discussão anterior). Os novos motores de alta rotação refrigerados à água, que minimizam o calor e as vibrações no dente, bem como técnicas de polimento seletivo são, atualmente, utilizados com sucesso para reduzir a incidência de danos pulpares.

Os materiais forradores (*liners*) também têm sido utilizados com frequência sobre a dentina antes de se aplicar materiais restauradores químicos mais tóxicos, o que previne futuros danos pulpares.

Em seguida, uma base de cimento é colocada sobre o material forrador para proteger a polpa dental de restaurações que podem servir como condutores térmicos, como coroas/*inlays* de ouro ou amálgama de prata. Após uma restauração ter sido realizada, os tipos de dentina terciária também serão produzidos na região da polpa sensível, em um tempo de 6 meses a 1 ano. Assim, a possibilidade de uma futura dor pulpar é reduzida.

A vitalidade do complexo dentina-polpa, tanto em condições normais de saúde quanto após a lesão, depende da atividade das células do tecido pulpar e dos processos de sinalização que regulam o comportamento dessas células. Isso é especialmente verdadeiro em relação às células-tronco da polpa dental (CTPDs) multipotentes, presentes na zona rica em células da polpa. Pesquisas têm conduzido a uma melhor compreensão do controle molecular do comportamento celular. Os fatores de crescimento (GF, do inglês *growth factors*) desempenham um papel fundamental na sinalização dos eventos de formação e reparo do tecido no complexo dentina-polpa.

O aproveitamento desses fatores de crescimento pode fornecer oportunidades estimulantes para abordagens de processos biológicos que levem ao reparo dos tecidos dentais, assim como à construção de tecidos de substituição no dente, por meio da engenharia tecidual. Essas novas abordagens oferecem um potencial significativo para melhores manejo da conduta clínica de doenças dentárias e manutenção da vitalidade do dente.

Além disso, o trabalho está sendo continuamente direcionado às CTPDs, uma vez que esse tipo de célula-tronco tem potencial futuro para se diferenciar em uma variedade de outros tipos de células que são originalmente derivadas do mesênquima embrionário, o que inclui músculos, ossos, cartilagens e gordura, assim como para se diferenciar em uma variedade de tecidos relacionados ao dente, como dentina, cemento, ligamento periodontal (LP) e lâmina própria. Essa origem embrionária das CTPDs, provenientes das células da crista neutra (NCCs), explica sua multipotência.

As CTPDs viáveis são bastante simples de coletar, sem nenhuma mortalidade ou morbidade das células. Esse é um tópico não controverso, pois as células podem ser coletadas sem o comprometimento de quaisquer questões éticas. Uma vez que consiste em transplante autólogo de células-tronco, elas também não apresentam nenhum risco de reação imunológica ou rejeição dos tecidos; portanto, a terapia imunossupressora não é necessária. Também podem ser úteis para parentes próximos do doador, como avós, pais e irmãos. Além dessas considerações, o banco de células-tronco é mais econômico quando comparado ao sangue do cordão umbilical e pode ser complementar ao banco de células-tronco do cordão umbilical.

As CTPDs são mais viáveis em dentes decíduos. Molares permanentes (como os terceiros molares) também possuem essas células, embora em menor quantidade. O processamento deve ser rápido após a remoção, devendo passar por uma operação de congelamento, que é o mesmo usado para armazenar células-tronco do cordão umbilical (por meio da criopreservação). A polpa dental pode ser facilmente criostizada por longos períodos e pode ser usada para formar um criobanco para a regeneração dos tecidos adultos, se necessário. As CTPDs retêm seu potencial multipotente após a criopreservação; a criopreservação de toda a polpa dentária leva a uma recuperação segura.

Os dentes esfoliados podem ter sua polpa dental danificada, por isso podem não ser uma fonte útil de CTPDs, especialmente se os padrões de viabilidade não estiverem bem definidos. Estudos apoiam fortemente o uso de comprimento dos telômeros e expressão dos marcadores de superfície CD271 como evidências viáveis para determinar a alta capacidade proliferativa das populações de CTPDs multipotentes. A partir desses estudos, esses e outros marcadores em potencial podem ser utilizados como indicadores da proliferação e da senescência das CTPDs. Consequentemente, devido ao grande potencial, tais populações de CTPDs devem ser totalmente exploradas na medicina regenerativa.

As pesquisas recentes na área da medicina regenerativa mostraram grande potencial para as CTPDs serem utilizadas em problemas relacionados com os dentes e também no tratamento de várias doenças humanas, incluindo doenças de cérebro, olhos, coração, fígado, ossos, pele e músculos. A medicina regenerativa é um campo emergente do uso de células-tronco para reparar, substituir ou melhorar a função biológica perdida por lesões, doenças, anomalias congênitas ou envelhecimento.

Além disso, a identificação dos genes que controlam a diferenciação dos odontoblastos pode levar ao desenvolvimento de métodos que permitam a indução da formação de dentina terciária sob lesões de cárie. A identificação de genes ativos durante a dentinogênese pode levar ao reconhecimento de fatores reguladores, que poderiam provocar uma dentinogênese secundária, regulando a sua produção e procedendo à dentinogênese primária, em qualquer cavidade formada no dente, de modo que as restaurações atuais, tal como as conhecemos, poderiam se tornar obsoletas.

14

Periodonto de Inserção: Cemento, Processo Alveolar e Ligamento Periodontal

OBJETIVOS DO APRENDIZADO

1. Definir as palavras-chave deste capítulo.
2. Descrever uma visão das propriedades gerais do periodonto de inserção, de modo que inclua cada um de seus componentes.
3. Identificar cada componente individual do periodonto de inserção por meio de diagramas.
4. Discutir as propriedades do cemento e as considerações clínicas sobre sua estrutura, integrando-as aos cuidados do paciente.
5. Discutir desenvolvimento, histologia, tipos e regeneração do cemento, bem como as considerações clínicas relacionadas às patologias do cemento, de modo que os integre aos cuidados do paciente.
6. Descrever as propriedades gerais do processo alveolar, incluindo anatomia e histologia dos ossos maxilares e da mandíbula.
7. Fazer considerações clínicas sobre o processo alveolar, correlacionando-as aos cuidados do paciente.
8. Descrever as propriedades do ligamento periodontal.
9. Identificar os grupos de fibras do ligamento periodontal por meio de diagramas e discutir as funções atribuídas a cada um deles.
10. Discutir as considerações clínicas relacionadas com as patologias do ligamento periodontal e a sua regeneração, de modo que as integre aos cuidados do paciente.

PROPRIEDADES DO PERIODONTO DE INSERÇÃO

Para compreender as mudanças patológicas que ocorrem durante os estágios de doença que envolvem o **periodonto**, os profissionais da odontologia devem, primeiramente, conhecer a histologia do periodonto saudável. Assim, as características histológicas subjacentes dos componentes do periodonto fornecem pistas para as características clínicas observadas, seja em condições saudáveis ou patológicas.

O periodonto consiste em tecidos moles interpostos a tecidos duros de suporte, associados, de um lado, à superfície radicular dos dentes e, de outro, ao processo alveolar, de maneira que é chamado periodonto de inserção ou de sustentação (Figura 14.1). O periodonto de inserção possui a função de propiciar uma ancoragem do dente no osso alveolar, em uma relação contínua. Assim, o periodonto inclui o cemento, o osso alveolar (no processo alveolar) e o ligamento periodontal, bem como componentes individuais de cada um desses tecidos. Alguns especialistas da área incluem a gengiva como parte constituinte do periodonto, mas, na verdade, ela desempenha um pequeno papel no suporte do dente, estando mais envolvida na proteção do periodonto de inserção (ver **Capítulo 10**).

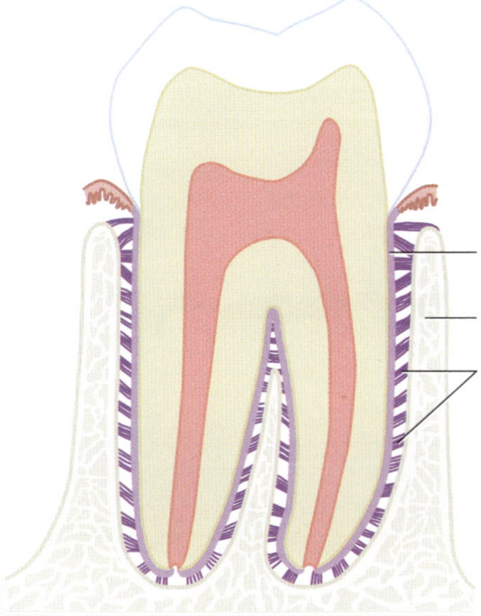

PROPRIEDADES DO CEMENTO

O cemento é a parte do periodonto que possibilita a inserção do dente no osso alveolar propriamente dito, ancorado a este último por meio do ligamento periodontal (Figura 14.2). Em um paciente saudável, o cemento não é clinicamente visível, pois ele normalmente recobre toda a superfície radicular, externamente à camada granulosa de Tomes na dentina, que não é exposta na cavidade oral saudável. O cemento ajuda a fornecer uma camada protetora sobre os túbulos dentinários abertos na dentina radicular.

O cemento é um tecido duro, mais espesso no terço apical da raiz do dente e nas áreas entre as raízes de dentes multirradiculares (50 a 200 mm) e mais delgado na **junção amelocementária** (**JAC**), localizada no colo do dente (10 a 50 mm). Ao contrário do osso, o cemento não tem suprimento nervoso e também é avascular (sem vasos sanguíneos); por isso, exibe baixa taxa de regeneração e recebe sua nutrição por meio de suas próprias células relacionadas com o ligamento periodontal vascular circunjacente. Como ocorre com a dentina (outro tecido duro) e com o osso alveolar, o cemento pode ser depositado ao longo da vida do dente, inclusive após a erupção, se não for exposto (ver Tabela 6.2).

O cemento maduro é, em peso, composto de 65% de material inorgânico ou mineralizado, 23% de material orgânico e 12% de água. Essa formação cristalina do cemento maduro consiste, principalmente, em hidroxiapatita de cálcio, com a fórmula química $Ca_{10}(PO_4)_6(OH)_2$. A hidroxiapatita encontrada no cemento é semelhante à encontrada em porcentagens mais altas no esmalte e na dentina, mas assemelha-se mais à porcentagem encontrada no tecido ósseo, como o osso alveolar. Outras formas de cálcio também estão presentes no cemento. Os componentes orgânicos incluem colágeno, principalmente do Tipo I, e outros tipos em quantidades menores, glicoproteínas e proteoglicanos.

Devido ao seu nível mineral mais baixo, em radiografias periapicais o cemento aparece mais radiotransparente (mais radiolúcido ou mais escuro) em relação ao esmalte e à dentina, mas aparece mais

Figura 14.1 Periodonto com seus componentes.

- Periodonto
- Cemento
- Osso alveolar
- Ligamento periodontal

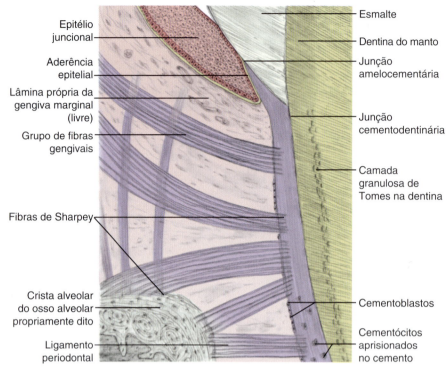

Figura 14.2 Cemento e suas relações com o dente e o osso alveolar propriamente dito, com as fibras de Sharpey do ligamento periodontal inseridas em ambos os tecidos. Observe a camada granulosa de Tomes na dentina subjacente.

radiopaco (mais claro) que a polpa do dente; no entanto, qualquer camada de cemento próxima à JAC pode não ser visualizada nas radiografias devido à sua reduzida espessura (ver Figura 2.5).

Considerações clínicas sobre a estrutura do cemento

Em certas situações, quando o cemento é inicialmente exposto pelo processo de recessão gengival (como ocorre durante a doença periodontal crônica avançada), ele se apresenta com uma coloração amarelada pálida e opaca, mais clara que a dentina, porém mais escura em comparação ao esmalte esbranquiçado (discutido mais adiante). Quando se utilizam instrumentos adequados para observá-lo na superfície da raiz, o cemento exposto apresenta-se com uma superfície mais granulosa em comparação com a dentina mais dura e com a superfície do esmalte, ainda mais duro e liso. No entanto, quando o cemento é exposto por meio de uma recessão gengival, ele rapidamente sofre abrasão por fricção mecânica, em razão do seu baixo conteúdo mineral e da sua espessura reduzida, o que expõe a dentina subjacente (ver Figura 13.1). A exposição da dentina mais profunda pode ocasionar coloração extrínseca e hipersensibilidade dentinária (ver **Capítulo 13**).

Estudos demonstram que as características histológicas do cemento podem resultar em maior risco de **cáries de cemento** (cimentícias). A incidência de cáries de cemento aumenta em idosos à medida que ocorre recessão gengival, seja por trauma, seja por doença periodontal. Essa é uma condição crônica que forma uma grande lesão superficial e, na sequência, lentamente invade primeiro o cemento e depois a dentina radicular, até causar uma infecção crônica da polpa (Figura 14.3). Como a dor dentária é um achado tardio, muitas lesões não são detectadas precocemente, o que resulta em um grande desafio restaurador e no aumento da perda de dentes. A xerostomia (boca seca), a pouca destreza manual para cuidados domiciliares adequados e a má nutrição em idosos podem favorecer o surgimento da cárie de cemento; todas essas questões devem ser abordadas durante o tratamento odontológico desses pacientes.

Existem muitas controvérsias sobre o tratamento da doença periodontal que envolve a remoção das camadas externas do cemento durante a raspagem da raiz, realizada na terapia periodontal não cirúrgica. O biofilme dental e o cálculo endurecido relacionado estão associados à superfície de cemento sobre a raiz dental, profundamente localizados dentro da bolsa periodontal ativa (Figuras 14.4 e 14.5; ver também o **Capítulo 10**). No passado, acreditava-se que as toxinas bacterianas (ou endotoxinas) poderiam ser absorvidas pelas camadas superficiais de cemento adjacente ao biofilme dental e que essas camadas externas de cemento "tóxico" deveriam ser removidas pela raspagem manual, para que ocorresse a cicatrização dos tecidos dentogengivais e a junção epitelial; assim, seria formada uma nova fixação epitelial mais oclusal. Atualmente, acredita-se que

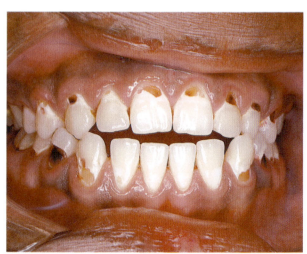

Figura 14.3 Cárie de cemento com invasão da dentina adjacente. O envolvimento pulpar é um achado tardio devido à superficialidade inicial das lesões. (Cortesia de Margaret J. Fehrenbach, RDH, MS.)

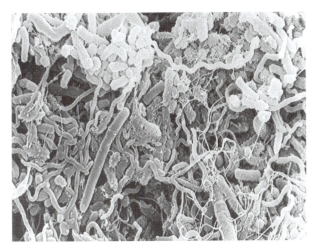

Figura 14.4 Fotomicrografia eletrônica de varredura do biofilme dental subgengival, na superfície do cemento, na raiz do dente, em uma bolsa periodontal profunda. (Cortesia de Jan Cope, RDH, MS.)

O cemento se desenvolve a partir do folículo dental e se forma sobre a dentina radicular após a desintegração da bainha epitelial de Hertwig (ver Figura 6.20). A desintegração da bainha permite que as células indiferenciadas do folículo dental entrem em contato com a superfície dentinária radicular recém-formada, o que induz essas células a se diferenciarem em cementoblastos. Os cementoblastos, então, dispersam-se para recobrir a superfície da dentina radicular e iniciar o processo de cementogênese, de modo que depositam a matriz chamada "cementoide". Ao contrário dos ameloblastos e odontoblastos, que não deixam seus corpos celulares em seus produtos secretados durante os estágios finais da aposição, muitos cementoblastos ficam aprisionados pela matriz de cemento que produzem, tornando-se cementócitos (Figura 14.6). Novamente, o cemento é mais semelhante ao osso alveolar, com seus osteoblastos tornando-se osteócitos aprisionados.

Quando o cementoide atinge a sua espessura total necessária, o cementoide ao redor dos cementócitos torna-se mineralizado ou maduro e, a partir de então, esse tecido é denominado "cemento". Como resultado do crescimento aposicional do cemento sobre a dentina, a junção cementodentinária (JCD; ou DCJ, do inglês *dentinocemental junction*) é estabelecida. Essa interface não é tão definida, nem clínica nem histologicamente, quando comparada à da junção amelodentinária (JAD), visto que o cemento e a dentina são derivados de um tipo comum de tecido durante o desenvolvimento. Isso ocorre porque tanto o folículo dental quanto a papila dental foram originalmente derivados do ectomesênquima; portanto, ambos são embriologicamente de origem mesenquimal, diferentemente do esmalte, que é derivado da lâmina dental de origem ectodérmica.

HISTOLOGIA DO CEMENTO

O cemento é composto de uma matriz fibrosa mineralizada e células. A matriz fibrosa consiste em fibras de Sharpey e fibras intrínsecas não

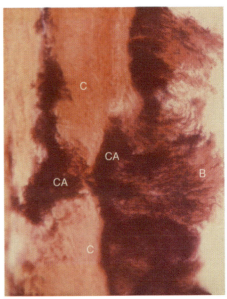

Figura 14.5 Cálculo (*CA*) presente na superfície do dente e no interior do cemento (*C*). Observe que o biofilme ou a placa dental (*B*) também está anexado ao cálculo mais áspero (*CA*). Em alguns casos, o cálculo sobre a raiz é mais mineralizado que o cemento subjacente ou até mesmo mais que a dentina. (De Newman MG, Takei HH, Klokkevold PR, Carranza FA. *Carranza's Clinical Periodontology*. 13th ed. Philadelphia: Elsevier; 2020.)

essas toxinas são fracamente aderidas ao cemento e que este não precisa ser removido mecanicamente por raspagem; em vez disso, pode-se utilizar aparelhos de ultrassom capazes de remover as toxinas sem eliminar qualquer tecido duro. A raspagem da raiz radicular realizada durante a terapia periodontal não cirúrgica deve ser usada apenas para remover cálculos mais duros. Mais estudos ultraestruturais nessa área são necessários à medida que mais terapias baseadas em evidências para o tratamento da doença periodontal são consideradas.

DESENVOLVIMENTO DO CEMENTO

O desenvolvimento do cemento é subdividido em um estágio préfuncional, que ocorre ao longo da formação da raiz, e em um estágio funcional, que se inicia quando o dente entra em oclusão, contato com o dente antagonista, e continua ao longo da vida.

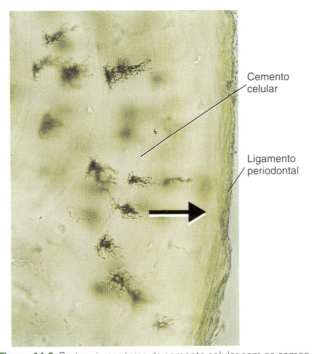

Figura 14.6 Corte microscópico do cemento celular com os cementócitos aprisionados no interior de suas lacunas e os canalículos orientados em direção ao ligamento periodontal para sua nutrição (*seta*). (Da Coleção Bernhard Gottlieb, cortesia de James McIntosh, PhD, Assistant Professor Emeritus, Department of Biomedical Sciences, Baylor College of Dentistry, Dallas.)

periodontais (ver Figura 14.2). As **fibras de Sharpey** são fibras colágenas do ligamento periodontal (LP; ou PDL, do inglês *periodontal ligament*) parcialmente inseridas na superfície externa do cemento em ângulo reto (90°) ou perpendiculares a ela. Essas fibras são inseridas, por meio de sua outra extremidade, no osso alveolar propriamente dito com a mesma angulação. Elas são organizadas para funcionarem como um ligamento entre o dente e o osso alveolar. As fibras intrínsecas não periodontais do cemento (sem ter relação com as fibras do ligamento periodontal) são fibras colágenas produzidas pelos cementoblastos e dispostas em um padrão não organizado, embora todas essas fibras ainda se posicionem paralelamente à JCD.

As células do cemento são os cementoblastos aprisionados, denominados "cementócitos" (ver Figura 14.6). Cada cementócito encontra-se em sua lacuna,[a] semelhante ao padrão observado no tecido ósseo. Essas lacunas também apresentam canalículos ou canais. Entretanto, diferentemente daqueles presentes no osso, esses canalículos do cemento não contêm nervos nem se irradiam em todas as direções. Em vez disso, os canalículos são orientados na direção do LP e contêm os processos celulares dos cementócitos, que existem para difundir os nutrientes provenientes do LP, que é vascularizado; mesmo assim, os cementócitos distantes, localizados nas camadas mais profundas, podem não ser mais vitais.

Após o crescimento aposicional do cemento em camadas, os cementoblastos que não ficaram aprisionados no cemento se alinham ao longo da superfície do tecido em todo o seu comprimento, de modo que ficam localizados na periferia do LP voltada para o dente. Esses cementoblastos podem formar camadas subsequentes de cemento se o dente for lesionado (discutido posteriormente).

Existem três tipos possíveis de interface na relação do esmalte com o cemento, na junção amelocementária (JAC). Portanto, a relação do cemento com a margem apical do esmalte é variável. A visão tradicional indica que determinados padrões predominavam em algumas cavidades orais. Porém, estudos mais recentes, com o microscópio eletrônico de varredura, indicam que a JAC pode apresentar todos esses padrões na cavidade oral de um mesmo indivíduo, inclusive, pode ocorrer variação significativa quando se considera toda a circunferência de um único dente, com todos esses padrões podendo coexistir na mesma cavidade oral e até no mesmo dente (Figuras 14.7 e 14.8).

Em alguns casos, o cemento pode se sobrepor ao esmalte na JAC, de modo que o cemento da raiz pode acabar sendo contínuo com um trecho de cemento coronário (mas com uma menor frequência do que se pensava anteriormente, em menos de 15% dos casos). Assim, nessas situações, os dentistas pouco experientes podem ter dificuldade de discernir a JAC dos depósitos de cálculo ao redor do dente. No entanto, em comparação ao cálculo – o qual apresenta uma distribuição irregular e um aspecto rugoso –, o cemento é mais uniforme e possui uma aspereza contínua quando examinado utilizando-se uma sonda exploradora.

Outro tipo de relação que pode ocorrer na JAC é aquela em que o cemento e o esmalte encontram-se face a face (ponta a ponta ou topo a topo), formando uma junção de encontro. Se não apresenta problemas para o dentista clínico ou para o paciente, esse tipo de JAC é o achado mais comum, em cerca de 52% dos casos. Finalmente, outro tipo de relação na JAC ocorre quando existe uma lacuna entre o cemento e o esmalte, o que expõe a dentina, o que compreende cerca de 33% dos casos. Esses pacientes, portanto, podem apresentar hipersensibilidade dentinária (ver Figura 13.12).

TIPOS DE CEMENTO

Dois tipos básicos de cemento são formados pelos cementoblastos: acelular e celular (Figura 14.9A e Tabela 14.1). O **cemento acelular** consiste nas primeiras camadas de cemento depositadas na junção cementodentinária (JCD) e, portanto, também é conhecido como *cemento primário*. É formado por uma taxa mais lenta que outros tipos e não contém cementócitos incorporados em seu interior. Pelo menos uma camada de cemento acelular cobre toda a superfície externa de cada raiz, e o terço cervical, próximo à JCD, é recoberto de muito mais camadas (ver Figura 14.3). A espessura do cemento acelular nunca se altera com o tempo, uma vez que nenhuma matriz pode ser depositada nas camadas mais internas do cemento.

O outro tipo de cemento é o **cemento celular**, às vezes referido como *cemento secundário*, já que é depositado após a deposição do cemento acelular (ver Figuras 14.6 e 14.9B). O cemento celular consiste nas últimas camadas de cemento depositadas sobre o cemento acelular, principalmente em torno do terço apical de cada raiz. É formado por uma taxa de velocidade mais rápida que o tipo acelular, de modo que envolve os cementoblastos durante a produção; portanto, muitos cementócitos aprisionados são encontrados em seu interior. Alinhando-se na superfície do cemento, localizados na periferia do LP, estão os cementoblastos, os quais permitem uma futura produção de mais cemento celular em resposta ao desgaste do dente e à movimentação dentária; também estão associados ao reparo do tecido periodontal.

Assim, a espessura do cemento celular poderá ser alterada durante a vida do dente, especialmente no ápice das raízes dos dentes (discutido a seguir). Esse tipo de cemento também é comum nas

---

[a]N.R.T.: Alguns autores apresentam uma denominação específica para as lacunas do cemento: "cementoplastos".

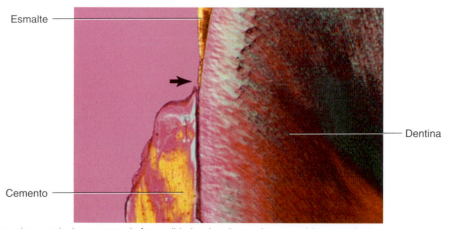

Figura 14.7 Imagem por microscopia de contraste de fase exibindo a junção amelocementária, na qual o cemento e o esmalte não se encontram, o que deixa uma lacuna onde a dentina é exposta (*seta*). Isso pode levar à hipersensibilidade dentinária. (Cortesia de P. Tambasco de Oliveira, PhD.)

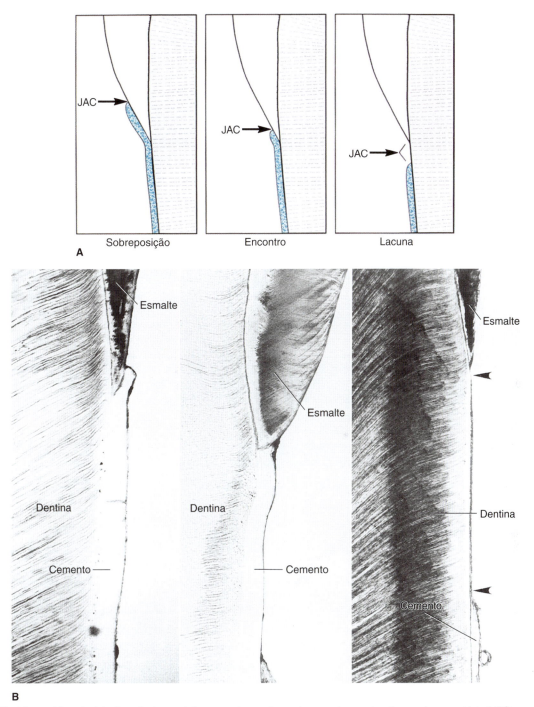

Figura 14.8 Os três padrões de interface (sobreposição, encontro ou lacuna) presentes na junção amelocementária (*JAC*) em uma mesma dentição, nos pontos indicados pelas *setas longas*. **A.** O cemento pode se sobrepor ao esmalte (*sobreposição*); os dois podem se encontrar face a face (*encontro*); pode haver uma lacuna entre o esmalte e o cemento, o que deixa a dentina exposta (*lacuna*). **B.** Seções retificadas das mesmas três relações, mas com uma lacuna expondo a dentina destacada na última imagem (*pontas de seta*). (**B**, de Nanci A. *Ten Cate's Oral Histology*. 6th ed. St. Louis: Elsevier; 2003.)

regiões inter-radiculares. É importante notar que as fibras de Sharpey, no interior do cemento acelular, são totalmente mineralizadas; por sua vez, aquelas inseridas no cemento celular são, em geral, parcialmente mineralizadas, apenas na sua periferia.

REPARO DO CEMENTO

Semelhante ao tecido ósseo, como o osso alveolar, o cemento pode sofrer perda de sua estrutura em decorrência de um trauma (Figura 14.10). Essa perda envolve a reabsorção do cemento pelos odontoclastos, o que resulta nas linhas de reversão. Quando vistas em uma preparação histológica do cemento, essas linhas de reversão aparecem como linhas recortadas e curvas, assim como ocorre no tecido ósseo, e indicam o limite de uma antiga área de reabsorção reparada pela deposição de um novo cemento, como uma cicatriz. No entanto, o cemento não é tão prontamente reabsorvido como o osso, uma consideração importante durante a movimentação dentária nos tratamentos ortodônticos (discutida posteriormente).

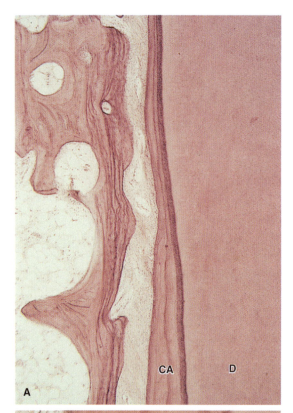

Cemento acelular	Cemento celular
Primeira(s) camada(s) depositada(s)	Formado após a(s) camada(s) de cemento acelular
Pelo menos uma camada sobre toda a superfície radicular, com várias camadas próximas ao terço cervical	Disposto em camadas sobre o cemento acelular, principalmente no terço apical e, especialmente, na região inter-radicular
Formado em um ritmo mais lento	Formado em um ritmo mais rápido
Sem cementócitos aprisionados	Com cementócitos aprisionados
Espessura constante ao longo do tempo	Pode se tornar espesso com o tempo; camadas podem ser adicionadas

TABELA 14.1 Tipos de cemento.

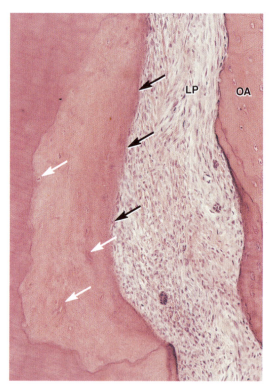

Figura 14.10 Linhas de reversão e linhas de repouso no cemento com cementócitos aprisionados (*setas brancas*) em processo de reparo após trauma grave. Na superfície do cemento, observam-se os cementoblastos (*setas escuras*) na periferia do ligamento periodontal circundante (*LP*). Observe que no osso alveolar propriamente dito (*OA*) há linhas semelhantes resultantes da remodelação óssea. (Da Coleção Bernhard Gottlieb, cortesia de James McIntosh, PhD, Assistant Professor Emeritus, Department of Biomedical Sciences, Baylor College of Dentistry, Dallas.)

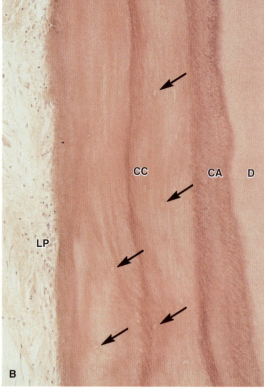

Figura 14.9 Dois tipos de cemento na superfície da raiz. **A.** Cemento acelular (*CA*), sem cementócitos constituindo as primeiras camadas depositadas na junção cementodentinária sobre a dentina (*D*). **B.** Cemento celular (*CC*), o qual contém cementócitos incorporados (*setas*) e forma as últimas camadas depositadas sobre a fina camada de cemento acelular (*CA*) adjacente à dentina (*D*). As células adjacentes ao ligamento periodontal (*LP*) são os cementoblastos. (Da Coleção Bernhard Gottlieb, cortesia de James McIntosh, PhD, Assistant Professor Emeritus, Department of Biomedical Sciences, Baylor College of Dentistry, Dallas.)

Ao mesmo tempo, pode haver reparo na área de reabsorção traumática, o que envolve o crescimento aposicional do cemento pelos cementoblastos no LP adjacente. A aposição desse cemento protetor recém-formado é observada pelas camadas de crescimento ou linhas de repouso. Essas linhas de repouso, quando observadas em uma preparação histológica, assemelham-se aos anéis de crescimento do tronco de uma árvore em seção transversal, similar ao que ocorre no tecido ósseo, como o osso alveolar. As linhas de reversão e de repouso são proeminentes no cemento submetido a trauma oclusal ou à movimentação dentária ortodôntica, bem como durante a esfoliação dos dentes decíduos e a erupção dos dentes permanentes. No entanto, ao contrário do osso, o cemento não sofre remodelação ou reparo continuamente ao longo de sua história, e só o fará quando estiver gravemente traumatizado. Além disso, o envelhecimento não resulta em uma mudança no conteúdo mineral do cemento, como ocorre no osso, mas sua permeabilidade pode diminuir.

Finalmente, há bastantes evidências histológicas de que o cemento é crítico para a adequada maturação do periodonto, tanto durante o desenvolvimento quanto na regeneração do tecido periodontal. Uma vez que o cemento possui uma matriz rica em moléculas de adesão (especialmente de proteína de adesão do cemento [CAP, do inglês *cementum attachment protein*]) e em fatores de crescimento durante o processo de cementogênese (sobretudo de proteína do cemento 1 – CEMP1 [do inglês *cementum protein-1*], presente nos cementoblastos), tais fatores podem possuir um potencial útil na regeneração das estruturas periodontais sob uma perspectiva terapêutica mais previsível em comparação aos procedimentos usados atualmente após a periodontite.

Considerações clínicas sobre patologias do cemento

Os **cementículos** são corpos esféricos mineralizados ou calcificados de cemento encontrados aderidos à superfície da raiz ou soltos no ligamento periodontal (LP) (Figura 14.11). Eles se formam a partir da aposição de cemento ao redor de detritos celulares no LP, possivelmente como resultado de microtraumas nas fibras de Sharpey. Os cementículos aderem ou se fundem ao cemento a partir da aposição contínua de cemento e podem ser grandes o suficiente para serem observados em radiografias.

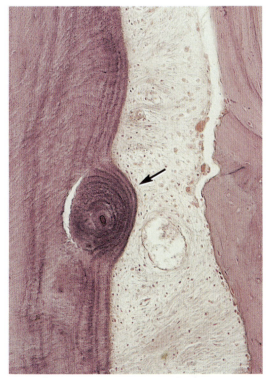

Figura 14.11 Cementículo aderido à superfície do cemento, no ligamento periodontal (*seta*). (Da Coleção Bernhard Gottlieb, cortesia de James McIntosh, PhD, Assistant Professor Emeritus, Department of Biomedical Sciences, Baylor College of Dentistry, Dallas.)

Esporões de cemento podem ser encontrados na junção amelocementária (JAC) ou próximos dela. Esses esporões são esferas simétricas de cemento aderidas à superfície radicular, semelhantes às pérolas de esmalte. Os esporões de cemento resultam da deposição irregular de cemento sobre a raiz e podem ser observados em radiografias periapicais. Tanto os cementículos quanto os esporões de cemento podem apresentar alguns problemas clínicos em relação a diferenciá-los do cálculo dental; no entanto, por serem constituídos por um tecido duro, não são facilmente removidos. Assim, os esporões também podem interferir na terapia periodontal e nos cuidados domiciliares de higienização; talvez eles precisem ser removidos com brocas odontológicas durante a cirurgia periodontal.

A **hipercementose** define-se pela produção excessiva de cemento celular, que ocorre, principalmente, no ápice da raiz do dente, mas também pode ocorrer em qualquer outro lugar do terço apical de um ou mais dentes (Figura 14.12). Pode ser observada, em radiografias periapicais, como uma massa radiopaca (mais clara) em cada ápice radicular. Essa condição pode ser resultado de trauma oclusal causado por forças oclusais excessivas ou durante certas condições patológicas (como inflamação periapical crônica), bem como condições sistêmicas (observadas, normalmente, na doença de Paget). Também pode ser um mecanismo compensatório em resposta ao atrito decorrente do aumento em altura dos dentes no plano oclusal, mantendo a dentição em oclusão funcional. Entretanto, esse supercrescimento de depósitos de cemento forma expansões bulbosas sobre as raízes e pode interferir nas cirurgias de exodontias, especialmente quando há fusão de dentes adjacentes, como ocorre na concrescência (ver Boxe 6.1Q). Além disso, pode resultar em necrose pulpar se, em nível mais grave, bloquear o suprimento de sangue que penetra na polpa do dente pelo forame apical (ver **Capítulo 13**).

Em contraste, um efeito colateral indesejado da terapia ortodôntica, como uma movimentação dentária mais rápida, pode ser a reabsorção radicular, reduzindo o comprimento total do dente, o que é especialmente observado com os incisivos superiores permanentes (discutido posteriormente). O risco de mobilidade dental também aumenta. No entanto, esse efeito tem sido minimizado com a utilização de um novo tratamento ortodôntico bioeficiente. Além disso, durante o tratamento ortodôntico em uma dentição mais jovem, felizmente o cemento é mais resistente à reabsorção, ao contrário do processo alveolar.

PROPRIEDADES DO PROCESSO ALVEOLAR

O **processo alveolar** é a extensão óssea da maxila ou da mandíbula que suporta e protege os dentes. O osso alveolar é a parte do periodonto ao qual o cemento do dente está preso por meio do ligamento periodontal (LP) (Figura 14.13). O termo *processo alveolar* será utilizado preferencialmente neste livro, uma vez que tem uma conotação clínica; enquanto um outro termo que poderia ser usado, *osso alveolar*, tem mais uma conotação de base histológica.

O processo alveolar é um tecido duro e mineralizado com todos os componentes de outros tecidos ósseos (ver Figura 8.9). É importante observar que o processo alveolar é mais facilmente remodelado quando comparado com o cemento, permitindo, assim, a movimentação dental no tratamento ortodôntico (discutido posteriormente). Ao visualizar um corte histológico, o processo alveolar remodelado apresenta linhas de repouso e de reversão, assim como todos os tecidos ósseos.

O processo alveolar maduro, como todos os ossos, é formado, em peso, por 60% de material mineralizado ou inorgânico, 25% de material orgânico e 15% de água. Essa formação cristalina consiste em, principalmente, hidroxiapatita de cálcio, com a fórmula química de $Ca_{10}(PO_4)_6(OH)_2$. A hidroxiapatita no processo alveolar é semelhante àquela encontrada em porcentagens mais altas no esmalte e na dentina; no entanto, é mais semelhante às concentrações vistas no

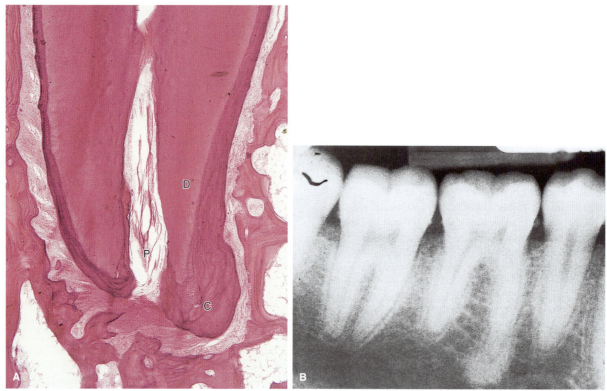

Figura 14.12 Hipercementose no ápice radicular resultante de forças traumáticas oclusais nos dentes molares inferiores permanentes. **A.** Fotomicrografia de corte histológico que apresenta alguns tecidos dentais: dentina (*D*), cemento (*C*) e polpa do dente na raiz (*P*). **B.** Radiografia periapical. (**A**, da Coleção Bernhard Gottlieb, cortesia de James McIntosh, PhD, Assistant Professor Emeritus, Department of Biomedical Sciences, Baylor College of Dentistry, Dallas; **B**, cortesia de Margaret J. Fehrenbach, RDH, MS.)

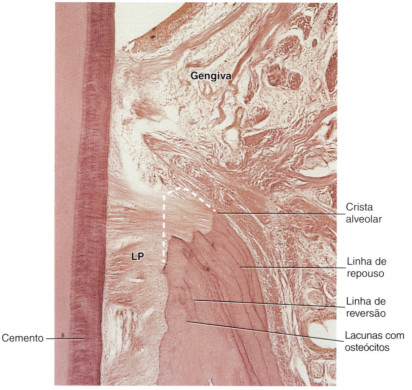

Figura 14.13 Processo alveolar e seus componentes microscópicos, o que inclui osteócitos em lacunas, bem como linhas de repouso e reversão, profundamente à gengiva e adjacente ao ligamento periodontal (*LP*). Note o cemento do outro lado da imagem. Observe que houve uma leve reabsorção da crista alveolar (*linha tracejada*), de modo que mostra o início de uma periodontite, bem como o rompimento das fibras mais superiores do grupo da crista alveolar. (Da Coleção Bernhard Gottlieb, cortesia de James McIntosh, PhD, Assistant Professor Emeritus, Department of Biomedical Sciences, Baylor College of Dentistry, Dallas.)

cemento (ver Tabela 6.2). Os minerais potássio, manganês, magnésio, sílica, ferro, zinco, selênio, boro, fósforo, enxofre, cromo e outros também estão presentes, mas em quantidades menores.

DESENVOLVIMENTO DOS MAXILARES E DA MANDÍBULA

Tanto os ossos maxilares quanto a mandíbula se desenvolvem a partir dos tecidos do primeiro arco faríngeo (arco branquial ou arco mandibular). Cada maxila forma-se no interior dos processos maxilares que se fundem, assim como a mandíbula se forma no interior dos processos mandibulares fusionados do arco mandibular. Esses três ossos começam como pequenos centros de ossificação intramembranosa, localizados ao redor do estomodeu (boca primitiva). Esses centros aumentam de diâmetro e crescem até ossos maduros (ver **Capítulo 8**). Além disso, esses ossos também apresentam diversas unidades esqueléticas durante seu desenvolvimento, que estão relacionadas a toda sua morfologia. Cada uma dessas unidades possui seu padrão de crescimento influenciado por algumas estruturas adjacentes que atuam sobre o osso em desenvolvimento.

O centro primário de ossificação intramembranosa de cada maxila, direita e esquerda, aparece por volta da 7ª semana do desenvolvimento pré-natal. Ele está localizado na terminação do nervo infraorbital, imediatamente superior à lâmina dental do dente canino superior, em cada processo maxilar. Os centros de ossificação secundários, os zigomáticos, orbitonasais, nasopalatinos e intermaxilares, aparecem na sequência e se fundem rapidamente com os centros primários. Os dois centros intermaxilares geram o processo alveolar e a região do palato primário.

O crescimento subsequente da maxila pode ser subdividido em várias unidades esqueléticas: a unidade basal do corpo da maxila, que se desenvolve abaixo do nervo infraorbital e o envolve para formar o canal infraorbital; a unidade orbital, que acompanha o crescimento do globo ocular; a unidade nasal, que depende da cartilagem do septo nasal para seu crescimento; a unidade alveolar, que se forma em resposta aos dentes superiores; e a unidade pneumática, que reflete a expansão do seio maxilar. O osso primário, formado inicialmente na maxila, é logo substituído por osso secundário à medida que a face e a cavidade oral se desenvolvem.

Durante a 6ª semana do desenvolvimento pré-natal, em cada lado do arco mandibular do embrião, um centro de ossificação primário aparece no ângulo formado pela divisão do nervo alveolar inferior e dos seus ramos incisivo e mental (mental); esse centro aparece como um bastão cartilaginoso na face lateral da cartilagem de Meckel, cartilagem presente no primeiro arco faríngeo (ver Figuras 4.11 e 5.3).

O tecido ósseo inicial do corpo da mandíbula surge na 7ª semana. O desenvolvimento ósseo se expande rapidamente do ângulo da mandíbula até a linha mediana anterior. A região anterior da mandíbula forma-se ao redor da cartilagem de Meckel para produzir calha entre as lâminas medial e lateral, que se unem inferiormente ao redor do nervo incisivo. Essa calha se estende até a linha mediana do embrião, onde se aproxima da calha similar formada no lado oposto.

Esses dois centros de ossificação bilaterais separados do arco mandibular permanecem separados na sínfise da mandíbula até um curto período após o nascimento. A calha mencionada anteriormente desenvolve-se no canal da mandíbula à medida que o osso é formado sobre o nervo incisivo, de modo que une as lâminas lateral e medial do osso inicial.

O desenvolvimento ósseo no arco mandibular também se expande posteriormente, em direção ao ponto onde o nervo mandibular divide-se em seus ramos lingual e alveolar inferior.

Inicialmente, essa ossificação forma uma calha que, posteriormente, desenvolve-se no canal mandibular, o qual aloja o nervo alveolar inferior.

Subsequentemente, a mandíbula desenvolve-se como várias unidades esqueléticas: uma unidade condilar, que forma a articulação com o osso temporal; o corpo da mandíbula, que é o centro de todo crescimento da mandíbula; a unidade angular, que se forma em resposta à ação dos músculos pterigóideo medial e masseter; a unidade coronoide, que se forma em resposta ao desenvolvimento do músculo temporal; e a unidade alveolar, que se forma em resposta ao desenvolvimento dos dentes inferiores.

Por atuar como uma estrutura de suporte temporária na mandíbula embrionária, guiando a sua formação, a maior parte da cartilagem de Meckel desaparece à medida que a mandíbula se desenvolve. O osso primário formado ao longo da cartilagem de Meckel é logo substituído por osso secundário. Cartilagens secundárias aparecem entre a 10ª e a 14ª semana do desenvolvimento pré-natal para formar a cabeça da mandíbula (côndilo), uma parte do processo coronoide e a protuberância mentual.

Separada da cartilagem de Meckel, a cartilagem coronoide se incorpora ao ramo da mandíbula, que se expande por ossificação intramembranosa e desaparece antes do nascimento. Na região mentual, uma situação semelhante ocorre quando a cartilagem desaparece por ocasião da fusão dos processos mandibulares na sínfise da mandíbula (ver Figura 1.9).

A cartilagem condilar surge inicialmente como uma estrutura em forma de cone e é o primórdio do processo condilar da mandíbula. Os condrócitos se diferenciam no centro de ossificação, que aumenta pelos crescimentos intersticial e aposicional. Em torno da metade da vida fetal, a maior parte da cartilagem condilar é substituída por osso, como resultado da ossificação endocondral; porém, sua extremidade superior persiste até a puberdade. Assim, a cartilagem condilar atua como um *centro de crescimento* para a articulação temporomandibular até o final da puberdade (ver **Capítulo 8** e Figuras 8.13 e 19.4).

Considerações clínicas sobre o desenvolvimento das maxilas e da mandíbula

A anodontia é uma anomalia dentária de desenvolvimento, na qual o(s) germe(s) dental(is) está(ão) congenitamente ausente(s); pode afetar o desenvolvimento dos processos alveolares das maxilas e da mandíbula (ver Boxe 6.1A-B). Essa ocorrência de anodontia pode impedir que os processos alveolares das maxilas e da mandíbula se desenvolvam. Esse desenvolvimento adequado é impossível, pois a unidade alveolar de cada arco dental só se forma em resposta à presença dos germes dentais dessa região, que irromperão posteriormente na referida área. Em vez disso, apenas o osso basal estará presente em cada arco envolvido (discutido posteriormente).

ANATOMIA E HISTOLOGIA DOS MAXILARES E DA MANDÍBULA

Os ossos maxilares e a mandíbula adultos são constituídos por dois tipos de tecidos ósseos com funções fisiológicas diferentes (Figura 14.14). O segmento ósseo que envolve as raízes dos dentes é o processo alveolar, também conhecido como *osso alveolar*, conforme discutido anteriormente; alguns autores ainda denominam *crista alveolar* (*crista óssea alveolar*). A região desses ossos que mantém relações anatômicas com o terço mais apical das raízes dos dentes é conhecida como **osso basal**, que é contínuo ao corpo da maxila e ao corpo da mandíbula; portanto, não faz parte do periodonto. Tanto o processo alveolar quanto o osso basal são cobertos de periósteo.

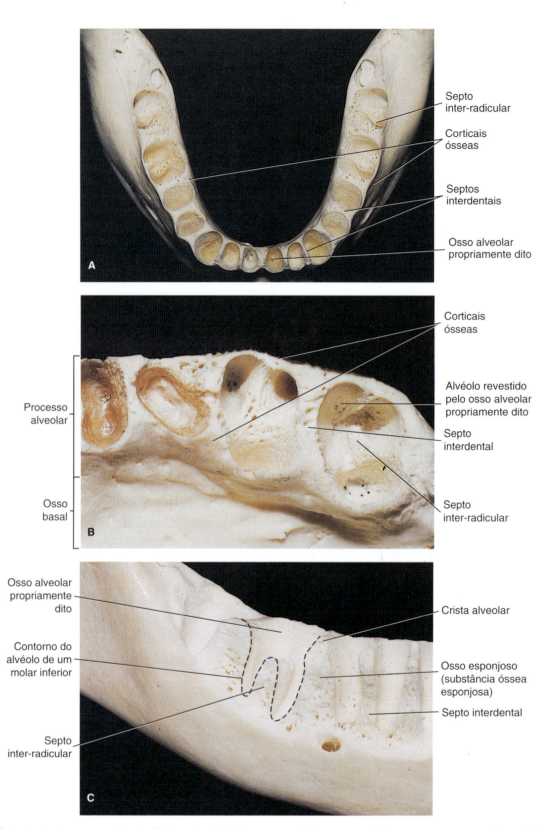

Figura 14.14 Anatomia do processo alveolar. **A.** Arco dental inferior ou mandibular com os dentes permanentes removidos. **B.** Segmento do arco dental superior ou maxilar com os dentes removidos, evidenciando a lâmina cribriforme presente no osso alveolar propriamente dito. **C.** Remoção da cortical óssea da face externa da mandíbula, com os dentes removidos, destacando o alvéolo do molar inferior (*linhas tracejadas*) (Cortesia de Margaret J. Fehrenbach, RDH, MS.)

O processo alveolar (ou osso alveolar) é formado pelo osso alveolar propriamente dito (cortical óssea alveolar voltada para o ligamento periodontal) e pelo osso alveolar de suporte. Externamente encontramos outra cortical óssea (lingual ou vestibular), abaixo da gengiva inserida. Microscopicamente, tanto o osso alveolar propriamente dito quanto o osso alveolar de suporte têm os mesmos componentes: fibras, células, substâncias intercelulares, nervos, vasos sanguíneos e linfáticos. No entanto, o arranjo desses componentes é diferente (ver **Capítulo 8**; ver Figura 14.13).

O **osso alveolar propriamente dito** (ABP, do inglês *alveolar bone proper*) é formado por uma cortical óssea alveolar que mantém relações com o ligamento periodontal (LP), de forma que reveste o alvéolo dental (ver Figura 14.14). Embora o osso alveolar propriamente dito seja composto de substância óssea compacta, pode ser referido como *lâmina cribriforme*, pois contém numerosos orifícios onde os canais de Volkmann, com seus nervos e vasos sanguíneos, atravessam o osso alveolar até chegar ao LP. O osso alveolar propriamente dito também pode ser denominado *osso fasciculado*, pois as fibras de Sharpey, fibras de feixes colágenos integrantes do LP, se inserem nele (Figura 14.15). Semelhante ao que ocorre na superfície do cemento, as fibras de Sharpey na cortical óssea alveolar são inseridas em ângulo de 90° (ângulo reto) ou perpendiculares na superfície óssea, mediando a ancoragem do dente. Essas fibras apresentam-se em menor número, embora sejam mais espessas em diâmetro quando comparadas com as fibras presentes no cemento. Como no cemento celular, as fibras de Sharpey no osso, em geral, são mineralizadas apenas parcialmente em sua periferia. Externamente, a lâmina própria da gengiva inserida que é contínua ao periósteo do processo alveolar serve como um mucoperiósteo, revestindo o processo alveolar externamente (ver **Capítulo 9**).

O osso alveolar propriamente dito consiste em lâminas de osso compacto que circundam a raiz do dente e assumem o seu formato. O osso alveolar propriamente dito varia em espessura de 0,1 a 0,5 mm. A estrutura desse osso alveolar próprio visível nas radiografias como uma linha uniformemente radiopaca (mais clara) é denominada **lâmina dura** (Figura 14.16). A integridade da lâmina dura é importante para o estudo de radiografias para avaliar as lesões patológicas dessas áreas.

A **crista alveolar** (crista óssea alveolar) é a margem mais cervical do processo alveolar, local de encontro da cortical óssea externa com o osso alveolar propriamente dito (Figura 14.17). Em condições saudáveis, a crista alveolar fica em uma altura ligeiramente mais apical em relação à junção amelocementária (JAC), aproximadamente 1 a 2 mm. As cristas alveolares entre dentes vizinhos também possuem alturas uniformes ao longo dos processos alveolares dos maxilares e da mandíbula saudáveis.

Uma parte da crista alveolar que fica entre os dentes vizinhos se apresenta nas radiografias periapicais e nas radiografias interproximais (*bitewing*) como um triângulo radiopaco (mais claro) na parte mais coronal do osso ou septo interdental (ver Figura 14.16A). Essa representação anatômica nas radiografias pode ser usada para explicar aos pacientes os níveis de perda óssea na doença periodontal; no entanto, uma radiografia interproximal, limitada pela bidimensionalidade das radiografias convencionais, permite visualizar apenas os níveis interproximais do processo alveolar. Na realidade, a perda óssea ocorre em três dimensões, em qualquer superfície adjacente à raiz do dente e em quantidades variáveis ao seu redor.

O **osso alveolar de suporte** (SAB, do inglês *supporting alveolar bone*) é composto de osso cortical (compacto) e de osso trabecular (esponjoso). O **osso cortical**, ou corticais ósseas, consiste em lâminas de substância óssea compacta sobre as superfícies vestibular e lingual do processo alveolar; assim, a *lâmina cortical* também é um termo usado para descrever essa parte do processo alveolar (ver Figura 14.15). Geralmente, essas lâminas corticais possuem cerca de 1,5 a 3 mm de espessura na região dos dentes posteriores, mas a espessura é altamente variável em torno dos dentes anteriores. O osso cortical não é visível nas radiografias periapicais e interproximais; ele é observado apenas nas radiografias oclusais, como uma lâmina óssea radiopaca (mais clara) uniforme, tanto na posição vestibular quanto na lingual em relação aos dentes (ver Figura 14.16B).

O **osso trabecular** consiste em substância óssea esponjosa que está localizada entre o osso alveolar propriamente dito (cortical óssea alveolar) e as corticais ósseas vestibular e lingual (ver Figura 14.15). Em qualquer tipo de radiografia, esse osso trabecular é visualizado apenas entre as raízes dos dentes (entre uma cortical óssea alveolar e outra); ele apresenta-se menos radiopaco e menos uniforme, porém mais poroso, quando comparado com a lâmina dura que forma a cortical óssea alveolar, mais uniforme e radiopaca.

O processo alveolar que separa dois dentes vizinhos é chamado **septo interdental** (septo interalveolar ou osso interdental) (Figura 14.18). Ele é visível tanto nas radiografias periapicais quanto nas interproximais (ver Figura 14.17). O septo interdental

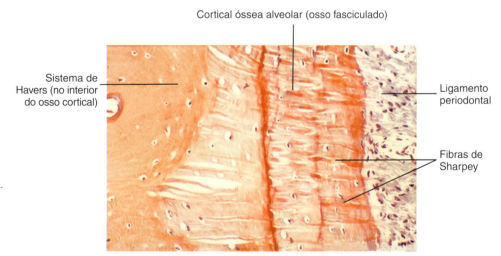

Figura 14.15 Fotomicrografia de um corte histológico que apresenta as inserções das fibras de Sharpey, provenientes do ligamento periodontal, no osso alveolar propriamente dito. Observe um sistema de Havers no interior do osso cortical e do osso alveolar propriamente dito. (Cortesia de P. Tambasco de Oliveira, PhD.)

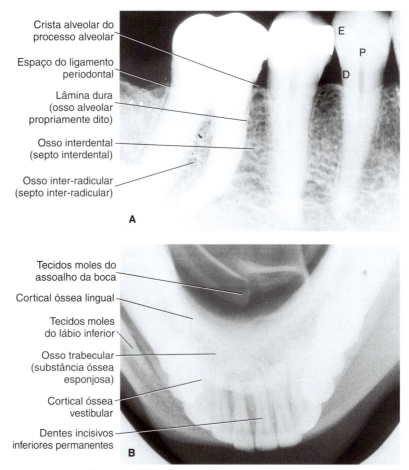

Figura 14.16 Radiografias periapicais com referências anatômicas do processo alveolar inferior ou da mandíbula. **A.** Radiografia periapical. **B.** Radiografia oclusal. Os componentes dos dentes também são identificados: esmalte (*E*), dentina (*D*) e polpa do dente (*P*). (Cortesia de Margaret J. Fehrenbach, RDH, MS.)

é constituído de substância óssea compacta da cortical óssea alveolar (osso alveolar propriamente dito) em ambos os lados; entre as duas corticais ósseas encontra-se a substância óssea esponjosa (osso trabecular). O processo alveolar que separa as raízes de um mesmo dente é o **septo inter-radicular** (ou osso inter-radicular) (Figura 14.19). O septo inter-radicular também é constituído de corticais ósseas alveolares e de osso esponjoso entre elas; somente uma parte do septo inter-radicular pode ser vista na radiografia periapical e interproximal (ver Figura 14.17).

📋 Considerações clínicas sobre procedimentos odontológicos e patologias que envolvem o processo alveolar

A remodelação óssea ocorre de forma forçada no tratamento ortodôntico, de modo que produz o movimento dental necessário para o seu reposicionamento (Figura 14.20). As bandas, os fios ou os aparelhos ortodônticos exercem pressão em um lado do dente e no processo alveolar adjacente, criando assim uma *zona de compressão* no ligamento periodontal (LP). Essa compressão no LP leva à reabsorção óssea. No lado oposto do dente e do osso, uma *zona de tensão* se desenvolve no LP e estimula a deposição de novo osso. Com isso, o dente ou os dentes são movimentados lentamente ao longo dos arcos dentais dos maxilares ou da mandíbula, a fim de se obter uma dentição mais ajustada e que funcione em harmonia (ver **Capítulo 20**). Dessa forma, o espaço entre os alvéolos e a raiz é mantido praticamente com a mesma espessura.

A **migração mesial** (mesialização fisiológica ou desvio fisiológico) é o fenômeno de movimento natural no qual todos os dentes se movem ligeiramente em direção à linha média da cavidade oral ao longo do tempo (ver Figura 20.21). Essa movimentação pode causar apinhamento em uma fase tardia da vida, mesmo que em uma dentição outrora perfeita. Esse movimento ocorre muito lentamente, dependendo principalmente do grau de desgaste nos pontos de contato entre os dentes adjacentes e do número de dentes perdidos. Em geral, o espaço do movimento não pode totalizar mais de 1 cm ao longo da vida. No entanto, esse apinhamento pode levar a maior dificuldade de higienização oral e resultar em cuidados domiciliares precários, assim como pode afetar a estética ideal.

Após a exodontia de um dente ("extração dentária"), o coágulo formado no alvéolo é substituído pelo osso primário (imaturo), o qual, posteriormente, remodela-se em osso secundário (ou maduro). No entanto, com a perda dos dentes, o paciente torna-se **edêntulo** (desdentado), parcial ou totalmente, e o processo alveolar circundante sofre uma reabsorção progressiva (Figura 14.21). As trabéculas ósseas que sustentam os alvéolos também diminuem em número e espessura à medida que o próprio processo alveolar se torna mais delgado. Em contraste, o osso basal subjacente do corpo da maxila ou da mandíbula permanece menos afetado e torna-se o principal constituinte desses ossos, pois não precisa da presença dos dentes para permanecer viável. Assim, o processo alveolar depende do estímulo funcional dos dentes mantidos em seus alvéolos durante a mastigação e a fala para preservação de sua estrutura.

A extrusão dental (*sobre-erupção* ou *supererupção*), no processo alveolar, também pode ocorrer com a perda de dentes, especialmente quando os dentes posteriores permanentes estão envolvidos (ver Figuras 17.43 e 17.56). **Supererupção** é um movimento oclusal fisiológico de um dente sem um parceiro antagonista. A exposição da superfície radicular também pode causar hipersensibilidade dentinária, cárie radicular, bem como comprometer a estética e a saúde periodontal do indivíduo. O planejamento do tratamento é a chave para prevenir o movimento dental vertical indesejável, como a restauração do espaço edêntulo para permitir toques oclusais com o dente oposto ou proceder com a ortodôntica interceptiva. O mecanismo exato que causa esse movimento dental ainda é controverso; pode ser um processo de ajuste para manter o equilíbrio entre os vários componentes do aparelho mastigatório ou pode estar relacionado apenas ao desgaste das faces proximal e oclusal do dente.

A perda do processo alveolar em decorrência do envelhecimento, associada à atrição dos dentes, provoca uma perda progressiva da altura do terço inferior da face, resultando na diminuição da dimensão vertical da face quando os dentes estão em máxima intercuspidação (Figura 14.22; ver Figuras 1.3 e 1.10 para comparação e **Capítulo 20**). A extensão dessa perda é determinada com base na avaliação clínica, baseada na Proporção Áurea. Essa parte da dimensão vertical é importante para determinar a maneira como os dentes, os maxilares e a mandíbula funcionam. Além disso, a manutenção adequada da altura do terço inferior da face reduz a quantidade de rugas e linhas faciais ao redor da boca à medida que a pele envelhece, cede e perde sua resiliência (ver **Capítulo 8**). Com a perda da dimensão vertical no terço inferior da face, pacientes com idade mais avançada podem assumir uma aparência facial semelhante à da personagem do desenho animado "Popeye", que é esteticamente desagradável e, mais importante, resulta em mau funcionamento dos dentes, dos maxilares e da mandíbula.

A reabsorção do processo alveolar pode ocorrer em níveis mais elevados em mulheres na pós-menopausa, uma vez que apresentam níveis reduzidos de estrógeno, que normalmente auxiliam na manutenção da densidade óssea; no entanto, níveis graves de perda óssea podem ocorrer, como o início da osteoporose. A instalação de uma prótese, parcial, total ou fixa, assim como de um implante dental (discutido a seguir), pode simular e proporcionar o estímulo dos dentes sobre o processo alveolar. Com o tempo, entretanto, quantidades variáveis de osso do processo alveolar são perdidas, mesmo que dispositivos protéticos tenham sido instalados sobre essas áreas edêntulas para substituir os dentes removidos, especialmente em casos em que a prótese promove compressão excessiva sobre o osso remanescente.

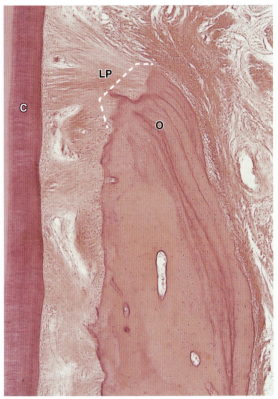

Figura 14.17 Fotomicrografia da crista alveolar do osso alveolar propriamente dito (*O*) e sua relação com a raiz revestida de cemento (*C*) por intermédio das fibras da crista alveolar do ligamento periodontal (*LP*), inserindo as fibras de Sharpey em ambos os tecidos. Observe que há uma leve reabsorção da crista alveolar (*linhas tracejadas*), o que mostra o início de uma periodontite. (Da Coleção Bernhard Gottlieb, cortesia de James McIntosh, PhD, Assistant Professor Emeritus, Department of Biomedical Sciences, Baylor College of Dentistry, Dallas.)

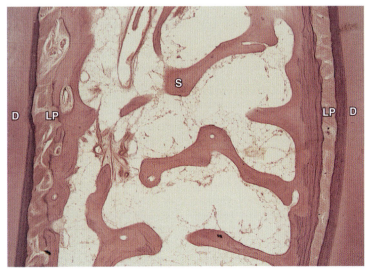

Figura 14.18 Fotomicrografia de corte histológico do septo interdental ou osso (*S*) encontrado entre as raízes de dois dentes vizinhos (*D*) e envolvido em cada lado pelo grupo horizontal de fibras do ligamento periodontal (*LP*). (Da Coleção Bernhard Gottlieb, cortesia de James McIntosh, PhD, Assistant Professor Emeritus, Department of Biomedical Sciences, Baylor College of Dentistry, Dallas.)

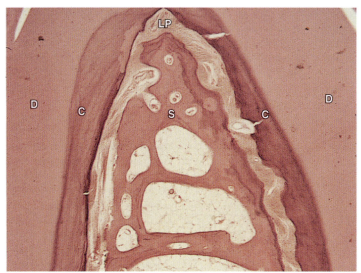

Figura 14.19 Fotomicrografia de corte histológico do septo inter-radicular (S) encontrado entre duas raízes de um molar inferior e circundado em cada lado pelo grupo de fibras inter-radiculares do ligamento periodontal (LP). As raízes do molar são compostas de dentina (D) e recobertas de cemento (C). (Da Coleção Bernhard Gottlieb, cortesia de James McIntosh, PhD, Assistant Professor Emeritus, Department of Biomedical Sciences, Baylor College of Dentistry, Dallas.)

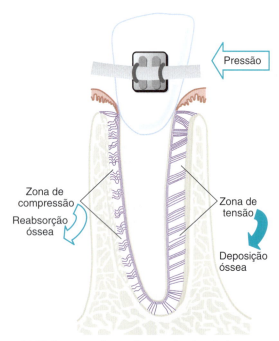

Figura 14.20 Processo de movimentação dental durante o tratamento ortodôntico. Os aparelhos exercem pressão em um lado, criando uma *zona de compressão* no ligamento periodontal no lado oposto, o que leva à reabsorção óssea. Do mesmo lado que incide a força, uma *zona de tensão* é criada, promovendo a deposição de osso novo. Assim, o dente ou os dentes são movidos lentamente ao longo dos arcos dentais dos maxilares ou da mandíbula.

A perda do processo alveolar também acompanha o envelhecimento humano, mas essa perda óssea aumenta em condições clínicas em que o suprimento de sangue está comprometido e ocorre hipoxia (redução de oxigênio), como aquelas situações decorrentes de inflamações graves, danos provocados por radiação ou fratura óssea.

Idealmente, um implante dental instalado em uma área edêntula deve preservar a integridade do osso, fornecer estimulação adequada para manutenção óssea e servir como um substituto permanente de um ou mais dentes perdidos, de modo que previna contra mais perda da dimensão vertical (Figura 14.23). No entanto, para se realizar a cirurgia de colocação do implante, é necessário que haja uma boa quantidade de osso remanescente do processo alveolar na área edêntula, para que o procedimento seja bem-sucedido. Um implante dentário básico possui uma parte central feita de titânio, que é implantada cirurgicamente no processo alveolar da maxila ou da mandíbula, e uma superestrutura protética que fixa a coroa dental ou prótese total ou parcial; atualmente, o alto índice de sucesso desses implantes tem sido demonstrado.

O núcleo mais profundo e central do implante dental simples possui aberturas ou rugosidades que permitem ancoragem ao tecido ósseo, o que promove a interação entre o osso e o implante em um curto período de tempo, de modo que favorece a osseointegração do implante ao processo alveolar circundante. No entanto, ao contrário dos dentes naturais, que possuem fixação por meio dos principais grupos de fibras colágenas do ligamento periodontal (LP) – que formam as fibras de Sharpey, por isso permitem a movimentação dos dentes –, os implantes não possuem essa capacidade de movimento. Em vez disso, o implante faz contato direto com o processo alveolar, bem como com o tecido conjuntivo circunjacente e o epitélio mais superficial, denominado *tecido peri-implantar*. Pesquisas mostraram que um epitélio sulcular e uma lâmina própria constituída de fibras circulares dos tecidos gengivais circundam e também se inserem na região superior do implante por meio de hemidesmossomos, assemelhando-se, estruturalmente, ao epitélio juncional. Após a osseointegração e a cicatrização dos tecidos, uma superestrutura protética, constituída de um dente ou de vários dentes, é, então, fixada sobre o pilar do implante.

Estudos têm demonstrado que falhas na obtenção e na manutenção dessa junção celular podem levar à migração apical do epitélio presente na interface osso-implante, o que provoca eventual falha na osteointegração do implante, ocasionando mobilidade. Assim, existe a necessidade de dispositivos especiais para cuidados profissionais, bem como para cuidados domiciliares, da estrutura protética, a fim de remover quaisquer depósitos e prevenir doenças peri-implantares. Infelizmente, a maioria dos pacientes com implantes tem um histórico de cuidados bucais inadequados, que levaram à perda inicial do dente, e tende a repetir seus maus hábitos de higiene oral, mantendo esses cuidados deficientes ou negligenciados.

Além disso, é possível a instalação de implantes de carga imediata logo após a exodontia de um ou mais dentes não infectados. Para que esse procedimento seja considerado bem-sucedido, deve

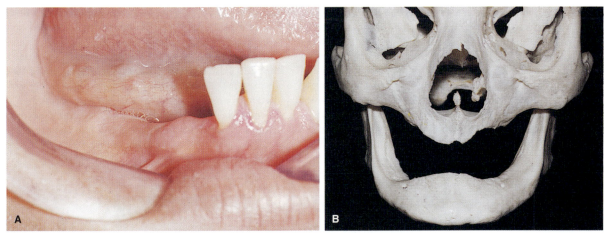

Figura 14.21 Estados edêntulos (desdentados) e decorrentes alterações no processo alveolar. **A.** Caso de edêntulismo parcial após exodontia de dentes posteriores inferiores, com perda do processo alveolar do quadrante posterior direito da mandíbula, restando apenas o osso basal. **B.** Crânio edêntulo total após exodontia de todos os dentes da boca, com a perda óssea dos processos alveolares de ambos os arcos dentais, restando apenas osso basal remanescente. (Cortesia de Margaret J. Fehrenbach, RDH, MS.)

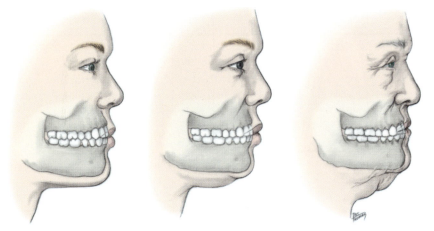

Figura 14.22 Perda da dimensão vertical no terço inferior da face em acréscimos de 20 anos (idades de 20, 40 e 60 anos) à medida que o osso do processo alveolar se perde nos arcos dentais. Os próprios dentes permanentes também sofreram uma redução na altura, decorrente de uma discreta atrição, o desgaste mecânico das superfícies mastigatórias. Observe o aumento do número de rugas faciais e linhas ao redor da boca causadas por essas alterações orofaciais e, mais importante, pela perda da função completa da dentição. Essa perda decorrente do envelhecimento pode aumentar drasticamente com a perda de dentes, as doenças periodontais graves ou os elevados níveis de atrição.

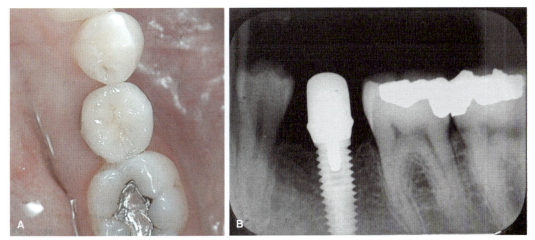

Figura 14.23 Implante dental unilateral simples inserido na mandíbula. **A.** Fotografia clínica após substituição protética. **B.** Radiografia anterior. Observe a osseointegração com o núcleo de titânio do implante; a estrutura protética pode, então, ser aplicada para substituir o segundo pré-molar inferior permanente ausente devido à anodontia parcial. (**A** e **B**, de Newman MG, Takei HH, Klokkevold PR, Carranza FA. *Carranza's Clinical Periodontology*. 13th ed. Philadelphia: Elsevier; 2020.)

existir uma boa quantidade de osso disponível que permita a inserção de um implante com largura e profundidade adequadas; uma vez colocado em posição, o implante deve ser capaz de resistir às forças oclusais. A estrutura protética provisória sobre o implante deve ser ajustada de forma que nenhuma força seja aplicada sobre ele quando estiver em função; atender a todos esses critérios permite a osseointegração. Após um período de 9 semanas, uma prótese permanente pode ser colocada, o que encurta o tempo de tratamento em 4 a 6 meses.

Durante a doença periodontal crônica avançada (periodontite), o processo alveolar local também pode ser perdido em vários níveis, a depender da duração e da quantidade de doença envolvida (Figura 14.24; ver Figura 10.12 e discussão no **Capítulo 10**). Essa perda óssea pode ser decorrente de uma resposta exacerbada do sistema imunológico e da ativação de determinadas populações de osteoclastos; entre os agentes bioativos implicados estão as citocinas e as prostaglandinas. As citocinas são pequenas proteínas que funcionam como compostos de sinalização para os leucócitos, os quais são necessários para a resposta inflamatória (ver **Capítulo 8**). Alguns exemplos de citocinas incluem as várias interleucinas (ILs), como IL-1, IL-6 e IL-1β, em conjunto com o fator de necrose tumoral-alfa (TNF-α, do inglês *tumor necrosis factor-alpha*).

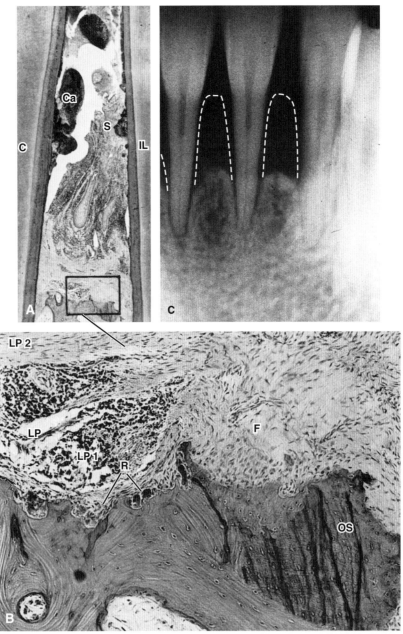

Figura 14.24 Perda óssea causada pela doença periodontal crônica avançada ou periodontite. **A.** Corte microscópico da periodontite que ocorre entre um incisivo lateral (*IL*) e um canino (*C*) e evidencia um cálculo dental (*Ca*) e uma bolsa periodontal com supuração (*S*). **B.** Visão aumentada da área delimitada em **A**, de modo que apresenta reabsorção óssea (*R*) do osso alveolar (*OS*) em decorrência da atividade dos osteoclastos profundamente ao processo inflamatório no ligamento periodontal (*LP 1*), mas a área superior do ligamento interdental permanece intacta (*LP 2*); áreas de fibrose (*F*) também podem ser observadas como reação do tecido. **C.** Radiografia que exibe perda óssea grave, muito abaixo dos níveis previamente saudáveis (*linhas tracejadas*), em dentes incisivos inferiores permanentes. Essa perda óssea envolveu inicialmente a crista alveolar e progrediu apicalmente à medida que a periodontite avançou. (**A** e **B**, de Newman MG, Takei HH, Klokkevold PR, Carranza FA. *Carranza's Clinical Periodontology*. 9th ed. Philadelphia: Saunders; 2002. **C**, cortesia de Margaret J. Fehrenbach, RDH, MS.)

Quando a periodontite começa a se desenvolver ou à medida que progride, a destruição dos tecidos moles e duros ocorre por degradação do colágeno e da matriz extracelular (MEC; ou ECM, do inglês *extracellular matrix*). Essa degradação ocorre, principalmente, por proteinases, enzimas que degradam proteínas. Existem muitos tipos de proteinases, o que inclui a *metaloproteinase de matriz* (MMP, do inglês *matrix metalloproteinase*); mais de 25 MMPs foram identificadas e amplamente categorizadas em seis grupos. Várias delas degradam o colágeno, isso inclui MMP-1, MMP-8 e MMP-13, assim, são classificadas como colagenases.

A avaliação de MMP nos tecidos do periodonto, no fluido gengival ou fluido crevicular gengival e na saliva pode servir como um importante biomarcador futuro no diagnóstico de doenças periodontais e, também, para acompanhamento e prognóstico da doença. Uma terapia direcionada que visa reduzir os efeitos da MMP pode servir como um complemento útil para o tratamento da periodontite. Nesse momento crítico, uma dose subantimicrobiana (SD, do inglês *subantimicrobial dose*) de doxiciclina poderá ser utilizada durante o tratamento periodontal com o objetivo de inativar a colagenase. A aplicação SD de doxiciclina pode ser local, por colocação de fibras carregadas de doxiciclina no sulco gengival (um sistema de liberação de fármaco intrabolsa periodontal) ou sistemicamente por dosagem oral. Esse antibiótico é de amplo espectro e é ativo contra a maioria dos patógenos periodontais devido à sua baixa concentração inibitória mínima (CIM; ou MIC, do inglês *minimum inhibitory concentration*).

A perda óssea inicial torna-se evidente na parte mais coronal do osso alveolar propriamente dito, na crista alveolar, que se apresenta desgastada ou corroída tanto sob o ponto de vista microscópico quanto radiograficamente (ver Figuras 14.13 e 14.24). Como a perda do processo alveolar progride lentamente em direção apical, o dente começa a apresentar mobilidade e torna-se cada vez mais móvel, o que aumenta também o risco de uma futura perda dental. **Mobilidade** é o movimento do dente devido à perda de suporte pelo periodonto. A prevenção de futuras perdas do processo alveolar e, portanto, o controle da doença periodontal é importante no plano de tratamento dental para esses pacientes e deve incluir remoção de depósitos, procedimentos cirúrgicos para aumentar a autolimpeza, melhoras na higiene oral domiciliar e uso de dose subantimicrobiana de antibióticos. Os estudos atuais também mostram que a periodontite crônica representa uma comorbidade que contribui para uma "gero vulnerabilidade" da população idosa.

Um enxerto ósseo pode ser realizado durante um tratamento periodontal cirúrgico, especialmente durante a colocação de um implante dental. O enxerto ósseo pode ser proveniente de áreas doadoras intrabucais (como a região mentual do paciente), extrabucais ou até mesmo de outras fontes (como doação de cadáveres), com o uso de membranas para **regeneração tecidual guiada** (RTG; ou GTR, do inglês *guided tissue regeneration*). A RTG consiste em procedimentos cirúrgicos que utilizam membranas artificiais como barreiras que direcionam o crescimento de novo osso alveolar e tecidos moles em lugares com volume ou dimensões insuficientes para o adequado funcionamento, com estética desfavorável ou com reabilitação protética inviável. A RTG é baseada no conceito bem estabelecido de que os fibroblastos do ligamento periodontal e do mesênquima indiferenciado possuem potencial para formar novamente o ligamento periodontal lesado.

O uso da RTG no tratamento de pequenos defeitos intraósseos e de furcas mandibulares classe II tem sido muito bem-sucedido, assim como seu uso para favorecer o crescimento ósseo em um processo alveolar e permitir a instalação estável de um implante dental. No entanto, a RTG oferece benefícios limitados no tratamento de outros tipos de defeitos periodontais. O reparo ósseo também está sendo aprimorado pelo uso de plasma rico em plaquetas (PRP, do inglês *platelet-rich plasma*) nos alvéolos que apresentam defeitos ósseos, como em enxerto de tecido e com implantes instalados (ver **Capítulo 8**).

Tratamentos similares futuros, envolvendo os maxilares e a mandíbula com perda óssea mais localizada do processo alveolar, poderão ser utilizados no manejo da osteoporose.

A densidade do processo alveolar em uma área também determina o percurso de uma infecção de origem dental até a formação de um abscesso, bem como a eficácia da infiltração de uma solução anestésica durante a realização da anestesia local. Além disso, as diferenças na densidade do processo alveolar determinam as regiões em que há maior facilidade de ocorrer fratura óssea, que devem ser consideradas, se necessário, durante a exodontia de dentes impactados (ver Figura 17.62).

Finalmente, com o trauma oclusal, a parte do processo alveolar que se apresenta nas radiografias como lâmina dura pode se tornar mais espessa em resposta a essas forças oclusais, com o alargamento do espaço do ligamento periodontal (discutido posteriormente; ver **Capítulo 20**). Dessa forma, o osso alveolar propriamente dito se torna mais espesso, uma vez que as trabéculas ósseas individuais, que limitam e sustentam os alvéolos, aumentam em número e espessura.

Em situações específicas, também pode haver perda de integridade da lâmina dura observada em radiografias, como no câncer ósseo, permitindo várias apresentações radiolúcidas agressivas com o aspecto de "roído por traça", e com uma zona mal definida de múltiplas radiolucências pequenas que podem coalescer ou, em vez disso, ser permeadas por numerosas radiolucências minúsculas entre as trabéculas ósseas remanescentes.

PROPRIEDADES DO LIGAMENTO PERIODONTAL

O ligamento periodontal (LP) é a parte do periodonto que fornece a fixação dos dentes ao osso alveolar propriamente dito circundante por meio do cemento (ver Figura 14.1). A espessura do LP varia de 0,15 a 0,38 mm, com seu segmento mais delgado em torno da altura do terço médio da raiz. O LP se apresenta nas radiografias periapicais como o **espaço do ligamento periodontal**, ou simplesmente espaço periodontal, que é uma área radiolúcida (radiotransparente, mais escura) localizada entre a lâmina dura radiopaca mais densa (mais clara) do osso alveolar de um lado e o cemento também radiopaco (mais claro), do outro lado (ver Figura 14.16).

O LP é um tecido conjuntivo fibroso organizado que também mantém a gengiva em uma relação anatômica adequada com os dentes. Além disso, o LP transmite forças oclusais dos dentes para o osso, permitindo uma discreta movimentação do dente e agindo como um amortecedor contra as forças oclusais para as estruturas de tecidos moles ao redor dos dentes, como os nervos e os vasos sanguíneos (ver **Capítulo 20**). Outras funções do LP serão discutidas em detalhes posteriormente neste capítulo. Em geral, essas outras funções incluem servir como uma forma de periósteo tanto para o cemento quanto para o osso alveolar propriamente dito. As células do LP também participam do desenvolvimento e da reabsorção dos tecidos duros do periodonto, o que permite a remodelação de todos os tipos de tecido presentes. Ademais, o LP possui vasos sanguíneos que nutrem as células do ligamento e as células circunjacentes do cemento e do osso alveolar.

Finalmente, o LP e seu suprimento nervoso fornecem o mecanismo proprioceptivo mais eficiente do corpo, o que nos permite sentir até mesmo as forças mais delicadas aplicadas aos dentes e qualquer deslocamento deles resultante dessas forças (como o papel-alumínio usado para embrulhar doces). Ao contrário do tecido conjuntivo mole da polpa, o LP não apenas transmite sensações como a dor, mas também sensações de toque, pressão e temperatura.

Mesmo depois que se recebe o tratamento endodôntico, também conhecido pelos pacientes como "tratamento de canal", e o dente torna-se não vital, os pacientes podem sentir algum nível de desconforto ao mastigar ou quando o dentista faz uma percussão no dente em busca de aferir a sua sensibilidade, por meio de leves batidas na superfície. Esse desconforto não se deve às sensações do tecido pulpar extirpado, mas à sensibilidade proveniente do LP presente ao redor; isso decorre da pressão, até mesmo dos mais leves movimentos intrusivos do dente, durante a mastigação. Em alguns casos, a inflamação associada à polpa (ou pulpite) progride por meio do forame apical e envolve o periodonto, de modo que causa inflamação, destruição e degeneração apical (ver **Capítulo 13**). Pode ser necessário realizar um procedimento cirúrgico para remover a lesão apical resultante (apicectomia).

Semelhante ao processo alveolar, o LP desenvolve-se a partir do folículo dental do germe dental e, portanto, é um tecido derivado do ectomesênquima (ver Figura 6.20). Ao contrário dos outros tecidos conjuntivos do periodonto, o LP não apresenta nenhuma mudança histológica significativa relacionada ao envelhecimento, mas sua espessura diminui com a idade.

Assim como os outros tecidos conjuntivos, o LP possui todos os componentes que um tecido conjuntivo propriamente dito típico apresenta, como substância intercelular, células e fibras (Figura 14.25; ver o **Capítulo 8**). Dentre as suas fibras, o colágeno Tipo I é o mais encontrado, mas os outros tipos de fibras também são encontrados em quantidades menores.

O LP também tem suprimentos vascular, linfático e nervoso, que entram no dente por meio do forame apical e suprem a polpa dental (ver **Capítulo 13**). Dois tipos de fibras nervosas são encontrados no LP. Um tipo é a fibra aferente (ou sensitiva), a qual é mielinizada e transmite impulsos sensitivos originados no LP (conforme discutido anteriormente); o outro tipo é uma fibra motora componente da divisão simpática do sistema nervoso autônomo, responsável pela regulação da vasoconstrição dos vasos sanguíneos (ver **Capítulo 8**).

CÉLULAS DO LIGAMENTO PERIODONTAL

O ligamento periodontal (LP) contém todas as células encontradas na maioria dos tecidos conjuntivos típicos, como as células do sangue e do endotélio (Figura 14.26). Como todo tecido conjuntivo, os fibroblastos são as células mais comuns no LP, produtores de fibras e substância intercelular da matriz extracelular (ver Figura 8.5). Estudos demonstraram que esses fibroblastos também parecem funcionar como entidades mecanossensíveis que regulam as atividades de secreção e remodelação de colágeno conforme o nível de tensão no ligamento. Esse desafio mecânico também desempenha um papel importante durante a ativação dos fibroblastos periodontais em resposta à lesão.

O LP também possui células que não estão presentes em outros tecidos conjuntivos típicos, como uma série de cementoblastos localizados ao longo da superfície do cemento. Os osteoblastos também estão presentes na periferia do LP, adjacentes ao osso alveolar propriamente dito. No mais, o LP ainda possui osteoclastos e odontoclastos. Cada um desses tipos específicos de célula pode formar cemento ou osso; também pode reabsorver esses tecidos, conforme a necessidade do periodonto ou a demanda do ambiente circunjacente. Também estão presentes células mesenquimais indiferenciadas, as quais podem se diferenciar em qualquer uma dessas células caso ocorra lesão a essas populações celulares. Assim, o LP atua como um periósteo protetor para o cemento e para o osso alveolar propriamente dito adjacente.

Além disso, os restos epiteliais de Malassez (ERM, do inglês *epithelial rests of Malassez*) estão presentes no LP (ver Figura 14.26). São grupos de células epiteliais presas no LP maduro após a desintegração da bainha epitelial de Hertwig (BEH; ou HERS, do inglês *Hertwig epithelial root sheath*) durante a formação da raiz (ver Figuras 6.19 e 6.20). Estudos atuais apontam que esses restos celulares descendentes da bainha epitelial são um epitélio odontogênico único do periodonto adulto. Dessa forma, os restos epiteliais de Malassez desempenhariam um papel mais ativo, podendo ser recrutados para participar do processo de regeneração do LP. Ademais, recentemente, houve avanços na caracterização do perfil de citocinas dos restos epiteliais de Malassez que validam sua importante função na homeostase do LP, com ênfase em seu papel na remodelação do processo alveolar. Estudos que envolvem procedimentos odontológicos, desde a colocação de implantes dentais até o tratamento ortodôntico, examinam o potencial desses grupos celulares.

Os restos epiteliais de Malassez também podem se tornar císticos, de modo que, geralmente, formam lesões radiolúcidas não diagnósticas. Isso acontece como resultado da inflamação periapical crônica

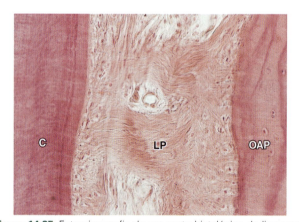

Figura 14.25 Fotomicrografia de um corte histológico do ligamento periodontal (*LP*), localizado entre o osso alveolar propriamente dito (*OAP*) e o cemento (*C*), inserindo-se em ambos os tecidos por meio das fibras de Sharpey. (Da Coleção Bernhard Gottlieb, cortesia de James McIntosh, PhD, Assistant Professor Emeritus, Department of Biomedical Sciences, Baylor College of Dentistry, Dallas.)

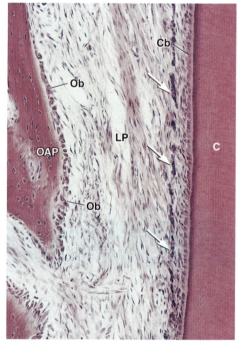

Figura 14.26 Fotomicrografia de corte histológico do ligamento periodontal (*LP*) que inclui uma camada de osteoblastos (*Ob*), na periferia do osso alveolar propriamente dito (*OAP*), e uma fileira de cementoblastos (*Cb*), na superfície do cemento (*C*). Observe os restos epiteliais de Malassez no ligamento periodontal (*setas brancas*). (Da Coleção Bernhard Gottlieb, cortesia de James McIntosh, PhD, Assistant Professor Emeritus, Department of Biomedical Sciences, Baylor College of Dentistry, Dallas.)

após a ocorrência de uma pulpite. Esses cistos devem ser removidos cirurgicamente e, em seguida, observados nas consultas de acompanhamento para controlar recorrências.

GRUPOS DE FIBRA DO LIGAMENTO PERIODONTAL

O ligamento periodontal (LP), localizado entre o cemento e o osso alveolar propriamente dito, possui maior espessura em torno da região do ápice e do colo do dente, porém é mais estreito entre essas duas regiões (terço médio da raiz). Todas as fibras do LP são estruturalmente formadas por colágeno. A maioria das fibras compreende as **fibras principais**. As fibras principais não são encontradas como fibras individuais, mas estão organizadas em grupos ou feixes, de acordo com sua orientação em relação ao dente maduro e à função que desempenham; esses feixes, em geral, se assemelham a cordões entrelaçados que trabalham unidos. Cada um tem aproximadamente 5 mm de diâmetro. Os histologistas referem-se a esses grupos de fibras com diversos nomes, mas neste livro utilizam-se os nomes mais comumente usados pelos profissionais da área odontológica.

Durante a mastigação e a fala, determinadas forças são exercidas sobre o dente, como forças rotacionais, de inclinação, extrusivas ou intrusivas. As fibras principais do LP distribuem essas forças, protegendo seus tecidos moles e permitindo que algumas cedam ou se dissipem quando ocorrem, de forma semelhante a um elástico preso às extremidades de dois objetos rígidos ou duros. Estudos demonstraram que os feixes de fibras percorrem o comprimento da largura do espaço do LP e se ramificam ao longo das duas extremidades ao chegarem no interior do cemento, de um lado, e do osso alveolar propriamente dito, do outro lado, o que aumenta a resistência do ligamento. As fibras principais só conseguem realizar essa função porque suas extremidades estão ancoradas no cemento e vão em direção à cortical do osso alveolar, na qual se inserem por sua outra extremidade; ou, ainda, estão ancoradas apenas no cemento, indo do cemento de um dente até o cemento de outro dente adjacente. Essas fibras possuem um diâmetro maior no lado do osso (osso alveolar propriamente dito, que forma a cortical óssea interna do processo alveolar) que na interface com o cemento (próximo ao dente), mas são menos numerosas.

As extremidades das fibras principais que estão ancoradas no cemento no osso alveolar propriamente dito são denominadas "fibras de Sharpey" (ver Figura 14.17). As fibras de Sharpey são parcialmente inseridas nesses tecidos duros do periodonto em um ângulo de 90° ou perpendicularmente à superfície do cemento ou do osso, conforme discutido anteriormente. Com o tempo, elas se mineralizam e se tornam parte do tecido mineralizado. Originadas do osso ou do cemento, elas inicialmente desenrolam-se em fibras menores, as quais se unem às fibras adjacentes para produzir uma rede de fibras interconectadas orientadas entre o osso e o cemento. Assim, as fibras periodontais não se estendem como cabos do cemento ao osso, mas formam uma rede de fibras interconectadas.

Além das fibras de colágeno, o LP também contém fibras oxitalânicas que estão relacionadas ao componente microfibrilar das fibras elásticas. Geralmente correm paralelas à superfície da raiz, embora, ocasionalmente, possam se inserir no cemento e fazer parte do suporte vascular do ligamento periodontal.

Fibras do ligamento dentoalveolar

As fibras principais do periodonto formam o **ligamento dentoalveolar** ou **ligamento alveolodental**, que consiste em cinco grupos de fibras classificadas de acordo com a sua localização anatômica e a sua direção: fibras da crista alveolar, fibras horizontais, fibras oblíquas, fibras apicais e fibras inter-radiculares nos dentes multirradiculares (Figura 14.27; Tabela 14.2). Quando observadas em corte ou seção sagital, seja em uma visão vestibular, seja em uma visão lingual do ligamento periodontal (LP), os grupos de fibras principais possuem orientações diferentes, desde o colo do dente até o ápice radicular. Quando o ligamento dentoalveolar é observado em corte transversal, todos os grupos aparecem como raios ao redor do dente, seja no sentido horário, seja no anti-horário (Figura 14.28). Assim, a principal função do ligamento dentoalveolar é resistir às forças rotacionais (ou de torção) do dente no interior de seu alvéolo. Cada um dos cinco grupos de fibras também apresenta sua própria função específica, que está relacionada às diferentes orientações dos feixes principais em relação ao dente.

O **grupo de fibras da crista alveolar** do ligamento dentoalveolar origina-se do cemento, logo abaixo, apicalmente, da junção amelocementária (JAC) e segue em uma direção inferior e externa para se

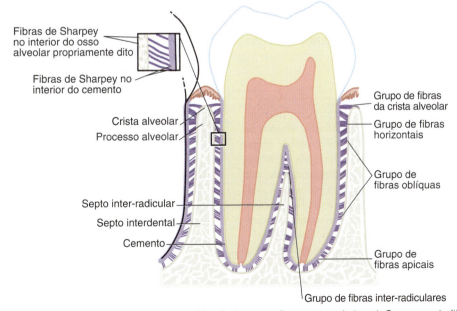

Figura 14.27 Diagrama de uma seção sagital de um dente multirradicular e seu ligamento periodontal. Os grupos de fibras principais do ligamento dentoalveolar são identificados: grupo de fibras da crista alveolar, grupo de fibras horizontais, grupo de fibras oblíquas, grupo de fibras apicais e grupo de fibras inter-radiculares. Observe as fibras de Sharpey localizadas tanto no osso alveolar propriamente dito quanto no cemento.

TABELA 14.2 Grupos de fibras do ligamento dentoalveolar.		
Grupos de fibras principais	**Localização**	**Função**
Grupo de fibras da crista alveolar	Liga-se ao cemento logo abaixo da junção amelocementária (JAC) e segue em direção inferior e externa para se inserir na crista do osso alveolar propriamente dito	Resistir às forças de inclinação, intrusão, extrusão e rotação
Grupo de fibras horizontais	Localiza-se apicalmente à inserção do grupo da crista alveolar no cemento, de onde se origina em um ângulo de 90° em relação ao longo eixo do dente, e se dirige horizontalmente, por meio do espaço periodontal até o osso alveolar propriamente dito, imediatamente inferior à crista alveolar	Resistir às forças de inclinação e rotação
Grupo de fibras oblíquas	Segue do cemento em uma direção oblíqua superior e externa, em direção ao osso alveolar propriamente dito, localizado mais coronalmente, no qual se insere	Resistir às forças de intrusão e rotação
Grupo de fibras apicais	Irradia-se do cemento até se inserir no osso alveolar propriamente dito, ao redor do ápice da raiz do dente, de modo que forma a base do alvéolo	Resistir às forças de extrusão e rotação
Grupo de fibras inter-radiculares (apenas em dentes multirradiculares)	Segue do cemento de uma raiz ao cemento de outra(s) raiz(es) do mesmo dente, superficialmente ao septo inter-radicular; desse modo, não possui fixação óssea	Resistir às forças de intrusão, extrusão, inclinação e rotação

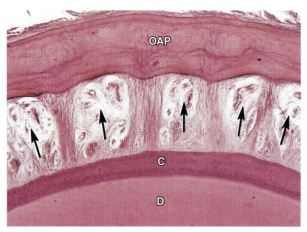

Figura 14.28 Fotomicrografia de corte histológico transversal do dente que apresenta o cemento (C) e a dentina (D), destacando o arranjo em forma de raios dos vários grupos de fibras principais do ligamento dentoalveolar (setas); na maioria dos casos estende-se entre o cemento e o osso alveolar propriamente dito (OAP) que reveste os alvéolos. (Da Coleção Bernhard Gottlieb, cortesia de James McIntosh, PhD, Assistant Professor Emeritus, Department of Biomedical Sciences, Baylor College of Dentistry, Dallas.)

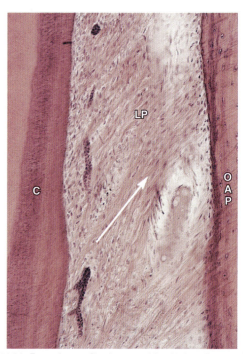

Figura 14.29 Fotomicrografia de corte histológico de um dente de modo que evidencia o grupo de fibras oblíquas do ligamento periodontal (LP), que segue do cemento (C), em uma direção oblíqua (seta), para se inserir mais coronalmente no osso alveolar propriamente dito (OAP); esse grupo de fibras constitui a maior parte do ligamento dentoalveolar. Possui inserções cementárias e ósseas e sua função é resistir às forças intrusivas, que tentam forçar o dente para o interior, bem como às forças rotacionais. (Da Coleção Bernhard Gottlieb, cortesia de James McIntosh, PhD, Assistant Professor Emeritus, Department of Biomedical Sciences, Baylor College of Dentistry, Dallas.)

inserir na crista alveolar do osso alveolar propriamente dito. Sua função é resistir às forças de inclinação, intrusivas, extrusivas e rotacionais.

O **grupo de fibras horizontais** do ligamento dentoalveolar se origina do cemento imediatamente abaixo (apicalmente) do grupo de fibras da crista alveolar, do qual parte em um ângulo de 90° em relação ao longo eixo do dente e se estende horizontalmente, por meio do espaço do ligamento periodontal, até se inserir no osso alveolar propriamente dito, logo abaixo da crista alveolar. Sua função é resistir às forças de inclinação, que atuam sobre os dentes nos sentidos mesial, distal, lingual ou vestibular, e às forças rotacionais.

O **grupo de fibras oblíquas** do ligamento dentoalveolar é o mais numeroso dos grupos de fibras e cobre os dois terços apicais da raiz (Figura 14.29). Esse grupo de fibras parte do cemento e se estende em uma direção oblíqua para se inserir em um nível mais coronal do osso alveolar propriamente dito. Sua função é resistir às forças intrusivas, que tentam forçar o dente para o interior do alvéolo, bem como às forças rotacionais.

O **grupo de fibras apicais** do ligamento dentoalveolar irradia-se do cemento, ao redor do ápice da raiz, para o osso alveolar propriamente dito circunjacente, formando a base do alvéolo. Sua função é resistir às forças extrusivas, que tentam expulsar o dente para fora do seu alvéolo, e às forças rotacionais.

O **grupo de fibras inter-radiculares** do ligamento dentoalveolar é encontrado apenas entre as raízes de dentes multirradiculares. Esse grupo estende-se do cemento de uma raiz ao cemento da(s) outra(s) raiz(es) do mesmo dente, superficialmente ao septo inter-radicular;

desse modo, não possui fixação óssea. Esse grupo trabalha em conjunto com o grupo de fibras da crista alveolar e com os grupos de fibras apicais para resistir às forças intrusivas, extrusivas, de inclinação e rotacionais.

Fibras do ligamento interdental

Outro grupo de fibras principais, além daquelas que constituem o ligamento dentoalveolar, é o grupo de fibras do **ligamento interdental** (ou ligamento transeptal) (Figuras 14.30 e 14.31). Essas fibras principais seguem uma direção mesial para distal (sentido mesiodistal ou interdental), seguindo do cemento de um dente ao cemento do dente vizinho, de modo que passam sobre a crista alveolar do osso alveolar propriamente dito, porém profundamente ao epitélio juncional. Assim, as fibras estendem-se entre cementos sem qualquer inserção óssea, conectando todos os dentes do arco dental. Sua função é resistir às forças rotacionais e, dessa maneira, manter o contato interproximal entre os dentes.

Grupo de fibras gengivais

Alguns histologistas também consideram um **grupo de fibras gengivais** como parte das fibras principais do ligamento periodontal (LP) e, portanto, será discutido aqui para completar o conteúdo (Figura 14.32). Essas fibras formam um grupo separado, mas adjacente, que se encontra no interior da lâmina própria da gengiva marginal (ver Figura 10.1). Esse grupo de fibras inclui os ligamentos circular e dentogengival, assim como as fibras do ligamento alveologengival e do ligamento dentoperiosteal; porém, outros termos também poder ser utilizados para fazer referência a esses subgrupos de fibras. Elas não possuem a função de suportar o dente em relação aos maxilares e à mandíbula, como as outras fibras principais do LP, que resistem a quaisquer forças mastigatórias e da fala; em vez disso, o grupo de fibras gengivais sustenta apenas a gengiva marginal para manter sua relação com o dente.

O ligamento circular contorna a região próxima ao colo do dente, conforme se observa em uma seção transversal de um dente, e entrelaça-se com os outros subgrupos de fibras gengivais. Assemelha-se à ação de "puxar o cordão de uma bolsa", o que ajuda a manter a integridade gengival.

O ligamento dentogengival é o mais extenso do grupo de fibras gengivais. Ele se insere no cemento, apicalmente à aderência epitelial, e estende-se para a lâmina própria da gengiva marginal e da gengiva inserida. Dessa forma, o ligamento dentogengival possui apenas uma fixação mineralizada no cemento. O ligamento dentogengival trabalha com o ligamento circular para manter a integridade da gengiva, sobretudo da gengiva marginal.

O ligamento alveologengival irradia-se da crista alveolar do osso alveolar propriamente dito e se estende coronalmente em direção à lâmina própria sobrejacente da gengiva marginal. Essas fibras ajudam a inserir a gengiva no osso alveolar, onde se faz a sua única fixação mineralizada. O ligamento dentoperiosteal estende-se do cemento próximo à junção amelocementária (JAC) e segue sobre a crista alveolar para se inserir no osso do outro lado. O ligamento dentoperiosteal ancora o dente ao osso e protege as partes mais profundas do LP.

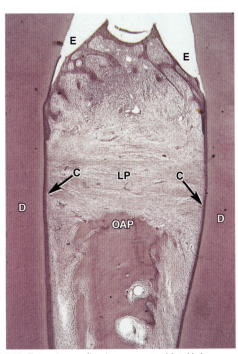

Figura 14.30 Fotomicrografia de um corte histológico que exibe as fibras interdentais do ligamento periodontal (*LP*), localizadas entre os cementos (*C com seta*) de dois dentes adjacentes, passando superficialmente à crista alveolar do osso alveolar propriamente dito (*OAP*). Observe também a dentina (*D*) e o esmalte (espaço, *E*). (Da Coleção Bernhard Gottlieb, cortesia de James McIntosh, PhD, Assistant Professor Emeritus, Department of Biomedical Sciences, Baylor College of Dentistry, Dallas.)

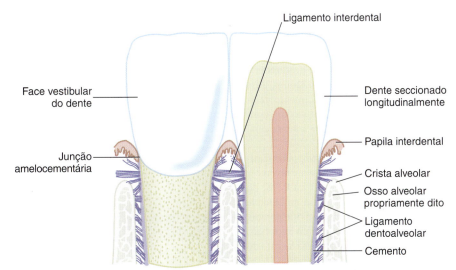

Figura 14.31 Ligamento interdental que apresenta disposição mesiodistal ou interdental, inserindo-se nos cementos cervicais de dentes adjacentes, coronalmente à crista alveolar do osso alveolar propriamente dito; portanto, não tem nenhuma inserção óssea. Sua função é resistir às forças rotacionais e, assim, manter os dentes em contato interproximal.

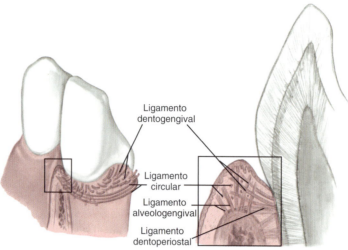

Figura 14.32 Subgrupos de fibras: ligamento circular, ligamento dentogengival, ligamento alveologengival e ligamento dentoperiosteal. Esses ligamentos estão localizados na lâmina própria da gengiva marginal e sustentam apenas os tecidos gengivais a fim de manter sua relação com o dente.

Considerações clínicas sobre patologias e regeneração do ligamento periodontal

Em menor grau, o tratamento ortodôntico também afeta o ligamento periodontal (LP) de maneira semelhante ao processo alveolar (discutido anteriormente, ver Figura 14.20). No lado da *zona de tensão*, o espaço do LP se tornará mais largo; no lado da *zona de compressão* sob pressão, o LP se tornará mais estreito. O ligamento interdental também é responsável pela memória do posicionamento dentário em cada arco dental. Portanto, um período de retenção suficientemente prolongado, por meio de um aparelho de contenção, deve ser feito para adaptar totalmente o ligamento interdental em sua nova posição e, assim, garantir a manutenção da estabilidade clínica da posição dental estabelecida durante a terapia ortodôntica. Isso se deve ao fato de que o tempo de renovação do ligamento interdental não é tão rápido quanto o do ligamento dentoalveolar. Contentores, removíveis e permanentes, são usados para estabelecer e manter esse alinhamento desejável.

O **trauma oclusal** envolve o trauma ao periodonto pela desarmonia oclusal. É importante observar que o trauma oclusal não causa doença periodontal, mas pode acelerar a progressão da doença existente já com algumas alterações observadas no LP. Quando forças traumáticas de oclusão são aplicadas em um dente, o LP se alarga para suportar as forças extras (consultar o **Capítulo 20**). Dessa forma, a espessura do ligamento periodontal pode até dobrar de tamanho à medida que os feixes de fibras principais individuais se tornam maiores. Assim, o trauma oclusal inicial pode ser observado em radiografias como um alargamento radiolúcido (radiotransparente, mais escuro) do espaço periodontal, entre a lâmina dura radiopaca (mais clara) do ligamento periodontal e o cemento, também radiopaco (Figura 14.33). O espessamento da lâmina dura também pode ocorrer com trauma oclusal, como resposta à perda geral do processo alveolar (ver discussão anterior).

O trauma oclusal avançado é clinicamente observado pela manifestação tardia da mobilidade aumentada do dente e pode favorecer a ocorrência de migração dentária patológica (MDP; ou PTM, do inglês *pathologic tooth migration*) (Figura 14.34). Essa mobilidade e essa migração decorrem do periodonto ainda mais debilitado, até mesmo quando as forças oclusais não estão em níveis anormais, se o suporte periodontal já estiver reduzido; o aumento da largura do espaço periodontal é compensado pela deposição de cemento.

Outras alterações microscópicas no LP também podem ser observadas em decorrência de trauma oclusal avançado, tais como: trombose, dilatação e edema do suprimento sanguíneo; hialinização das

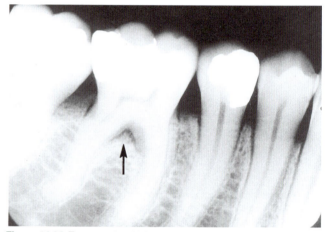

Figura 14.33 Trauma oclusal inicial observado radiograficamente como um alargamento do espaço periodontal; apresenta-se radiotransparente (*seta*) entre a lâmina dura do osso alveolar propriamente dito e o cemento, ambos similarmente radiopacos; o espessamento da lâmina dura em resposta ao trauma também é possível. (Cortesia de Margaret J. Fehrenbach, RDH, MS.)

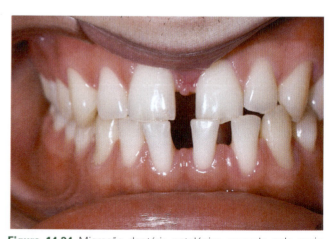

Figura 14.34 Migração dentária patológica causada pelo periodonto debilitado, cujas forças oclusais não precisam estar em níveis anormais, uma vez que o suporte periodontal já estava reduzido pela doença periodontal. (Cortesia de Margaret J. Fehrenbach, RDH, MS.)

fibras colágenas; presença de infiltrado inflamatório; e alterações nucleares nos osteoblastos, cementoblastos e fibroblastos. No entanto, nenhuma alteração histológica é observada nas fibras colágenas gengivais ou no epitélio juncional adjacente com trauma oclusal. Os estudos também descrevem que as alterações histológicas distintas da doença periodontal inicial existente são reversíveis se as causas do trauma forem eliminadas. Reciprocamente, uma redução na função leva ao estreitamento do ligamento e a uma diminuição no número e na espessura dos feixes de fibras que compõem o trauma inicial.

O LP também sofre alterações drásticas com a doença periodontal crônica avançada da periodontite, que envolve as estruturas mais profundas do periodonto. As fibras do LP tornam-se desorganizadas e suas ligações ao osso alveolar propriamente dito ou ao cemento, por meio das fibras de Sharpey, são perdidas, em virtude da reabsorção desses dois tipos de tecidos duros (ver Figuras 10.12 e 14.24). As primeiras fibras envolvidas na periodontite são as do grupo da crista alveolar do ligamento dentoalveolar, localizadas no nível mais coronal ao processo alveolar adjacente.

A destruição do LP na doença periodontal progride ainda mais em direção apical, de forma semelhante à destruição do processo alveolar, e afeta – em ordem – os grupos de fibras horizontais, depois de fibras oblíquas, mais tarde de fibras apicais e, por fim, as fibras do grupo inter-radicular, caso estejam presentes. Os dentes envolvidos no avanço da doença periodontal – em direção ao ápice da raiz do dente – tornam-se cada vez mais móveis e apresentam movimentos, como mobilidade vestibulolingual ou quando se pressiona o dente em sentido apical, indicando a quantidade e o grupo de fibras perdido.

Assim, o principal grupo de fibras que permanece por mais tempo na presença de periodontite ativa, apesar da destruição de todo o ligamento dentoalveolar adjacente, é o ligamento interdental (Figura 14.35). O ligamento interdental continua a se recolocar de maneira mais apical, conforme a periodontite progride em direção ao ápice radicular, de modo que os dentes mantêm seus contatos interproximais e, dessa forma, em posição. Assim, quando os dentes se apresentam com grave mobilidade interproximal (de mesial para distal), após terem exibido mobilidade em outras direções, o prognóstico é desfavorável, devido à destruição adicional do ligamento interdental ainda remanescente. A mobilidade, sua quantidade e a direção, por dente, devem ser registradas no prontuário do paciente para se obter um prognóstico geral de uma dentição com periodontite.

A regeneração tecidual guiada (RTG) não é utilizada apenas para o tratamento da perda do osso do processo alveolar (como discutido anteriormente), mas também pode ajudar na regeneração da desorganização do LP decorrente da periodontite. Esse método, que viabiliza o aumento dos níveis ósseos e o reforço do ligamento periodontal, utiliza uma membrana de vários materiais, permitindo que apenas os osteoblastos e os fibroblastos produzam osso ou fibras do LP no local da lesão. O uso da RTG está se tornando cada vez mais bem-sucedido, pois esse tipo de membrana atualmente utilizada resulta em menor inflamação reativa no local onde é inserida.

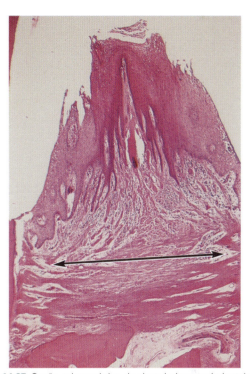

Figura 14.35 Seção microscópica de duas bolsas periodontais supra-ósseas adjacentes em um espaço interdental. Observe a disposição horizontal do ligamento interdental mesmo com a presença de periodontite ativa (*seta*). (De Newman MG, Takei HH, Klokkevold PR, Carranza FA. *Clinical Periodontology*. 13th ed. Philadelphia: Elsevier; 2020.)

PARTE 4 Anatomia Dental

15

Aspectos Gerais das Dentições

OBJETIVOS DO APRENDIZADO

1. Definir as palavras-chave deste capítulo.
2. Descrever as duas dentições e a relação entre elas.
3. Reconhecer os diferentes tipos de dente e os sistemas de numeração dos dentes.
4. Saber utilizar os sistemas de numeração dental universal ou internacional corretos para cada dente e relacionar ao período de dentição por meio de diagramas, facilitando a identificação ao observar em modelos artificiais e ao examinar o paciente.
5. Definir cada período das dentições e discutir as considerações clínicas relativas a cada um desses períodos, de modo que as integre aos cuidados do paciente.
6. Usar a terminologia anatômica dental correta e discutir as considerações clínicas relativas à anatomia dental, integrando-as ao atendimento do paciente.
7. Utilizar os termos de orientação dentais de forma correta e discutir as considerações clínicas relativas às faces dos dentes, de modo que as integre aos cuidados do paciente.
8. Identificar a morfologia geral dos dentes e discutir suas considerações clínicas, relacionando-as ao atendimento do paciente.

DENTIÇÕES

A *dentição* é o termo usado para designar o conjunto de dentes naturais nos arcos dentais superior e inferior. Conforme descrito no **Capítulo 6**, em relação ao desenvolvimento dos dentes, uma pessoa apresenta duas dentições durante a vida: uma dentição decídua e uma dentição permanente.

A primeira dentição presente é a dentição decídua ou primária (Figura 15.1). Pacientes infantis (pediátricos) e seus responsáveis adultos referem-se aos dentes decíduos como *dentes de leite* Um termo mais antigo para dentição primária é *dentição decídua*. Essa referência é derivada do conceito de que a dentição decídua é perdida (assim como uma árvore decídua que perde as suas folhas) e é substituída inteiramente pela dentição permanente. Desse modo, a dentição permanente é a segunda dentição a se desenvolver; por isso, a dentição permanente é algumas vezes considerada a *dentição secundária* (Figura 15.2). Os dentes permanentes são referidos como *dentes adultos* ou *dentes de osso* pelos pacientes. Por convenção (ou conveniência) recente, os cirurgiões-dentistas preferem misturar e combinar termos quando se referem às duas dentições, por exemplo, *dentição primária* e *dentição permanente*.

No entanto, a dentição permanente também é, às vezes, erroneamente considerada *dentição sucedânea*, uma vez que a maioria desses dentes permanentes sucede os dentes predecessores decíduos. Os profissionais da odontologia devem lembrar que os molares da dentição permanente não são sucedâneos, pois não possuem antecessores decíduos; apenas os anteriores e pré-molares da dentição permanente são verdadeiramente sucedâneos. O desenvolvimento da dentição decídua, a erupção, a sua esfoliação e o desenvolvimento da dentição permanente foram discutidos mais detalhadamente no **Capítulo 6**, que pode ser revisado antes da discussão sobre a anatomia dental específica.

TIPOS DE DENTE

Os dentes compreendem cerca de 20% da área total da superfície da cavidade oral e os dentes superiores ocupam mais área que os inferiores. Os tipos de dente em ambos os arcos da dentição decídua incluem 8 incisivos, 4 caninos e 8 molares, ou seja, um total de 20 dentes (ver Figura 15.1). A anatomia dos dentes decíduos é discutida no **Capítulo 18**.

Os diferentes dentes presentes em ambos os arcos da dentição permanente incluem 8 incisivos, 4 caninos, 8 pré-molares e 12 molares, ou seja, um total de 32 dentes (ver Figuras 2.4 e 15.2). Observe que apenas a dentição permanente possui os dentes pré-molares, dentes que não estão presentes na dentição decídua. A anatomia detalhada da dentição permanente é discutida posteriormente no **Capítulo 16** (sobre dentes anteriores) e no **Capítulo 17** (sobre dentes posteriores).

DESIGNAÇÃO DOS DENTES

Tanto os dentes decíduos quanto os permanentes são designados pelo **Sistema de Numeração Universal** (**UNS**, do inglês *Universal Numbering System*) (Figura 15.3). Esse sistema é o mais utilizado nos EUA para a designação de ambas as dentições por ser adaptável à transferência eletrônica de dados. Com esse sistema, os dentes decíduos são identificados em um arranjo consecutivo de letras maiúsculas, de A a T, começando com o segundo molar superior direito, movendo-se no sentido horário e terminando com o segundo molar inferior direito (ver Figura 15.1).

Ainda de acordo com o Sistema de Numeração Universal, os dentes permanentes são identificados e designados, considerando o paciente em posição anatômica, em um arranjo consecutivo de números que vão dos dígitos 1 ao 32, iniciando-se pelo terceiro molar superior direito e seguindo em sentido horário até o terceiro molar inferior

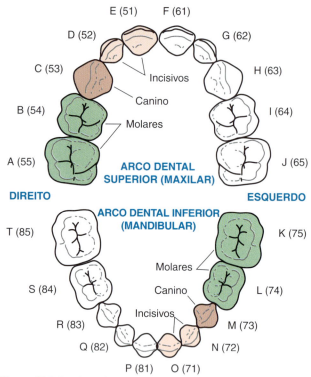

Figura 15.1 Dentição decídua durante o período da infância, com os diferentes tipos de dente identificados pelo Sistema de Numeração Universal (com o Sistema Internacional de Numeração indicado entre parênteses).

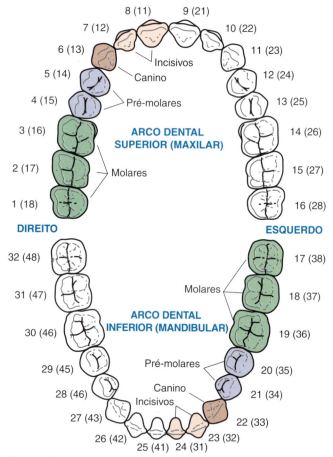

Figura 15.2 Dentição permanente durante a vida adulta, com os diferentes tipos de dente identificados pelo Sistema de Numeração Universal (com o Sistema Internacional de Numeração indicado entre parênteses).

direito (ver Figura 15.2). A convenção do sentido horário também é usada para mapear restaurações ou condições periodontais presentes na cavidade oral de um paciente. Ao falar sobre determinado dente, como o incisivo central superior direito permanente, o dentista o chama apenas de "número oito".

No entanto, é reconhecida a necessidade de um sistema que possa ser usado internacionalmente, bem como por transferência eletrônica de dados; portanto, o **Sistema de Numeração Internacional** (**INS**, do inglês *International Numbering System*), ou Sistema de Designação Internacional, foi aprovado pela Organização Internacional de Padronização (Sistema ISO,[a] do inglês *International Standards Organization*) e pela Organização Mundial da Saúde (OMS; ou WHO, do inglês *World Health Organization*) (ver Figura 15.3). Com esse sistema, os dentes são designados utilizando-se um sistema com códigos de dois dígitos. O primeiro dígito do código indica o quadrante (ver discussão posterior em termos odontológicos gerais) e o segundo indica, especificamente, o dente desse quadrante. Baseia-se no sistema da Federação Dentária Internacional (FDI, do francês *Fédération Dentaire Internationale*; em inglês, *World Dental Federation*).

Assim, no Sistema de Numeração Internacional (Sistema ISO), o primeiro dígito do código de dois números, de 1 a 4, é usado para designar os quadrantes dos dois arcos dentais, no sentido horário, da dentição permanente; os números de 5 a 8 são usados, no sentido horário, para identificar os quadrantes da dentição decídua. Para o segundo dígito, que indica o dente, os dígitos de 1 a 8 são usados para os dentes permanentes, começando na linha mediana e seguindo a numeração no sentido distal; às vezes, coloca-se um ponto entre os dígitos. Os dígitos de 1 a 5 são, então, usados para a dentição decídua, novamente começando na linha mediana, e a numeração segue em direção distal. Ao falar sobre determinado dente, como o incisivo central superior direito permanente, o dentista o chama de "dente 1.1"; "1-1"; ou simplesmente "dente 11".

Outro sistema que pode ser usado durante o tratamento ortodôntico é o **Método de Notação de Palmer** (em inglês, *Palmer Notation Method*), também conhecido como *Sistema Militar de Numeração de Dentes* ou *Sistema de Numeração Militar* (em inglês, *Military Numbering System*) (ver Figura 15.3). Esse sistema é útil para especialidade odontológica, porque permite identificar facilmente os dentes que requerem tratamento imediato e, assim, pode produzir um mapeamento gráfico de fácil visualização e memorização das dentições. Nesse sistema, os dentes são designados por um símbolo de ângulo reto, que indica o quadrante e o arco ao qual pertence, com o número do dente colocado em seu interior, semelhante à numeração do Sistema ISO que o substituiu.

PERÍODOS DE DENTIÇÃO

Embora existam apenas duas dentições, há três **períodos de dentição** ao longo da vida de um indivíduo, uma vez que existe um intervalo de tempo em que as duas se sobrepõem, de modo que formam as dentições decídua (primária), mista e permanente (secundária) (Tabela 15.1). É necessário especificar o período de dentição para cada paciente, de forma que se planeje o tratamento dentário mais eficaz para o período. Essa especificidade é muito importante para a terapia ortodôntica, pois o crescimento em determinado

---

[a]N.R.T.: No livro original, as autoras seguem o Sistema de Notação Dental Universal (Sistema de Numeração Universal), por ser o mais utilizado nos EUA. Porém, nesta obra traduzida, assim como nas edições anteriores, optou-se pelo uso do sistema de dois dígitos (Sistema ISO, Sistema de Numeração Internacional), já que essa é a notação dental utilizada amplamente no Brasil.

período de dentição pode ser maximizado, e o profissional pode se aproveitar desse fato biológico para promover a expansão dos arcos dentais e o movimento dos dentes.

PERÍODO DA DENTIÇÃO DECÍDUA

O primeiro período de dentição é o **período da dentição decídua** ou **primária** (ver Figura 15.1). Esse período começa com a erupção dos dentes incisivos centrais inferiores decíduos. Portanto, ocorre entre, aproximadamente, 6 meses e 6 anos (ver Figura 6.22A para observar a ordem cronológica, Tabela 18.1 para idades aproximadas e Figura 20.5 para sequência de erupção). Apenas os dentes decíduos estão presentes durante esse período, e sua erupção se completa aos 30 meses de idade, geralmente quando os segundos molares decíduos estão em oclusão funcional. Os ossos maxilares e a mandíbula também começam a crescer ainda mais durante esse período, pois precisam acomodar os dentes permanentes, maiores e mais numerosos. Geralmente, esse período termina quando o primeiro dente permanente erupciona (primeiro molar inferior permanente).

PERÍODO DA DENTIÇÃO MISTA

O **período da dentição mista** segue o período de dentição decídua (Figura 15.4; consultar o **Capítulo 6**). Esse período ocorre entre, aproximadamente, 6 e 12 anos. Nesse estágio de transição, tanto os dentes decíduos quanto os permanentes estão presentes. Durante esse tempo, a esfoliação dos dentes decíduos e a erupção dos dentes permanentes começam, após suas coroas estarem completas e iniciarem o processo de rizogênese. Assim, esse período se inicia com a erupção do primeiro dente permanente (o primeiro molar inferior permanente), que é guiado pela face distal do segundo molar decíduo. Normalmente, esse período termina com a esfoliação do último dente decíduo, que, em geral, ocorre entre 11 e 12 anos.

As diferenças de coloração entre dentes decíduos e permanentes tornam-se aparentes durante essa fase intermediária e, à medida que qualquer adulto responsável pela criança percebe, rotineiramente aponta para o cirurgião-dentista. As coroas dos dentes decíduos apresentam coloração mais clara quando

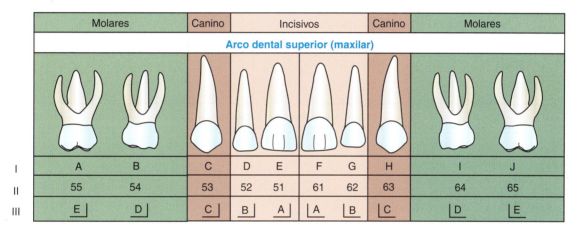

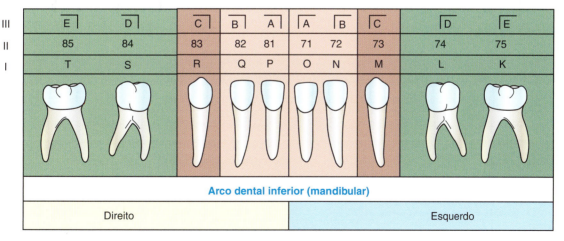

I Sistema de Numeração Universal (ou Sistema de Notação Dental Universal)

II Sistema de Numeração Dental Internacional

III Método de Notação de Palmer

A

Figura 15.3 Sistemas de designação ou notação dos dentes, incluindo o Sistema de Numeração ou Notação Dental Universal, o Sistema de Numeração Dental Internacional e o Método de Notação de Palmer. **A.** Para os dentes decíduos. (*Continua*)

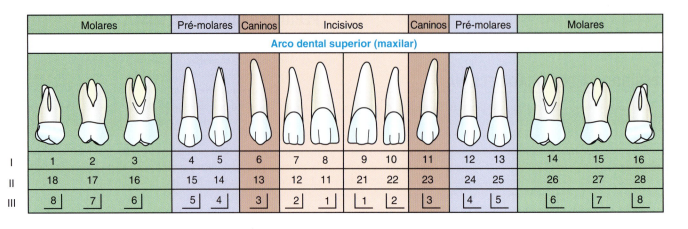

I Sistema de Numeração Universal (ou Sistema de Notação Dental Universal)
II Sistema de Numeração Dental Internacional
III Método de Notação de Palmer

Figura 15.3 (*Continuação*) **B.** Para os dentes permanentes.

TABELA 15.1 Períodos de dentição e considerações clínicas.

	Período de dentição decídua	Período de dentição mista	Período de dentição permanente
Tempo aproximado de duração	Aproximadamente dos 6 meses aos 6 anos	Aproximadamente dos 6 meses aos 12 anos	Aproximadamente após os 12 anos
Dente que marca o início do período	Erupção do incisivo central inferior decíduo	Erupção do primeiro molar inferior permanente	Esfoliação do último dente decíduo
Dentição presente	Decídua (primária)	Decídua e permanente	Normalmente permanente
Crescimento dos arcos dentais (superior e inferior)	Incipiente, no começo	Mais rápido e mais perceptível	Mais lento e menos evidente

Dados de Nelson S. *Wheeler's Dental Anatomy, Physiology and Occlusions*. 10th ed. Philadelphia: Elsevier; 2015.

comparadas às coroas dos dentes permanentes, que são mais escuras por possuírem menor opacidade do esmalte; portanto, a dentina mais amarelada subjacente torna-se mais visível (ver Figura 18.4). Também fica mais evidente a diferença no tamanho da coroa e no comprimento da raiz entre os dentes decíduos, que são menores e mais curtos, e os dentes permanentes, maiores e mais longos.

Os ossos maxilares e a mandíbula estão em rápido processo de crescimento, sendo perceptível durante esse período de transição, consistente com o início da puberdade, para acomodar os dentes permanentes – maiores e mais numerosos na fase adulta. Nas mulheres, a esfoliação dos dentes decíduos e a erupção dos permanentes ocorrem pouco antes que nos homens, o que pode refletir o nível de maturação física delas mais precoce.

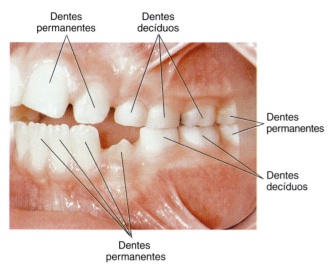

Figura 15.4 Período de dentição mista com a identificação de dentes decíduos e permanentes. (Cortesia de Margaret J. Fehrenbach, RDH, MS.)

TABELA 15.2 Períodos aproximados de erupção e conclusão da formação da raiz dos dentes permanentes (em anos).

Tipos de dente	Período de erupção	Conclusão da formação da raiz
Dentes superiores (maxilares)		
Incisivo central	7 a 8	10
Incisivo lateral	8 a 9	11
Canino	11 a 12	13 a 15
Primeiro pré-molar	10 a 11	12 a 13
Segundo pré-molar	10 a 12	12 a 14
Primeiro molar	6 a 7	9 a 10
Segundo molar	12 a 13	14 a 16
Terceiro molar	17 a 21	18 a 25
Dentes inferiores (mandibulares)		
Incisivo central	6 a 7	9
Incisivo lateral	7 a 8	10
Canino	9 a 10	12 a 14
Primeiro pré-molar	10 a 12	12 a 13
Segundo pré-molar	11 a 12	13 a 14
Primeiro molar	6 a 7	9 a 10
Segundo molar	11 a 13	14 a 15
Terceiro molar	17 a 21	18 a 25

Dados de Nelson S. *Wheeler's Dental Anatomy, Physiology and Occlusions*. 10th ed. Philadelphia: Elsevier; 2015.

PERÍODO DA DENTIÇÃO PERMANENTE

O último período é o **período da dentição permanente** (ver Figura 15.2). Esse período começa com a esfoliação do último dente decíduo. Portanto, esse período da dentição inicia-se, aproximadamente, após os 12 anos. Inclui a erupção de todos os dentes permanentes, exceto daqueles que estão congenitamente ausentes ou impactados e não podem irromper, aspecto que geralmente envolve os terceiros molares (ver Figura 6.22B para observar a ordem cronológica; Tabela 15.2 e **Apêndice D** para verificar as idades aproximadas; e Figura 20.6 para sequência de erupção).

Geralmente, os dentes permanentes são os únicos dentes presentes durante esse período. O crescimento dos ossos não é tão perceptível, pois diminui gradualmente até cessar. Portanto, há pouco crescimento global dos arcos dentais durante esse período, visto que a puberdade já passou. Os diferentes tipos de dente tendem a irromper aos pares, de modo que, se houver alguma alteração nesse padrão em um paciente, uma radiografia da região pode ser necessária para investigação. Quando um paciente infantil está excepcionalmente adiantado ou atrasado em relação à erupção sequencial usual dos dentes, o histórico dental da família biológica deve ser avaliado para verificar anomalias de desenvolvimento.

Considerações clínicas sobre os períodos de dentição

As considerações clínicas associadas aos períodos de dentição decídua e permanente são discutidas posteriormente em cada capítulo apropriado. No entanto, o período de dentição mista também tem características com efeitos fisiológicos e psicológicos. Esse período de dentição é, às vezes, considerado a "fase do patinho feio", por conta de diferentes colorações dos dentes, tamanhos desproporcionais e coroas clínicas com várias alturas diferentes. O sorriso do paciente mostra áreas temporariamente edêntulas e com apinhamentos. Em muitos casos, a gengiva circundante do dente torna-se inflamada em resposta a todas essas mudanças e às flutuações hormonais.

A higiene oral pode ser difícil para os pacientes durante o período de dentição mista, pois essas alterações, como apinhamentos, podem promover a retenção de biofilme. Pacientes infantis e seus responsáveis adultos devem ser lembrados de serem especialmente cuidadosos com a higiene oral e tranquilizados para compreenderem que esse estágio é temporário. A terapia ortodôntica interceptiva precoce também pode ser iniciada durante esse período de dentição; uma série de radiografias panorâmicas é importante para monitorar o desenvolvimento dental (ver Figura 6.27A e **Capítulo 20**).

Se na dentição decídua e/ou mista ocorrer inflamação gengival leve, com sutil formação de biofilme dental, mas perda óssea ao redor dos primeiros molares permanentes recém-erupcionados e em dentes anteriores inferiores, deve-se levar em consideração a possibilidade de ser uma periodontite agressiva precoce (anteriormente referida como *periodontite juvenil*). A intervenção precoce nessa grave doença periodontal pode prevenir a perda óssea futura.

TERMINOLOGIA EM ANATOMIA DENTAL

Os profissionais da área odontológica devem ser capazes de compreender e utilizar corretamente a terminologia da anatomia dental. A **anatomia dental** é a área das ciências odontológicas que trata da morfologia ou da forma dos dentes, tanto da coroa quanto da raiz. A odontologia restauradora usa muitos termos específicos da anatomia dental ao discutir os tratamentos e as patologias. O tratamento periodontal também exige o uso de muitos desses termos detalhados, como *ângulos* e *arestas*, ao realizar procedimentos como exploração por sondagem do sulco gengival que circunda cada dente.

TERMOS GERAIS EM ANATOMIA DENTAL

Conforme observado anteriormente, cada dente é circundado e sustentado pelos ossos que formam os alvéolos dentais em cada arco (Figura 15.5). Cada alvéolo está localizado no processo alveolar dos ossos maxilares e da mandíbula. O processo alveolar da mandíbula forma o arco dental inferior e os processos alveolares dos ossos maxilares, em conjunto, formam o arco dental superior.

Os dentes da maxila são os dentes superiores; os dentes da mandíbula são os dentes inferiores (ver Figura 15.5). A oclusão é o método pelo qual os dentes do arco dental inferior entram em contato com

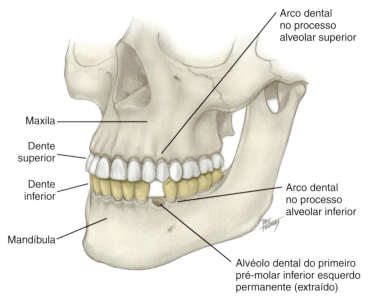

Figura 15.5 Identificação de dentes permanentes nos arcos dentais superior e inferior, bem como outras estruturas associadas identificadas.

os dentes do arco superior. O termo *oclusão* também é usado para descrever o alinhamento anatômico dos dentes e sua relação com o restante do sistema mastigatório (ver **Capítulo 20**).

Cada arco dental tem uma linha mediana, que é um plano vertical imaginário que divide o arco em duas metades aproximadamente iguais, uma direita e outra esquerda (Figura 15.6). Essa linha mediana é semelhante ao plano mediano ou plano sagital mediano do corpo e é de considerável importância na avaliação do sorriso de um paciente.

Os dentes também podem ser descritos de acordo com a sua posição em cada arco dental e em relação à linha mediana (ver Figura 15.6). Os incisivos e caninos são considerados dentes anteriores, pois estão mais próximos da linha mediana. Em contraste, os molares (e prémolares, se presentes) são considerados dentes posteriores, uma vez que estão mais distantes da linha mediana.

Cada arco dental pode ser dividido em dois **quadrantes**, compondo quatro quadrantes em toda a cavidade oral. Assim, os dentes são identificados de acordo com sua localização em um dos quatro quadrantes: quadrante superior direito, quadrante superior esquerdo, quadrante inferior direito e quadrante inferior esquerdo. Essa designação é útil para o planejamento do curso do tratamento do paciente, pois permite a execução do tratamento de uma ou mais regiões da cavidade oral ao mesmo tempo.

A sequência correta de termos para identificar um dente individual em seu quadrante é baseada no **Sistema T-A-Q-D**: *T* para tipo de dente, *A* para arco, *Q* para quadrante e *D* para dentição. Um exemplo disso seria a descrição do primeiro pré-molar (*T*) inferior (*A*) esquerdo (*Q*) permanente (*D*).

Alguns planos de tratamento odontológico também incluem o uso de **sextantes**, os quais dividem ainda mais cada arco dental, em três partes, conforme a sua relação com a linha mediana: sextante posterior direito, sextante anterior e sextante posterior esquerdo (ver Figura 15.6). Podemos citar como exemplo o incisivo central superior direito permanente, que está no sextante anterior superior da dentição permanente. Essa divisão segue o mapeamento das vias nervosas da cavidade oral, principalmente no arco superior. Dessa forma, o uso de sextantes pode ser útil em planos de tratamento odontológico para regiões que usam anestesia local para controle da dor do paciente, como na terapia periodontal.

Para evitar falhas de comunicação ao redor do mundo, o Sistema ISO também inclui a designação de áreas na cavidade oral (usada também no sistema de notação dental). Cada área é identificada por números de dois dígitos, em que pelo menos um deles é zero (Tabela 15.3). Nesse sistema temos, por exemplo, o *00*, que designa toda a cavidade oral, e o *01*, que designa apenas o arco superior.

TERMOS EM ANATOMIA DENTAL

Cada dente consiste em uma coroa e uma ou mais raízes (Figura 15.7; ver Figura 2.5). A coroa possui dentina recoberta de esmalte e cada raiz possui dentina recoberta de cemento. A superfície interna da dentina, tanto na coroa quanto na raiz, recobre a cavidade pulpar do dente. A cavidade pulpar é formada por uma câmara pulpar com um possível corno pulpar (ou cornos pulpares) e pelo canal radicular (ou pelos canais radiculares) com um forame apical (ou forames apicais).

Neste livro, as ilustrações da cabeça, do pescoço e de qualquer estrutura relacionada a esses segmentos são orientadas de acordo com a cabeça do paciente em posição anatômica, a menos que se

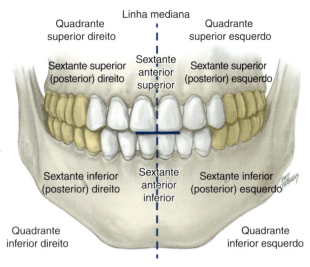

Dentes anteriores – apresentados em branco
Dentes posteriores – apresentados em amarelo

Figura 15.6 Identificação de dentes permanentes anteriores e posteriores, linha mediana, quadrantes e sextantes.

TABELA 15.3 Sistema ISO (Organização Internacional de Padronização) para notação das áreas da cavidade oral.

Áreas	Números
Cavidade oral	00
Arco dental superior (maxilar)	01
Arco dental inferior (mandibular)	02
Quadrante superior direito	10
Quadrante superior esquerdo	20
Quadrante inferior esquerdo	30
Quadrante inferior direito	40
Sextante superior direito	03
Sextante anterior superior	04
Sextante superior esquerdo	05
Sextante inferior esquerdo	06
Sextante anterior inferior	07
Sextante inferior direito	08

contorna o colo do dente (ver Figura 14.8). Existem três possíveis interfaces de JAC e várias situações são possíveis em um único dente ou, até mesmo, em uma só face do dente. Na JAC, o cemento pode sobrepor-se ao esmalte no colo do dente; ambos podem encontrar-se face a face; ou uma pequena região de dentina, entre ambos, pode ficar exposta, uma vez que existe um espaço entre o esmalte e o cemento. A JAC, geralmente, apresenta-se lisa ou uniformemente granulosa ou, ainda, com um discreto sulco que pode ser percebido com uma sonda exploradora.

Partes da coroa e da raiz de um dente também podem ser designadas por meio de termos mais específicos para auxiliar o dentista clínico durante o mapeamento dental do paciente, para registro no prontuário odontológico (Figura 15.8B). A **coroa anatômica** é a parte toda recoberta de esmalte. Ela permanece quase sempre constante ao longo da vida do dente, exceto quando há presença de atrição e/ou outros desgastes físicos. Em contraste, a **coroa clínica** é a parte da coroa anatômica visível apenas na cavidade oral, não recoberta pela gengiva. Sua altura é determinada pela localização da gengiva marginal. A coroa clínica de um dente pode mudar com o tempo, especialmente na presença de recessão gengival, à medida que a gengiva marginal retrai em direção à raiz (ver Figura 13.1). Este livro, ao discutir a coroa de um dente, refere-se à coroa anatômica de um dente saudável, a menos que indicado de outra forma.

Do mesmo modo, a **raiz anatômica** é a parte da raiz recoberta de cemento. A **raiz clínica** de um dente é a parte da raiz anatômica visível na cavidade oral, sujeita à variação ao longo do tempo, novamente relacionada à recessão gengival (ver Figura 10.10). Neste livro, ao discutir a raiz de um dente, também se referirá à raiz anatômica de um dente saudável, a menos que indicado de outra maneira.

Alguns dentistas clínicos descrevem as características de um dente relacionando-as à **linha axial da raiz** (**LAR**; ou RAL, do inglês *root axis line*), uma linha imaginária que representa o longo eixo do dente, traçada de forma que divide a raiz (e, portanto, a coroa) em duas metades aproximadamente iguais, desde o colo do dente (ver Figura 20.9). Ao visualizar a linha axial da raiz dos dentes em geral, é importante notar que a coroa e a raiz do dente nunca são colocadas estrita e verticalmente no interior do processo alveolar, mas têm algum grau de angulação, conforme discutido no **Capítulo 20**. O eixo longo de um dente é usado ao realizar radiografias periapicais por meio da técnica do paralelismo.

Os dentes podem ter uma ou mais raízes, mas todas elas, de ambas as dentições, possuem características comuns. Todas as raízes são mais largas na JAC e afinam-se em direção ao ápice dental. Existem três formas básicas para as raízes na seção transversal na

indique de outra forma (consultar o **Apêndice A**). É a mesma posição quando se observa o paciente de frente, sentado ereto na cadeira do consultório odontológico. Dessa forma, os dentes superiores apresentam a raiz acima da coroa; os dentes inferiores apresentam a raiz abaixo da coroa (ver Figura 15.3).

A orientação da ficha odontológica é tradicionalmente realizada do ponto de vista do dentista (ou seja, a direita do paciente corresponde à esquerda da ficha odontológica). As designações "esquerda" e "direita" na ficha, no entanto, correspondem à região esquerda e à região direita do paciente, respectivamente. Outras fichas odontológicas podem apresentar cada dente "desdobrado", de modo que as suas faces vestibular, oclusal (ou margem incisal) e lingual dos dentes possam ser observadas.

Geralmente, o esmalte da coroa e o cemento da raiz encontram-se próximos da junção amelocementária (JAC), uma linha externa que

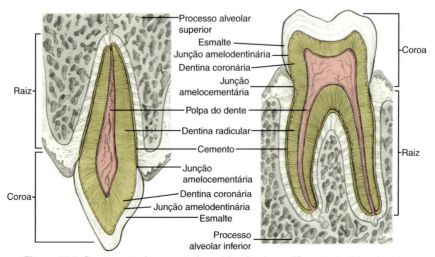

Figura 15.7 Dentes anterior e posterior evidenciando os diferentes tecidos dentais.

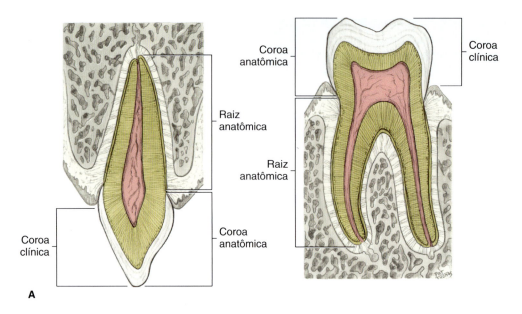

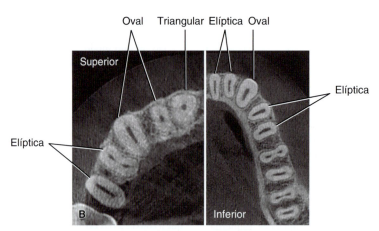

Figura 15.8 A. Dentes anterior e posterior apresentando a coroa anatômica e a coroa clínica, além da raiz dental. A raiz clínica não é vista, pois o periodonto exibido é sadio, sem recessão gengival que pudesse expor a raiz clinicamente. **B.** Cortes axiais por tomografia computadorizada de feixe cônico de um quadrante superior e de um quadrante inferior; pode-se observar cortes de regiões cervicais de uma dentição permanente. Note as três formas básicas das raízes nessa seção cervical transversal: triangular, oval (ou ovoide) ou elíptica (ou oval alongada). (**B**, de Metzger Z. The self-adjusting file [SAF] system: An evidence-based update. *J Conserv Dent.* 2014;17[5]:401–419.)

região cervical do dente: triangular, oval (ovoide ou em forma de ovo), ou elíptica (oval alongada) (ver Figura 15.8B). Em seções intermediárias da raiz, as formas das raízes são, geralmente, as mesmas que nas seções cervicais, embora menores.

Muitas superfícies ou faces das raízes apresentam depressões ou **concavidades radiculares**, como sulcos. Essas indentações ou cavidades nas faces das raízes ocorrem comumente nas faces proximais dos dentes anteriores e posteriores e nas faces vestibulares e linguais dos dentes molares. Uma área entre duas ou mais dessas raízes é uma furca; veja a discussão adicional no **Capítulo 17** e veja a Tabela 17.1. O formato da raiz da seção transversal cervical pode ser alterado pela presença de concavidades radiculares.

Considerações clínicas sobre anatomia dental

Certas restaurações podem cobrir toda a área da coroa anatômica; são coroas totalmente artificiais, as coroas totais (que os pacientes conhecem por "*jaquetas*"). Pinos intrarradiculares e núcleos de reforço podem ser inseridos no interior da raiz e da coroa de dentes tratados endodonticamente para ajudar na retenção dos materiais restauradores e apoiar a reconstrução da coroa.

Uma coroa total ideal deve recobrir toda a coroa anatômica preparada previamente, mas o tecido gengival alargado ou hiperplásico ou, ainda, a perda de estrutura da coroa anatômica pode exigir um procedimento cirúrgico periodontal de *aumento da coroa*, para ampliar o tamanho da coroa clínica e reduzir o tecido gengival circundante pela sua remoção. No entanto, muitos dentistas reconhecem que, se possível, a coroa total deve ser restaurada parcialmente, de modo a evitar a região da junção amelocementária (JAC) que está em contato com os tecidos gengivais, a fim de preservar a saúde do tecido. Em um caso de dentição com prognóstico ruim, uma raiz (ou raízes) pode ser retida sem a(s) coroa(s), se houver estrutura e fixação periodontal suficientes para suportar uma prótese removível, como uma *overdenture*.

Historicamente, na educação odontológica, a importância da anatomia clínica da coroa foi enfatizada como bastante limitada na anatomia da raiz clínica. Posteriormente, os profissionais da odontologia observaram uma maior ênfase educacional colocada no reconhecimento detalhado da anatomia radicular. Essa mudança de ênfase se deve a uma nova constatação da importância da instrumentação periodontal precisa da raiz (tartarectomia, destartarização ou raspagem), a fim de alcançar a saúde bucal em casos de doenças do periodonto, bem como a preservação da coroa dos dentes por meio de restaurações. Inicialmente, a análise de bolsa periodontal, com o uso das sondas milimetradas, permite avaliar a situação da morfologia da raiz e o nível dos depósitos em um paciente com doença periodontal. Uma vez que a morfologia da raiz é averiguada e as necessidades periodontais do paciente são verificadas, o cirurgião-dentista também pode escolher o plano de tratamento mais eficaz, o que inclui a instrumentação. Além disso, o conhecimento da morfologia da raiz impedirá a sua destruição por excesso de instrumentação manual de raspagem.

As concavidades da raiz devem ser exploradas cuidadosamente durante as consultas para raspagem radicular com instrumentos manuais e registradas no prontuário do paciente. Essas concavidades podem ficar expostas ao meio bucal devido à doença periodontal, mas ainda assim podem ficar escondidas para o clínico sob uma bolsa periodontal, apresentando complicações durante a instrumentação periodontal ou, até mesmo, em tratamento endodôntico e cuidados domiciliares de higiene oral. As falhas no tratamento têm sido relacionadas a depósitos remanescentes após os tratamentos, como na contínua higiene oral domiciliar deficiente, pois esses depósitos contribuem para a evolução do processo patológico. No entanto, uma perda de inserção significativamente maior ocorre em superfícies radiculares com sulcos radiculares proximais em comparação àquelas desprovidas desses sulcos.

Considerando que essas concavidades podem atuar como fatores predisponentes no processo da doença periodontal, as depressões também aumentam a área de inserção, produzindo um formato de raiz mais resistente às forças oclusais prejudiciais. Assim, os contornos da raiz podem apresentar tanto efeitos nocivos quanto protetores, que devem ser considerados individualmente no prognóstico periodontal do paciente.

A execução do desbridamento periodontal nas raízes e furcas associadas envolve um plano de tratamento de instrumentação bem definido; a melhor abordagem, quando o acesso permitir, é tratar cada raiz como se pertencesse a um dente separado, com uma combinação de acessos utilizando instrumentos manuais, polidor dental a ar ou aparelhos ultrassônicos.

Até recentemente, os cirurgiões-dentistas não eram capazes de visualizar as superfícies das raízes dentais, a menos que fosse realizado um acesso obtido por cirurgia com retalho periodontal para rebater a mucosa sobreposta à raiz. Em vez disso, dependiam de confiar apenas na sua sensibilidade tátil e na imagem mental sobre a morfologia para entender a topografia subgengival. No entanto, com o recente desenvolvimento da tecnologia endoscópica, a qual utiliza pequenas câmeras que podem caber no interior de sulcos aprofundados, hoje, os dentistas clínicos são capazes de avaliar as superfícies da raiz em tempo real. Quando forem incorporados a mais possibilidades de práticas clínicas no futuro, tais dispositivos podem mudar a maneira como muitos procedimentos odontológicos são realizados.

TERMOS DE ORIENTAÇÃO DOS DENTES

Cada dente possui cinco superfícies: vestibular, lingual, oclusal (mastigatória), mesial e distal. Assim, cada dente é comparado à uma caixa com lados. Algumas das faces são identificadas por sua relação de orientação com outras estruturas orofaciais, semelhante à designação dada aos tecidos moles da cavidade oral (Figura 15.9; ver Figura 2.1). As superfícies dentais mais próximas da face do indivíduo são as faces vestibulares. As superfícies nos dentes anteriores, voltadas para a mucosa dos lábios, podem ser denominadas "faces labiais", enquanto as superfícies nos dentes posteriores, voltadas para a mucosa das bochechas, podem ser denominadas "faces bucais".

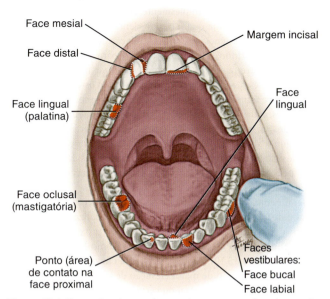

Figura 15.9 Faces dos dentes destacadas em *vermelho*, observadas em relação à linha mediana, com outras estruturas da cavidade oral, e em relação a outros dentes.

As superfícies dos dentes voltadas para a língua são as faces linguais. As superfícies linguais mais próximas do palato, no arco dental superior, às vezes, também são chamadas "faces palatinas". A **face oclusal** (mastigatória) de cada dente posterior constitui a **superfície mastigatória** desses dentes. Nos dentes anteriores, essa face ampla é substituída pela **margem incisal**.

As superfícies mastigatórias, tanto de dentes anteriores quanto de posteriores, apresentam elevações lineares ou **cristas**, nomeadas de acordo com sua localização. As superfícies mastigatórias dos caninos e dos dentes posteriores também têm, pelo menos, uma elevação principal, a **cúspide**; as cúspides contribuem para uma porção significativa da superfície do dente. Os caninos superiores e inferiores possuem apenas uma cúspide e os pré-molares superiores e os primeiros pré-molares inferiores, geralmente, possuem duas cúspides. Os segundos pré-molares inferiores frequentemente apresentam três cúspides: uma vestibular e duas linguais. Os molares superiores possuem duas cúspides vestibulares e duas cúspides linguais; uma quinta cúspide menor pode se formar nesses dentes (denominada "tubérculo de Carabelli"). Por outro lado, os molares inferiores podem ter cinco ou quatro cúspides.

As superfícies da coroa e da raiz também são definidas pela relação com a linha mediana (ver Figura 15.9). A face mais próxima da linha mediana é denominada **face mesial**; a face mais distante da linha mediana é denominada **face distal**.

Juntas, as faces mesial e distal entre os dentes adjacentes são denominadas **faces proximais**. Em outras palavras, qualquer face de um dente que está próxima a outro dente adjacente é referida como uma face proximal, que pode, portanto, ser uma das faces mesial ou distal (a face entre os dentes). A região compreendida entre as superfícies dentais adjacentes é o **espaço interproximal**.

Ao observar um dente como um todo, nota-se que a curvatura da junção amelocementária (JAC) nas faces proximais é maior nos dentes anteriores e menor nos dentes posteriores. No entanto, essa curvatura é aproximadamente semelhante nas faces mesial e distal dos dois dentes adjacentes. Além disso, em qualquer dente, a convexidade da JAC é mais acentuada na face mesial que na distal.

A área onde as coroas dos dentes adjacentes, no mesmo arco dental, tocam-se fisicamente, em cada face proximal adjacente, é chamada **área de contato** ou **ponto de contato** ou, ainda, conforme referida pelos dentistas, simplesmente *contato* (ver Figura 15.9). Sua presença é verificada quando o fio dental é passado entre dois dentes e alguma resistência é sentida. A relação de contato adequada entre os dentes vizinhos, em cada arco, serve para manter o impacto do alimento entre os dentes e ajuda a estabilizar os arcos dentais, à medida que essa reação anatômica entre todos os dentes de cada arco promove uma ancoragem combinada. Com exceção dos terceiros molares, cada dente é sustentado, em parte, por seu contato com dois dentes vizinhos, um mesial e um distal. Os terceiros molares (e os segundos molares, se não houver terceiros molares) são impedidos de distalizar (sofrer distalização, inclinar ou desviar no sentido distal) pela angulação de suas faces oclusais com suas raízes e pela direção das forças oclusais.

Geralmente, as áreas de contato ou pontos de contato nas faces mesial e distal são considerados os pontos de localização de maior contorno (ou convexidade) dessas superfícies proximais, quando em um alinhamento ideal, mais conhecidas como bossas das faces proximais (Figura 15.10). Assim, a **crista da curvatura** (ou a altura do contorno) é a região de maior elevação de uma face da coroa do dente, no sentido cervicoincisal ou cérvico-oclusal, ao se visualizar o dente por meio do perfil vestibular ou lingual. As coroas também possuem cristas das curvaturas nas faces vestibular e lingual, que são fáceis de visualizar ao observar o perfil mesial e distal da coroa (aspectos proximais).

Quando dois dentes no mesmo arco entram em contato, suas curvaturas próximas às áreas de contato formam espaços considerados **ameias** (Figura 15.11). Essas regiões consistem em espaços de formato triangular entre dois dentes, criados pela inclinação das faces mesial e distal, mas podem divergir nos sentidos vestibular, lingual, oclusal ou apical, em caso de perda de tecido. As ameias são contínuas com os espaços interproximais entre os dentes e há um aumento da ameia oclusal (ângulo crescente) no sentido dos dentes anteriores para os posteriores. As ameias formam áreas de escape, como vertedouros, entre os dentes para direcionar o alimento para longe da gengiva. Também fornecem um mecanismo de autolimpeza do dente. Por fim, as ameias protegem a gengiva de traumas por atrito e ainda fornecem o grau adequado de estimulação aos tecidos.

Todos esses contornos dentais (como áreas de contato, alturas de contorno e ameias) são importantes para o funcionamento e a saúde do sistema mastigatório (ver **Capítulo 20**). As formas características e os alinhamentos específicos dos dentes servem para proteger de traumas as regiões da gengiva e do sulco gengival e ajudam a estabilizar a posição dos dentes em cada arco dental.

Cada dente também pode ser dividido por linhas imaginárias para designar áreas específicas da sua coroa. Uma **aresta da coroa** de um dente é uma linha formada pela junção de duas faces contíguas da coroa, e seu nome deriva da combinação dos nomes dessas duas faces envolvidas (Figura 15.12). Ao se combinar termos como *mesial* e *vestibular*, o *al* ou *ar* do fim do termo que designa a primeira face é descartado e a letra *o* é adicionada e combinada com a segunda palavra; assim, o termo fica *mesiovestibular*, que designa a aresta ou o ângulo. Se a primeira letra da segunda palavra resultar na duplicação da vogal, um hífen é interposto entre as duas palavras, como ocorre em *meio-oclusal*. Um exemplo de designação de aresta é a aresta mesiovestibular, que é a junção das faces mesial e vestibular.

Cada dente posterior possui oito arestas: mesiovestibular, distovestibular, mesiolingual, distolingual, meio-oclusal, disto-oclusal, vestíbulo-oclusal e língua-oclusal. Os dentes anteriores possuem apenas seis arestas por dente: mesiolabial, distolabial, mesiolingual, distolingual, vestibuloincisal e linguoincisal. Os dentes anteriores possuem menos arestas quando comparados aos posteriores, porque ocorre um arredondamento dos ângulos entre as faces mesial e distal e a margem incisal; dessa forma, as arestas mesioincisal e distoincisal são praticamente inexistentes.

Um **ângulo coronário** é outra maneira de determinar uma área específica da coroa (Figura 15.13). O ponto onde três faces da coroa se encontram forma um ângulo coronário, que recebe o nome dessas três faces. Cada dente tem quatro ângulos coronários. Exemplos de designações de ângulos coronários são mesiovestibuloincisal, para um dente anterior, ou mesiovestíbulo-oclusal, para um dente posterior.

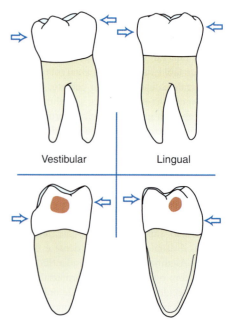

Figura 15.10 Dentes anterior e posterior para observação da crista da curvatura, ou da altura do contorno, em cada face (*setas abertas*) e das áreas de contato (destacadas em *vermelho*).

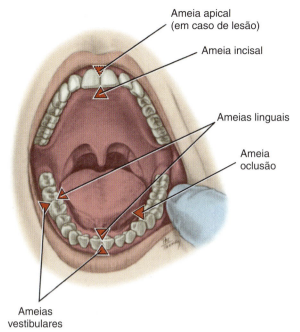

Figura 15.11 Ameias (*triângulos vermelhos*) formadas entre dois dentes pela inclinação das faces mesial e distal. Elas podem divergir nos sentidos vestibular, lingual, incisal/oclusal ou apical, em caso de perda de tecido.

Finalmente, cada face da coroa pode ser dividida tanto horizontal quanto verticalmente em três partes ou **terços**, a fim de designar uma região específica do dente (Figura 15.14). Um exemplo é o terço médio da face vestibular da coroa de um dente anterior. No entanto, a raiz também pode ser dividida em terços, mas apenas horizontalmente. Um exemplo de designação de um terço da raiz dental é o terço cervical da face vestibular da raiz de um dente posterior. Em comparação, a raiz somente pode ser dividida verticalmente em duas metades pela linha axial da raiz, conforme discutido anteriormente, de modo que as metades, ao se observar o dente pelas suas faces mesial ou distal, são designadas como metade vestibular e metade lingual; quando o dente é visualizado pelas suas faces vestibular ou lingual, as metades são designadas como mesial e distal.

Observe que, em referência a arestas ou ângulos coronários, a terços ou mesmo a uma direção, existe uma sequência aceita entre os nomes combinados das faces envolvidas. Essa sequência utiliza o termo *mesial* antes do *distal* e também permite que os termos *mesial* e *distal* precedam todos os outros termos. Os termos *vestibular* e *lingual* são usados após os termos *mesial* ou *distal*, mas precedem os termos *incisal* ou *oclusal* em qualquer combinação.

Considerações clínicas sobre as faces dos dentes

Os ângulos do dente, a altura do contorno (convexidades ou bossas) e os espaços (espaços negativos circundantes, como áreas escuras ou *black space*) definem a aparência do dente visto de frente, pela sua face vestibular, quando se observa o desenho do sorriso de um paciente, uma vez que essas características são as primeiras a serem contempladas pelas pessoas ou pelo próprio paciente. Alterar o posicionamento e a forma dessas características modifica o visual do dente, como seu tamanho percebido e toda a aparência do sorriso. Observe que, idealmente, a parte mesial da face vestibular e da silhueta de um dente é mais angulada no sentido vertical que a parte distal.

Após estudar as faces de um dente, os profissionais da odontologia devem estar atentos para observar que o acesso às faces proximais e aos espaços interproximais é mais difícil que o acesso às faces vestibular e lingual, embora as arestas também possam apresentar problemas. Esses desafios de acesso podem ocorrer durante os cuidados de higiene oral domiciliares, bem como durante os procedimentos restauradores e o manejo dos instrumentos de raspagem pelo dentista.

FORMA DOS DENTES

Conforme já discutido, cada tipo de dente apresenta uma forma específica, independentemente da dentição a que pertença (Tabela 15.4). Essa forma de cada dente está associada à função durante a mastigação e ao seu papel na fonação e na estética. A forma e a função de cada tipo de dente são semelhantes para as dentições decídua e permanente.

Os incisivos funcionam como instrumentos para morder ou apreender e cortar os alimentos durante a mastigação devido ao formato triangular de suas coroas, visível em suas faces proximais. Os caninos,

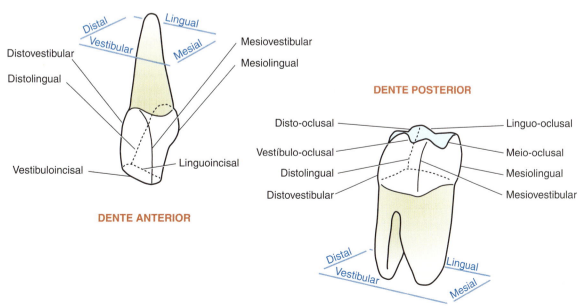

Figura 15.12 Dentes anterior e posterior com a identificação das arestas da coroa.

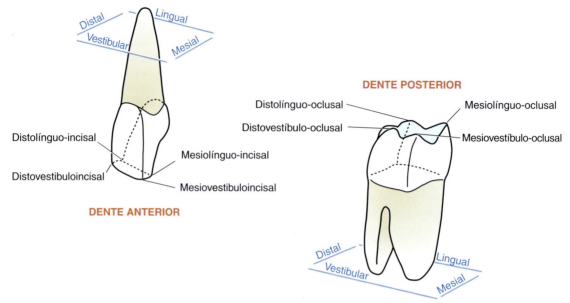

Figura 15.13 Dentes anterior e posterior com a identificação dos ângulos coronários.

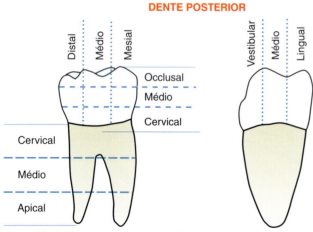

Figura 15.14 Dentes anterior e posterior com a identificação dos terços da coroa e da raiz. Observe que a raiz só pode ser dividida em terços horizontalmente.

por sua vez, devido à sua forma cônica e à cúspide proeminente presente em suas coroas, funcionam perfurando ou rasgando o alimento durante a mastigação.

Por sua vez, os pré-molares, que são encontrados apenas na dentição permanente, auxiliam os caninos a perfurar e rasgar os alimentos durante a mastigação, por conta das cúspides proeminentes de suas coroas, mas também auxiliam os molares na trituração dos alimentos, uma vez que suas coroas possuem uma ampla face oclusal (mastigatória). Por fim, representando os dentes com as maiores e mais fortes coroas, os molares também funcionam na trituração dos alimentos durante a mastigação, auxiliados pelos pré-molares. Essa função se deve à sua ampla face oclusal (grande superfície mastigatória) com suas cúspides proeminentes.

Os diferentes dentes têm formatos de coroa que, geralmente, seguem um contorno irregular de figuras geométricas específicas. Algumas formas gerais do contorno da coroa podem ser percebidas quando o dente é observado por cada uma das suas quatro faces, atentando para a sua silhueta; essas formas específicas serão discutidas em mais detalhes nos **Capítulos 16 e 17**, com a descrição individual de cada tipo de dente. Como já discutido, as coroas dos incisivos apresentam formatos triangulares quando observadas pelas faces mesial ou distal. O ápice do triângulo está na margem incisal, a superfície mastigatória, e a base do triângulo está no colo do dente. Nas vistas vestibular e lingual, o contorno da coroa dos incisivos é trapezoidal ou com quatro lados, com apenas dois lados paralelos entre si; o maior dos dois lados paralelos é o que se posiciona próximo à margem incisal.

Morfologicamente, os caninos, na dentição permanente, podem ser considerados dentes de transição, entre os incisivos e os pré-molares. Semelhante aos incisivos, as coroas dos caninos são triangulares na visão das faces mesial e distal, assim como todos os outros dentes anteriores, mas são pentagonais ou com 5 lados quando observados pelas faces vestibular ou lingual.

Encontrados apenas na dentição permanente, os pré-molares também são considerados morfologicamente dentes de transição entre os caninos e os molares. Em ambas as visões, faces vestibular e lingual, as coroas dos pré-molares são pentagonais (ou de cinco lados), semelhantes aos caninos.

TABELA 15.4 Formato dos dentes.

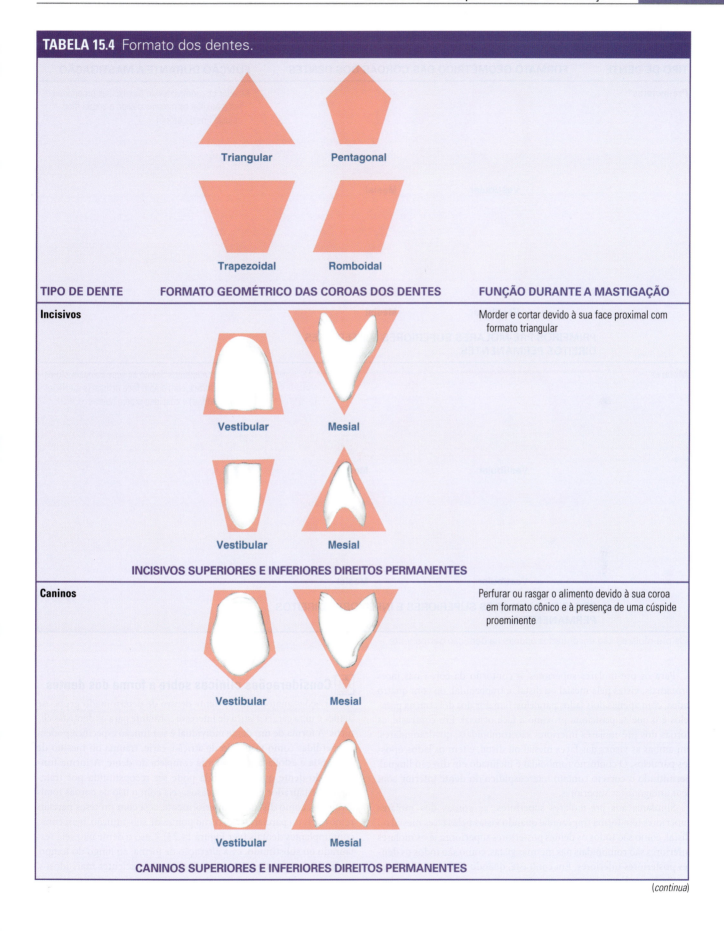

TIPO DE DENTE	FORMATO GEOMÉTRICO DAS COROAS DOS DENTES	FUNÇÃO DURANTE A MASTIGAÇÃO
Incisivos	INCISIVOS SUPERIORES E INFERIORES DIREITOS PERMANENTES	Morder e cortar devido à sua face proximal com formato triangular
Caninos	CANINOS SUPERIORES E INFERIORES DIREITOS PERMANENTES	Perfurar ou rasgar o alimento devido à sua coroa em formato cônico e à presença de uma cúspide proeminente

(*continua*)

PARTE 4 Anatomia Dental

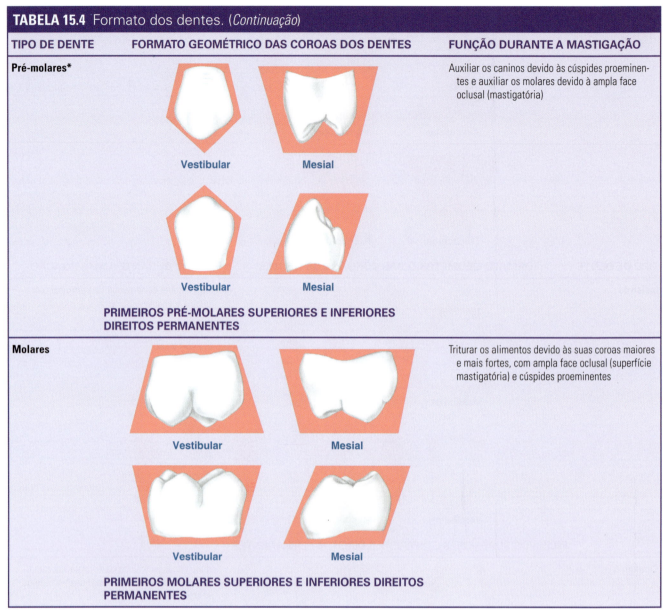

TABELA 15.4 Formato dos dentes. (*Continuação*)

TIPO DE DENTE	FORMATO GEOMÉTRICO DAS COROAS DOS DENTES	FUNÇÃO DURANTE A MASTIGAÇÃO
Pré-molares*	PRIMEIROS PRÉ-MOLARES SUPERIORES E INFERIORES DIREITOS PERMANENTES (Vestibular, Mesial)	Auxiliar os caninos devido às cúspides proeminentes e auxiliar os molares devido à ampla face oclusal (mastigatória)
Molares	PRIMEIROS MOLARES SUPERIORES E INFERIORES DIREITOS PERMANENTES (Vestibular, Mesial)	Triturar os alimentos devido às suas coroas maiores e mais fortes, com ampla face oclusal (superfície mastigatória) e cúspides proeminentes

*Os pré-molares são encontrados apenas na dentição permanente.

Para os pré-molares superiores, o contorno da coroa nas faces proximais, vistas pela mesial ou distal, é trapezoidal, ou com quatro lados, com apenas dois lados paralelos; o maior dos dois traços paralelos é o que se posiciona próximo à face oclusal. Em contraste, as coroas dos pré-molares inferiores são romboidais, quadrangulares, em ambas as visões das faces mesial ou distal, e têm os lados opostos paralelos. O contorno romboidal é inclinado em direção lingual, permitindo o correto contato intercuspídico do dente inferior com seus antagonistas superiores.

Similares aos pré-molares superiores, as coroas dos molares superiores têm forma trapezoidal quando vistas pelas faces mesial ou distal, como são todos os dentes posteriores superiores; já os molares inferiores são romboidais nas mesmas vistas, como são todos os dentes posteriores inferiores. Em contraste, quando visto por suas faces vestibular ou lingual, o contorno da coroa dos molares, para ambos os arcos dentais, é trapezoidal.

Considerações clínicas sobre a forma dos dentes

As variações anatômicas do dente dentro de determinado grupo de dentes é uma característica de interesse constante para os dentistas clínicos. A forma de um dente individual e sua função específica podem ser perdidas como resultado de atrição, cárie, trauma ou mesmo de exodontia e esfoliação, com perda completa do dente. A forma funcional do dente que foi perdida pode ser reconstituída por tratamento restaurador em muitos casos, seja com o uso de coroas totais artificiais, como discutido anteriormente, seja com próteses parciais removíveis ou parciais fixas, como pontes de substituição, bem como com implantes dentais (ver Figura 14.23). Caso o dente não seja restaurado ou substituído, essa alteração de forma, ao longo do tempo, pode afetar a mastigação, especialmente em pacientes mais idosos, os quais podem passar a ingerir uma dieta mais macia ou pastosa, que, porém, pode ser nutricionalmente deficiente.

Como a forma específica de um dente pode variar para cada indivíduo e pode até mesmo variar dentro de uma mesma dentição, um molde da coroa a ser restaurada deve ser realizado ao se integrar restaurações protéticas ou coroas totais artificiais a determinada dentição. O objetivo é reproduzir, o mais fielmente possível, a forma dos dentes do lado oposto do arco dental do paciente, de tal maneira que o arco se apresente simétrico e as restaurações ou as coroas possam se encaixar e preencher os espaços fornecidos por ausências de dentes. Esse molde é selecionado por meio de sua comparação com um guia de moldes ou modelos de coroas em resinas fornecidas por vários fabricantes. A cor do dente também deve ser levada em consideração (ver **Capítulo 12**).

CONSIDERAÇÕES SOBRE O ESTUDO DA ANATOMIA DENTAL

É importante observar que o **Apêndice C** deste livro inclui tabelas com as medidas dos dentes permanentes. Os estudantes de odontologia devem observar que esses valores representam as médias de um dente-padrão; os dentes reais naturais variam de tamanho entre os pacientes e nem sempre refletem diretamente o tamanho proporcional nos arcos dentais. Os estudantes também devem observar que a maioria das descrições neste livro refere-se à dentes ideais. Para ter consistência e manter as devidas proporções, as figuras desenhadas profissionalmente nesta obra são maiores que o tamanho real; no entanto, as relações de tamanho entre os dentes são mantidas nas devidas proporções.

Esses dentes ideais (padrões), desenhados nesta obra, não apresentam desgastes ou patologias, semelhante aos modelos dentais em resina ou em gesso. As amostras de dentes naturais extraídos podem ser reais, mas também apresentam muitas variações e depreciações. As características detalhadas na maioria dos espécimes de dentes reais extraídos, às vezes, são mais difíceis de serem identificadas devido aos sinais de desgaste na coroa e até mesmo no ápice da raiz. Os dentes também podem apresentar traumas relacionados à cárie e a tratamentos restauradores. O exame de uma dentição saudável, em laboratório odontológico adequado, apresenta os dentes de forma melhor e mais didática.

No entanto, muitas características distintivas específicas de um dente natural podem ser vistas somente ao segurar um espécime dental extraído. Assim, a extração permite que a coroa e a raiz anatômica sejam observadas ao mesmo tempo. Em contraste, menos características podem ser visualizadas ao exame clínico quando porções da junção amelocementária (JAC) e da raiz estão recobertas de tecidos gengivais e, dessa forma, apenas a coroa clínica é visível. Contudo, observações clínicas dos dentes são ainda importantes para análise completa de posições, arranjos e relações gerais dos dentes.

Assim, os dentes extraídos fornecem uma forma mais realista da anatomia dental em comparação aos dentes em resina ou de gesso, porque possuem cúspides, cristas, sulcos, fossas e fossetas formados mais nitidamente; variações da forma ideal do dente podem ser vistas. Dentes extraídos também podem fornecer uma oportunidade para visualização de anomalias dentárias mais raras, bem como as mais comuns. No entanto, os procedimentos de biossegurança de controle de infecção devem ser seguidos ao manusear dentes naturais extraídos. Ao estudar anatomia dental, observe e compare todos os modelos dentais disponíveis, considere os espécimes de dentes naturais extraídos, os modelos de dentes em resina e em gesso e os dentes presentes em seus arcos dentais, em laboratório odontológico adequado, para que todas as oportunidades de identificação das estruturas sejam aproveitadas e para que se alcance um nível de especialização mais eficaz.

16

Dentes Anteriores Permanentes

OBJETIVOS DO APRENDIZADO

1. Definir as palavras-chave deste capítulo.
2. Identificar os dentes anteriores permanentes, discutir suas características e fazer as considerações clínicas que lhes dizem respeito, integrando-os à assistência ao paciente.
3. Atribuir os nomes corretos e o número universal ou internacional de cada dente anterior permanente em um diagrama, no crânio, no modelo de dentes ou no paciente.
4. Demonstrar a localização correta de cada dente anterior permanente em um diagrama, no crânio e no paciente.
5. Identificar os dentes incisivos permanentes e suas características gerais e discutir as considerações clínicas, de modo que as integre aos cuidados do paciente.
6. Descrever as características gerais e específicas dos incisivos superiores permanentes e discutir as considerações clínicas a respeito deles, integrando-as aos cuidados do paciente.
7. Descrever as características gerais e específicas dos incisivos inferiores permanentes e discutir as considerações clínicas a respeito deles, integrando-as aos cuidados do paciente.
8. Descrever as características gerais e específicas dos caninos superiores permanentes e discutir as considerações clínicas relacionadas a esses dentes, de modo que as integre aos cuidados do paciente.
9. Descrever as características gerais e específicas dos caninos inferiores permanentes e discutir as considerações clínicas a respeito desses dentes, relacionando-as aos cuidados do paciente.

CARACTERÍSTICAS DOS DENTES ANTERIORES PERMANENTES

Os dentes anteriores permanentes incluem os incisivos e os caninos (Figura 16.1; ver Figuras 2.4 e 15.2). Esses dentes anteriores, normalmente, são visíveis quando o paciente sorri. Esses dentes estão alinhados e formam um arco suave e curvilíneo desde o ângulo mais distal do canino de um lado do arco até o ângulo distal do canino no lado oposto.

Acredita-se que todos os dentes anteriores sejam compostos de quatro lobos de desenvolvimento, dos quais três são lobos vestibulares (mesiovestibular, mediovestibular e distovestibular) e um é o lobo lingual (Figura 16.2). Na face vestibular, duas **depressões de desenvolvimento** verticais delineiam as separações entre os lobos de desenvolvimento, denominadas depressões de desenvolvimento mesiovestibular e distovestibular. A discussão sobre o lobo, como foi observada no **Capítulo 6**, é controversa, mas está incluída para completar os detalhes dos vários tipos de dentes.

Todos os dentes anteriores permanentes são sucedâneos, o que significa que cada um substitui o dente decíduo do mesmo tipo.

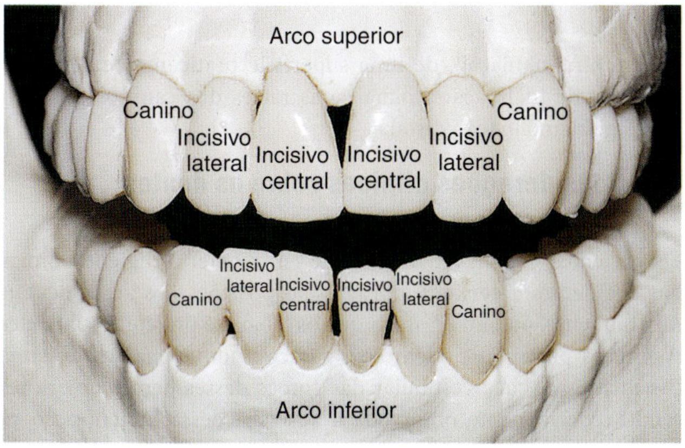

O desenvolvimento e a esfoliação da dentição decídua e o desenvolvimento da dentição permanente podem ser revisados no **Capítulo 6**.

A longa coroa dos dentes anteriores possui uma **crista incisal**, a qual dá lugar à **margem incisal** após a erupção, considerada a sua superfície mastigatória (Figura 16.3). Quando visto pelas faces proximais, mesial e distal, o contorno da coroa dos dentes anteriores possui um formato triangular, no qual o ápice corresponde à margem incisal; e a base do triângulo, à cervical ou à altura do colo do dente (Figura 16.4; ver Tabela 15.4). Esses dentes são mais largos no sentido mesiodistal, em comparação ao sentido vestibulolingual e aos dentes posteriores. Para os dentes anteriores, a crista da curvatura (bossa ou altura do contorno), tanto na face vestibular quanto na lingual, está localizada no terço cervical. Geralmente, cada ponto ou área de contato dos dentes anteriores está centralizada no sentido vestibulolingual em suas faces proximais e tem uma área menor em relação aos contatos dos dentes posteriores (ver Figura 15.10). Em cada face proximal de todos os dentes anteriores, a curvatura da junção amelocementária (JAC) é maior que a dos dentes posteriores.

As faces linguais de todos os dentes anteriores apresentam um **cíngulo**, uma saliência arredondada situada no terço cervical dessa face em vários graus de altura ou desenvolvimento (Figura 16.5). O cíngulo corresponde ao lobo lingual de desenvolvimento. Cristas também podem estar presentes na face lingual. Essa face é limitada mesialmente e distalmente por margens elevadas lineares e rombas, as **cristas marginais**.

Alguns dentes anteriores apresentam uma face lingual mais complexa com uma **fossa lingual** (ou, às vezes, **fossas linguais**), a qual é uma depressão rasa e ampla (Figura 16.6). Alguns também podem apresentar **fossetas de desenvolvimento**, localizadas na parte mais profunda de cada fossa. Outros dentes anteriores podem ter em sua face lingual um **sulco de desenvolvimento** (sulco principal ou primário), que é uma depressão linear profunda em forma de "V" que marca a junção entre os lobos de desenvolvimento.

Além disso, também pode estar presente na face lingual dos dentes anteriores um **sulco suplementar** (ou sulco secundário), que é uma depressão linear mais rasa e mais irregular que o sulco de

Figura 16.1 Dentes anteriores permanentes identificados, incluindo os incisivos e caninos. (Cortesia de Margaret J. Fehrenbach, RDH, MS.)

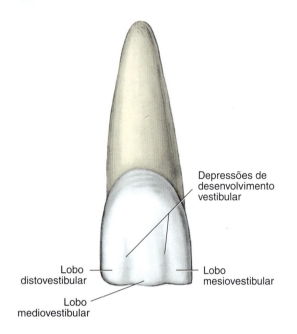

Figura 16.2 Exemplo de lobos de desenvolvimento em um dente anterior permanente.

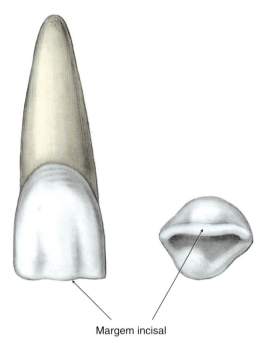

Figura 16.3 Exemplo da margem incisal em um dente anterior permanente.

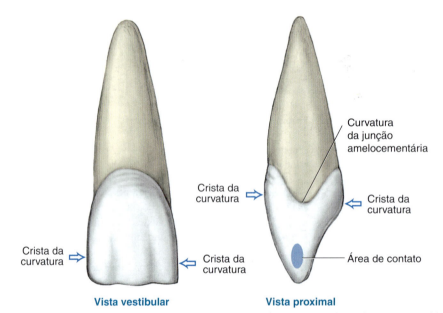

Figura 16.4 Exemplo de um dente anterior permanente, com área de contato e cristas das curvaturas identificadas.

desenvolvimento principal (ver Figura 16.6). Os sulcos secundários ramificam-se a partir de sulcos de desenvolvimento, mas nem sempre apresentam um mesmo padrão em cada tipo de dente diferente. Em geral, quanto mais anteriormente o dente está localizado no arco, mais lisa e menos pronunciada é a face lingual e há menos sulcos secundários presentes.

Normalmente, os dentes anteriores possuem uma única raiz, com algumas exceções. Ao considerar as raízes anteriores, elas aparecem triangulares, ovais (ovoides) ou elípticas (ovais alongados) em seção transversal na região cervical, o que lhes proporciona faces linguais mais estreitas, uma consideração importante para procedimentos clínicos. Cada raiz de um dente superior anterior possui grande inclinação em direção lingual e uma leve inclinação distal (ver Figura 20.9). As raízes dos dentes anteriores inferiores variam em angulação, de uma superfície praticamente vertical a uma grande inclinação lingual, e as raízes dos caninos possuem uma ligeira inclinação distal.

 Considerações clínicas sobre os dentes anteriores permanentes

Os pacientes podem ter dificuldade em manter a higiene domiciliar dos dentes anteriores, porque suas posições nos arcos dentais, naturalmente, podem permitir que os lábios se projetem sobre eles. Assim, os pacientes podem acabar escovando apenas os dois terços incisais da face vestibular das coroas desses dentes anteriores, sendo especialmente observada a ausência dessa higienização no terço cervical e nos tecidos gengivais vestibulares; essa relação anatômica com os lábios também pode dificultar a instrumentação nos

CAPÍTULO 16 Dentes Anteriores Permanentes

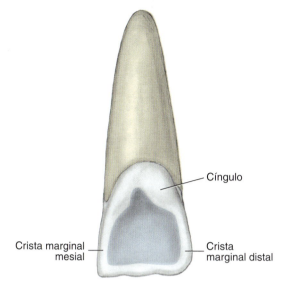

Figura 16.5 Exemplo de características da face lingual em um dente anterior permanente.

procedimentos odontológicos, como a raspagem. A respiração pela boca também pode secar o tecido gengival vestibular superior, o que causa uma inflamação localizada.

A instrumentação no tratamento restaurador também pode ser comprometida na área onde há maior curvatura da junção amelocementária (JAC), presente na região interproximal dos dentes anteriores, já que o acesso é limitado, como nos dentes com contato muito próximo. Os sulcos na face lingual dos dentes anteriores podem apresentar áreas de retenção do biofilme dental se eles se estendem até a raiz e se estiverem próximos aos tecidos gengivais adjacentes; por esse motivo, os sulcos podem precisar ser reduzidos com uma pequena odontoplastia.

Quando os dentes anteriores são restaurados ou submetidos a tratamentos ortodônticos, a Proporção Áurea pode servir de orientação útil para manter a harmonia de tamanho entre os dentes (ver Figura 1.10). Essas diretrizes designam a largura ideal do incisivo lateral superior como um fator de 1,0×, a largura dos incisivos centrais como 1,618× e a largura dos caninos como 0,168×, conforme observado em duas dimensões pela face vestibular. Outras fórmulas determinam que o incisivo central superior deve ser 60% mais largo que o incisivo lateral, e este último deve ser 60% mais largo que o canino, medido de sua linha mediana à face mesial. Além disso, o ideal é que cada incisivo também tenha uma proporção ideal de largura e comprimento de 8:10.

O desenho do sorriso deve levar em consideração a demarcação de uma linha que segue um contorno ideal formado pelas margens incisais dos dentes anteriores superiores; a linha ideal deve estar de 1 a 3 mm paralela ou equidistante à linha do lábio inferior. Sorrisos mais "retos" são percebidos mais em indivíduos do sexo masculino, enquanto sorrisos mais "curvos" são mais percebidos no sexo feminino. Além disso, se a linha do lábio superior parecer convexa em vez de côncava em comparação à linha do lábio inferior, o sorriso terá um aspecto mais jovem (ver Figura 14.22). Algumas variações do sorriso ocorrem com o envelhecimento, em decorrência de uma perceptível perda da elasticidade dos lábios, o que resulta em flacidez ("queda" do lábio), projeção dos dentes anteriores inferiores e impressão de diminuição dos dentes anteriores superiores.

DENTES INCISIVOS PERMANENTES

CARACTERÍSTICAS GERAIS DOS DENTES INCISIVOS PERMANENTES

Os incisivos permanentes são os oito dentes mais anteriores da dentição permanente, com quatro em cada arco dental (Tabela 16.1). São compostos de dois tipos morfológicos de dentes, os incisivos centrais e os incisivos laterais. Os centrais estão mais próximos da linha mediana e os laterais são os segundos dentes mais distantes da linha mediana, seguindo os centrais. Um dente de cada tipo está presente em cada quadrante dos arcos dentais. Ambos os tipos de incisivos estão situados em posição mais mesial em relação aos caninos permanentes quando a dentição permanente está totalmente erupcionada e completa. Os incisivos permanentes são sucedâneos e substituem os incisivos decíduos do mesmo tipo. Ocasionalmente, os incisivos permanentes parecem erupcionar mais "espalhados" pelo arco como resultado dos espaços presentes durante a erupção inicial, especialmente no arco, dental superior. Porém, com a erupção dos caninos permanentes, esses espaços frequentemente são fechados (ver Figura 15.4).

A superfície mastigatória dos incisivos funciona como instrumento para apreender ou morder e cortar os alimentos durante a mastigação, por conta de sua margem incisal, do formato triangular da coroa, quando vistos por suas faces proximais, e da sua posição no arco dental (ver Tabela 15.4). Sua face lingual tem o formato de uma pá para ajudar a guiar o alimento para a boca. Os incisivos também sustentam os

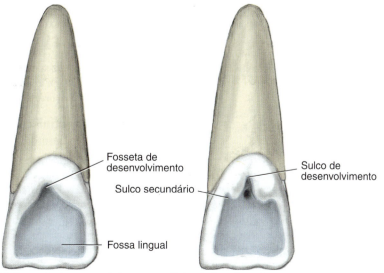

Figura 16.6 Exemplo de características secundárias da face lingual de um dente anterior permanente.

TABELA 16.1 Dentes incisivos permanentes.

	Incisivo central superior	Incisivo lateral superior	Incisivo central inferior	Incisivo lateral inferior
Sistema de Numeração Universal	8 e 9	7 e 10	24 e 25	23 e 26
Sistema de Numeração Internacional	11 e 21	12 e 22	31 e 41	32 e 42
Características gerais da coroa	Margem incisal, ângulos incisais, cíngulo, cristas marginais, fossa lingual			
Características específicas da coroa	Coroa mais larga na dimensão mesiodistal. Maior curva da JAC e maior crista da curvatura (bossa). Cíngulo deslocado para distal e cristas marginais pronunciadas, com fossa lingual ampla e profunda	Maior variação na coroa. Semelhante ao incisivo central, porém em menores proporções. Face lingual com características evidentes, cíngulo centralizado e cristas marginais proeminentes	Menor de todos os dentes e o mais simples. Simétrico. Cíngulo pequeno e centralizado, com cristas marginais e fossa lingual menos pronunciadas	Similar ao incisivo central inferior, porém em maiores proporções. Não é simétrico. Apresenta-se torcido distalmente. Cíngulo pequeno e deslocado para distal, fossa sútil, com crista marginal mesial mais longa que a crista distal
Crista da curvatura (altura do contorno ou bossa)	Terço cervical			
Ponto ou área de contato mesial	Terço incisal			
Ponto ou área de contato distal	Junção dos terços incisal e médio	Terço médio	Terço incisal	Terço incisal
Distinção entre os dentes direitos e os esquerdos	Ângulo mesioincisal mais nítido e ângulo distoincisal mais arredondado. Curvatura mesial da JAC mais pronunciada na face mesial			
Características gerais da raiz	Única raiz (unirradiculares)			
Características específicas da raiz	Triangular na seção transversal do terço cervical. Forma geral cônica. Sem concavidades nas faces proximais. Ápice arredondado	Oval na seção transversal do terço cervical. Mesmo tamanho ou mais longa que a do incisivo central, porém mais fina. Forma geral cônica. Sem concavidades nas faces proximais. A raiz curva-se distalmente, com ápice pontiagudo	Elíptica na seção transversal do terço cervical. A raiz é mais longa que a coroa. Concavidades de raiz proximal pronunciadas podem dar aparência birradicular	

JAC, junção amelocementária.

lábios e os músculos faciais, bem como mantêm a dimensão vertical da face. Além disso, esses dentes contribuem para a aparência normal do arco. Por fim, eles estão envolvidos na articulação da fala e auxiliam na orientação do fechamento da mandíbula, conforme os dentes se juntam.

Tanto pela face vestibular quanto pela face lingual, o contorno da coroa dos incisivos é trapezoidal ou quadrilátero, com apenas dois lados paralelos entre si. O maior dos dois lados paralelos é o que se posiciona sobreposto à margem incisal (ver Tabela 15.4).

Quando recém-irrompidos, cada incisivo apresenta três **mamelões**, extensões arredondadas de esmalte da crista incisal observadas pela face vestibular ou lingual (Figura 16.7). Os mamelões são considerados por alguns histologistas como extensões dos três lobos de desenvolvimento da face vestibular (ver **Capítulo 6**).

Os incisivos também são os únicos dentes permanentes com dois **ângulos incisais** formados pela crista incisal e, posteriormente, pela margem incisal, com cada face proximal (ver Figura 16.7). Os incisivos de ambos os tipos são os únicos dentes permanentes com uma margem incisal quase reta, que é uma elevação linear na superfície mastigatória ou incisal desses dentes anteriores quando recém-irrompidos, daí a referência do nome *incisivos*.

A face lingual possui um cíngulo que corresponde ao lobo de desenvolvimento lingual, embora sua proeminência ou desenvolvimento difira para cada tipo de incisivo (ver Figura 16.7). Esses dentes também possuem uma fossa lingual e cristas marginais na face lingual, novamente em diferentes níveis de desenvolvimento para cada tipo de incisivo. A crista da curvatura (bossa ou altura do contorno) das faces vestibular e lingual de todos os incisivos localiza-se no terço cervical, como ocorre em todos os dentes anteriores.

Considerações clínicas sobre os dentes incisivos permanentes

Devido à posição anterior dos incisivos, as preocupações estéticas são importantes durante os procedimentos restauradores. No entanto, a reconstrução de qualquer parte da margem incisal desses dentes após uma fratura traumática pode ser difícil de manter devido à sua função de apreender e cortar alimentos durante a mastigação.

Geralmente, os mamelões na margem incisal dos incisivos sofrem ligeira atrição, um desgaste da superfície do dente causado pelo contato com o seu antagonista, dente a dente, logo após a erupção, quando os dentes se movem para a oclusão. Assim, é comum

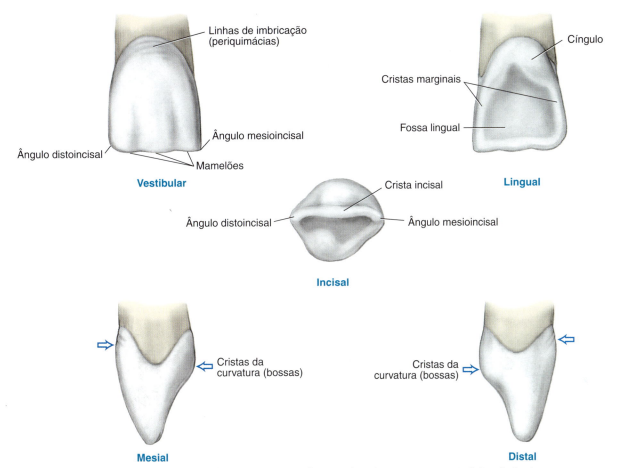

Figura 16.7 Vistas de um incisivo permanente recém-erupcionado, com suas características indicadas.

que os mamelões sejam mais perceptíveis imediatamente após a erupção; eles se tornam menos detectáveis à medida que os dentes sofrem algum nível de atrito com o tempo.

Se os mamelões ainda estiverem presentes nas margens incisais muito tempo após a erupção, é porque esses dentes não estão em oclusão; nela, normalmente, sofrem algum nível de atrição, como em casos de mordida aberta anterior (Figura 16.8A). Muitos adultos jovens não gostam da aparência dos mamelões e, às vezes, solicitam sua remoção por meio de uma pequena odontoplastia; alguns pacientes até solicitam tratamento restaurador para obter margens incisais com aparência mais reta.

Parte da razão pela qual os mamelões são tão perceptíveis, se ainda presentes mesmo muito tempo após a erupção, é que essas projeções são compostas de esmalte, sem nenhuma camada de dentina subjacente. Esse fator e sua espessura delgada contribuem para sua translucidez marcante, em oposição ao resto da coroa clínica, que, normalmente, é mais opaca em comparação aos mamelões. Com a realização do clareamento (branqueamento) dos dentes vitais, essa translucidez incisal dos mamelões, ou até das margens incisais, pode se tornar ainda mais evidente.

Além disso, após a erupção, as cristas incisais podem parecer ainda mais achatadas nas vistas pelas faces vestibular, lingual ou incisal devido ao atrito, e cada uma se torna uma **margem incisal** (ver Figura 16.8B). Assim, com esse arranjo, geralmente as margens incisais dos incisivos superiores e inferiores tornam-se paralelas entre si e ocluem corretamente durante a mastigação. No entanto, com o aumento do atrito, as margens incisais dos incisivos superiores podem apresentar inclinação lingual e os incisivos inferiores podem ter inclinação em direção vestibular, bem como translucidez (ver Figura 16.9C).

A coroa de um incisivo superior permanente pode ser afetada com *dens in dente* (dente em dente ou dente invaginado, *dens invaginatus*) (ver Boxe 6.1G e H). Esse distúrbio pode deixar o dente com uma fosseta lingual profunda resultante da invaginação do órgão do esmalte para a papila dental. Essa depressão pode levar à exposição pulpar e à patologia. *Dens in dente* pode ser hereditário e é mais comum no incisivo lateral superior.

As coroas dos incisivos permanentes, semelhantes às dos molares, podem ser afetadas em crianças com sífilis congênita. Uma mulher grávida infectada com sífilis transmite para seu feto, por meio da placenta, o espiroqueta *Treponema pallidum*, um microrganismo sexualmente transmissível. Esse microrganismo pode causar hipoplasia localizada do esmalte, que pode resultar na ocorrência de **incisivos de Hutchinson**, um distúrbio que acontece durante o desenvolvimento do dente (ver Figura 3.17A). Um incisivo de Hutchinson tem uma coroa com forma de chave de fenda pela vista vestibular, é mais largo no terço cervical e mais estreito no terço incisal, com uma margem incisal entalhada. O tratamento restaurador desses dentes pode melhorar sua aparência. As crianças afetadas também podem ter outras anomalias de desenvolvimento, como cegueira, surdez e paralisia decorrentes da sífilis congênita.

Uma pequena e pontiaguda cúspide extra, ou **cúspide em garra**, semelhante à uma garra, ocasionalmente aparece como uma projeção do cíngulo dos dentes incisivos e pode ocorrer em qualquer dente em ambas as dentições. Esses tipos de cúspide podem interferir na oclusão e até mesmo uma pequena odontoplastia pode se tornar um procedimento perigoso. Geralmente, elas apresentam um corno pulpar proeminente, o que aumenta o risco de exposição pulpar durante os procedimentos restauradores.

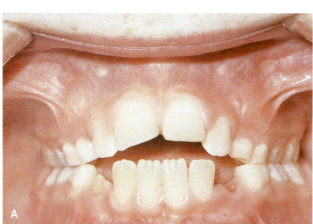
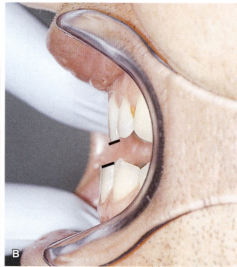

Figura 16.8 Margens incisais nos incisivos permanentes. **A.** Mamelões presentes nas margens incisais dos incisivos inferiores permanentes recém-irrompidos em uma dentição mista. Eles foram mantidos pela ausência da atrição devido a uma mordida aberta anterior. Em contraste, por conta da atrição, os mamelões foram perdidos nos incisivos superiores permanentes já erupcionados no arco superior. **B.** Vista lateral dos incisivos superiores e inferiores permanentes alterados por graus mais elevados de atrição nas margens incisais, que passaram das cristas incisais para as margens incisais (*contornos escuros*). (Cortesia de Margaret J. Fehrenbach, RDH, MS.)

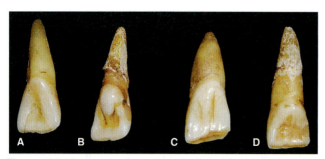

Figura 16.9 Vistas pelas faces linguais de incisivos superiores permanentes naturais extraídos. **A.** Formato de pá acentuada na face lingual. **B.** Cíngulo pronunciado com sulcos profundos. **C.** Atrição na superfície incisal com formação de margem incisal, a partir da crista incisal com inclinação lingual. **D.** Mancha em uma fossa lingual profunda. (Cortesia de Margaret J. Fehrenbach, RDH, MS.)

DENTES INCISIVOS SUPERIORES PERMANENTES

Características gerais

Os incisivos superiores permanentes são os quatro dentes posicionados mais anteriormente no arco superior. Cada um possui uma coroa que é maior em todas as dimensões, principalmente no sentido mesiodistal, em comparação aos dentes incisivos inferiores. Além disso, as faces vestibulares são mais arredondadas quando observadas pela margem incisal e o dente estreita-se em direção à lingual.

Os incisivos centrais e laterais no arco superior se parecem mais entre si que com os outros incisivos correspondentes no arco dental inferior. Em geral, o incisivo central superior é maior que o incisivo lateral superior, mas eles possuem uma forma semelhante. Ambos os tipos de incisivos superiores são mais largos no sentido mesiodistal que no sentido vestibulolingual.

Todas as características da face lingual, incluindo as cristas marginais, a fossa lingual e o cíngulo, são mais proeminentes nos incisivos superiores que nos inferiores. Por fim, a margem incisal está posicionada vestibularmente ao longo eixo da raiz em qualquer uma das vistas proximais.

Suas raízes são curtas em comparação às dos outros dentes superiores e, geralmente, não possuem concavidades radiculares. No entanto, a presença de coroas volumosas e pronunciadas pode criar concavidades mesiais e distais profundas na junção amelocementária (JAC).

 Considerações clínicas sobre os incisivos superiores permanentes

Se um incisivo superior apresentar cristas marginais mais proeminentes e uma fossa lingual mais profunda, ele poder ser descrito como um dente incisivo em forma de pá (ver Figura 16.9A). Esses dentes também podem apresentar um cíngulo acentuado com sulcos profundos ou ter uma margem incisal desgastada pela forte atrição, o que lhes dá uma inclinação lingual (ver Figura 16.9B e C, respectivamente). Além disso, depósitos dentais supragengivais, como biofilme dental e manchas, podem se acumular nas concavidades profundas da fossa da face lingual proeminente dos incisivos superiores (ver Figura 16.9D).

A fosseta lingual (forame cego) é outra característica da face lingual que, se presente nos incisivos superiores, pode apresentar maior risco para o desenvolvimento da cárie, o que se deve ao aumento da retenção do biofilme dental e à fraqueza do esmalte que forma as paredes da fosseta (Figura 16.10A a C; ver Figura 12.4A). Se a fosseta lingual for profunda, um distúrbio de desenvolvimento conhecido por dente em dente (*dens in dente*) deve ser considerado, e as mudanças necessárias devem ser feitas no plano de tratamento do paciente (discutido anteriormente). Também pode estar presente um sulco linguogengival, localizado verticalmente, que se origina na fosseta lingual e se estende no sentido cervical e, ligeiramente,

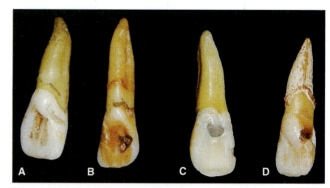

Figura 16.10 Vistas das faces linguais de incisivos superiores permanentes após exodontias. **A.** Fosseta lingual (forame cego). **B.** Fosseta lingual com cárie. **C.** Fosseta lingual restaurada após lesão de cárie. **D.** Sulco linguogengival com cárie. (Cortesia de Margaret J. Fehrenbach, RDH, MS.)

distal sobre o cíngulo (ver Figura 16.10D). Esse sulco é mais comum em incisivos laterais superiores, o que pode resultar em cáries, com a arquitetura da fosseta lingual.

Os dentistas clínicos precisam estar cientes desses padrões de fossetas e sulcos linguais nos incisivos superiores ao examinar a dentição, a fim de determinar o nível de risco de cárie do paciente. Todas as fossetas e todos os sulcos devem ser examinados quanto a possíveis danos, com sonda exploradora e espelho clínico (odontocóspio). Equipamentos induzidos por luz que medem mudanças na fluorescência por *laser* aplicado em tecidos duros permitem que os profissionais dentistas diagnostiquem melhor as lesões incipientes, precoces, em fossetas e sulcos. Os incisivos superiores com fossetas profundas e sulcos padrões, mas sem cárie incipiente, devem receber selantes de esmalte assim que finalizarem a erupção. Se ocorrer cárie dental ou um selante de esmalte não permanecer na face lingual, materiais restauradores da cor do dente podem ser utilizados para obter uma aparência mais estética. Portanto, o histórico da fosseta lingual pode não ser fácil de discernir clinicamente.

Durante a instrumentação para exploração, raspagem ou nas restaurações, as faces proximais desses dentes são mais acessíveis por meio de uma abordagem pela face lingual que pela face vestibular, o que se deve ao maior afilamento do dente em direção lingual. Os cirurgiões-dentistas devem ter o cuidado de verificar se há depósitos em quaisquer concavidades proximais, mesial e distal, da raiz na JAC, se essa área estiver exposta como resultado de recessão gengival.

Finalmente, a competência dos lábios para manter o selamento labial em repouso pode afetar a posição geral dos incisivos superiores (ver Figura 20.31). Lábios competentes permitem que margens incisais fiquem posicionadas inferiormente à margem do lábio inferior, de modo que ajudam a manter o nível de inclinação normal desses dentes. Lábios incompetentes, que deixam de promover o referido selamento labial, não controlam essa inclinação e podem até permitir que os incisivos superiores fiquem anteriores ao lábio inferior e se posicionem à frente desse lábio, acentuando ainda mais as inclinações vestibulares desses dentes. A interposição da língua é um fator complicador que pode estar associado a esse desafio oclusal (ver Figura 20.28).

Dentes incisivos centrais superiores permanentes 11 e 21
Características específicas

Os incisivos centrais superiores permanentes irrompem entre os 7 e os 8 anos, com a conclusão da raiz aos 10 anos, a partir do fechamento do forame apical (Figura 16.11). Desse modo, geralmente, esses dentes erupcionam após os incisivos centrais inferiores. Muitos pacientes pediátricos desejam que esses dois dentes apareçam ("nasçam") rapidamente para preencher seu amplo espaço aberto criado na porção anterior do arco dental superior em decorrência da esfoliação dos seus dois incisivos centrais superiores decíduos, como na velha canção "*All I Want for Christmas Is My Two Front Deeth*" ("Tudo que eu quero para o Natal são meus dois dentes da frente", em tradução livre).

Os incisivos centrais superiores são os dentes mais proeminentes da dentição permanente devido ao seu grande tamanho e à posição anterior do arco dental superior. Além disso, eles são os maiores de todos os incisivos e os dois, geralmente, compartilham uma área de contato mesial. Eles têm a coroa na dimensão mesiodistal maior que a de qualquer dente anterior permanente.

O incisivo central superior possui uma única raiz cônica, lisa e ligeiramente retilínea, em geral, com o ápice arredondado. Dessa maneira, a raiz é espessa no terço cervical e se estreita a partir do terço médio até o ápice rombo; além disso, tem o comprimento de uma vez e meia a altura da coroa anatômica. A raiz também possui aproximadamente o mesmo comprimento, ou é mais curta, porém mais larga que a raiz do incisivo lateral do mesmo arco. As coroas volumosas podem criar concavidades mesial e distal profundas na JAC. Em uma seção cervical, a raiz possui um formato aproximadamente triangular, com a base na face vestibular, onde é ligeiramente mais larga; é mais estreita na face lingual (ver Figura 15.8B).

A cavidade pulpar reflete a forma do dente; existe apenas um canal radicular que é bastante amplo (Figura 16.12). A câmara pulpar do incisivo central superior possui três extensões pontiagudas: os cornos pulpares mesial, distal e central. Esses cornos pulpares correspondem aos três lobos de desenvolvimento vestibular do dente. Geralmente, o corno pulpar central é mais curto que os outros dois e mais arredondado.

Características observadas pela face vestibular

A coroa de um incisivo central superior é mais estreita no terço cervical e se torna mais larga em direção à margem incisal, quase reta, na face vestibular (ver Figura 16.11). Duas depressões de desenvolvimento vestibulares podem se estender longitudinalmente pela coroa, desde o terço cervical até a margem incisal, de modo que mostram a divisão dessa face em três lobos de desenvolvimento vestibulares. A coroa, em geral, tem linhas de imbricação, ou ligeiras cristas, as quais correm mesiodistalmente no terço cervical; entre elas encontram-se sulcos rasos chamados "perikimácias" (ver **Capítulo 12**). A JAC na face vestibular é mais deslocada para a distal.

Do ponto de vista da face vestibular, ambos os ângulos incisais podem ser visualizados no terço incisal dessa face. O contorno mesial geral é ligeiramente arredondado, com um ângulo mesioincisal agudo. O contorno distal, normalmente, é ainda mais arredondado, com um definido ângulo distoincisal arredondado. A diferença na nitidez entre os ângulos mesioincisal e distoincisal *ajuda a distinguir o incisivo central superior direito do esquerdo*.

O contato mesial entre os incisivos centrais superiores ocorre no terço incisal (ver Figura 16.7). O contato distal com o incisivo lateral superior acontece na junção do terço incisal com o terço médio, localizado em nível mais cervical que o ponto de contato mesial.

Características observadas pela face lingual

A face lingual da coroa de um incisivo central superior é regularmente mais estreita que a face vestibular (ver Figura 16.11). A JAC habitualmente apresenta sua maior curvatura deslocada para a distal. O único cíngulo é amplo e bem desenvolvido em tamanho, além de estar discretamente deslocado do centro da face em direção à parte mais distal.

Nessa face lingual, a crista marginal mesial é mais longa que a crista marginal distal. A fossa lingual é única e ampla, mas rasa, e está localizada imediatamente mais incisal ao cíngulo. A fossa lingual varia em profundidade e diâmetro. Há uma crista linguoincisal elevada, localizada no mesmo nível das cristas marginais limítrofes, que contorna a margem incisal da fossa lingual.

Podem ocorrer variações na face lingual desses dentes (Figura 16.13). Um sulco lingual posicionado horizontalmente pode estar presente (embora seja mais comum nos dentes incisivos laterais superiores), separando o cíngulo da fossa lingual. O sulco lingual pode fazer com que o cíngulo pareça recortado ao longo de suas margens. Uma fosseta lingual (forame cego) também pode estar presente na margem incisal do cíngulo, no sulco lingual. Também pode existir um sulco linguogengival (ou sulco palatogengival), disposto verticalmente, que se origina na fosseta lingual e se estende em direção cervical e ligeiramente para distal sobre o cíngulo.

Características observadas pela face proximal

A curvatura da JAC na face mesial é bastante convexa em sentido incisal e possui maior profundidade de curvatura em comparação com qualquer face dental em toda a dentição permanente, o que *contribui para a distinção entre o incisivo central superior direito e esquerdo* (ver Figura 16.11). A crista da curvatura, ou altura do contorno, das faces vestibular e lingual também é maior nesse dente que em qualquer outro dente da dentição permanente e está localizada no terço cervical, como acontece em todos os incisivos.

A margem incisal está deslocada ligeiramente para a vestibular em relação ao longo eixo do dente. O contorno incisal também é inclinado em direção à lingual, desde sua parte mais longa e também mais vestibular. A visão da face distal é semelhante à da mesial, embora a curvatura da JAC seja menos acentuada nessa face que na face mesial.

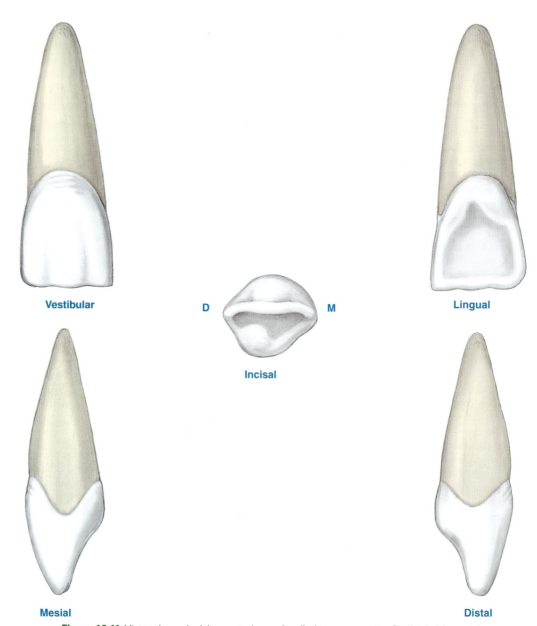

Figura 16.11 Vistas de um incisivo central superior direito permanente. *D*, distal; *M*, mesial.

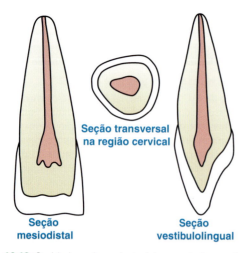

Figura 16.12 Cavidade pulpar do incisivo central superior direito permanente.

Características observadas pela margem incisal

Em geral, a forma da coroa de um incisivo central superior, visualizada pela incisal, é triangular, com o contorno vestibular amplamente arredondado (ver Figura 16.11). Essa é uma visão útil para observar o ligeiro deslocamento do cíngulo para distal. Na face lingual, por essa vista incisal, a crista marginal mesial, novamente, aparece mais longa que a crista marginal distal. Observe que a margem incisal está mais vestibular ao longo eixo da raiz.

Considerações clínicas sobre os incisivos centrais superiores permanentes

A margem incisal, ou mesmo todo o incisivo central superior permanente, está especialmente em risco de fratura traumática ou deslocamento, uma vez que o dente ocupa uma posição mais anterior e vestibularizada no arco, também por conta de sua erupção precoce na cavidade oral. Devido a esses dois fatores e à não conclusão da formação da raiz, o dente inteiro em uma criança pode sofrer **avulsão**, um deslocamento completo do dente do alvéolo, resultante de um trauma extenso

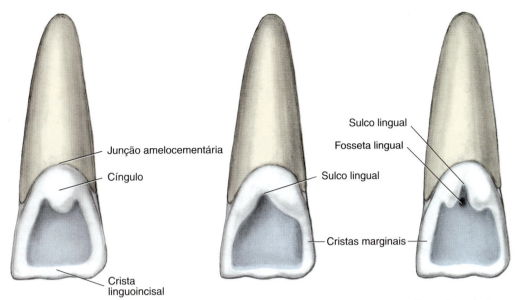

Figura 16.13 Variações da face lingual do incisivo central superior direito permanente com as fossas linguais destacadas.

na área. Mesmo que o dente sofra apenas uma fratura, patologias pulpares podem ocorrer e resultar na necessidade de tratamento endodôntico ou na perda da vitalidade do dente, quando a polpa morre. Se um dente permanente for avulsionado, sem a conclusão da formação radicular, ainda imatura e com o ápice aberto, as chances de revitalização pulpar após o reimplante aumentam consideravelmente, especialmente se o reimplante ocorrer dentro de 30 minutos após a avulsão.

O espaço entre os contatos interdentais, ou **diastema**, também pode existir entre os incisivos centrais superiores. Pode ser bastante amplo e, para alguns pacientes, é um espaço pouco atraente. Tanto a causa quanto o tratamento desse tipo de diastema são controversos. O tratamento pode envolver a liberação cirúrgica para reduzir a inserção firme e baixa do frênulo do lábio superior, com ou sem terapia ortodôntica adicional. Os incisivos podem parecer *alados* quando se olha para o sorriso do paciente. No entanto, esse não é um distúrbio do desenvolvimento, mas, sim, um caso de rotação dentária, geralmente rotação bilateral para mesial. Isso também pode ser corrigido com o tratamento ortodôntico. Finalmente, em consideração ao desenho do sorriso de um paciente, os incisivos centrais devem dominar a perspectiva do sorriso, de tal forma que cada dente adjacente pareça menor à medida que se distancia do incisivo lateral em direção distal, mais posterior no arco dental. Não deve haver desvio da linha mediana da maxila em sua relação com o filtro do lábio superior.

Uma localização comum para um dente supranumerário, considerado um **mesiodente** (ver Boxe 6.1C e D), é entre os dois incisivos centrais superiores. Essa anomalia de desenvolvimento se deve à presença de um germe dentário extra, resultante de um estágio de iniciação anormal durante o desenvolvimento dental, que forma um dente supranumerário. A presença desse dente extra pode afetar o espaçamento do arco dental superior, seja ele irrompido ou não. O dente envolvido também pode ter uma raiz pequena ou encurtada, o que resulta em falta de suporte periodontal para o dente e, portanto, pode afetar negativamente o prognóstico de conservação do dente se ele estiver comprometido por doença periodontal.

Dentes incisivos laterais superiores permanentes 12 e 22

Características específicas

Os incisivos laterais superiores permanentes erupcionam entre os 8 e 9 anos e completam a formação da sua raiz aos 11 anos (Figura 16.14). Portanto, esses dentes geralmente irrompem após os incisivos centrais superiores.

A coroa de um incisivo lateral superior possui o maior grau de variação de forma quando comparada a qualquer dente permanente, exceto aos terceiros molares. Esse dente se assemelha a um incisivo central superior em todas as suas perspectivas, mas com dimensões menores, e apresenta uma coroa ligeiramente mais arredondada. Esse dente, quando extraído e examinado, é frequentemente confundido com um pequeno canino inferior permanente, mas, em geral, a raiz não apresenta sulcos ou depressões nas faces proximais, o que é comum em um canino inferior.

O incisivo lateral superior apresenta uma única raiz cônica, a qual é um tanto lisa e reta, mas em muitos casos pode curvar-se ligeiramente para distal. Sua coroa é, em termos de proporções, uma vez e meia mais curta que o comprimento total da raiz. A raiz, por sua vez, pode apresentar aproximadamente o mesmo comprimento ou ser mais longa que a raiz do incisivo central, porém mais fina, principalmente na parte mesiodistal, além de ser mais larga no sentido vestibulolingual. A forma da raiz em uma seção transversal na região cervical é oval (ovoide ou em forma de ovo) (ver Figura 15.8B). Um sulco linguogengival pode estar presente na raiz e continuar na coroa. O ápice da raiz não é arredondado como o do central, mas é pontudo ou mais agudo.

A forma da cavidade pulpar do incisivo lateral superior possui uma configuração simples, com um único canal radicular e uma câmara pulpar (Figura 16.15). A câmara pulpar não possui três cornos pulpares agudos, como acontece no incisivo central superior; em vez disso, geralmente apresenta-se com um formato arredondado ou com dois cornos pulpares menos nítidos: um corno pulpar mesial e outro distal.

Características observadas pela face vestibular

Depressões de desenvolvimento vestibulares e linhas de imbricação nessa face são menos comuns nos incisivos laterais superiores que nos centrais (ver Figura 16.14). A coroa é menor e menos simétrica que a coroa de um incisivo central.

No entanto, geralmente se assemelha ao incisivo central em seu contorno mesial, com um ponto de contato mesial com o central superior localizado em seu terço incisal. Seu contorno distal é sempre mais arredondado que o do central e tem uma área de contato distal com o canino superior situada mais cervicalmente, em seu terço médio ou na junção do terço médio com o terço incisal.

Ainda na visão por essa face vestibular, ambos os ângulos incisais são mais arredondados no incisivo lateral, comparando-se com o central. Embora semelhante a um incisivo central, o incisivo lateral superior apresenta ângulos incisais diferentes na face vestibular. O ângulo mesioincisal do lateral é mais agudo que o ângulo distoincisal, o que *ajuda a distinguir o incisivo lateral direito superior do esquerdo*.

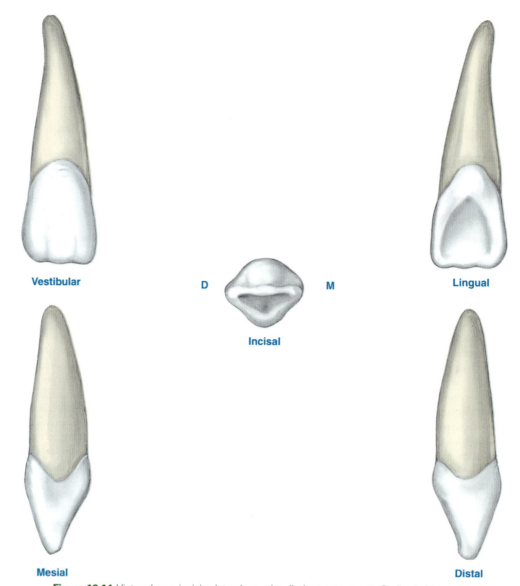

Figura 16.14 Vistas de um incisivo lateral superior direito permanente. *D*, distal; *M*, mesial.

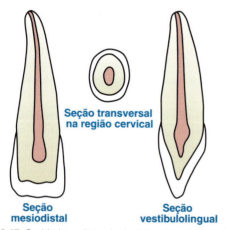

Figura 16.15 Cavidade pulpar do incisivo lateral superior direito permanente.

Características observadas pela face lingual

A face lingual da coroa de um incisivo lateral superior é mais estreita que a face vestibular, como é o caso do incisivo central (ver Figura 16.14). Possui um cíngulo proeminente, porém centralizado e mais estreito que o cíngulo do incisivo central, com uma fossa lingual mais profunda. As cristas marginais são pronunciadas: a crista marginal mesial mais longa é uma linha quase reta, e a crista marginal distal mais curta é bastante retilínea. A crista linguoincisal também é visivelmente bem desenvolvida em tamanho.

Podem ocorrer variações anatômicas na face lingual desse dente (Figura 16.16). Na face lingual, um sulco lingual horizontal entre o cíngulo e a fossa lingual é mais comum e mais bem desenvolvido que o que pode estar presente no incisivo central superior. A fosseta lingual (forame cego) também é mais comum no incisivo lateral que no central e está localizada na superfície incisal do cíngulo, ao longo do sulco lingual.

Além disso, pode estar presente na face lingual um sulco linguogengival, na direção vertical, o qual se origina na fosseta lingual e se estende no sentido cervical e ligeiramente para distal sobre o cíngulo. O sulco linguogengival pode se estender sobre a superfície radicular e também é mais comum nesse dente que no incisivo central superior. Raramente a raiz possui um sulco marginal distolingual profundo, um sulco de desenvolvimento que começa na crista marginal distal na face lingual e se estende até a raiz.

Características observadas pela face proximal

A coroa de um incisivo lateral superior é triangular quando observada por uma visão mesial, assim como todos os dentes anteriores (ver Figura 16.14 e Tabela 15.4). A curvatura da junção amelocementária

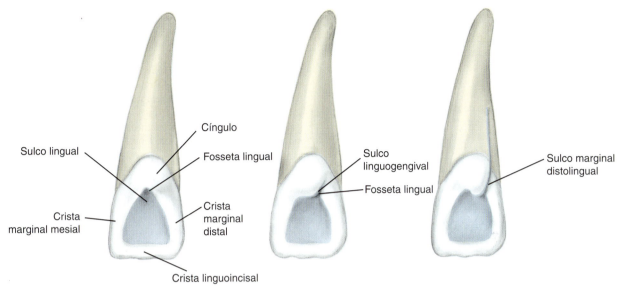

Figura 16.16 Variações da face lingual do incisivo lateral superior direito permanente com as fossas linguais destacadas.

(JAC) é semelhante à de um incisivo central superior, embora não seja tão profundamente curvada, ou convexa, nesse incisivo lateral. Também semelhante ao central, a JAC é mais curva na face mesial que na distal desse dente, o que *ajuda a distinguir o incisivo lateral superior direito do incisivo lateral superior esquerdo*. Comumente, a margem incisal é deslocada para o sentido vestibular em relação ao longo eixo do dente. A visão pela face distal é semelhante à observada pela mesial, embora a JAC não seja tão pronunciadamente convexa em sentido apical.

Características observadas pela margem incisal

O contorno da coroa de um incisivo lateral superior é arredondado ou ovalado na vista incisal, não triangular, como é o caso do incisivo central (ver Figura 16.14). O comprimento mesiodistal da coroa é um pouco mais largo que a dimensão vestibulolingual. Assim, a face vestibular do incisivo lateral é mais arredondada que a do incisivo central.

Considerações clínicas sobre os incisivos laterais superiores permanentes

Áreas com espaço entre os dentes adjacentes, os chamados "diastemas", parecem pouco atraentes ou antiestéticas para alguns pacientes e podem ser naturalmente visíveis nessa região mais anterior do arco dental superior, em decorrência das variações na forma do dente e da assimetria tanto no tamanho do dente quanto na sua posição ao longo do arco superior (ver Figura 20.24 e 20.25). Por conta das variações na forma, bem como da possibilidade de distúrbios de desenvolvimento, os incisivos laterais superiores representam desafios durante os procedimentos preventivos, restauradores e ortodônticos.

O sulco linguogengival no dente pode ser considerado um fator clínico adverso, porque os depósitos dentais podem se acumular nesse sulco em forma de reentrância. Essa característica, então, pode levar à destruição periodontal em sentido apical contínuo com o caminho do sulco, o que resulta na formação de uma lesão periodontal localizada, como um abscesso. Médias maiores de profundidade de sondagem e maior grau de gengivite grave habitualmente estão presentes nessas situações. Uma sondagem cuidadosa e repetida da profundidade da bolsa periodontal, com exploração da raiz, é essencial para monitorar essas áreas de alto risco para complicações periodontais em um paciente com tal característica.

O incisivo lateral superior é um dos dentes mais comuns da dentição permanente a exibir microdontia parcial (ver Boxe 6.1E). Esse distúrbio leva a uma menor coroa, denominada **incisivo lateral conoide**, presente uni ou bilateralmente. Ele ocorre no processo de proliferação durante o desenvolvimento do dente. Pode ser hereditário ou resultar de outros fatores. Para melhorar a aparência clínica, o tratamento protético restaurador pode ser realizado a fim de aumentar o tamanho da coroa do dente.

Os incisivos laterais superiores também estão mais comumente envolvidos na anodontia parcial (ou hipodontia) e, portanto, podem estar congenitamente ausentes (ver Boxe 6.1A). Esse distúrbio resulta da ausência do germe dental individual na área do incisivo lateral superior, uni ou bilateralmente. Isso ocorre em torno de 1 a 2% da população e decorre de uma falha no processo de iniciação durante o desenvolvimento dentário. A anodontia parcial pode apresentar problemas estéticos para os pacientes e também pode resultar em complicações na oclusão; portanto, esses dentes ausentes podem exigir uma substituição protética, como implante, ponte ou prótese parcial.

Finalmente, um incisivo lateral superior pode ter um ou mais tubérculos, ou cúspides acessórias, no cíngulo. Também pode ocorrer dilaceração da coroa ou da raiz, o que faz com que apresente uma distorção angular, dificultando a exodontia e o tratamento endodôntico.

DENTES INCISIVOS INFERIORES PERMANENTES

Características gerais

Os incisivos inferiores permanentes são os menores dentes da dentição permanente e os mais simétricos erupcionados. A maior uniformidade é observada nesses dentes quando comparados a qualquer outro dente da dentição permanente. Os incisivos laterais e centrais do arco inferior se assemelham mais entre si que seus incisivos correspondentes no arco superior.

Normalmente, o incisivo lateral inferior é ligeiramente maior que o central, exatamente o oposto à situação do arco superior. A margem incisal está localizada mais para lingual em relação ao longo eixo da raiz. Cada incisivo inferior apresenta uma coroa mais longa no sentido vestibulolingual que no mesiodistal, o que também difere do que ocorre nos incisivos superiores. Ambos os incisivos inferiores também possuem as características da face lingual menos pronunciadas que as dos incisivos superiores, o que inclui aquelas do cíngulo, da fossa lingual e das cristas marginais.

A raiz é mais longa que a coroa em ambos os incisivos (ver Figuras 16.18 e 16.20). A forma da raiz de um incisivo inferior é elíptica (ou oval alongada) em seção transversal do seu terço cervical (ver Figura 15.8B). Assim, a raiz é extremamente estreita nas faces vestibular e lingual e larga em ambas as faces proximais. As concavidades da raiz em sua superfície proximal também estão presentes em ambos os tipos de incisivos inferiores e, se forem profundas o suficiente, dão aos dentes uma aparência de raiz dupla (ou birradicular).

Considerações clínicas sobre os incisivos inferiores permanentes

Com a atrição, ou desgaste da superfície do dente causado pelo contato dente a dente com o seu dente antagonista, a crista incisal pode mudar drasticamente nos incisivos inferiores à medida que se torna uma margem incisal (ver **Capítulo 20**). O atrito excessivo pode, às vezes, criar um padrão de desgaste em forma de arco côncavo na margem incisal quando observado por meio de uma visão incisal, expondo a dentina subjacente (Figura 16.17). A dentina exposta é mais porosa e pode se tornar intrinsecamente corada de forma antiestética ou pode ser afetada pela hipersensibilidade dentinária (ver Figura 13.12).

Embora as concavidades das faces linguais de todos os incisivos inferiores sejam menos pronunciadas que as dos incisivos superiores, depósitos dentais supragengivais (como biofilme dental, cálculo e manchas) tendem a se acumular nas concavidades. Esse acúmulo de depósitos é auxiliado pela posição dos incisivos inferiores na cavidade oral, perto das aberturas dos ductos das glândulas salivares submandibulares e sublinguais no assoalho da boca. A saliva, com seu conteúdo mineral, é liberada por essas glândulas, o que faz com que o biofilme dental se mineralize rapidamente em cálculo supragengival, com a adição de manchas. A adição de desvio mesial ao longo do tempo também pode aumentar os níveis de depósito nesses dentes devido ao apinhamento (ver Figura 20.21).

A exploração clínica com instrumentos, raspagem ou procedimentos de restauração pode ser mais difícil nessa área, pois muitos pacientes possuem incisivos inferiores sobrepostos devido ao tamanho inadequado do arco dental inferior e a outros fatores oclusais. Esse apinhamento aumenta com a idade, por conta do processo fisiológico de migração mesial, mesmo após terapia ortodôntica, que também pode complicar os cuidados de higiene oral em casa. Se os incisivos se inclinarem em direção à língua, a instrumentação, como raspagem, ou a restauração, tornam-se extremamente difíceis; o uso de espelho clínico para visão indireta é essencial.

A instrumentação manual prolongada pode estreitar ainda mais as já estreitas faces vestibular e lingual da raiz dos incisivos inferiores. As coroas dos dentes podem, portanto, ser colocadas em risco durante a mastigação por causa da falta de suporte do esmalte cervical. Finalmente, as superfícies proximais das raízes podem ser difíceis para instrumentação ou restauração, em decorrência dos espaços interproximais limitados e da forma oval (ovoide) da raiz em seção transversal do terço cervical; a presença de concavidades radiculares proximais também pode aumentar essa dificuldade.

Dentes incisivos centrais inferiores permanentes 31 e 41
Características específicas

Os incisivos centrais inferiores permanentes irrompem entre os 6 e 7 anos, com a conclusão da raiz aos 9 anos (Figura 16.18). Assim, esses dentes geralmente irrompem antes dos incisivos centrais superiores. Eles são os menores e mais simples dentes da dentição permanente e são menores que os incisivos laterais do mesmo arco. Por ser pequeno, o dente possui apenas um antagonista no arco dental superior. Esse dente e o terceiro molar superior são os únicos dentes que possuem apenas um antagonista; todos os outros possuem dois dentes opostos. Em geral, os dois incisivos centrais inferiores compartilham uma área de contato mesial.

Esse dente possui uma raiz simples, a qual é mais larga no sentido vestibulolingual que na dimensão mesiodistal. A forma da raiz é oval e estreita em seção transversal do terço cervical (ver Figura 15.8B). A raiz tem concavidades pronunciadas em suas faces proximais, que variam em comprimento e profundidade, e uma depressão rasa, que se estende longitudinalmente ao longo do terço médio da raiz. A cavidade pulpar do incisivo central inferior é bastante simples, uma vez que possui um único canal radicular e três cornos pulpares na câmara pulpar (Figura 16.19).

Características observadas pela face vestibular
A coroa de um incisivo central inferior é bastante simétrica quando visualizada por meio da face vestibular e tem forma de leque (ver Figura 16.18). Geralmente, as linhas de imbricação e as depressões de desenvolvimento não estão presentes ou são extremamente suaves. O contato mesial com o outro incisivo central inferior ocorre no terço incisal, assim como o contato distal com o incisivo lateral inferior também acontece no terço incisal.

Ainda por essa observação vestibular, ambos os ângulos incisais, o mesioincisal e o distoincisal, são agudos ou ligeiramente arredondados; o ângulo mesioincisal é ligeiramente mais agudo que o ângulo distoincisal, o que *ajuda a distinguir o incisivo central inferior direito do esquerdo*. No entanto, a diferenciação entre os incisivos centrais inferiores direito e esquerdo costuma ser difícil. Os contornos mesial e distal são linhas quase retas, desde a junção amelocementária (JAC) até a margem incisal relativamente reta.

Características observadas pela face lingual
O contorno da coroa do incisivo central inferior é mais estreito na face lingual que na face vestibular, o inverso desta última face (ver Figura 16.18). No entanto, seu contorno da coroa é o mais simétrico de todos os incisivos, seja os superiores, seja os inferiores. No geral, a face lingual é menos pronunciada, mais lisa e tem um pequeno cíngulo centralizado.

Na face lingual, a única fossa lingual é quase imperceptível; portanto, a crista marginal mesial e a crista marginal distal também são quase imperceptíveis. E como o cíngulo está centralizado, as cristas marginais mesial e distal tênues possuem o mesmo comprimento.

Características observadas pela face proximal
A curvatura da JAC é mais alta em direção incisal na face mesial que na face distal, o que *ajuda a distinguir o incisivo central inferior direito do esquerdo* (ver Figura 16.18). Geralmente, a margem incisal é reta, mas pode ser arredondada, e é mais lingualizada em relação ao longo eixo da raiz. A visão pela face distal é semelhante à visão mesial do dente, exceto pela curvatura da JAC, que é menos pronunciada no sentido incisal que no mesial.

Características observadas pela margem incisal
O incisivo central inferior tem um contorno da coroa praticamente simétrico (ver Figura 16.18). Em geral, a margem incisal está a 90° ou perpendicular ao eixo vestibulolingual da coroa do dente e, comumente, ocupa uma posição lingual ao longo eixo da raiz. A dimensão vestibulolingual também é mais ampla que a distância mesiodistal pela vista incisal. Novamente, na face lingual, as leves cristas marginais mesial e distal têm o mesmo comprimento.

 Considerações clínicas sobre os incisivos centrais inferiores permanentes

A aproximação da raiz de um incisivo central inferior com o outro incisivo central contralateral pode causar dificuldade para os cuidados de higiene e instrumentação durante os procedimentos e exames clínicos. Distúrbios de desenvolvimento raramente são observados nos incisivos centrais inferiores. Uma rara exceção é que os dentes podem apresentar uma raiz acessória ou raiz bifurcada, uma orientada para a face vestibular e outra para a lingual.

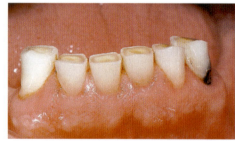

Figura 16.17 Visão clínica da coroa com atrição grave observada pela margem incisal dos incisivos inferiores permanentes, assim como dos caninos adjacentes. (Cortesia de Margaret J. Fehrenbach, RDH, MS.)

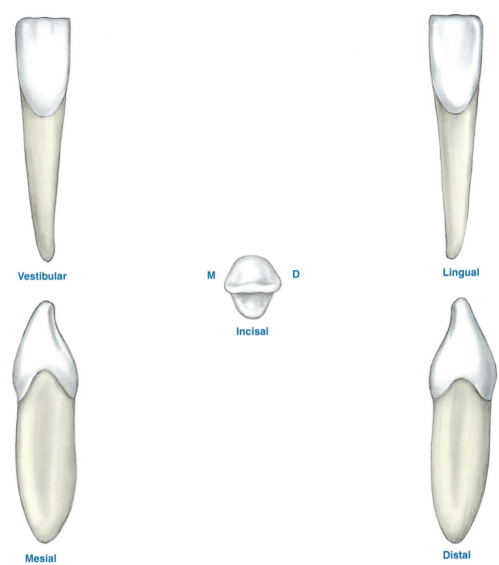

Figura 16.18 Vistas de um incisivo central inferior direito permanente. *D*, distal; *M*, mesial.

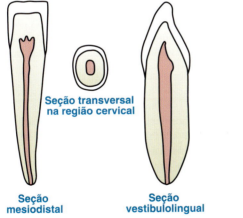

Figura 16.19 Cavidade pulpar do incisivo central inferior direito permanente.

Dentes incisivos laterais inferiores permanentes 32 e 42

Características específicas

Os incisivos laterais inferiores permanentes irrompem entre os 7 e os 8 anos e completam a formação da sua raiz aos 10 anos (Figura 16.20). Assim, geralmente, esses dentes erupcionam após os incisivos centrais inferiores. Esse dente é ligeiramente maior que o incisivo central inferior; também há mais variações anatômicas em sua forma. A coroa também é ligeiramente maior que a do incisivo central, mas, em muitos outros aspectos, se assemelha ao central. Tanto pela visão da face vestibular quanto pela lingual, a coroa parece ter uma inclinação ou rotação distal em relação ao longo eixo do dente; isso dá a impressão de que o dente foi torcido na junção amelocementária (JAC).

O incisivo lateral inferior é um dente unirradicular e a sua raiz única, normalmente, é reta, ligeiramente mais longa e mais larga que a raiz do incisivo central inferior. A raiz, como a do central inferior, apresenta concavidades radiculares pronunciadas nas faces proximais, especialmente na face distal. Variam em comprimento e profundidade. A cavidade pulpar desse dente é bastante simples, pois tem um único canal radicular e três cornos pulpares (Figura 16.21).

Características observadas pela face vestibular

A coroa de um incisivo lateral inferior não é tão simétrica quanto a do incisivo central inferior e apresenta-se mais inclinada ou torcida distalmente em relação à raiz, quando vista pela face vestibular (ver Figura 16.20). O dente não é simétrico, pois o contorno distal é ligeiramente mais redondo e mais curto que o mesial, o qual é ligeiramente mais plano e mais longo. Os ângulos incisais são diferentes: o ângulo mesioincisal da margem incisal é mais

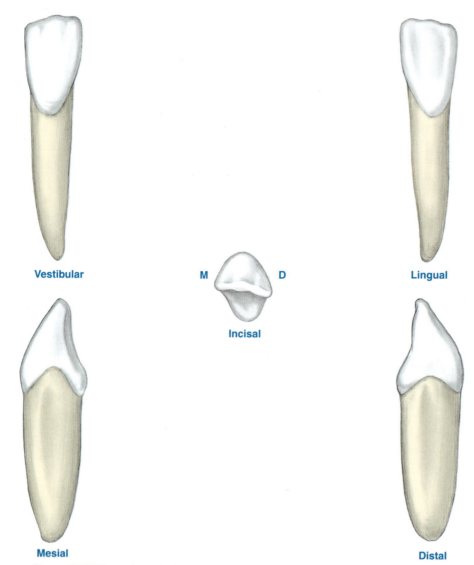

Figura 16.20 Vistas de um incisivo lateral inferior direito permanente. *D*, distal; *M*, mesial.

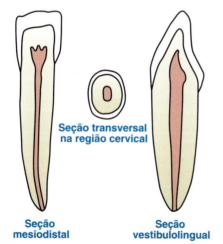

Figura 16.21 Cavidade pulpar de um incisivo lateral inferior direito permanente.

agudo que o ângulo distoincisal, o que *ajuda a distinguir um incisivo lateral inferior direito do esquerdo*. As depressões vestibulares de desenvolvimento são mais profundas que nos incisivos centrais do mesmo arco dental.

Ainda pela vista vestibular, o ponto de contato mesial com o incisivo central inferior localiza-se no terço incisal. O ponto de contato distal com o canino inferior está no terço incisal, mas está localizado um pouco mais cervicalmente em relação à área de contato mesial.

Características observadas pela face lingual

A coroa de um incisivo lateral inferior carece de simetria bilateral e, novamente, aparece inclinada ou torcida distalmente na raiz, quando observada pela face lingual, semelhante ao que ocorre com a face vestibular oposta (ver Figura 16.20). No geral, a face lingual apresenta características mais proeminentes em comparação com a face lingual do incisivo central inferior. O cíngulo pequeno localiza-se distalmente ao longo eixo da raiz.

Assim, na face lingual, tanto a crista marginal mesial quanto a crista marginal distal são mais desenvolvidas que as cristas do incisivo central inferior. A crista marginal mesial é mais longa que a crista marginal distal. Uma fossa lingual única também está presente, mas uma fosseta lingual, ou forame cego, raramente está presente no dente lateral, embora isso aconteça com mais frequência que na face lingual do incisivo central.

Características observadas pela face proximal

A altura da curvatura da junção amelocementária (JAC) é maior na face mesial que na distal, o que *ajuda a distinguir o incisivo lateral inferior direito do esquerdo* (ver Figura 16.20). Também pela observação mesial, uma maior porção da face lingual é mais visível, por conta da inclinação distal ou pela torção da margem incisal. A face distal é semelhante à face mesial do dente, mas a curvatura da JAC é menos proeminente na face distal que na mesial.

Características observadas pela margem incisal

Ao se observar pela vista incisal, a coroa de um incisivo lateral inferior apresenta uma aparência mais arredondada no contorno das faces vestibular e lingual que a coroa de um incisivo central inferior (ver Figura 16.20). A margem incisal não é completamente reta no sentido mesiodistal como no central; em vez disso, a margem incisal se curva em direção à face lingual em seu terço mais distal. Além disso, é notável que os ângulos incisais são diferentes: o ângulo distoincisal localiza-se de modo visível em uma posição distintamente lingual, em comparação ao ângulo mesioincisal; por sua vez, o cíngulo aparece deslocado em direção à face distal. Novamente, na face lingual, a crista marginal mesial é mais longa que a crista marginal distal.

Considerações clínicas sobre os incisivos laterais inferiores permanentes

Os distúrbios de desenvolvimento são raros em um incisivo lateral inferior, como é o caso dos incisivos centrais do mesmo arco dental. Uma rara exceção é que o dente também pode possuir uma raiz acessória ou raiz bifurcada, com essas duas raízes orientadas: uma para vestibular e outra para lingual do dente.

DENTES CANINOS PERMANENTES

CARACTERÍSTICAS GERAIS DOS DENTES CANINOS PERMANENTES

Os dentes caninos permanentes são os quatro dentes anteriores localizados no arqueamento do segmento anterior de cada quadrante de ambos os arcos dentais, superior e inferior (Tabela 16.2). Assim, é o terceiro dente situado a partir da linha mediana em cada arco, distal aos incisivos laterais e mesial aos dentes posteriores (pré-molares). Os caninos permanentes são sucedâneos e substituem os caninos decíduos do mesmo tipo.

Os pacientes referem-se aos caninos como *dentes do olho*;[a] um termo mais antigo que também era usado denomina os caninos como *cuspidados*, porque eram os únicos dentes da dentição permanente com uma só cúspide. O termo *canino* é o mais comumente utilizado para esses dentes, que é relativo a (ou próprio de) cão, pois se assemelham aos dentes dos cachorros.[b] Com frequência, os pacientes se queixam da coloração amarela ligeiramente mais forte de seus caninos permanentes em comparação aos incisivos, o que se deve ao aumento da espessura da dentina e, portanto, ao aumento da opacidade. Essa característica de tonalidade é reproduzida em próteses para imitar uma aparência normal e mais natural desses dentes.

Por causa da sua morfologia geral cônica e de sua cúspide proeminente, os caninos têm a função de perfurar ou rasgar os alimentos durante a mastigação (ver Tabela 15.4). Em decorrência da posição ocupada no arco dental, eles proporcionam um grande suporte para os músculos faciais e contribuem na manutenção da dimensão vertical da face intacta. Com a sua ausência, os contornos faciais intactos não podem ser mantidos e ocorre uma perda de altura no terço inferior da dimensão vertical. Os anatomistas consideram os caninos os alicerces dos arcos dentais, em decorrência de sua posição, seu formato e sua função.

Os caninos também apoiam os incisivos e os pré-molares em suas funções durante a mastigação e a fala. No decorrer dos movimentos oclusais realizados pela mandíbula, esses dentes atuam como guias (ver Figura 20.13). A respeito disso, eles servem como um dispositivo de proteção funcional para um tipo de movimento mandibular denominado "desvio lateral" ou "lateralidade" (ver **Capítulo 20**). Finalmente, eles podem ajudar a aliviar quaisquer forças horizontais excessivas impostas aos dentes posteriores.

Os caninos são os dentes mais estáveis da dentição. Um dos motivos para tanto é o seu longo comprimento radicular, o qual oferece uma maior quantidade de tecido periodontal de suporte. Além disso, as concavidades das superfícies proximais da raiz ajudam a fornecer um aumento da ancoragem periodontal para esses dentes. Dessa forma, esses dentes possuem um risco significativamente menor de serem

---
[a]N.R.T.: O termo *dentes do olho* é a tradução da palavra em inglês *eyeteeth*, e a expressão refere-se ao fato de que uma dor originada nesses dentes pode irradiar-se para os olhos.
[b]N.R.T.: No Brasil, devido à semelhança com os dentes de um cão, os caninos também são chamados pelos pacientes de "presas".

TABELA 16.2 Dentes caninos permanentes.

	Canino superior	Canino inferior
Sistema de Numeração Universal	6 e 11	22 e 27
Sistema de Numeração Internacional	13 e 23	33 e 43
Características gerais da coroa	Cúspide única com ápice (vértice) e arestas (declives), crista vestibular, cíngulo, crista lingual, cristas marginais, fossas linguais	
Características específicas da coroa	Dente mais longo de cada arco dental	
	Face lingual evidente. Ápice da cúspide mais agudo ou afiado	Face lingual menos evidente. Ápice da cúspide menos agudo
Crista da curvatura (altura do contorno ou bossa)	Vestibular: terço cervical Lingual: terço médio	
Ponto ou área de contato mesial	Junção dos terços incisal e médio	Terço incisal
Ponto ou área de contato distal	Terço médio	Junção dos terços incisal e médio
Distinção entre os dentes direito e esquerdo	Aresta mesial da cúspide mais curta, com curvatura mesial da JAC mais pronunciada. Ponto de contato distal mais cervical	
	Ponto de contato mais cervical na face distal, com o contorno da silhueta distal, por uma visão vestibular, mais curto que o da mesial; depressão entre o contato distal e a JAC	Contorno da silhueta distal mais curto e mais arredondado por uma observação da face vestibular e com aresta mesial menor que a distal
Características gerais da raiz	Raiz única, longa e grossa	
Características específicas da raiz	Oval em seção transversal no terço cervical. Concavidades da raiz nas superfícies proximais. Ápice radicular rombo ou arredondado	Oval em seção transversal no terço cervical. Concavidades radiculares nas faces proximais, com depressões de desenvolvimento mesial e distal, o que dá ao dente aparência birradicular. Ápice radicular pontiagudo

JAC, junção amelocementária.

perdidos por doença periodontal ou por lesão traumática; por isso, geralmente, são os últimos dentes presentes a serem perdidos em uma dentição doente. Os caninos como um todo, ou apenas as suas raízes, muitas vezes, servem como pilares de estabilização em substituições de dentes perdidos durante os procedimentos protéticos, como a instalação de próteses fixas ou próteses parciais removíveis. Esses dentes também são importantes esteticamente, pois cada um oferece suporte para a pele das comissuras labiais em sua posição normal, o que reduz o aparecimento de quaisquer rugas estáticas ou sulcos profundos de expressão facial nos lábios, quando a pele começa a decair nessa região com o aumento da idade.

Em geral, os caninos não estão envolvidos na cárie dentária, outro fator que os torna dentes extremamente estáveis na dentição. Isso ocorre porque a coroa, normalmente, possui um formato menos pronunciado que permite a autolimpeza e não retém facilmente o biofilme dental ou outros depósitos.

Os caninos superiores e inferiores são semelhantes (Figura 16.22). A coroa de cada um apresenta aproximadamente o mesmo tamanho e, quando visualizada de perto pelas faces proximais, parece triangular como todos os outros dentes anteriores (ver Tabela 15.4). Entretanto, quando visualizado pelas faces vestibular ou lingual, o contorno da coroa parece pentagonal, ou seja, com cinco lados. Os caninos também são mais largos no sentido vestibulolingual que os incisivos, ainda mais largos que os incisivos centrais superiores.

Semelhante aos outros dentes anteriores, cada um dos caninos possui uma margem incisal em sua superfície mastigatória (ver Figura 16.22). Porém, diferente dos incisivos é o **ápice da cúspide**, que está alinhado com o longo eixo da raiz, tanto nos caninos superiores quanto nos inferiores, quando recém-erupcionados. Devido à presença do ápice da cúspide, a margem incisal é dividida em duas inclinações, as **arestas** ou **declives da cúspide**, em vez de ser reta como nos dentes incisivos.

Geralmente, a aresta mesial da cúspide é mais curta que a aresta ou o declive distal da cúspide, tanto para os caninos superiores quanto para os inferiores, também quando recém-irrompidos. A inclinação mesial da margem incisal de um canino superior oclui com a aresta distal da cúspide do canino inferior. O comprimento dessas arestas da cúspide e a posição do ápice da cúspide podem mudar com a atrição (discutido posteriormente).

Os caninos são os únicos dentes da dentição permanente com uma **crista vestibular** vertical posicionada centralmente (ver Figura 16.22). Essa crista vestibular é o resultado do maior desenvolvimento do lobo vestibular médio em comparação com os lobos de desenvolvimento vestibulares mesial e distal, os quais são menos acentuados. Em geral, os mamelões não estão presentes na margem incisal como estão nos incisivos, mas um pequeno entalhe pode ser visto em cada aresta da cúspide. A altura do contorno (crista da curvatura ou bossa) nas faces vestibular e lingual está localizada no terço cervical nos caninos, semelhante aos outros dentes anteriores.

Semelhante aos incisivos, cada canino também possui um cíngulo e cristas marginais em sua face lingual (Figura 16.23). Similarmente aos dentes incisivos, existe um cíngulo correspondente ao lobo de desenvolvimento lingual que, porém, é maior que nesses dentes incisivos. Entretanto, sua coroa é mais estreita na face lingual que na face vestibular, de modo que se afila em direção à face lingual, tal qual nos incisivos.

Além disso, os caninos apresentam uma **crista lingual** vertical posicionada centralmente, que se estende do ápice da cúspide até o cíngulo. A crista lingual cria duas fossas linguais rasas e separadas entre ela e as cristas marginais limítrofes; essas fossas linguais são mais pronunciadas nos caninos superiores que nos caninos inferiores.

Os caninos permanentes são os dentes mais longos da dentição. Cada um apresenta uma raiz particularmente longa e espessa, que, normalmente, possui uma vez e meia o comprimento da coroa. Essa raiz larga e longa se manifesta externamente nos processos alveolares das maxilas e mandíbulas por uma crista óssea vestibular orientada verticalmente e denominada **eminência canina**, a qual é especialmente pronunciada no arco dental superior. A forma da raiz é oval (ovoide) em seção transversal na região cervical (ver Figuras 15.8B, 16.26, 16.29). As concavidades da raiz estão localizadas em ambas as superfícies radiculares proximais, mesial e distal.

Considerações clínicas sobre os caninos permanentes

Podem ocorrer alterações no comprimento de cada declive ou aresta da cúspide canina e na posição do ápice da cúspide, que geralmente está localizado centralmente. Com a atrição, os comprimentos das arestas das cúspides são frequentemente alterados

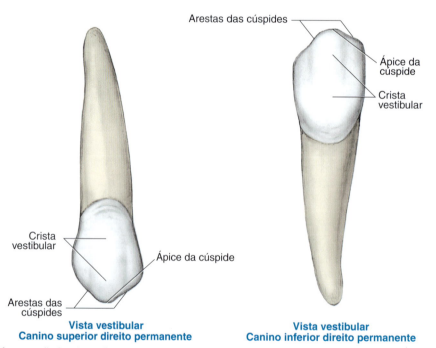

Figura 16.22 Vistas da face vestibular de caninos permanentes recém-erupcionados com características identificadas; ambos os caninos, superior e inferior, estão representados.

CAPÍTULO 16 Dentes Anteriores Permanentes

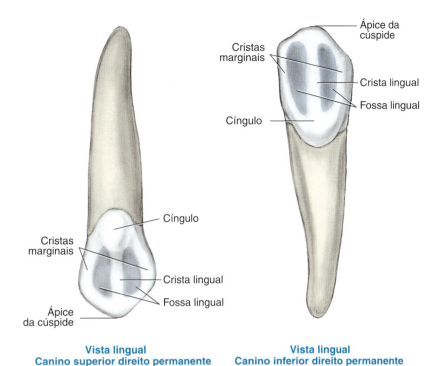

Figura 16.23 Vistas das faces linguais de caninos permanentes e suas características, com as fossas linguais destacadas; ambos os caninos, superior e inferior, estão representados.

devido ao desgaste da superfície do dente causado pelo contato com o dente antagonista, o que torna as cristas incisais mais estreitas em margens incisais, as quais são mais largas, semelhante ao que ocorre nos incisivos desgastados (Figura 16.24). Com o desgaste, cada ápice da cúspide dos caninos superiores é deslocado mais para distal do centro do dente, enquanto nos caninos inferiores o deslocamento do ápice da cúspide ocorre mais em direção mesial. Esse desgaste também aumenta a inclinação da aresta mesial da cúspide e encurta a inclinação da aresta distal nos caninos superiores; já nos caninos inferiores, encurta a inclinação da aresta mesial e alonga a inclinação da aresta distal da cúspide. O padrão de desgaste relacionado ao canino, pela visão incisal, pode ter aspecto triangular ou formato de diamante.

Observa-se também que as faces proximais dos caninos são mais acessíveis pela abordagem lingual que pela face vestibular durante a instrumentação, como raspagem, ou durante o procedimento restaurador. Isso ocorre devido à convergência das faces proximais em direção à lingual.

DENTES CANINOS SUPERIORES PERMANENTES 13 E 23

Características específicas

Os caninos superiores permanentes erupcionam entre os 11 e 12 anos, com o fechamento do ápice radicular pela ocasião da conclusão da formação da raiz entre os 13 e 15 anos (Figura 16.25). Assim, geralmente, esses dentes irrompem após os caninos inferiores, depois dos incisivos superiores e, possivelmente, após os pré-molares superiores.

A coroa de um canino superior é semelhante em comprimento ou até mais curta que a de um incisivo central superior. A dimensão vestibulolingual da coroa do canino é consideravelmente mais larga que a do incisivo central, mas é visivelmente mais estreita na direção mesiodistal. O cíngulo da face lingual é mais desenvolvido e maior que o do incisivo central do mesmo arco dental, o que torna o dente mais forte durante a mastigação.

Um canino superior se parece um pouco com um canino inferior (ver Figuras 16.22 e 16.23). No entanto, no primeiro a cúspide é mais desenvolvida e maior, e o seu ápice é mais agudo, como ocorre em todos os dentes superiores. Além disso, todas as características da face lingual do canino superior são mais evidentes, o que inclui a crista lingual e as cristas marginais.

Finalmente, um canino superior em sua totalidade é mais longo que um canino inferior, mas suas coroas possuem tamanhos semelhantes ou são ligeiramente menores que as dos caninos inferiores. Sua longa raiz é única e tem um ápice arredondado

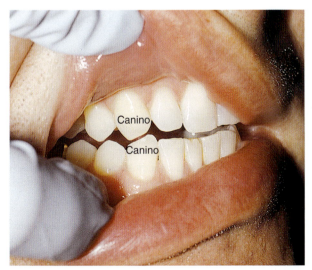

Figura 16.24 Vista lateral dos caninos permanentes com alterações nas margens incisais causadas por atrição. O ápice da cúspide do canino superior está deslocado mais para distal do centro do dente, enquanto o do canino inferior está para mesial. Essa alteração também aumenta a inclinação da aresta mesial da cúspide, ao passo que encurta a aresta distal dos caninos superiores; ao contrário, no canino inferior, ela encurta a inclinação da aresta mesial e alonga a aresta distal da cúspide do canino. (Cortesia de Margaret J. Fehrenbach, RDH, MS.)

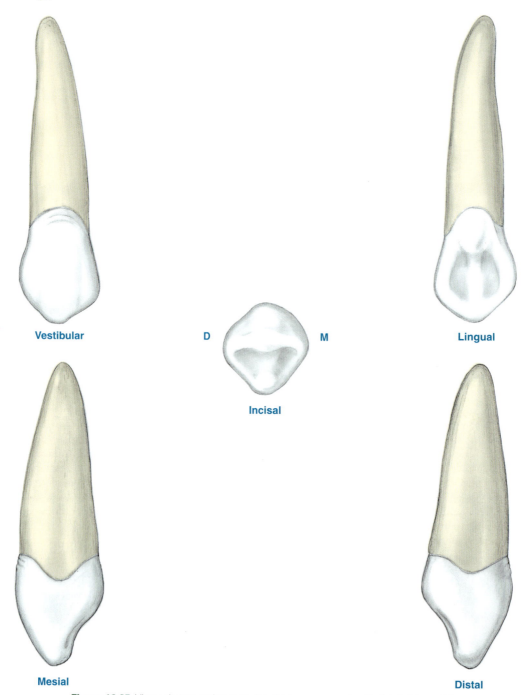

Figura 16.25 Vistas de um canino superior direito permanente. *D*, distal; *M*, mesial.

ou abaulado, além de ser a raiz mais longa do arco dental superior. As depressões de desenvolvimento são evidentes em ambas as faces proximais da raiz, mas são especialmente pronunciadas na superfície distal em decorrência da proeminência distal da coroa na junção amelocementária (JAC). Concavidades proximais moderadas a profundas também podem ser observadas. A cavidade pulpar consiste em um único canal radicular e em uma ampla câmara pulpar (Figura 16.26). Geralmente, a câmara pulpar tem apenas um corno pulpar.

Características observadas pela face vestibular

A metade mesial da coroa de um canino superior se assemelha ao incisivo adjacente. A metade distal se assemelha ao pré-molar vizinho, o que mostra a transição na forma dos incisivos para a dos pré-molares no arco dental superior (ver Figura 16.25). Normalmente, tanto as linhas de imbricação quanto as periquimácias estão presentes no terço cervical da face vestibular, especialmente em dentes recém-erupcionados (ver Figura 12.9).

Duas depressões de desenvolvimento vestibulares, uma mesial e outra distal, apresentam-se em direção vertical e são tênues; elas estendem-se do sentido cervical para o incisal e separam os três lobos de desenvolvimento vestibulares. Essas depressões estão localizadas em ambos os lados da crista vestibular, também em direção vertical, posicionada centralmente, e são mais perceptíveis no terço incisal dessa face.

Normalmente, o contorno mesial da face vestibular do canino superior é arredondado, desde a área de contato mesial até a JAC, mas, no geral, é mais reto que o contorno distal. O contorno distal ainda é mais curto que o contorno mesial e, em geral, apresenta uma depressão entre a área de contato distal e a JAC, o que *ajuda a distinguir o canino superior direito do esquerdo*. Do ponto de vista vestibular, os contatos mesial e

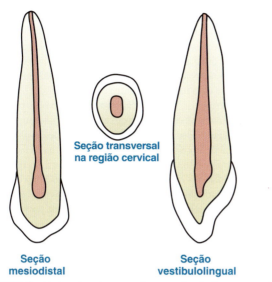

Figura 16.26 Cavidade pulpar de um canino superior direito permanente.

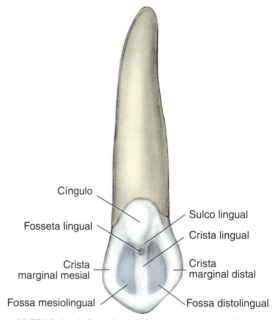

Figura 16.27 Visão da face lingual do canino superior direito permanente e características, com as fossas linguais destacadas e com a presença de algumas variações.

distal estão localizados em dois níveis diferentes do dente, o que também *ajuda a distinguir o canino superior direito do esquerdo*. O contato mesial com o incisivo lateral ocorre na junção dos terços incisal e médio. Por sua vez, o contato distal com o primeiro pré-molar superior está em uma posição mais cervical e acontece no terço médio.

Conforme discutido anteriormente, a única cúspide possui uma forma redonda e sua aresta mesial é mais curta que a aresta distal do canino recém-erupcionado, o que, novamente, *ajuda a distinguir o canino superior direito do esquerdo*. A JAC na face vestibular apresenta sua convexidade em direção à raiz.

Características observadas pela face lingual

Os contornos mesial, distal e incisal observados pela face lingual de um canino superior são semelhantes aos da vista vestibular do dente. Porém, a dimensão geral da face lingual é menor em comparação com a face vestibular, uma vez que as faces mesial e distal convergem ligeiramente para a lingual. O cíngulo é grande e, geralmente, mais liso, estando em uma posição centralizada no sentido mesiodistal da face lingual.

A face lingual também apresenta cristas marginais mesial e distal proeminentes. Uma crista lingual vertical posicionada centralmente também está presente, estedendo-se desde o cíngulo até o ápice da cúspide e dividindo a fossa lingual em duas metades: a fossa mesiolingual rasa – mas visível – e a fossa distolingual. As principais características anatômicas desses dentes são "variações de um mesmo tema": o cíngulo e o terço incisal da face lingual são algumas vezes separados por um sulco lingual raso. Esse sulco pode conter uma fosseta lingual (forame cego) próxima de seu centro, ou essa fosseta também pode estar presente sem o sulco lingual (Figura 16.27).

Características observadas pela face proximal

A coroa apresenta um contorno triangular quando observada pelas faces mesial e distal (ver Figura 16.25 e Tabela 15.4). Nesse sentido, os dentes se parecem com os incisivos superiores, mas são mais robustos, especialmente na região do cíngulo. A convexidade da junção amelocementária (JAC) é mais pronunciada na face mesial que na distal, o que *ajuda a distinguir o canino superior direito do esquerdo*. O ápice da cúspide está deslocado para a direção vestibular. A observação distal do dente é semelhante à mesial, mas a curvatura da JAC, de forma óbvia, é menor na face distal que na mesial.

Características observadas pela margem incisal

Novamente, a distância vestibulolingual de um canino superior é maior em comparação com a de qualquer outro dente anterior, o que o torna um dente extremamente forte durante a mastigação (ver Figura 16.25).

Além disso, o contorno da coroa é assimétrico; o terço mesial da coroa apresenta maior volume vestibulolingual. Já a porção distal da coroa, de forma inversa, aparece mais estreita e dá a impressão de ter sido esticada para fazer contato com o primeiro pré-molar superior.

Mais especificamente, a metade mesial do contorno vestibular é bastante arredondada em sua forma; e a metade distal é, frequentemente, côncava. A metade distal do contorno lingual também é, com frequência, côncava, porque a fossa distolingual é mais profunda; portanto, mais pronunciada. A crista marginal mesial é mais longa que a crista marginal distal. As arestas das cúspides formam uma linha quase reta; o ápice da cúspide está deslocado vestibular e mesialmente em relação ao longo eixo central do dente.

Considerações clínicas sobre os caninos superiores permanentes

Como os caninos superiores erupcionam após os incisivos superiores e também, possivelmente, após os pré-molares superiores, o espaço esperado no arco dental costuma, muitas vezes, estar parcialmente fechado. Por causa disso, eles podem irromper de forma mais vestibular ou lingual em relação aos dentes adjacentes. Os caninos superiores também podem não erupcionar completamente e permanecer **impactados** (**dente incluso** ou **impactado**) no interior do processo alveolar. Um dente impactado é um dente não irrompido ou parcialmente irrompido, o qual está posicionado contra outro dente, osso ou mesmo tecido mole, de forma que sua erupção completa é improvável. Como resultado, a exposição cirúrgica e a terapia ortodôntica podem ser necessárias, o que pode, em alguns casos, ser prevenido pela avaliação cuidadosa da dentição mista e pela instituição de qualquer terapia ortodôntica interceptiva, quando necessária. Finalmente, a formação de um cisto de desenvolvimento pode ocorrer em torno dos tecidos dentais de uma coroa impactada de um canino superior, o que resulta em um cisto dentígero.

Os cíngulos dos caninos superiores podem exibir tubérculos ou cúspides extras, que estão localizados próximos ao nível mais incisal do cíngulo. Uma fosseta lingual costuma estar associada à presença de tubérculos. Além disso, a proeminência ou bossa distal da coroa está junto à JAC, o que pode causar dificuldades na raspagem na superfície distal da raiz e nos procedimentos restauradores. A raiz dos caninos superiores também pode sofrer angulações distorcidas ou dilaceração e pode haver várias curvaturas ao longo de seu comprimento. Se a curvatura da raiz ocorrer no terço apical, a raiz, em geral, é curvada distalmente.

DENTES CANINOS INFERIORES PERMANENTES 33 E 43

Características específicas

Os caninos inferiores permanentes irrompem entre os 9 e 10 anos; a conclusão da formação da raiz ocorre entre os 12 e 14 anos (Figura 16.28). Portanto, esses dentes comumente erupcionam antes dos caninos superiores e após a erupção da maioria dos incisivos.

Um canino inferior assemelha-se muito a um canino superior (ver Figuras 16.22 e 16.23). Embora o dente inteiro seja, em geral, tão longo quanto o canino superior, um canino inferior é mais estreito nos sentidos vestibulolingual e mesiodistal que essas dimensões no canino superior permanente. A coroa desse dente pode ter o mesmo comprimento ou ser até maior que a coroa do canino superior.

A cúspide única não é tão desenvolvida em tamanho e as suas duas arestas são mais delgadas no sentido vestibulolingual que as arestas do canino superior. Geralmente, o ápice da cúspide não é tão agudo. Além disso, esse ápice está alinhado com o longo eixo da raiz, mas, às vezes, é posicionado mais para o sentido lingual, semelhante ao que ocorre com os incisivos inferiores.

A face lingual da coroa do canino inferior possui características menos pronunciadas em comparação com a do canino superior e apresenta um cíngulo e duas cristas marginais menos desenvolvidos. Assim, a face lingual dessa coroa se assemelha mais à forma da face lingual do incisivo lateral inferior adjacente, apesar da presença da crista lingual.

A raiz única do canino inferior pode ser tão longa quanto a do canino superior, mas em geral é um pouco mais curta, embora ainda seja a raiz mais longa do arco dental inferior. A raiz possui uma ligeira

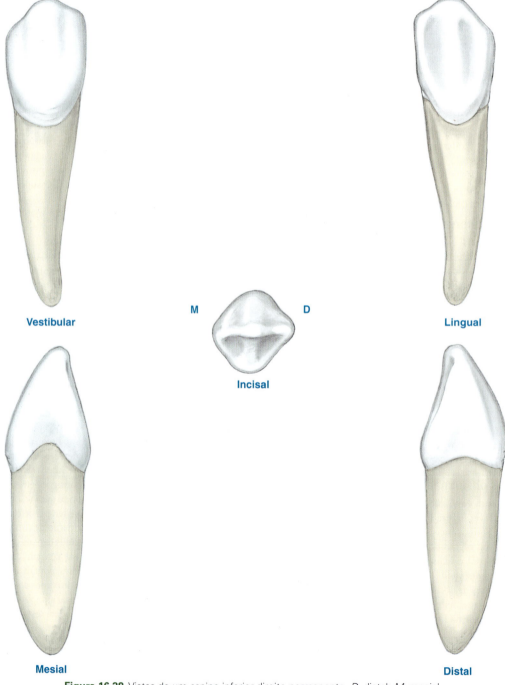

Figura 16.28 Vistas de um canino inferior direito permanente. *D*, distal; *M*, mesial.

inclinação mesial. A depressão de desenvolvimento mesial na raiz é mais pronunciada e frequentemente mais profunda, em comparação com a de um canino superior. Uma depressão de desenvolvimento distal semelhante à mesial também é aparente. Essas concavidades proximais podem se estender por todo o comprimento da raiz. Essas depressões podem ser extremamente pronunciadas a ponto de originar um componente vestibular e outro lingual no terço apical, o que dá ao dente uma aparência de dupla raiz ou birradicular. O ápice radicular também é mais pontiagudo nesse dente que no canino superior.

A cavidade pulpar do canino inferior se assemelha à do canino superior, pois ambas costumam apresentar um único canal radicular e uma grande câmara pulpar (Figura 16.29). Também existe apenas um corno pulpar. A principal diferença é que em um canino inferior podem existir dois canais radiculares separados. Se o dente tiver dois canais, um está localizado mais para o sentido vestibular e o outro mais para o sentido lingual; os canais podem se juntar no ápice ou possuir forames apicais separados.

Características observadas pela face vestibular

A face vestibular do canino inferior não é tão arredondada quanto a do canino superior, especialmente nos seus dois terços mais incisais (ver Figura 16.28). Em contraste, no entanto, a coroa do canino inferior geralmente é mais arredondada que a do incisivo inferior.

Normalmente, as linhas de imbricação não estão presentes na face vestibular, ao contrário do canino superior. As duas depressões de desenvolvimento vestibulares, uma distal e outra mesial, são tênues e posicionadas verticalmente, de modo que separam os três lobos vestibulares, o que é semelhante ao que ocorre nos caninos e incisivos superiores. Essas depressões estão localizadas em ambos os lados da crista vestibular vertical, posicionada centralmente nessa face, que não é tão proeminente quanto a de um canino superior.

Ainda pela observação vestibular, a silhueta do contorno mesial é uma linha quase reta que se estende do ponto de contato mesial até a JAC; essa linha é mais reta que a do canino superior. O contorno distal é mais curto e arredondado que o contorno mesial, semelhante ao de um canino superior, o que *ajuda a distinguir o canino inferior direito do esquerdo*.

Semelhantes ao canino superior, os pontos de contato mesial e distal estão em níveis diferentes do dente, o que também *ajuda a distinguir se o canino inferior é direito ou esquerdo*. O contato mesial com o incisivo lateral localiza-se no terço incisal. O contato distal com o primeiro pré-molar inferior está na junção dos terços incisal e médio, em uma localização mais cervical que o lado mesial.

Conforme discutido anteriormente, as inclinações das arestas das cúspides observadas pela face vestibular são diferentes: a inclinação da aresta mesial da cúspide do canino inferior é mais curta que a inclinação da aresta distal da cúspide de um dente recém-erupcionado, o que, novamente, *ajuda a distinguir o canino inferior direito do esquerdo*. Com a atrição, o ápice centralizado da cúspide desloca-se para a mesial, de modo que encurta ainda mais a aresta mesial e alonga mais a aresta distal da cúspide. A junção amelocementária (JAC) apresenta convexidade uniforme em direção à raiz.

Características observadas pela face lingual

A face lingual é menos pronunciada, mais lisa, exceto pelas características ligeiramente demarcadas, como a crista lingual, a crista marginal mesial, a crista marginal distal e as duas fossas linguais: a fossa distolingual e a fossa mesiolingual (ver Figura 16.28). O cíngulo menos desenvolvido no canino inferior não está centralizado como acontece no canino superior, mas está deslocado para distal em relação ao longo eixo da raiz. Além disso, o cíngulo também não se estende tanto em sentido incisal como nos caninos superiores. Raramente são encontradas fossetas ou sulcos linguais nessa face.

Características observadas pela face proximal

O canino inferior é, novamente, semelhante ao canino superior pela visão da face mesial, com uma silhueta de formato triangular e cúspide pontiaguda na coroa (ver Figura 16.28 e Tabela 15.4). No entanto, um cíngulo menos desenvolvido e cristas marginais mais delgadas também são observadas. O ápice da cúspide é mais inclinado em sentido lingual, sem que tenha desgaste incisal, ao contrário do ápice da cúspide mais vestibularizado do canino superior.

A curvatura da JAC na face mesial possui maior convexidade em direção incisal quando comparada à mesma face de um canino superior. Além disso, essa curva da JAC mais convexa em sentido incisal é mais acentuada na face mesial em comparação com a face distal do mesmo dente, o que também *ajuda a distinguir se é o canino inferior direito ou o esquerdo*. A visão pela face distal é semelhante à pela face mesial; a única exceção, de forma óbvia, é que a JAC é menos acentuada nessa face que na mesial.

Características observadas pela margem incisal

Um canino inferior, nessa visão, é semelhante a um canino superior, mas é ligeiramente mais simétrico em comparação com o dente superior (ver Figura 16.28). Além disso, a coroa é mais larga na dimensão vestibulolingual que na mesiodistal e apresenta-se deslocada em sentido mesial. O cíngulo é menos desenvolvido e está desviado na direção distal. O posicionamento ainda confere ao dente uma discreta aparência assimétrica por essa visão, porém menos que no canino superior.

A crista marginal mesial é mais longa que a crista marginal distal. O contorno vestibular também é mais arredondado no sentido mesiodistal que o contorno dos incisivos inferiores, pois a crista vestibular é ligeiramente mais pronunciada.

Considerações clínicas sobre os caninos inferiores permanentes

A dilaceração da raiz também pode ocorrer com o canino inferior, semelhante ao que acontece no canino superior (ver **Capítulo 6**). Outro distúrbio do desenvolvimento que pode ocorrer é a presença de uma raiz acessória ou raiz bifurcada no terço apical, uma vestibular e outra lingual, com seus respectivos canais radiculares. Esse dente é o dente anterior com maior probabilidade de ter uma raiz bifurcada, embora isso ainda seja raro.

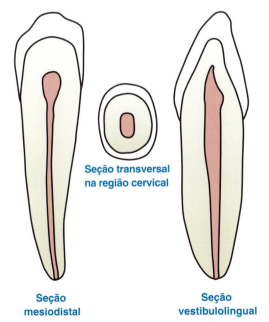

Figura 16.29 Cavidade pulpar de um canino inferior direito permanente.

Dentes Posteriores Permanentes

OBJETIVOS DO APRENDIZADO

1. Definir as palavras-chave deste capítulo.
2. Atribuir os nomes corretos e o número universal ou internacional de cada dente posterior permanente em diagrama, crânio, modelos ou no paciente.
3. Demonstrar a localização correta de cada dente posterior permanente em um diagrama, no crânio e no paciente.
4. Identificar os dentes posteriores permanentes, discutir suas características e fazer as considerações clínicas que lhes dizem respeito, de modo que as integre aos cuidados do paciente.
5. Identificar os dentes pré-molares e suas características gerais e discutir as suas considerações clínicas, de modo que as correlacione aos cuidados do paciente.
6. Descrever as características gerais e específicas dos pré-molares superiores permanentes e discutir as considerações clínicas a respeito deles, integrando-as aos cuidados do paciente.
7. Descrever as características gerais e específicas dos pré-molares inferiores permanentes e discutir as considerações clínicas sobre esses dentes, correlacionando-as aos cuidados do paciente.
8. Identificar os dentes molares permanentes e suas características gerais e discutir as considerações clínicas desses dentes, integrando-as ao cuidado do paciente.
9. Descrever as características gerais e específicas dos molares superiores permanentes e discutir as considerações clínicas a respeito deles, de modo que as integre aos cuidados do paciente.
10. Descrever as características gerais e específicas dos molares inferiores permanentes e discutir as suas considerações clínicas, sabendo correlacioná-las com os cuidados do paciente.

CARACTERÍSTICAS DOS DENTES POSTERIORES PERMANENTES

Os dentes posteriores permanentes incluem os pré-molares e os molares (Figura 17.1; ver as Figuras 2.4 e 15.2). Eles estão alinhados nos segmentos mais posteriores de ambos os arcos dentais, de forma que estão dispostos em uma direção com pouca ou nenhuma curvatura, parecendo estar, assim, em uma linha quase reta.

A coroa de cada dente posterior possui uma face oclusal como superfície mastigatória, delimitada pelas cristas marginais elevadas que estão localizadas na face distal e na face mesial desses dentes (Figura 17.2). A face oclusal também possui duas ou mais cúspides. Alguns anatomistas comparam a cúspide a uma *pirâmide gótica*, com quatro **cristas cuspídeas**, as arestas da cúspide, que partem do ápice ou vértice de cada cúspide. Entre esses planos das cristas cúspideas encontram-se áreas inclinadas, as quatro **vertentes da cúspide** ou **planos inclinados**, pequenas faces entre uma aresta e outra. Essas vertentes são nomeadas pela combinação dos nomes das duas arestas que estão entre elas, ou que as delimitam. Algumas vertentes são funcionais (vertentes triturantes) e, portanto, estão envolvidas na oclusão dos dentes durante a mastigação (ver **Capítulo 20**).

A face oclusal dos dentes posteriores permanentes forma uma **face oclusal anatômica**, ou mesa oclusal interna, delimitada pelas cristas marginais (Figura 17.3). É importante observar que a discussão sobre a face oclusal do primeiro pré-molar será bastante detalhada, uma vez que é o primeiro dente posterior discutido neste capítulo; a partir daí, essa informação pode ser comparada e relacionada às tabelas oclusais dos outros dentes posteriores.

Ainda na face oclusal, também existem **cristas triangulares**, ou **arestas transversais**, as quais são as arestas das cúspides que possuem trajeto descendente, a partir dos ápices das cúspides em direção à parte central da face oclusal anatômica (Figura 17.4). Pode-se afirmar também que as arestas confluem em direção ao ápice das cúspides. Essas cristas são assim denominadas por haver, em cada lado da aresta, áreas inclinadas que se assemelham aos dois lados de um triângulo. Desse modo, as cristas triangulares (ou arestas transversais)

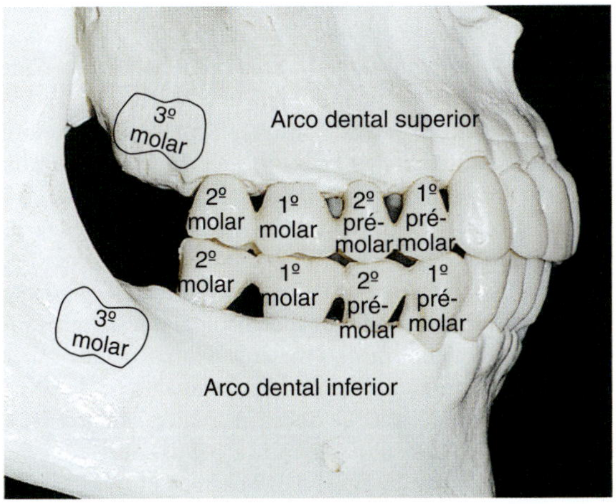

Figura 17.1 Dentes posteriores permanentes observados por uma visão lateral do crânio, são identificados os pré-molares e molares. Note que os terceiros molares ainda não irromperam. (Cortesia de Margaret J. Fehrenbach, RDH, MS.)

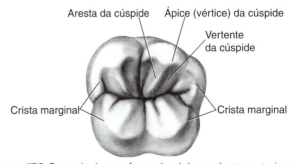

Figura 17.2 Exemplo de uma face oclusal de um dente posterior permanente com suas principais características identificadas.

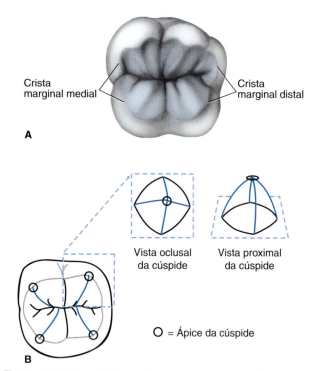
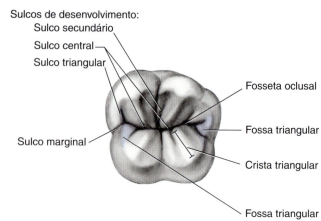

Figura 17.3 Visões das face oclusal de um dente posterior permanente. **A.** Face oclusal anatômica destacada. **B.** Cúspides triangulares destacadas com aumento que evidencia o formato de *pirâmide gótica*, a que muitos anatomistas se referem quando essas características são discutidas; apresentam-se quatro arestas que convergem para cada ápice (vértice) da cúspide.

Figura 17.4 Exemplos de outras características presentes na face oclusal anatômica em um dente posterior permanente, o que inclui o sulco central com as fossas triangulares em destaque.

são especificamente nomeadas de acordo com as cúspides a que pertencem. Além disso, está presente em muitos posteriores uma **crista transversal**, termo geral utilizado para designar a união de duas cristas triangulares que cruzam a face oclusal anatômica transversalmente, na direção que vai do contorno vestibular para o lingual.

Cada depressão rasa e ampla na face oclusal é uma fossa. Um tipo de fossa nos dentes posteriores é a **fossa central**, a qual está localizada na convergência das arestas das cúspides em um ponto central nessa face, onde os sulcos se encontram. Outro tipo de fossa é a **fossa triangular**, a qual possui uma forma triangular localizada na convergência das arestas transversais (cristas triangulares) das cúspides e está associada à terminação dos sulcos triangulares (discutidos a seguir); a base da fossa triangular é a crista marginal. Nas partes mais profundas de algumas dessas fossas podem ser encontradas as **fossetas oclusais** (**fóssulas** ou **fóveas**), fossetas de desenvolvimento oclusais; cada uma dessas fossetas de desenvolvimento é uma depressão puntiforme acentuada, de fundo cego, onde dois ou mais sulcos se encontram.

Os sulcos de desenvolvimento (sulcos principais ou primários ou sulcos intercuspídicos) também são encontrados na face oclusal dos dentes posteriores, semelhantes aos encontrados na face lingual dos dentes anteriores. Os sulcos de desenvolvimento de cada dente posterior estão localizados em lugares similares, na mesma região, e marcam a junção entre os lobos de desenvolvimento. Os sulcos são depressões lineares nítidas, profundas e em forma de "V". O sulco de desenvolvimento mais proeminente nos dentes posteriores é o **sulco central**, que geralmente se orienta no sentido mesiodistal e divide a face oclusal em metades vestibular e lingual. A discussão dos lóbulos de desenvolvimento, que foi realizada no **Capítulo 6**, é controversa, mas é incluída para ser finalizada ao se discutir em detalhes os vários tipos de dentes.

Outros sulcos de desenvolvimento são os **sulcos marginais**, que cruzam as cristas marginais e servem como vertedouros, vias de escape. Eles permitem que o alimento escoe durante a mastigação.

Por fim, existem os **sulcos triangulares**, os quais separam uma crista marginal da crista triangular (aresta transversal) de uma cúspide e em suas terminações formam as fossas triangulares.

Em contraste, sulcos suplementares (ou sulcos secundários) aparecem como depressões lineares mais rasas e mais irregulares na face oclusal dos dentes posteriores, semelhantes aos encontrados na face lingual dos dentes anteriores (Figura 17.5). Os sulcos secundários ramificam-se dos sulcos de desenvolvimento (principais), mas nem sempre estão presentes no mesmo padrão na face oclusal anatômica de cada tipo diferente de dente posterior. Em geral, quanto mais posteriormente o dente está localizado no arco dental, mais sulcos secundários estão presentes, de modo que a face oclusal parece mais enrugada. As ranhuras ou sulcos algumas vezes são consideradas *fissuras*.

Para dentes posteriores, a crista da curvatura (altura do contorno ou bossa) na face vestibular da coroa localiza-se no terço cervical, enquanto, na face lingual, está no terço médio (Figura 17.6). Quando comparada com os dentes anteriores, a maioria dos dentes posteriores possui maior largura no sentido vestibulolingual, em comparação com a dimensão mesiodistal, exceto para os molares inferiores.

Em outra comparação com os dentes anteriores, as áreas de contato dos dentes posteriores são mais largas, localizadas, geralmente, no sentido vestibular em relação ao centro da face proximal e situadas no mesmo nível em cada uma das faces proximais (ver Figura 15.10). Além disso, em cada face proximal, a curvatura da junção amelocementária (JAC) é menos pronunciada nos dentes posteriores quando comparada com os dentes anteriores. Na verdade, a JAC costuma ser mais reta nos dentes posteriores.

Assim como os dentes anteriores, os pré-molares e os molares **multirradiculares** se originam como uma única raiz na base da coroa dental (Figura 17.7). Essa parte dos dentes posteriores é denominada **bulbo radicular** (da raiz). Inicialmente, a seção transversal na região do cervical do bulbo radicular segue a forma da coroa (ver Figura 15.8B). Ao contrário dos dentes anteriores, a raiz de um dente posterior se divide do bulbo radicular no número específico de raízes para cada tipo de dente (ver Figura 6.21). O dente com duas raízes é bifurcado, denominado **birradicular**; com três raízes, **trirradicular**. Em alguns casos, um dente bifurcado pode, adicionalmente, ter uma **fusão radicular** com um segmento do bulbo radicular remanescente, de forma que é verdadeiramente bifurcado.

Uma área entre duas ou mais ramificações das raízes, que permite a separação delas no bulbo radicular, é chamada **furca** (Tabela 17.1; ver Figura 17.7). Os espaços entre as raízes na furca têm o nome de **áreas de furca**. Os dentes bifurcados com duas raízes, como os primeiros pré-molares superiores e os molares inferiores, têm duas áreas de furca; dentes trifurcados com três raízes, como os molares

CAPÍTULO 17 Dentes Posteriores Permanentes 249

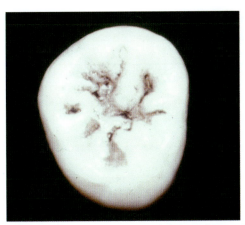

Figura 17.5 Exemplo de sulcos secundários na face oclusal de um dente posterior permanente natural extraído, o terceiro molar superior. Quanto mais posteriormente um dente está localizado no arco dental, mais sulcos secundários estão presentes. (Cortesia de Margaret J. Fehrenbach, RDH, MS.)

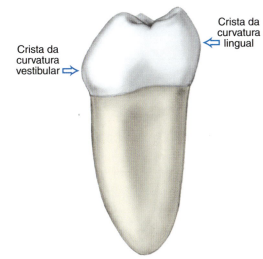

Figura 17.6 Crista da curvatura (altura do contorno ou bossa) em um dente posterior permanente.

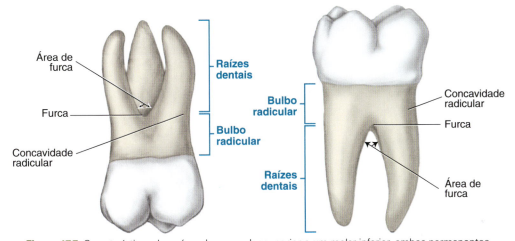

Figura 17.7 Características das raízes de um molar superior e um molar inferior, ambos permanentes.

superiores, possuem três áreas de furca. Essas áreas podem estar localizadas em várias faces, o que depende do tipo de dente, cada qual com uma configuração individual ligeiramente diferente. Em um periodonto saudável, essas características das raízes multirradiculares são recobertas de processo alveolar, bem como de tecidos gengivais sobrepostos.

 Considerações clínicas sobre os dentes posteriores permanentes

Os complexos padrões de fossetas e sulcos na face oclusal dos posteriores podem torná-los mais suscetíveis à cárie (Figura 17.8). Essa suscetibilidade se deve ao aumento da retenção do biofilme dental e à fragilidade das paredes de esmalte presentes nas fossetas e nos sulcos (ver Figura 12.4A). Os dentistas clínicos precisam estar cientes desses padrões de fossetas e sulcos nos dentes posteriores ao examinarem as dentições para avaliar o nível de risco de cáries nos pacientes. Assim, as cavidades e ranhuras (ou fissuras) devem ser verificadas quanto aos danos e às lesões com uma sonda exploradora e espelho odontológico. Além disso, o uso de aparelhos baseados na indução de luz por *laser*, que medem as alterações na fluorescência dos tecidos dentais duros, permite que os profissionais da odontologia diagnostiquem melhor as lesões precoces de cáries (cáries incipientes) nas fossetas e nos sulcos. Os dentes posteriores com padrões de fossetas e sulcos profundos, mas sem lesões de cárie incipientes, devem receber a aplicação de selantes de esmalte o mais rápido possível.

DENTES PRÉ-MOLARES

CARACTERÍSTICAS GERAIS DOS DENTES PRÉ-MOLARES

Os dentes pré-molares existem somente na dentição permanente e são dentes posteriores posicionados mais anteriormente, no segmento mais distal da dentição permanente, logo após os dentes caninos (Figura 17.9; Tabela 17.2). Cada arco dental possui quatro pré-molares, dois em cada quadrante.

Existem dois tipos de pré-molares: primeiro pré-molar e segundo pré-molar. Um de cada tipo está presente em cada quadrante do arco dental. O primeiro pré-molar está situado mais próximo da linha mediana e ocupa a quarta posição a partir dela. O segundo pré-molar está localizado próximo ao primeiro pré-molar, distal a ele, e está situado na quinta posição a partir da linha mediana. Quando a erupção da dentição permanente está completa, ambos os tipos permanecem distais ao canino permanente e mesiais ao primeiro molar permanente. Os dentes pré-molares são sucedâneos, pois o primeiro e o segundo pré-molar substituem o primeiro e o segundo molar decíduo, respectivamente.

Os pré-molares possuem a função de auxiliar os molares na trituração dos alimentos durante a mastigação, devido à ampla superfície oclusal e às cúspides proeminentes, especialmente as cúspides vestibulares. Os pré-molares não são tão longos quanto os caninos,

TABELA 17.1 Furcas e áreas de furca dos dentes posteriores permanentes.

Furcas e áreas de furca

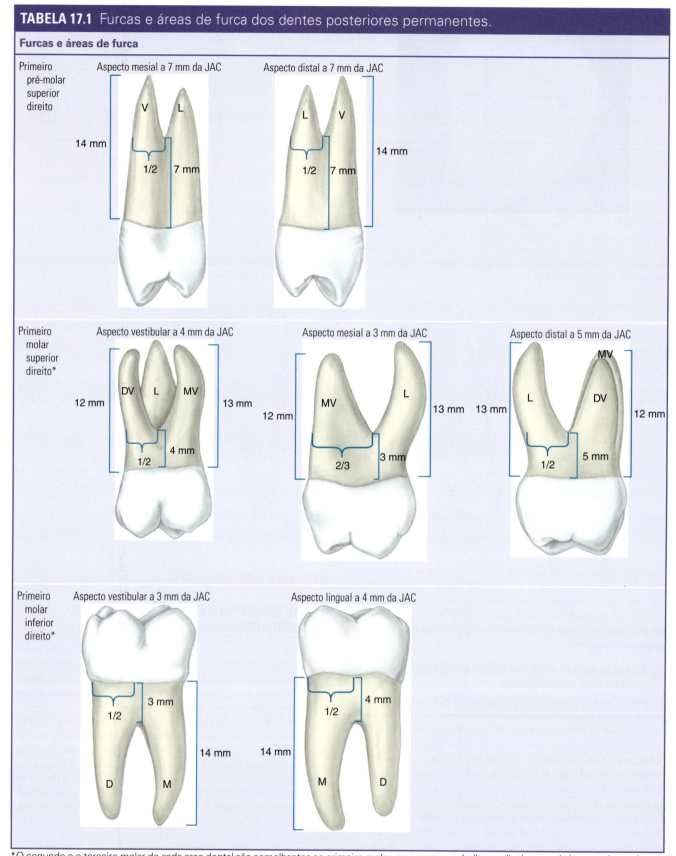

*O segundo e o terceiro molar de cada arco dental são semelhantes ao primeiro molar, mas possuem bulbos radiculares mais longos, de modo que as furcas dos molares mais posteriores estão localizadas mais apicalmente e com as raízes mais curtas, o que cria áreas de furca mais agudas ou fechadas.

JAC, junção amelocementária; D, distal; DV, distovestibular; L, lingual; M, mesial; MV, mesiovestibular.
Dados de Nelson S. *Wheeler's Dental Anatomy, Physiology, and Occlusion*. 10th ed. Philadelphia: Elsevier; 2015.

mas ajudam esses dentes a perfurar e rasgar os alimentos com as suas cúspides vestibulares. O contorno da coroa, pelas visões vestibular e lingual, é pentagonal (cinco lados), semelhante aos caninos (ver Tabela 15.4). Esses dentes, com os caninos, também ajudam a manter a altura do terço inferior da dimensão vertical da face, de modo que dão suporte aos músculos faciais, principalmente aos músculos associados às comissuras labiais e aos ângulos da boca. Assim, os pré-molares estão envolvidos tanto na estética quanto na fala, menos que os dentes anteriores, porém mais que os outros dentes posteriores, no caso, os molares.

Um termo mais antigo utilizado para designar o pré-molar era *bicuspidado*, por causa da presença usual de duas cúspides na face oclusal, que é uma cúspide a mais do que há nos dentes caninos. No entanto, frequentemente, o segundo pré-molar inferior apresenta três cúspides. Assim, o termo *pré-molar* é mais amplamente usado, pois permite qualquer número de cúspides e porque esses dentes estão localizados anteriormente aos molares.

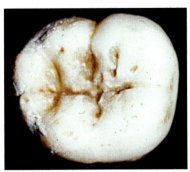

Figura 17.8 Exemplo de um complexo padrão de fossetas e sulcos na face oclusal de um dente posterior permanente real extraído. (Cortesia de Margaret J. Fehrenbach, RDH, MS.)

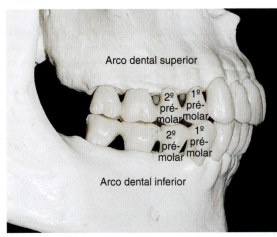

Figura 17.9 Dentes pré-molares observados por uma vista lateral do crânio. (Cortesia de Margaret J. Fehrenbach, RDH, MS.)

TABELA 17.2 Dentes pré-molares.

	Primeiro pré-molar superior	Segundo pré-molar superior	Primeiro pré-molar inferior	Segundo pré-molar inferior
Sistema de Numeração Universal	5 e 12	4 e 13	21 e 28	20 e 29
Sistema de Numeração Internacional	14 e 24	15 e 25	34 e 44	35 e 45
Características gerais da coroa	Face oclusal anatômica com cristas marginais e cúspides com ápices, cristas e arestas, vertentes, sulcos, fossas e fossetas			
	Crista vestibular			
Características específicas da coroa	Maior que a coroa do segundo pré-molar. Cúspide vestibular maior que a cúspide lingual. Sulco central longo. A face mesial apresenta características diferentes da coroa do segundo pré-molar	Menor que a coroa do primeiro pré-molar. As duas cúspides têm o mesmo tamanho. Sulco central curto, com mais sulcos secundários. A face mesial não tem as mesmas características do primeiro pré-molar	Menor que a coroa do segundo pré-molar. A cúspide lingual é a menor entre as duas cúspides presentes. Possui características específicas na face mesial	Maior que a coroa do primeiro pré-molar. Normalmente possui três cúspides com o padrão do sulco em forma de "Y", ou duas cúspides com o padrão do sulco em forma de "U" ou "H". Maior quantidade de sulcos secundários
Ponto ou área de contato mesial e distal*	Localizado imediatamente cervical em relação à junção dos terços oclusal e médio			
Distinção entre os dentes direito e esquerdo	A aresta mesial da cúspide é mais longa que a aresta distal, com as seguintes características na face mesial: curvatura da JAC mais acentuada, sulco marginal, depressão de desenvolvimento, concavidade da raiz mesial profunda	Cúspide lingual deslocada para mesial	A aresta mesial da cúspide é mais curta que a aresta distal, com as seguintes características na face mesial: curvatura mesial da JAC mais acentuada e presença do sulco mesiolingual	Crista marginal distal localizada mais cervicalmente. Portanto, a face oclusal fica mais visível quando observada por uma visão distal
Características gerais da raiz	Duas raízes com bulbo radicular		Raiz única	
Características específicas da raiz	Elíptica em uma seção transversal na região cervical. Concavidades proximais nas raízes		Oval ou elíptica em uma seção transversal na região cervical. Concavidades proximais na raiz	

*A crista da curvatura (bossa) nas faces vestibulares dos dentes pré-molares situa-se no terço cervical, enquanto, nas faces linguais, localiza-se no terço médio.
JAC, junção amelocementária.

Finalmente, junto às cúspides, a face oclusal de um pré-molar, semelhante em todos os dentes posteriores, apresenta cristas marginais, cristas triangulares (arestas transversais), arestas longitudinais, sulcos ou depressões de desenvolvimento, fossas e fossetas de desenvolvimento oclusais. Os limites da face oclusal, criados por essas cristas marginais e cúspides, formam a face oclusal anatômica (mesa oclusal interna).

Como dentes posteriores, os pré-molares têm uma coroa mais curta em comparação aos dentes anteriores. A face vestibular é arredondada e apresenta uma **crista vestibular** vertical proeminente, localizada no centro da coroa (Figura 17.10). A crista vestibular dos pré-molares é semelhante à crista vestibular dos caninos e pode estar relacionada com o aumento do desenvolvimento do lobo vestibular médio. Duas depressões de desenvolvimento vestibular são notadas em cada lado da crista vestibular. A crista da curvatura (altura do contorno ou bossa) da coroa dos pré-molares está situada no terço cervical na face vestibular, semelhante a todos os anteriores. Contudo, nos dentes posteriores, essas bossas estão localizadas no terço médio da coroa.

Geralmente, a maioria dos pré-molares possui uma raiz, exceto o primeiro pré-molar superior, que apresenta duas raízes. Independentemente de terem uma ou duas raízes, todos eles apresentam concavidades de raiz nas superfícies proximais.

Considerações clínicas sobre os pré-molares

Em alguns casos, um pré-molar pode ser extraído em cada quadrante durante o tratamento ortodôntico para aumentar o espaçamento nos arcos dentais. Se um pré-molar for extraído, os padrões distintos de fosseta e sulco na face oclusal ajudarão a identificar o pré-molar remanescente após o fechamento do espaço resultante da exodontia pela movimentação ortodôntica, a menos que o dente perdido seja substituído. No entanto, atualmente, a terapia ortodôntica pode incluir a expansão da maxila, se necessário, em vez de remover os pré-molares para manter um formato arredondado mais natural na curvatura dos arcos dentais. Se a exodontia for inevitável, os primeiros pré-molares, geralmente, são removidos com mais frequência que os segundos pré-molares. Além disso, os pré-molares apresentam dificuldades na raspagem das suas raízes por apresentarem concavidades radiculares proximais, principalmente na face mesial do primeiro pré-molar superior.

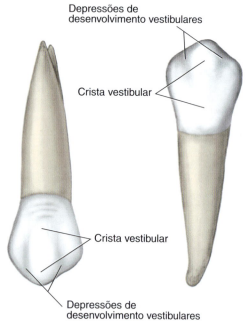

Figura 17.10 Características das faces vestibulares de pré-molares e suas semelhanças.

DENTES PRÉ-MOLARES SUPERIORES

Características gerais

Ambos os tipos de pré-molares superiores se assemelham mais entre si que os pré-molares inferiores (ver Figuras 17.11 e 17.17). Entretanto, o primeiro pré-molar superior é maior que o segundo pré-molar. Em contraste, o primeiro pré-molar inferior é menor que o segundo. Os dois pré-molares superiores erupcionam mais cedo que os pré-molares inferiores.

A coroa de um pré-molar superior é mais curta na dimensão oclusocervical em comparação com a coroa do canino superior, porém é ligeiramente maior que a dos molares adjacentes. O contorno da coroa observado pelas faces proximais é trapezoidal ou quadrangular, com apenas dois lados paralelos, semelhante a todos os outros dentes posteriores superiores (ver Tabela 15.4). Os pré-molares superiores são compostos de quatro lobos de desenvolvimento: três vestibulares e um lingual.

A coroa também está centralizada sobre a raiz e não apresenta inclinação lingual, ao contrário dos pré-molares inferiores, que são como outros dentes inferiores posteriores. Os pré-molares superiores também têm uma largura vestibulolingual maior que a largura no sentido mesiodistal em comparação com os pré-molares inferiores ou com outros dentes posteriores inferiores, quando vistos a partir da face oclusal. Para ambos os pré-molares superiores, o contorno da coroa observado pela face oclusal é um tanto hexagonal, ligeiramente oval em comparação com os pré-molares inferiores, comumente mais arredondados.

Ambos os pré-molares superiores possuem duas cúspides de tamanho aproximadamente igual. Em contraste, os pré-molares inferiores podem ter mais de duas cúspides, que são linguais e sempre menores. Como em todos os pré-molares, essas cúspides estão posicionadas de forma centralizada sobre o longo eixo do dente quando observadas por qualquer uma das faces proximais.

As raízes dos pré-molares superiores são mais curtas que as raízes dos caninos superiores, mas o comprimento da raiz é aproximadamente o mesmo que o das raízes dos molares. As raízes apresentam ligeira inclinação lingual e distal. Em corte transversal na região cervical, as raízes possuem contornos elípticos (ovais alongados), mas podem ser ligeiramente alteradas pelas suas concavidades proximais (ver Figura 15.8B).

Considerações clínicas sobre os pré-molares superiores

As raízes dos pré-molares superiores podem penetrar na porção anterior do seio maxilar como resultado de trauma acidental ou durante uma exodontia, devido à estreita relação dessas raízes com as paredes do seio, o que também pode ocorrer com os outros dentes posteriores da maxila (ver Figura 11.22). Para complicar ainda mais as coisas, o desconforto da sinusite pode ser erroneamente interpretado como se estivesse relacionado aos dentes pré-molares superiores e vice-versa. Assim, radiografias do dente e do seio maxilar suspeitos, bem como outros exames diagnósticos são necessários para determinar a causa desse desconforto. As imagens de tomografia computadorizada de feixe cônico (TCFC; ou CBCT, do inglês *cone-beam computed tomography*) costumam ser úteis nessas circunstâncias.

Dentes primeiros pré-molares superiores 14 e 24

Características específicas

Os primeiros pré-molares superiores irrompem entre os 10 e os 11 anos, e a conclusão da formação da raiz ocorre entre os 12 e os 13 anos (Figura 17.11). Esses dentes erupcionam distalmente aos caninos superiores decíduos ou em seus espaços abertos deixados no arco e, portanto, são as substituições sucedâneas dos primeiros molares superiores decíduos.

A coroa do primeiro pré-molar superior possui uma forma angular com contornos mais marcantes se comparada à coroa do segundo pré-molar superior, com o formato mais arredondado. As duas cúspides do dente também são nitidamente definidas, e têm a cúspide vestibular,

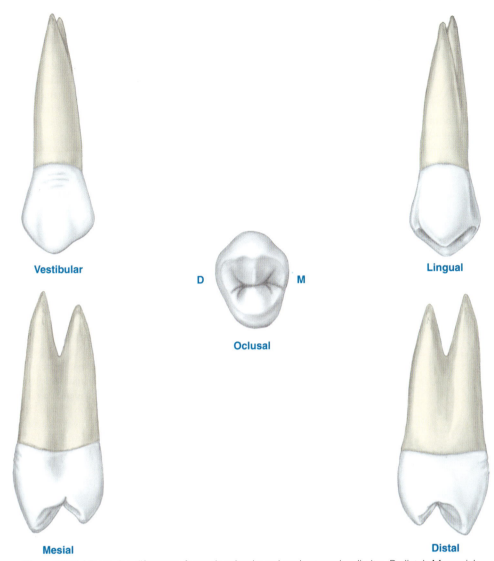

Figura 17.11 Vistas das diferentes faces do primeiro pré-molar superior direito. *D*, distal; *M*, mesial.

normalmente, cerca de 1 mm mais alta em comparação com a cúspide lingual. O sulco central na face oclusal também é mais longo no primeiro pré-molar superior que no segundo. Quando observado pela face oclusal, o dente apresenta-se voltado para a mesial, em comparação com o segundo pré-molar do mesmo arco.

A maioria das raízes dos primeiros pré-molares superiores é bifurcada. Elas possuem dois ramos radiculares no terço apical: uma raiz vestibular e uma raiz lingual (palatina). Essa característica ocorre de forma diferente dos outros pré-molares, que são unirradiculares. No entanto, os primeiros pré-molares superiores se originam como uma única raiz na base da coroa, assim como os outros pré-molares e os dentes anteriores; essa parte é considerada o bulbo radicular.

Uma seção transversal na região cervical do bulbo radicular do dente bifurcado segue a forma da coroa (ver Figura 15.8B). Frequentemente, o bulbo radicular ocupa a metade do comprimento de toda a raiz e os ramos da raiz constituem a outra metade. As raízes, em geral, são arredondadas e afinam-se em ápices agudos ou pontiagudos. A raiz vestibular é a mais ampla, porém não é mais longa que a raiz lingual. A anatomia da raiz pode ficar ainda mais complexa com esse dente. O bulbo radicular também pode sofrer fusão da raiz com parte do bulbo radicular restante. Assim, verdadeiramente é um dente birradiculado.

Como o primeiro pré-molar superior possui uma raiz vestibular e uma lingual, ele também apresenta duas furcas, as quais estão localizadas nas faces mesial e distal (ver Tabela 17.1). Ambas as furcas estão localizadas no meio da superfície da raiz, distantes cerca de 7 mm da junção amelocementária (JAC).

Se uma única raiz estiver presente, como é o caso de cerca de 20% da população, ela costuma ser mais larga no sentido vestibulolingual que no sentido mesiodistal. Ambas as faces vestibular e lingual são arredondadas e a raiz é afilada em direção a um ápice rombo. Em uma seção transversal na região cervical, a raiz toma um formato que se assemelha a um rim. Uma única raiz também pode apresentar uma concavidade profunda e ampla na superfície mesial, a qual pode variar de relativamente rasa a profunda o suficiente para quase ocorrer a sua bifurcação. Raízes trifurcadas foram, ocasionalmente, encontradas nesses dentes, de modo que possuem duas raízes vestibulares e uma única raiz lingual.

Em geral, a cavidade pulpar de um dente birradicular contém dois cornos pulpares (um para cada cúspide) e dois canais radiculares (um para cada raiz) (Figura 17.12). Mesmo que haja apenas uma raiz sem divisão, como ocorre com o segundo pré-molar superior, normalmente são encontrados dois canais radiculares, embora, com frequência, combinem-se apicalmente para formar um forame apical único.

Características observadas pela face vestibular

A coroa do primeiro pré-molar superior é a mais larga no sentido mesiodistal em comparação a todos os outros pré-molares (Figura 17.13). A coroa desse dente é larga no nível das áreas de contato e torna-se mais

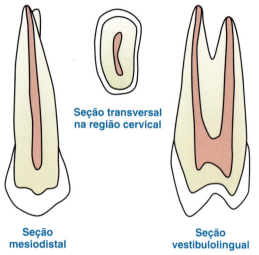

Figura 17.12 Cavidade pulpar do primeiro pré-molar superior direito.

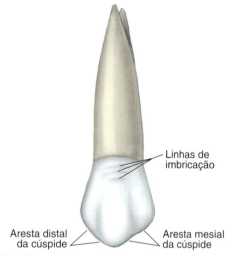

Figura 17.13 Características da face vestibular do primeiro pré-molar superior direito.

estreita na JAC, de forma semelhante ao canino superior adjacente. O contato mesial com o canino superior localiza-se mais cervical à união da junção dos terços oclusal e médio. O contato distal com o segundo pré-molar superior é igual, ou seja, cervical à junção dos terços oclusal e médio.

Os contornos mesial e distal da coroa do primeiro pré-molar superior são quase retos a partir das áreas de contato até a JAC, mas o contorno mesial é mais arredondado. Ambos os contornos convergem mais para a cervical em relação ao que ocorre com os segundos pré-molares superiores. Linhas de imbricação e periquimácias são encontradas na face vestibular, direcionadas no sentido mesiodistal no terço cervical do dente. A curvatura da JAC é uniformemente arredondada e voltada em direção ao ápice do dente, porém menos acentuada que essa junção nos dentes anteriores.

A cúspide vestibular de um primeiro pré-molar superior é alta, pontiaguda, deslocada ligeiramente para o sentido distal em relação ao longo eixo do dente, pois as duas arestas (cristas cuspídeas) da cúspide vestibular não são iguais em altura. Esse dente é o único dente da dentição permanente que possui uma cúspide vestibular com a aresta mesial da cúspide mais longa que a inclinação da aresta distal da cúspide, o que *ajuda a distinguir o primeiro pré-molar superior direito do esquerdo*. Essa relação das arestas das cúspides comumente só existe após a erupção, mas qualquer atrição ao longo do tempo pode alterá-la. Uma protuberância pode ser encontrada ocasionalmente na cúspide vestibular desses dentes.

Características observadas pela face lingual

A face lingual do primeiro pré-molar superior é arredondada em todas as direções, mas é menor que a face vestibular (ver Figura 17.11). A cúspide lingual mais curta é saliente, porém não tão nítida quanto a cúspide vestibular, além de estar deslocada em direção mesial. Assim, as arestas da cúspide lingual não são novamente equivalentes em comprimento. Pela face lingual, entretanto, a inclinação da cúspide mesial é mais curta que a da cúspide distal.

Características observadas pela face proximal

Na face mesial da coroa do primeiro pré-molar superior, a crista marginal mesial está presente com sua margem oclusal côncava. Um sulco marginal mesial, às vezes, também está presente (Figura 17.14A). Esse sulco de desenvolvimento cruza a crista marginal mesial e se estende do terço oclusal até o terço médio da coroa, situado em posição lingual à área do ponto de contato. Além disso, geralmente, a face mesial possui uma depressão de desenvolvimento mesial localizada cervicalmente à área de contato, cruzando a junção amelocementária (JAC) e se estendendo até a raiz.

Na raiz, a depressão de desenvolvimento mesial junta-se a outra depressão de desenvolvimento linear profunda na região cervical, a concavidade da raiz mesial; elas são contínuas desde a área do ponto de contato, passam pelo bulbo radicular e estendem-se até o ponto de bifurcação da raiz (ver Figura 17.14A). Esses tipos de concavidade aumentam a área de inserção do ligamento periodontal e produzem um formato de raiz que pode ser mais resistente às forças de torque (torção). No entanto, essa concavidade da raiz também coloca esse dente em maior risco de desenvolvimento de doença periodontal, uma vez que permite um maior nível de depósitos (ver a discussão anterior) (Figura 17.14B). A curvatura da JAC está mais deslocada no sentido oclusal na face mesial, em comparação à convexidade observada pela face distal. Todas essas características evidentes na face mesial, em vista proximal, *ajudam a distinguir o primeiro pré-molar superior direito do dente homólogo contralateral esquerdo*.

A face distal é semelhante à mesial, exceto por não apresentar uma depressão de desenvolvimento evidente, e permite maior visão da face oclusal, pois a crista marginal distal está localizada mais para a cervical do dente em relação à crista marginal mesial (ver Figura 17.11). Um sulco marginal distal, às vezes, está localizado cruzando a crista marginal distal, mas esse sulco distal é mais suave que o sulco semelhante na face mesial. A superfície distal da raiz também possui uma concavidade linear, porém é mais rasa e cria uma superfície convexa ou plana, com menos riscos de acumular depósitos. Além disso, a curvatura da JAC na face distal não é tão pronunciada em direção cervical quanto a curvatura da JAC na face mesial.

Características observadas pela face oclusal

O contorno da face oclusal do primeiro pré-molar superior está próximo do formato hexagonal, com seis lados, de modo que é mais largo na dimensão vestibulolingual que no sentido mesiodistal (Figura 17.15). A crista vestibular (aresta ou crista da cúspide vestibular, conforme discutido posteriormente) é proeminente na margem vestibular, e o contorno oclusal da margem lingual é quase um semicírculo. No entanto, as margens mesial e distal são quase retas à medida que convergem em direção à face lingual. Assim, a parte lingual do dente é mais estreita no sentido mesiodistal que a metade vestibular. Quando o sulco marginal mesial é proeminente, pode criar um chanfro na margem mesial.

Componentes da face oclusal anatômica

Na vista pela face oclusal, observa-se a face oclusal anatômica (mesa oclusal interna). A cúspide vestibular do primeiro pré-molar superior é mais nítida e mais alta que a sua cúspide lingual. As vertentes funcionais (trituradoras) da cúspide vestibular envolvem somente sua face lingual (face lingual da cúspide vestibular). Quatro arestas estendem-se a partir do ápice (vértice) da cúspide vestibular, cada uma denominada

CAPÍTULO 17 Dentes Posteriores Permanentes

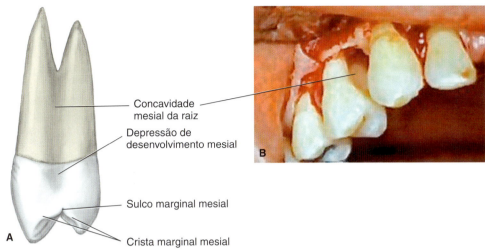

Figura 17.14 A. Características da face mesial do primeiro pré-molar superior direito. **B.** Concavidade na superfície mesial da raiz exposta em decorrência de doença periodontal extensa, que é contínua à depressão de desenvolvimento mesial no bulbo radicular, estendendo-se da área de contato até a bifurcação devido ao acesso cirúrgico fornecido por um procedimento de retalho (**B**, cortesia de Margaret J. Fehrenbach, RDH, MS.).

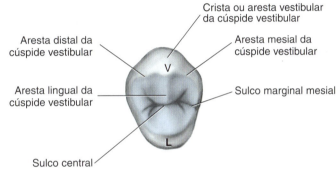

Figura 17.15 Características da face oclusal do primeiro pré-molar superior direito com a face oclusal anatômica (mesa oclusal) destacada. *V*, vestibular; *L*, lingual.

de acordo com sua localização: vestibular, lingual, mesial e distal. Como essa é a primeira face oclusal anatômica de um dente posterior em discussão neste capítulo, esta seção do texto irá fornecer detalhes anatômicos específicos dessa face; assim, essas informações podem ser relacionadas com as faces oclusais anatômicas dos outros dentes posteriores.

A aresta vestibular da cúspide vestibular estende-se no sentido cervical a partir do ápice da cúspide na face vestibular e corresponde à crista vestibular. Enquanto isso, a aresta lingual da cúspide vestibular (também denominada "crista triangular vestibular" ou "parte vestibular da crista transversal", conforme será discutido posteriormente) estende-se no sentido lingual a partir do ápice da cúspide até o sulco central. A aresta mesial da cúspide vestibular estende-se no sentido mesial a partir do ápice da cúspide até o ângulo do ponto mesiovestíbulo-oclusal. A aresta distal da cúspide vestibular estende-se no sentido distal a partir do ápice da cúspide até o ângulo distovestíbulo-oclusal.

Entre as arestas estão localizadas quatro vertentes, planos inclinados cuspídeos, duas para vestibular e duas na direção lingual (na face oclusal anatômica), que são denominadas pelas duas arestas entre as quais se encontram (arestas que separam uma vertente da outra): mesiovestibular, mesiolingual, distovestibular e distolingual. No entanto, apenas as vertentes mesiolingual e distolingual atuam durante a oclusão.

A cúspide lingual do primeiro pré-molar superior é mais arredondada, menos pontiaguda e menor que a cúspide vestibular. Essa cúspide também está deslocada mais para o sentido mesial e lingual em relação ao longo eixo da raiz. Novamente, existem quatro arestas e quatro vertentes semelhantes àquelas associadas à cúspide vestibular, duas linguais e duas voltadas para a face vestibular (na face oclusal anatômica); entretanto, todas as vertentes da cúspide lingual são

funcionais na oclusão. Isso ocorre porque todas as faces da cúspide lingual possuem pontos de contato com os dentes inferiores e trabalham durante a oclusão, ao contrário da cúspide vestibular.

Estendendo-se no sentido mesiodistal, por meio da face oclusal anatômica do primeiro pré-molar superior, há um longo sulco central que divide igualmente o dente no sentido vestibulolingual, em uma metade vestibular e outra lingual. O sulco central é um sulco de desenvolvimento bem definido; é profundo e tem a forma da letra "V". Alguns sulcos secundários aparecem em formatos irregulares e mais rasos, porque se ramificam a partir do sulco central. Assim, a face oclusal é relativamente lisa e menos pronunciada em comparação à face do segundo pré-molar superior adjacente.

A aresta lingual, que vai do ápice da cúspide vestibular até o sulco central, também é denominada *crista triangular vestibular* (Figura 17.16). Por sua vez, a aresta vestibular da cúspide lingual também recebe denominação semelhante, *crista triangular lingual*, pois se estende do ápice da cúspide lingual até o sulco central. Dessa forma, pode-se dizer que perpendicularmente ao sulco central existe uma *crista transversal*, que é o termo coletivo utilizado para designar a união da crista triangular vestibular e da crista triangular lingual.

O sulco central do primeiro pré-molar superior também atravessa a crista marginal mesial, que é mais curta que a crista marginal distal. Outro sulco de desenvolvimento, o sulco marginal mesial, que se estende a partir do sulco central, cruza a crista marginal mesial e viaja para a face mesial do dente.

Há dois sulcos de desenvolvimento que descem pela inclinação da cúspide vestibular (vertentes linguais voltadas para a face lingual na face oclusal anatômica) e que estão internamente à crista marginal. Eles são

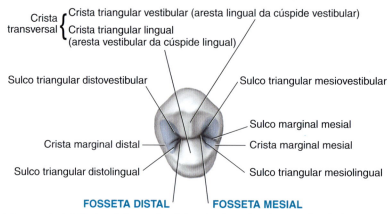

Figura 17.16 Características mais detalhadas da face oclusal do primeiro pré-molar superior direito, com as fossas em destaque.

chamados: sulco triangular mesiovestibular e sulco triangular distovestibular. Na outra metade da face oclusal (metade lingual), as vertentes da cúspide lingual (vertentes vestibulares voltadas para a face vestibular, na face oclusal anatômica) também apresentam dois sulcos de desenvolvimento: o sulco triangular mesiolingual e o sulco triangular distolingual.

Cada um desses sulcos triangulares termina em uma depressão de formato triangular, a fossa triangular. Essas fossas incluem: a fossa triangular mesial, mais profunda e que circunda o sulco triangular mesiovestibular, e a fossa triangular distal, mais rasa e que circunda o sulco triangular distovestibular. Os limites da fossa triangular mesial são a crista marginal mesial, a crista transversal e as arestas mesiais das duas cúspides. A fossa triangular distal possui limites semelhantes aos da fossa mesial, de forma espelhada. Na parte mais profunda dessas fossas estão as fossetas oclusais, uma fosseta mesial e uma fosseta distal, respectivamente. Essas fossetas de desenvolvimento estão unidas entre si pelo sulco central na face oclusal anatômica.

Dentes segundos pré-molares superiores 15 e 25

Características específicas

Os segundos pré-molares superiores irrompem entre os 10 e os 12 anos e finalizam a formação da sua raiz entre os 12 e os 14 anos (Figura 17.17). Esses dentes erupcionam em posição distal aos primeiros pré-molares superiores e, portanto, são os substitutos sucedâneos dos segundos molares superiores decíduos.

O segundo pré-molar superior se assemelha ao primeiro pré-molar, exceto por sua coroa, que é menos angular e mais arredondada. Além disso, mais variações anatômicas coronárias, especialmente na anatomia da sua face oclusal, são observadas nesses dentes, em comparação com os primeiros pré-molares superiores.

Ao contrário do primeiro pré-molar superior, em geral, o segundo pré-molar superior possui apenas uma única raiz, mas pode, ocasionalmente, apresentar duas raízes. As dimensões entre o segundo e o primeiro pré-molar superior são, normalmente, as mesmas, exceto pelo maior comprimento da raiz do segundo pré-molar. A concavidade mesial da raiz não é tão pronunciada como aquela no primeiro pré-molar, e sua cavidade pulpar tem dois cornos pulpares e apenas um único canal radicular (Figura 17.18).

Características observadas pela face vestibular

A cúspide vestibular do segundo pré-molar superior não é tão longa nem tão acentuada quanto a do primeiro pré-molar superior (ver Figura 17.17). Todas as outras características da face vestibular do segundo pré-molar superior são semelhantes às do primeiro. Novamente, o contato mesial com o primeiro pré-molar superior encontra-se um pouco deslocado para a cervical, na junção dos terços oclusal e médio quando observado pela face vestibular. O nível da altura do ponto de contato distal com o primeiro molar superior é o mesmo, ligeiramente deslocado para a cervical na junção dos terços oclusal e médio.

Características observadas pela face lingual

Todas as características da face lingual do segundo pré-molar superior são semelhantes às do primeiro pré-molar superior (ver Figura 17.17). Uma exceção é que a cúspide lingual é maior, quase da mesma altura que a cúspide vestibular. Além disso, a cúspide lingual está levemente deslocada para a mesial, o que *ajuda a distinguir o segundo pré-molar superior direito do esquerdo*. Também pode-se observar menos a face oclusal por essa visão, uma vez que a coroa é mais longa vista pela face lingual.

Características observadas pela face proximal

Assim como nas faces anteriores, a face mesial do segundo pré-molar superior é semelhante à face do primeiro pré-molar superior, exceto pelo fato de que ambas as cúspides possuem quase o mesmo tamanho em altura e pela ausência da depressão de desenvolvimento mesial, tanto na coroa quanto na raiz. Em vez disso, a região cervical é mais arredondada até a área do ponto de contato (ver Figura 17.17). Esse dente não possui sulco marginal mesial. Ambas as áreas de contato, como a crista marginal mesial, estão mais deslocadas no sentido cervical que aquelas do primeiro pré-molar superior. A face distal é semelhante à mesial sem apresentar qualquer sulco marginal distal; no entanto, a área de contato é maior.

Características observadas pela face oclusal

O contorno do dente observado pela face oclusal de um segundo pré-molar superior é mais arredondado e, no geral, maior que a silhueta do primeiro pré-molar superior (ver Figura 17.17). Assim, o contorno hexagonal geral da coroa pela vista oclusal é mais difícil de ser visualizado.

Componentes da face oclusal anatômica

O sulco central é menor no segundo pré-molar superior que no primeiro (Figura 17.19). Assim, quando esse sulco termina na fosseta mesial e na fosseta distal, em cada uma de suas extremidades, as fossas ficam mais próximas e mais centralizadas na face oclusal anatômica.

Outras características e a anatomia geral da face oclusal desse dente são semelhantes às do primeiro pré-molar superior. Uma exceção é que o segundo pré-molar superior tem numerosos sulcos secundários que irradiam do sulco central. Isso dá ao dente uma aparência mais enrugada em comparação com a face oclusal do primeiro pré-molar superior.

Considerações clínicas sobre os segundos pré-molares superiores

Com a perda prematura do segundo molar superior decíduo, o primeiro molar superior permanente em desenvolvimento inclina-se e desloca-se no sentido mesial. O segundo pré-molar superior em desenvolvimento é impedido de erupcionar, pois o seu espaço livre de passagem está quase fechado no arco (ver **Capítulo 20**). Essa situação pode levar à impactação do segundo pré-molar superior contra o primeiro molar superior. Um dente impactado é um dente não

CAPÍTULO 17 Dentes Posteriores Permanentes

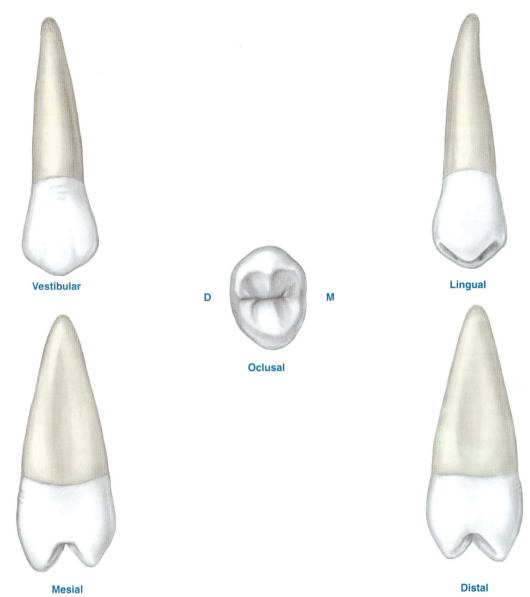

Figura 17.17 Vistas das diferentes faces do segundo pré-molar superior direito. *D*, distal; *M*, mesial.

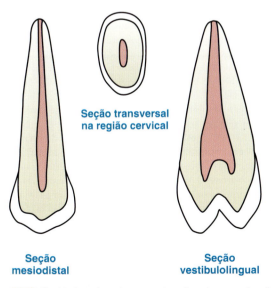

Figura 17.18 Cavidade pulpar do segundo pré-molar superior direito.

irrompido ou parcialmente irrompido, o qual está posicionado contra outro dente, osso ou mesmo tecido mole, o que torna improvável a sua erupção completa. Além disso, o espaço livre pode ser comprometido se o segundo molar superior permanente irromper antes dos segundos pré-molares superiores, pois o perímetro do arco dental se torna significativamente reduzido; assim, é provável que ocorra desarmonia oclusal, como com uma má-oclusão. Essas complicações relacionadas com a diminuição do espaço podem ser evitadas

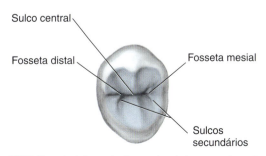

Figura 17.19 Características da face oclusal do segundo pré-molar superior direito, com a face oclusal anatômica em destaque.

por meio da avaliação cuidadosa dos pacientes com dentição mista; pelo uso de terapia ortodôntica interceptiva, como mantenedores de espaço (ver Figura 20.4); e, conforme o caso, por substituição dental.

DENTES PRÉ-MOLARES INFERIORES

Características gerais

Os pré-molares inferiores não se assemelham entre si nem em relação aos pré-molares superiores (ver Figuras 17.20 e 17.26). Embora o primeiro pré-molar superior seja maior que o segundo pré-molar, o primeiro pré-molar inferior é menor que o segundo pré-molar inferior. Ambos os pré-molares inferiores, geralmente, irrompem na cavidade oral após a erupção dos pré-molares superiores.

De forma bastante distinta dos pré-molares superiores, o contorno vestibular da coroa de todos os pré-molares inferiores apresenta uma forte inclinação lingual quando visto pela face proximal, semelhante a todos os dentes posteriores da mandíbula. Os pré-molares inferiores também possuem uma largura vestibulolingual e mesiodistal equivalente quando observados pela face oclusal, o que torna o contorno do dente quase arredondado. Além disso, ambos os tipos de pré-molares apresentam um contorno vestibular semelhante, tanto da coroa quanto da raiz.

As áreas de contato mesial e distal dos pré-molares inferiores estão situadas quase no mesmo nível. As curvaturas da junção amelocementária (JAC) nessas faces também são semelhantes em ambos os pré-molares inferiores. Independentemente da vista proximal, as silhuetas das coroas dos pré-molares inferiores são romboides ou quadrilaterais, de modo que possuem lados opostos paralelos entre si, da mesma forma que ocorre com todos os dentes posteriores inferiores (ver Tabela 15.4). As coroas, portanto, inclinam-se na direção lingual em suas bases radiculares e trazem as cúspides desses dentes inferiores para a oclusão correta com os dentes antagonistas superiores e para a distribuição de forças por toda a extensão dos seus longos eixos.

Ao contrário dos pré-molares superiores, ambos com duas cúspides de tamanhos quase iguais, os pré-molares inferiores podem ter mais de duas cúspides; entretanto, as cúspides linguais são sempre menores que as vestibulares.

Os pré-molares inferiores, normalmente, possuem uma única raiz; essas raízes podem apresentar uma angulação levemente inclinada em direção distal. A raiz na seção transversal na região cervical possui um formato oval (ovoide) ou elíptico (oval alongada); essas formas podem ser ligeiramente alteradas pela presença de concavidades proximais da raiz (ver Figura 15.8B). Essas concavidades proximais da raiz são encontradas, com maior frequência, em sua face mesial.

 Considerações clínicas sobre os pré-molares inferiores

Ambos os tipos de pré-molares inferiores podem apresentar dificuldades durante a sua exploração com os instrumentais odontológicos, com a raspagem periodontal ou nos procedimentos restauradores, devido ao estreitamento de suas faces linguais, combinadas com a inclinação lingual da coroa, especialmente com a introdução de instrumentos no espaço subgengival. Além disso, os pacientes podem apresentar dificuldades em realizar cuidados domiciliares adequados de higienização oral em decorrência da inclinação lingual da coroa, o que contribui para que alguns pacientes percam tecidos gengivais próximos à região cervical da face lingual desses dentes, pois a higienização com a escovação ocorre, basicamente, apenas na face oclusal. A proximidade com a língua também pode dificultar os procedimentos de higiene oral, a instrumentação, como raspagem, ou o tratamento restaurador da face lingual.

As radiografias realizadas antes da remoção dos pré-molares inferiores devem incluir o forame mentual. Se um retalho cirúrgico for necessário para ter acesso à raiz do pré-molar, é essencial que a localização do forame mentoniano seja conhecida para evitar a lesão do nervo mentual durante a realização do retalho.

Dentes primeiros pré-molares inferiores 34 e 44
Características específicas

Os primeiros pré-molares inferiores irrompem entre os 10 e os 12 anos e a conclusão da formação da sua raiz acontece entre os 12 e os 13 anos (Figura 17.20). Esses dentes erupcionam distalmente aos caninos inferiores permanentes e, portanto, são os substitutos sucedâneos dos primeiros molares inferiores decíduos.

O primeiro pré-molar inferior se assemelha ao canino inferior sob muitos aspectos, mais até que o segundo pré-molar inferior. Isso é verdade apesar de qualquer pré-molar ser menor que um canino. No entanto, a dimensão vestibulolingual desse dente é semelhante a essa mesma dimensão do canino inferior. Assim, o primeiro pré-molar inferior representa uma transição no arco dental inferior de um canino mais estreito para o segundo pré-molar inferior mais largo, semelhante a um molar (molariforme).

O primeiro pré-molar inferior tem uma cúspide vestibular longa e bastante afilada, ou pontiaguda, e é a única cúspide funcional durante a oclusão, semelhante ao canino inferior. Comumente, a cúspide lingual desse dente é menor e não funcional. Essa cúspide lingual é semelhante, em aparência, ao cíngulo encontrado em alguns caninos superiores, mas pode variar consideravelmente. Finalmente, a face oclusal do primeiro pré-molar inferior apresenta um contorno semelhante ao canino e inclina-se acentuadamente em direção à face lingual, além disso, a aresta mesiovestibular[a] da cúspide vestibular é mais curta que a aresta distovestibular; todas as características são semelhantes às do canino inferior.

Esse dente, o primeiro pré-molar inferior, possui uma raiz menor e mais curta que a raiz do segundo pré-molar inferior, embora se aproxime mais do comprimento do segundo pré-molar que do comprimento do canino inferior. A vista da raiz pela face vestibular apresenta um aspecto mais cônico, mas pela visão lingual a raiz é mais afilada. Um sulco profundo pode ser encontrado na superfície distal da raiz. O dente, ocasionalmente, pode ter uma raiz bifurcada, dividida em um ramo vestibular e outro lingual.

A cavidade pulpar desse dente consiste em dois cornos pulpares e um único canal radicular (Figura 17.21). Cada corno pulpar está localizado abaixo de uma cúspide, para a qual se projeta. Dessa forma, encontramos um corno pulpar vestibular, que é mais pronunciado em sua forma, e um corno pulpar lingual, que é menor e menos evidente.

Características observadas pela face vestibular

O contorno da coroa de um primeiro pré-molar inferior visto a partir da face vestibular é aproximadamente simétrico (ver Figura 17.20). O lobo médio de desenvolvimento é visivelmente bem desenvolvido e maior, o que resulta em uma crista ou aresta vestibular proeminente e uma grande cúspide vestibular pontiaguda. Mesmo assim, essa aresta vestibular não é tão proeminente quanto a do primeiro pré-molar superior. Com frequência, é observado que duas depressões de desenvolvimento vestibulares separam os três lobos vestibulares. As linhas de imbricação, geralmente, não estão presentes na face vestibular.

A cúspide vestibular também está ligeiramente deslocada para mesial em relação ao centro da coroa, novamente semelhante ao canino inferior. Assim, as duas arestas da cúspide do pré-molar não são iguais em comprimento. A extensão da aresta mesial da cúspide vestibular é mais curta que a extensão da aresta distal, o que *ajuda a distinguir o primeiro pré-molar inferior direito do esquerdo.*

O contorno mesial do primeiro pré-molar inferior é levemente côncavo a partir do ponto de contato mesial até a junção amelocementária (JAC). Enquanto isso, o contorno distal é mais redondo e menor. Novamente, o ponto ou a área de contato mesial do primeiro pré-molar

---

[a] N.R.T.: Muitos autores referem-se às arestas mesiovestibular e distovestibular apenas como aresta mesial e aresta distal da cúspide vestibular, respectivamente. Algo semelhante acontece com as arestas mesiolingual e distolingual da cúspide lingual.

CAPÍTULO 17 Dentes Posteriores Permanentes

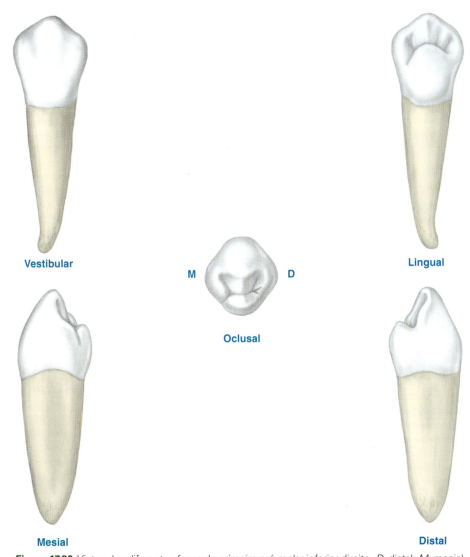

Figura 17.20 Vistas das diferentes faces do primeiro pré-molar inferior direito. *D*, distal; *M*, mesial.

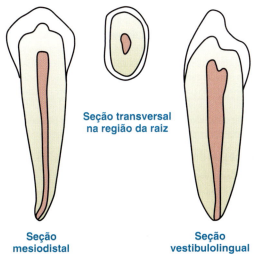

Figura 17.21 Cavidade pulpar do primeiro pré-molar inferior direito.

inferior com o canino é ligeiramente mais cervical à junção dos terços oclusal e médio. A área de contato distal do primeiro pré-molar inferior com o segundo pré-molar inferior é a mesma, ligeiramente mais cervical até a junção dos terços oclusal e médio.

Características observadas pela face lingual

A face lingual do primeiro pré-molar inferior é bem mais estreita que a face vestibular e há a presença de uma coroa que se afina em sentido lingual (Figura 17.22). A maior parte das faces mesial e distal; portanto, pode ser vista pela face lingual. A cúspide lingual é pequena e não funcional durante a oclusão e o seu ápice costuma ser pontiagudo.

Como a cúspide lingual é pequena, a maior parte da face oclusal também pode ser observada por essa vista da face lingual. O ápice da cúspide lingual está alinhado com a crista triangular vestibular (aresta lingual da cúspide vestibular). A fossa mesial e a fossa distal estão em cada lado dessa crista. Geralmente, um sulco de desenvolvimento, o sulco mesiolingual, separa a crista marginal mesial da aresta mesial da pequena cúspide lingual.

Características observadas pela face proximal

A partir da observação feita pela face mesial, a coroa do primeiro pré-molar inferior inclina-se visivelmente no sentido lingual em direção ao colo do dente, assim como ocorre em todos os dentes posteriores inferiores (ver Figura 17.20). Portanto, o contorno vestibular é maior que o contorno lingual. Essa inclinação lingual da coroa também posiciona o ápice da cúspide vestibular mais diretamente sobre a linha do longo eixo da raiz. Dessa maneira, o ápice da cúspide lingual fica, normalmente, alinhado verticalmente com a face lingual da parte cervical da raiz. A crista transversal se

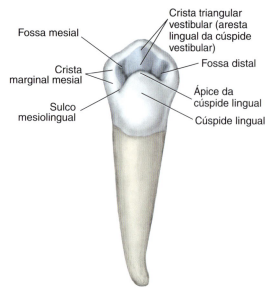

Figura 17.22 Características da face lingual do primeiro pré-molar inferior direito, com a face oclusal anatômica em destaque.

inclina em um ângulo de 45° a partir do ápice da cúspide vestibular até a face oclusal e, então, torna-se quase achatada e horizontal até o ápice da cúspide lingual.

A crista marginal mesial é quase paralela à angulação da crista transversal, mas está localizada em um nível mais cervical; a inclinação da crista marginal mesial é semelhante à dos dentes anteriores. Novamente, o sulco mesiolingual pode ser visto próximo à margem lingual. A curvatura ou convexidade da JAC, na face mesial, também se apresenta mais deslocada no sentido oclusal. Essas características da face mesial *auxiliam na distinção do primeiro pré-molar inferior direito do esquerdo*.

A visão pela face distal do primeiro pré-molar inferior é um pouco semelhante à observação pela mesial, exceto pela ausência do sulco próximo à margem lingual. A crista marginal distal é muito mais desenvolvida que a mesial, e sua continuidade não é interrompida por profundos sulcos de desenvolvimento. Além disso, a crista marginal distal não apresenta uma inclinação tão acentuada em direção à face lingual, tal qual a crista mesial.

Características observadas pela face oclusal

Quando observado pela face oclusal, o contorno da coroa do primeiro pré-molar inferior tem um formato losangular, o qual lembra um diamante lapidado, e tem um entalhe ou uma incisura no contorno mesial causado pelo sulco mesiolingual (Figura 17.23). A crista vestibular, bem proeminente, está localizada na margem vestibular. A margem lingual é muito menor que o contorno da margem vestibular. A margem mesial é ligeiramente arredondada ou quase reta, exceto na área próxima ao sulco mesiolingual. Já a margem distal é ainda mais arredondada que a margem mesial.

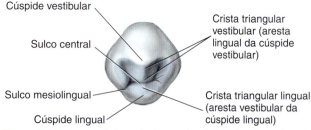

Figura 17.23 Características da face oclusal do primeiro pré-molar inferior direito, com a face oclusal anatômica destacada.

Componentes da face oclusal anatômica

Tanto as cúspides quanto a crista transversal do primeiro pré-molar inferior estão deslocadas em direção mesial, o que faz com que a metade distal do dente seja maior que a metade mesial (ver Figura 17.23). A cúspide vestibular é funcional e maior. Ela tem quatro arestas e quatro vertentes, todas funcionais, duas vertentes voltadas para a face vestibular e duas para a face lingual (na face oclusal anatômica); todas as arestas e vertentes são denominadas de acordo com a sua localização. A aresta lingual da cúspide vestibular é também chamada "crista triangular vestibular".

A cúspide lingual é bastante pequena e, geralmente, não possui mais que a metade da altura da cúspide vestibular. Ela ainda apresenta quatro arestas e quatro vertentes, duas vertentes voltadas para a face lingual e duas para a face vestibular (na face oclusal anatômica). A aresta vestibular da cúspide lingual recebe também o nome de crista triangular lingual.

A crista transversal é composta da união da crista triangular vestibular da cúspide vestibular com a crista triangular lingual da cúspide lingual. A crista triangular vestibular é mais longa que a crista triangular lingual, o que faz com que a crista transversal seja constituída em sua maior parte pela crista triangular vestibular. A crista transversal apresenta-se perpendicular ao sulco central. Esse sulco separa ligeiramente as duas cristas triangulares; às vezes, não é tão nítido e, portanto, as duas cristas triangulares parecem ser contínuas e formar uma ponte de esmalte.

A crista marginal mesial possui uma angulação que se assemelha muito à angulação das cristas marginais dos dentes anteriores, especialmente as dos caninos. Isso ocorre porque esse dente se inclina 45° desde a face vestibular até a face lingual (Figura 17.24). A crista marginal mesial é mais curta e menos proeminente que a crista marginal distal. Enquanto isso, a crista marginal distal também não apresenta uma inclinação tão acentuada em direção à face lingual.

As fossas mesial e distal e a fosseta mesial – mais profunda – e a fosseta distal associadas também são encontradas na face oclusal anatômica. A fossa mesial é mais rasa que a distal e, embora ambas sejam circulares, a fossa mesial é ligeiramente mais linear. A fosseta mesial representa a união do sulco central, do sulco mesiolingual (previamente descrito nas faces lingual e mesial) e do sulco triangular mesiovestibular (de localização semelhante ao dos pré-molares superiores). Por sua vez, a fosseta distal representa a união do sulco central, do sulco marginal distal, do sulco triangular distolingual e do sulco triangular distovestibular.

Considerações clínicas sobre os primeiros pré-molares inferiores

Quando os primeiros pré-molares inferiores têm restaurações metálicas (em amálgama de prata ou liga de ouro) do tipo Classe I, que preenchem as fossas oclusais mesial e distal, essas restaurações são, às vezes, conhecidas como *olhos de cobra*, devido à forma arredondada que essas duas fossas apresentam (Figura 17.25). Esse tipo de restauração também pode ser observado na face oclusal dos segundos pré-molares inferiores. Os materiais restauradores mais atuais são da cor dos dentes e são mais comumente utilizados na face oclusal desses dentes posteriores menores para propiciar uma aparência estética mais favorável.

Dentes segundos pré-molares inferiores 35 e 45

Características específicas

Os segundos pré-molares inferiores irrompem entre os 11 e os 12 anos e completam a formação da sua raiz entre os 13 e os 14 anos (Figura 17.26). Esses dentes erupcionam distalmente aos primeiros pré-molares inferiores e, portanto, são os sucedâneos dos segundos molares inferiores decíduos.

Existem duas formas dos segundos pré-molares inferiores: o tipo com três cúspides (forma tricuspidada ou tricúspica) e o tipo com duas cúspides (forma bicuspidada ou bicúspica; Figura 17.27). Ao contrário dos primeiros pré-molares inferiores, o tipo com três cúspides é o mais comum (frequência de 55%); ele tem uma grande cúspide vestibular composta de três lobos vestibulares e duas cúspides linguais

CAPÍTULO 17 Dentes Posteriores Permanentes 261

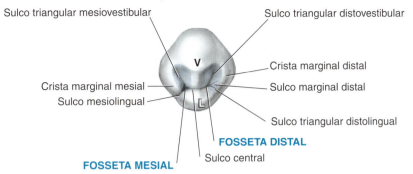

Figura 17.24 Características adicionais da face oclusal do primeiro pré-molar inferior direito com as fossas destacadas. *V*, vestibular; *L*, lingual.

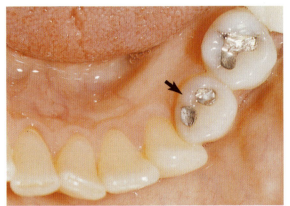

Figura 17.25 Restaurações metálicas no primeiro pré-molar inferior esquerdo permanente na cavidade oral, que são conhecidas como "olhos de cobra" (*seta*). (Cortesia de Margaret J. Fehrenbach, RDH, MS.)

menores, compostas de dois lobos linguais (ver Figura 17.26). Dessa maneira, o tipo com três cúspides apresenta um total de cinco lobos de desenvolvimento: três vestibulares e dois linguais.

Semelhante aos primeiros pré-molares inferiores, o tipo menos comum do segundo pré-molar inferior (frequência de 45%) é o de duas cúspides: uma cúspide vestibular maior e uma única cúspide lingual menor (Figura 17.28). O tipo de duas cúspides é, portanto, composto de um total de quatro lobos de desenvolvimento: três vestibulares e um lingual.

Os dois tipos de segundos pré-molares inferiores (tricuspidado e bicuspidado) diferem, principalmente, em suas características oclusais, mas também outras características das superfícies são semelhantes. Os segundos pré-molares inferiores possuem mais sulcos secundários que os primeiros pré-molares do mesmo arco. O tipo com três cúspides (tricuspidado) também aparece mais angulado pela vista oclusal, enquanto o tipo com duas cúspides (bicuspidado) aparece mais arredondado.

Embora o primeiro pré-molar inferior se assemelhe a um canino inferior, o tipo mais comum com três cúspides do segundo pré-molar inferior se assemelha a um pequeno molar, pois suas cúspides linguais são bem desenvolvidas, o que permite que ambas as cristas marginais ocupem uma posição mais horizontal e superior na face oclusal anatômica. Assim, obtém-se uma oclusão mais eficiente com os pré-molares do arco oposto, o que é semelhante aos molares. Um segundo pré-molar inferior representa, portanto, a transição na forma de um primeiro pré-molar, semelhante a um canino estreito, para os molares, os quais são mais robustos.

A raiz única do segundo pré-molar inferior é mais larga e mais longa que a do primeiro pré-molar, porém mais curta quando comparada às raízes dos tipos de pré-molares superiores. As concavidades proximais da raiz são pronunciadas. Além disso, o ápice radicular desse dente é mais rombo que o ápice do primeiro molar ou dos pré-molares superiores.

A cavidade pulpar do segundo pré-molar inferior do tipo com três cúspides apresenta três cornos pulpares pontiagudos (ver Figura 17.28). Em contraste, esse dente do tipo com duas cúspides apresenta dois cornos pulpares, cada um presente abaixo de uma cúspide. Não importa o número de cornos pulpares; todos os cornos são mais pontiagudos nesses segundos pré-molares inferiores que nos primeiros pré-molares inferiores.

Características observadas pela face vestibular

O segundo pré-molar inferior possui uma cúspide vestibular menor em relação ao primeiro pré-molar inferior (ver Figura 17.26). As arestas da cúspide vestibular também são mais arredondadas. Os pontos de contatos mesial e distal são amplos e no mesmo nível, ligeiramente deslocados em direção cervical, na junção dos terços oclusal e médio.

Características observadas pela face lingual

Do ponto de vista lingual, o segundo pré-molar inferior apresenta diferenças consideráveis em comparação ao primeiro pré-molar (Figura 17.29). A cúspide lingual ou as cúspides linguais, conforme o tipo, são mais longas no sentido mesiodistal. Portanto, por essa face observa-se uma área menor da face oclusal. Contudo, como a cúspide lingual é ainda menor (mais baixa) que a cúspide vestibular, uma pequena região da margem vestibular da face oclusal pode ser visualizada.

As diferenças entre os dois tipos de segundos pré-molares também podem ser notadas por meio de outras características. No tipo de três cúspides, a cúspide mesiolingual é mais larga e mais longa que a cúspide distolingual. Um sulco de desenvolvimento, o sulco lingual, está localizado entre as cúspides, de modo que se estende por uma curta distância na face lingual e, normalmente, está deslocado para a direção distal em relação ao centro da coroa, uma vez que a cúspide mesiolingual é maior.

Por sua vez, o segundo pré-molar inferior do tipo de duas cúspides desenvolve uma única cúspide lingual, com a mesma altura da cúspide mesiolingual (do dente tricuspidado), porém é mais alta que a do primeiro pré-molar do mesmo arco dental. O dente bicuspidado não apresenta sulco notável na face lingual, mas mostra uma depressão de desenvolvimento distolingual, onde a crista da cúspide lingual une-se à crista marginal distal.

Características observadas pela face proximal

A partir da observação pela face mesial, o segundo pré-molar inferior apresenta uma cúspide vestibular mais curta e que está localizada mais para a direção vestibular que a cúspide vestibular do primeiro pré-molar inferior (ver Figura 17.26). Portanto, a distância entre os ápices das cúspides desse dente é menor que essa distância para o primeiro pré-molar. Além disso, a coroa é mais larga na dimensão vestibulolingual e as cúspides linguais são maiores. A crista marginal mesial é perpendicular, em um ângulo de 90°, em relação ao longo eixo do dente. Não existe sulco mesiolingual.

262 PARTE 4 Anatomia Dental

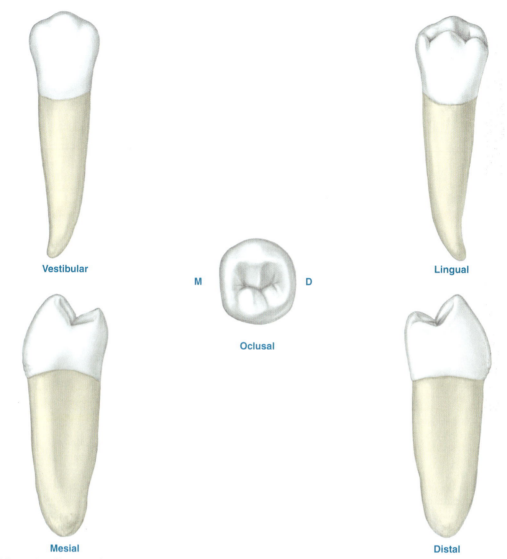

Figura 17.26 Vistas das diferentes faces do segundo pré-molar inferior direito, do tipo com três cúspides (tricuspidado). *D*, distal; *M*, mesial.

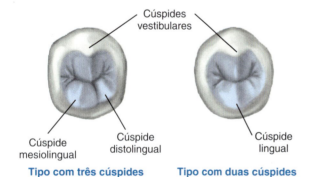

Figura 17.27 Vistas das faces oclusais dos dois tipos de segundos pré-molares inferiores direitos: tipo com três cúspides (tricuspidado) e tipo com duas cúspides (bicuspidado), com a face oclusal anatômica em destaque.

A observação pela face distal é semelhante, embora grande parte da face oclusal possa ser observada por essa vista, pois a crista marginal distal está posicionada em uma localização mais cervical em comparação à altura da crista marginal mesial, característica que *ajuda a distinguir o segundo pré-molar inferior direito desse dente no lado esquerdo*.

Características observadas pela face oclusal

A silhueta da coroa do segundo pré-molar inferior apresenta um formato mais quadrado – especialmente no dente do tipo com três cúspides (tricuspidado) – que a silhueta da coroa do primeiro pré-molar inferior (ver Figura 17.26). A convergência das margens mesial e distal em direção à lingual é igualmente acentuada.

Componentes da face oclusal anatômica

As cúspides vestibulares de cada tipo de segundo pré-molar inferior, com três ou duas cúspides, são semelhantes. Assim, os dois tipos de segundos pré-molares inferiores são iguais nessa metade da face oclusal anatômica (metade vestibular às cúspides mesiolingual e distolingual). Cada uma das cúspides apresenta arestas, cristas vestibulares, cristas triangulares e vertentes, denominadas de acordo com sua localização e sua orientação.

No tipo tricuspidado, as cúspides estão separadas por dois sulcos de desenvolvimento, um sulco central com o formato da letra "V" e um sulco lingual linear (Figura 17.30). O sulco lingual se estende em direção lingual, entre as duas cúspides linguais, e termina na face lingual da coroa, logo abaixo do encontro das arestas das cúspides linguais. Esses dois sulcos, juntos, compõem um padrão, na forma da letra "Y", distinto na face oclusal anatômica.

Ainda no dente com três cúspides, uma fosseta central profunda está localizada na junção do sulco central com o sulco lingual que

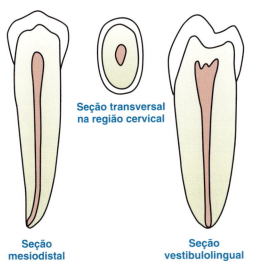

Figura 17.28 Cavidade pulpar do segundo pré-molar inferior direito, do tipo com três cúspides (tricuspidado).

segue em direção à face lingual. A fosseta central também está localizada mais à distal, entre a crista marginal mesial e a crista marginal distal, pois a cúspide mesiolingual é mais larga que a cúspide distolingual. Alguns anatomistas preferem separar o sulco central desse dente em dois sulcos: um mesial e um distal.

No segundo pré-molar inferior do tipo tricuspidado, a porção mesial do sulco central segue em direção mesiovestibular e termina em uma fosseta mesial cercada por uma fossa triangular mesial, situada distalmente à crista marginal mesial, que muitas vezes é cruzada por um sulco marginal mesial (Figura 17.31). A parte distal do sulco central segue em direção distovestibular, é ligeiramente mais curta que a parte mesial do sulco central e termina em uma fosseta distal cercada por uma fossa triangular distal, localizada mesialmente à crista marginal distal.

Essas fossas triangulares são rasas e de formato irregular, mas, em geral, têm forma mais linear que as fossas triangulares dos pré-molares superiores. Além disso, um sulco triangular mesiovestibular, o qual se estende até a fosseta mesial, está na face oclusal anatômica. O sulco triangular distovestibular, o sulco triangular distolingual e, possivelmente, um sulco marginal distal também se estendem até a fosseta distal.

Em contraste, o tipo de dente com duas cúspides apresenta-se mais arredondado na face lingual até as arestas da cúspide vestibular (Figura 17.32). As margens mesial e distal convergem ligeiramente para lingual, o que torna a parte lingual mais estreita que a vestibular, porém nunca no mesmo grau de um primeiro pré-molar inferior. A cúspide vestibular maior e mais longa é vista diretamente oposta à cúspide lingual, que é menor e mais curta. Um sulco central na face oclusal anatômica segue em direção mesiodistal.

Com maior frequência, o sulco central apresenta um formato crescente (meia-lua ou semilua), de modo que compõe um padrão de sulco em forma de "U" na face oclusal anatômica. Com menos frequência, o sulco central pode ser mais reto e, assim, constitui um padrão de sulco em forma de "H" na face oclusal anatômica. A cúspide lingual do dente com o padrão de sulco em forma de "H" é maior e mais pronunciada que aquela com o padrão de sulco em forma de "U" e, geralmente, está deslocada em direção mesial. A cúspide vestibular para ambos os padrões de sulco oclusal dos dentes bicuspidados tem quatro vertentes funcionais durante a oclusão, enquanto a cúspide lingual possui duas vertentes funcionais (triturantes) e outras duas vertentes lisas (não triturantes).

O sulco central dos dentes bicuspidados, com qualquer padrão de sulco, apresenta suas extremidades terminais centralizadas na fossa mesial e na fossa distal, que são depressões circulares das quais irradiam sulcos secundários. Alguns tipos de dentes apresentam uma fosseta mesial e outra distal localizadas centralmente nas fossas mesial e distal, respectivamente, em vez apresentar um sulco central contínuo; a maioria desses dentes possui uma depressão de desenvolvimento distolingual que cruza a aresta distal (distolingual) da cúspide lingual. Nenhum dos segundos pré-molares inferiores bicuspidados tem sulco lingual ou fosseta central.

Considerações clínicas sobre os segundos pré-molares inferiores

Com qualquer perda prematura de um segundo molar inferior decíduo, o primeiro molar inferior permanente em desenvolvimento se inclina e se desloca em sentido mesial na dentição mista. O segundo pré-molar inferior em desenvolvimento é impedido de erupcionar, uma vez que seu espaço livre no arco está quase fechado (ver Figura 20.3). Essa situação pode levar o segundo pré-molar inferior a tornar-se impactado contra o primeiro molar inferior. Um dente impactado é um dente não erupcionado ou parcialmente erupcionado posicionado contra outro dente, contra um osso ou até mesmo contra tecidos moles, o que torna improvável a erupção completa. Além disso, o espaço livre pode ser comprometido se os segundos molares inferiores permanentes erupcionarem antes dos segundos pré-molares inferiores, pois o

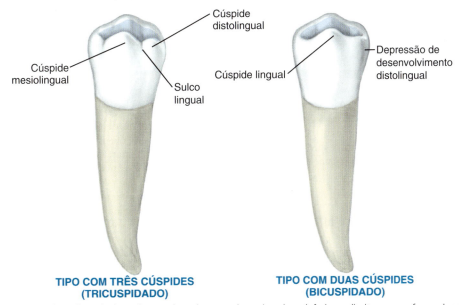

Figura 17.29 Observações pelas faces linguais de ambos os tipos de segundos pré-molares inferiores direitos, com a face oclusal anatômica destacada.

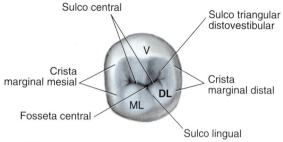

Figura 17.30 Vista da face oclusal do segundo pré-molar inferior direito, do tipo com três cúspides (tricuspidado); pode-se observar o padrão de sulco em forma de "Y" com a face oclusal anatômica destacada. V, vestibular; DL, distolingual; ML, mesiolingual.

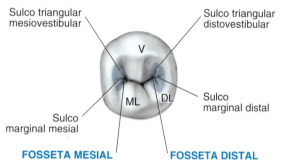

Figura 17.31 Características complementares da face oclusal do segundo pré-molar inferior direito, do tipo tricuspidado, com as fossas destacadas. V, vestibular; DL, distolingual; ML, mesiolingual

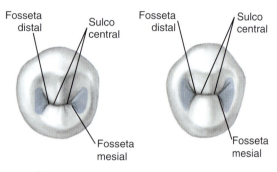

PADRÃO DE SULCOS EM FORMA DE "U"   **PADRÃO DE SULCOS EM FORMA DE "H"**

Figura 17.32 Face oclusal do segundo pré-molar inferior direito com duas cúspides (bicuspidado). Observam-se os padrões de sulcos em forma de "U" e "H", com as fossas destacadas.

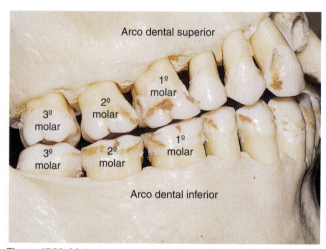

Figura 17.33 Molares permanentes observados nos hemiarcos direitos de um crânio. (Cortesia de Margaret J. Fehrenbach, RDH, MS.)

perímetro do arco dental torna-se ainda mais significativamente reduzido; assim, é provável que ocorra desarmonia oclusal, resultando em uma má-oclusão. Essas complicações podem ser evitadas por meio da avaliação cuidadosa dos pacientes com dentição mista e pela terapia ortodôntica interceptiva, como mantenedores de espaço, e até mesmo pela substituição dental, conforme o caso.

Os segundos pré-molares inferiores também estão comumente envolvidos na anodontia parcial ou hipodontia e, portanto, podem estar ausentes de forma congênita (ver Boxe 6.1B). Com esse distúrbio, cada germe dental, individualmente, da área apropriada está ausente devido à falha do processo de iniciação durante o desenvolvimento do dente; essa condição pode ser bilateral ou unilateral. Uma avaliação cuidadosa do paciente, incluindo radiografias, deve ser realizada quando os segundos molares inferiores decíduos não sofrem esfoliação e ficam retidos no arco, em uma dentição mista ou permanente. A falta de dentes permanentes pode exigir a substituição por próteses (implantes, por exemplo), pois essa condição pode resultar em problemas de espaço e de oclusão.

No entanto, esses molares decíduos retidos, sem a presença dos dentes permanentes sucedâneos subjacentes, podem demorar muitos anos para serem perdidos ou esfoliados. Assim, esses dentes decíduos podem servir como substitutos funcionais para os dentes pré-molares e não devem ser extraídos, a menos que estejam envolvidos em cáries, patologias radiculares ou apresentem uma mobilidade desconfortável.

DENTES MOLARES PERMANENTES

CARACTERÍSTICAS GERAIS DOS DENTES MOLARES PERMANENTES

Os molares permanentes são os dentes localizados mais posteriormente na dentição permanente, em sentido distal aos pré-molares (Figura 17.33). Os molares também são os maiores dentes da dentição. Normalmente, cada arco dental possui seis molares, três em cada quadrante, se todos tiverem erupcionado. Os molares superiores e inferiores diferem muito uns dos outros em forma, tamanho, número de cúspides e de raízes. O nome *molar* significa *triturador*, *moedor*, que é uma das funções desses dentes.

Existem três tipos de molar: primeiros molares, segundos molares e terceiros molares. Com frequência, os primeiros e segundos molares são conhecidos como *molares dos 6 anos* e *dos 12 anos*, respectivamente, por causa de seus tempos de erupção.

Os terceiros molares, também conhecidos pelos pacientes como *dentes do siso* ou *dentes do juízo*, são extremamente variáveis em seu tempo de erupção, bem como em seu tamanho e formato anatômico. Esses dentes receberam essa denominação incomum nos tempos antigos, quando se acreditava que apenas indivíduos instruídos tinham esse tipo importante de molar. Muitos profissionais da odontologia argumentam de brincadeira contra essa sensatez demonstrada, às vezes, em jovens adultos, visto que esses dentes irrompem entre os 17 e os 21 anos. A erupção dos terceiros molares geralmente marca o fim do crescimento dos maxilares e da mandíbula.

Apenas a dentição permanente possui os três tipos de molares; a dentição decídua apresenta apenas dois tipos. Um molar de cada tipo está presente em cada quadrante de cada arco dental. Os primeiros molares estão mais próximos da linha mediana, na sexta posição a partir dela. Ao mesmo tempo, quando ocorre a erupção completa da dentição permanente, eles estão imediatamente distais em relação aos segundos pré-molares. Os segundos molares estão localizados distalmente aos primeiros molares e na 7ª posição a partir da linha mediana. Por fim, os terceiros molares estão mais afastados, distais aos segundos molares, e estão na 8ª posição a partir da linha mediana.

Todos os três tipos de molar irrompem em ordem distal aos segundos molares decíduos, bem depois de todos os dentes decíduos terem irrompido e estarem em função. Assim, todos os molares permanentes são não sucedâneos, pois não substituem nenhum dente decíduo. Esses dentes, comumente, conseguem espaço suficiente de forma progressiva, à medida que irrompem, devido ao alongamento contínuo dos ossos faciais durante o desenvolvimento (exceto em alguns casos para terceiros molares, conforme discutido posteriormente).

Esses dentes possuem as maiores e mais fortes coroas da dentição permanente, são auxiliados pelos pré-molares e atuam na trituração dos alimentos durante a mastigação. Essa função de trituração só é possível porque os molares apresentam faces oclusais amplas com cúspides proeminentes; os molares também possuem mais cúspides que os outros dentes. Esses dentes também ajudam a sustentar os tecidos moles da bochecha, principalmente os músculos faciais, pois mantêm a altura do terço inferior da dimensão vertical da face e do processo ósseo alveolar. Assim, os molares estão envolvidos tanto na estética quanto na fonação, porém menos que os pré-molares, por causa da sua posição mais posterior nos arcos dentais. Quando observados pelas suas faces vestibular ou lingual, o contorno da coroa dos molares em ambos os arcos dentais é trapezoidal ou de quatro lados, com apenas dois lados paralelos entre si; o lado mais longo, dentre os dois paralelos, é o que se encontra em direção à face oclusal (ver Tabela 15.4).

Normalmente, o primeiro molar é o maior dos três, e o segundo e o terceiro são progressivamente menores. Cada molar tem uma coroa extremamente grande em comparação com o resto da dentição permanente; porém, a coroa é mais curta na dimensão oclusocervical (em sua altura), em contraste com os dentes anteriores a ele. Cada face vestibular de um molar apresenta uma **crista cervical** (bossa cervical) proeminente no terço cervical, a qual se estende no sentido mesiodistal do dente.

Como todos os dentes posteriores, os molares, habitualmente, possuem uma face oclusal com três ou mais cúspides, das quais pelo menos duas são cúspides vestibulares (Figura 17.34). Ao contrário dos dentes anteriores e dos pré-molares, os molares não apresentam depressões de desenvolvimento vestibulares. A evidência da separação entre os lobos de desenvolvimento está nos sulcos de desenvolvimento presentes na face oclusal anatômica.

Além de ter cúspides, a face oclusal anatômica de um molar é delimitada por suas cristas cuspídeas (arestas) e cristas marginais. A face oclusal anatômica dos molares é ainda mais complexa em comparação com a dos pré-molares, pois apresenta mais sulcos de desenvolvimento, sulcos secundários e fossetas de desenvolvimento oclusais.

Sulcos e fossetas estão localizados não apenas na face oclusal dos molares superiores e inferiores, mas também nas faces linguais dos molares superiores e nas faces vestibulares dos molares inferiores, em alguns casos.

Além disso, geralmente os molares possuem raízes múltiplas (multirradiculares). Os molares superiores costumam ter três ramos radiculares (trifurcados), enquanto os molares inferiores costumam possuir dois ramos (bifurcados) (ver Figura 17.7). Os molares, como outros dentes, originam-se com uma única raiz na base da coroa, a qual é justamente considerada o bulbo radicular. A seção transversal na região cervical do bulbo radicular segue o formato da coroa, porém o bulbo se divide no número de ramos radiculares de acordo com cada tipo de molar (ver Figuras 6.21 e 15.8B). Múltiplas raízes dão aos molares maior suporte periodontal.

Conforme discutido anteriormente neste capítulo, a área entre dois ou mais desses ramos radiculares, antes de se dividir a partir do bulbo radicular, é conhecida como furca (ver Figura 17.7 e Tabela 17.1). Os espaços entre as raízes na furca são as áreas de furca. Os dentes com duas raízes (como os molares inferiores) apresentam duas áreas de furca; os dentes com três raízes (como os molares superiores) apresentam três áreas de furca. Essas áreas de furca podem estar localizadas em cada uma das faces vestibulares e linguais ou nas faces vestibular, mesial e distal, conforme o tipo de dente, cada uma com configuração individual ligeiramente diferente. As áreas de furca podem estar próximas ou distantes da junção amelocementária (JAC). Concavidades da raiz também são encontradas em muitos ramos das raízes dos dentes molares, bem como nas áreas de furca associadas. Em um molar, os canais radiculares unem-se à câmara pulpar em um ponto mais profundo, apical à JAC. Em um estado de periodonto saudável, essas características presentes nas raízes são recobertas de processo alveolar, bem como de tecidos gengivais sobrepostos.

Considerações clínicas sobre os molares permanentes

Embora seja um procedimento comum na adolescência, a exodontia do terceiro molar ainda é controversa. Mesmo assim, acredita-se que cerca de 25% dos pacientes precisam ter seus terceiros molares removidos antes dos 25 anos. Frequentemente, os pacientes não estão cientes de quaisquer dificuldades associadas aos seus terceiros molares. Mais de 40% dos pacientes adultos que não precisaram ter seus terceiros molares extraídos durante a adolescência podem desenvolver infecção, cárie, formação de cisto ou doença periodontal associada por volta dos 45 anos, o que exige a remoção do dente. No entanto, o risco de complicações nas remoções cirúrgicas em adultos aumenta em aproximadamente 30%, em comparação aos riscos em adolescentes. O protocolo de remoção de terceiros molares saudáveis e funcionais, entretanto, não é o indicado se eles não causam complicações importantes; isso também pode se aplicar para terceiros molares impactados saudáveis. Embora os terceiros molares tenham sido associados a apinhamentos, a maioria dos estudos não mostra qualquer relação. Assim, a avaliação dos terceiros molares por volta dos 25 anos é recomendada.

Com a periodontite, pode ocorrer a perda dos tecidos de suporte periodontal em furca, áreas de furca e concavidades radiculares dos molares, perdendo seu recobrimento ósseo em diferentes graus (Figura 17.35; ver Tabela 17.1). O componente horizontal de uma invasão de furca pode ser localizado, medido e classificado usando uma sonda Nabors, que é introduzida na bolsa periodontal; uma vez que ocorre recessão gengival, a furca pode ficar clinicamente exposta. O biofilme dental e outros depósitos podem ser retidos nas áreas de furca e nas concavidades da raiz expostas, o que favorece o avanço da doença periodontal. Molares são perdidos mais que dentes unirradiculares devido à doença periodontal avançada, por conta, parcialmente, da presença de furca. A crista cervical nos molares também representa um desafio durante a exploração, a raspagem radicular (periodontal) com instrumentos manuais ou para se realizar restaurações ao redor da área cervical.

A execução do desbridamento periodontal das raízes e furca associada envolve um plano de tratamento de instrumentação bem definido; a melhor abordagem é tratar cada raiz como se fosse um dente separado, quando o acesso permitir, e com uma combinação do uso de instrumentos manuais, polimento a ar e dispositivos ultrassônicos. A face distal é a primeira a ser instrumentada e, em seguida, as faces vestibular, lingual e mesial. Por último, a concavidade é desbridada. O envolvimento da furca deve ser suspeitado na presença de uma leitura da sonda periodontal de 4 mm em um dente multirradiculado adjacente à furca vestibular ou lingual. Em alguns casos, especialmente nos molares inferiores, onde a bifurcação está localizada apenas a 3 mm da linha

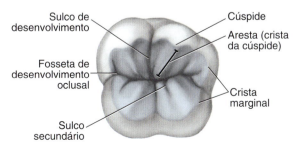

Figura 17.34 Vista pela face oclusal de um molar permanente, com a face oclusal anatômica destacada.

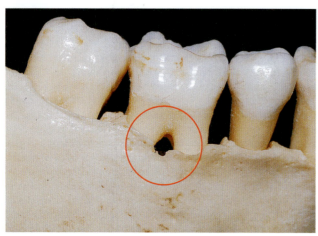

Figura 17.35 Superfície radicular exposta no primeiro molar inferior direito permanente em um crânio devido à doença periodontal avançada, que também expôs a furca e a área de furca vestibular (*circulada*). (Cortesia de Margaret J. Fehrenbach, RDH, MS.)

da junção amelocementária (JAC), o comprometimento da furca pode ocorrer ainda nos estágios iniciais da periodontite, de modo que envolve uma perda da inserção periodontal de apenas 2 a 4 mm.

Portanto, as áreas de furca e as concavidades da raiz nesses molares apresentam um desafio durante a instrumentação para raspagem e a realização de cuidados domiciliares de higiene oral na área, em decorrência da dificuldade de acesso. Aproximadamente metade das furcas dos molares são estreitas demais para serem acessadas, mesmo que por instrumentos ou dispositivos, o que diminui o prognóstico favorável do tratamento caso haja envolvimento periodontal. Para permitir um melhor acesso, as furcas do dente podem ser reduzidas por uma pequena odontoplastia e qualquer tecido gengival que obstrua a região é removido durante a intervenção cirúrgica. Além disso, quando as raízes estão extremamente próximas umas das outras, o acesso às faces interproximais pode ser ainda mais difícil.

O conhecimento das dimensões do bulbo radicular e da sua relação com as furcas é fundamental para o prognóstico periodontal de um molar. Também existe uma forte correlação entre o comprimento do bulbo radicular e a invasão da furca pela doença periodontal avançada. Os bulbos radiculares curtos são mais comumente encontrados na face vestibular dos molares superiores e inferiores, enquanto os bulbos radiculares longos são mais frequentemente encontrados na face mesial de ambos os molares superiores. Além disso, o comprimento curto da raiz está associado aos bulbos radiculares mais longos, os quais são habitualmente mais encontrados nos segundos molares que nos primeiros molares.

Os dentes molares permanentes podem ter um ou mais tubérculos (ou cúspides acessórias) na sua face oclusal. Além disso, semelhante aos incisivos, os molares podem ser afetados em crianças com sífilis congênita. O espiroqueta *Treponema pallidum*, um microrganismo sexualmente transmissível, é passado de uma gestante infectada para o feto por meio da sua placenta. Esse microrganismo pode causar hipoplasia localizada do esmalte e resultar nos **molares em amora**, um distúrbio que ocorre durante o desenvolvimento do dente (ver Figura 3.17B). Esse dente possui uma coroa com uma face oclusal de formato anormal, atípico, caracterizado por nódulos semelhantes a grãos ou a tubérculos de esmalte, em vez de cúspides habituais. As crianças afetadas também podem ter outras anomalias de desenvolvimento, como cegueira, surdez e paralisia causada pela sífilis congênita. O tratamento com o uso de coroas totais pode ser realizado para melhorar a aparência desses dentes.

Outro distúrbio de desenvolvimento associado, principalmente, aos molares é a pérola de esmalte ou projeção de esmalte (ver Boxe 6.1R e S). As pérolas são depósitos de esmalte encontrados, principalmente, nas faces vestibulares dos segundos molares, em posição mais apical ao nível da junção amelocementária (JAC). Elas têm um formato cônico e se estendem para as áreas de furca na raiz. Estão presentes em mais de 28% dos molares superiores e em 17% dos molares inferiores; a maioria desses molares inferiores possui envolvimento isolado de furca. Esses dentes também apresentam concavidades da raiz mais profundas em comparação aos dentes que não apresentam essas projeções de esmalte na região cervical. Ao contrário do cálculo dental, com o qual se parece um pouco quando vista por radiografias periapicais, a pérola de esmalte não pode ser removida por raspagem. Em vez disso, deve ser desgastada por uma pequena odontoplastia de modo a restaurar o contorno do dente.

Finalmente, a dilaceração da(s) raiz(es) também pode ocorrer nos molares, o que torna a exodontia e o tratamento endodôntico um desafio (Figura 17.36; consulte o **Capítulo 6**). Outro distúrbio do desenvolvimento que pode estar presente nos molares é a fusão radicular, a qual cria sulcos de desenvolvimento profundos quando as raízes se unem. Esses sulcos podem funcionar como nichos ocultos que propiciam o acúmulo de depósitos, que não são facilmente acessíveis no tratamento periodontal ou nos procedimentos de higiene oral domiciliar. A maior prevalência de molares permanentes com fusão radicular ocorre nos segundos molares superiores, seguidos dos segundos molares inferiores, dos primeiros molares superiores e, por fim, dos primeiros molares inferiores; as mulheres apresentam uma incidência geral maior de fusão radicular que os homens.

DENTES MOLARES SUPERIORES PERMANENTES

Características gerais

Os molares superiores permanentes irrompem entre 6 meses e 1 ano, após a erupção dos molares inferiores permanentes correspondentes (Tabela 17.3; ver Figuras 17.39, 17.44 e 17.47). Normalmente, esses dentes são os primeiros dentes permanentes a irromperem no arco superior. Além disso, os molares superiores são, em geral, os maiores e mais fortes dentes do arco dental superior. Habitualmente, as coroas desses dentes são mais curtas na dimensão oclusocervical que as coroas dos dentes anteriores a esses molares, mas são ainda maiores em todas as outras medidas, em comparação com todos os outros dentes superiores.

Todos os molares superiores são mais largos no sentido vestibulolingual que no sentido mesiodistal; em contraste, os molares inferiores são mais amplos na dimensão mesiodistal. Do ponto de vista oclusal, o contorno da coroa dos molares superiores possui um formato romboide ou quadrangular, com lados opostos paralelos. Como todos os dentes posteriores superiores, o contorno da coroa observado pelas faces proximais apresenta um formato trapezoidal, novamente com quatro lados, mas com apenas dois lados paralelos entre si (ver Tabela 15.4). Além disso, a coroa também está centralizada sobre a raiz e não apresenta inclinação lingual, semelhante aos pré-molares superiores, mas ao contrário dos molares inferiores.

Cada molar superior, geralmente, possui quatro cúspides principais, duas na parte vestibular da face oclusal anatômica e duas na metade lingual (Figura 17.37). Uma **crista oblíqua** (ponte de esmalte) é uma característica única presente na face oclusal anatômica da maioria dos molares superiores, exceto no terceiro molar. Esse tipo de crista transversal cruza a face oclusal anatômica obliquamente e é formado pela união da crista triangular vestibular (aresta lingual ou crista cuspídea lingual) da cúspide distovestibular com a crista triangular distal (aresta vestibular ou crista cuspídea vestibular) da cúspide mesiolingual. Em contraste, a crista oblíqua nunca está presente nos molares inferiores.

Os molares superiores, normalmente, apresentam-se com três ramos radiculares, ou seja, são trifurcados, ao contrário dos molares inferiores, os quais, geralmente, possuem apenas dois ramos radiculares, ou seja, são bifurcados (ver Figura 17.7). Essas raízes dos molares superiores incluem a mesiovestibular, a distovestibular e a lingual (ou palatina). A raiz lingual, em geral, é a maior e a mais longa de todos esses molares.

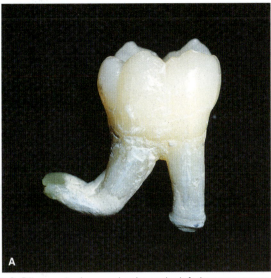
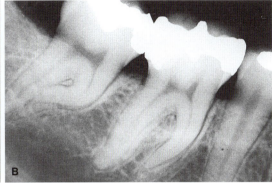

Figura 17.36 A. Dilaceração de um primeiro molar inferior permanente extraído. **B.** Dilaceração de um segundo molar inferior permanente vista por uma radiografia periodontal. (**A**, cortesia de Dr. Rudy Melfi. **B**, From Ibsen OAC, Phelan JA. *Oral Pathology for Dental Hygienists*. 7th ed. St. Louis: Elsevier; 2018.)

TABELA 17.3 Dentes molares superiores permanentes.

	Primeiro molar superior	Segundo molar superior	Terceiro molar superior
Sistema de Numeração Universal	3 e 14	2 e 15	1 e 16
Sistema de Numeração Internacional	16 e 26	17 e 27	18 e 28
Características gerais da coroa	Face oclusal anatômica com cristas marginais e cúspides com ápices (vértices), vertentes, cristas e arestas, sulcos, fossas e fossetas		
	Crista cervical vestibular (bossa vestibular)		
Características específicas da coroa	Maior dente do arco e maior coroa da dentição. Crista oblíqua proeminente. Quatro cúspides principais, com cúspides vestibulares quase da mesma altura. Quinta cúspide menor, o tubérculo de Carabelli, associada à cúspide mesiolingual	Coroa menor que a do primeiro molar. Contorno da coroa em forma de coração ou romboide, com três ou quatro cúspides. Crista oblíqua menos proeminente. Cúspide mesio-vestibular mais longa que a cúspide distovestibular. Cúspide distolingual menor que a do primeiro molar ou ausente. Sem a quinta cúspide	Coroa menor que a do segundo molar e em formato variável. Contorno de coroa em forma de coração ou romboide, com três ou quatro cúspides
Ponto ou área de contato mesial*	Junção dos terços oclusal e médio	Terço médio	Terço médio
Ponto ou área de contato distal*	Terço médio	Terço médio	Nenhum
Distinção entre os dentes direito e esquerdo	Contorno da cúspide mesiolingual maior e mais longo, porém não tão nítido quanto o contorno da cúspide distolingual		Cúspide distovestibular menor que a cúspide mesiovestibular. As raízes se curvam distalmente
Características gerais da raiz	Três raízes (raízes trifurcadas, dentes trirradiculados)		
Características específicas da raiz	Furcas bem separadas a partir da JAC. Bulbos radiculares e concavidades de raiz		Raízes geralmente fusionadas que se curvam distalmente
	Raízes divergentes	Raízes menos divergentes	

*A crista da curvatura (bossa) nas faces vestibulares dos dentes molares superiores localiza-se no terço cervical, enquanto, nas faces linguais, situa-se no terço médio.
JAC, junção amelocementária.

Quanto mais distal o molar situa-se no arco dental superior, mais curtas e também mais variáveis em tamanho, forma e curvatura são as raízes. As raízes também se tornam menos divergentes e mais afastadas nesses dentes localizados mais distalmente, de modo que elas são menos paralelas entre si. Assim, o primeiro molar apresenta raízes mais longas e mais divergentes que um terceiro molar e possui mais consistência no tamanho, no formato e na curvatura da raiz. As raízes dos molares superiores mostram inclinação lingual acentuada, porém com uma ligeira inclinação distal moderada.

Como os molares superiores são trifurcados, geralmente há três furcas, que estão localizadas nas faces vestibular, mesial e distal (ver Figura 17.7 e Tabela 17.1). Normalmente, todas as furcas dos dentes superiores começam próximas à junção dos terços cervical e médio da raiz. A furca vestibular está localizada a meio caminho entre as faces mesial e distal. As furca mesial e distal estão localizadas mais próximas da face lingual que da face vestibular. As concavidades da raiz são encontradas na face mesial da raiz mesiovestibular, na face lingual da raiz lingual e em todas as três faces da furca.

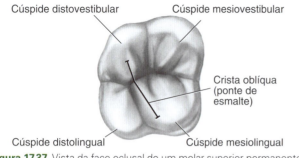

Figura 17.37 Vista da face oclusal de um molar superior permanente.

> **Considerações clínicas sobre os molares superiores permanentes**
>
> A presença de possível fosseta lingual na face lingual dos molares superiores apresenta um maior risco de cárie (Figura 17.38). Isso se deve tanto ao aumento da retenção do biofilme dental quanto à espessura do esmalte que forma as paredes dessa fosseta (ver **Capítulo 12**). Um selante de esmalte pode ser aplicado nessa fosseta lingual dos dentes em erupção. No entanto, devido às características histológicas do esmalte nessa área, os selantes de esmalte não aderem tão facilmente nas faces linguais como na face oclusal; portanto, um procedimento restaurador completo pode ser necessário. Um material restaurador da cor do dente pode ser usado para obter uma aparência mais estética e fornecer proteção ou até mesmo para reparar lesões de cáries; portanto, a presença da fosseta lingual pode não ser fácil de discernir clinicamente.
>
> As raízes dos molares superiores podem penetrar nas partes média e posterior do seio maxilar como resultado de um trauma acidental ou durante a exodontia, devido à estreita relação anatômica dessas raízes com as paredes do seio, assim como ocorre com outras partes mais posteriores da maxila (ver Figura 11.22) Para complicar as coisas, o desconforto da sinusite pode ser erroneamente interpretado como relacionado aos dentes molares superiores e vice-versa. Assim, radiografias do dente e seio maxilar em suspeita, bem como outros exames diagnósticos, tornam-se necessários para determinar a verdadeira causa do desconforto nessa região. As imagens por tomografia computadorizada de feixe cônico (TCFC) são, com frequência, úteis nessas circunstâncias.
>
> Também devido à posição do dente no arco dental superior e à projeção natural das bochechas em direção à face vestibular desses dentes, a instrumentação utilizada na exploração, a raspagem, as restaurações e os cuidados domiciliares de higiene oral dessa face vestibular podem ser dificultados. Além disso, o acesso às furcas dos molares superiores, quando necessário para raspagem e higienização, pode ser restrito devido ao acesso limitado.
>
> Os molares superiores são alguns dos dentes mais comuns da dentição permanente envolvidos na concrescência (ver Boxe 6.1Q). A concrescência é a união da estrutura radicular de dois ou mais dentes, porém somente pelo cemento sobre as raízes desses dentes. Os dentes envolvidos são, inicialmente, separados, mas se unem devido à deposição excessiva de cemento ao redor de um ou mais dentes após a erupção. Isso ocorre como resultado de lesão traumática ou apinhamento dos dentes na área durante os estágios de aposição e maturação do desenvolvimento dental. Esse distúrbio pode representar complicações nas cirurgias de exodontia e no tratamento endodôntico; portanto, as radiografias pré-operatórias são importantes.

Dentes primeiros molares superiores permanentes 16 e 26

Características específicas

Os primeiros molares superiores permanentes irrompem entre os 6 e os 7 anos e completam a formação das suas raízes entre os 9 e os 10 anos (Figura 17.39). Assim, esses dentes são os primeiros dentes permanentes a erupcionar no arco dental superior. Eles irrompem

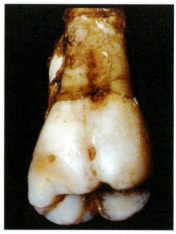

Figura 17.38 Fosseta lingual em um primeiro molar superior permanente extraído. (Cortesia de Margaret J. Fehrenbach, RDH, MS.)

em direção distal aos segundos molares superiores decíduos e, portanto, são dentes não sucedâneos, ou seja, não possuem predecessores decíduos.

O primeiro molar superior é o maior dente do arco dental superior, além de ter a maior coroa da dentição permanente. Ele possui uma coroa com um formato muito mais complexo que as coroas dos pré-molares superiores adjacentes. No entanto, de todos os molares superiores, o primeiro é o menos variável em sua forma.

Esse dente é composto de cinco lobos de desenvolvimento: dois vestibulares e três linguais. Esses lobos são nomeados da mesma maneira que suas cúspides associadas: mesiovestibular, distovestibular, mesiolingual, distolingual, além de uma cúspide menor adicional, que pode estar localizada na face lingual (discutida em seguida). A evidência da separação entre os lobos pode ser encontrada nos sulcos de desenvolvimento na face oclusal.

As raízes dos primeiros molares superiores são maiores e mais divergentes que as raízes dos segundos molares. Elas também apresentam anatomia mais complexa em sua forma em comparação às raízes dos pré-molares superiores. Além disso, as raízes são duas vezes mais longas que a coroa. A raiz lingual (ou palatina) é a maior e mais longa e inclina-se em sentido lingual, de modo que ultrapassa o perímetro do contorno da coroa. Ela possui uma curvatura semelhante à de uma banana, em direção à face vestibular. Além disso, uma depressão vertical pode estar presente na face lingual, bem mais pronunciada no terço cervical.

A raiz mesiovestibular é a segunda maior e mais longa. Ela se inclina no sentido mesial e vestibular e seu ápice possui uma terceira curva voltada para a distal. A raiz distovestibular é a menor e a mais curta e, portanto, a mais fraca das três. Essa raiz se inclina tanto no sentido distal quanto no sentido vestibular e tem seu terço apical curvado para a mesial. As raízes mesiovestibular e distovestibular apresentam uma curvatura acentuada que, quando vistas juntas, faz com que elas pareçam cabos de um alicate.

As furcas do primeiro molar superior estão bem afastadas da junção amelocementária (JAC) do dente (ver Tabela 17.1). A profundidade da concavidade das furcas do primeiro molar superior varia entre 0,1 a 0,7 mm, de modo que limita os procedimentos de cuidados domiciliares e a remoção de depósitos durante a instrumentação da raspagem radicular (consulte a discussão anterior). A furca vestibular encontra-se posicionada ao longo da face vestibular e está afastada cerca de 4 mm no sentido apical à JAC.

A furca mesial está localizada a dois terços de distância vestibulolingual do bulbo radicular a partir da face vestibular ou a um terço da mesma largura a partir da face lingual, devido ao tamanho da raiz mesiovestibular. Assim, a furca mesial não possui uma localização centralizada e é mais larga no sentido vestibulolingual que no sentido mesiodistal; sua abertura é determinada pelo tamanho da raiz mesiovestibular. A furca

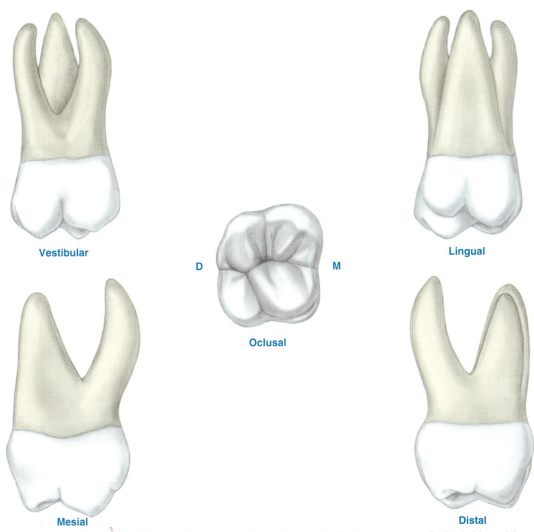

Figura 17.39 Vistas das diferentes faces do primeiro molar superior direito permanente. *D*, distal; *M*, mesial.

mesial localiza-se a 3 mm da JAC; a melhor abordagem para procedimentos odontológicos, para a instrumentação durante a raspagem e para cuidados de higiene oral domiciliares é por meio da face lingual.

A furca distal está a 5 mm da JAC; ela está localizada a meio caminho entre a distância das faces vestibular e lingual (distância vestibulolingual), na face distal. A abordagem para procedimentos odontológicos, instrumentação para raspagem periodontal e higienização domiciliar deve ser realizada primeiro pela face vestibular e, em seguida, pela face lingual. A furca distal está predisposta ao desenvolvimento de doença periodontal por causa da proximidade da raiz distovestibular divergente ao segundo molar vizinho, o que limita o acesso à sua já estreita abertura da furca.

Geralmente, a cavidade pulpar do primeiro molar superior apresenta um corno pulpar para cada cúspide principal (Figura 17.40). Assim, os quatro cornos pulpares incluem o mesiovestibular, o distovestibular, o mesiolingual e o distolingual. Normalmente, estão presentes três canais radiculares principais, um para cada uma das três raízes. O canal radicular lingual é o maior, o distovestibular é o menor e o mesiovestibular possui um tamanho intermediário entre esses dois. O dente, às vezes, apresenta quatro canais radiculares, dois deles localizados na raiz mesiovestibular.

Características observadas pela face vestibular

O formato geral do primeiro molar superior por essa visão é trapezoidal, com o maior lado paralelo voltado para a face oclusal (ver Figura 17.39 e Tabela 15.4). Toda a face vestibular é mais larga que a face do pré-molar adjacente. Apesar disso, a medida oclusocervical é um pouco menor.

Partes das quatro cúspides principais e funcionais podem ser observadas pela visão dessa face, entre as quais se incluem a cúspide mesiovestibular, a cúspide distovestibular, a cúspide mesiolingual e a cúspide distolingual. Isso ocorre porque as duas cúspides linguais estão ligeiramente deslocadas para a distal em relação às cúspides vestibulares. O contorno oclusal da cúspide mesiovestibular é mais largo, porém o ápice da cúspide distovestibular é mais acentuado. No entanto, as duas cúspides vestibulares possuem quase a mesma altura e o ápice da cúspide mesiolingual é observado entre elas.

O contorno oclusal do primeiro molar superior é dividido simetricamente pelo sulco vestibular. Esse sulco de desenvolvimento se estende entre as duas cúspides vestibulares e, de modo geral, é paralelo ao longo eixo do dente. Logo após, segue em direção apical até cerca da metade do caminho à JAC, onde começa a esmaecer ou terminar em uma fosseta vestibular, ou até mesmo terminar em dois sulcos curtos e oblíquos, com ou sem uma fosseta vestibular.

O contorno mesial é plano a partir da JAC no sentido oclusal até o ponto de contato mesial. Esse ponto de contato mesial está na junção dos terços oclusal e médio. Ele toca, inicialmente, o segundo molar superior decíduo, até que esse dente seja esfoliado; posteriormente, o contato do dente se faz com o segundo pré-molar superior após a sua erupção. Conforme observado, o contorno mesial é arredondado no sentido oclusal a partir do ponto de contato mesial.

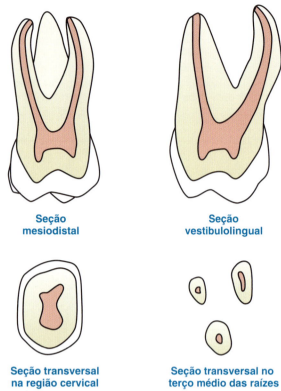

Figura 17.40 Cavidade pulpar do primeiro molar superior direito permanente.

Ao contrário de um contorno plano, como ocorre no lado mesial, o contorno distal do primeiro molar superior é arredondado ou convexo desde a JAC até a face oclusal. O ponto de contato distal está no terço médio. No entanto, não ocorre contato distal com um dente até que os segundos molares superiores permanentes erupcionem. A curvatura da JAC é irregular e ligeiramente voltada para apical; porém, é menor que aquela observada nos dentes anteriores. Uma depressão ou ponto acentuado pode ser observado no sentido oclusal à área de furca.

Características observadas pela face lingual

A face lingual do primeiro molar superior é quase tão larga no sentido mesiodistal quanto a face vestibular, além disso, ela é trapezoidal (ver Figura 17.39). No entanto, a face lingual é mais arredondada ou convexa que a vestibular. Os contornos mesial e distal, assim como a curvatura da JAC, são aproximadamente iguais, exceto pelo contorno distal ser mais curto, pois a cúspide distolingual é menor que a cúspide distovestibular. O contorno da cúspide mesiolingual, a maior cúspide da face oclusal, é muito mais longo e maior; porém, essa cúspide não é tão acentuada quanto a cúspide distolingual, o que *ajuda a distinguir o primeiro molar superior direito do esquerdo*.

Existe uma quinta cúspide não funcional, a **cúspide** ou o **tubérculo de Carabelli**, nomeada em homenagem ao seu descobridor (ver Figura 17.38). Comumente, ela se origina da face lingual da cúspide mesiolingual do primeiro molar superior. Essa cúspide menor é separada do restante da cúspide mesiolingual pelo **sulco do tubérculo de Carabelli**. Sua presença pode ser variável; não está presente em todas as dentições. Quando está presente, esse pequeno tubérculo e seu sulco, igualmente pequeno, variam em tamanho de dente para dente.

Semelhante à face vestibular, a face lingual possui um sulco distolingual que divide o contorno oclusal em duas metades desiguais, assimétricas. Diferentemente da face vestibular, apenas as duas cúspides linguais podem ser visualizadas por essa vista. O sulco distolingual em geral termina em uma fosseta lingual no meio da face lingual, mas também pode desaparecer gradualmente.

Características observadas pela face proximal

As únicas duas cúspides do primeiro molar superior que são vistas a partir da face mesial são as cúspides mesiovestibular e a mesiolingual (ver Figura 17.39). Um sulco marginal mesial (sulco da crista marginal mesial) geralmente atravessa a crista marginal mesial, próximo do meio do comprimento dessa crista marginal. A área de contato na mesial está ligeiramente deslocada em direção à face vestibular.

A vista pela face distal é semelhante à mesial, exceto pelo fato de que os ápices das cúspides mesiais são observados de modo a se projetarem para além do contorno proximal das cúspides distovestibular e distolingual. A crista marginal distal é menos proeminente e inclina-se mais em direção cervical que na crista marginal mesial, com um sulco marginal distal (sulco da crista marginal distal) que passa no ponto médio do seu comprimento. Em ambas as observações proximais, a JAC, em geral, curva-se ligeiramente em direção à face oclusal e pode até se apresentar como uma linha ligeiramente reta na face distal de alguns dentes.

Características observadas pela face oclusal

Ao observar o dente por sua face oclusal, pode-se notar o contorno romboide geral dessa face do primeiro molar superior, porque ele apresenta quatro lados com lados opostos paralelos entre si (Figura 17.41). O contorno vestibular é dividido desigualmente em duas metades pelo sulco vestibular, sendo o segmento mesial mais longo que o distal. O contorno lingual também é dividido desigualmente em duas partes pelo sulco distolingual (lingual), com o segmento mesial mais longo e menos arredondado que o segmento distal.

A crista marginal mesial é mais longa e mais proeminente que a crista marginal distal. Ambas as cristas marginais são cruzadas por um sulco de crista marginal mesial e por um sulco de crista marginal distal, respectivamente. Como esse é o primeiro molar descrito, segue-se uma ampla discussão da face oclusal anatômica; essas informações podem ser aplicadas aos outros molares, principalmente aos molares superiores.

Componentes da face oclusal anatômica

No primeiro molar superior, as duas cristas marginais e as duas arestas (cristas cuspídeas) das quatro cúspides principais formam as margens vestibular e lingual, e todas juntas delimitam a face oclusal anatômica (Figura 17.42). Cada cúspide principal possui uma crista triangular (aresta localizada na face oclusal anatômica) e três outras arestas (cristas das cúspides). Também presentes em cada cúspide principal se encontram quatro vertentes entre as arestas.

A cúspide mesiovestibular possui um ápice agudo e é a segunda maior cúspide. Possui uma aresta mesial (crista cuspídea mesial) que se estende desde o ápice da cúspide até o ângulo coronário mesiovestíbulo-oclusal (ponto oclusal mesiovestibular). A cúspide mesiovestibular no primeiro molar superior é importante para a classificação da dentição permanente, com a utilização da classificação de Angle para má-oclusão, em relação ao arco dental inferior (ver Tabela 20.1).

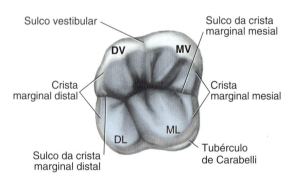

Figura 17.41 Características observadas pela face oclusal do primeiro molar superior direito permanente com a face oclusal anatômica destacada. *DV,* distovestibular; *DL,* distolingual; *MV,* mesiovestibular; *ML,* mesiolingual.

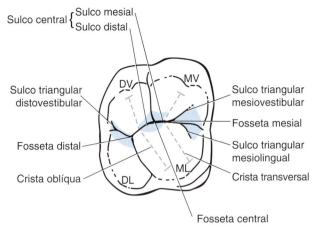

Figura 17.42 Características adicionais da face oclusal do primeiro molar superior direito permanente, com as fossas destacadas. *DV*, distovestibular; *DL*, distolingual; *MV*, mesiovestibular; *ML*, mesiolingual.

A aresta distal da cúspide mesiovestibular estende-se desde o ápice da cúspide até o sulco vestibular. A aresta vestibular se estende a partir do ápice da cúspide até a JAC na face vestibular. Finalmente, a aresta lingual (crista triangular vestibular) estende-se desde o ápice da cúspide até o sulco central; também é denominada "crista triangular da cúspide mesiovestibular". Essa cúspide possui quatro vertentes e apenas as duas linguais são funcionais na oclusão.

A cúspide distovestibular possui o ápice mais acentuado e é a terceira maior cúspide. Sua crista triangular, suas arestas e suas vertentes são nomeadas de forma semelhante às da cúspide mesiovestibular.

A cúspide mesiolingual é a maior cúspide e possui um ápice mais arredondado. Suas arestas são semelhantes às das outras cúspides, exceto pelo fato de que possui uma crista triangular distal (aresta distal) que se estende, em uma direção oblíqua, desde o ápice dessa cúspide mesiolingual até a cúspide distovestibular. Dessa cúspide distovestibular, uma crista triangular vestibular (aresta lingual) segue em direção à cúspide mesiolingual e cruza a face oclusal anatômica obliquamente. As duas cristas triangulares se encontram e formam uma definida e proeminente crista oblíqua (ponte de esmalte). Essa mesma cúspide mesiolingual também exibe quatro vertentes, todas funcionais na oclusão. Uma crista transversal típica também está presente na face oclusal anatômica. Ela é formada pela crista triangular lingual (aresta vestibular) da cúspide mesiolingual e pela crista triangular vestibular (aresta lingual) da cúspide mesiovestibular.

A cúspide distolingual é a menor das quatro cúspides principais e é a que apresenta maior variação anatômica desse grupo. A crista triangular, as arestas e as vertentes são semelhantes às das outras cúspides, exceto pelo fato de que todas as vertentes (planos inclinados) são funcionais na oclusão.

A menor cúspide, quando presente no primeiro molar superior, é o tubérculo de Carabelli, menor e não funcional, associado a um sulco com o mesmo nome, o sulco do tubérculo de Carabelli.

Quatro fossas também estão presentes nesse dente, com os sulcos e as fossetas oclusais de desenvolvimento associados: a fossa central, a fossa triangular mesial, a fossa triangular distal e a fossa distal. A fossa central localiza-se mesialmente à crista oblíqua e possui uma fosseta central em sua parte mais central e mais profunda. A fosseta central divide o sulco central em duas metades: um sulco mesial e um sulco distal. Assim, a fosseta central encontra-se na junção de três sulcos de desenvolvimento: o vestibular, o mesial e o distal. Ao longo do trajeto do sulco central e de outros sulcos de desenvolvimento, podem existir sulcos secundários.

Três sulcos triangulares estão presentes: o sulco triangular mesiovestibular, o sulco triangular mesiolingual e o sulco triangular distovestibular. O sulco vestibular se estende até a face vestibular. O sulco mesial, como parte do sulco central, estende-se desde a fosseta central até a fosseta mesial. A fosseta mesial localiza-se na fossa triangular mesial, distalmente à crista marginal mesial. Assim, a fosseta mesial está na junção de quatro sulcos de desenvolvimento: o mesial, o triangular mesiovestibular, o triangular mesiolingual e o marginal mesial.

Como parte do sulco central, o sulco distal geralmente se estende desde a fosseta central, atravessando a crista oblíqua, até alcançar a fosseta distal; dessa forma, esse sulco também pode ser referido como sulco transversal da crista oblíqua. A fosseta distal localiza-se na fossa triangular distal, mesialmente à crista marginal distal, na junção de cinco sulcos de desenvolvimento: distal, distolingual, triangular distovestibular, marginal distal e triangular distolingual. A última fossa observada é a distal, uma depressão mais linear em vez de circular, em uma posição mais distal e paralela à crista oblíqua e, portanto, está situada no interior do sulco distolingual. Ao longo do trajeto do sulco central e de outros sulcos de desenvolvimento, podem estar presentes alguns sulcos secundários.

📋 Considerações clínicas sobre os primeiros molares superiores

Por conta de sua posição de arco dental e de os primeiros molares superiores permanentes serem os primeiros dentes permanentes a erupcionarem no arco superior, eles são considerados importantes no desenvolvimento da oclusão funcional (ver Tabela 20.1). A importância de seu papel na oclusão é demonstrada quando esse dente é perdido (Figura 17.43). Atualmente, a doença periodontal é a principal responsável pela perda desses dentes, ao passo que, no passado, essa perda era decorrente de lesões cariosas.

A perda desse dente é seguida de uma inclinação mesial e deslocamento do segundo molar superior para o espaço aberto no arco; o primeiro molar inferior, se presente, também sofre supererupção (ou extrusão) para o espaço vazio oposto (ver **Capítulo 14** para mais discussões). A oclusão e a mastigação são prejudicadas, o que causa um maior risco de cárie e, possivelmente, de doença periodontal ao redor dos dentes espaçados de maneira irregular. A substituição protética pode prevenir essas situações.

As superfícies distovestibulares dos primeiros molares superiores permanentes podem apresentar aumento de depósitos supragengivais. Isso se deve, principalmente, à posição desses dentes na cavidade oral, opostos às aberturas dos ductos excretores das glândulas parótidas por meio da papila parotídea na mucosa da face interna da bochecha. A saliva, com seu conteúdo mineral, é liberada a partir dessas glândulas, o que faz com que o biofilme dental se mineralize rapidamente em cálculo dental supragengival.

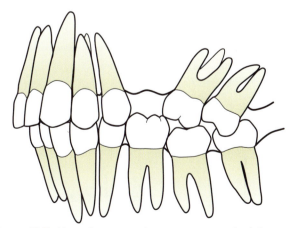

Figura 17.43 Alterações que podem acontecer na dentição permanente quando o primeiro molar superior é perdido. Ocorre inclinação mesial e deslocamento do segundo molar superior para o espaço aberto no arco (deixado pelo primeiro molar), com supererupção (ou extrusão) do primeiro molar inferior para o espaço oposto.

Dentes segundos molares superiores permanentes 17 e 27

Características específicas

Os segundos molares superiores permanentes irrompem entre os 12 e os 13 anos, e as raízes completam sua formação entre os 14 e os 16 anos (Figura 17.44). Esses dentes erupcionam distalmente aos primeiros molares superiores permanentes e, portanto, são não sucedâneos, não tendo, dessa forma, predecessores decíduos.

Observa-se muita variação na forma dos segundos molares superiores, principalmente no tamanho da cúspide distolingual. Geralmente, a coroa apresenta quatro cúspides semelhantes às quatro cúspides principais do primeiro molar do mesmo arco dental, mas também pode possuir apenas três cúspides. Esse dente é composto de quatro lobos de desenvolvimento, todos nomeados da mesma maneira que suas cúspides associadas. A evidência de separação dos lobos pode ser notada pelos sulcos de desenvolvimento na face oclusal.

As três raízes desses segundos molares superiores são menores que as dos primeiros molares. Elas também são menos divergentes e possuem uma direção mais paralela, diferentemente do que ocorre nos primeiros molares. A raiz lingual ainda é a maior e mais longa das três, estendendo-se para além do contorno da coroa; porém, geralmente também é mais reta e não tão curvada em sentido vestibular quanto a mesma raiz dos primeiros molares.

O traçado das furcas do segundo molar superior é semelhante ao do primeiro molar, e a abordagem para procedimentos de instrumentação (raspagem radicular) e cuidados domiciliares de higiene oral também é a mesma (ver Tabela 17.1 para posicionamento geral). Portanto, esse dente apresenta três furcas: a vestibular, a mesial e a distal. No entanto, as chanfraduras das furcas tendem a ser mais estreitas nos segundos molares que as chanfraduras nos primeiros molares, com depressões mais rasas. Assim, a chance de fusão radicular, especialmente das raízes vestibulares ou mesmo das três raízes, é maior para os segundos molares superiores em relação aos primeiros molares.

A cavidade pulpar do segundo molar superior consiste em uma câmara pulpar e três canais radiculares principais, um para cada uma das três raízes (Figura 17.45). Geralmente, cada cúspide principal possui um corno pulpar, o que confere à coroa desse dente quatro cornos pulpares: o mesiovestibular, o distovestibular, o mesiolingual e o distolingual.

Características observadas pela face vestibular

O segundo molar superior é mais curto no sentido oclusocervical e mais estreito no sentido mesiodistal quando comparado com o primeiro molar superior (ver Figura 17.44). O sulco vestibular está localizado mais distalmente na face vestibular do segundo molar que o observado no primeiro molar. A cúspide mesiovestibular também é mais longa e apresenta um ápice (vértice) menos agudo que a cúspide distovestibular. Tanto a área de contato mesial quanto a área de contato distal estão localizadas no terço médio.

Características observadas pela face lingual

A cúspide distolingual do segundo molar superior é menor e mais curta que a cúspide do primeiro molar e, às vezes, ela pode nem mesmo estar presente (ver Figura 17.44). Assim, o contorno da maior cúspide na face oclusal, a cúspide mesiolingual, é muito mais longo e maior; porém, essa cúspide não é tão acentuada quanto a cúspide distolingual, o que *ajuda a distinguir o segundo molar superior direito*

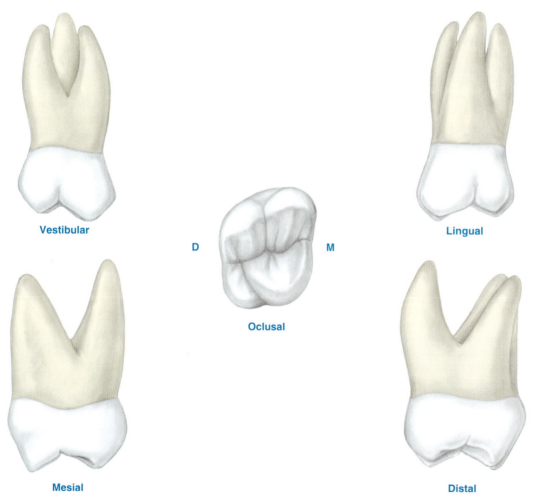

Figura 17.44 Vistas do segundo molar superior direito permanente evidenciando o contorno romboide da coroa. *D*, distal; *M*, mesial.

CAPÍTULO 17 Dentes Posteriores Permanentes   273

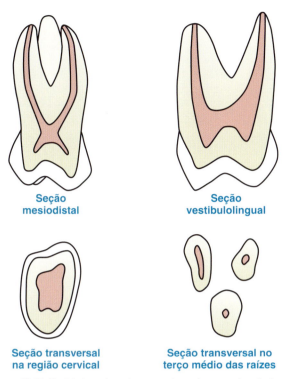

Figura 17.45 Cavidade pulpar do segundo molar superior direito permanente, com coroa de formato romboidal.

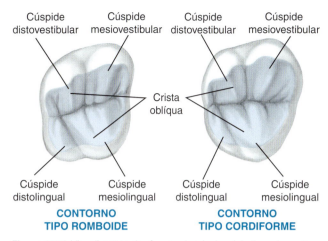

Figura 17.46 Visualizações das faces oclusais dos dois tipos de contorno das coroas dos segundos molares superiores direitos permanentes: romboide e cordiforme, com as faces oclusais anatômicas destacadas.

do esquerdo. Além disso, normalmente, não se encontra uma quinta cúspide (ou tubérculo de Carabelli), como no primeiro dente desse grupo. Por essa vista, os ápices das cúspides distovestibular e mesiovestibular podem ser facilmente observados.

Normalmente, uma fosseta lingual está presente no fim do sulco distolingual, o qual não se estende em direção tão mesial ou cervical quanto o sulco do primeiro molar. Assim, o sulco distolingual termina em um ponto situado em posição mais oclusal e distal ao centro da face lingual.

Características observadas pela face proximal

Quando observada pela face mesial, a área de contato mesial do segundo molar superior é maior, mais ampla; além disso, o achatamento cervical ou a concavidade nessa região nunca é tão pronunciado quanto o que se observa no primeiro molar superior (ver Figura 17.44). Já quando observadas pela visão da face distal, as cúspides distovestibular e distolingual são menores nesse segundo molar que em um primeiro molar superior, assim, a face oclusal é mais bem evidenciada. Vale salientar que nenhuma área de contato distal está presente até que o terceiro molar irrompa e alcance o plano oclusal.

Características observadas pela face oclusal

O contorno geral da coroa do segundo molar superior é mais estreito na direção mesiodistal que o contorno do primeiro molar superior; porém, ele possui aproximadamente a mesma largura da dimensão vestibulolingual (ver Figura 17.44). Quando a coroa é observada por essa visão oclusão, dois padrões mais específicos de contornos de coroa são possíveis nesse dente: romboide ou cordiforme (em forma de coração) (Figura 17.46). O tipo romboidal é mais comum e possui quatro lados, com lados opostos paralelos entre si; esse tipo é semelhante ao do primeiro molar, porém bem mais acentuado. O tipo cordiforme é menos comum e se assemelha ao terceiro molar superior típico.

Componentes da face oclusal anatômica

Com o contorno do tipo romboide do segundo molar superior, as cúspides presentes são semelhantes às principais cúspides do primeiro molar superior (ver Figura 17.46). Por sua vez, com o contorno do tipo cordiforme (em forma de coração), a cúspide distolingual é bem menor, e as outras três cúspides a ofuscam completamente por conta de seus tamanhos maiores. A cúspide distolingual, às vezes, pode até estar ausente no contorno do tipo cordiforme, com o sulco distolingual confinado à face oclusal anatômica.

As cristas cuspídeas (arestas), as cristas triangulares, as cristas transversais, as cristas oblíquas, os sulcos de desenvolvimento, as fossas e as fossetas oclusais para ambos os tipos de segundos molares são semelhantes aos dos primeiros molares do mesmo arco dental. No entanto, a crista oblíqua é menos proeminente no segundo molar que no primeiro molar superior. Em vez disso, um número maior de sulcos secundários geralmente está presente na face oclusal anatômica dos segundos molares superiores.

Dentes terceiros molares superiores 18 e 28

Características específicas

Os terceiros molares superiores podem irromper entre os 17 e os 21 anos; a conclusão da formação das suas raízes ocorre entre os 18 e os 25 anos (Figura 17.47). Se erupcionados, esses dentes localizam-se distalmente aos segundos molares superiores permanentes e, portanto, são não sucedâneos, ou seja, não têm predecessores decíduos.

O ponto de contato mesial desses dentes está situado no terço médio; no entanto, eles não têm um ponto de contato dental distal, pois são os últimos dentes de cada quadrante superior. Além disso, devido à sua posição mais distal no arco dental superior, o dente apresenta apenas um antagonista no arco inferior. Esse dente e o incisivo central inferior, o qual é muito pequeno, são os únicos dentes que possuem apenas um antagonista na dentição permanente; todos os outros dentes possuem dois antagonistas.

Além disso, esse dente é o menor dos três molares e tem o formato mais variável da dentição permanente. Uma vez que ele não apresenta um formato padrão observado, descrever um exemplo típico de terceiro molar superior é difícil. Normalmente, esse dente é menor em todas as suas dimensões em comparação ao segundo molar superior, e sua coroa também é pouco desenvolvida quando comparada aos outros molares superiores. O terceiro molar superior é composto de quatro lobos de desenvolvimento.

Ao observar os terceiros molares superiores pela visão da face oclusal, dois tipos de contorno de coroa são mais possíveis (Figura 17.48). O tipo mais comum é em formato de coração (cordiforme), semelhante ao contorno do segundo molar superior, porém com mais sulcos secundários presentes na face oclusal anatômica. Geralmente com o formato cordiforme, o dente possui

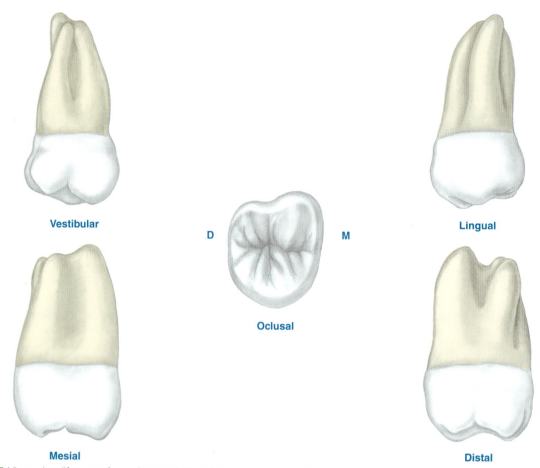

Figura 17.47 Vistas das diferentes faces dos terceiros molares superiores direitos, com contorno oclusal da coroa em formato de coração (cordiforme). *D*, distal; *M*, mesial.

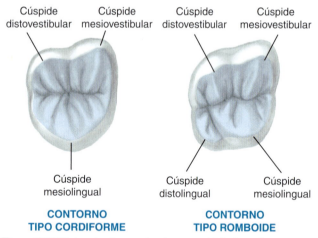

Figura 17.48 Vistas das faces oclusais com os dois tipos de contornos das coroas dos terceiros molares superiores direitos: em formato de coração (cordiforme) e romboide. A face oclusal anatômica está destacada.

apenas três cúspides: mesiovestibular, distovestibular e mesiolingual; dessa forma, uma cúspide distolingual não está presente.

Se houver uma quarta cúspide presente, o contorno do dente será do tipo romboidal, com uma cúspide distolingual pequena e não funcionante, porém sem uma crista oblíqua. Para ambos os tipos de faces oclusais, a cúspide distovestibular é muito mais curta que a cúspide mesiovestibular, o que *ajuda a distinguir o terceiro molar superior direito do terceiro molar superior esquerdo*.

Todas as raízes dos terceiros molares são pouco desenvolvidas, assim como a sua coroa, e mais curtas que as dos segundos molares superiores. Semelhante aos outros molares superiores, os terceiros molares também são trifurcados. No entanto, algumas vezes, as raízes estão tão próximas entre si que podem se fundir parcial ou totalmente; dessa forma, podem dar a aparência de uma única raiz. Normalmente, a raiz distovestibular é a menor e costuma ser encontrada dobrada sob a coroa. As raízes são curvadas distalmente, o que também *ajuda na distinção entre o terceiro molar superior direito e esquerdo*.

A cavidade pulpar de um terceiro molar superior apresenta uma câmara pulpar e pode ter três canais radiculares (Figura 17.49). Às vezes, quando a raiz está fusionada, o dente pode ter um amplo canal radicular e, se houver quatro raízes, pode ter até quatro canais radiculares. O número de cornos pulpares é variável e dependente do número de cúspides; se houver três cúspides, haverá três cornos pulpares.

Considerações clínicas sobre os terceiros molares superiores

Nesses dentes, quaisquer procedimentos de cuidados domiciliares de higiene oral, instrumentação em raspagens ou em restauração, quando eles se encontram erupcionados, podem ser de difícil realização em decorrência da sua localização extremamente posterior no arco dental superior. Muitas vezes, o dente em cada um dos quadrantes possui grandes depósitos e um maior risco de doença, seja periodontal, seja por cárie, não apenas devido à anatomia da sua face oclusal, mas também por conta do colo do dente na face vestibular. Na verdade, por conta da localização mais posterior desses dentes no arco, fazer com que o paciente abra menos a boca serve como uma ajuda para acomodar um pouco melhor os procedimentos.

No entanto, os terceiros molares superiores também podem falhar na sua erupção e permanecer impactados no interior do processo alveolar. Um dente impactado é um dente não irrompido

CAPÍTULO 17 Dentes Posteriores Permanentes 275

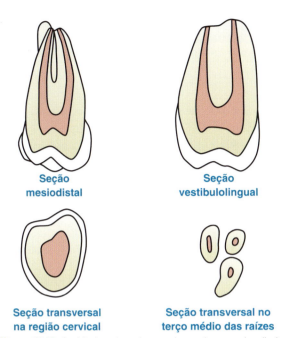

Figura 17.49 Cavidade pulpar do terceiro molar superior direito.

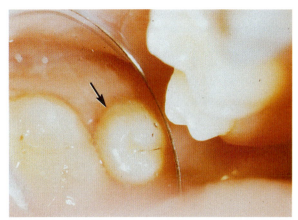

Figura 17.50 Cúspide conoide no terceiro molar superior (*seta*), com microdontia na cavidade oral (Cortesia de Margaret J. Fehrenbach, RDH, MS.)

ou parcialmente irrompido, o qual está posicionado contra outro dente, osso ou até mesmo tecidos moles, de tal forma que é provável ocorrer apenas uma erupção parcial. Geralmente, essa impactação ocorre porque a maxila apresenta-se pouco desenvolvida, e o espaço ou o comprimento do arco dental superior é insuficiente para acomodar esses dentes, uma vez que eles são os últimos a erupcionar no arco; portanto, a remoção cirúrgica pode ser indicada (ver a discussão anterior). Ainda pode ocorrer a formação de cisto de desenvolvimento no interior dos tecidos dentais adjacentes à uma coroa impactada desse dente, o que resulta em um cisto dentígero.

Os terceiros molares superiores, em conjunto com os terceiros molares inferiores, comumente estão envolvidos na anodontia parcial (hipodontia) e, portanto, estão ausentes congenitamente (ver **Capítulo 6**). Com esse distúrbio, cada germe dental da área está ausente, em razão da falha no processo de iniciação durante o desenvolvimento do dente. No entanto, nesse caso, a situação geralmente não resulta em consequências prejudiciais para o paciente.

Frequentemente, esse dente também pode exibir microdontia parcial, o que leva à formação de uma coroa menor com uma única cúspide ou **cúspide conoide**, a qual pode ser unilateral ou bilateral, decorrente da falha no processo de proliferação durante o desenvolvimento do dente (Figura 17.50; ver Boxe 6.1F). Esse dente também pode apresentar raízes acessórias, o que pode dificultar os procedimentos de exodontia.

MOLARES INFERIORES PERMANENTES

Características gerais

Os molares inferiores permanentes irrompem entre os 6 meses e 1 ano, antes dos molares superiores permanentes correspondentes (Tabela 17.4; ver Figuras 17.51, 17.57 e 17.60). A coroa possui quatro ou cinco cúspides principais, dentre as quais sempre há duas cúspides linguais com aproximadamente a mesma largura. Todos os molares inferiores são maiores na dimensão mesiodistal que no sentido vestibulolingual, semelhante aos dentes anteriores. Em contraste, os molares superiores são mais largos no sentido vestibulolingual, assim como todos os outros dentes posteriores. Do ponto de vista oclusal, o contorno da coroa também possui formato retangular (quatro lados) ou pentagonal (cinco lados).

Ao contrário dos molares superiores, o contorno vestibular da coroa de todos os molares inferiores também exibe uma forte inclinação lingual quando visto pelas faces proximais, semelhante aos pré-molares inferiores vizinhos. Assim, a partir de cada vista proximal, o contorno da coroa é romboide ou quadrangular com lados opostos paralelos, da mesma forma que ocorre com todos os dentes posteriores inferiores (ver Tabela 15.4). A coroa é então inclinada no sentido lingual na base da raiz, o que propicia às cúspides desses dentes inferiores a oclusão adequada com seus antagonistas superiores e distribui as forças pelo longo eixo do dente.

Geralmente, os molares inferiores são bifurcados e apresentam duas raízes, uma raiz mesial e uma distal (ver Figura 17.7). Ambas as raízes apresentam inclinação distal de grande a moderada. Como esses dentes são bifurcados, existem duas furcas, localizadas uma na face vestibular e outra na face lingual, equidistantes às faces proximais (ver Tabela 17.1). Essas furcas também estão situadas em um ponto que corresponde a um quarto do comprimento da raiz a partir da junção amelocementária (JAC) até o ápice radicular. As concavidades da raiz também são encontradas na face mesial da raiz mesial e nas regiões de furca das raízes mesial e distal. As concavidades da raiz mesial são especialmente profundas, caso essa raiz apresente dois canais radiculares.

O canal mandibular pode se aproximar e manter íntima relação com as raízes dos molares inferiores. Embora, raramente, a remoção de um dente erupcionado afete o nervo alveolar inferior, que passa no interior do canal mandibular, se um dente impactado precisar ser removido, será importante avaliar a relação entre as raízes dos molares e o canal (ver discussão adicional sobre a impactação posteriormente neste capítulo). Essa exodontia pode causar danos ao canal mandibular e lesão no nervo alveolar inferior. As imagens por TCFC são necessárias nessas circunstâncias.

Considerações clínicas sobre os molares inferiores permanentes

Todos os três tipos de molares inferiores podem apresentar dificuldades na instrumentação (durante a raspagem) ou nas restaurações, por conta de suas estreitas faces linguais combinadas à inclinação lingual das coroas; portanto, a colocação de instrumentos na região subgengival pode ser ainda mais difícil.

Além disso, os pacientes podem ter dificuldade em realizar os procedimentos domiciliares de higienização oral devido à inclinação lingual da coroa. Eles podem perder tecidos gengivais associados à região cervical da face lingual desses dentes, uma vez que esses pacientes conseguem remover depósitos com a escova dental apenas na sua face oclusal. A proximidade da língua é outro fator que também torna esses procedimentos de higienização, instrumentação (raspagem) ou restauração mais difíceis na face lingual.

TABELA 17.4 Dentes molares inferiores permanentes.

	Primeiro molar inferior	Segundo molar inferior	Terceiro molar inferior
Sistema de Numeração Universal	19 e 30	18 e 31	17 e 32
Sistema de Numeração Internacional	36 e 46	37 e 47	38 e 48
Características gerais da coroa	Face oclusal anatômica com cristas marginais, cúspides com ápices (vértices), vertentes, cristas e arestas, sulcos, fossas e fossetas		
	Crista cervical vestibular (bossa vestibular)		
Características específicas da coroa	Primeiro dente permanente a irromper. Coroa mais larga da dentição no sentido mesiodistal. Cinco cúspides, com padrão dos sulcos em forma de "Y". Sulco vestibular possivelmente terminando na fosseta vestibular	Coroa menor que a do primeiro molar inferior. Quatro cúspides com sulcos formando um padrão em forma de cruz	Coroa menor que a do segundo molar inferior
Pontos ou áreas de contato mesial e distal*	Junção dos terços oclusal e médio	Terço médio	Mesial: terço cervical; distal: nenhum
Distinção entre os dentes direito e esquerdo	Cúspide distal menor com uma cúspide pontiaguda	Diferença na crista da curvatura das faces vestibular e lingual quando observadas pelas faces proximais; face mesial maior que a distal	Maior dimensão no sentido vestibulolingual na face mesial que na distal
Características gerais da raiz	Duas raízes (raízes bifurcadas, dentes birradiculados)		
Características específicas da raiz	Furcas mais afastadas da JAC. Bulbos radiculares e concavidades da raiz. Raízes divergentes	Furcas mais próximas da JAC. Bulbos radiculares e concavidades da raiz. Raízes menos divergentes	Raízes fusionadas, curvaturas irregulares e ápices radiculares pontiagudos

*A crista da curvatura nas faces vestibulares dos dentes molares inferiores localiza-se no terço cervical, enquanto, nas faces linguais, situa-se no terço médio.
JAC, junção amelocementária.

Dentes primeiros molares inferiores permanentes 36 e 46

Características específicas

Os primeiros molares inferiores permanentes irrompem entre os 6 e os 7 anos e concluem a formação das suas raízes entre os 9 e os 10 anos (Figura 17.51). Esses dentes são, geralmente, os primeiros dentes permanentes a erupcionar na cavidade oral. Eles irrompem distalmente aos segundos molares inferiores decíduos e, portanto, são não sucedâneos, não têm predecessores decíduos.

A coroa de um primeiro molar inferior comumente apresenta cinco cúspides: três vestibulares e duas linguais. Assim, em geral, esses dentes são compostos de cinco lobos de desenvolvimento, como os primeiros molares superiores; porém, os outros molares inferiores possuem somente quatro lobos. Esses lobos de desenvolvimento são nomeados de acordo com suas cúspides associadas. A evidência de separação dos lobos pode ser observada pelos sulcos de desenvolvimento presentes na face oclusal. Ocasionalmente, a cúspide distal está ausente e, de modo ainda mais raro, essa cúspide pode possuir uma sexta cúspide adjacente em molares maiores.

As duas raízes, mesial e distal, do primeiro molar inferior são maiores e mais divergentes que as do segundo molar, deixando essas raízes amplamente separadas por uma visão vestibular, elas não são paralelas entre si. O bulbo radicular do primeiro molar inferior também é mais curto em comparação com o do segundo molar. Geralmente, ambas as raízes apresentam o mesmo comprimento, mas, se uma delas for mais longa que a outra, é a raiz mesial que costuma ser a maior. A raiz mesial também é a mais robusta e a mais forte das duas. Se esse molar tiver três raízes, isso ocorrerá pelo fato da raiz mesial apresentar ramos vestibular e lingual.

Um **sulco**, uma depressão de desenvolvimento alongada, está presente em várias faces dos ramos radiculares. Esse sulco, o sulco inter-radicular, é especialmente observado na face mesial da raiz mesial; entretanto, nenhum sulco é observado na face distal da raiz distal.

Levando em consideração que uma raiz é mesial e a outra é distal, as furcas estão posicionadas no meio das faces vestibular e lingual; a furca vestibular está localizada a cerca de 3 mm da junção amelocementária (JAC), e a lingual a cerca de 4 mm da JAC (ver Tabela 17.1). Contudo, os diâmetros da abertura da furca, para ambas as faces, são pequenos, cerca de 1 mm ou menos, o que torna o acesso nos procedimentos de raspagem bastante limitado. A abertura da furca vestibular tende a ser menor que a da furca lingual.

A cavidade pulpar do primeiro molar inferior tem mais probabilidade de conter três canais radiculares: distal, mesiovestibular e mesiolingual; e cinco cornos pulpares (Figura 17.52). O canal radicular distal é muito maior que os outros dois canais e, geralmente, é o único canal na raiz distal. No geral, a raiz mesial possui dois canais radiculares, o mesiovestibular e o mesiolingual. Raramente, esses dois canais mesiais se unem para se abrirem em um único forame apical, ou apenas um canal radicular pode ser encontrado nessa raiz mesial. Mais uma vez, de modo raro, dois canais estão presentes na raiz distal, tal qual ocorre na raiz mesial.

Características observadas pela face vestibular

A coroa do primeiro molar inferior é maior no sentido mesiodistal que no sentido oclusocervical (ver Figura 17.51). Também é o dente de maior dimensão no sentido mesiodistal em relação a qualquer outro dente permanente, por possuir uma quinta cúspide principal. Desse ponto de vista vestibular, pode-se observar partes de todas as cinco cúspides.

A cúspide mesiovestibular é a maior, a mais larga e a mais alta cúspide do lado vestibular do dente. A cúspide distovestibular é ligeiramente menor, mais curta e mais afilada que a cúspide mesiovestibular. A cúspide distal, apesar do nome, também é considerada uma cúspide vestibular devido à sua posição nessa metade do dente; ela é a menor cúspide e também é ligeiramente mais afilada que as outras duas. O contorno oclusal é dividido em três seções, ou segmentos, por dois sulcos, à medida que se estendem para a

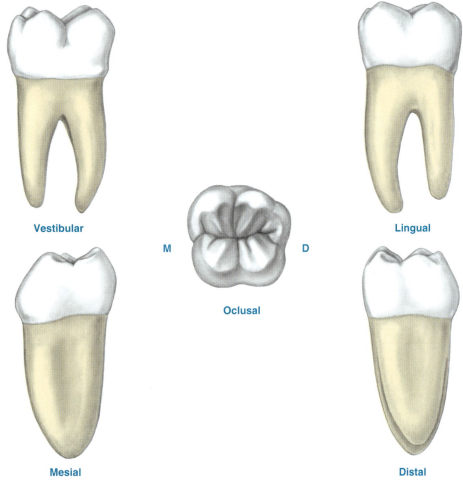

Figura 17.51 Vistas das diferentes faces do primeiro molar inferior direito permanente. *D*, distal; *M*, mesial.

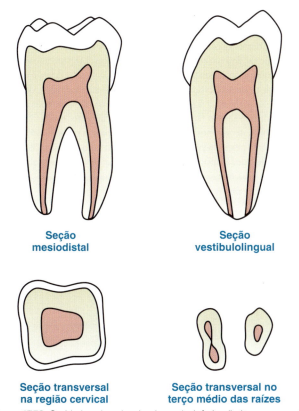

Figura 17.52 Cavidade pulpar do primeiro molar inferior direito permanente.

face vestibular: o sulco mesiovestibular e o sulco distovestibular. Esses segmentos da face vestibular da coroa diminuem de tamanho do sentido mesial para o distal.

O sulco mesiovestibular do primeiro molar inferior é importante para a classificação da dentição permanente em relação ao arco superior, com o uso da classificação de Angle para má-oclusão (ver Tabela 20.1). O sulco mesiovestibular se estende em linha reta no sentido cervical para um ponto aproximadamente a meia distância oclusocervical, mas ligeiramente deslocado para o sentido mesial em relação ao centro da dimensão mesiodistal dessa face, e geralmente termina em uma fosseta vestibular. No entanto, também pode terminar em dois pequenos sulcos inclinados ou mesmo desaparecer após percorrer uma curta distância. O sulco distovestibular se estende no sentido cervical, de forma semelhante ao sulco mesiovestibular, mas é ligeiramente distal ao centro da dimensão mesiovestibular e, normalmente, termina em uma fosseta distovestibular; porém, às vezes, pode desaparecer gradualmente.

Uma crista cervical vestibular perceptível possui um contorno arredondado e é orientada no sentido mesiodistal no terço cervical da face vestibular. É comum que ela seja mais proeminente em sua parte mesial. Além disso, uma concavidade rasa pode se estender no sentido mesiodistal no terço médio.

O contorno mesial do primeiro molar inferior é ligeiramente côncavo a partir da área de contato cervical e é arredondado em direção oclusal ao ponto de contato. O contorno distal é mais arredondado que o mesial. Tanto o ponto de contato mesial quanto o ponto de contato distal estão localizados na junção dos terços oclusal e médio.

Características observadas pela face lingual

A face lingual do primeiro molar inferior é menor que a face vestibular, mas os contornos mesial e distal da face lingual são semelhantes aos da face vestibular (ver Figura 17.51). Nessa vista, o contorno oclusal apresenta-se dividido por um sulco lingual situado entre a cúspide mesiolingual e a cúspide distolingual.

Características observadas pela face proximal

A coroa do primeiro molar inferior é menor no sentido vestibulolingual que nos sentidos mesiodistal e oclusocervical (ver Figura 17.51). A coroa também apresenta uma inclinação para a lingual, assim como a dos outros dentes inferiores posteriores. Além disso, o contorno da coroa observado por essa face é romboide, ou de quatro lados, com lados opostos e paralelos entre si.

Em geral, o contorno vestibular observado pela face mesial é arredondado, especialmente na altura da crista cervical vestibular. A crista cervical vestibular está no terço cervical, onde também se localiza a crista da curvatura (altura do contorno). O contorno lingual observado pela face mesial possui um perfil reto ou ligeiramente arredondado desde a JAC até a crista da curvatura no terço médio. Em seguida, essa face se curva a partir da crista da curvatura até a face oclusal. A linha da JAC é retilínea ou ligeiramente curvada no sentido oclusal; contudo, quando observada pela face mesial, localiza-se sempre deslocada mais para oclusal na face lingual.

O sulco marginal mesial do primeiro molar inferior forma uma incisura na crista marginal mesial. Ele possui uma área central achatada ou ligeiramente côncava no terço cervical, que é comparável à concavidade da raiz mesial do primeiro pré-molar superior.

A face distal é semelhante à face mesial, porém menor, principalmente na dimensão vestibulolingual. A crista marginal distal possui um entalhe causado pelo sulco marginal distal e está localizada em uma posição mais cervical que a crista marginal mesial.

Características observadas pela face oclusal

O contorno da coroa do primeiro molar inferior é aproximadamente pentagonal, de cinco lados, com o quinto lado criado pela cúspide distal, em uma vista oclusal (ver Figura 17.51). A parte distal do contorno vestibular converge em direção à face distal para originar o quinto lado do contorno. O contorno vestibular apresenta-se arredondado e é dividido em três partes pelos dois sulcos vestibulares, o mesiovestibular e o distovestibular. O comprimento de cada uma das cúspides vestibulares diminui em sentido distal, conforme observado pela visão da face vestibular.

O contorno lingual é dividido em dois segmentos pelo sulco lingual. O contorno mesial é dividido em duas partes pelo sulco marginal mesial. E o contorno distal, o mais curto dos cinco lados, é dividido pelo sulco marginal distal.

Componentes da face oclusal anatômica

Geralmente, o primeiro molar inferior possui cinco cúspides funcionais; listadas da maior para a menor, elas são: mesiovestibular, mesiolingual, distolingual, distovestibular e distal (Figura 17.53). As cúspides listadas da mais alta para a mais baixa seriam: cúspide mesiolingual, distolingual, mesiovestibular, distovestibular e distal. Cada cúspide apresenta quatro arestas, uma crista triangular e quatro vertentes.

A cúspide mesiovestibular é a mais volumosa, embora tenha um ápice romboide. Exceto pela cúspide distal, a cúspide distovestibular é a menor das cúspides principais e possui um ápice arredondado. A cúspide mesiolingual é a segunda maior em tamanho em relação à cúspide mesiovestibular, com o ápice mais agudo. O ápice da cúspide distolingual também se apresenta afilado, mas é ligeiramente menor que o da cúspide mesiolingual. A cúspide distal é a menor de todas as cúspides e possui um ápice afilado, o que *ajuda a diferenciar o primeiro molar inferior direito do mesmo dente do lado esquerdo*.

O primeiro molar inferior possui o padrão de sulco de desenvolvimento mais complexo de todos os molares inferiores permanentes

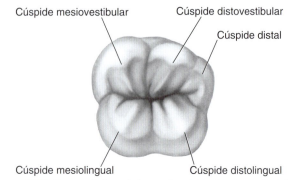

Figura 17.53 Características da face oclusal do primeiro molar inferior direito permanente.

(Figura 17.54). O padrão de sulcos na forma da letra "Y" é formado na face oclusal anatômica, ao redor das cúspides, pelo sulco mesiovestibular, sulco distovestibular e sulco lingual. Duas cristas marginais limitam a face oclusal anatômica, a crista marginal mesial e a crista marginal distal. Nenhuma crista transversal é encontrada nessa face oclusal, ao contrário do primeiro molar superior e do segundo molar inferior.

A face oclusal anatômica também tem três fossas: uma fossa central ampla, uma fossa triangular mesial menor e uma fossa triangular distal. Três fossetas estão associadas às fossas: fosseta mesial, fosseta central e fosseta distal. A fosseta central é também a mais profunda e divide o sulco central em dois sulcos, o mesial e o distal.

A fosseta central está no ponto de junção de três sulcos: mesiovestibular, distovestibular e lingual. A fosseta mesial está na junção de quatro sulcos: mesial, triangular mesiovestibular, triangular mesiolingual e marginal mesial. E a fosseta distal indica a junção de três sulcos: distal, distolingual e marginal distal.

📋 Considerações clínicas sobre os primeiros molares inferiores

As fossetas vestibulares que podem ocorrer na face vestibular dos primeiros molares inferiores apresentam maior risco de lesões de cárie, por causa do aumento da retenção do biofilme dental e da fragilidade das paredes de esmalte formadas nas fossetas (Figura 17.55; ver **Capítulo 12**). Um selante de esmalte pode ser aplicado em cada face vestibular desses dentes em erupção. Os selantes na face vestibular não aderem tão facilmente como ocorre na face oclusal, devido às características histológicas do esmalte nessa região. Se ocorrer uma lesão de cárie, a cavidade pode ser restaurada com materiais mais estéticos, da cor do dente; dessa maneira, a presença de uma fosseta vestibular após a restauração pode não ser tão fácil de discernir clinicamente.

Por conta de sua posição de arco e por serem os primeiros molares inferiores permanentes a irromperem no arco dental inferior, eles são considerados importantes no que diz respeito ao desenvolvimento

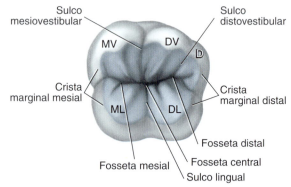

Figura 17.54 Características adicionais da face oclusal do primeiro molar inferior direito permanente. A face oclusal anatômica está destacada. *D*, distal; *DV*, distovestibular; *DL*, distolingual; *MV*, mesiovestibular; *ML*, mesiolingual.

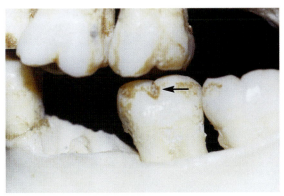

Figura 17.55 Fosseta vestibular (*seta*) no primeiro molar inferior permanente em uma visão lateral de um crânio. (Cortesia de Margaret J. Fehrenbach, RDH, MS.)

da oclusão (ver Tabela 20.1). A importância do papel desse dente na oclusão pode ser notada quando o dente é perdido (Figura 17.56). Essa perda pode ocorrer mais facilmente, pois esse dente é o primeiro dente permanente a irromper na cavidade oral. Ele possui maior chance de ser afetado por cáries, uma vez que os pacientes pediátricos ainda estão começando a dominar os procedimentos de higienização oral domiciliar e a fazer restrições alimentares. Além disso, a intervenção restauradora dental precoce da lesão cariosa pode ser negligenciada em uma recém-dentição mista.

Com a perda do dente, o segundo molar inferior e, possivelmente, também o terceiro molar começam a sofrer inclinação e deslocamento mesial para o espaço recém-aberto no arco dental, o que permite que o primeiro molar superior sofra extrusão (erupção excessiva ou supererupção) para esse espaço vazio, de modo a ultrapassar seu plano oclusal (ver o **Capítulo 14** para mais discussão). A oclusão e a mastigação são prejudicadas, isso aumenta o risco de lesões cariosas, assim como aumenta consideravelmente o risco de doença periodontal ao redor dos dentes que se apresentam envolvidos de modo irregular nesse espaçamento. A terapia ortodôntica interceptiva e a substituição dental por prótese são importantes para prevenir essas situações após a perda dental.

Dentes segundos molares inferiores permanentes 37 e 47

Características específicas

Os segundos molares inferiores permanentes irrompem entre os 11 e os 13 anos e completam a formação das raízes entre os 14 e os 15 anos

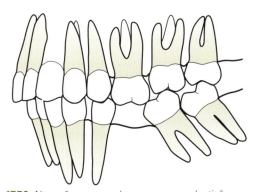

Figura 17.56 Alterações que podem ocorrer na dentição permanente com a perda do primeiro molar inferior. Os dentes tornam-se inclinados, então há deslocamento no sentido mesial do segundo molar inferior e, possivelmente, do terceiro molar inferior, com extrusão (supererupção) do primeiro molar superior (dente antagonista) em direção ao espaço aberto pela ausência do molar inferior.

(Figura 17.57). Esses dentes erupcionam distalmente aos primeiros molares inferiores permanentes e, portanto, são não sucedâneos, não possuem predecessores decíduos.

Normalmente, as dimensões da coroa do segundo molar inferior são menores em comparação às dimensões da coroa do primeiro molar inferior. As quatro cúspides desse dente são aproximadamente iguais em tamanho quando comparadas com as cinco cúspides de tamanhos diferentes do primeiro molar inferior. Como os terceiros molares inferiores, os segundos molares inferiores são, geralmente, compostos de quatro lobos de desenvolvimento, ao contrário dos primeiros molares inferiores, os quais são formados por cinco lobos. Os lobos são nomeados de acordo com as suas cúspides associadas e os sulcos de desenvolvimento na face oclusal evidenciam a separação dos lobos.

As duas raízes de um segundo molar inferior são menores, mais curtas e menos divergentes em comparação às raízes de um primeiro molar inferior; além disso, são mais paralelas. No entanto, a ausência de separação dessas raízes torna a detecção e a remoção de depósitos mais difíceis, caso sejam expostas. O bulbo radicular do segundo molar também é mais longo que o do primeiro molar. A raiz mesial do segundo molar não é tão larga quanto a do primeiro, porém a furca está mais distante da junção amelocementária (JAC). O restante do traçado geral das furcas do segundo molar é semelhante ao do primeiro (ver Tabela 17.1 para posicionamento geral das furcas). No entanto, todas as depressões radiculares são mais rasas. Além disso, no geral, a variabilidade da raiz é maior no segundo molar que no primeiro molar inferior.

A cavidade pulpar do segundo molar inferior pode apresentar dois canais radiculares, um para cada raiz. No entanto, é mais provável que tenha três canais radiculares, semelhantes aos do primeiro molar inferior: canais distal, mesiovestibular e mesiolingual; estes dois últimos canais estão localizados na raiz mesial (Figura 17.58). Geralmente, o dente tem apenas quatro cornos pulpares, os quais correspondem às quatro cúspides.

Características observadas pela face vestibular

O sulco vestibular separa a cúspide mesiovestibular e a cúspide distovestibular de um segundo molar inferior (Figura 17.57). O ponto de contato mesial localiza-se na junção dos terços oclusal e médio. O ponto de contato distal é deslocado ligeiramente em direção cervical, porém ainda na junção dos terços oclusal e médio.

Características observadas pela face lingual

A cúspide mesiolingual e a cúspide distolingual têm os mesmos tamanho e formato em relação às cúspides vestibulares, embora apresentem ápices mais agudos (ver Figura 17.57). Como a coroa converge em sentido lingual, uma parte das faces mesial e distal pode ser observada por essa vista lingual.

Características observadas pela face proximal

Para o segundo molar inferior, a crista cervical (crista da curvatura vestibular ou bossa vestibular) está localizada no terço cervical e a crista da curvatura lingual (bossa lingual) está situada no terço médio (ver Figura 17.57). A coroa também se estreita distalmente quando observada pela face mesial. Isso ocorre porque esse molar também é mais largo no sentido vestibulolingual na face mesial em comparação com a distal. Essas características da face mesial *ajudam a distinguir o segundo molar inferior direito do esquerdo*. Por essa vista proximal, a crista cervical vestibular (bossa vestibular) é menos pronunciada no segundo molar que no primeiro.

A curvatura da JAC em ambas as faces proximais do segundo molar inferior também é menos pronunciada que a do primeiro. Nem a crista marginal mesial, nem a crista marginal distal são divididas por um sulco marginal.

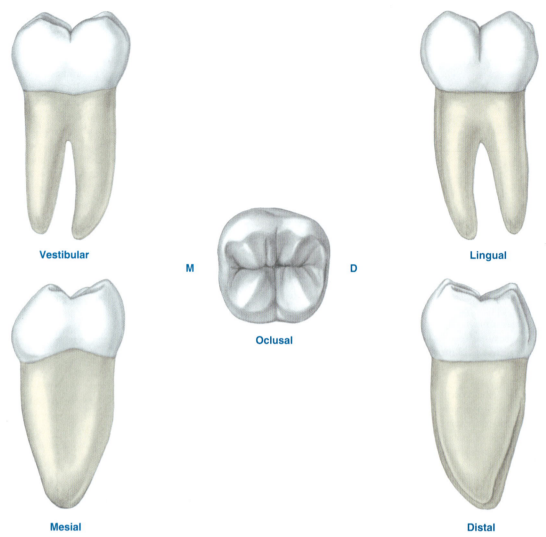

Figura 17.57 Vistas das diferentes faces do segundo molar inferior direito permanente. *D*, distal; *M*, mesial.

Características observadas pela face oclusal

O contorno da coroa do segundo molar inferior possui um formato retangular, quadrangular, com quatro lados (Figura 17.59). O dente possui quatro cúspides, duas vestibulares e duas linguais: mesiovestibular, distovestibular, mesiolingual e distolingual. Por essa visão, a face oclusal do segundo molar é consideravelmente diferente daquela do primeiro molar, pois não há cúspide distal e todas as cúspides são do mesmo tamanho.

Componentes da face oclusal anatômica

Ao contrário do primeiro molar inferior, o segundo molar inferior permanente apresenta duas cristas transversais (ver Figura 17.59). A crista transversal mesial é formada pelo encontro das arestas (cristas triangulares) das cúspides mesiovestibular e mesiolingual na face oclusal anatômica. A crista transversal distal é formada da mesma maneira: pelo encontro das arestas (cristas triangulares) das cúspides distovestibular e distolingual. Um padrão de sulcos em forma de cruz (cruciforme) é formado onde o sulco central bem definido é cruzado pelo sulco vestibular e pelo sulco lingual; a face oclusal anatômica fica dividida em quatro partes aproximadamente iguais, como quatro pães de confeiteiro organizados em uma assadeira. As arestas das cúspides do segundo molar inferior são menos regulares que as do primeiro, pois os segundos molares possuem um número maior de sulcos secundários. Existem três fossetas oclusais presentes: central, mesial e distal.

Dentes terceiros molares inferiores 38 e 48

Características específicas

Os terceiros molares inferiores podem irromper entre os 17 e os 21 anos, com a conclusão da formação radicular entre os 18 e os 25 anos (Figura 17.60). Se erupcionados, eles ficam localizados distalmente aos segundos molares inferiores permanentes e, portanto, são não sucedâneos, ou seja, não possuem predecessores decíduos. O ponto de contato mesial mais arredondado do dente totalmente erupcionado é mais cervical que qualquer outro molar inferior e encontra-se no terço cervical. No entanto, esse dente não possui ponto de contato distal, pois é o último dente presente em cada quadrante do arco dental inferior.

Semelhante aos terceiros molares superiores, os terceiros molares inferiores são variáveis em sua forma, não possuem um padrão. Portanto, um exemplo de terceiro molar inferior típico é difícil de descrever. Normalmente, esse molar é menor em todas as dimensões quando comparado ao segundo molar inferior e, às vezes, possui o mesmo tamanho do primeiro molar inferior.

Como os segundos molares inferiores, os terceiros molares são geralmente compostos de quatro lobos de desenvolvimento, ao contrário dos primeiros molares inferiores, os quais possuem cinco lobos. Os lobos são nomeados de acordo com as suas cúspides associadas e os sulcos de desenvolvimento na face oclusal mostram a separação dos lobos.

CAPÍTULO 17 Dentes Posteriores Permanentes 281

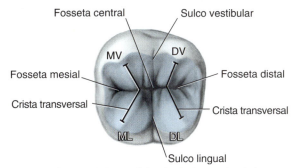

Figura 17.59 Características adicionais da face oclusal do segundo molar inferior direito permanente. A face oclusal anatômica está destacada. *DV*, distovestibular; *DL*, distolingual; *MV*, mesiovestibular; *ML*, mesiolingual.

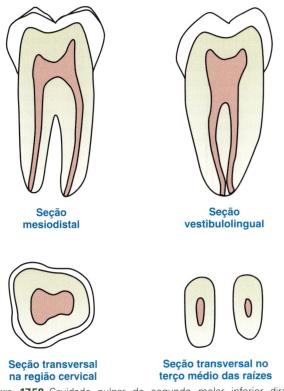

Figura 17.58 Cavidade pulpar do segundo molar inferior direito permanente.

A coroa de um terceiro molar inferior estreita-se no sentido distal quando observada pela face mesial. Isso pode ser explicado pelo fato de o terceiro molar inferior possuir maior dimensão no sentido vestibulolingual na face mesial que na face distal, o que *ajuda a distinguir o terceiro molar inferior direito do esquerdo*, assim como ocorre com todos os molares inferiores. Geralmente, a coroa é menor em todas as dimensões que a coroa de um segundo molar.

O contorno oclusal da coroa é mais oval que retangular, embora a coroa, normalmente, assemelhe-se à do segundo molar. As duas cúspides mesiais são maiores que as duas cúspides distais. A face oclusal parece bastante acidentada com um padrão irregular de sulcos, numerosos sulcos secundários e fossetas oclusais aprofundadas;

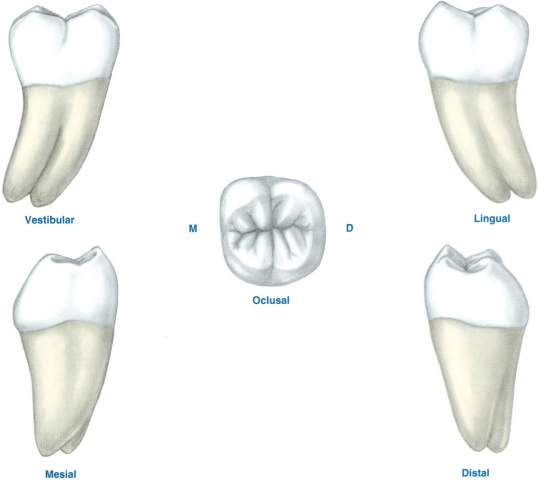

Figura 17.60 Vistas das diferentes faces do terceiro molar inferior direito. *D*, distal; *M*, mesial.

quando há um excesso dessas características, a face oclusal é descrita como *crenulada* (que possui crênulas, fissuras, fendas, entalhes).

Em geral, o terceiro molar inferior apresenta duas raízes fusionadas, curvadas de modo irregular e mais curtas que as do segundo molar inferior. Além disso, normalmente, as raízes têm menores proporções que a coroa e apresentam ápices pontiagudos. A cavidade pulpar é, comumente, semelhante à dos segundos molares, com quatro cornos pulpares e dois ou três canais radiculares (Figura 17.61).

Considerações clínicas sobre os terceiros molares inferiores

Os terceiros molares inferiores também podem falhar no processo de erupção dental e permanecer impactados no interior do processo ósseo alveolar circundante (Figura 17.62), o que ocorre com mais frequência que com os seus dentes homólogos superiores. Um dente impactado é um dente não irrompido ou parcialmente irrompido, que é posicionado contra outro dente, contra um osso ou mesmo contra algum tecido mole, o que torna improvável a erupção completa; muitas vezes, a remoção cirúrgica pela exodontia pode ser necessária (ver discussão anterior). Geralmente, essa impactação ocorre porque a mandíbula apresenta-se pouco desenvolvida, e o espaço ou comprimento do arco é insuficiente para acomodar esses dentes, os quais são os últimos a irromper no arco dental inferior.

Quando os terceiros molares inferiores estão parcialmente erupcionados (ou impactados), o tecido gengival circundante pode cobri-los, ou até mesmo somente uma parte da face oclusal desse dente afetado; esse tecido que o reveste passa a ser denominado *opérculo gengival*. Essa situação aumenta o risco de infecção periodontal causada por cuidado domiciliar de higiene oral inadequado; a situação passa a ser definida como *pericoronite*. Devido à sua posição posterior no arco dental inferior, essa infecção pode se agravar, evoluir para uma angina de Ludwig – celulite do espaço submandibular – e, assim, levar a uma complicação respiratória.

Os terceiros molares inferiores, como os terceiros molares superiores, são dentes permanentes que comumente estão envolvidos na anodontia parcial (hipodontia), congenitamente ausentes de forma uni ou bilateral (ver **Capítulo 6**). Com esse distúrbio, o germe dental de cada dente individual na área está ausente, devido a uma falha no processo de iniciação durante o desenvolvimento dental. No entanto, essa situação geralmente não tem consequências prejudiciais para o paciente.

Esses dentes podem também apresentar raízes acessórias, o que pode complicar os procedimentos de exodontia. Por fim, a formação de um cisto de desenvolvimento pode ocorrer no interior dos tecidos dentais de uma coroa impactada, resultando em um cisto dentígero (ver Figura 6.30).

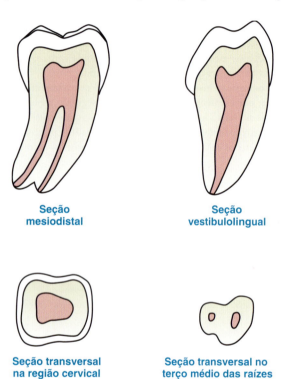

Figura 17.61 Cavidade pulpar do terceiro molar inferior direito.

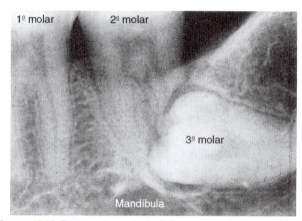

Figura 17.62 Radiografia periapical de um terceiro molar inferior impactado.

18

Dentes Decíduos

OBJETIVOS DO APRENDIZADO

1. Definir as palavras-chave deste capítulo.
2. Utilizar a nomenclatura correta e a Notação Dental Universal de cada dente decíduo em diagramas e no paciente.
3. Apontar a localização correta de cada dente decíduo em um diagrama e no paciente.
4. Discutir as características dos dentes decíduos e fazer as considerações clínicas sobre a dentição decídua, de modo que as integre aos cuidados do paciente.
5. Descrever as características gerais dos dentes decíduos e de cada tipo desses dentes, bem como as características específicas deles.
6. Integrar a anatomia dos dentes molares decíduos às suas considerações clínicas, correlacionando-as aos cuidados dos pacientes.

PROPRIEDADES DA DENTIÇÃO DECÍDUA

O primeiro conjunto de dentes é a dentição decídua (Figura 18.1). A dentição decídua (primária) é esfoliada e substituída pela dentição permanente (secundária). O termo *decídua* deriva do fato de a dentição ser perdida, em alusão ao que acontece com uma árvore decídua que perde as suas folhas. No total, há 20 dentes decíduos quando o período da dentição decídua é concluído, ou seja, 10 dentes em cada arco dental (superior e inferior); em comparação, na dentição permanente, há 32 dentes presentes, 16 em cada arco. A dentição decídua inclui os grupos de dentes incisivos, caninos e molares (ver Figuras 15.1 e 15.3A). Eles são designados pelo Sistema de Numeração Universal (ou Sistema Universal de Notação Dental), pelas letras maiúsculas de *A* a *T*. Nesse sistema, os dígitos de 5 a 8 são usados para o primeiro dos dois dígitos, numerando no sentido horário os quadrantes da dentição decídua. Os números 1 a 5 são usados para o segundo dígito, começando a numeração desses dentes a partir da linha mediana e seguindo em sentido distal.

Os molares decíduos são substituídos pelos pré-molares permanentes; não existem pré-molares na dentição decídua, como ocorre na dentição permanente. Os molares permanentes emergem distalmente aos segundos molares decíduos.

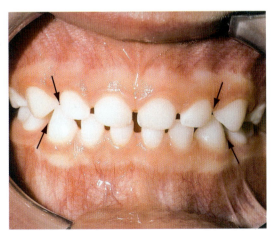

Figura 18.1 Vista vestibular da dentição decídua com os espaços primatas maiores, geralmente presentes nessa dentição (*setas*). Observe a atrição das superfícies mastigatórias, que comumente também está presente, em geral como resultado de uma mordida topo a topo. (De Bird DL, Robinson DS. *Modern Dental Assisting*. 12th ed. St. Louis: Elsevier; 2018.)

A mineralização dos primeiros dentes decíduos começa durante a vida intrauterina, entre a 13ª e 16ª semana. Por volta da 18ª a 20ª semana do desenvolvimento pré-natal, todos os dentes decíduos começam o processo de mineralização (calcificação). Normalmente, no nascimento, não há dentes decíduos visíveis – ou seja, irrompidos – na cavidade oral. A primeira erupção de um dente decíduo, o incisivo central inferior, ocorre, em média, por volta de 6 a 10 meses de idade, seguida da erupção do restante da dentição decídua (Tabela 18.1).

A dentição decídua leva entre 2 e 3 anos para ser concluída. Ela começa com a mineralização inicial dos incisivos centrais inferiores decíduos e, posteriormente, é finalizada com a formação da raiz no segundo molar superior decíduo (ver Figura 6.22A). Um atraso ou uma antecipação de 6 meses é considerado normal para cada criança. No entanto, se um paciente pediátrico estiver incomumente adiantado ou atrasado em relação à erupção dos seus dentes, é importante pesquisar sobre seu histórico dental relacionado a esse problema em parentes predecessores.

O momento exato não é tão importante quanto a sequência da erupção dos dentes, pois pode haver uma grande variação nesses períodos exatos da erupção, o que é observado em vários textos sobre o assunto. No entanto, a sequência em que esses dentes irrompem tende a ser uniforme (ver Figura 20.5). Além disso, os tipos específicos de dente tendem a surgir aos pares, de modo que, se houver qualquer assimetria observada na dentição decídua, uma radiografia periapical da área em que o dente contralateral estiver ausente pode ser necessária. Os dentes das meninas tendem a esfoliar e serem perdidos mais cedo e, dessa maneira, seus dentes permanentes também tendem a erupcionar um pouco mais cedo que os dentes dos meninos, o que reflete a maturação física geral mais precoce alcançada por crianças do sexo feminino.

Espaços interproximais entre os dentes decíduos estão presentes na maioria das crianças, pois eles são necessários para o alinhamento adequado da futura dentição permanente, cujos dentes são maiores. Esses espaços interproximais podem causar preocupação nos adultos responsáveis por essas crianças, mas eles devem ser tranquilizados quanto à presença desses espaços, que são importantes. Os espaços interproximais são denominados **espaços primatas** e estão presentes, principalmente, entre os incisivos laterais superiores e os caninos superiores decíduos e, também, entre o canino inferior e primeiro molar decíduo (ver Figura 18.1 e **Capítulo 20**).

Os dentes decíduos são menores que os dentes permanentes. No entanto, cada um dos dentes decíduos não deve ser considerado apenas uma "miniatura" dos dentes permanentes, pois existem

TABELA 18.1 Idade aproximada de erupção e esfoliação dos dentes decíduos (primários).

Tipos de dente	Idade média de erupção (período)	Idade média de esfoliação (período)
Dentes superiores		
Incisivo central	10 (8 a 12 meses)	6 a 7 anos
Incisivo lateral	11 (9 a 13 meses)	7 a 8 anos
Canino	19 (16 a 22 meses)	10 a 12 anos
Primeiro molar	16 (13 a 19 meses para meninos; 14 a 19 meses para meninas)	9 a 11 anos
Segundo molar	29 (25 a 33 meses)	10 a 12 anos
Dentes inferiores		
Incisivo central	8 (6 a 10 meses)	6 a 7 anos
Incisivo lateral	13 (10 a 16 meses)	7 a 8 anos
Canino	20 (17 a 23 meses)	9 a 12 anos
Primeiro molar	16 (14 a 18 meses)	9 a 11 anos
Segundo molar	27 (23 a 31 meses para meninos; 24 a 30 meses para meninas)	10 a 12 anos

Dados de Nelson S. *Wheeler's Dental Anatomy, Physiology and Occlusion*. 10th ed. St. Louis: Elsevier; 2015.

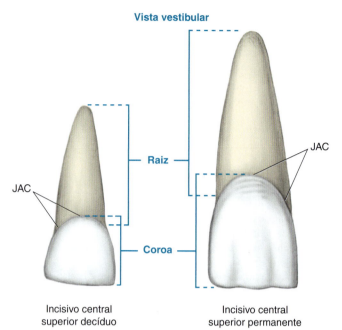

Figura 18.2 Diferenças entre as coroas dos dentes decíduos e permanentes. Observe as diferenças na relação coroa-raiz, bem como as diferenças na junção amelocementária (*JAC*).

diferenças importantes que ocorrem na estrutura, bem como no tamanho dos dentes decíduos, em comparação aos dentes permanentes (Figuras 18.2 a 18.4).

A coroa de qualquer dente decíduo é mais curta em relação ao seu comprimento total. As coroas também são mais constritas, ou estreitas, na junção amelocementária (JAC), o que faz com que pareçam bulbosas, mais volumosas, em comparação ao colo mais estreito. A face oclusal anatômica no primeiro molar decíduo também é mais estreita que o seu homólogo permanente. Uma crista cervical proeminente está presente nas faces vestibular e lingual dos dentes anteriores e nas faces vestibulares dos molares, mais evidente que qualquer estrutura semelhante nos molares permanentes (ver Figura 18.4).[a] Os pontos de contato são mais largos e mais planos na dentição decídua.

As raízes dos dentes decíduos também são mais estreitas e longas que o comprimento da coroa (ver Figuras 18.2 a 18.4). A proporção coroa-raiz dos dentes decíduos é menor em comparação a essa proporção na dentição permanente. As raízes dos molares decíduos alargam-se um pouco mais à medida que se aproximam do ápice radicular. O forame apical também pode ser mais amplo, com canais radiculares acessórios mais numerosos e frequentemente maiores. As raízes também podem apresentar reabsorção parcial à medida que os dentes começam a sofrer esfoliação (ou rizólise), o que pode ser observado radiograficamente (ver Figura 6.27A).

A cavidade pulpar nos dentes decíduos mostra que tanto as câmaras pulpares quanto os cornos pulpares são relativamente amplos em proporção quando comparados aos dentes permanentes, especialmente os cornos pulpares mesiais dos molares decíduos

(Figura 18.5). No entanto, existe uma grande variação anatômica de tamanho e localização dessa dentição. Porém, geralmente, há um corno pulpar sob cada cúspide. Os cornos da polpa também estão mais próximos da superfície externa; as câmaras pulpares, por sua vez, são mais superficiais.

No geral, a dentina da dentição decídua é mais delgada que a dentina dos dentes permanentes. No entanto, a espessura da dentina entre as câmaras pulpares e o esmalte pode ser maior, especialmente no segundo molar inferior decíduo. O esmalte também é relativamente fino em comparação com seus equivalentes permanentes, mas tem uma espessura consistente que recobre a dentina da coroa. Os dentes decíduos também apresentam uma coloração do esmalte mais esbranquiçada que os dentes permanentes, devido ao aumento da opacidade do esmalte que recobre a dentina mais amarelada subjacente. Além disso, deve-se observar que os prismas de esmalte da região cervical são direcionados no sentido oclusal.

Considerações clínicas sobre a dentição decídua

Pacientes infantis e seus adultos responsáveis, às vezes, desconsideram a importância dos dentes da dentição decídua, porque sabem que eles são temporários e acreditam que logo serão substituídos. É verdade que uma pessoa de 70 anos terá mastigado durante 91% de sua vida com os dentes permanentes e apenas 6% com a dentição decídua. Assim, geralmente, a dentição decídua atua na estética, na mastigação e na fonação de uma criança apenas entre o período de 5 a 12 anos. No entanto, esses dentes também têm a importante função de manter aberto o espaço no arco dental para a erupção dos dentes permanentes sucedâneos, os quais substituirão os dentes decíduos. Individualmente, quando presente, cada dente decíduo também funciona da mesma maneira que a sua contraparte permanente.

No passado, muitos dentes decíduos com lesão de cárie eram extraídos em vez de reparados, ação que resultava em apinhamento e potenciais complicações oclusais na dentição permanente, à medida que surgia (ver **Capítulo 20**). Pior ainda, muitos dentes decíduos com cárie eram ignorados, o que causava infecções orais graves e desconforto para o paciente pediátrico.

---

[a]N.R.T.: A crista cervical nas faces vestibular e lingual dos dentes decíduos anteriores também é chamada "anel de esmalte". A crista cervical na face vestibular do molar também é conhecida por "tubérculo molar" ou "tubérculo de Zuckerkandl".

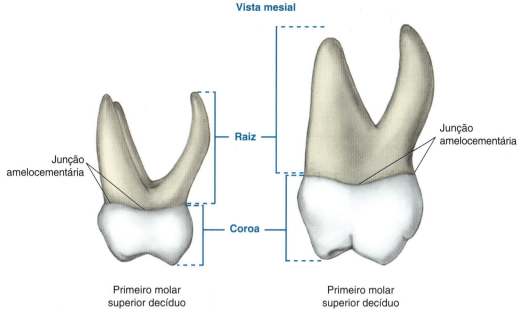

Figura 18.3 Diferenças entre as coroas e as raízes dos dentes decíduos e permanentes, especialmente as diferenças na junção amelocementária (JAC).

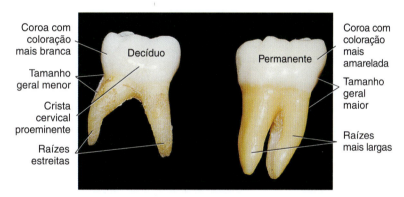

Figura 18.4 Diferenças entre os dentes decíduos e os permanentes mostradas em dentes naturais extraídos. (Cortesia de Margaret J. Fehrenbach, RDH, MS.)

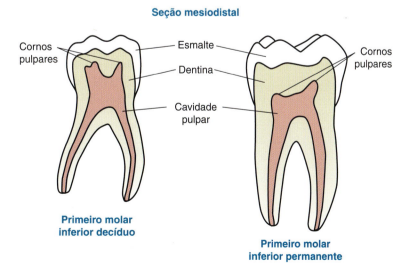

Figura 18.5 Diferenças entre as câmaras pulpares e os cornos pulpares dos dentes decíduos, relativamente grandes, e dos dentes permanentes, relativamente menores.

A relevância dos dentes decíduos, atualmente, é avaliada de maneira mais realista; com isso, mais dentes decíduos são salvos de lesões cariosas em decorrência do atendimento e do tratamento odontológico precoces. Ainda assim, o valor desses dentes deve ser transmitido aos pacientes infantis e aos seus adultos responsáveis. A supervisão dos procedimentos de higiene oral domiciliar deve começar cedo, quando os primeiros dentes decíduos irrompem na cavidade oral, para evitar a perda prematura desses dentes. Como o esmalte e a dentina são mais delgados, o risco de complicações endodônticas é maior para esses elementos dentais decíduos.

Ademais, como a câmara pulpar e os cornos pulpares também são maiores nos dentes decíduos, o risco de exposição pulpar durante o preparo cavitário pode aumentar (ver Figura 18.5 e **Capítulo 13**). Se uma pulpotomia (ou remoção parcial) precisar ser realizada em dentes decíduos, pode haver perfurações; uma pulpectomia (ou remoção completa) em molares decíduos é mais difícil de ser realizada em decorrência de os canais pulpares serem mais tortuosos e irregulares.

Qualquer exodontia e outros procedimentos cirúrgicos realizados durante o período da dentição decídua devem ser feitos com extremo cuidado, devido à presença de germes dentais da dentição permanente em desenvolvimento, situados de modo mais profundo no osso, especialmente nos segundos molares decíduos com a presença dos pré-molares (dentição permanente) entre as suas raízes (ver as Figura 6.27 e 6.28). As raízes anteriores cônicas facilitam a remoção cirúrgica, mas as raízes amplas dos molares decíduos são mais difíceis de tratar.

A saliência da crista cervical dos dentes decíduos também deve ser levada em consideração quando esses dentes estão envolvidos em qualquer procedimento restaurador, bem como na restauração de seus amplos pontos de contatos (ver Figura 18.4).

Todos esses fatores complexos que estão ligados à dentição decídua, em conjunto com o aumento da possibilidade de cuidados de higiene oral domiciliar inadequados para o paciente infantil, especialmente se não houver orientação de seus responsáveis, podem levar a lesões cariosas. O uso noturno prolongado de mamadeira com bebida causadora de cárie (cariogênica) ou a presença de açúcar na chupeta também deve ser considerado um fator etiológico para a criança com cárie aguda extensa nos dentes decíduos. Essa condição é conhecida como **cárie precoce da infância** (**CPI**), mais comumente chamada de *cárie de mamadeira* (Figura 18.6).

A primeira consulta odontológica de uma criança deve ocorrer dentro dos 6 meses após a erupção do primeiro dente decíduo, não depois de 12 meses de idade. A intenção dessa recomendação é fornecer informações aos adultos responsáveis pela criança, o que ajudará a estabelecer comportamentos preventivos positivos, prevenir problemas dentais graves e dissipar preocupações. Essa primeira visita proporciona ao dentista a oportunidade de fornecer informações básicas em tempo hábil e orientar em fazer essas consultas a cada 6 meses.

O atendimento odontológico precoce é importante não apenas para manter a dentição decídua saudável, mas também para avaliar a necessidade de qualquer tratamento ortodôntico interceptivo adequado. Isso pode incluir o uso de mantenedores de espaço, retentores e desgastes para reduzir qualquer largura estranha da coroa volumosa nas superfícies proximais bulbosas. Além disso, a remoção dos dentes decíduos retidos (ou raízes retidas), conforme necessário, pode permitir a correta sequência de erupção e o alinhamento adequado dos dentes permanentes posteriormente (ver Figura 20.4).

Os procedimentos de exodontia dos dentes decíduos devem sempre ser realizados com cautela e com a confirmação radiográfica do substituto permanente, especialmente quando se trata dos segundos molares decíduos. Se os dentes permanentes estão ausentes devido à anodontia parcial (hipodontia) – a qual pode ocorrer com os segundos pré-molares –, a exodontia do dente decíduo (principalmente do molar decíduo) deve ser evitada, pois a retenção é preferida, uma vez que esse dente decíduo pode permanecer na cavidade oral por vários anos de uso (ver Boxe 6.1B). Manchas extrínsecas extensas em dentes decíduos podem ser atribuídas à membrana Nasmyth (ver Figura 6.29).

Além disso, quando há inflamação periodontal grave com destruição na dentição decídua e/ou mista e evidência de pouco biofilme dentário – localmente ou em toda a dentição –, deve-se suspeitar de periodontite agressiva precoce ou periodontite juvenil. A intervenção precoce nessa doença periodontal grave, mas incomum, pode prevenir a futura destruição periodontal. Assim, uma sonda periodontal deve sempre estar presente na bandeja clínica odontológica durante os exames clínicos dos pacientes odontopediátricos.

DENTES INCISIVOS DECÍDUOS

Características gerais

Cada arco dental possui quatro incisivos decíduos. Como na dentição permanente, cada quadrante possui dois tipos de incisivo: incisivo central e incisivo lateral. Ambos os incisivos decíduos se assemelham a seus sucessores permanentes, com algumas exceções, como uma crista cervical mais proeminente presente nas faces vestibular e lingual. Ademais, ambos têm a mesma posição de arco, função e formato geral que os dentes permanentes e funcionam como tal por cerca de 5 anos até sua esfoliação.

Os profissionais da odontologia, às vezes, notam grandes desgastes ou atrição das cristas incisais dos incisivos decíduos por bruxismo (ranger dos dentes, transformando-se na margem incisal) e a possível formação de uma mordida topo a topo entre dentes dos arcos dentais superior e inferior. O significado desse achado e sua possível relevância para o desenvolvimento de hábitos parafuncionais durante a futura vida adulta são desconhecidos (ver Figura 18.1).

Dentes incisivos centrais superiores decíduos 51 e 61

Características específicas. Quando observada pela face vestibular, a coroa do incisivo central superior decíduo (Figura 18.7) possui maior dimensão no sentido mesiodistal que no sentido cervicoincisal, o que é o oposto do que ocorre no seu sucessor permanente. Na verdade, é o único dente anterior de qualquer uma das duas dentições que possui essa dimensão de coroa. Além disso, seus contornos mesial e distal são mais arredondados que os do incisivo central permanente, como resultado da constrição cervical. O contorno incisal é relativamente reto nessa vista, mas se inclina em direção distal com a atrição sofrida nessa superfície.

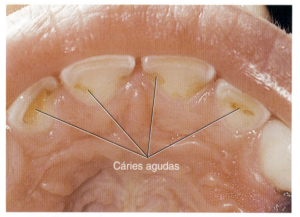

Figura 18.6 Cárie aguda na face lingual dos dentes anteriores superiores decíduos causada por cárie precoce da infância, que é mais comumente chamada de *cárie de mamadeira*. (Cortesia de Margaret J. Fehrenbach, RDH, MS.)

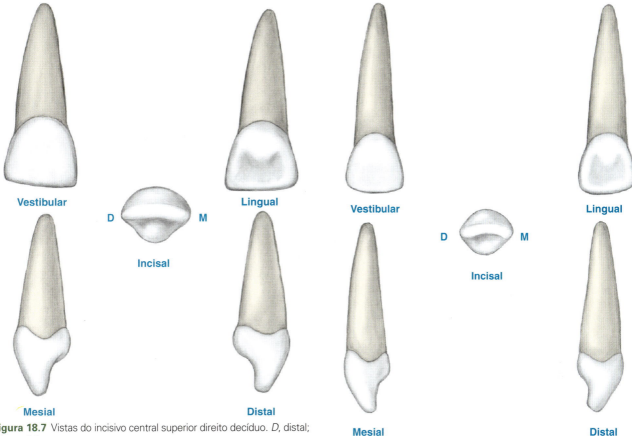

Figura 18.7 Vistas do incisivo central superior direito decíduo. *D*, distal; *M*, mesial.

Figura 18.8 Vistas do incisivo lateral direito superior decíduo. *D*, distal; *M*, mesial.

Ao contrário de seus sucessores permanentes, os incisivos centrais superiores decíduos não possuem mamelões (lóbulos), de modo que, a face vestibular permanece lisa. Ademais, raramente esses dentes apresentam depressões de desenvolvimento ou linhas de imbricação e não há fosseta evidente na face lingual. No entanto, o cíngulo e as cristas marginais na face lingual são todos mais proeminentes que no sucessor permanente, e a sua fossa lingual é mais profunda.

Ambas as faces proximais do incisivo central superior decíduo são similares. Por causa da sua coroa curta e da sua ampla dimensão no sentido vestibulolingual, a coroa parece espessa, mesmo no terço incisal. A junção amelocementária (JAC) se curva nitidamente em direção à incisal, mas não tanto quanto ocorre em seu sucessor permanente. No dente decíduo, essa curvatura é menor na face distal que na face mesial, similar ao que ocorre no sucessor permanente. Pela visão incisal, a coroa parece mais larga no sentido mesiodistal que no vestibulolingual, e a crista incisal[b] – a qual dará origem à margem incisa – parece quase reta. Geralmente, a raiz única é arredondada e afilada uniformemente até o ápice; porém, em relação ao comprimento da coroa, ela é mais longa que a do incisivo central permanente.

Dentes incisivos laterais superiores decíduos 52 e 62

Características específicas. A coroa do incisivo lateral superior decíduo (Figura 18.8) é semelhante à do incisivo central; porém, é muito menor que a coroa do central em todas as dimensões. O incisivo lateral, ao contrário do central, é maior no sentido cervicoincisal que na dimensão mesiodistal. Os ângulos incisais também são mais arredondados nas laterais, em comparação aos incisivos centrais superiores decíduos. A raiz também é semelhante à do central, mas a raiz da lateral é mais longa em termos proporcionais em relação à coroa, quando comparada às mesmas proporções do incisivo central; ademais, seu ápice é mais agudo.

Dentes incisivos centrais inferiores decíduos 71 e 81

Características específicas. A coroa do incisivo central inferior decíduo (Figura 18.9) se parece mais com a do incisivo lateral inferior decíduo que com a coroa do seu sucessor incisivo central inferior permanente ou de qualquer outro incisivo superior decíduo. Esse dente também é bastante simétrico, semelhante ao seu sucessor permanente. Ele não tem uma grande constrição na junção amelocementária (JAC) como o incisivo central superior permanente (não sucedâneo). Pela visão vestibular, a coroa se apresenta mais ampla em comparação à do seu sucessor permanente. Seus contornos mesial e distal observados por essa face vestibular também indicam que a coroa diminui uniformemente a partir das áreas de contato em direção apical.

A face lingual do incisivo central inferior decíduo é mais lisa e estreita em direção ao cíngulo proeminente. As cristas marginais são menos pronunciadas que as dos incisivos superiores decíduos; a fossa lingual também é rasa. Novamente, a curvatura da JAC na face mesial é mais pronunciada que na face distal. Pela face mesial, esse dente é muito mais largo no sentido vestibulolingual que o seu sucessor permanente.

A margem incisal é centralizada sobre a raiz pelas vistas proximal e incisal e divide o dente em metades iguais, uma metade vestibular e outra lingual. A raiz é única, longa e delgada. As faces vestibular e lingual da raiz são arredondadas, mas as faces proximais são ligeiramente achatadas.

---

[b]N.R.T.: Como a crista incisal se aplaina após a erupção, neste capítulo, iremos nos referir a ela sempre como "margem incisal".

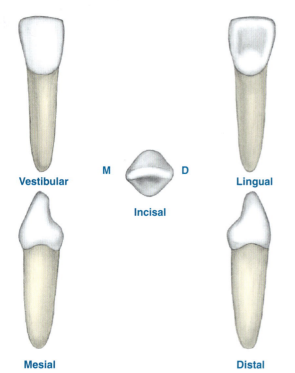

Figura 18.9 Vistas do incisivo central inferior direito decíduo. *D*, distal; *M*, mesial.

Dentes incisivos laterais inferiores decíduos 72 e 82

Características específicas. A coroa do incisivo lateral inferior decíduo (Figura 18.10) é semelhante em formato à do incisivo central inferior decíduo do mesmo arco dental, mas a coroa do lateral é mais larga e mais longa que a do central. O cíngulo também é mais desenvolvido e a fossa lingual é ligeiramente mais profunda que a do incisivo central.

A margem incisal se inclina distalmente e seu ângulo distoincisal é mais arredondado, assim como a margem distal. Pela visão incisal, a coroa não é tão simétrica quanto a coroa do incisivo central, pois o cíngulo apresenta-se deslocado em sentido distal, de modo que possui a mesma posição do cíngulo que seu sucessor permanente. A raiz pode exibir uma curvatura distal em seu terço apical e, normalmente, ela possui um sulco longitudinal distal.

DENTES CANINOS DECÍDUOS

Características gerais

Existem quatro caninos decíduos, dois em cada arco dental, um em cada quadrante. Esses caninos decíduos se assemelham, principalmente, ao contorno dos seus sucessores permanentes, com algumas exceções, como possuírem uma crista cervical mais proeminente presente apenas nas faces vestibular e lingual.

Dentes caninos superiores decíduos 53 e 63

Características específicas. A coroa do canino superior decíduo (Figura 18.11) possui uma cúspide relativamente mais longa e mais pontiaguda que a do seu sucessor permanente, quando recém-erupcionado. Os contornos mesial e distal do canino superior decíduo possuem o formato mais arredondado; entretanto, são mais salientes sobre a linha cervical. A inclinação (aresta ou declive) mesial da cúspide é mais longa que a aresta distal nesse dente, que é exatamente o oposto do canino inferior decíduo e do seu correspondente oposto permanente.

Na face lingual, o cíngulo é bem desenvolvido, assim como a crista lingual e as cristas marginais. A crista lingual se estende do cíngulo até o ápice da cúspide e divide a face lingual em duas

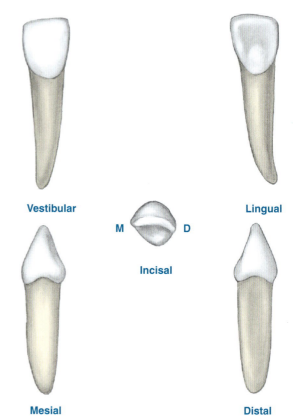

Figura 18.10 Vistas do incisivo lateral direito inferior decíduo. *D*, distal; *M*, mesial.

fossas rasas, uma fossa mesiolingual e uma fossa distolingual. Frequentemente, um tubérculo está presente sobre o cíngulo, estendendo-se do ápice da cúspide até o cíngulo.

Por uma visão incisal, a coroa possui o formato de diamante e o ápice da cúspide é ligeiramente deslocado para a distal. A raiz é duas vezes mais longa que a coroa, mais delgada que a raiz de seu sucessor permanente e é inclinada distalmente.

Dentes caninos inferiores decíduos 73 e 83

Características específicas. A coroa do canino inferior decíduo (Figura 18.12) assemelha-se à coroa do canino superior decíduo, embora algumas dimensões sejam diferentes. Esse dente é muito menor no sentido vestibulolingual. A aresta distal da cúspide é mais longa que a aresta mesial, como ocorre no canino inferior permanente.

A face lingual é mais lisa que a do canino superior decíduo e é marcada por uma fossa lingual rasa. A margem incisal do canino inferior decíduo não possui desvios e está centralizada sobre a coroa no sentido vestibulolingual. A raiz é longa, estreita e possui quase o dobro do comprimento da coroa, embora seja mais curta e mais afilada que a de um canino superior decíduo.

DENTES MOLARES DECÍDUOS

Características gerais

Existem oito molares decíduos, que são de dois tipos: os primeiros molares e os segundos molares decíduos. Um molar de cada tipo está localizado em cada um dos quadrantes de ambos os arcos dentais. Ambos possuem a posição, a função e o formato geral semelhantes a de seus dentes correspondentes permanentes e, dessa forma, funcionam como tal por aproximadamente 9 anos. Os molares decíduos, quando sofrem esfoliação, são substituídos pelos pré-molares permanentes. No entanto, nenhum dos primeiros molares decíduos se parece com

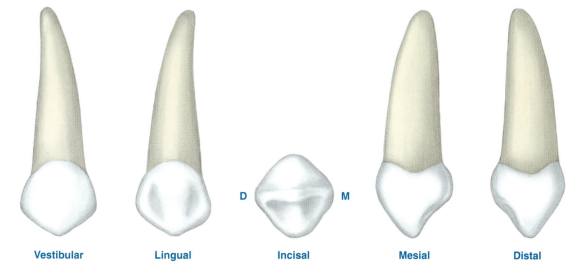

Vestibular　　Lingual　　Incisal　　Mesial　　Distal

Figura 18.11 Vistas do canino superior direito decíduo. *D*, distal; *M*, mesial.

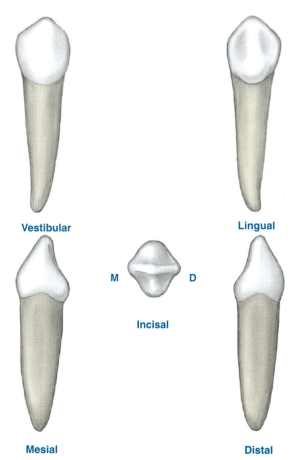

Mesial　　Distal

Figura 18.12 Vistas do canino inferior direito decíduo. *D*, distal; *M*, mesial.

qualquer outro dente de qualquer uma das dentições; apesar disso, a coroa de cada segundo molar decíduo em ambos os arcos dentais se assemelha à coroa dos primeiros molares da dentição permanente, os quais irromperão distalmente aos segundos molares decíduos. A coroa de cada dente molar decíduo é mais curta no sentido oclusocervical que no mesiodistal (ver Figura 18.4). Uma crista cervical proeminente está presente nas faces vestibulares (bossa vestibular).

A face oclusal anatômica (mesa oclusal) de um molar decíduo é mais estreita no sentido vestibulolingual que a de um molar permanente, como uma corda ao redor de uma cerca (ver Figura 18.13 para exemplo). Essa constrição se deve ao fato de as faces vestibular e lingual do molar decíduo serem mais planas a partir da curvatura da junção amelocementária (JAC); assim, a face oclusal anatômica fica mais estreita. A anatomia oclusal das cúspides também não é tão pronunciada como ocorre nos dentes sucessores permanentes.

As raízes dos molares se afastam além dos limites dos contornos da coroa, de modo que se separam amplamente (ver Figura 18.4). Dessa forma, há um espaço adicional disponível entre as raízes para o desenvolvimento mais profundo das coroas dos pré-molares permanentes. Cada um dos molares decíduos possui um bulbo radicular curto, assim como os dentes posteriores permanentes; as raízes se ramificam a uma curta distância da base da coroa (ou da JAC). Assim, os molares decíduos são mais largos no sentido mesiodistal que os dentes pré-molares, criando em cada caso um espaço para o desenvolvimento e a erupção dos pré-molares nos arcos dentais.

Dentes primeiros molares superiores decíduos 54 e 64

Características específicas. A coroa do primeiro molar superior decíduo (Figura 18.13) não se parece com nenhuma outra coroa em qualquer uma das dentições. Pela visão da face vestibular, os contornos mesial e distal são arredondados e constritos na junção amelocementária (JAC). A JAC na metade mesial da face vestibular se curva ao redor de uma crista cervical vestibular (bossa vestibular) extremamente proeminente. A altura da crista da curvatura vestibular (altura do contorno vestibular) está localizada no terço cervical, enquanto, na face lingual, ela está no terço médio.

A face oclusal anatômica do primeiro molar superior decíduo pode ter quatro cúspides: mesiovestibular, mesiolingual, distovestibular e distolingual; entre elas, as duas cúspides mesiais são as maiores, enquanto as duas cúspides distais são bem menores. Esse dente também pode ter apenas três cúspides, uma vez que a cúspide distolingual pode estar ausente. A face oclusal anatômica também tem uma crista transversal extremamente proeminente. Além disso, uma crista oblíqua se estende entre a cúspide mesiolingual e a cúspide distovestibular; no entanto, ela não é tão proeminente quanto a de seu correspondente permanente.

O dente também exibe um padrão de sulco de desenvolvimento no formato da letra "H" e três fossas: central, triangular mesial e triangular distal. O sulco central conecta a fosseta central com a fosseta mesial e distal em cada extremidade da face oclusal anatômica.

O sulco vestibular se origina na fosseta central da face oclusal anatômica e se estende à face vestibular, de modo que separa as cúspides mesiovestibular e distovestibular. A fossa triangular distal contém o sulco disto-oclusal, o qual se estende obliquamente e

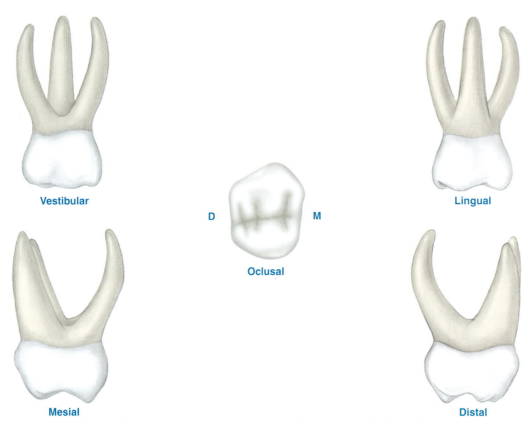

Figura 18.13 Vistas do primeiro molar superior direito decíduo. *D*, distal; *M*, mesial.

está paralelo à crista oblíqua, imediatamente distal a ela. Os sulcos vestibular e disto-oclusal permanecem localizados apenas na face oclusal anatômica, ao contrário do que ocorre no seu correspondente permanente.

Os primeiros molares superiores decíduos têm número e posição de raízes iguais em comparação aos molares superiores permanentes. As três raízes são mais delgadas e se afastam mais umas das outras, de forma bem divergente à do molar permanente; além disso, o bulbo radicular é mais curto. A raiz mesiovestibular é mais ampla no sentido vestibulolingual que a raiz distovestibular, ao passo que a raiz lingual é a mais longa e mais divergente.

Dentes segundos molares superiores decíduos 55 e 65

Características específicas. O segundo molar superior decíduo (Figura 18.14) é maior que o primeiro molar superior. Esse dente se assemelha mais ao formato do primeiro molar superior permanente; entretanto, é menor em todas as suas dimensões. Assim, geralmente exibe uma cúspide de Carabelli, a quinta cúspide menor, como aparece no dente correspondente na dentição permanente.

Dentes primeiros molares inferiores decíduos 74 e 84

Características específicas. O primeiro molar inferior decíduo (Figura 18.15) apresenta uma coroa diferente de qualquer outro dente de ambas as dentições. Esse dente possui uma crista cervical vestibular proeminente (bossa vestibular), que também está localizada na metade mesial da face vestibular, semelhante aos outros molares decíduos. A altura da crista da curvatura no contorno vestibular está no terço cervical, enquanto a altura da crista da curvatura lingual está no terço médio. O ângulo da aresta mesiolingual da coroa é mais arredondado que qualquer outra aresta.

O dente possui quatro cúspides, dentre as quais as cúspides mesiais são as maiores. A cúspide mesiolingual é longa, pontiaguda e angulada na face oclusal anatômica. Uma crista transversal se estende da cúspide mesiovestibular até a mesiolingual. O dente possui duas raízes que estão posicionadas de forma semelhante às dos molares inferiores permanentes.

Dentes segundos molares inferiores decíduos 75 e 85

Características específicas. O segundo molar inferior decíduo (Figura 18.16) é maior que o primeiro molar inferior decíduo. O dente se assemelha mais à forma do primeiro molar inferior permanente, que irrompe de modo distal ao segundo molar inferior decíduo, por apresentar cinco cúspides. Entretanto, as três cúspides vestibulares são praticamente iguais em tamanho e, no geral, esse segundo molar inferior decíduo apresenta uma coroa com formato ovalado vista a partir da sua face oclusal.

Considerações clínicas sobre os molares decíduos. Pacientes infantis no período de dentição mista e seus responsáveis podem não notar a presença do primeiro molar permanente recém-erupcionado em qualquer um dos arcos dentais, uma vez que, quando ele irrompe, parece semelhante ao segundo molar decíduo, maior e adjacente a ele (Figura 18.17). Essas crianças e seus responsáveis devem ser lembrados de que, para durar toda a vida, esses novos dentes permanentes posteriores requerem cuidados de higiene oral domiciliares diligentes e podem precisar de selantes de esmalte aplicados em sua face oclusal.

A maior divergência das raízes nos molares decíduos, associada a seu formato estreito e ao curto bulbo radicular, torna os molares decíduos suscetíveis a fraturas durante os procedimentos de exodontia (ver Figura 18.4). Os profissionais da odontologia também devem lembrar que a esfoliação dos dentes decíduos é um processo intermitente com a reabsorção dos tecidos dentais, seguida de aposição de tecido ósseo em áreas reabsorvidas. Um dente decíduo amolecido pode permanecer inserido e, portanto, pode não estar tão pronto para exodontia, um procedimento que sempre deve ser considerado com cautela nesses pacientes pediátricos (consulte a discussão anterior e o **Capítulo 6**).

CAPÍTULO 18 Dentes Decíduos 291

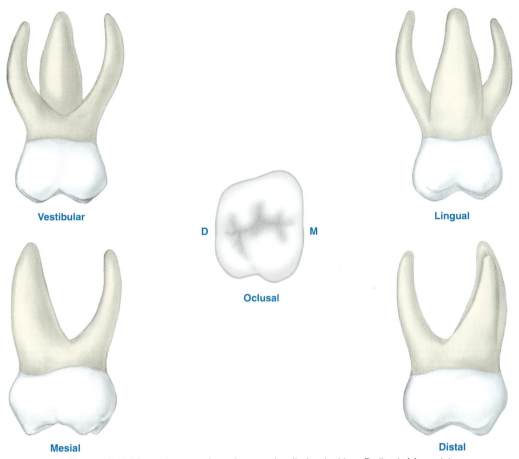

Figura 18.14 Vistas do segundo molar superior direito decíduo. *D*, distal; *M*, mesial.

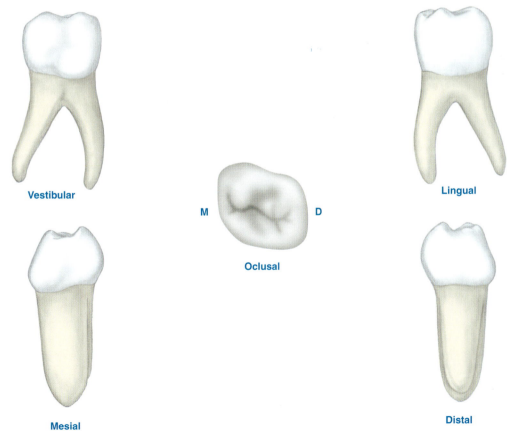

Figura 18.15 Vistas do primeiro molar inferior direito decíduo. *D*, distal; *M*, mesial.

292 PARTE 4 Anatomia Dental

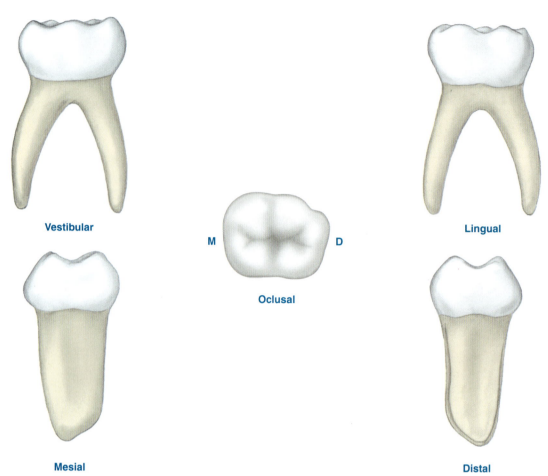

Figura 18.16 Vistas do segundo molar inferior direito decíduo. *D*, distal; *M*, mesial.

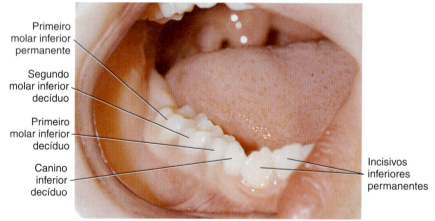

Figura 18.17 Dentição mista com a erupção do primeiro molar inferior permanente distal ao segundo molar inferior decíduo. Observe que o primeiro molar permanente recém-irrompido pode ser difícil de discernir, pois é semelhante ao segundo molar decíduo adjacente, já irrompido. (Cortesia de Margaret J. Fehrenbach, RDH, MS.)

Articulação Temporomandibular

OBJETIVOS DO APRENDIZADO

1. Definir as palavras-chave deste capítulo.
2. Localizar e identificar os pontos de referência anatômicos específicos da articulação temporomandibular em um diagrama, em um crânio e no paciente.
3. Descrever os aspectos histológicos de cada componente da articulação temporomandibular e correlacionar com as características clínicas.
4. Descrever os movimentos da articulação temporomandibular, bem como demonstrá-los no crânio, em um modelo de dentição e no paciente.
5. Discutir as considerações clínicas sobre as patologias articulares e os distúrbios da articulação temporomandibular, de modo que as integre aos cuidados do paciente.

PROPRIEDADES DA ARTICULAÇÃO TEMPOROMANDIBULAR

A articulação temporomandibular (ATM) é uma articulação localizada em cada lado da cabeça, permitindo o movimento da mandíbula durante a mastigação e a fala, assim como os movimentos respiratórios; é o conjunto de articulações mais complexo do corpo humano. A ATM pode ser palpada em posição imediatamente anterior a cada orelha (ver Figura 1.3).

Os pacientes podem apresentar desordens associadas à ATM, o que será discutido posteriormente neste capítulo. Assim, os profissionais da área odontológica devem compreender a anatomia, a histologia e os movimentos da ATM antes de serem capazes de reconhecer quaisquer distúrbios associados a essa articulação.

A ATM se desenvolve entre a 11ª e a 12ª semana do desenvolvimento pré-natal, durante o crescimento de ligamentos, músculos e ossos associados à articulação, bem como das cavidades articulares e do disco articular.

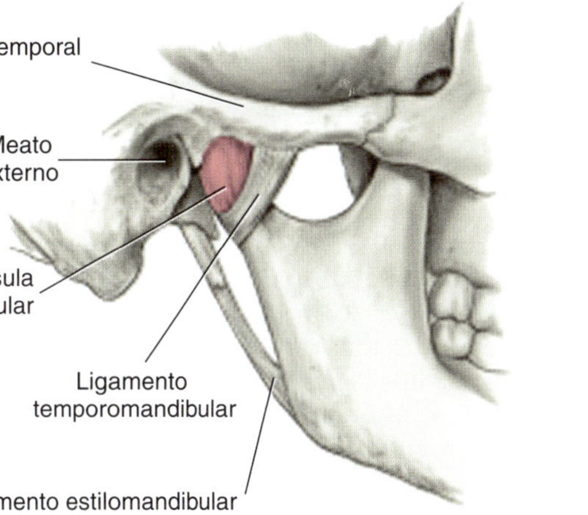

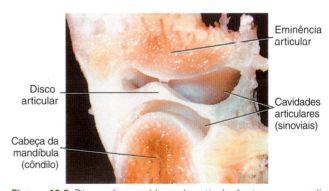

Figura 19.1 Articulação temporomandibular e seus componentes ósseos associados. (De Fehrenbach MJ, Herring SW. *Illustrated Anatomy of the Head and Neck*. 5th ed. St. Louis: Elsevier; 2017.)

OSSOS ENVOLVIDOS

A ATM é a articulação presente entre os ossos temporais e a mandíbula em cada lado da cabeça (Figura 19.1). Conhecer a anatomia básica dos ossos é necessário para o profissional da odontologia, bem como conhecer a histologia envolvida e as ações da ATM.

OSSO TEMPORAL

A face articular da ATM no osso temporal está localizada na face inferior desse osso (Figura 19.2). Essa face da articulação inclui a eminência articular do osso temporal e a fossa articular. A **eminência articular** é uma protuberância arredondada de superfície lisa na face inferior do processo zigomático e está em posição anterior à fossa articular.

A **fossa articular** (ou fossa mandibular), embora seja posterior à eminência articular, é uma depressão na face inferior do osso temporal; também é posterior e medial ao arco zigomático (ver Figura 1.3). Ainda mais posteriormente à fossa articular existe uma crista mais nítida, o **processo retroarticular** (pós-glenoide).

O osso temporal consiste em um osso compacto sobreposto à substância óssea esponjosa (Figura 19.3; consulte o **Capítulo 8**). A superfície mais externa do osso compacto é recoberta de

Figura 19.2 Dissecção em bloco da articulação temporomandibular. (De Nanci A. *Ten Cate's Oral Histology*. 9th ed. St. Louis: Elsevier; 2018.)

periósteo. Como em todos os ossos, a parte mais interna é formada por cavidades medulares revestidas de endósteo e preenchidas por medula óssea. A superfície de articulação do osso temporal é recoberta de fibrocartilagem imediatamente sobreposta ao periósteo.

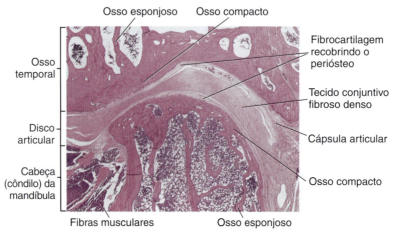

Figura 19.3 Seção sagital da articulação temporomandibular, incluindo a face articular do osso temporal, a face articular da cabeça e da mandíbula (côndilo), o disco articular e a cápsula articular. (Cortesia do Major M. Ash, Jr.)

MANDÍBULA

A mandíbula se articula com cada osso temporal na cabeça de cada um de seus **côndilos mandibulares** (cabeça da mandíbula), diretamente pela sua face articular, que possui histologia semelhante à face articular do osso temporal. Em um adulto maduro, cada côndilo consiste em osso compacto sobreposto ao osso esponjoso (ver Figuras 19.2 e 19.3). O periósteo recobre o osso compacto do côndilo; o endósteo e a medula óssea ficam localizados na sua parte mais interna. Assim, a fibrocartilagem recobre o periósteo na face de articulação do côndilo.

No entanto, em contraste com a face articular do osso temporal, um centro de crescimento está localizado na cabeça de cada processo condilar da mandíbula antes de o indivíduo atingir a maturidade (Figura 19.4). Esse centro de crescimento consiste em cartilagem hialina abaixo do periósteo na face articular do côndilo. Ele é o último centro de crescimento ósseo remanescente no corpo e é multidirecional em sua capacidade de crescimento, ao contrário de um osso longo típico.

Essa área de cartilagem no interior do osso aumenta o osso em comprimento por crescimento aposicional, conforme o indivíduo cresce até a maturidade. Com o tempo, a cartilagem hialina é substituída pelo osso por meio da ossificação endocondral (ver Figura 8.13). Esse centro de crescimento no côndilo da mandíbula permite o aumento do comprimento da mandíbula, o qual é necessário para abrigar os dentes permanentes, que são maiores, bem como para acompanhar a maior capacidade de crescimento do crânio da criança até atingir a idade adulta. Esse crescimento da mandíbula também influencia o formato geral da face; o padrão de crescimento é monitorado e direcionado, quando necessário, durante o tratamento ortodôntico (ver **Capítulo 20**). Quando um indivíduo atinge a maturidade total, o centro de crescimento do osso dentro do côndilo desaparece.

CÁPSULA ARTICULAR

Uma **cápsula articular** envolve completamente a ATM (Figura 19.5; ver Figuras 19.1 e 19.3). Para fazer isso, a cápsula envolve a margem da eminência articular do osso temporal e da fossa articular superiormente. Inferiormente, a cápsula envolve a circunferência do côndilo mandibular, ao nível do colo da mandíbula, mas, anterior e medialmente, fixa-se apenas à margem da superfície articular do côndilo.

A cápsula articular possui duas camadas (folhetos ou, como chamado por alguns, membranas). A camada externa é um tecido conjuntivo fibroso firme e é reforçada pelos ligamentos circundantes associados

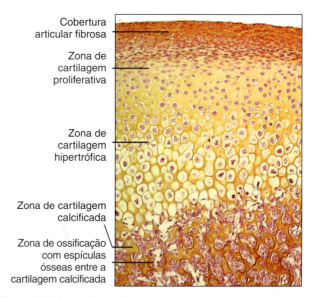

Figura 19.4 Corte feito pelo centro de crescimento do côndilo da mandíbula, com ossificação endocondral da cartilagem hialina na cabeça do processo condilar por crescimento intersticial. (De Nanci A. *Ten Cate's Oral Histology.* 9th ed. St. Louis: Elsevier; 2018.)

à articulação. A camada interna é uma **membrana sinovial**, a qual consiste em uma delgada camada de tecido conjuntivo que contém nervos e vasos sanguíneos. Os vasos sanguíneos da membrana sinovial produzem **líquido sinovial**. Esse líquido é uma substância espessa e viscosa, que preenche a cavidade articular, lubrifica-a e fornece nutrientes para as partes avasculares do disco articular (discutido a seguir).

DISCO ARTICULAR

Um **disco articular** está presente em cada uma das articulações entre o osso temporal e o côndilo da mandíbula (Figura 19.6; ver Figuras 19.2 e 19.3). Tanto em seção sagital quanto em seção transversal, cada disco se apresenta como um capuz sobre o côndilo da mandíbula, com sua face superior côncavo-convexa na direção anterior para posterior, e com sua face inferior côncava.[a] Como é

---

[a]N.R.T.: Alguns autores descrevem simplesmente que o formato do disco articular é bicôncavo.

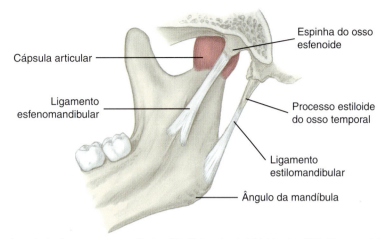

Figura 19.5 Cápsula articular da articulação temporomandibular. (De Fehrenbach MJ, Herring SW. *Illustrated Anatomy of the Head and Neck*, 5th ed. St. Louis: Elsevier; 2017.)

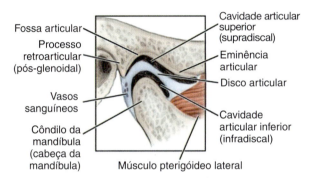

Figura 19.6 Disco articular da articulação temporomandibular e suas duas cavidades articulares (sinoviais). (De Fehrenbach MJ, Herring SW. *Illustrated Anatomy of the Head and Neck*. 5th ed. St. Louis: Elsevier; 2017.)

mostrado, essa forma do disco corresponde ao formato dos dois ossos articulares adjacentes da ATM, adaptando-se entre eles, e está relacionada com os movimentos normais das articulações. Dessa maneira, ele funciona como uma almofada deformável entre as superfícies articulares não congruentes dos ossos da articulação.

O disco articular divide completamente a ATM em dois compartimentos. Esses dois compartimentos são considerados **cavidades articulares** ou **sinoviais**, de modo que uma é a cavidade sinovial superior (supradiscal) e, a outra, inferior (infradiscal). A membrana sinovial que reveste a cápsula articular produz o líquido sinovial, que preenche e fica contido nessas duas cavidades.

O disco articular não está solto entre os dois ossos, mas fixado aos polos lateral e medial do côndilo da mandíbula. No entanto, o disco não está diretamente ligado ao osso temporal anteriormente, mas de modo indireto por meio da cápsula articular. Posteriormente, o disco divide-se em duas áreas ou lâminas. A lâmina superior dessa zona posterior do disco está ligada ao processo retroarticular (pós-glenoidal) do osso temporal, e a lâmina inferior está ligada ao colo da mandíbula (no processo condilar da mandíbula). Por meio dessas duas lâminas, o disco funde-se com a cápsula articular nesses dois pontos. Essa área posterior de fixação do disco à cápsula é uma das regiões onde os nervos e vasos sanguíneos do periósteo dos dois ossos entram na articulação.

O próprio disco articular consiste em tecido conjuntivo denso (Figura 19.7), que inicialmente não contém nenhuma cartilagem, ao contrário de outros discos articulares. A região central do disco é avascular (sem vasos sanguíneos) e carece de inervação; em contraste, a região periférica possui vasos sanguíneos e nervos. Poucas células estão presentes na região periférica, mas as células presentes incluem fibroblastos e leucócitos. A região central também é mais fina, porém de consistência mais densa em comparação à região periférica, que é mais espessa, mas possui uma consistência mais macia. O líquido sinovial nas cavidades articulares fornece a nutrição para a região central do disco, que é avascular. Com o envelhecimento, todo o disco se afina e pode sofrer adição de cartilagem na região central, mudanças que podem levar a um prejuízo na movimentação da articulação (discutida em seguida).

MOVIMENTOS ARTICULARES

Dois tipos básicos de movimento da mandíbula são realizados pela ATM e seus **músculos mastigatórios** associados: o movimento de deslizamento (translação) e o movimento de rotação (Figuras 19.8 e 19.9; Tabelas 19.1 e 19.2). Esses músculos estão envolvidos na mastigação por meio desses dois movimentos.

O *movimento de deslizamento* da ATM ocorre, principalmente, entre o disco e a eminência articular do osso temporal na cavidade articular superior (supradiscal), com o disco preso no côndilo da mandíbula, movendo-se para frente ou para trás, para baixo ou para cima na eminência articular. O movimento de deslizamento permite que a mandíbula se mova para frente ou para trás. O deslocamento da mandíbula para frente é denominado **protrusão da mandíbula** (ou propulsão da mandíbula), como alguns autores preferem chamar (ver Figura 20.15). O deslocamento da mandíbula para trás é nomeado **retração da mandíbula** (ou retrusão da mandíbula).

O *movimento rotacional* da ATM ocorre, principalmente, entre o disco articular e o côndilo da mandíbula na cavidade articular inferior (compartimento infradiscal). O eixo de rotação do disco fixado no côndilo da mandíbula é aproximadamente transversal e os movimentos realizados são de depressão ou elevação da mandíbula. A **depressão da mandíbula** é o abaixamento da mandíbula. A **elevação da mandíbula** é a subida dela.

Com esses dois tipos de movimento, deslizamento e rotação, e com o trabalho em conjunto das ATMs direita e esquerda, os movimentos mais sutis da mandíbula podem ser realizados. Isso inclui abrir e fechar a boca e deslocar a mandíbula paras os lados (lateralidades).

A abertura da boca, que ocorre durante a mastigação, a fala e os movimentos respiratórios, envolve tanto o abaixamento quanto a protrusão da mandíbula. Quando a boca se fecha, ocorre a elevação

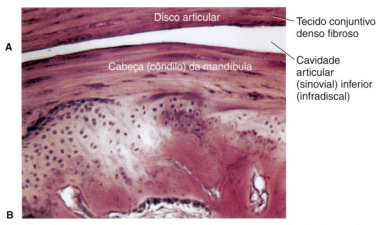

Figura 19.7 Aspecto microscópico da articulação temporomandibular de (**A**) uma seção inferior do disco articular e (**B**) da cabeça da mandíbula. (Cortesia do Major M. Ash, Jr.)

e a retração da mandíbula. Portanto, a abertura e o fechamento natural da boca envolvem uma combinação de movimentos de deslizamento e rotação das ATMs em suas respectivas cavidades articulares. O disco fixado ao côndilo da mandíbula desliza na fossa articular na cavidade articular superior, de modo que se move para frente ou para trás na eminência articular. Aproximadamente ao mesmo tempo, o côndilo da mandíbula gira contra o disco na cavidade articular inferior.

O **desvio lateral da mandíbula**, lateralidade ou excursão lateral, envolve o deslocamento da mandíbula para um lado, o que ocorre durante a mastigação (ver Figura 20.13). A lateralidade envolve movimentos de deslizamento e rotação das ATMs contralaterais em suas respectivas cavidades articulares. Durante esse desvio lateral, o disco preso ao côndilo da mandíbula de um lado desliza anterior e medialmente na eminência articular na cavidade articular superior, enquanto o disco e o côndilo da mandíbula, do outro lado, permanecem em uma posição relativamente estável na fossa articular do osso temporal, girando apenas ligeiramente. Esses movimentos produzem uma rotação do côndilo da mandíbula de um lado em torno do côndilo contralateral mais estável.

Durante a mastigação, o golpe mais forte (quando os dentes trituram o alimento) envolve um movimento a partir de uma posição lateral que é desviada de volta à linha mediana. Se a comida estiver do lado direito da boca, a mandíbula é desviada para esse lado. O golpe de força retorna a mandíbula para o centro e, portanto, o movimento que ocorre é para a esquerda e envolve a retração do mesmo lado, o esquerdo; a situação inversa ocorre se a comida estiver no lado esquerdo da boca.

 Considerações clínicas sobre patologias articulares

Os pacientes podem apresentar patologias associadas a uma ou a ambas as ATMs, conhecidas como **desordem temporomandibular (DTM)** (disfunção ou distúrbio). É a causa mais comum de dor facial após a dor de dente. Pacientes com DTM podem apresentar sensibilidade articular crônica, inchaços (tumefações ou edemas) e espasmos musculares dolorosos. Eles também podem ter dificuldades para movimentar a articulação, o que acarreta uma abertura bucal limitada ou desvios laterais da mandíbula. Em uma articulação saudável, as superfícies que entram em contato umas com as outras (osso e cartilagem) não possuem receptores para captar estímulos de dor e transmiti-los. A dor, portanto, origina-se dos tecidos moles circundantes. Quando os receptores de uma dessas áreas são acionados, a dor causa um reflexo que limita o movimento da mandíbula. Além disso, a inflamação das articulações pode causar dor constante, mesmo sem o movimento da mandíbula.

O reconhecimento da DTM inclui a palpação da articulação enquanto o paciente realiza todos os movimentos articulares, bem como dos músculos associados da mastigação. A ATM é palpada lateralmente na cabeça, em uma depressão inferior ao arco zigomático, cerca de 1 a 2 cm anteriormente ao trago de cada orelha. A face posterior da articulação é palpada por meio do conduto auditivo externo do meato acústico externo. A articulação deve ser palpada nas posições da boca aberta e fechada e também com as movimentações lateral e posterior da mandíbula. Ao palpar, o dentista clínico deve sentir o espasmo muscular, a sensibilidade muscular ou articular e os ruídos articulares (sons articulares). Os músculos palpados como parte do exame completo da ATM são masseter, temporal, pterigóideo medial, pterigóideo lateral e esternocleidomastóideo.

Todos os sinais e sintomas relacionados com a DTM, como a amplitude de abertura da boca e a intensidade da dor facial, também devem ser anotados no prontuário do paciente, assim como qualquer hábito parafuncional e doenças sistêmicas relacionadas. Para auxiliar no diagnóstico, geralmente é feita uma radiografia tradicional do crânio.

No entanto, quando o tratamento conservador não conseguir ser eficiente e um tratamento mais invasivo for indicado, exames diagnósticos altamente sensíveis – como tomografia computadorizada (TC) ou ressonância magnética (RM) – são indicados (Figura 19.10). A TC é considerada o padrão-ouro para avaliação de estruturas ósseas e o exame de imagem de primeira escolha para traumas faciais, enquanto a RM é considerada, de forma similar, para o estudo dos tecidos moles. Os dois métodos costumam se complementar no estudo das alterações da ATM, de modo que constituem ferramentas importantes para o diagnóstico diferencial muscular e articular.

Contudo, recentemente, a tomografia computadorizada de feixe cônico (TCFC) tornou-se uma ferramenta de diagnóstico popular, principalmente por causa de sua conveniência, sua precisão e seu custo reduzido. As TCFCs são *scanners* ideais para uso em consultório dental, capazes de fornecer observações tomográficas com reconstruções tridimensionais dos côndilos da mandíbula e das eminências articulares (ver Figura 19.10). Para a DTM, combinar a varredura da TCFC com *software* de imagem de reconstrução tridimensional permite que o dentista avalie com mais precisão as alterações condilares.

Muitas controvérsias estão associadas à etiologia dessas desordens. A DTM é uma desordem heterogênea e complexa que envolve muitos fatores, como estresses comportamentais e hábitos parafuncionais (apertamento e/ou bruxismo [ranger dos dentes]) (ver **Capítulo 20**). Traumas na mandíbula podem causar DTM, de forma que o disco adere às superfícies ósseas; no entanto, esse não é o fator etiológico mais comum, como são o estresse e os hábitos parafuncionais. Tração da mandíbula (o que causa hábitos incomuns de fala e mastigação), mastigação excessiva (como com chicletes ou ao roer unhas) e tamanho e dureza dos alimentos ingeridos são outros fatores a serem considerados. A má postura também pode ser um fator importante para os sintomas da ATM. Por exemplo, manter a cabeça posicionada mais para a frente, enquanto faz uso do computador o dia todo, tensiona os músculos da face e do pescoço.

Doenças sistêmicas (como artrite) podem envolver partes da ATM e contribuir para a DTM (ver Figura 19.10). O envelhecimento do disco articular, que causa desgaste e endurecimento, também pode ser um fator etiológico para DTM; entretanto, a DTM geralmente não piora com o avançar da idade.

Nem todos os pacientes com DTM apresentam alterações intra-articulares, como no disco articular ou na própria articulação; a maioria dos sintomas parece originar-se dos músculos.

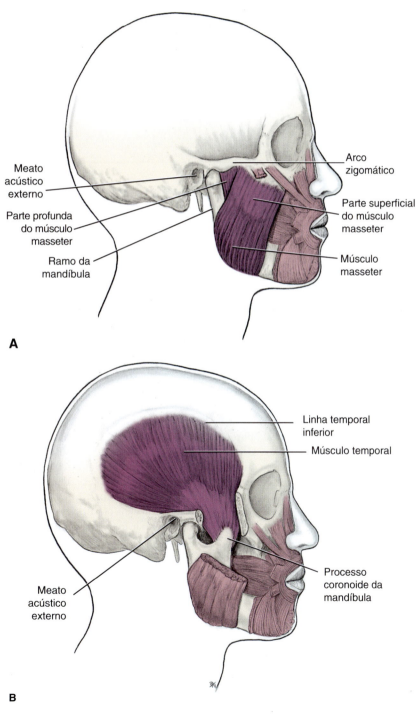

Figura 19.8 Músculos da mastigação. **A.** Músculo masseter. **B.** Músculo temporal. (**A** e **B**, de Fehrenbach MJ, Herring SW. *Illustrated Anatomy of the Head and Neck*. 5th ed. St. Louis: Elsevier; 2017.) (*Continua*)

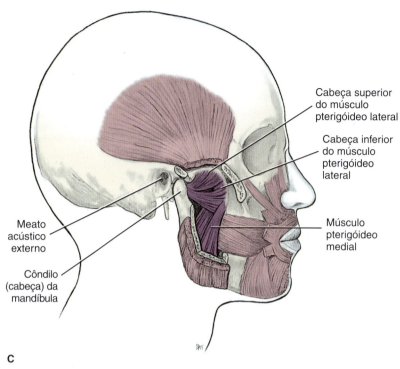

Figura 19.8 (*Continuação*) **C.** Músculos pterigóideos medial e lateral.

A dor muscular, às vezes, pode estar associada a pontos-gatilho musculares, o que é conhecido como síndrome da dor miofascial (SDM). Esses pontos-gatilho podem ser localizados por palpação digital, tanto intraoral quanto extraoral. Os estudos não sustentam que as DTMs causam diretamente otalgias (dores na orelha ou no "ouvido"), cefaleias (dores de cabeça), cervicalgias (dores no pescoço), lombalgias (dores nas costas) ou instabilidades. Entretanto, episódios cíclicos de DTM e outros incidentes de dor corporal crônica são comumente encontrados na população que apresenta DTM.

Os ruídos (sons) provenientes das articulações podem ocorrer devido ao deslocamento do disco, pois a parte posterior dele fica momentaneamente presa entre a cabeça do côndilo da mandíbula e a eminência articular do osso temporal. Os ruídos articulares não são um indicador confiável de DTM, porque podem mudar com o tempo em um mesmo paciente. O estalido, a crepitação (rangido) e os estouros da articulação durante o movimento, que são comumente presentes na DTM, também são encontrados em pessoas sem DTM. Em casos isolados de dor e disfunção miofascial, geralmente a sensibilidade e o clique das articulações estão ausentes.

Muitas controvérsias cercam o tratamento da DTM, e menos da metade dos pacientes com DTM procura tratamento para essa desordem. Os estudos mais recentes determinaram que a má-oclusão e as discrepâncias oclusais não estão envolvidas na maioria dos casos de DTM, mas a falta de sobremordida (trespasse vertical ou *overbite*) pode ser um fator aditivo. Dessa maneira, o ajuste oclusal, o reposicionamento da mandíbula e o tratamento ortodôntico não são os tratamentos de escolha para todos os pacientes com DTM, nem esses tratamentos parecem prevenir as DTMs.

A maioria dos casos de DTM melhora ao longo do tempo com tratamentos menos onerosos e reversíveis, incluindo o tratamento adjuvante com prescrições de medicamento para dor e anti-inflamatórios não esteroidais (AINEs), o que envolve ácido acetilsalicílico ou ibuprofeno para ajudar a aliviar a dor muscular e o inchaço (edema), bem como relaxantes musculares ou injeções de anestésicos locais associados a anti-inflamatórios esteroidais nos pontos-gatilho musculares, a fim de ajudar a relaxar os músculos da mastigação com espasmo. A literatura biomédica também apoia o uso de antidepressivos para tratar dores crônicas na DTM, uma vez que é indicado que seus efeitos analgésicos são amplamente independentes de sua atividade antidepressiva. Além disso, aplicações de compressas quentes e/ou geladas na musculatura, terapia de relaxamento, gerenciamento de estresse, controle de hábitos parafuncionais, exercícios musculares caseiros moderados com miologia orofacial podem ser opções terapêuticas (ver **Capítulo 20**). Múltiplas modalidades de tratamento para DTM devem ser consideradas.

Muitos cuidados domiciliares podem prevenir e tratar problemas relacionados com a ATM, por exemplo, evitar movimentos extremos da mandíbula com alimentos duros, aprender técnicas de relaxamento para reduzir o estresse geral e a tensão muscular e manter uma boa postura, especialmente ao trabalhar com computador. Pausar frequentemente para mudar de posição e descansar os braços e as mãos pode aliviar os músculos sob estresse. É sempre importante utilizar medidas de segurança para reduzir o risco de fraturas e luxações.

Um aparelho intraoral plano, que cobre totalmente os dentes, por exemplo, uma placa estabilizadora sem reposicionamento ou uma placa miorrelaxante, geralmente é útil para controlar o bruxismo e aliviar o estresse da ATM, embora alguns indivíduos possam mordê-la com mais força, o que piora a condição. A tala anterior, que tem contato apenas com os dentes anteriores, pode ser útil se usada a curto prazo. Esses tratamentos menos custosos e reversíveis (ou seja, aqueles que não causam mudanças permanentes na mandíbula ou na dentição) apresentam o mesmo índice

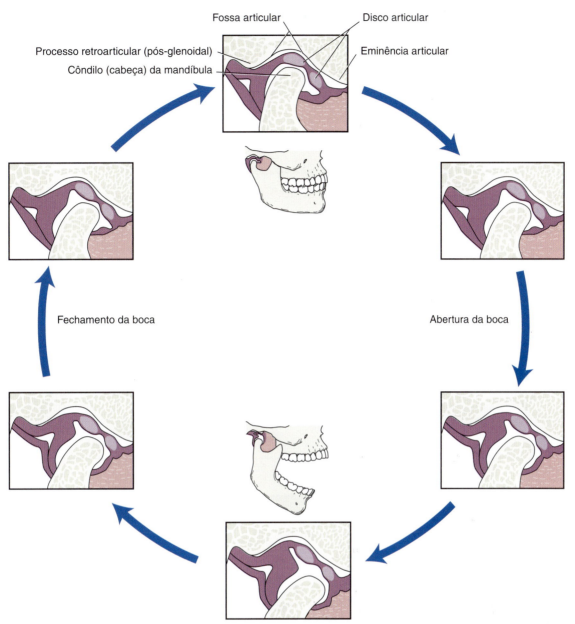

Figura 19.9 Movimento funcional do côndilo e disco da articulação temporomandibular durante a amplitude total de abertura e fechamento da boca. Observe que o disco desliza posteriormente no côndilo, conforme este último é transladado em direção anterior para fora da fossa. O movimento de fechamento é exatamente o oposto do movimento de abertura.

de sucesso que os tratamentos mais caros e irreversíveis, como a cirurgia. Assim, poucos pacientes com DTM requerem cirurgia ou outro tratamento extenso. No entanto, atualmente, a cirurgia da ATM pode ser realizada por artroscopia, com endoscópio e *lasers*. A substituição da articulação ou disco articular, de um lado ou dos dois, com implantes de ATM, é considerada um tratamento de último recurso. A engenharia de tecidos potencialmente oferece novos tratamentos para o futuro de distúrbios da articulação temporomandibular.

Um episódio agudo de DTM pode ocorrer quando um paciente abre muito a boca, o que causa máximo abaixamento e protrusão da mandíbula, como quando o indivíduo boceja ou recebe cuidados odontológicos prolongados. Isso provoca **subluxação** ou deslocamento parcial de ambas as articulações (Figura 19.11). A subluxação ocorre quando as cabeças (côndilos) da mandíbula se movem muito em sentido anterior, além da eminência articular. Então, quando o paciente tenta fechar a boca, elevando a mandíbula, as cabeças da mandíbula não conseguem se mover posteriormente, pois ambas as relações ósseas servem como barreira para prevenir essa situação, e os músculos também se tornam espásticos. O paciente passa a apresentar **trismo** ou incapacidade de abrir a boca.

O tratamento da subluxação consiste no relaxamento desses músculos e na movimentação cuidadosa da mandíbula para baixo e para trás. Assim, as cabeças mandibulares podem assumir a posição posterior usual, em relação à eminência articular, pela ação dos músculos elevadores da mastigação. Posteriormente, esses pacientes devem evitar abaixamentos extremos da mandíbula, como os que podem ocorrer em atendimentos odontológicos prolongados.

TABELA 19.1 Origem e inserção dos músculos da mastigação e movimentos associados à mandíbula.

Músculos	Origem	Inserção	Movimentos realizados pela mandíbula
Masseter	Parte superficial: processo zigomático da maxila e dois terços anteriores da margem inferior do arco zigomático	Parte superficial: ângulo da mandíbula	Contração bilateral: elevação da mandíbula durante o fechamento da boca
	Parte profunda: terço posterior e face medial do arco zigomático	Parte profunda: ramo mandibular	
Temporal	Superiormente na linha temporal inferior e inferiormente na crista infratemporal do osso esfenoidal, no interior da fossa temporal	Processo coronoide do ramo da mandíbula	Contração bilateral de todo o músculo: elevação da mandíbula durante o fechamento da boca
			Contração bilateral apenas das fibras posteriores do músculo: retração da mandíbula, para trás
Pterigóideo medial	Parte profunda: entre as lâminas do processo pterigóideo do osso esfenoide e as superfícies adjacentes	Ambas as partes: face medial do ramo da mandíbula e do ângulo da mandíbula	Contração bilateral: elevação da mandíbula durante o fechamento da boca
	Parte superficial: processo piramidal do osso palatino e tuberosidade da maxila		
Pterigóideo lateral	Cabeça superior: superfície infratemporal e crista infratemporal da asa maior do osso esfenoide	Ambas as cabeças: superfície anterior do colo do côndilo da mandíbula, na fóvea pterigoide, com suas fibras mais superiores inseridas no disco e na cápsula da articulação temporomandibular	Contração unilateral: desvio lateral da mandíbula (lateralidade); rotaciona a mandíbula para o lado contralateral
	Cabeça inferior: lâmina pterigoide lateral do processo pterigóideo do osso esfenoide		Contração bilateral: principalmente, protrusão da mandíbula (mandíbula para frente); leve depressão (abaixamento) da mandíbula durante a abertura da boca

De Fehrenbach MJ, Herring SW. *Illustrated Anatomy of the Head and Neck*. 5th ed. St Louis: Elsevier; 2017.

TABELA 19.2 Movimentos articulares.

Movimentos mandibulares	Movimentos da articulação temporomandibular	Músculos associados
Protrusão ou propulsão da mandíbula, movendo-a para frente	Deslizamento em ambas as cavidades articulares superiores (supradiscais)	Contração bilateral dos músculos pterigóideos laterais
Retração ou retrusão da mandíbula, movendo-a para trás	Deslizamento em ambas as cavidades articulares superiores (supradiscais)	Contração bilateral das fibras posteriores dos músculos temporais e supra-hióideos
Elevação e retração da mandíbula no fechamento da boca	Deslizamento em ambas as cavidades articulares superiores (supradiscais), com rotação em ambas as cavidades articulares inferiores (infradiscais)	Contração bilateral dos músculos masseter, temporais e pterigóideos mediais
Depressão (abaixamento) e protrusão das mandíbulas na abertura da boca	Deslizamento em ambas as cavidades articulares superiores (supradiscais), com rotação em ambas as cavidades articulares inferiores (infradiscais)	Contração bilateral dos músculos supra-hióideos e pterigóideos laterais
Desvio lateral (lateralidade) da mandíbula, deslocando-a ou rotacionando-a para um lado	Deslizamento em uma cavidade articular superior (supradiscal), enquanto o côndilo e o disco do lado oposto giram em torno do eixo, aproximadamente vertical, dentro da sua cavidade articular superior (supradiscais)	Contração unilateral do músculo pterigoide lateral

De Fehrenbach MJ, Herring SW. *Illustrated Anatomy of the Head and Neck*. 5th ed. St Louis: Elsevier; 2017.

CAPÍTULO 19 Articulação Temporomandibular   301

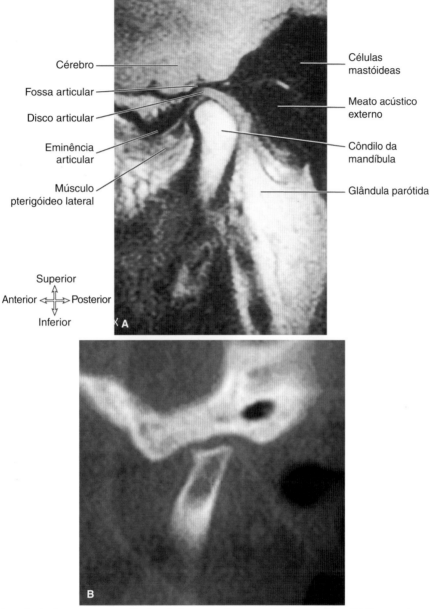

Figura 19.10 Imagens da articulação temporomandibular. **A.** Imagem de ressonância magnética (RM) coronal, que foi reconstruída como uma seção parassagital de uma articulação temporomandibular, em um indivíduo assintomático, com a boca fechada. **B.** Tomografia computadorizada de feixe cônico (TCFC) de um côndilo mandibular gravemente deformado, resultante de artrite. (**A**, de Quinn PD. *Color Atlas of Temporomandibular Joint Surgery, Mosby.* St. Louis: Elsevier; 1998. **B**, de Okeson JP. *Management of Temporomandibular Disorders and Occlusion.* 7th ed. St. Louis: Elsevier; 2013.)

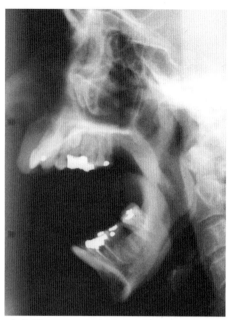

Figura 19.11 Visão radiográfica lateral de um indivíduo com deslocamento de ambas as articulações ou subluxação. (De Reynolds PA, Abrahams PH. *McMinn's Interactive Clinical Anatomy: Head and Neck*. 2nd ed. London: Mosby; 2001.)

20

Oclusão

OBJETIVOS DO APRENDIZADO

1. Definir as palavras-chave deste capítulo.
2. Descrever a oclusão e a relação de oclusão cêntrica, de modo que associe aos movimentos e aos padrões funcionais da mandíbula.
3. Discutir a forma do arco e suas fases de desenvolvimento.
4. Descrever as curvaturas e angulações dentais.
5. Discutir a relação cêntrica, a oclusão lateral, a oclusão protrusiva, a posição de repouso da mandíbula e como obter cada uma delas em um crânio, em um modelo de dentição e no paciente.
6. Demonstrar os movimentos da mandíbula relacionados à oclusão.
7. Discutir a oclusão decídua e fazer as considerações clínicas a respeito dela, integrando-as ao cuidado do paciente.
8. Identificar os principais conceitos de oclusão em diagramas, em modelo de dentição e no paciente.
9. Discutir a classificação de Angle para má-oclusão e como ela se relaciona com o atendimento do paciente, de modo que inclua as considerações clínicas sobre os hábitos parafuncionais.
10. Identificar nos modelos de dentição cada divisão da classificação de Angle para má-oclusão.
11. Demonstrar uma avaliação oclusal inicial de um paciente e registrar os achados no prontuário.

PROPRIEDADES DA OCLUSÃO

A **oclusão** é a relação de contato entre os dentes superiores e os dentes inferiores quando as maxilas e as mandíbulas estão em uma posição totalmente fechada (ou ocluída), bem como a relação entre os dentes no mesmo arco. Muitos padrões de contatos dentais são possíveis; parte da razão para a variedade é a amplitude substancial de movimento do côndilo da mandíbula (cabeça da mandíbula) no interior da articulação temporomandibular (ATM) (ver Figura 19.9).

A oclusão se desenvolve na criança quando os dentes decíduos começam a irromper. Durante esse tempo, os comportamentos motores orais começam a se desenvolver, assim como a aquisição das habilidades mastigatórias associadas. A habilidade de deglutição para acomodar o processo de mastigação começa a se desenvolver ainda no útero e é modificada continuamente no desenvolvimento, conforme a dentição decídua irrompe. A oclusão da dentição permanente em erupção depende da esfoliação dos dentes decíduos, com exceção dos molares permanentes, uma vez que eles irrompem distalmente à dentição decídua.

Fatores inter-relacionados, como a musculatura associada, padrões neuromusculares, funcionamento da ATM (ver **Capítulo 19**), funcionamento e postura da língua, comportamentos orofaciais e padrões de hábitos, estão envolvidos no desenvolvimento da oclusão. Assim, a oclusão é apenas um aspecto de todo o desenvolvimento do sistema orofacial de mastigação e de deglutição, que inclui muitos outros fatores e variáveis. Os dentes em alinhamento adequado são relativamente autolimpantes pela ação da musculatura da bochecha e dos lábios com o fluxo neutralizante da saliva sobre as superfícies dos dentes.

Uma oclusão ideal raramente existe, mas esse conceito fornece uma base para o tratamento a fim de melhorar uma oclusão inadequada. Os 138 contatos oclusais ideais na dentição permanente durante o fechamento da boca e as relações dos 32 dentes raramente são alcançados. Quando a oclusão é avaliada, a posição dos dentes na oclusão cêntrica (dentes em máxima intercuspidação habitual) serve como base de referência (discutida a seguir). Portanto, a oclusão cêntrica serve como um padrão referência para descrever uma oclusão normal.

Idealmente, uma postura cêntrica de repouso da língua, dos lábios e da mandíbula também está presente (discutida posteriormente). Para evitar desarmonias oclusais, todos os pacientes devem passar por uma avaliação oclusal antes e após a conclusão de seu plano de tratamento odontológico, com reavaliação ocorrendo regularmente.

OCLUSÃO CÊNTRICA

A **oclusão cêntrica** (**OC**), *máxima intercuspidação habitual* (MIH) ou *oclusão habitual*, é a posição voluntária da dentição que permite o máximo contato quando os dentes ocluem (Figura 20.1). É a posição de contato centralizado das faces oclusais dos dentes inferiores com as faces oclusais dos dentes superiores. A posição de oclusão cêntrica está relacionada ao funcionamento da dentição. No entanto, mesmo quando os dentes estão totalmente encaixados, as discrepâncias entre as relações da mandíbula, ATMs e/ou maxilas podem ser significativas (as discrepâncias esqueléticas serão discutidas posteriormente).

Quando os dentes estão na posição de OC, cada dente de um arco está em oclusão com outros dois no arco oposto, exceto os incisivos centrais inferiores e os terceiros molares superiores. Essa disposição serve para equilibrar as forças de impacto na oclusão. Outro benefício desse arranjo é que, se um dente for perdido em um dos arcos dentais, o alinhamento do arco oposto não é imediatamente perturbado ou prejudicado. Um antagonista permanece até que o tratamento restaurador adequado possa ser realizado.

Se um dente é perdido por um período mais prolongado, geralmente os dentes vizinhos tendem a se inclinar com a finalidade de preencher o espaço edêntulo. Os dentes tornam-se inclinados, desalinhados e ocorre a extrusão (ou supererupção) do dente oposto ao espaço (ver Figuras 17.43 e 17.56). Assim, a perda de um dente perturba as relações de contato nessa área e também nos dentes do arco dental oposto, os quais são seu(s) antagonista(s), o que pode causar alterações na oclusão de toda a dentição. Quando os pacientes discutirem com o profissional dentista sobre a substituição dos dentes, eles precisarão entender que os dentes são como blocos de construção: tire um da construção geral e toda a estrutura pode desabar; no caso da dentição, a perda dental pode resultar em desarmonias oclusais.

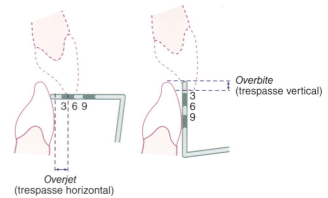

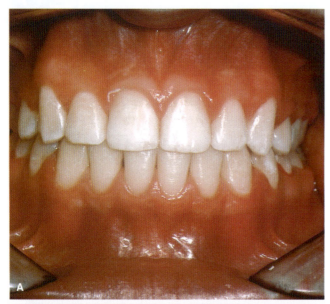

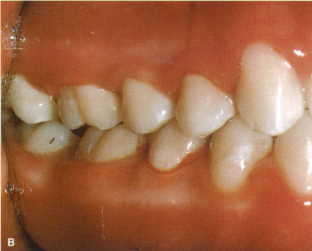

Figura 20.1 Dentição permanente em oclusão cêntrica (OC) ou em máxima intercuspidação habitual (MIH). **A.** Visão vestibular (labial). **B.** Visão vestibular (bochecha). A dentição apresenta um grau usual de sobressaliência, que é o trespasse horizontal (sobreposição horizontal) entre os dois arcos dentais. Ela também apresenta um grau normal de sobremordida, que é o trespasse vertical (sobreposição vertical) entre os dois arcos. Três segmentos para descrever a forma do arco são utilizados: anterior, médio e posterior. (Cortesia de Dona M. Seely, DDS, MSD.)

Figura 20.2 Comparação de *overjet* ou trespasse horizontal, que é a sobreposição horizontal entre os dois arcos dentais; e *overbite* ou trespasse vertical, que é a sobreposição vertical entre os dois arcos.

Além da perda do dente, a pressão anormal ou a força de movimento da língua (como ao empurrar a língua ou uma postura incorreta de repouso dela) pode criar desarmonias oclusais. Uma posição de repouso dos lábios com a boca aberta ou respiração bucal crônica resulta no selamento, ou fechamento, inadequado dos lábios, necessário para manter o equilíbrio entre os lábios e os dentes, bem como entre as estruturas orofaciais circundantes. Na maioria das vezes, isso resulta em uma posição inadequada dos dentes nos arcos dentais, o que gera uma má-oclusão (discutida posteriormente).

Quando os dentes ocluem adequadamente em OC ou MIH, o arco superior se sobrepõe horizontalmente em relação ao arco dental inferior, o que é denominado **trespasse horizontal** (*overjet* ou sobressaliência) (Figura 20.2). A quantidade de sobreposição normal do trespasse horizontal, geralmente de 1 a 3 mm, entre os segmentos anteriores dos dois arcos dentais associados a esse *overjet*, permite maior extensão da **amplitude de movimento** (AM ou ADM) da mandíbula e auxilia na manutenção ou no afastamento dos tecidos moles da cavidade oral fora do trajeto das faces funcionais dos dentes durante a mastigação. A AM é a amplitude ou a extensão máxima em que partes da ATM podem se mover ao abrir e fechar a boca, medida em graus de um círculo. Os dentes posteriores, mais fortes, relacionam-se entre si primeiramente durante o fechamento da boca.

O *overjet* (trespasse horizontal) é medido em milímetros com a ponta de uma sonda periodontal, quando o paciente está em oclusão cêntrica (OC) ou máxima intercuspidação habitual (MIH). A sonda é orientada a 90° (ângulo reto) em relação à face vestibular de um incisivo inferior, rente à margem incisal do dente incisivo superior. A medição é feita da face vestibular do incisivo inferior até a face lingual do incisivo superior. Observe que a largura vestibulolingual do incisivo superior não está incluída nessa mensuração.

Na OC, o arco dental superior também se sobrepõe verticalmente ao arco dental inferior, o que é conhecido como **trespasse vertical** (*overbite* ou sobremordida) (ver Figura 20.2). A profundidade normal da sobreposição do trespasse vertical, geralmente de 2 a 5 mm, entre os segmentos anteriores dos dois arcos dentais (sextantes anteriores), permite o contato entre os dentes posteriores durante a mastigação. Normalmente, é expressa como porcentagem em torno de 20 a 30%.

O trespasse vertical (*overbite*) também é medido em milímetros com a ponta de uma sonda periodontal, após o paciente ser colocado em OC ou MIH. A sonda é colocada na margem incisal do incisivo superior a 90° ou em ângulo reto com o incisivo inferior. Conforme o paciente abre a boca ou abaixa a mandíbula, a sonda é colocada verticalmente contra o incisivo inferior para medir a distância até a margem incisal desse dente incisivo inferior.

Quantidades excessivas de trespasse horizontal (*overjet*) ou de trespasse vertical (*overbite*) são classificadas como má-oclusão (discutida posteriormente). Quando o arco superior e seus incisivos têm uma sobreposição mais pronunciada em relação ao arco inferior e seus incisivos, isso causa uma mordida profunda ou grave (sobremordida profunda) (ver Figuras 20.24 e 20.25). Quando o inverso ocorre, o arco inferior e seus incisivos se estendem para além do perímetro do arco superior e seus incisivos, o que causa uma condição conhecida como **prognatismo** (ver Figura 20.26). Estudos mostram que as medidas do trespasse horizontal são distribuídas igualmente entre mulheres e homens, mas o trespasse vertical grave é observado com mais frequência em mulheres que em homens. No entanto, nenhuma das medidas foi previsivelmente associada a qualquer padrão craniofacial particular. Tanto o trespasse horizontal quanto o trespasse vertical tendem a diminuir com a idade, inicialmente devido ao crescimento mandibular e, posteriormente, devido ao desgaste incisal.

Existe um consenso sobre a quantidade de amplitude de movimento (AM) da mandíbula geralmente presente. Essa quantidade é mensurada durante a **abertura bucal máxima** ou **abertura máxima** da boca (**ABM**; ou MMO, do inglês *maximum mouth opening*). A abertura bucal máxima é determinada pela aferição da distância interincisiva máxima entre os incisivos superiores e inferiores, ou pela distância interincisiva corrigida, que é a medida obtida adicionada ao valor do trespasse vertical (*overbite*). A média da distância interincisiva é de 40 a 50 mm. A capacidade de posicionar três dedos ao mesmo tempo (dedo indicador, médio e anular da mão não dominante) na boca, geralmente durante o exame de um adulto com dentição completa, é um índice conveniente para avaliar o valor usual da abertura bucal máxima. A maioria dos estudos mostra que a amplitude de movimento (AM) e a abertura bucal máxima (ABM) da mandíbula estão relacionadas ao tamanho corporal e à altura do paciente; assim, os homens geralmente podem abrir mais a boca que as mulheres, e os indivíduos mais altos podem abrir mais que as pessoas mais baixas.

Em cada arco dental, os dentes também criam áreas de contato à medida que encontram os dentes imediatamente adjacentes do mesmo arco, pelas suas faces interproximais, nos pontos de suas cristas da curvatura (alturas de contorno proximais ou bossas proximais); as exceções são os últimos dentes dos arcos dentais, cujas faces distais não possuem pontos de contato distal (ver **Capítulos 16 e 17**). Quando dois dentes do mesmo arco entram em contato, os espaços em direção apical dos dentes, formados entre curvaturas proximais a partir de seus pontos de contato, são denominados "ameias dentais" (ver Figura 15.11). Esse contato entre os dentes vizinhos e a formação das ameias dentais têm dois propósitos: proteger as papilas interdentais e estabilizar a posição de cada dente em seu arco dental.

Dentes que não estabelecem pontos de contato por meio de sua crista da curvatura e deixam essas áreas de contato abertas (ausentes) permitem a impactação de alimentos pelas cúspides opostas dos dentes antagonistas, as chamadas **cúspides impactantes**, o que resulta em trauma na gengiva interdental. Essa ausência das áreas de contato também não permite a estabilidade mesiodistal entre os dentes. O tratamento restaurador adequado não deve permitir espaços entre os pontos de contato (entre os dentes), a menos que a posição e a perda do dente tornem a substituição impossível. Embora a prática seja controversa, as esplintagens periodontais são frequentemente realizadas na boca pela face lingual dos dentes, utilizando resinas da cor do dente e fios para simular essa estabilidade necessária para os dentes no arco dental. Todos os tratamentos protéticos na boca – instalação de próteses fixas, implantes e próteses parciais removíveis – são tentativas de reestabelecer esses contatos e simular essa estabilidade no arco.

Determinados tópicos devem ser considerados no estudo da OC ou MIH, por exemplo: forma do arco e seu desenvolvimento, curvaturas e angulações dentais, contatos cêntricos, relação cêntrica, oclusões lateral e protrusiva, posição de repouso mandibular e padrões de mastigação.

FORMA DO ARCO

Cada arco dental da dentição permanente é dividido em três segmentos ao descrever a sua forma: anterior, médio e posterior (ver Figura 20.1). O segmento anterior inclui os dentes anteriores, o segmento médio inclui os pré-molares e o segmento posterior inclui os molares. O conceito de segmentos de arco permite que os arcos se sobreponham ligeiramente, de modo que os caninos e primeiros molares cooperem em mais de um segmento. Esse arranjo serve para indicar que os caninos e os primeiros molares funcionam como âncoras de sustentação para ambos os arcos dentais.

O segmento anterior de cada arco dental é curvo e termina nas cristas vestibulares formadas pelos caninos. O segmento médio é reto e se estende da parte distal dos caninos até a crista cervical vestibular (bossa vestibular) da cúspide mesiovestibular do primeiro molar em cada arco. O segmento posterior forma uma linha reta que se inicia nas cúspides vestibulares dos primeiros molares e permanece em contato com as superfícies vestibulares dos segundos e terceiros molares.

Fases do desenvolvimento do arco

Cada arco dental passa por fases de desenvolvimento à medida que os dentes permanentes irrompem e os dentes decíduos vão sendo esfoliados (ver Figura 6.22, para ver o cronograma de erupção dental). Durante esse tempo, o ramo e o corpo da mandíbula se desenvolvem, alongam-se e crescem, em sentido vertical e horizontal, respectivamente, para atingir sua forma adulta e acomodar os dentes permanentes, que são maiores.

A *primeira fase* ocorre quando os primeiros molares permanentes irrompem (ver Figura 18.17). Esses dentes aumentam drasticamente a eficiência da mastigação e o desenvolvimento da mandíbula durante o período de rápido crescimento da criança. Eles ajudam no suporte da maxila e da mandíbula enquanto os dentes decíduos anteriores estão em processo de esfoliação e os outros dentes permanentes estão em erupção. Os espaços primatas na dentição decídua ainda estão presentes para garantir o espaço que será ocupado posteriormente pela dentição permanente, a qual tem dentes maiores (consulte a discussão posterior neste capítulo e no **Capítulo 18**).

A *segunda fase* ocorre com a erupção dos dentes anteriores permanentes, próximos à linha mediana da cavidade oral. Primeiro, os dentes incisivos centrais permanentes e, em seguida, os laterais, que geralmente irrompem em uma posição lingual em relação às raízes dos dentes anteriores decíduos. No entanto, a esfoliação dos dentes decíduos e o crescimento das maxilas e da mandíbula finalmente posicionam os dentes permanentes vestibularmente em relação aos dentes decíduos que eles substituíram (ver Figuras 6.26 e 18.17).

Além disso, a localização final dos dentes anteriores permanentes não é estabelecida até que o desenvolvimento da forma do arco esteja completo. Algum grau de apinhamento anterior transitório pode ocorrer entre 8 e 9 anos e persistir até o surgimento dos caninos permanentes, quando o espaço do arco para os dentes é novamente adequado. Entretanto, o apinhamento dos incisivos permanentes que persiste na dentição permanente é considerado um tipo de má-oclusão (discutido posteriormente).

A *terceira fase* do desenvolvimento da forma dos arcos dentais começa quando os pré-molares permanentes irrompem anteriormente aos molares permanentes (ver Figuras 6.27 e 6.28). Do ponto de vista do desenvolvimento, isso é bastante significativo, pois os pré-molares são muito menores que os molares decíduos que eles substituem. Essa diferença de tamanho na dimensão mesiodistal entre os dois tipos de dentes é chamada **espaço livre de Nance**, ou simplesmente **espaço livre** (Figura 20.3). O contorno do processo alveolar que recobre as raízes mais estreitas dos pré-molares, além do constante processo de formação óssea nessa área, propicia ajustes para as dimensões dos arcos dentais, o que torna o segmento médio dos arcos importante do ponto de vista estrutural. Assim, esse espaço do arco permite o futuro movimento anterior dos molares permanentes, o que será discutido posteriormente em relação à oclusão dos dentes decíduos.

No entanto, se houver perda precoce dos segundos molares decíduos e impactação do segundo pré-molar, o espaço livre necessário pode ser comprometido. No mais, se os segundos molares permanentes irromperem antes dos pré-molares, o perímetro do arco será significativamente diminuído e é provável que ocorra desarmonia oclusal, como é um caso de má-oclusão (discutido posteriormente), pois o segundo pré-molar também será incapaz de irromper. Um mantenedor de espaço fixo ou removível pode ser usado para manter esse espaço livre que foi deixado pelos molares decíduos esfoliados para os pré-molares permanentes (Figura 20.4).

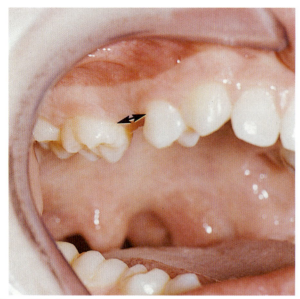

Figura 20.3 Espaço livre no arco superior (*seta*) durante o período da dentição mista e terceira fase de desenvolvimento do arco dental. Esse espaço se deve à diferença de tamanho, na direção mesiodistal, entre os molares decíduos e os pré-molares permanentes. (Cortesia de Margaret J. Fehrenbach, RDH, MS.)

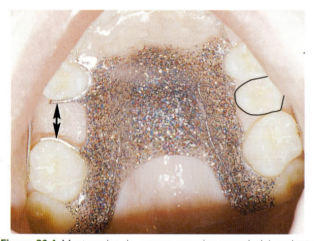

Figura 20.4 Mantenedor do espaço superior removível (excelente variedade cintilante) que mantém, após a esfoliação do segundo molar decíduo (*seta*), o espaço livre de Nance necessário para permitir a futura erupção do segundo pré-molar permanente. Os segundos molares permanentes já irromperam e podem estreitar o espaço livre para o segmento pré-molar. Observe que o segundo pré-molar permanente no lado contralateral já está totalmente erupcionado (*contornado*); assim, o espaço livre não precisa mais ser preservado nessa região. (Cortesia de Margaret J. Fehrenbach, RDH, MS.)

A *quarta fase* começa quando os caninos permanentes irrompem e se colocam entre os incisivos laterais e os primeiros pré-molares. As relações de contato entre os dentes são estabelecidas e o arco é completado pelo movimento anterior do primeiro molar permanente. De maneira simultânea, os segundos molares permanentes devem emergir distalmente aos primeiros molares permanentes e apoiá-los durante a atividade de interposição dos caninos.

A *quinta fase* é a fase final do desenvolvimento da forma do arco dental e consiste na erupção dos terceiros molares. Frequentemente, o comprimento da mandíbula não é suficiente para a erupção desses últimos dentes e mudanças no plano de tratamento dental precisam ser consideradas (ver **Capítulo 17**).

Portanto, a sequência usual de erupção da dentição decídua e permanente é favorável ao desenvolvimento dos arcos (Figuras 20.5 e 20.6). Ter essa sequência em mente para cada dentição faz parte do tratamento interceptivo para evitar distúrbios de oclusão em pacientes durante o período da dentição mista. A alteração dessa sequência, com retenção prolongada ou perda muito precoce dos dentes decíduos, pode permitir a ocorrência de complicações na erupção dos dentes permanentes. O tratamento adequado desses casos de alteração da sequência de erupção e, possivelmente, o tratamento ortodôntico interceptivo precoce aumentam as chances de uma oclusão mais ideal. Uma série de radiografias panorâmicas da dentição mista é importante para monitorar a sequência de erupção dos dentes e o desenvolvimento dos arcos dentais (ver Figura 6.27A).

Ademais, é importante notar que a atrição das faces proximais reduz as dimensões mesiodistais dos dentes e reduz significativamente o comprimento do arco dental ao longo da vida, o que causa problemas de apinhamento ou espaçamento após os 40 anos.

CURVATURAS E ANGULAÇÕES DENTAIS

Um erro comum é supor que as forças de oclusão atuam sobre um dente quadrado e plano, em linhas ou planos retos, e que os eixos dos dentes estão em 90° (ângulo reto) em relação às suas superfícies mastigatórias ou faces oclusais. Muitas curvaturas e angulações dentais devem ser consideradas no estudo da oclusão.

Se planos imaginários forem traçados sobre as superfícies mastigatórias de cada arco dental, os arcos não se adaptarão a esses planos; o arco superior é convexo no sentido oclusal e o arco inferior é côncavo (Figura 20.7A). Assim, quando os dentes superiores e inferiores entram em oclusão cêntrica (OC) ou máxima intercuspidação habitual (MIH), eles se alinham ao longo das curvaturas anteroposteriores e laterolaterais. Essa curvatura anteroposterior é chamada **curva de Spee**, a qual é produzida pelo alinhamento curvo de todos os dentes e é especialmente evidente quando se visualizam os dentes posteriores por meio de uma visão vestibular (por suas faces vestibulares).

A outra curvatura da dentição é a **curva de Wilson** (ver Figura 20.7B). Essa curvatura laterolateral é notada quando, em seção frontal, tangencia as faces oclusais do conjunto de molares superiores e inferiores (primeiros, segundos e terceiros molares). Essas curvaturas dentais imaginárias são interessantes, mas é importante frisar que, na odontologia atual, elas não são usadas muitas vezes na prática, pois apresentam apenas um pouco de associação recíproca com as relações funcionais. Ambas as curvaturas também tendem a se perder com a idade, resultado da atrição (Figura 20.8).

A combinação dessas curvas criadas pelo contato dos dentes inferiores com os superiores forma uma linha denominada **plano oclusal**, que pode ser notada, em alguns casos, na mucosa jugal (da bochecha), como a linha alba (ver Figura 2.3B). Esse plano é um plano curvo imaginário formado pelas margens incisais dos dentes anteriores e pelas superfícies oclusais dos posteriores. Ele segue a curvatura natural dos dentes, curva-se mais alto na parte de trás dos arcos, de modo que acompanha a curva de Spee, e curva-se mais alto à medida que se estende para fora ou para as laterais, seguindo a curva de Wilson.

Cada dente individual também apresenta algum tipo de curvatura. As curvas são encontradas na forma básica de cada tipo de dente. Cada terço de um dente representa uma superfície curva, exceto onde um dente está desgastado ou fraturado. Essas curvaturas devem ser observadas ao se estudar as dentições e, especialmente, ao desenhá-las na esperança de obter contornos realistas de cada dente. Essas curvas também devem ser observadas ao restaurar os dentes para que possuam função e estética adequadas.

CAPÍTULO 20 Oclusão 307

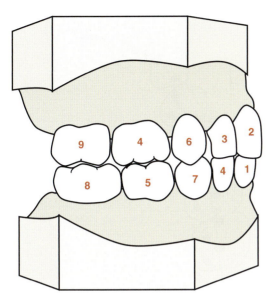

Figura 20.5 Sequência de erupção favorável por arco da dentição decídua.

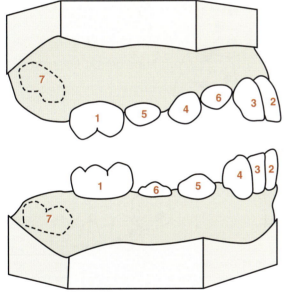

Figura 20.6 Sequência de erupção favorável por arco da dentição permanente.

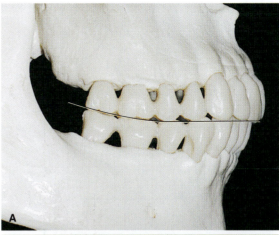

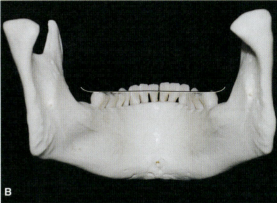

Figura 20.7 Curvaturas dos dentes observadas nos arcos dentais permanentes. **A.** Curva de Spee, com o arco superior convexo e o arco inferior côncavo, no sentido anteroposterior. **B.** Curva de Wilson, uma curva côncava que ocorre em corte frontal, observada como um plano que passa sobre cada conjunto de molares (apenas um dente molar é visualizado nessa imagem), no sentido laterolateral. (A e B, cortesia de Margaret J. Fehrenbach, RDH, MS.)

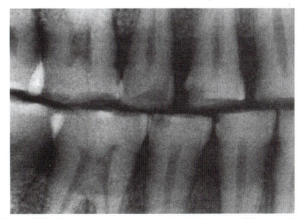

Figura 20.8 Atrição ou desgaste mecânico das superfícies mastigatórias dos dentes permanentes observado por uma radiografia interproximal. O resultado é a perda das curvaturas dos dentes nos arcos dentais. (Cortesia de Margaret J. Fehrenbach, RDH, MS.)

Quando um dente é dividido ao meio pela linha axial da raiz (LAR; ou RAL, do inglês *root axis line*), observa-se a angulação relacionada a cada raiz (ou raízes) de cada dente no interior do processo alveolar (Figura 20.9; discutido por tipo de dente nos **Capítulos 16 e 17**). Esse arranjo angulado dos dentes permite o espaçamento adequado entre as raízes para suprimento de sangue, para suprimento nervoso e para assegurar a ancoragem das raízes nos maxilares e na mandíbula.

Cada dente é posicionado em uma angulação que resiste melhor às linhas de força que incidem sobre ele durante o funcionamento normal da oclusão. O ângulo em que o dente é posicionado depende da função que ele deve desempenhar. Se o dente é colocado em uma posição desfavorável devido ao desalinhamento do arco dental ou às contínuas pressões incorretas da língua, lábios ou bochechas contra ele, sua eficiência funcional é limitada e a permanência de sua posição é arriscada. Os dentes anteriores parecem estar em desvantagem, pois estão mais verticalmente situados no processo alveolar; entretanto, sua função é apenas apreender e cortar os alimentos momentaneamente, não necessitando da força total para triturar durante a mastigação, como ocorre nos dentes posteriores, os quais geralmente são mais angulados (ver Tabela 15.4).

As superfícies mastigatórias dos dentes não exibem porções planas, a menos que algumas sejam criadas ao longo do tempo por desgaste da atrição, acidente traumático ou desordem/distúrbio

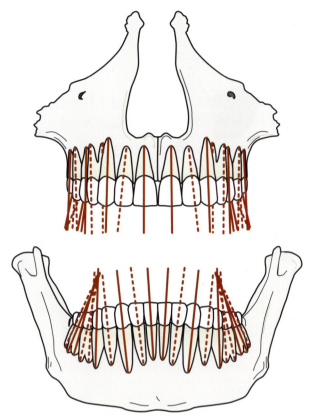

Figura 20.9 Cada dente permanente de ambos os arcos dentais é dividido pela linha axial da sua raiz, de modo que apresenta as angulações das raízes no interior do processo ósseo alveolar de cada arco dental.

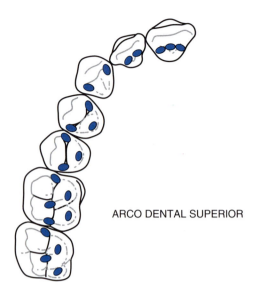

ARCO DENTAL SUPERIOR

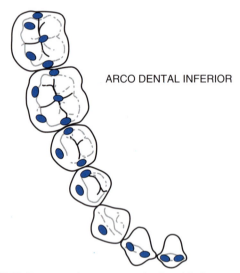

ARCO DENTAL INFERIOR

miofuncional orofacial (discutidos posteriormente). Portanto, durante a oclusão, a superfície curva de um dente sempre entra em contato com as superfícies curvas do outro dente. À medida que os dentes se tocam na oclusão, os espaços de escape para o alimento durante a mastigação são fornecidos pelo formato das cúspides, cristas, sulcos, sulcos de desenvolvimento e ameias de cada dente individual (ver Figura 15.11). Assim, esses espaços de escape são necessários para uma oclusão eficiente durante a mastigação.

No entanto, a localização e a forma dos espaços de escape mudam quando a relação oclusal é alterada, como ocorre em atrição, padrão funcional inadequado da mandíbula, interposição lingual ou mesmo com tratamento restaurador. Essas alterações podem estar relacionadas à perda de função dos dentes, da língua, dos lábios, da mandíbula e do sistema mastigatório. Esses desacordos podem resultar em mau funcionamento da dentição e devem ser registrados no prontuário do paciente. Ademais, conhecer a angulação das raízes no processo alveolar é essencial para a adaptação adequada durante a realização de radiografias, instrumentação ou procedimentos restauradores. A medida da angulação do dente também é considerada ao avaliar o sorriso do paciente.

CONTATOS CÊNTRICOS

Quando os dentes estão em oclusão cêntrica (OC; ou máxima intercuspidação habitual [MIH]), eles devem apresentar máxima interdigitação com o travamento das posições dos dois arcos. As três áreas de **contatos cêntricos** (paradas cêntricas) entre os dois arcos são a altura do contorno da cúspide, cristas marginais e fossas centrais (Figura 20.10). As cúspides que funcionam durante a OC são chamadas **cúspides de suporte** e incluem as cúspides linguais dos dentes posteriores superiores e as cúspides vestibulares dos dentes posteriores inferiores. As margens incisais dos dentes anteriores inferiores são, normalmente, inclusas também como "cúspides" de suporte (de apoio).

Figura 20.10 Destaque dos contatos cêntricos ideais representando a articulação entre os dois arcos da dentição permanente. Observe que os contatos incluem ápices das cúspides, margens incisais, cristas marginais ou cíngulos, bem como qualquer fossa central dos dentes.

Os contatos cêntricos e as cúspides de suporte são verificados com papel carbono de articulação quando o tratamento restaurador ou protético é realizado (Figura 20.11). Um ajuste oclusal que envolve a remoção de material restaurador, protético ou de dente natural pode ser necessário, o que depende dos resultados da avaliação oclusal.

Um manequim dental com dentes de resina pode ser usado para exibir a localização ideal desses pontos de contatos cêntricos e das cúspides funcionais, se um papel carbono de articulação for utilizado e a mastigação for simulada. No entanto, a relação dos contatos cêntricos com as superfícies mastigatórias não é rigidamente definida e pode, na realidade, variar consideravelmente entre os indivíduos. Em geral, os contatos cêntricos ocorrem na fossa central e estão relacionados à superfície interna das cristas marginais, não às superfícies externas, voltadas para as ameias, conforme indicado em um mapa de contatos cêntricos ideais.

Essas relações de contato mudam com o desgaste da dentição. Conforme a atrição avança, as cúspides de suporte aproximam-se cada vez mais do fundo das fossas dos dentes opostos. Esse processo

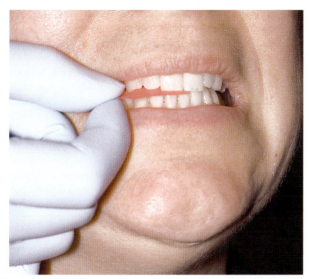

Figura 20.11 O papel carbono de articulação é usado para verificar os contatos cêntricos durante uma avaliação oclusal ou após o tratamento restaurador. (Cortesia de Margaret J. Fehrenbach, RDH, MS.)

continua até que haja o desenvolvimento de superfícies planas de contato, cada uma denominada **faceta de desgaste oclusal**. Quando ocorre a retificação ativa dos dentes, os prismas do esmalte são fraturados e tornam-se altamente reflexivos à luz. O ângulo da faceta de desgaste na superfície do dente é potencialmente significativo para o periodonto. As facetas horizontais tendem a direcionar forças no eixo vertical do dente ao qual o periodonto pode se adaptar de forma mais eficaz. As facetas angulares direcionam as forças oclusais lateralmente e aumentam o risco de dano periodontal.

Esse processo pode resultar na perda de um travamento absoluto dos arcos dentais superior e inferior na OC e pode criar uma instabilidade oclusal. Além disso, a visualização precoce de facetas de desgaste ao longo da dentição pode significar que o paciente apresenta um hábito parafuncional, pois os dentes sofrem atrição devido a uma sobrecarga adicional (discutido posteriormente).

A posição dos contatos cêntricos ajuda a determinar a altura do terço inferior da dimensão vertical da face quando os dentes estão em OC. Essa dimensão não pode ser medida com exatidão em pacientes com dentes e, portanto, sua perda requer avaliação clínica e é baseada na Proporção Áurea (proporção de ouro) no que se refere à face. Essa dimensão está envolvida no bom funcionamento dos dentes, dos ossos maxilares e da mandíbula e na aparência estética do paciente. A perda dessa parte da dimensão vertical é baseada na reabsorção do osso alveolar no processo ósseo e na atrição da dentição (ver Figura 14.22).

RELAÇÃO CÊNTRICA

A **relação cêntrica** (RC; ou CR, do inglês *centric relation*) é a posição final do fechamento da boca; a mandíbula está na posição mais retraída (retrusão) para a qual ela pode ser levada pela musculatura e pelos ligamentos (ver **Capítulo 19**). Mesmo que um paciente raramente esteja em RC, exceto, às vezes, durante a deglutição, ela é uma medida de referência a partir da qual pode-se avaliar a oclusão de um paciente, pois ela é facilmente reproduzida.

Para obter a RC, a mandíbula deve sofrer retrusão completa (Figura 20.12). A posição da RC deve ser determinada pelo dentista sem a participação dos músculos do paciente. Para isso, o clínico deve estabelecer delicadamente o movimento de dobradiça da mandíbula no paciente e arquear suavemente a mandíbula com os dedos, de forma que abra e feche a boca várias vezes antes de tentar posicionar a mandíbula não forçada em RC. Atualmente, os pesquisadores exploram várias maneiras de relaxar clinicamente a mandíbula dos pacientes para determinar essa posição com mais precisão, além de promover isso durante a liberação miofascial e a terapia miofuncional orofacial (discutida mais à frente neste capítulo).

Idealmente, quando a mandíbula está em RC (relação cêntrica), a dentição deve estar em OC (oclusão cêntrica) ou MIH (máxima intercuspidação habitual); assim, a relação cêntrica é igual à oclusão cêntrica; ou RC = OC/MIH. A posição de repouso cêntrico também permanece em um padrão neutro com um espaço livre adequado mantido. Portanto, nenhuma mudança importante deve ocorrer na oclusão dental, da RC para OC. No entanto, a distância média de deslocamento ou deslizamento da oclusão de RC para OC em um paciente é de aproximadamente 1 mm ou menos.

A posição de OC pode ser obtida ao pedir para o paciente, que está em RC, apertar os dentes. Assim, o grau e a trajetória do desvio na dentição podem ser registrados durante a avaliação oclusal. Pode-se simular facilmente esse procedimento com sua própria dentição, ao colocar a cabeça para trás (que fica em RC) e, em seguida, trincar os dentes enquanto traz a sua cabeça para a frente (que agora fica em OC).

No entanto, se distúrbios – como os relacionados à função – estiverem presentes (p. ex., distúrbios miofuncionais orofaciais, discutidos posteriormente), o esforço para atingir a RC pode exacerbar esse distúrbio. O dentista deve sentar o paciente em uma posição vertical ereta, informá-lo da correta posição da língua no palato e pedir para que ele oclua (morda) os molares juntamente (assim, entrarão em OC); em seguida, que relaxe a musculatura da mandíbula ("relaxamento da mandíbula") e permita que os dentes superiores e inferiores se afastem suavemente até que o músculo masseter esteja relaxado (observe que RC é o mesmo que relaxamento cêntrico ou repouso cêntrico).

Deve-se observar um deslizamento ou uma mudança na posição da dentição de RC para OC (ou seja, a relação cêntrica não é igual à oclusão cêntrica; ou RC ≠ OC/MIH). Isso é mais frequentemente causado por **contatos prematuros**, em que um dente ou dois dentes se tocam inicialmente antes dos outros, por um distúrbio miofuncional orofacial (discutido mais tarde), por um padrão de hábito incorreto da língua e/ou da

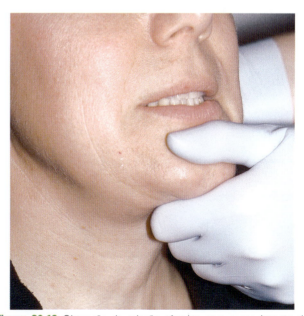

Figura 20.12 Obtenção da relação cêntrica com o movimento de dobradiça da mandíbula. Isso é conseguido por meio da movimentação suave da mandíbula com os dedos, fechando e abrindo a boca várias vezes. Esse procedimento é realizado antes de tentar posicionar a mandíbula relaxada em relação cêntrica – o ponto final do fechamento da mandíbula em que ela ocupa uma posição mais retraída. (Cortesia de Margaret J. Fehrenbach, RDH, MS.)

mandíbula ou por desvio no padrão de amplitude de movimento (AM) da articulação temporomandibular (ATM). O contato prematuro com os dentes, o distúrbio miofuncional orofacial e o desvio da AM podem contribuir para a desarmonia oclusal. Um deslizamento adicional entre os dentes em RC para OC também está associado a desalinhamento dental, intercuspidação inadequada dos dentes, tratamento restaurador impróprio e relações e comprimentos de arcos dentais herdados.

OCLUSÃO LATERAL E PROTRUSIVA

O movimento mastigatório envolve não apenas os movimentos de elevação e abaixamento da mandíbula, mas também desvios ou excursões de um lado para outro e para a frente durante a oclusão lateral e protrusiva (ver Figura 19.9). Portanto, outros movimentos além da OC (oclusão cêntrica) ou MIH (máxima intercuspidação habitual) e sua relação com os dentes devem ser avaliados.

A avaliação da **oclusão lateral** é feita por meio do movimento de lateralidade da mandíbula, ou excursão lateral, no qual a mandíbula é desviada para a direita ou para a esquerda, até que os caninos de cada lado estejam em uma relação de topo a topo (Figura 20.13).

Antes do contato entre os caninos em cada lado, nenhum outro dente individual deve entrar em contato durante a oclusão lateral. O lado para o qual a mandíbula foi movida é chamado **lado do trabalho** (lado funcional). Dois lados de trabalho são observados em uma avaliação oclusal: lateral direito e lateral esquerdo. O lado contralateral ao lado de trabalho durante a oclusão lateral é denominado **lado de balanceio** (*lado não funcional* ou *de equilíbrio*).

Na oclusão, o canino deve ser o único dente em função durante a oclusão lateral; essa situação é chamada **guia canina** (ou cúspide guia). Assim, a mandíbula é deslocada para o lado de trabalho na verificação da oclusão lateral, até que os caninos do mesmo lado estejam topo a topo. Se outros dentes estiverem envolvidos na função durante a oclusão lateral, eles devem ser observados; por exemplo, os primeiros molares, se estiverem em função, podem apresentar complicações para a dentição.

Se não existir a guia canina no lado de trabalho devido ao desgaste da cúspide causado por hábitos parafuncionais ou desalinhamento dos dentes, é aceitável que a maior parte de todo o quadrante posterior de cada arco funcione durante a oclusão lateral. Isso é considerado **função em grupo**, pois todos os dentes posteriores no lado de trabalho (mesmo lado) compartilham o estresse oclusal durante a função.

Nenhum dente deve fazer contato no lado de balanceio, contralateral, durante a oclusão lateral. Se os dentes estiverem em contato no lado de balanceio, considera-se uma **interferência de balanceio**. A interferência de balanceio pode estar envolvida em desarmonias oclusais. Para confirmação de qualquer interferência de balanceio durante o desvio lateral, um fio dental pode ser colocado sobre as faces oclusais no lado adequado (Figura 20.14).

Com a mandíbula em **oclusão protrusiva**, todos os oito dentes mais anteriores, os incisivos centrais e laterais de ambos os arcos dentais, geralmente entram em contato à medida que a mandíbula sofre protrusão (Figura 20.15). Se apenas um ou dois dentes assumirem o estresse da protrusão, desarmonias oclusais podem ocorrer.

POSIÇÃO DE REPOUSO DA MANDÍBULA

A posição fisiológica de repouso da mandíbula é alcançada quando ela é mantida em um estado de musculatura relaxada ("mandíbula relaxada"), quando não está em uso em mastigação, fala ou movimentos respiratórios (Figura 20.16). Com essa posição de repouso, um espaço médio de 2 a 3 mm é observado entre as superfícies mastigatórias dos dentes superiores e inferiores. Esse espaço ou lacuna entre os arcos quando a mandíbula está nesse estado de repouso é o **espaço interoclusal** ou mais comumente referido como *espaço funcional livre*.

Essa posição da mandíbula em repouso é considerada bastante estável, embora possa ser influenciada pela postura, fadiga e tensão. Assim, deixar de assumir essa posição quando os maxilares e mandíbula não estão em função pode significar que o paciente está temporariamente tenso ou com hábitos parafuncionais, como apertamento dental ou ranger dos dentes (bruxismo), que podem estar envolvidos em dificuldades oclusais (discutido posteriormente).

Em geral, a **postura de repouso** é a posição fisiológica da língua, dos lábios e da mandíbula quando não estão em funcionamento durante a mastigação, a deglutição ou a fala (ver discussões anteriores). A postura correta de repouso é alcançada quando a língua está apoiada no palato, os dentes não estão em oclusão e os lábios estão suavemente fechados, sem qualquer sinal de visagens ou trejeitos

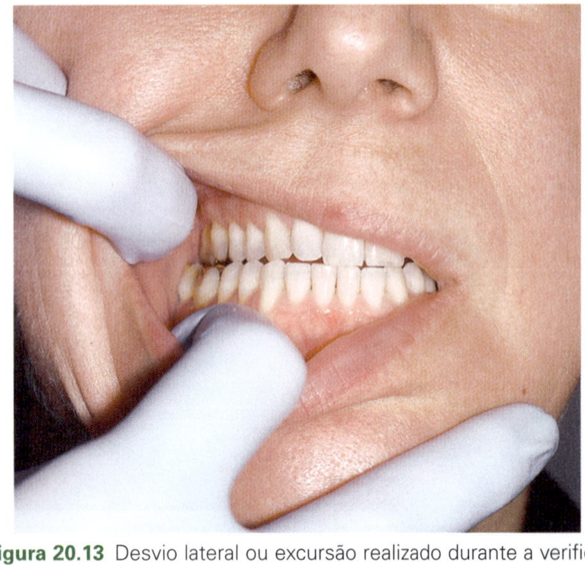

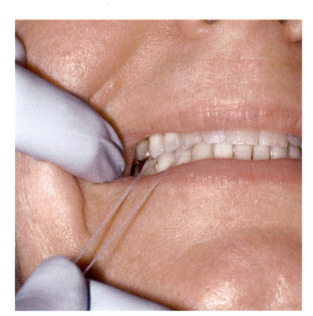

Figura 20.13 Desvio lateral ou excursão realizado durante a verificação da oclusão lateral no lado de trabalho (lado para o qual a mandíbula é movimentada) e no lado de balanceio (de equilíbrio, lado contralateral ao lado de trabalho). Observe que a mandíbula se move até que os caninos opostos estejam em uma relação de topo a topo durante a guia canina. (Cortesia de Margaret J. Fehrenbach, RDH, MS.)

Figura 20.14 Uso do fio dental para confirmar as interferências de balanceio, em que os dentes entram em contato no lado de balanceio durante a lateralidade (oclusão lateral). (Cortesia de Margaret J. Fehrenbach, RDH, MS.)

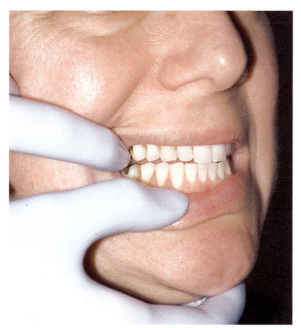

Figura 20.15 Realização do movimento de protrusão para avaliar a oclusão protrusiva. (Cortesia de Margaret J. Fehrenbach, RDH, MS.)

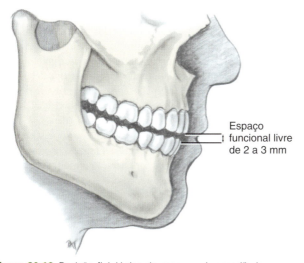

Figura 20.16 Posição fisiológica de repouso da mandíbula, apresentando na dentição permanente o espaço interoclusal, ou espaço funcional livre, com cerca de 2 a 3 mm.

faciais. Além disso, o **espaço interlabial** é a distância entre a margem inferior do lábio superior e a margem superior do lábio inferior quando a mandíbula está em uma posição fisiológica de repouso. Quando os pacientes são alertados sobre a postura de repouso, eles possuem maior probabilidade de assumi-la quando os primeiros hábitos parafuncionais começam a se manifestar na cavidade oral.

OCLUSÃO DECÍDUA

Semelhante à dentição permanente, a dentição decídua também apresenta uma forma ideal (Figura 20.17). A relação do canino entre os arcos na dentição decídua é a mesma na dentição permanente. A relação molar ideal na dentição decídua quando em oclusão cêntrica (OC) ou máxima intercuspidação habitual (MIH) é chamada **plano terminal**. Assim, a relação do plano terminal determina a posição anteroposterior dos primeiros molares permanentes no momento de

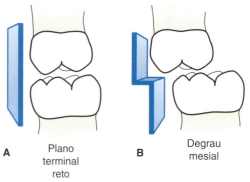

Figura 20.17 Avaliação da dentição decídua em vista vestibular do lado direito. **A.** Plano terminal reto no qual os segundos molares superiores e inferiores primários estão em uma relação de topo a topo. Isso permite que a relação molar adequada ocorra na dentição permanente. **B.** Degrau mesial em que o segundo molar decíduo inferior está posicionado de forma mais mesial em relação ao segundo molar superior decíduo. Isso provavelmente permitirá que a relação molar normal ocorra na dentição permanente, quando os molares permanentes erupcionarem e os dentes decíduos forem esfoliados.

sua erupção. Isso pode envolver um **plano terminal reto** (nivelado), no qual os segundos molares superiores e inferiores decíduos estão em uma relação de topo a topo, ou quando o segundo molar inferior decíduo se encontra em uma posição mais mesial em relação ao segundo molar superior, o que se denomina **degrau mesial**.

Com a presença de um degrau mesial, ainda pode ocorrer uma relação molar ideal, geralmente após a erupção da dentição permanente. Em cerca de 80% dos indivíduos com degrau mesial menor que 2 mm haverá uma relação molar de Classe I de Angle. No entanto, em 20% dos indivíduos, se o degrau mesial for maior que 2 mm, resultará em uma relação molar classificada como Classe III de Angle. O plano terminal reto ocasionará uma relação molar do tipo Classe I de Angle (em 56% dos indivíduos) ou Classe II de Angle (em 44% dos indivíduos), a depender do volume de crescimento anterior da mandíbula e do movimento anterior dos molares decíduos inferiores em relação aos superiores.

Uma relação de **degrau distal**, em que o segundo molar inferior decíduo está em uma posição distal ao segundo molar superior, não é uma relação molar ideal na dentição decídua; portanto, não é um tipo de relação de plano terminal (Figura 20.18). O degrau distal dos segundos molares decíduos quase invariavelmente resulta em uma relação molar do tipo Classe II de Angle na dentição permanente. Assim, uma relação molar ideal na dentição permanente ainda pode ocorrer com um plano terminal reto, mas, raramente, na presença de uma relação de degrau distal.

Na dentição decídua, espaços dos primatas podem estar presentes entre os dentes; um espaço primata maior pode ser notado entre o incisivo lateral e o canino superior e entre o primeiro molar inferior e o canino inferior (ver Figura 18.1). Quando existe espaçamento primata no arco dental inferior decíduo após a erupção do primeiro molar permanente, esse dente exercerá pressão no segundo e no primeiro molar decíduo, o que pode causar movimento anterior do canino inferior e do primeiro molar inferior decíduos (discutido anteriormente em relação ao desenvolvimento do arco). Assim, esse espaço primata realmente permite essa movimentação, o que facilita o desenvolvimento de uma relação molar ideal na dentição permanente, com a presença de uma relação de degrau mesial. Se não houver espaços primatas ou mesmo apinhamento na dentição decídua, o apinhamento na dentição permanente será inevitável.

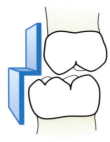

Degrau distal

Figura 20.18 Dentição decídua por uma visão vestibular do lado direito, na qual existe uma relação de degrau distal com o segundo molar inferior decíduo em localização distal ao segundo molar superior. Essa não é uma relação molar ideal, porque, normalmente, não resultará na relação molar normal na dentição permanente quando os molares permanentes irromperem e os dentes decíduos esfoliarem.

Quando o paciente infantil entra no período de dentição mista, a análise do espaço do arco é realizada de modo a permitir a terapia ortodôntica de interceptação precoce (ver Figuras 15.4 e 18.17). Essa análise realizada por ortodontistas pode variar de um exame geral a uma análise específica do comprimento do arco por radiografias, do tamanho dos incisivos inferiores permanentes erupcionados e do prognóstico. Essa análise é realizada durante esse período da dentição porque não há crescimento apreciável dos ossos maxilares e da mandíbula na região anterior aos primeiros molares permanentes após os 7 ou 8 anos sem intervenção.

CONSIDERAÇÕES CLÍNICAS SOBRE A OCLUSÃO

Quando os dentes não estão alinhados corretamente na dentição ou quando há distúrbios miofuncionais orofaciais e/ou padrões de hábitos parafuncionais, eles perdem a capacidade de autolimpeza. O mais importante é que, quando os dentes de qualquer uma das dentições não estiverem ocluindo adequadamente, eles e o periodonto podem não ser capazes de desempenhar as funções para as quais foram projetados. Então, um estresse oclusal não natural é aplicado sobre a dentição, o que geralmente resulta em um desequilíbrio oclusal. Dessa forma, a desarmonia oclusal pode levar a um trauma oclusal (ver a discussão anterior no Capítulo 14).

Diariamente, a dentição e o periodonto são capazes de suportar muitas dessas tensões; no entanto, esses estresses diários podem se tornar excessivos, como em padrões incorretos da postura da língua, dos lábios e/ou da mandíbula em repouso e/ou em hábitos parafuncionais (discutidos posteriormente). Mudanças estruturais no periodonto podem ocorrer com trauma oclusal (ver Figura 14.33 e 14.34).

Os dentistas devem ter em mente que o trauma oclusal não ocasiona diretamente a doença periodontal causada por patógenos, mas pode contribuir como um importante fator adverso ao iniciar ou contribuir com uma doença em um periodonto já enfraquecido e doente. Também pode estar associado de maneira primordial com a etiologia de um dente trincado ou fraturado pelo impacto da mastigação sobre um alimento mais duro, assim como também podem ocorrer fraturas nas margens de restaurações. Geralmente, o trauma oclusal pode ser cessado se os fatores etiológicos forem eliminados ou se os dentes envolvidos forem protegidos dessas tensões.

Infelizmente, os efeitos do trauma oclusal costumam ser irreversíveis se não forem interceptados precocemente. As desarmonias oclusais, os distúrbios miofuncionais orofaciais e os hábitos parafuncionais devem ser controlados ou eliminados durante o tratamento odontológico, ao longo da terapia de manutenção preventiva e antes do início da terapia de ajuste oclusal (ver discussão posterior). Sinais ou sintomas que indicam padrões e hábitos anormais devem ser tratados para eliminar as desarmonias oclusais prejudiciais a longo prazo. Os efeitos sobre a oclusão de um paciente também devem ser mantidos em mente durante todas as fases do tratamento dental, especialmente durante o tratamento restaurador ou ao tratar uma disfunção temporomandibular (DTM) (ver **Capítulo 19**).

CONSIDERAÇÕES SOBRE A MÁ-OCLUSÃO

A **má-oclusão** está relacionada à falta de uma forma geral ideal na dentição durante a oclusão cêntrica (OC) ou máxima intercuspidação habitual (MIH). No entanto, é raro que a má-oclusão esteja diretamente associada a um trauma oclusal grave. A má-oclusão ("mordida ruim", dentes desalinhados ou oclusopatia dental) pode afetar parte dos pacientes, de modo que ocasiona um impacto negativo na aparência e aumenta a dificuldade com os cuidados domiciliares de higiene oral. A higiene oral inadequada favorece a retenção do biofilme dental e aumenta a possibilidade de doença periodontal ou cárie afetar a dentição com má-oclusão. Muitas más-oclusões decorrem de fatores hereditários.

Um ortodontista que trabalha com outros especialistas, como um miologista orofacial ou fonoaudiólogo, pode corrigir muitas más-oclusões relacionadas aos dentes e, possivelmente, ao restante do sistema mastigatório (ver Figura 14.20). Portanto, ao corrigir uma má-oclusão para se obter o formato mais ideal da dentição, o funcionamento oclusal dessa dentição também deve ser considerado. A intervenção precoce na dentição decídua e mista pode prevenir a ocorrência de muitas más-oclusões.

Aproximadamente 80% das crianças e dos adolescentes apresentam algum grau de má-oclusão. Entre os problemas oclusais mais comuns está o apinhamento, que é um tipo de má-oclusão que afeta 40% das crianças e 80% dos adolescentes. O segundo tipo de má-oclusão mais comum é o *overjet* (trespasse horizontal) excessivo dos incisivos superiores, o qual afeta cerca de 15% das crianças e adolescentes.

Outros fatores também estão envolvidos na consideração do desenho do sorriso, como gênero, simetria de forma ou cor e posição dos dentes em relação à linha mediana. Quaisquer espaços negativos (áreas escuras) também são levados em consideração em um sorriso ideal, uma vez que destacam o restante do sorriso. A região posterior da boca (corredor bucal ou espaço negro) é considerada um espaço negativo desejado, pois nenhuma luz penetra quando está em pé. Um exemplo de espaço negativo indesejável é o que está presente no apinhamento dos dentes anteriores ou posteriores com a criação de sombras, um diastema perceptível ou mesmo a perda de um dente proeminente que se destaca em relação à brancura do restante dos dentes.

CLASSIFICAÇÃO DA MÁ-OCLUSÃO

Por muito tempo, os dentistas têm usado a **classificação de Angle para má-oclusão**, pois ela ainda não foi adequadamente substituída por outro sistema (Tabela 20.1). Embora o sistema de Angle tenha muitas inadequações, ele serve para abordar inicialmente e de maneira simples a má-oclusão. Muitas más-oclusões não se encaixam perfeitamente no sistema de Angle; porém, esse sistema de classificação de más-oclusões oferece aos dentistas um ponto de partida para a descrição de um caso particular.

A classificação de Angle para as más-oclusões *não* descreve a oclusão usualmente normal ou mesmo a oclusão ideal, apenas as más-oclusões de molares e caninos. A base do sistema de classificação de Angle foi a simples hipótese de que o primeiro molar superior permanente era a chave para a oclusão. Um tempo depois, a relação entre os caninos opostos também foi avaliada. Portanto, o sistema de Angle não descreve discrepâncias laterais ou protrusivas, apenas aquelas que são localizadas na direção mesiodistal em relação aos molares ou caninos.

TABELA 20.1 Classificação de Angle para má-oclusão.*

Classes	Modelo	Relação dos arcos dentais	Características
Classe I		Molar: cúspide MV do primeiro molar superior ocluindo com o sulco MV do primeiro molar inferior Caninos: oclusão do canino superior com a metade distal do canino inferior e com a metade mesial do primeiro pré-molar inferior	Presença de desalinhamento dental (ver texto), como apinhamento ou espaçamento irregular; perfil mesognato
Classe II Divisão I		Molar: cúspide MV do primeiro molar superior (mais que a largura do pré-molar) oclui em uma posição mais mesial ao sulco MV do primeiro molar inferior	Divisão I: incisivos superiores protrusos vestibularmente em relação aos incisivos inferiores com sobremordida grave (trespasse vertical profundo); perfil retrognato
Divisão II		Caninos: superfície distal do canino inferior em posição distal à face mesial do canino superior (por, pelo menos, a largura de um pré-molar)	Divisão II: incisivos centrais superiores mais verticais ou retraídos e incisivos laterais superiores inclinados para vestibular ou incisivos centrais sobrepostos com sobremordida grave (trespasse vertical profundo); perfil mesognato
Classe III		Molar: a cúspide MV do primeiro molar superior (mais que a largura do pré-molar) oclui distalmente ao sulco MV do primeiro molar inferior Caninos: face distal do canino inferior em posição mesial à face mesial do canino superior (por, pelo menos, a largura de um pré-molar)	Incisivos inferiores projetam-se para vestibular em relação aos incisivos superiores com mordida cruzada anterior completa e baixa; perfil prognato

MV, mesiovestibular.
*Observe que esse sistema trata apenas da classificação da dentição permanente.

O sistema de Angle também assume que o paciente está em posição de oclusão cêntrica (OC) ou máxima intercuspidação habitual (MIH); portanto, não aborda as discrepâncias funcionais potenciais entre a relação cêntrica (RC) e a OC. Informações adicionais são necessárias, além de apenas um sistema básico de classificação, para avaliar completamente a oclusão de um paciente. Também foi assumido que os pacientes com má-oclusão possuem todos os dentes permanentes. Portanto, esse sistema de classificação não descreve as más-oclusões da dentição decídua ou mista, embora existam maneiras específicas de classificar as relações dos caninos e molares na dentição decídua (discutido anteriormente).

Na classificação de Angle, a maioria dos casos de má-oclusão é agrupada em três classes principais, de acordo com a posição do primeiro molar superior em relação ao primeiro molar inferior permanente. Esse sistema de classificação é baseado na relação dos dentes, *não* nas considerações esqueléticas que decorrem do tamanho ou da posição desproporcional dos ossos maxilares e mandíbula (discutido mais à frente). Essas três classes principais são designadas por algarismos romanos (I a III) e presumem que ambos os lados da dentição são afetados igualmente, a menos que sejam indicados e registrados de modo específico. Podem ser feitas classificações separadas, a depender de qual lado é afetado. A colocação no sistema de Angle é apenas uma classificação de linha de base inicial e *não* um diagnóstico completo de uma situação oclusal complexa que pode estar presente.

Má-oclusão Classe I

Todos os casos de **má-oclusão Classe I** (ou neutroclusão) em uma dentição permanente são caracterizados por uma relação mesiodistal ideal dos arcos dentais superior e inferior (Figura 20.19). Assim, nesses casos, a cúspide mesiovestibular do primeiro molar superior oclui com o sulco mesiovestibular do primeiro molar inferior. Em relação aos caninos opostos, o canino superior oclui com a metade distal do canino inferior e a metade mesial do primeiro pré-molar inferior.

A má-oclusão Classe I é causada por desalinhamentos dentais, como apinhamento (o que os pacientes chamam "dentes tortos") ou espaçamento irregular nos ossos maxilares e na mandíbula. Geralmente, esses pacientes têm um perfil facial descrito por muitos dentistas com o antigo termo **mesognata** (mesognática). Esse perfil facial na OC apresenta as maxilas e a mandíbula ligeiramente salientes ou protruídas, o que confere ao contorno facial uma aparência relativamente plana ou perfil reto (Figura 20.20); veja a discussão de casos mais posteriores para diferenciar os perfis faciais. Cada tipo de perfil facial presente pode ser medido pelo **índice gnático**

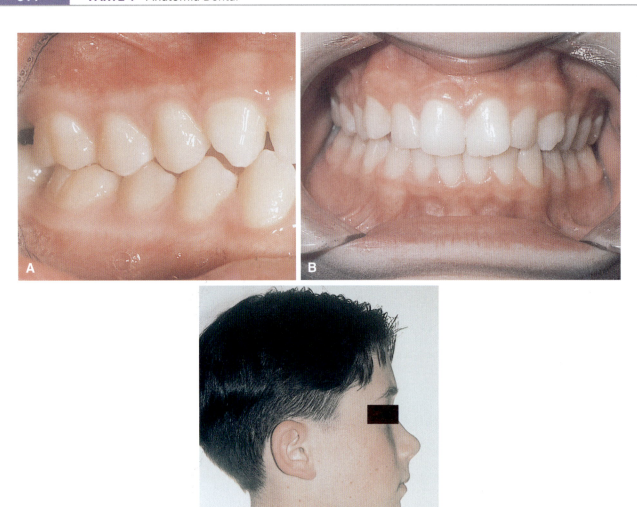

Figura 20.19 Má-oclusão Classe I em dentição permanente. **A** e **B**. Visões vestibulares. **C**. Perfil facial. A cúspide mesiovestibular do primeiro molar superior oclui com o sulco mesiovestibular do primeiro molar inferior, e o canino superior oclui com a metade distal do canino inferior e a metade mesial do primeiro pré-molar inferior. A má-oclusão, nesse caso específico, decorre dos desalinhamentos dentais, como apinhamento anterior, e tem um perfil mesognático (ver o caso após a conclusão do tratamento ortodôntico na Figura 20.1). (Cortesia de Dona M. Seely, DDS, MSD.)

(ou índice alveolar), que é a razão entre a distância do násio ao básio. Essa medida proporciona o grau de protrusão das maxilas em relação à posição da mandíbula.

As complicações do apinhamento, em que os dentes estão desalinhados no arco dental, ocorrem devido a uma desproporção entre o tamanho dos dentes e o tamanho do arco. Os problemas de espaçamento acontecem em um arco onde os dentes são pequenos em relação ao tamanho desse arco ou onde faltam dentes. Incluso nessa classe de má-oclusão está o apinhamento que ocorre devido ao movimento mesial à medida que a dentição envelhece (Figura 20.21; consulte também o **Capítulo 14**). O desvio mesial (migração mesial, desvio fisiológico ou mesialização fisiológica) é um fenômeno do movimento no qual todos os dentes se movem ligeiramente em direção à linha mediana da cavidade oral ao longo do tempo. Isso pode causar apinhamento no final da vida de uma dentição anteriormente perfeita. Ocorre lentamente e depende, principalmente, do grau de desgaste dos pontos de contato entre os dentes adjacentes e do número de dentes ausentes. No geral, a distância da movimentação não totaliza mais de 1 cm ao longo da vida. Entretanto, mesmo essa pequena quantidade pode, eventualmente, levar a cuidados domiciliares de higiene oral deficientes e comprometer a estética do sorriso na área do apinhamento.

Frequentemente, os casos de Classe I apresentam algumas discrepâncias protrusivas ou retrusivas nos dentes anteriores, mas outras classes também podem apresentá-las (Figura 20.22). Dentro desse grupo, o trespasse vertical (sobremordida) pode ser leve, moderado ou grave. Alguns casos de Classe I apresentam uma **mordida aberta**, na qual os dentes anteriores não ocluem (ver Figuras 16.8A e 14.3). Além disso, os casos de Classe I podem apresentar uma **mordida topo a topo** (ou mordida ponta a ponta), na qual os dentes ocluem sem que os dentes superiores se sobreponham aos dentes inferiores. Nesse tipo de oclusão, os dentes anteriores de ambos os arcos dentais se encontram ao longo de suas margens incisais quando os dentes estão em OC. Uma mordida topo a topo pode ocorrer tanto na região anterior do arco quanto na região posterior, de forma unilateral ou bilateral.

Os casos de Classe I também podem incluir **mordida cruzada**, a qual ocorre quando um dente ou alguns dentes inferiores são posicionados mais vestibularmente em relação aos dentes superiores, o que é a situação inversa dentro de uma oclusão adequada

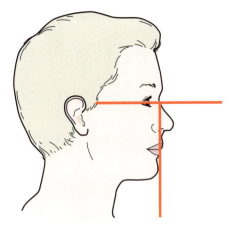

Mesognata

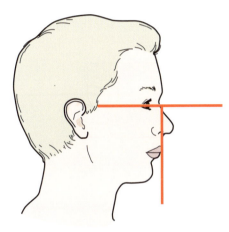

Retrognata

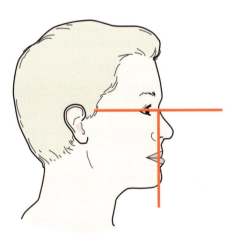

Prognata

Figura 20.20 Três perfis faciais: mesognata, retrognata e prognata; todos os perfis podem ser medidos pelo índice gnático (ou índice alveolar), ou seja, a razão entre a distância do násio (intersecção do osso frontal e dos dois ossos nasais) ao básio (ponto médio na margem anterior do forame magno no osso occipital). Essa medida concede o grau de protrusão da maxila em relação à mandíbula. Observe que uma face com índice abaixo de 98 é considerada retrognata, entre 98 e 103 é mesognata e acima de 103 é prognata.

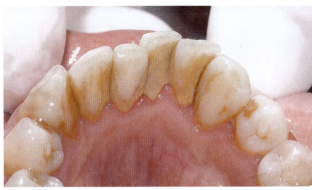

Figura 20.21 A migração mesial é o fenômeno de movimentação da dentição permanente em que todos os dentes se movem ligeiramente em direção à linha mediana da cavidade oral ao longo do tempo. Isso pode causar apinhamento no final da vida de uma dentição anteriormente perfeita e pode dificultar os cuidados domiciliares de higiene oral na área do apinhamento, como demonstra a presença de cálculo nessa região. (Cortesia de Margaret J. Fehrenbach, RDH, MS.)

(ver Figura 14.3) (para envolvimento de outra classe de mordida cruzada, ver Figura 20.26A e B). A mordida cruzada pode ocorrer tanto na região anterior quanto na região posterior, unilateral ou bilateralmente. Os dentes individuais podem estar ligeiramente desviados para vestibular ou lingual em relação aos dentes adjacentes do mesmo arco; eles podem estar em vestibuloversão ou linguoversão.

Má-oclusão Classe II

Todos os casos de **má-oclusão Classe II** (ou distoclusão) em uma dentição permanente são caracterizados pela oclusão da cúspide mesiovestibular do primeiro molar superior (mais que a largura de um pré-molar) mais mesial ao sulco mesiovestibular do primeiro molar inferior (Figura 20.23). A face distal do canino inferior é distal à face mesial do canino superior (pelo menos a largura de um pré-molar). Pode-se notar uma tendência a esse tipo de má-oclusão (menor que a largura de um pré-molar). O principal grupo de más-oclusões de Classe II apresenta dois subgrupos, uma divisão I e uma divisão II, com base na posição dos dentes anteriores, no formato do palato e no perfil facial resultante.

Na **má-oclusão Classe II**, **divisão I**, em uma dentição permanente, os incisivos superiores projetam-se (protruem) em direção vestibular a partir dos dentes incisivos inferiores, o que causa uma sobremordida grave (trespasse vertical grave ou mordida profunda) (Figura 20.24). Frequentemente, o palato é estreito e no formato da letra "V". O perfil facial apresenta lábio superior saliente (protruído) e mandíbula em posição retruída, o que resulta em um perfil convexo. O termo mais antigo para descrever o perfil facial na Classe II, divisão I, é **retrognato** (retrognática) (ver Figura 20.20).

Na **má-oclusão Classe II**, **divisão II**, em uma dentição permanente, os molares estão na mesma posição que na divisão I, mas em vez de possuir os incisivos superiores protrusivos, os incisivos centrais superiores assumem uma posição mais vertical ou retraída (Figura 20.25). Os incisivos laterais superiores são inclinados para vestibular ou se sobrepõem aos incisivos centrais superiores. O trespasse vertical ainda é grave (ou com sobremordida profunda), mas o palato apresenta a largura adequada ou é mais largo em comparação com a divisão I. Geralmente, o perfil facial para Classe II, divisão II, é um perfil mesognato (mesognático) e, frequentemente, tem a mandíbula proeminente (ver Figura 20.20).

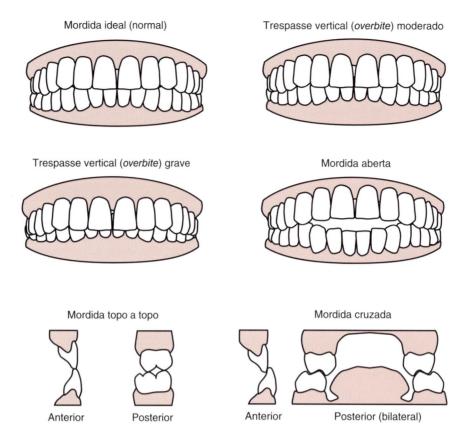

Figura 20.22 *Overbites* (trespasses verticais ou sobremordida) moderados e graves em contraste com a mordida ideal; mordida aberta, mordida topo a topo e mordida cruzada observadas em cada dentição permanente.

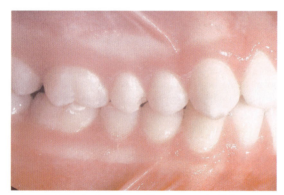

Figura 20.23 Má-oclusão Classe II em uma dentição permanente por uma vista vestibular. A cúspide mesiovestibular do primeiro molar superior oclui (mais que a largura de um pré-molar) mesialmente ao sulco mesiovestibular do primeiro molar inferior, e a face distal do canino inferior oclui mais distalmente à face mesial do canino superior (em pelo menos a largura de um pré-molar). (Cortesia de Dona M. Seely, DDS, MSD.)

Má-oclusão Classe III

Todos os casos de **má-oclusão Classe III** (ou mesioclusão) em uma dentição permanente são caracterizados pela oclusão da cúspide mesiovestibular do primeiro molar superior (mais que a largura de um pré-molar) em posição mais distal ao sulco mesiovestibular do primeiro molar inferior (Figura 20.26). A face distal do canino inferior é mesial à face mesial do canino superior (pelo menos a largura de um pré-molar).

Em comparação à Classe II, divisão I, na qual os incisivos superiores são protruídos vestibularmente, os incisivos inferiores estendem-se em sentido vestibular a partir dos incisivos superiores e, geralmente, estão em mordida cruzada completa. Na maioria dos casos, os incisivos inferiores também estão inclinados em sentido lingual, apesar da mordida cruzada. Normalmente, o perfil facial apresenta uma mandíbula proeminente e também pode ter uma maxila retruída, o que resulta em um perfil côncavo. O termo mais antigo utilizado para o perfil facial com uma má-oclusão Classe III é **prognato** (prognático) (ver Figura 20.20). Pode-se notar uma tendência a esse tipo de má-oclusão (menos que a largura de um pré-molar).

Subdivisões das más-oclusões

Como foi notado, o sistema de Angle para má-oclusão reconhece que um caso de má-oclusão pode apresentar, ocasionalmente, classificações diferentes em cada lado dos arcos dentais. Esses casos assimétricos são registrados como *subdivisões* e geralmente demonstram as principais características da classe e divisão principal.

Assim, a classificação de Angle para as más-oclusões permite uma má-oclusão Classe II, divisão I, na qual o paciente tem uma má-oclusão de Classe II e de Classe I, mostrando um padrão anterior da divisão I. Outra situação que pode ocorrer é uma má-oclusão Classe II, divisão II, em que o paciente apresenta tanto uma Classe II quanto uma Classe I, de modo que apresenta um padrão anterior da divisão II. Finalmente, outra situação que pode acontecer é uma subdivisão da má-oclusão Classe III, em que o paciente apresenta uma má-oclusão Classe III e Classe I em cada lado da dentição.

Considerações clínicas sobre as discrepâncias esqueléticas

Muitas más oclusões estão relacionadas não apenas aos dentes, como na classificação de Angle para as más-oclusões, mas também a discrepâncias entre as maxilas e a mandíbula, que podem afetar a oclusão dos dentes. Um cirurgião bucomaxilofacial, ao trabalhar em conjunto com um ortodontista, pode corrigir as discrepâncias esqueléticas desses ossos; o tratamento ortodôntico apenas com movimentação dental não é eficaz.

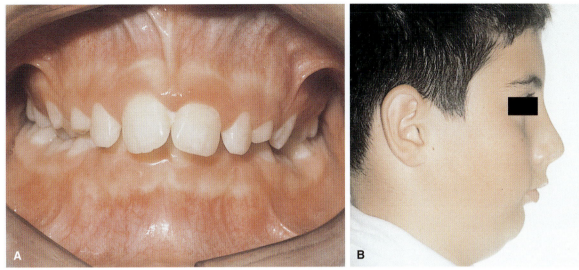

Figura 20.24 Má-oclusão Classe II, divisão I, em uma dentição permanente. **A.** Visão vestibular. **B.** Perfil facial. Os incisivos superiores protruem no sentido vestibular em relação aos dentes incisivos inferiores, o que ocasiona uma sobremordida grave (trespasse vertical profundo). O perfil facial resultante é convexo ou retrognato. (Cortesia de Dona M. Seely, DDS, MSD.)

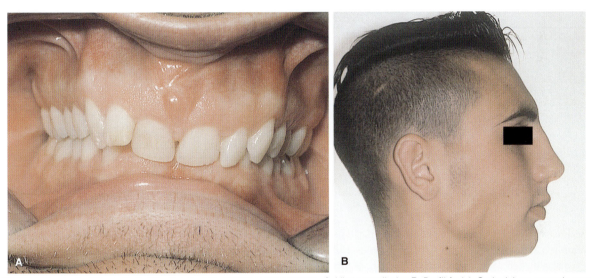

Figura 20.25 Má-oclusão Classe II, divisão II, em uma dentição permanente. **A.** Visão vestibular. **B.** Perfil facial. Os incisivos centrais superiores, nesse caso específico, estão em uma posição retruída e os incisivos laterais superiores estão inclinados para vestibular, com uma sobremordida grave (trespasse vertical profundo), mas o perfil facial resultante é mesognato, ao contrário da divisão I. (Cortesia de Dona M. Seely, DDS, MSD.)

No entanto, em muitos casos, a intervenção ortodôntica precoce em crianças pequenas, com o uso de certos aparelhos ortodônticos, pode direcionar o crescimento ósseo da mandíbula e da maxila pela expansão dos arcos dentais e pelo aumento do comprimento e do nível do arco dental. Essas intervenções podem evitar a necessidade de uma intervenção cirúrgica. Em contraste, para adultos e pacientes cujo crescimento ósseo já está completo, a cirurgia ortognática pode ser a única solução para as discrepâncias entre as maxilas e mandíbula, uma vez que os aparelhos ortodônticos não produzem por si só os resultados ideais nesse momento.

Normalmente, os pacientes ortodônticos que requerem intervenção cirúrgica ortognática são submetidos a um período inicial de terapia ortodôntica, antes do procedimento cirúrgico, para que os dentes ocluam adequadamente após a cirurgia. Qualquer aparelho ortodôntico usado com o intuito de alinhar os dentes antes da cirurgia é deixado no lugar durante o procedimento cirúrgico, a fim de estabilizar os dentes, os ossos maxilares e a mandíbula. Após a cirurgia, um período de acompanhamento do tratamento ortodôntico ajuda a atingir o alinhamento final dos dentes.

Além de alinhar os maxilares e a mandíbula, as dificuldades mais comumente corrigidas com a intervenção cirúrgica incluem a protrusão ou a retrusão da mandíbula, causa de uma aparência antiestética da gengiva superior aos dentes anteriores superiores (ou "sorriso gengival"), uma incapacidade de alcançar o selamento labial em repouso (também considerado incompetência labial) e um alongamento geral da face. As desordens ou disfunções temporomandibulares (DTMs) associadas também podem ser minimizadas com cirurgias em casos mais graves (ver **Capítulo 19**).

Três planos espaciais básicos estão envolvidos na classificação das más-oclusões esqueléticas: horizontal, vertical e transversal. As más-oclusões horizontais são ainda classificadas como más-oclusões Classe II ou Classe III, semelhantes ao sistema de classificação de Angle para más-oclusões. As más-oclusões verticais incluem mordidas abertas e sobremordidas graves (trespasses verticais graves). As más-oclusões transversais incluem mordidas cruzadas. A maioria dos pacientes submetidos à cirurgia ortognática apresenta uma combinação desses três tipos de más-oclusões esqueléticas.

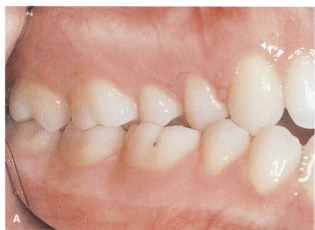
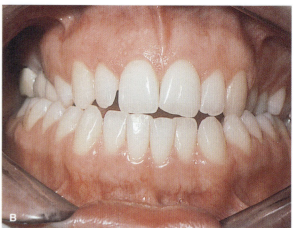
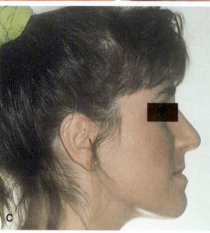

Figura 20.26 Má-oclusão Classe III em uma dentição permanente. **A** e **B**. visões vestibulares. **C**. Perfil facial. A cúspide mesiovestibular do primeiro molar superior oclui (mais que a largura de um pré-molar) em posição mais distal ao sulco mesiovestibular do primeiro molar inferior, e a face distal do canino inferior está em posição mais mesial em relação à face mesial do canino superior (por pelo menos a largura de um pré-molar). Os incisivos inferiores projetam-se em direção vestibular em relação aos incisivos superiores, provocando uma mordida cruzada anterior completa e baixa, assim como em outros dentes; nesse caso específico o perfil facial resultante é côncavo ou prognato. (Cortesia de Dona M. Seely, DDS, MSD.)

Atualmente, o planejamento do tratamento computadorizado pode minimizar o tempo de tratamento, recuperação e eficácia geral da cirurgia; o uso de miniplacas e parafusos de titânio pode fornecer estabilidade, resistência e previsibilidade ao tratamento. Esses avanços em tecnologia, procedimentos e equipamentos reduzem o tempo de recuperação pós-cirúrgica, o que permite que os pacientes retornem às suas rotinas habituais logo após a cirurgia.

Considerações clínicas sobre hábitos parafuncionais

Os **hábitos parafuncionais** são aqueles movimentos da mandíbula que *não* estão de acordo com a amplitude de movimento (AM) usual associada a mastigação, fala ou movimentos respiratórios. Assim, esses hábitos de movimento ocorrem mais comumente e por mais tempo que os movimentos geralmente associados ao funcionamento normal.

Os hábitos parafuncionais incluem, na oclusão cêntrica (OC) ou máxima intercuspidação habitual (MIH), o **apertamento** dos dentes ou um padrão de desvio por longos períodos, sem pausar em uma posição de repouso mandibular ou de espaço funcional livre (espaço interoclusal). Ranger os dentes ou **bruxismo** também é um hábito parafuncional. O bruxismo envolve uma atrição dental vigorosa e, muitas vezes, causa ruídos audíveis. O atrito das superfícies mastigatórias em níveis diferentes é evidente em casos de bruxismo, o que resulta em facetas de desgaste precoces, que não estão relacionadas ao envelhecimento, especialmente nos ápices das cúspides dos caninos, bem como em quaisquer restaurações de contato (ver Figura 20.8; **Capítulos 16** e **17**).

Os hábitos parafuncionais podem estar relacionados a recessão gengival e abfração, incluindo cisalhamento ou desgaste da superfície do esmalte (ver **Capítulo 10** e Figura 12.1B). Em muitos casos de hábitos parafuncionais, uma área maior da mucosa jugal (da bochecha) – que apenas a linha alba – pode tornar-se hiperqueratinizada (ver Figura 9.7).

Esses hábitos parafuncionais costumam ser subconscientes e ocorrem durante o sono ou quando a pessoa está profundamente concentrada, como ao dirigir, ler, assistir à televisão ou usar o computador. Normalmente, cerca de 9 a 13 quilos ($\cong$ 20 a 30 libras) por polegada quadrada são exercidos sobre os molares durante a mastigação, mas os pacientes bruxômanos (pessoas com bruxismo), especialmente à noite, sem restrição, podem exercer até 90 quilos ($\cong$ 200 libras) por polegada quadrada sobre os seus dentes. Uma pessoa com esses hábitos pode apresentar os músculos masseter hipertrofiados (superdesenvolvimento) e a tensão facial e mastigatória é considerada normal para eles (Figura 20.27). O estresse pode ser um fator na etiologia desses hábitos, embora nem sempre esteja presente. Os hábitos parafuncionais podem estar ligados às maneiras individuais de processar os impulsos neurológicos; cerca de 10 a 15% dos adultos rangem os dentes de forma moderada a grave.

Pacientes que rangem os dentes podem utilizar uma placa oclusal plana não reposicionadora, produzida por um profissional, ou um protetor bucal durante as horas de vigília ou durante o sono. Essa placa oclusal consiste em um aparelho removível de plástico rígido, acrílico ou silicone que recobre o arco dental (ou os arcos). Esses tipos de dispositivo podem proteger os dentes de danos posteriores,

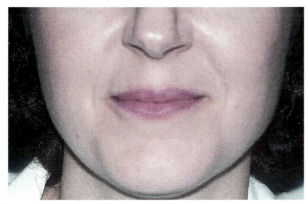

Figura 20.27 Hipertrofia dos músculos masseteres com aumento bilateral. Paciente com história de hábito parafuncional de bruxismo (ranger dos dentes). (De Fehrenbach MJ, Herring SW. *Illustrated Anatomy of the Head and Neck*. 5th ed. St. Louis: Elsevier; 2017.)

como atrição ou recessão por abrração, e podem reduzir o estresse oclusal causado pelo hábito sobre a dentição. Em contraste, os indivíduos que apertam os dentes precisam de um protetor bucal feito de um material mais macio, a fim de fornecer uma almofada para os dentes. Um aparelho miofuncional também pode ser usado para amortecer e proteger as faces vestibular, lingual e oclusal dos dentes.

Outra consideração ao discutir hábitos parafuncionais e oclusão é a **miologia orofacial**, uma área de estudo profissional especializada que avalia e trata de uma variedade de distúrbios posturais e funcionais dos músculos orofaciais, bem como padrões de hábitos que podem contribuir para a interrupção do desenvolvimento dental e estar envolvidos nos desafios estéticos orofaciais. Cada uma dessas disfunções é denominada **desordem** ou **distúrbio miofuncional orofacial** (DMO). Os DMOs envolvem comportamentos e padrões criados por funções musculares inadequadas e hábitos incorretos que envolvem a língua, os lábios e as mandíbulas, bem como a face. Dificuldades funcionais na fala podem estar associadas aos DMOs. É importante ressaltar que, em relação ao DMO, os estudos encontraram uma prevalência de cerca de 38% na população em geral e de 81% em crianças com dificuldades de fala.

O tratamento para um DMO é feito com o uso de **terapia miofuncional orofacial** (TMO), um protocolo usado para reeducar os padrões dos músculos orais e faciais, estabelecido por um miologista orofacial certificado (MOC; ou COM, do inglês *certified orofacial myologist*). Assim como nos EUA, no Brasil os profissionais habilitados para atuarem nessa especialidade podem ser das áreas de odontologia ou fonoaudiologia. Os miologistas orofaciais atuam de forma colaborativa e multidisciplinar com outros profissionais da odontologia, especialmente ortodontistas, periodontistas e cirurgiões bucomaxilofaciais, além de outros profissionais da saúde, como fonoaudiólogos, fisioterapeutas e terapeutas ocupacionais.

Com a terapia miofuncional orofacial, uma variedade de exercícios orofaciais e de língua e técnicas de modificação de comportamento – que trabalham com posturas funcionais da cabeça e do pescoço – são incluídas e baseiam-se em protocolos de avaliação e tratamento individuais. Os objetivos do tratamento com a TMO incluem a melhora da tonicidade muscular e o estabelecimento de atividades funcionais corretas para a língua, os lábios e a mandíbula, com o intuito de permitir o crescimento, de forma que o desenvolvimento normal possa ocorrer ou progredir em um ambiente oral estável e homeostático. Estudos demonstraram que a TMO pode ser de 80 a 90% eficaz na correção da função de deglutição e da posição de repouso; essas correções são mantidas por anos após o término da terapia. Os estudos mais recentes mostram que a associação da TMO com o tratamento ortodôntico é eficaz na resolução e na manutenção de fechamento das mordidas abertas nas más-oclusões da classificação de Angle tipo Classe I e Classe II e reduz a recidiva de mordidas abertas em pacientes com movimentação e posição inadequada da língua.

Assim, o DMO mais comum citado por muitos miologistas orofaciais em relação à oclusão é o padrão incorreto durante a função da língua, o que é comumente referido como **projeção da língua** ou **interposição lingual** (Figura 20.28). Durante o ato de deglutir e/ou durante a postura de repouso, um posicionamento incorreto da língua pode contribuir para o desenvolvimento orofacial inadequado e para a manutenção do desalinhamento dos dentes decorrente desse hábito parafuncional. A língua deve repousar naturalmente contra o palato durante a deglutição, bem como durante a postura de repouso. A visão atual da miologia orofacial é que a projeção anterior da língua e uma postura de repouso interdental servem como indícios de um hábito de sucção prolongado ou um problema persistente das vias respiratórias. Esses pacientes também precisam ser encaminhados a pediatras, médicos de família, alergologistas ou otorrinolaringologistas (ORL) – especialistas em orelha, nariz e faringe (garganta) –, para avaliação definitiva das vias respiratórias, conforme for apropriado.

Um excelente exemplo de distúrbio miofuncional orofacial familiar a todos os pediatras e profissionais da odontologia é o **hábito de sucção prolongado** após os 4 ou 5 anos, por meio da sucção digital, bem como do uso excessivo de chupeta ou copo de canudinho (Figura 20.29). Embora seja tentador ignorar esses hábitos, porque algumas crianças os superam sozinhas, muitas outras não abandonam espontaneamente hábitos nocivos (como sucção digital) e precisam de ajuda para eliminá-los. Uma variedade de más-oclusões em uma dentição em desenvolvimento está associada a um hábito de sucção mantido, por exemplo sobremordida e mordida aberta, bem como uma mordida cruzada posterior. As abordagens comportamentais dos miologistas orofaciais podem ser eficazes na eliminação da sucção dos dedos polegar e do indicador, bem como de outros hábitos associados à sucção digital (Figura 20.30).

Outro distúrbio miofuncional orofacial citado por muitos miologistas orofaciais é uma boca constantemente aberta com os lábios afastados na postura de repouso, por conta de selamento labial incompetente. Isso costuma ser chamado **incompetência labial** (Figura 20.31). Os lábios do paciente devem estar em repouso durante o exame para obter uma indicação clara desse DMO; frequentemente, os pacientes mascaram a incompetência

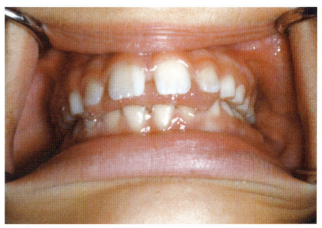

Figura 20.28 Mordida aberta anterior resultante de um padrão de deglutição como projeção da língua. (De Dean JA, McDonald RE, Avery DR. *McDonald and Avery's Dentistry for the Child and Adolescent*. 10th ed. St. Louis: Elsevier; 2016.)

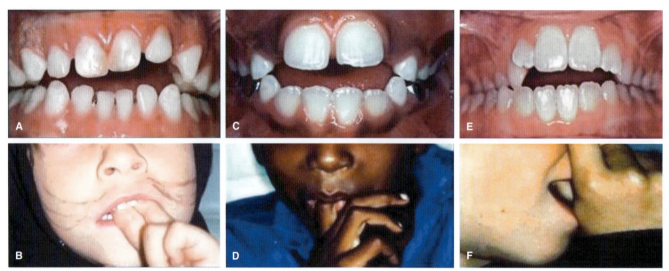

Figura 20.29 A a F. Oclusão de três crianças com padrões diferentes de um hábito de sucção digital prolongado e as mordidas abertas que podem resultar desse distúrbio miofuncional orofacial. (De Dean JA, McDonald RE, Avery DR. *McDonald and Avery's Dentistry for the Child and Adolescent*, 10th ed. St. Louis: Elsevier; 2016.)

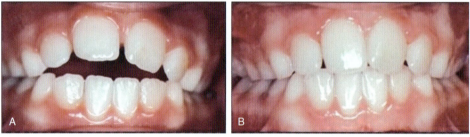

Figura 20.30 A. Mordida aberta na dentição mista de uma criança de 8 anos associada ao distúrbio miofuncional orofacial devido ao hábito de sucção digital prolongado. **B.** Melhora da mordida após a terapia miofuncional orofacial 1 ano depois, aos 9 anos. (De Dean JA, McDonald RE, Avery DR. *McDonald and Avery's Dentistry for the Child and Adolescent*. 10th ed. St. Louis: Elsevier; 2016.)

labial, de modo que forçam a junção dos lábios. Esse hábito da boca constantemente aberta pode desviar a atenção de uma aparência facial estética, bem como comprometer a influência benéfica que os lábios fechados (denominado "selamento labial") têm no desenvolvimento e na manutenção da forma correta dos arcos dentais (ver discussão anterior). Uma postura de repouso de boca aberta crônica pode contribuir para um aumento da altura vertical da face, um perfil retrognato com crescimentos inferior e posterior do terço inferior da face (em vez de inferior e anterior), além de lábios hipotônicos (ou flácidos).

A respiração nasal abaixo do ideal pode estar associada à incompetência labial; portanto, novamente, o encaminhamento pode ser necessário, pois a respiração nasal deve ser facilitada o tempo todo. Ao nascerem, todos os bebês são instintivamente respiradores nasais, o que tem muitos benefícios, como filtrar e aquecer o ar, aumentar a capacidade de absorver oxigênio, reduzir a pulsação e ajudar a corrigir o hábito de projetar a língua, bem como diminuir o ronco pela ajuda da manutenção do fluxo de ar. Porém, em vez disso, pode haver respiração pela boca (respiração bucal ou oral) associada à postura labial, a qual, por sua vez, pode estar ligada à obstrução das vias respiratórias nasais, como com as tonsilas palatinas e faríngeas aumentadas pela hipertrofia (adenoides), o desvio de septo nasal, as alergias persistentes e a curta inserção do frênulo labial.

Os respiradores bucais podem apresentar uma postura incorreta de repouso da língua, mais inferior e anterior; assim, a língua não fornece mais suporte para os maxilares, o que afeta a abóbada palatina, bem como outros ossos do crânio. Boca seca (ou xerostomia) e falta de filtração do ar também são observados nesses casos. Geralmente, os respiradores bucais levam a cabeça para a frente a fim de abrirem as vias respiratórias.

Em muitos casos, a terapia para obter uma vedação ou um selamento labial em repouso pode evitar a necessidade de qualquer outra terapia com a língua e também pode levar a uma dimensão funcional do espaço livre. Assim, o conceito de espaço livre é um componente importante associado aos distúrbios miofuncionais orofaciais. Essa importância do espaço livre com o desenvolvimento dos DMOs diferencia o foco dos miologistas orofaciais e o dos ortodontistas, bem como o de outros tratamentos odontológicos que lidam, principalmente, com a vedação da boca e o papel da oclusão. O principal objetivo dos miologistas orofaciais é reaver ou estabelecer um nível mais funcional do espaço livre.

Outro problema para a harmonia oclusal pode estar relacionado ao comprimento do frênulo lingual. Quando o frênulo lingual é curto, como ocorre na anquiloglossia, a possibilidade de criar uma pressão apropriada contra o arco dental superior e de permitir o grau normal de expansão é limitada, o que pode ocasionar uma postura de repouso da língua anteroinferior (ver Figura 5.10). Portanto, pode haver associação a uma mordida aberta anterior (ver Figura 16.8). Além disso, pode contribuir para o desenvolvimento do formato do palato. Isso ocorre porque a língua não consegue se mover para cima e repousar adequadamente no palato; desse modo, uma mordida cruzada se desenvolve com frequência. Ademais, pode aumentar os fatores de risco para padrões inadequados de pronúncia e problemas de articulação, assim como problemas com a alimentação do bebê.

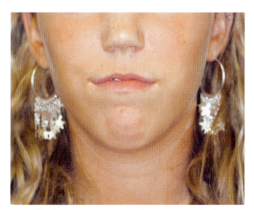

Figura 20.31 Paciente jovem com incompetência labial. Ela também apresenta o músculo mentual hiperativo, que é comumente associado a esse distúrbio miofuncional orofacial, conforme mostrado aqui durante o fechamento forçado dos lábios. (De Dean JA, McDonald RE, Avery DR. *McDonald and Avery's Dentistry for the Child and Adolescent*. 10th ed. St. Louis: Elsevier, 2016.)

Nessa situação, a cirurgia é considerada após a terapia miofuncional orofacial, a qual, em muitos casos, pode ajudar no alongamento do frênulo lingual mais curto.

A identificação precoce e o tratamento de um distúrbio miofuncional orofacial por um miologista orofacial – com estratégias da terapia miofuncional orofacial – apresentam vantagens, assim como com a terapia ortodôntica interceptiva. Indivíduos de qualquer idade podem se beneficiar com qualquer uma das terapias. No entanto, a regra geral na odontologia, reafirmada na pediatria, é que os hábitos parafuncionais orofaciais devem ser tratados e eliminados antes da erupção dos incisivos permanentes ou por volta dos 6 anos. Pessoas com necessidades especiais e síndromes também podem se beneficiar significativamente com a inclusão de um planejamento de TMO em seu plano de tratamento médico. Assim, um exame inicial da miologia orofacial e uma avaliação dos padrões dos hábitos parafuncionais devem ser incorporados aos procedimentos de anamnese por dentistas, fonoaudiólogos e médicos, a fim de permitir que o paciente se beneficie dessa área de tratamento especializado.

BIBLIOGRAFIA

ARTIGOS DE PERIÓDICOS

Acri TM, Shin K, Seol D, et al. Tissue engineering for the temporomandibular joint. *Adv Healthc Mater*. 2019;8(2):e1801236.

Arzate H, Zeichner-David M, Mercado-Celis G. Cementum proteins: role in cementogenesis, biomineralization, periodontium formation and regeneration. *Periodontol 2000*. 2015;67(1):211–233.

Bosshardt DD. The periodontal pocket: pathogenesis, histopathology and consequences. *Periodontol 2000*. 2018;76(1):43–50.

Caton JG, Armitage G, Berglundh T, et al. A new classification scheme for periodontal and periimplant diseases and conditions - introduction and key changes from the 1999 classification. *J Clin Periodontol*. 2018;45(suppl 20):S1–S8.

Dym H, Bowler D, Zeidan J. Pharmacologic treatment for temporomandibular disorders. *Dent Clin North Am*. 2016;60(2):367–379.

Ebersole JL, Dawson DA 3rd, Emecen Huja P, et al. Age and periodontal health—immunological view. *Curr Oral Health Rep*. 2018;5(4):229–241.

Fehrenbach MJ. *Hyposalivation with Xerostomia Screening Tool*, Access (ADHA). 2010.

Ferreira LA, Grossmann E, Januzzi E, de Paula MV, Carvalho AC. Diagnosis of temporomandibular joint disorders: indication of imaging exams. *Braz J Otorhinolaryngol*. 2016;82(3):341–352.

Iafisco M, Degli Esposti L, Ramírez-Rodríguez GB, et al. Fluoride-doped amorphous calcium phosphate nanoparticles as a promising biomimetic material for dental remineralization. *Sci Rep*. 2018;8(1):17016.

Jang JK, Kwak SW, Ha JH, Kim HC. Anatomical relationship of maxillary posterior teeth with the sinus floor and buccal cortex. *Oral Rehabil*. 2017;44(8):617–625.

Lacruz RS, Habelitz S, Wright JT, Paine ML. Dental enamel formation and implications for oral health and disease. *Physiol Rev*. 2017;97(3):939–993.

Neves VC, Babb R, Chandrasekaran D, Sharpe PT. Promotion of natural tooth repair by small molecule GSK3 antagonists. *Sci Rep*. 2017;7:39654.

Noguchi S, Ukai T, Kuramoto A, et al. The histopathological comparison on the destruction of the periodontal tissue between normal junctional epithelium and long junctional epithelium. *J Periodontal Res*. 2017;52(1):74–82.

Potdar PD, Jethmalani YD. Human dental pulp stem cells: applications in future regenerative medicine. *World J Stem Cells*. 2015;7(5):839–851.

Priyadarsini S, Mukherjee S, Mishra M. Nanoparticles used in dentistry: a review. *J Oral Biol Craniofac Res*. 2018;8(1):58–67.

Silva BSE, Fagundes NCF, Nogueira BCL, et al. Epithelial rests of Malassez: from latent cells to active participation in orthodontic movement. *Dental Press J Orthod*. 2017;22(3):119–125.

Vilhena KFB, Nogueira BCL, Fagundes NCF, et al. Dental enamel bleached for a prolonged and excessive time: morphological changes. *PLoS One*. 2019;14(4):e0214948.

Yang B. Application of stem cells in oral disease therapy: progresses and perspectives. *Front Physiol*. 2017;8:197.

Yang Z. Role of the epithelial cell rests of Malassez in periodontal homeostasis and regeneration - a review. *Curr Stem Cell Res Ther*. 2015;10:398–404.

LIVROS

Dean JA. *McDonald and Avery's Dentistry for the Child and Adolescent*. 10th ed. St. Louis: Elsevier; 2016.

Fehrenbach MJ, ed. *Dental Anatomy Coloring Book*. 3rd ed. St. Louis: Elsevier; 2019.

Fehrenbach MJ. Extraoral and intraoral patient assessment. In Bowen DM and Pieren JA, eds. *Darby And Walsh Dental Hygiene Theory And Practice*. 5th ed. Philadelphia: Elsevier; 2020.

Fehrenbach MJ. Inflammation and repair; immunity. In: Ibsen AC, Phelan JA, eds. *Oral Pathology for the Dental Hygienist*. 7th ed. St Louis: Elsevier; 2018.

Fehrenbach MJ, ed. *Mosby's Dental Dictionary*. 4th ed. St. Louis: Elsevier; 2019.

Fehrenbach MJ, Herring SW. *Illustrated Anatomy of the Head and Neck*. 5th ed. St. Louis: Elsevier; 2017.

Gartner L. *Textbook of Histology*. 4th ed. St. Louis: Elsevier; 2017.

Hupp JR, Ellie III E, Tucker MR, eds. *Contemporary Oral and Maxillofacial Surgery*. 7th ed. St. Louis: Elsevier; 2019.

Moore KL, Persaud TVN, Torchia MG. *The Developing Human: Clinically Oriented Embryology*. 10th ed. Philadelphia: Elsevier; 2016.

Nanci A. *Ten Cate's Oral Histology*. 9th ed. St. Louis: Elsevier; 2018.

Nelson SJ. *Wheeler's Dental Anatomy, Physiology, and Occlusions*. 10th ed. Philadelphia: Elsevier; 2015.

Newman MG, Takei H, Klokkevold PR, Carranza FA, eds. *Newman and Carranza's Clinical Periodontology*. 13th ed. St. Louis: Elsevier; 2019.

Odell E. *Cawson's Essentials of Oral Pathology and Oral Medicine*. 9th ed. London: Elsevier; 2017.

Okeson JP. *Management of Temporomandibular Disorders and Occlusion*. 7th ed. St. Louis: Elsevier; 2013.

Perry DA, Beemsterboer PL, Essex G. *Periodontology for the Dental Hygienist*. 4th ed. St. Louis: Elsevier; 2014.

Proffit W, et al. *Contemporary Orthodontics*. 6th. St Louis: Elsevier; 2019.

Stevens A, Lowe J. *Human Histology*. 4th ed. St. Louis: Elsevier; 2015.

Young B, O'Dowd G, Woodford P. *Wheater's Functional Histology: A Text and Colour Atlas*. 5th ed. London: Elsevier; 2014.

GLOSSÁRIO

A

Abaixamento da mandíbula Movimento de abaixamento ou depressão da mandíbula.

Abertura máxima da boca (AMB) Abertura máxima da boca é a distância interincisiva máxima.

Abfração Perda de tecidos dentais duros devido às forças de tração e compressão durante a flexão do dente.

Abrasão Perda de tecidos dentais duros causada pela fricção da escovação e/ou dentifrício.

Ácino Grupo de células secretoras das glândulas salivares.

Ácino mucoso Grupo de células mucosas que produzem secreção mucosa (como saliva mucosa).

Ácino seroso Grupo de células serosas que produzem secreção serosa (como saliva serosa).

Aderência epitelial (AE) Estrutura que fixa o epitélio juncional na superfície do esmalte.

Agentes teratogênicos Fatores ambientais, como infecções, drogas e radiação, que causam malformações.

Alça cervical Região mais cervical do órgão do esmalte responsável pelo desenvolvimento da raiz.

Alvéolo dental Cavidade no osso alveolar que permite o alojamento da raiz do dente.

Ameias dentais Espaços de curvaturas formados entre dois dentes adjacentes a partir de seus pontos de contato no mesmo arco dental.

Ameloblastos Células que se diferenciam a partir dos pré-ameloblastos para formar o esmalte durante a amelogênese.

Amelogênese Aposição da matriz do esmalte pelos ameloblastos.

Amelogênese imperfeita Displasia hereditária do esmalte com ausência ou presença de uma camada delgada de esmalte.

Amelogeninas Principal componente proteico da matriz extracelular do esmalte envolvido no seu processo de mineralização.

Amniocentese Procedimento de coleta de líquido amniótico para diagnóstico pré-natal.

Amplitude de movimento (AM) Extensão reciprocamente fisiológica e funcionalmente normal do movimento de abertura e fechamento da boca.

Anáfase Terceira fase da mitose, com separação e migração das duas cromátides de cada cromossomo.

Anatomia dental Área das ciências odontológicas que se ocupa do estudo da morfologia dental.

Anel linfático de Waldeyer (anel linfático da faringe) Anel de tecido linfoide tonsilar incompleto ao redor das comunicações internas da faringe.

Ângulo da mandíbula Área espessada na margem posteroinferior do ramo da mandíbula.

Ângulo diedro Ângulo formado pela junção de duas faces da coroa.

Ângulos incisais Dois ângulos nos incisivos permanentes formados a partir da crista ou margem incisal com cada face proximal.

Ângulo triedro (ângulo coronário) Ângulo formado pelo encontro de três faces da coroa dental.

Anodontia Ausência de um ou vários dentes devido à falha na fase de iniciação da odontogênese.

Anquiloglossia Frênulo lingual com inserção anormalmente curta, prendendo a língua no assoalho da boca.

Anticorpo Outro termo para imunoglobulina.

Antígeno Outro termo para imunógeno.

Aparelho faríngeo Também chamado de aparelho branquial, corresponde a um grupo de estruturas que inclui arcos, sulcos, membranas e bolsas faríngeas.

Ápice da cúspide Ponta da cúspide na margem incisal dos dentes caninos e face oclusal anatômica (mesa oclusal) dos dentes posteriores.

Ápice da língua Ponta da língua.

Ápice do contorno gengival (zênite gengival) Ponto mais cervical ou apical do contorno gengival individual.

Ápice do nariz Ponta do nariz.

Aposição Deposição de camadas sucessivas (lamelares) de um tecido firme ou duro sobre outras camadas já presentes.

Arco dental Processo alveolar que sustenta os dentes, presente na maxila e na mandíbula.

Arco dental inferior (mandibular) Arco dental inferior com os dentes inferiores.

Arco dental superior (maxilar) Arco dental superior com os dentes superiores.

Arcos faríngeos (branquiais) Seis saliências bilaterais de tecido empilhado que aparecem inferiores ao estomodeu (cavidade oral primitiva), incluindo o arco mandibular.

Arco hióideo Segundo arco faríngeo que se localiza inferiormente ao arco mandibular no embrião.

Arco palatofaríngeo Arco mais posterior na mucosa de revestimento, formado pelas pregas palatofaríngeas (pilares fauciais posteriores), de cada lado, nas paredes laterais da parte oral da faringe, sob as quais se encontram os músculos de mesmo nome (músculos palatofaríngeos).

Arco palatoglosso Arco mais anterior na mucosa de revestimento, formado pelas pregas palatoglossas (pilares fauciais anteriores), de cada lado, nas paredes laterais da parte oral da faringe, sob as quais se encontram os músculos de mesmo nome (músculos palatoglossos).

Arco zigomático Estrutura óssea que contribui para a sustentação da bochecha.

Área de contato (ponto de contato) Na anatomia do dente, a região nas faces proximais onde as coroas dos dentes adjacentes do mesmo arco se tocam; pode ser uma área ou ponto de contato na face distal (contato distal) e área ou ponto de contato na face mesial (contato mesial).

Áreas de furca Espaços entre as raízes próximos à furca.

Aresta da coroa Linha formada pela junção de duas faces da coroa.

Arestas das cúspides Cristas que se estendem a partir de cada ápice da cúspide nos dentes posteriores. Podem ser transversais ou longitudinais.

Articulação temporomandibular (ATM) Articulação na qual o osso temporal do crânio se relaciona com a mandíbula.

Asas do nariz Estruturas cartilaginosas em forma de asas que delimitam as narinas de cada lado.

Assoalho da boca Região da cavidade própria da boca abaixo da face ventral da língua e limitada pelo arco dental inferior, circundada pela mandíbula.

Atrição Hábito de atrito que provoca perda de tecido dental duro causada pelo contato dos dentes topo a topo durante a mastigação ou hábitos parafuncionais.

Avulsão Deslocamento completo do dente do alvéolo devido a trauma extenso.

Axônio Processo do neurônio que conduz os impulsos nervosos para longe do corpo celular.

B

Bainha de mielina Envoltório lipídico em torno dos axônios de determinados neurônios.

Bainha epitelial de Hertwig (BEH) Parte da alça cervical que funciona para modelar a(s) raiz(es) de um dente e induzir a formação de dentina radicular.

Bandas de Hunter-Schreger (HSB) Efeito óptico no qual se observa a luz refletida, em vez de transmitida, formando bandas ou faixas claras e escuras alternadas observadas em certas seções do esmalte.

Basófilos Leucócitos ou glóbulos brancos que contêm grânulos de histamina.

Bicuspidado Outro termo odontológico antigo para denominar o dente pré-molar.

Biotipo gengival (fenótipo periodontal) Espessura da gengiva na dimensão vestibulolingual.

Blastocisto Estrutura formada durante o desenvolvimento pré-natal que consiste em células trofoblásticas e uma massa interna de células que se desenvolvem no embrião.

Bochecha Região que forma a área (contorno ou limite) lateral da face entre o nariz, a boca e a orelha.

Bócio Aumento da glândula tireoide.

Bolsa periodontal Sulco gengival aprofundado revestido pelo epitélio da bolsa provocado pela periodontite.

Bolsas faríngeas Quatro pares de evaginações na parede da faringe primitiva entre os arcos faríngeos (branquiais).

Botões gustatórios ou gustativos (canalículos gustatórios) Estruturas gustativas em forma de barril que funcionam como receptores associados ao epitélio das papilas linguais, responsáveis pela sensibilidade gustativa.

Bruxismo Hábito parafuncional que corresponde ao apertamento dos dentes quando estão em máxima intercuspidação habitual ou oclusão cêntrica por longos períodos, sem afastamento interoclusal.

Bulbo radicular Região da qual se originam as raízes em dentes multirradiculares.

GLOSSÁRIO

C

Cálculos pulpares Tecido dentinário mineralizado ou calcificado no interior da polpa.

Camada basal (estrato germinativo) Camada única de células epiteliais cuboides germinativas sobre a membrana basal.

Camada córnea (de queratina) Camada mais superficial do epitélio queratinizado.

Camada de embrioblasto Pequena massa interna de células embrionárias no blastocisto.

Camada de epiblasto Células da camada superior em disco embrionário bilaminar.

Camada de hipoblasto Células da camada inferior no disco embrionário bilaminar.

Camada de smear layer Espécie de lama dentinária produzida pelos resíduos aderentes do biofilme dental aderente ao secionar a dentina durante o preparo cavitário.

Camada de trofoblasto (trofoblasto) Camada de células periféricas de blastocisto.

Camada espinhosa (estrato espinhoso) Camada de células superficiais à camada basal (estrato germinativo) no epitélio estratificado pavimentoso queratinizado.

Camada granulosa de Tomes Camada de dentina localizada profundamente ao cemento e adjacente à junção cementodentinária (JCD) com aspecto granular.

Camada granulosa (estrato granuloso) Camada superficial à camada espinhosa em algumas formas de epitélio estratificado pavimentoso queratinizado.

Camada intermediária Camada de células superficiais à camada basal no epitélio estratificado pavimentoso não queratinizado.

Camada papilar Camada de tecido conjuntivo frouxo da derme, ou lâmina própria, adjacente à membrana basal.

Camada superficial Camada de células mais superficiais de um epitélio estratificado pavimentoso não queratinizado.

Camadas de células embrionárias Camadas germinativas derivadas do aumento do número de células embrionárias.

Câmara pulpar Parte da cavidade pulpar situada na coroa do dente; contém polpa coronária.

Canais acessórios Aberturas suplementares ou extras localizadas nas paredes laterais das raízes.

Canais de Volkmann (canais perfurantes) Canais vasculares presentes na substância óssea compacta, distintos dos canais de Havers.

Canal de Havers Canal central do ósteon. Contém vasos e nervos.

Canal gubernacular (CG) (gubernáculo dental) Túnel de cordão fibroso que conecta o folículo dental à lâmina própria da mucosa oral contendo restos de lâmina dentária.

Canalículos Canais tubulares presentes no osso e cemento.

Caninos Dentes anteriores que estão na terceira posição a partir da linha mediana em cada quadrante dos arcos dentais.

Cápsula Cápsula de tecido conjuntivo que circunda a parte externa de uma glândula ou lesão.

Cápsula articular Dupla camada de tecido conjuntivo que envolve completamente a articulação temporomandibular (ATM).

Cárie de cemento Lesão cariosa superficial no cemento.

Cárie de dentina Lesão de cárie que ultrapassou a junção amelodentinária (JAD) a partir da invasão do esmalte.

Cárie de esmalte Lesão cariosa que acomete o esmalte por meio de fossetas e sulcos ou pela superfície lisa.

Cárie precoce da infância (CPI) Cárie aguda extensa que acomete os dentes decíduos.

Cariótipo Análise fotográfica dos cromossomos.

Cartilagem Tecido conjuntivo firme não mineralizado.

Cartilagem de Meckel Cartilagem que se forma de cada lado no interior de cada arco faríngeo (branquial) mandibular e desaparece com a ossificação da mandíbula.

Cartilagem de Reichert Cartilagem do segundo arco faríngeo (branquial) que eventualmente desaparece depois de formar seus derivados.

Cartilagem elástica Cartilagem encontrada na orelha e na epiglote.

Cartilagem hialina Cartilagem desprovida de nervos ou vasos sanguíneos e que serve como centro de crescimento na articulação temporomandibular.

Cartilagem tireóidea Cartilagem da laringe localizada na linha mediana que forma a proeminência laríngea.

Carúncula sublingual Pequena papila mucosa localizada na extremidade anterior de cada prega sublingual, na qual desembocam ductos excretores de glândulas salivares.

Cavidade amniótica Cavidade preenchida por líquido voltada para a camada epiblástica (epiblasto).

Cavidade nasal Espaço interno do nariz.

Cavidade própria da boca Espaço interno da boca que forma a cavidade oral propriamente dita.

Cavidade pulpar Cavidade central interna do dente que contém a polpa dental, recoberta por dentina.

Cavidades sinoviais (articulares) Compartimentos superior (supradiscal) e inferior (infradiscal) da articulação temporomandibular separados pelo disco articular.

Célula Menor unidade morfofuncional organizada do corpo.

Células achatadas, pavimentosas ou escamosas Células epiteliais semelhantes a placas achatadas.

Células caliciformes Células da mucosa respiratória responsáveis pela produção do muco que as torna úmidas, hidratando a mucosa.

Células centrais da papila dental Células que formam o primórdio da polpa dental.

Células da crista neural (NCCs) Grupo especializado de células, desenvolvidas a partir do neuroectoderma, que migra das cristas neurais e se dispersa para locais específicos no interior do mesênquima.

Células externas (ou periféricas) da papila dental Células superficiais, externas ou periféricas da papila dental que se diferenciam em odontoblastos.

Células mioepiteliais Células epiteliais com capacidade contrátil presentes nos ácinos para facilitar o fluxo de saliva de cada lúmen para os ductos conectores de excreção.

Células mucosas Células secretoras que produzem produtos de secreção mucosa.

Células plasmáticas Células brancas (leucócitos) do sangue derivadas de linfócitos B (células B) para produzir imunoglobulinas ou anticorpos.

Células secretoras Células epiteliais que produzem saliva.

Células serosas Células secretoras que produzem secreção serosa.

Células-tronco da polpa dental (CTPDs) Tipos de células-tronco indiferenciadas no mesênquima no tecido pulpar.

Cementículos Corpos calcificados de cemento aderidos à raiz ou livres no ligamento periodontal.

Cemento Camada calcificada do periodonto, mais externa da raiz de um dente.

Cemento acelular Primeiras camadas de cemento depositadas sem cementócitos aprisionados na sua matriz.

Cemento celular Camadas externas do cemento que contêm cementócitos aprisionados.

Cementoblastos Células que formam cementoide e que se diferenciam a partir do folículo dental.

Cementócitos Cementoblastos que ficam aprisionados no cemento produzido por eles.

Cementogênese Crescimento aposicional do cemento sobre a superfície radicular.

Cementoide Matriz do cemento não mineralizada depositada por cementoblastos.

Cementoplasto Lacuna na qual cada cementócito se encontra aprisionado.

Centríolo Par de estruturas cilíndricas localizadas no centrossomo do citoplasma celular.

Centro germinativo Região central do nódulo linfático de um linfonodo no qual os linfócitos amadurecem.

Centrômero Área constrita na qual as duas cromátides do cromossomo se unem.

Centrossomo Organela associada a centríolos.

Cílios Projeções da superfície da célula que são mais numerosas e mais curtas que os flagelos.

Cíngulo Áreas elevadas e arredondadas no terço cervical da face lingual dos dentes anteriores.

Cisto dentígero Cisto odontogênico que se forma a partir do epitélio reduzido do esmalte.

Cistos cervicais (seios cervicais) Cistos de desenvolvimento formados quando sulcos faríngeos (branquiais) não se obliteram por uma falha.

Citodiferenciação Desenvolvimento de diferentes tipos celulares.

Citoesqueleto (CSK) Sistema tridimensional de suporte dentro da célula.

Citoplasma Parte líquida com organelas contida pela membrana celular.

Classificação de Angle para má-oclusão Sistema usado para classificar inicialmente as más-oclusões.

Clivagem Processo de divisão celular durante o desenvolvimento pré-natal, quando a mitose converte um zigoto em um blastocisto.

Col (epífule) A gengiva interdental (interproximal) situada apicalmente em relação à área (ou ao ponto) de contato dos dentes, entre as papilas gengivais interdentais vestibular e lingual; assume uma forma côncava invisível à inspeção clínica.

GLOSSÁRIO

Coloide Substância acumulada no interior dos folículos da glândula tireoide reservada para a produção de tiroxina.

Coloração por tetraciclina Coloração intrínseca dos dentes decorrente da ingestão de tetraciclina (antibiótico) durante o desenvolvimento dental.

Comissura labial Região da boca em que os lábios superior e inferior se encontram.

Complexo de Golgi Organela celular envolvida na segregação, no armazenamento e transporte de proteína.

Concavidades da raiz Recuos ou sulcos na superfície da raiz, especificamente em suas faces proximais.

Conchas nasais Estruturas que se projetam a partir de cada parede lateral da cavidade nasal em direção medial.

Concrescência União das raízes de dois ou mais dentes apenas pelo cemento.

Côndilo da mandíbula (cabeça da mandíbula) Saliência óssea elíptica localizada sobre o processo condilar da mandíbula que está envolvido na articulação temporomandibular (ATM).

Condroblastos Células que produzem tecido cartilaginoso.

Condrócitos Condroblastos maduros dentro da matriz de cartilagem.

Contatos cêntricos (paradas cêntricas) Contatos cêntricos entre os dois arcos dentais que incluem a altura do contorno da cúspide, cristas marginais e fossas centrais.

Contatos prematuros Situação em que um ou dois dentes entram, inicialmente, em contato antes dos outros dentes.

Cópula Saliência posterior formada a partir do terceiro e do quarto arcos faríngeos ou branquiais que ultrapassa o segundo arco para formar a raiz da língua.

Cornos pulpares Extensões da polpa coronária sob as cúspides dos dentes posteriores.

Coroa Parte do dente composta de dentina e polpa dental recoberta por esmalte.

Coroa anatômica Parte da coroa recoberta por esmalte.

Coroa clínica Parte da coroa anatômica visível na cavidade oral e não recoberta por tecido gengival.

Corpo adiposo da bochecha Coxim de tecido conjuntivo adiposo situado subjacente à túnica mucosa dos vestíbulos.

Corpo da língua Porção anterior da língua.

Corpo da mandíbula Parte horizontal da mandíbula, inferior aos dentes.

Corpo da maxila Parte horizontal da maxila, superior aos dentes.

Cortical óssea alveolar Lâmina de substância óssea compacta que reveste o alvéolo.

Coxim retromolar Coxim denso de tecido na região imediatamente distal ao último dente inferior no arco dental inferior.

Crescimento aposicional Crescimento por adição de camadas na superfície externa de um tecido, como ocorre em tecido firme ou duro, por exemplo, cartilagem, osso, esmalte, dentina ou cemento.

Crescimento intersticial Crescimento que ocorre a partir do interior de um tecido ou órgão.

Crista alveolar Margem cervical do osso alveolar propriamente dito, mais próxima ao colo do dente.

Crista cervical (bossa vestibular) Saliência no terço cervical especificamente da face vestibular da coroa dos dentes decíduos e molares permanentes, estendendo-se no sentido mesiodistal.

Crista da curvatura (bossa ou altura do contorno) Região de maior proeminência da curvatura das faces vestibular, lingual, mesial e distal da coroa de um dente no sentido cervicoincisal (dentes anteriores) ou cervico-oclusal (dentes posteriores).

Crista gengival livre (margem gengival) Parte mais coronal ou mais superficial da gengiva marginal (gengiva livre ou não inserida).

Crista incisal Elevação linear na superfície incisal ou mastigatória dos incisivos permanentes recém-erupcionados.

Crista lingual Crista vertical e posicionada centralmente na face lingual dos dentes caninos e que se estende a partir do ápice da cúspide ao cíngulo.

Crista oblíqua (ponte de esmalte) Crista que cruza obliquamente a face oclusal anatômica (mesa oclusal) no sentido que vai de mesiolingual até distovestibular na maioria dos molares superiores.

Crista transversal Crista formada pela união das duas cristas triangulares que cruzam transversalmente a face oclusal anatômica (mesa oclusal), do contorno vestibular ao lingual, ou seja, no sentido vestibulolingual.

Crista vestibular Aresta ou crista central em direção vertical na face vestibular dos caninos devido ao maior crescimento e volume do lobo de desenvolvimento vestibular médio.

Cristas Elevações lineares na superfície mastigatória de dentes anteriores e posteriores.

Cristas das cúspides (cuspídeas ou arestas da cúspide) Cristas que descem a partir do ápice ou vértice de cada cúspide nos dentes posteriores.

Cristas epiteliais Interdigitações do epitélio com o tecido conjuntivo.

Cristas marginais Margens salientes e arredondadas nos terços mesial e distal da face lingual dos dentes anteriores e face oclusal anatômica dos dentes posteriores.

Cristas neurais Elevações na placa neural que circundam o sulco neural, que se torna cada vez mais profundo.

Cristas triangulares Cristas que se estendem do ápice das cúspides em direção à parte central da face oclusal anatômica (mesa oclusal interna). Também denominadas "arestas transversais" (uma vestibular das cúspides linguais e outra lingual das cúspides vestibulares).

Cromátides Dois cromossomos filamentosos idênticos (cromátides-irmãs) unidos pelo centrômero durante divisão celular.

Cromatina Nucleoproteína mais importante no nucleoplasma de um núcleo em interfase.

Cromossomos Concentrações separadas de cromatina no núcleo, em estado de condensação, durante a fase de divisão celular.

Curva de Spee Curvatura anteroposterior produzida pelos planos traçados nas superfícies mastigatórias de cada arco dental.

Curva de Wilson Curvatura côncava observada em seção frontal realizada por meio de molares superiores e inferiores.

Cuspidado Termo mais antigo para denominar o dente canino.

Cúspide Uma ou mais elevações importantes na superfície mastigatória de caninos e dentes posteriores.

Cúspide em garra Pequena cúspide extra e afiada projetada a partir do cíngulo dos dentes incisivos.

Cúspides de suporte (de apoio) Cúspides que funcionam durante a oclusão cêntrica (OC) ou a máxima intercuspidação habitual (MIH), que incluem as cúspides linguais dos dentes posteriores superiores, as cúspides vestibulares dos dentes posteriores inferiores e as margens incisais dos anteriores inferiores.

Cúspides impactantes Cúspides opostas dos dentes antagonistas que permitem a impactação de alimentos, resultando em trauma na gengiva interdental ou na área gengivo-sulcular.

D

Declives da cúspide canina (arestas) Duas arestas (mesial e distal) na margem incisal dos caninos divididas pelo ápice da cúspide.

Degrau distal Quando não existe nenhuma relação de plano terminal, pois o segundo molar inferior decíduo está mais distal em relação ao segundo molar superior decíduo.

Degrau mesial A relação do tipo de plano terminal em que o segundo molar inferior decíduo está mais mesial em relação ao molar superior decíduo.

Dendritos Prolongamentos do neurônio que conduzem impulsos nervosos em direção ao corpo celular.

Dente em dente (*dens in dente*) Distúrbio de desenvolvimento causado pela invaginação do órgão de esmalte em direção à papila dental.

Dente birradicular (bifurcado) Dente que tem dois ramos radiculares.

Dente impactado (retido) Dente não erupcionado ou parcialmente irrompido posicionado contra outro dente, osso ou tecido mole, que impedem a sua erupção.

Dente trirradicular (trifurcado) Dente que apresenta três ramos radiculares (três raízes).

Dentes anteriores Incisivos e caninos, situados na região anterior do arco dental, na cavidade oral.

Dentes decíduos Primeiros dentes ou dentes primários, presentes na dentição decídua; também chamados *dentes de leite*.

Dentes inferiores Dentes localizados no arco dental inferior, arco mandibular ou na mandíbula.

Dentes multirradiculares Dente com raízes múltiplas e com dois ou mais ramos radiculares.

Dentes não sucedâneos Dentes permanentes sem predecessores decíduos; no caso, os molares permanentes.

Dentes permanentes *Ver* dentição permanente.

GLOSSÁRIO

Dentes posteriores Dentes molares (e pré-molares, se houver) no segmento posterior dos arcos dentais inferiores, na parte posterior da boca.

Dentes sucedâneos (sucessivos ou sucessores) Dentes permanentes com predecessores primários (decíduos); no caso, os dentes anteriores e os pré-molares.

Dentes superiores Dentes localizados no arco dental superior, arco maxilar ou nos ossos maxilares.

Dentes supranumerários Distúrbio de desenvolvimento caracterizado pela presença de um ou mais dentes extras.

Dentição Dentes naturais decíduos, permanentes, ou grupos mistos presentes nas maxilas e na mandíbula.

Dentição decídua Primeiro estágio na formação da dentição, quando todos os dentes decíduos ou primários estão presentes; também chamados *dentes de leite*.

Dentição mista Dentição intermediária, com dentes decíduos e permanentes presentes.

Dentição permanente Segunda e última dentição com todos os dentes permanentes ou adultos presentes; também chamados *dentes de osso*.

Dentina Camada rígida e mineralizada, interna ao esmalte na coroa e ao cemento na raiz; delimita a cavidade pulpar, na qual a polpa dental está alojada.

Dentina circumpulpar Camada de dentina disposta ao redor da porção mais periférica da polpa do dente.

Dentina do manto Camada mais externa da dentina encontrada na região da coroa adjacente à junção amelodentinária (JAD).

Dentina esclerótica Tipo de dentina terciária associada a lesões crônicas de cárie, atrição, abrasão e envelhecimento dos dentes.

Dentina globular Dentina com mineralização primária e secundária.

Dentina interglobular Dentina com apenas mineralização primária.

Dentina intertubular Dentina entre os túbulos dentinários.

Dentina peritubular Dentina que forma a parede dos túbulos dentinários.

Dentina primária Dentina formada antes da conclusão da formação do forame apical.

Dentina secundária Dentina formada após a conclusão da formação do forame apical.

Dentina terciária Dentina formada em resposta a uma lesão localizada em uma dentina saudável.

Dentinogênese Processo de formação da dentina devido à aposição de pré-dentina pelos odontoblastos.

Dentinogênese imperfeita Displasia dentinária de base hereditária que resulta em dentes azul-acinzentados ou marrons com um brilho opalescente.

Depressão de desenvolvimento Depressão geralmente evidente em uma área específica do dente.

Depressões de desenvolvimento vestibulares Depressão de cada lado da crista vestibular nos dentes posteriores e entre lobos de desenvolvimento nos dentes anteriores.

Derme Tecido conjuntivo próprio da pele localizado abaixo da epiderme.

Desenvolvimento pré-natal Processo que ocorre a partir do início da gravidez até o nascimento.

Desmossomo Tipo de junção intercelular, entre as células.

Desordem ou distúrbio miofuncional orofacial (DMO) Comportamentos e padrões criados por função muscular inadequada e hábitos incorretos envolvendo língua, lábios, mandíbula, maxilas e face, levando a transtornos da fisiologia normal da musculatura orofacial.

Desordem ou distúrbio temporomandibular (DTM) Distúrbio associado a uma ou ambas as articulações temporomandibulares (ATMs).

Desvio lateral da mandíbula Deslocamento da mandíbula para um lado.

Desvio mesial Também conhecido por migração mesial ou mesialização fisiológica, é o movimento natural, fisiológico e constante dos dentes ao longo do tempo em direção à linha mediana da cavidade oral.

Diastema Espaço que pode existir entre os incisivos centrais superiores permanentes.

Diferenciação Alteração nas células embrionárias, tornando-as bastante distintas estrutural e funcionalmente.

Dilaceração Coroa ou raiz(es) apresenta(m) distorção angular.

Dimensão vertical da face Divisão da face em três segmentos horizontais.

Disco articular Disco cartilaginoso da articulação temporomandibular localizado entre o osso temporal e a cabeça da mandíbula (côndilo da mandíbula).

Disco embrionário bilaminar Placa circular com uma bicamada celular desenvolvida a partir do blastocisto.

Disco embrionário trilaminar Disco embrionário com três camadas celulares: a ectoderme, a mesoderme e a endoderme.

Displasia de dentina (dentinária) Defeito no desenvolvimento da dentina.

Displasia de esmalte Defeito de desenvolvimento do esmalte.

Displasia ectodérmica Síndrome que envolve o desenvolvimento anormal de uma ou mais estruturas ectodérmicas, incluindo anodontia.

Distal Face do dente mais distante da linha mediana.

Dobramento embrionário Dobramento que ocorre no embrião colocando os tecidos na posição adequada.

Doença periodontal Doença inflamatória que afeta as estruturas moles e duras que sustentam e protegem os dentes (o periodonto).

Ducto Via que permite a drenagem ou passagem da secreção de uma glândula (esvaziamento ou excreção) diretamente em outro local, como a cavidade oral.

Ducto estriado Ducto amplo na sequência dos ductos intercalares provenientes dos ácinos de uma glândula salivar, conectando-os a ductos maiores.

Ducto excretor Ducto de glândula salivar por meio do qual a saliva chega e é liberada na cavidade oral.

Ducto intercalar Ducto associado a um ácino ou a uma unidade secretora terminal da glândula salivar.

Ducto parotídeo Ducto da glândula parótida.

Ducto sublingual Ducto curto associado à glândula sublingual (além desse ducto maior, essa glândula tem vários ductos excretores menores).

Ducto submandibular Ducto da glândula submandibular.

Ducto tireoglosso Canal temporário que conecta a tireoide à raiz da língua durante o desenvolvimento pré-natal.

Ducto(s) de Rivinus Ductos menores da glândula sublingual.

Ductos linfáticos Ductos que recebem a linfa de vasos linfáticos menores e convergem para desembocar no sistema venoso.

E

Ectoderme (ectoderma) Camada do disco embrionário trilaminar derivada das células da camada de epiblasto; reveste o estomodeu.

Ectomesênquima Mesênquima originado da camada do ectoderma e influenciado pelas células da crista neural.

Edêntulo Dentição com perda parcial ou total dos dentes.

Elevação da mandíbula Movimento de elevação ou levantamento da mandíbula para fechamento da boca.

Embrião Estrutura derivada do blastocisto implantado.

Embrioblasto Massa celular interna do blastocisto.

Embriologia Estudo do desenvolvimento pré-natal.

Eminência articular Protuberância arredondada na região inferior do processo zigomático do osso temporal que compõe a articulação temporomandibular (ATM).

Eminência canina Saliência óssea orientada verticalmente e situada na face vestibular do processo alveolar da maxila.

Endocitose Captação de substâncias do ambiente extracelular pelas células.

Endoderme (endoderma) Camada celular do disco embrionário trilaminar derivada do hipoblasto.

Endósteo Revestimento da cavidade medular do osso.

Endotélio Epitélio simples pavimentoso não estratificado que reveste internamente vasos, câmaras cardíacas e cavidades serosas.

Envoltório nuclear (envelope nuclear, carioteca ou membrana nuclear) Membrana dupla que envolve completamente o núcleo.

Eosinófilo Leucócito (glóbulo branco) envolvido em doenças parasitárias, pois sua função principal é a fagocitose de complexos imunes.

Epiblasto Camada celular superior do disco embrionário bilaminar.

Epiderme Camada mais superficial da pele formada por células epiteliais.

Epitélio Tecido básico que recobre e reveste as superfícies externas e internas do corpo.

Epitélio da bolsa (EB) Epitélio que reveste a bolsa periodontal.

Epitélio estratificado Epitélio que consiste em duas ou mais camadas.

Epitélio estratificado pavimentoso Epitélio da pele e da mucosa da boca (oral).

Epitélio estratificado pavimentoso não queratinizado Epitélio encontrado nas camadas superficiais da mucosa de revestimento.

Epitélio estratificado pavimentoso ortoqueratinizado Epitélio que apresenta completa queratinização das células epiteliais superficiais.

Epitélio estratificado pavimentoso paraqueratinizado Epitélio queratinizado associado à mucosa mastigatória da gengiva inserida.

Epitélio externo do esmalte (EEE) Células externas do órgão do esmalte, promovendo uma barreira protetora.

Epitélio interno do esmalte (EIE) Células internas do órgão do esmalte que dão origem aos ameloblastos.

Epitélio juncional (EJ) Extensão mais profunda do epitélio sulcular.

Epitélio oral (epitélio oral primitivo) Revestimento embrionário da cavidade oral derivado do ectoderma.

Epitélio pavimentoso simples Epitélio de revestimento da luz dos vasos sanguíneos e linfáticos, das cavidades cardíacas, serosas e das interfaces dos pulmões e dos rins.

Epitélio pseudoestratificado cilíndrico ou colunar Epitélio simples que falsamente aparece como múltiplas camadas de células.

Epitélio reduzido do esmalte (ERE) Camadas de células achatadas que recobrem a superfície do esmalte do órgão do esmalte comprimido.

Epitélio simples Epitélio que consiste em uma única camada de células.

Epitélio sulcular (ES) Epitélio da gengiva que se afasta do esmalte do dente, criando o sulco gengival.

Eritrócito (glóbulo vermelho ou hemácia) Outro termo usado para glóbulos vermelhos.

Erosão Perda de tecido dental duro por ação de substâncias químicas, sem envolvimento de bactérias.

Erupção ativa Movimento vertical do dente pelos tecidos da cavidade oral.

Erupção passiva Erupção que ocorre quando há retração gengival sem nenhum movimento real do dente.

Esmalte Camada externa rígida da coroa do dente.

Esmalte interprismático Esmalte periférico que envolve cada núcleo do prisma ou haste de esmalte, criando uma região interprismática.

Espaço biológico Alturas combinadas dos tecidos moles supraósseos ao redor do dente.

Espaço funcional livre (espaço interoclusal) Espaço entre os arcos dentais quando a mandíbula está em repouso.

Espaço interlabial Distância entre a margem inferior do lábio superior e a margem superior do lábio inferior durante a posição de repouso fisiológica.

Espaço interproximal Área entre faces proximais de dentes adjacentes.

Espaço livre de Nance (espaço livre) Espaço suplementar criado quando os molares decíduos são esfoliados ou removidos e substituídos pelos pré-molares permanentes, que são dentes menores no sentido mesiodistal.

Espaço periodontal (espaço do ligamento periodontal) Área radiotransparente ou radiolúcida que representa o ligamento periodontal nas radiografias.

Espaços primatas Espaços de desenvolvimento entre os dentes decíduos.

Espermatozoide Célula que representa o gameta masculino e que fertiliza o ovócito, contribuindo com informações genéticas paternas.

Espinha bífida Defeito do tubo neural que afeta os arcos vertebrais.

Esporões de cemento Esferas simétricas de cemento aderidas à superfície da raiz.

Estágio de broto ou botão Segundo estágio da odontogênese, desenvolvimento do dente, marcado pela formação de brotos a partir do crescimento e aprofundamento da lâmina dental.

Estágio de campânula ou sino Quarto estágio da odontogênese, em que o órgão do esmalte assume a forma de sino.

Estágio de capuz Terceiro estágio do desenvolvimento do dente, em que o broto com a lâmina dental assume a forma de capuz.

Estágio de iniciação Primeiro estágio do desenvolvimento dental.

Estágio de maturação Estágio final da odontogênese, quando as matrizes dos dois tipos de tecido dental duro se mineralizam totalmente.

Estomatite nicotínica Lesão esbranquiçada no palato duro causada pelo calor gerado durante o ato de fumar ou devido ao consumo de líquidos quentes.

Estomodeu ou cavidade oral primitiva Boca primitiva do embrião.

Estrato intermediário Camada compacta de células localizada entre os epitélios interno e externo do órgão do esmalte.

Exocitose Transporte ativo de substâncias contidas em vesículas para o meio extracelular.

Exostoses Pequenos crescimentos ósseos, geralmente localizados na face vestibular do processo alveolar da maxila.

Extremidade caudal Extremidade posterior de uma estrutura.

Extremidade cefálica Extremidade anterior de uma estrutura.

F

Face articular da cabeça da mandíbula Superfície da cabeça da mandíbula (côndilo da mandíbula) envolvida na articulação temporomandibular (ATM).

Face incisal Superfície mastigatória de dentes anteriores.

Face inferior da língua (ventre da língua) Superfície ou face inferior da língua ou ventre da língua.

Face oclusal Superfície mastigatória dos dentes posteriores.

Face oclusal anatômica (mesa oclusal ou mesa oclusal interna) Parte da face oclusal dos dentes posteriores limitada pelas cristas marginais.

Face superior da língua (dorso da língua) Face superior da língua.

Faces proximais Faces mesial e distal entre dentes adjacentes.

Facetas de desgaste Com o avanço da atrição, ocorre o desenvolvimento de um contato de superfície plana.

Fada do dente Ser mitológico que leva os dentes decíduos que as crianças deixaram sob seus travesseiros e deixa uma quantia em dinheiro, durante a noite; ajudantes são sempre apreciados.

Fagocitose Englofamento seguido da digestão de resíduos sólidos ou materiais estranhos pela célula.

Faringe Órgão tubular musculomembranáceo localizado no pescoço, também conhecido por garganta.

Faringe primitiva Segmento mais cranial ou anterior do intestino primitivo que forma a orofaringe (parte oral da faringe).

Fascículos Numerosos feixes de fibras musculares que compõem o músculo.

Fauces Abertura na região posterior da cavidade oral que permite a transição e a comunicação da cavidade própria da boca com a parte oral da faringe.

Feixes centrais Fascículos ou feixes contendo muitas fibras nervosas (axônios) encontrados na parte mais central ou interna do nervo.

Feixes periféricos Fascículos ou feixes de fibras nervosas (axônios) localizados próximos à superfície externa do nervo.

Fertilização Processo pelo qual o espermatozoide penetra no ovócito durante o período de pré-implantação.

Feto Estrutura presente no período fetal derivada do desenvolvimento do embrião durante o período pré-natal.

Fenda palatina (fissura palatina) Anomalia resultante de um distúrbio do desenvolvimento por falha de fusão das prateleiras ou processos palatinos laterais entre si, ou desses processos com o palato primário.

Fibra elástica Fibra proteica do tecido conjuntivo composta de microfilamentos.

Fibras colágenas Principal tipo de fibra proteica do tecido conjuntivo.

Fibras colágenas de ancoragem Fibras do tecido conjuntivo inseridas na membrana basal, promovendo a ancoragem dos tecidos.

Fibras de Sharpey Fibras principais de colágeno do ligamento periodontal parcialmente inseridas no cemento e no osso alveolar.

Fibras principais Fibras de colágeno organizadas em grupos com base na sua orientação em direção ao dente e de funções relacionadas.

Fibras reticulares Fibras encontradas no tecido embrionário.

Fibrilas Subunidades menores de fibras de colágeno.

Fibroblasto Célula do tecido conjuntivo que sintetiza fibras proteicas e substância intercelular.

Fibrocartilagem Cartilagem constituída por feixes compactos paralelos e espessos de fibras colágenas.

Fibroclastos Células que destroem as fibras de colágeno de ancoragem remanescentes que ancoram o dente decíduo no seu alvéolo.

Filamentos intermediários Componentes do citoesqueleto.

Filtro labial Sulco vertical na linha mediana do lábio superior.

Fissura labial (fenda labial) Distúrbio de desenvolvimento do lábio superior em decorrência de falha na fusão dos processos maxilares com o processo nasal medial.

Flagelos Projeções na superfície da célula em menor número, mas mais longas que os cílios.

Fluido crevicular gengival (FCG) Líquido encontrado no sulco gengival.

Fluido dentinário Líquido encontrado no interior dos túbulos dentinários na dentina.

Fluido tissular Líquido corporal intersticial localizado entre as células.

Fluorose dental Hipomineralização que ocorre nos tecidos duros devido ao excesso do nível de flúor sistêmico.

Folículo dental (saco dental) Parte do germe dental constituído pelo ectomesênquima que circunda externamente o órgão do esmalte.

Folículos Massas incorporadas em uma massa de fibras reticulares no interior dos lóbulos da glândula tireoide.

Forame apical Abertura do canal radicular para o periodonto no ápice da raiz do dente.

Forame cego da língua Pequena depressão ou fossa em forma de cova localizada no ponto em que cada metade do sulco terminal se encontra na linha mediana; o forame cego está voltado para trás em direção à faringe.

Fórnice do vestíbulo Recesso mais profundo de cada vestíbulo da boca, superior e inferior.

Fossa Depressão(ões) amplas(s) e rasa(s) na superfície lingual dos anteriores ou na face oclusal anatômica (mesa oclusal) dos posteriores.

Fossa articular (fossa mandibular) Depressão na face inferior do osso temporal que permite a articulação temporomandibular (ATM).

Fossa central Depressão que corresponde ao ponto central da convergência das arestas das cúspides (cristas das cúspides) localizada na face oclusal dos dentes posteriores.

Fossa lingual Fossa na face lingual dos dentes anteriores.

Fossa triangular Depressão com formato triangular onde os sulcos triangulares terminam.

Fossetas de desenvolvimento Pequenas fossas na face lingual dos anteriores e na face oclusal anatômica, face vestibular, face lingual dos dentes posteriores.

Fossetas de desenvolvimento oclusais Pequenas depressões nas fossas da face oclusal anatômica de dentes posteriores.

Fosseta lingual Pequena depressão de desenvolvimento na face lingual de dentes anteriores e posteriores da maxila.

Fossetas nasais Depressões no centro de cada placoide nasal que se desenvolvem para formar as cavidades nasais.

Frênulo da língua Prega mediana de tecido da mucosa entre a face inferior da língua e o assoalho da boca.

Frênulo dos lábios superior e inferior Pregas da mucosa localizadas na linha mediana entre as mucosas labial e alveolar dos arcos dentais superior e inferior.

Função em grupo Atuação de todo quadrante posterior durante a oclusão lateral.

Furca Área entre dois ou mais ramos radiculares antes da divisão a partir do bulbo radicular.

Fusão Processo de união de tecidos embrionários de duas superfícies distintas, eliminação de um sulco entre duas elevações adjacentes ou distúrbio de desenvolvimento no qual germes dentais adjacentes se unem e formam dentes grandes (fusão dental).

Fusão radicular Distúrbio de desenvolvimento que cria sulcos profundos de desenvolvimento decorrentes da fusão da raiz.

Fusos do esmalte Estruturas características microscópicas presentes no esmalte maduro, como túbulos dentinários curtos, próximos à junção amelodentinária (JAD).

G

Gânglio (gânglio nervoso) Agregação de corpos celulares de neurônios fora do sistema nervoso central.

Geminação Distúrbio de desenvolvimento decorrente da tentativa de divisão de um único germe dental, formando um grande dente com raiz única.

Gengiva Tecido gengival composto de mucosa disposta ao redor dos dentes superiores e inferiores enquanto recobre, ao mesmo tempo, os processos alveolares.

Gengiva inserida Gengiva que se adere firmemente ao processo ósseo alveolar ao redor das raízes dentais.

Gengiva interdental Tecido gengival entre dentes e gengiva inserida adjacentes.

Gengiva marginal (gengiva livre ou não inserida) Gengiva localizada na margem gengival de cada dente, acima da crista óssea alveolar.

Gengivite Doença periodontal do tecido gengival.

Germe dental Primórdio do dente formado pelo órgão do esmalte, papila dental e folículo dental.

Glândula Estrutura epitelial que produz secreções necessárias para o funcionamento do corpo.

Glândula endócrina Glândula sem ducto excretor que libera sua secreção diretamente na corrente sanguínea.

Glândula exócrina Glândula com ducto excretor associado.

Glândula tireoide Glândula endócrina situada na região anterior do pescoço.

Glândulas paratireoides Glândulas endócrinas localizadas na face posterior da glândula tireoide.

Glândulas parótidas Glândulas salivares maiores localizadas entre o arco zigomático e a margem posterior do ramo da mandíbula, de cada lado da cabeça.

Glândulas salivares Glândulas exócrinas que produzem saliva.

Glândulas salivares de von Ebner Glândulas salivares serosas menores associadas a papilas linguais circunvaladas, mais posteriores.

Glândulas salivares maiores Pares de grandes glândulas que produzem saliva e têm ductos excretores associados.

Glândulas salivares menores Pequenas glândulas salivares com ductos excretores curtos inominados.

Glândulas sublinguais Glândulas salivares maiores localizadas, de cada lado, abaixo da mucosa do assoalho, internamente ao corpo da mandíbula.

Glândulas submandibulares Glândulas salivares maiores localizadas, de cada lado, no pescoço, abaixo do corpo da mandíbula.

Glóbulo branco (leucócito, células brancas do sangue, WBC) Outra denominação para leucócitos.

Glóbulo vermelho (eritrócito, hemácia, RBC) Célula sanguínea cujo citoplasma contém hemoglobina e pela qual o oxigênio se liga e, em seguida, é transportado.

Grânulos de Fordyce Pequenas elevações amareladas localizadas na mucosa oral pela presença de glândulas sebáceas.

Grânulos de querato-hialina Grânulos proeminentes no citoplasma das células da camada granulosa do epitélio estratificado pavimentoso queratinizado que constituem os precursores químicos da queratina.

Gravidez ectópica Implantação do blastocisto fora do local habitual do útero.

Grupo de fibras apicais Subgrupo de fibras do ligamento dentoalveolar que se irradiam apicalmente a partir do cemento para se inserir na cortical do osso alveolar (osso alveolar propriamente dito).

Grupo de fibras da crista óssea alveolar Subgrupo de fibras do ligamento dentoalveolar que se originam na crista óssea alveolar (crista alveolar) para se inserir na porção mais cervical do cemento.

Grupo de fibras gengivais Grupo de fibras do ligamento dentoalveolar que não têm inserção óssea ou nos tecidos dentais e que estão situadas no interior da gengiva.

Grupo de fibras horizontais Subgrupo de fibras do ligamento dentoalveolar que se origina na cortical óssea alveolar (lâmina dura) e insere-se horizontalmente no cemento.

Grupo de fibras inter-radiculares Subgrupo de fibras do ligamento dentoalveolar em dentes multirradiculares inseridas no cemento das suas raízes (indo de um cemento a outro), passando por cima do septo inter-radicular.

Grupo de fibras oblíquas Subgrupo de fibras do ligamento dentoalveolar que se origina na cortical óssea alveolar para se estender apical e obliquamente e se inserir no cemento.

Guia canina (cúspide guia) Movimento em que os caninos do mesmo lado (de trabalho) são os únicos em função durante oclusão lateral.

H

Hábito de sucção prolongado Hábito parafuncional que inclui o uso de dedos e/ou chupeta após os 2 anos.

Hábitos parafuncionais Movimentos mandibulares fora dos padrões de movimentos associados à mastigação, fala ou respiração.

Hemidesmossomo Forma a junção intercelular, envolvendo a fixação da célula a uma superfície não celular adjacente.

Hidroxiapatita (hidroxiapatita de cálcio) Principal cristal inorgânico com fórmula química de $Ca_{10}(PO_4)_6(OH)_2$, que contribui para a mineralização do esmalte, osso alveolar, dentina e cemento.

Hilo Fenda no lado côncavo do linfonodo que permite a entrada e saída de vasos.

Hipercementose Produção excessiva de cemento celular.

Hiperplasia gengival Crescimento excessivo da gengiva, principalmente da gengiva interproximal.

Hiperqueratinização Processo de produção excessiva de queratina.

Hipersensibilidade dentinária Sensibilidade da dentina a vários estímulos devido à sua exposição.

Hipoblasto Camada celular inferior no disco embrionário bilaminar.

Hipocalcificação do esmalte Displasia causada pela redução na qualidade de maturação do esmalte.

Hipoderme Tecido localizado mais profundamente à derme.

Hipoplasia do esmalte Displasia causada pela redução da quantidade da matriz do esmalte.

Hipossalivação Diminuição da produção de saliva.

Histodiferenciação Desenvolvimento dos diferentes tipos de tecido.

Histologia Estudo da estrutura microscópica e função dos tecidos.

I

Implantação Incorporação e aprofundamento do blastocisto no endométrio.

Imunógeno Antígeno reconhecido como estranho, capaz de desencadear uma resposta imunológica.

Imunoglobulina (Ig) Proteína do sangue ou anticorpo produzido por plasmócitos durante a resposta imunológica.

Incisivo central Dente incisivo mais próximo à linha mediana.

Incisivo lateral Segundo dente a partir da linha mediana.

Incisivo lateral conoide (microdôntico) Incisivo lateral com coroa pequena e cônica em decorrência de microdontia parcial.

Incisivos Primeiro e segundo dentes anteriores a partir da linha mediana, o incisivo central e incisivo lateral em cada quadrante.

Incisivos de Hutchinson Distúrbio de desenvolvimento dos incisivos permanentes decorrente da infecção por sífilis congênita, em que suas coroas apresentam formato de chave de fenda.

Incisura coronoide Parte principal da margem anterior do ramo da mandíbula, em formato côncavo para anterior.

Incisura da mandíbula Recorte entre os processos coronoide e condilar da mandíbula.

Inclusões Substâncias metabolicamente inertes ou estruturas transitórias no interior da célula.

Incompetência labial Boca constantemente aberta com os lábios afastados na postura de repouso, com selamento labial incompetente.

Índice gnático (índice alveolar) Medida que proporciona o grau de protusão do arco dental superior em relação à posição da mandíbula.

Indução Ação de um grupo de células sobre outro, levando à via de desenvolvimento no tecido em resposta.

Insuficiência velofaríngea (IVF ou VPI) Falha do palato mole que consiste no inadequado fechamento da parede posterior da faringe durante a fala.

Interfase Período em que a célula cresce e desempenha suas funções, compreendido entre duas fases sucessivas de divisão celular.

Interferência de balanceio Dentes em contato no lado de balanceio durante a oclusão lateral.

Interposição lingual (projeção da língua) Desvio funcional (padrões incorretos) decorrente do posicionamento e uso habitual incorreto da língua entre os arcos dentais durante a fala, deglutição e em repouso, resultando em hábito parafuncional.

Intestino anterior Porção anterior do futuro tubo digestório (trato digestório) ou faringe primitiva, que forma a parte oral da faringe (orofaringe).

Intestino médio Porção intermediária do futuro trato digestório.

Intestino posterior Porção posterior do futuro trato digestório.

J

Junção amelocementária (JAC) Detalhe anatômico do dente no qual o esmalte da coroa e o cemento da raiz estão próximos, mantendo relações.

Junção amelodentinária (JAD) União entre a dentina e o esmalte, formada pela mineralização da membrana basal em desintegração.

Junção cementodentinária (JCD) União entre a dentina e o cemento, formada durante o desenvolvimento da raiz dental.

Junção dentogengival União entre a superfície do dente e os tecidos gengivais da gengiva livre (gengiva marginal).

Junção mucocutânea Zona ou linha de transição na margem vermelha do lábio que limita a porção de transição do lábio da pele ao redor.

Junção mucogengival Linha de demarcação entre a gengiva inserida e a mucosa alveolar.

Junções intercelulares Estruturas de ligação mecânicas entre as células ou entre células e superfícies não celulares adjacentes.

L

Lacuna de Howship Depressão óssea rasa e ampla criada pela ação dos osteoclastos por ocasião da reabsorção óssea.

Lacunas Pequenos espaços que circundam os condrócitos ou osteócitos dentro da matriz da cartilagem ou do osso, respectivamente.

Lado de balanceio (lado de equilíbrio) Lado contralateral ao lado de trabalho durante oclusão lateral.

Lado de trabalho Lado para o qual a mandíbula se movimenta durante a oclusão lateral.

Lamelas Lâminas de tecido ósseo intimamente sobrepostas na substância compacta.

Lamelas de esmalte Lâminas verticais parcialmente mineralizadas de matriz de esmalte que se estendem da JAD até a superfície oclusal externa.

Lâmina basal Parte superficial da membrana basal que, quando faz parte da junção dentogengival, tem uma lâmina basal externa e outra interna circundando o epitélio juncional.

Lâmina basal externa Lâmina basal entre o epitélio juncional e a lâmina própria.

Lâmina basal interna Lâmina basal que faz parte da aderência epitelial à superfície do dente.

Lâmina densa Camada mais densa da lâmina basal e mais próxima do tecido conjuntivo.

Lâmina dental Proliferação do epitélio oral que origina os brotos dentais.

Lâmina dental sucessória Extensão lingual da lâmina dental no ectomesênquima em relação aos germes dos dentes decíduos, para permitir a formação dos dentes permanentes sucedâneos.

Lâmina dura Linha radiopaca que representa a cortical óssea alveolar em radiografias periapicais.

Lâmina lúcida Camada mais transparente da lâmina basal e mais próxima do epitélio.

Lâmina própria Camada de tecido conjuntivo propriamente dito sob o tecido epitelial da mucosa oral.

Lâmina reticular Camada mais profunda da membrana basal.

Laringe Órgão situado na linha mediana do pescoço; funciona como caixa de vocalização.

Laringofaringe Parte mais inferior da faringe, posterior à laringe e à sua abertura (ádito da laringe).

Lateralidade da mandíbula Movimento de rotação da mandíbula, deslocando-a para lateral.

Lesão não cavitada (cárie incipiente) Desenvolvimento de lesão de cárie inicial ou incipiente antes de ocorrer a cavitação.

Leucócito (glóbulo branco, células brancas do sangue, WBC) Outro termo para células brancas do sangue. Células sanguíneas que se formam a partir de uma célula-tronco da medula óssea, podendo amadurecer na própria medula óssea ou em outro tecido linfático.

Leucócito polimorfonuclear (PMN; *neutrófilo*) Glóbulo branco do sangue mais comum, envolvido na resposta inflamatória.

Ligamento dentoalveolar Grupo principal de fibras colágenas do ligamento periodontal com subgrupos que incluem os grupos da crista alveolar, horizontal, oblíqua, apical, inter-radicular.

Ligamento interdental Principal grupo de fibras que se insere no terço mais cervical do cemento de um dente ao cemento do dente adjacente.

Ligamento periodontal (LP) Ligamento de fibras colágenas ao redor dos dentes que os sustenta; suporta e insere os dentes na superfície óssea dos alvéolos.

Linfa Fluido tissular, intersticial, que é drenado para vasos linfáticos.

Linfadenopatia Linfonodos intumescidos (volume aumentado) e palpáveis.

Linfáticos (vasos linfáticos) Rede de vasos linfáticos que coletam e transportam a linfa e interligam linfonodos.

Linfócito Segundo tipo de leucócito mais comum no sangue e que está envolvido na resposta imunológica.

Linfócito NK (célula NK) Linfócito grande granular, também chamada "célula assassina natural" (*natural killer*), envolvida na defesa inata.

Linfócito T Célula que amadurece no timo e atua na resposta imune mediada por células.

Linfócitos B Células que amadurecem na medula óssea e atuam durante a resposta imune humoral.

Linfonodos Órgãos linfáticos filtrantes em forma de feijão posicionados ao longo dos vasos linfáticos que os conectam.

Língua Órgão da cavidade oral constituído por músculo e recoberto pela mucosa oral.

Língua geográfica Lesão no corpo da língua que se apresenta como uma placa eritematosa e, em seguida, rósea e esbranquiçada.

Língua negra pilosa Lesão da língua marcada por células mortas e acúmulo de queratina que se torna extrinsecamente corada.

Lingual Estruturas ou faces dos dentes voltadas e próximas da língua.

Linha alba Linha ou crista esbranquiçada de epitélio queratinizado na mucosa jugal (da bochecha) situada no nível da linha de oclusão dos dentes.

Linha axial da raiz (LAR) Linha imaginária que representa a linha do longo eixo do dente traçada para dividi-lo em duas partes a partir da linha cervical (do colo).

Linha neonatal Linha incremental de Retzius mais acentuada, presente no esmalte, ou linha de contorno de Owen, também mais acentuada, presente na dentina, que surge por ocasião do processo de nascimento.

Linha primitiva Espessamento sulcado, de formato cilíndrico, localizado na linha mediana do disco embrionário.

Linhas de contorno de Owen Linhas de imbricação da dentina que demonstram distúrbios no metabolismo do organismo.

Linhas de imbricação Elevações como cristas tênues localizadas no terço cervical do esmalte, no sentido mesiodistal e que estão associadas às linhas de Retzius do esmalte.

Linhas de imbricação de von Ebner Linhas incrementais na dentina madura.

Linhas de repouso (camadas de crescimento, linhas de retenção) Linhas microscópicas regulares, suaves e coradas causadas pelo crescimento aposicional de cartilagem, osso e cemento.

Linhas de Retzius Linhas incrementais no esmalte maduro.

Linhas de reversão Linhas microscópicas recortadas, curvas e coradas, causadas pela reabsorção de cartilagem, osso ou cemento, indicando o limite de uma antiga área de reabsorção.

Líquido sinovial Líquido contido pela cápsula articular que preenche a cavidade articular e lubrifica a articulação temporomandibular (ATM).

Lisossomos Organelas celulares que atuam na digestão intra e extracelular.

Lobos Partes internas maiores de glândulas ou regiões dos dentes durante o desenvolvimento.

Lóbulos Divisão dos lóbulos, sendo as partes internas menores de glândulas.

Lúmen (luz) Abertura central na qual a saliva é depositada dentro do ácino e depois no ducto, após a produção pelas células secretoras.

M

Macrodontia Dentes anormalmente grandes.

Macrófago Leucócito mais comum no tecido conjuntivo propriamente dito, sendo derivado do *monócito* antes de emigrar do sangue para os tecidos.

Malformações congênitas Defeitos congênitos decorrentes de problemas durante o desenvolvimento pré-natal que se tornam evidentes ao nascimento.

Mamelões Extensões arredondadas de esmalte na crista ou margem incisal dos dentes incisivos.

Mandíbula Osso ímpar e mediano da face (terço inferior), no qual estão implantados os dentes inferiores.

Má-oclusão Falha em obter uma forma geral ideal da dentição durante a oclusão cêntrica (OC) ou máxima intercuspidação habitual (MIH).

Má-oclusão Classe I Má-oclusão caracterizada por uma relação mesiodistal ideal entre as maxilas e mandíbula e por arcos dentais com alteração mínima de alinhamento.

Má-oclusão Classe II Má-oclusão em que a cúspide mesiovestibular do primeiro molar superior oclui além da largura de um pré-molar, mais mesial em relação ao sulco mesiovestibular do primeiro molar inferior.

Má-oclusão Classe II, divisão I Má-oclusão Classe II com dentes anteriores superiores permanentes em protrusão, vestibularizados.

Má-oclusão Classe II, divisão II Má-oclusão Classe II em que os incisivos centrais superiores estão verticalizados ou retraídos.

Má-oclusão Classe III Má-oclusão em que a cúspide mesiovestibular do primeiro molar superior oclui além da largura de um pré-molar, mais distal em relação ao sulco mesiovestibular do primeiro molar inferior.

Margem da língua Superfície lateral da língua, direita e esquerda.

Margem incisal Crista incisal desgastada dos dentes incisivos permanentes que se aplaina após a erupção devido à atrição.

Margem vermelha do lábio É a região periférica da zona vermelha do lábio, ou seja, a área de transição entre a zona vermelha e a pele circunjacente, onde localiza-se a linha da junção mucocutânea.

Mastigação Processo de mastigação.

Mastócito Leucócito (glóbulo branco do sangue) semelhante ao basófilo devido ao envolvimento nas respostas alérgicas.

Matriz Substância entre as células (extracelular) composta, quando no tecido conjuntivo, de substância intercelular (substância fundamental amorfa) e fibras, ou de um meio parcialmente mineralizado; serve como arcabouço para mineralização posterior de tecido dentário duro.

Matriz de pré-dentina (pré-dentina) Matriz da dentina não mineralizada produzida por aposição realizada por odontoblastos, que estabelecem a dentina por crescimento aposicional.

Matriz do esmalte Matriz formada pelos ameloblastos durante a amelogênese.

Maturação Obtenção de tamanho, forma e função adultas.

Maxilas Ossos do segmento médio da face, nos quais estão implantados os dentes superiores.

Medula óssea Tecido mais interno do osso localizado na cavidade medular.

Meiose Processo de divisão celular que produz células reprodutivas (gametas), restabelecendo o número correto de cromossomos após a fertilização.

Melanócitos Células no epitélio que produzem o pigmento da melanina.

Melanossomas Grânulos citoplasmáticos produzidos pelos melanócitos e que armazenam pigmento.

Membrana basal Material extracelular que consiste na lâmina basal e na lâmina reticular produzidas pelo epitélio e tecido conjuntivo, respectivamente.

Membrana celular Membrana fosfolipídica que circunda completamente a célula.

Membrana cloacal Membrana na extremidade caudal do embrião que representa a localização do futuro ânus.

Membrana de Nasmith Resíduo sobre a coroa dos dentes recém-erupcionados que pode torná-la extrinsecamente corada.

Membrana orofaríngea (bucofaríngea) Membrana na extremidade cefálica do embrião, local da futura boca. Separa boca e faringe primitivas e depois se desintegra.

Membrana oronasal Membrana embrionária que se desintegra e permite a comunicação entre as cavidades nasal e oral.

Membrana sinovial Camada interna da cápsula articular (articulação temporomandibular) que produz líquido sinovial.

Mesênquima Tecido conjuntivo embrionário.

Mesial Estruturas ou faces dos dentes mais próximas da linha mediana.

Mesiodente (*mesiodens*) Dente supranumerário localizado entre dois incisivos centrais superiores permanentes.

Mesoderme (mesoderma) Camada celular embrionária localizada entre a ectoderme e a endoderme.

Mesognata (mesognático) Perfil facial em oclusão cêntrica ou máxima intercuspidação habitual, em que a mandíbula está levemente protruída, conferindo ao contorno facial uma aparência relativamente plana ou um perfil reto.

Metáfase Segunda fase da mitose na qual os cromossomos estão alinhados na região equatorial da célula.

Método de Notação de Palmer Sistema de identificação e designação dos dentes comumente usado em ortodontia; a cavidade oral é dividida em quadrantes e cada dente é designado por um algarismo de 1 a 8.

Microdontia Dentes anormalmente pequenos.

Microfibrilas Subunidades menores que as fibrilas das fibras de colágeno.

Microfilamentos Componentes delicados filamentosos do citoesqueleto.

Microplicas (MPLs) Dobras semelhantes a cristas na superfície de células superficiais de todos os tipos de epitélio oral.

Microtúbulos Componentes tubulares do citoesqueleto que são estruturas microscópicas delgadas.

Miofibras (fibras musculares) Células musculares que compõem os fascículos dos músculos.

Miofibrilas Subunidades proteicas menores de miofibras.

Miofilamentos Subunidades proteicas ainda menores de miofibrilas.

GLOSSÁRIO

Miologia orofacial (OM) Disciplina que estuda e trata de vários distúrbios posturais e funcionais dos músculos orofaciais, bem como de padrões de hábitos.

Mitocôndrias Organelas associadas à produção de energia (ATP) pela célula.

Mitose Divisão celular que ocorre em fases e que resulta em duas células-filhas iguais à célula-mãe.

Mobilidade dental Movimento do dente devido à perda de suporte pelo periodonto.

Molares Dentes mais posteriores, denominados primeiros, segundos e terceiros molares.

Molares em amora Distúrbio de desenvolvimento causado pela infecção de sífilis congênita, formando nódulos de esmalte na face oclusal dos dentes molares.

Monócito Leucócito do sangue que se torna macrófago após emigrar do sangue para o tecido.

Mordida aberta Má-oclusão que ocorre devido à não oclusão dos dentes anteriores de ambos os arcos dentais.

Mordida cruzada Má-oclusão na qual um dente ou dentes inferiores estão posicionados mais vestibularmente em relação aos dentes superiores.

Mordida profunda (sobremordida profunda) Má-oclusão que ocorre quando o arco superior e seus incisivos têm uma sobreposição mais pronunciada em relação ao arco inferior e seus incisivos.

Mordida topo a topo (ou mordida ponta a ponta) Mordida em que os dentes ocluem sem que os superiores se sobreponham aos inferiores.

Morfodiferenciação Desenvolvimento diferenciado que dá origem a uma estrutura específica.

Morfogênese Processo de desenvolvimento da morfologia e diferenciação de um tecido específico.

Morfologia Forma de uma estrutura.

Mucocele Lesão decorrente de retenção de saliva em glândulas salivares menores.

Mucoperiósteo Estrutura combinada que consiste na mucosa oral (epitélio de revestimento e lâmina própria) com periósteo de osso subjacente na cavidade oral.

Mucosa Tecidos que revestem cavidades úmidas que se comunicam com o meio externo; é constituída de epitélio e tecido conjuntivo subjacente.

Mucosa alveolar Parte da túnica mucosa da boca imediatamente apical à junção mucogengival, revestindo o osso alveolar.

Mucosa de revestimento Mucosa constituída por epitélio estratificado pavimentoso não queratinizado.

Mucosa especializada Mucosa encontrada no dorso e na margem da língua que tem papilas linguais.

Mucosa jugal (da bochecha) Mucosa oral que recobre a superfície interna da bochecha.

Mucosa labial Mucosa de revestimento da face interna dos lábios.

Mucosa mastigatória Mucosa constituída por epitélio estratificado pavimentoso queratinizado.

Mucosa olfatória Mucosa localizada no teto da cavidade nasal e que contém receptores olfatórios para o sentido da olfação.

Mucosa oral (bucal ou túnica mucosa da boca) Mucosa ou membrana mucosa que reveste a cavidade oral internamente.

Mucosa respiratória Mucosa composta de epitélio pseudoestratificado cilíndrico (colunar) ciliado.

Músculo Órgão formado por feixes de tecido muscular que pode se contrair para produzir movimento ou manter a posição de partes do corpo.

Músculo esternocleidomastóideo Grande músculo em forma de faixa localizado na região lateral do pescoço.

Músculo masseter Forte músculo bilateral da mastigação.

Músculos da mastigação Músculos envolvidos no processo de mastigação, formados por quatro pares: o masseter, o temporal, o pterigóideo medial e opterigóideo lateral.

Músculos esqueléticos Músculos estriados que estão sob controle voluntário dos sistemas nervosos central e periférico.

N

Não queratinócitos Células da mucosa oral que não produzem queratina no epitélio.

Narinas Aberturas do nariz.

Nariz externo Relevo ímpar e mediano da região nasal que corresponde ao início do sistema respiratório.

Nervo Feixe de axônios situado fora do sistema nervoso central.

Nervo aferente Nervo sensitivo que transmite informações, ou retransmite impulsos, da periferia do corpo para o sistema nervoso central (encéfalo ou medula espinal).

Nervo eferente Nervo motor que transporta informações do sistema nervoso central (encéfalo ou medula espinal) para a periferia do corpo.

Neuroectoderma Grupo especializado de células que se originam do ectoderma.

Neurônio Componente celular funcional do sistema nervoso.

Neutrófilo Outro termo usado para designar o leucócito polimorfonuclear (PMN).

Nível de inserção clínica (NIC) Medição da posição da gengiva em relação à junção amelocementária (JAC).

Nó do esmalte Região observada no órgão do esmalte de molares envolvidos no estabelecimento do formato de coroa.

Nódulos linfáticos Agrupamentos esféricos de linfócitos no interior de linfonodos.

Núcleo Maior, mais densa e mais conspícua organela visível na célula.

Nucléolo Organela nuclear arredondada, geralmente localizada no centro do nucleoplasma.

Nucleoplasma Parte semifluida no interior do núcleo.

O

Oclusão Alinhamento anatômico dos dentes e sua relação com o sistema mastigatório.

Oclusão cêntrica (OC; máxima intercuspidação habitual, MIH) Posição voluntária da dentição que consiste no contato máximo entre os dentes quando ocluem.

Oclusão lateral (lateralidade) Movimento que ocorre quando a mandíbula se movimenta para o lado até que os caninos estejam em relação topo a topo (relação cúspide a cúspide).

Oclusão protrusiva Oclusão em que a mandíbula sofre propulsão e fica protruída.

Odontoblastos Células que produzem dentina e que se diferenciam a partir das células periféricas da papila dental.

Odontoclastos Células que reabsorvem dentina, cemento e esmalte.

Odontogênese Processo de desenvolvimento do dente.

Odontoma Neoplasia benigna de origem odontogênica.

Órbita Cavidade óssea que contém o globo ocular.

Organelas Estruturas especializadas presentes no interior de uma célula que são permanentes e metabolicamente ativas.

Órgão Parte do corpo com certa independência funcional e que é formada por diferentes tecidos que desempenham uma função ou funções específicas.

Órgão do esmalte Parte do germe dental em forma de botão, capuz ou campânula (sino), originado do epitélio oral, que produz o esmalte.

Orofaringe (parte oral da faringe) Divisão oral da faringe.

Ossificação Processo de formação óssea.

Ossificação endocondral Formação de osteoide dentro de um modelo de cartilagem.

Ossificação intramembranosa Formação de osteoide no interior do tecido conjuntivo denso.

Osso Tecido conjuntivo ósseo, mineralizado ou calcificado, rígido.

Osso alveolar de suporte Consiste tanto em osso cortical quanto em osso trabecular (esponjoso).

Osso alveolar (processo ósseo) Parte da maxila ou da mandíbula que se estende para sustentar os dentes.

Osso alveolar propriamente dito (ABP) Osso que reveste o alvéolo internamente.

Osso basal Parte óssea que forma o corpo da maxila ou da mandíbula.

Osso cortical Placas de substância óssea compacta nas superfícies vestibular e lingual do osso alveolar.

Osso hioide Osso suspenso na região anterior do pescoço, na linha mediana, no qual vários músculos estão inseridos.

Osso imaturo (osso primário) Primeiro tecido ósseo produzido por qualquer um dos processos de ossificação.

Osso maduro (osso secundário) Tecido ósseo maduro que substitui osso imaturo.

Osso trabecular Substância óssea esponjosa entre a cortical óssea alveolar (osso alveolar propriamente dito) e as lâminas do osso cortical (corticais ósseas vestibular e lingual).

Osteoblastos Células produtoras do tecido ósseo.

Osteócitos Osteoblastos maduros aprisionados na matriz óssea, dentro de lacunas.

Osteoclastos Células responsáveis pela reabsorção óssea.

Osteoide Matriz óssea formada inicialmente e não mineralizada.

Osteon (sistema de Havers) Arranjo organizado em camadas concêntricas de tecido ósseo, formando lamelas ósseas ao redor de um canal vasculonervoso no interior da substância óssea compacta.

Overbite (trespasse vertical)   Quando o arco dental superior se sobrepõe verticalmente ao arco dental inferior e há uma sobremordida.

Overjet (trespasse horizontal)   Quando o arco dental superior se sobrepõe horizontalmente ao arco dental inferior; uma sobressaliência.

Ovócito   Célula reprodutora feminina que pode ser fertilizada, transformando-se no óvulo e, em seguida, no zigoto.

P

Padrões de sulcos e fossetas   Acidentes anatômicos padronizados formados por fossetas e sulcos na face lingual de dentes anteriores e na face oclusal de dentes posteriores permanentes.

Palatino(a)   Estruturas linguais ou faces dos dentes mais próximas ao palato (ou voltadas para o palato).

Palato   Teto ou limite superior da boca.

Palato duro   Porção mais anterior do palato.

Palato mole   Porção mais posterior do palato.

Palato primário   Porção anterior do palato maduro, derivada do segmento intermaxilar durante o desenvolvimento pré-natal.

Palato secundário   Porção posterior do palato maduro formado pela fusão dos dois processos palatinos laterais (prateleiras).

Papila dental   Primórdio da polpa dental que consiste em uma massa de ectomesênquima interna do germe dental que produz a dentina e polpa.

Papila incisiva   Pequena saliência na túnica mucosa da região anterior do palato duro, atrás dos incisivos centrais.

Papila interdental   Extensão da gengiva livre interdental localizada entre dentes adjacentes, contínua com a gengiva inserida mais apicalmente.

Papila parotídea   Pequena elevação na mucosa jugal (da bochecha) que protege a desembocadura do ducto parotídeo (excretor da parótida).

Papilas circunvaladas   Papilas linguais amplas, em forma de cogumelo ou cálice, abaixo do nível da mucosa do dorso da língua, que se alinham anteriormente ao sulco terminal da língua.

Papilas de tecido conjuntivo (papila conjuntiva)   Interdigitações do tecido conjuntivo propriamente dito do tipo frouxo da lâmina própria ou derme com o epitélio.

Papilas filiformes   Projeções linguais delgadas em forma de filetes que conferem uma textura aveludada ao dorso da língua.

Papilas folhadas   Cristas verticais paralelas no segmento posterior das margens (laterais) da língua.

Papilas fungiformes   Papilas linguais menores em forma de cogumelo que se projetam acima do nível da mucosa da superfície dorsal da língua.

Papilas linguais   Pequenas elevações da mucosa especializada na língua.

Parte laríngea da faringe (laringofaringe)   Parte mais inferior da faringe, localizada posteriormente ao ádito da laringe e à própria laringe.

Parte nasal da faringe (nasofaringe)   Porção da faringe superior ao nível do palato mole.

Parte oral da faringe (orofaringe)   Porção da faringe situada posteriormente à cavidade oral.

Perda de inserção clínica (PIC)   Perda da inserção verdadeira do periodonto com base na histologia relacionada ao nível de inserção clínica.

Perfil facial prognático   Face cuja mandíbula está bastante proeminente e, possivelmente, a maxila localiza-se na posição normal ou mesmo em retrusão, causando um perfil côncavo.

Pericôndrio   Camada externa de tecido conjuntivo que reveste a maioria das cartilagens.

Período da dentição decídua   Dentição em que apenas os dentes decíduos estão presentes nos arcos dentais.

Período de dentição mista   Estágio de transição relacionado à dentição quando estão presentes tanto os dentes decíduos quanto os permanentes.

Período de dentição permanente   Dentição em que todos os dentes permanentes estão presentes, representando o estágio final na formação da dentição.

Período de renovação   Tempo decorrido até que as células recém-divididas substituam as células preexistentes em um tecido.

Período embrionário   Período de desenvolvimento pré-natal que se estende da 2ª à 8ª semana de vida intrauterina.

Período fetal   Período de desenvolvimento pré-natal compreendido entre o 3º e o 9º mês de gestação.

Período pré-implantação   Período em que o concepto não está implantado e que ocorre durante a 1ª semana de desenvolvimento pré-natal.

Periodontite   Doença periodontal que envolve o periodonto.

Periodonto   Tecidos moles que dão suporte aos tecidos duros do dente, sobretudo os radiculares e a parte cervical da coroa dental e do osso alveolar.

Períodos de dentição   As três fases ou períodos que ocorrem ao longo da vida na dentição: decídua, mista, permanente.

Periósteo   Camada de tecido conjuntivo denso que reveste a superfície externa dos ossos.

Periquimácias   Sulcos evidentes na superfície da coroa dos dentes relacionados às linhas de Retzius do esmalte.

Pérola de esmalte   Pequenas projeções esféricas de esmalte na superfície do dente.

Pérolas epiteliais   Aglomerados discretos de células epiteliais em repouso na mucosa oral madura remanescentes da lâmina dental que degenerou.

Pigmentação melânica (pigmento de melanina)   Máculas localizadas de pigmentação causadas pela presença de melanina.

Placa neural   Espessamento centralizado de células do ectoderme que se estende ao longo de todo o embrião.

Placenta   Órgão pré-natal temporário que fornece suporte para o desenvolvimento do embrião.

Placoides da lente do olho   Placoides da lente do olho (do cristalino ou ópticos) que correspondem às estruturas embrionárias relacionadas aos primórdios dos olhos (lente ou cristalino do bulbo do olho) e tecidos relacionados.

Placoides dentais   Espessamentos em forma de placa localizados em áreas específicas do epitélio e do ectomesênquima subjacente derivado da crista neural (ou neuroectoderme).

Placoides óticos   Placoides que correspondem às estruturas embrionárias que formarão a futura orelha interna.

Plano oclusal   Plano imaginário curvo formado pelas margens incisais dos dentes anteriores e as faces oclusais dos dentes posteriores.

Plano terminal   Relação molar ideal da dentição decídua quando em oclusão cêntrica ou máxima intercuspidação habitual.

Plano terminal reto   Relação do plano terminal em que os segundos molares superiores e inferiores decíduos estabelecem uma relação topo a topo em oclusão cêntrica ou máxima intercuspidação habitual.

Plaquetas   Fragmentos de células sanguíneas (megacariócito) que participam do processo de coagulação sanguínea (hemostasia).

Plasma   Componente líquido do sangue que transporta metabólitos e células sanguíneas.

Plasma rico em plaquetas (PRP)   Plasma autólogo condicionado derivado de sangue total centrifugado, sendo um concentrado de proteínas, com a finalidade de remoção dos eritrócitos.

Plasmócitos   Células derivadas dos linfócitos B ativados que produzem imunoglobulinas ou anticorpos.

Plexo capilar   Capilares localizados entre a camada papilar conjuntiva e a camada mais profunda da lâmina própria (camada reticular conjuntiva).

Polpa coronária   Polpa dental localizada na câmara pulpar da coroa do dente.

Polpa dental   Tecido conjuntivo mole interno, contido na cavidade pulpar, a parte mais interna do dente, presente tanto na coroa quanto na raiz.

Polpa radicular   Parte da polpa dental localizada no canal(is) radicular(es) da(s) raiz(es) de um dente.

Pontilhado gengival   Depressões puntiformes presentes na superfície da gengiva inserida saudável.

Poro gustativo (poro gustatório)   Aberto superficial no cálculo gustativo da papila gustativa.

Poros nucleares   Aberturas presentes na carioteca que servem como vias de comunicação entre o nucleoplasma (mais interno) e o citoplasma (mais externo).

Postura de repouso   Posição fisiológica da língua, dos lábios e da mandíbula quando não estão em funcionamento durante a mastigação, deglutição ou fala.

Pré-ameloblastos   Células provenientes do epitélio interno do órgão do esmalte que se diferenciam em ameloblastos.

Prega pterigomandibular   Prega mucosa que se estende inferiormente a partir da junção do palato duro e mole até a mandíbula.

Prega sublingual   Elevação linear de mucosa oral em cada lado do assoalho da boca, internamente ao corpo da mandíbula e com direção posterolateral.

Pregas franjadas   Dobras projetadas semelhantes a franjas na face inferior (ventral) da língua.

Pregas mucobucais   Pregas no vestíbulo da boca em que a mucosa labial ou a mucosa jugal (da bochecha) encontra-se com a mucosa alveolar.

Pregas neurais Duas pregas que formam as margens elevadas da placa neural que circundam o sulco neural; ao se fusionarem formarão o tubo neural.

Pregas palatinas transversas (rugas ou cristas palatinas) Cristas irregulares e firmes localizadas na mucosa do palato duro, posteriormente à papila incisiva de cada lado da rafe palatina.

Pregas palatofaríngeas (pilares fauciais posteriores) Dobras laterais mais posteriores na mucosa da região entre a cavidade oral e a faringe, criadas pela presença dos músculos palatofaríngeos subjacentes, contribuindo para a formação das fauces.

Pregas palatoglossas (pilares fauciais anteriores) Dobras laterais mais anteriores na mucosa da região entre a cavidade oral e a faringe, criadas pela presença dos músculos palatoglossos subjacentes, contribuindo para a formação das fauces.

Pré-molares Quatro dentes posteriores representados pelo quarto e pelo quinto dentes da dentição permanente a partir da linha mediana, incluindo os primeiros e segundos pré-molares, respectivamente, em cada quadrante.

Primeiro(s) arco(s) faríngeo(s) (branquial ou arco mandibular) Primeiro(s) arco(s) faríngeo(s) ou mandibular(es) do aparelho faríngeo do embrião que dará(ão) origem ao processo maxilar.

Primeiro molar Dos três molares (dentes mais posteriores dos arcos dentais), o primeiro molar é o mais próximo da linha mediana e ocupa a 6ª posição no arco a partir dela.

Primeiro pré-molar Pré-molar mais próximo da linha mediana que ocupa a 4ª posição no arco a partir dela.

Primórdio Estágio em que ocorre a primeira indicação da formação de um tecido, estrutura ou órgão durante o desenvolvimento pré-natal.

Prisma do esmalte (bastão ou haste do esmalte) Unidade estrutural cristalina do esmalte.

Processo alveolar Parte do osso que forma os arcos dentais inferior e superior, da mandíbula e de cada maxila, respectivamente, e que contém os alvéolos dentais.

Processo condilar Projeção óssea na margem posterior e superior do ramo da mandíbula.

Processo coronoide Projeção óssea na margem anterior e superior do ramo da mandíbula.

Processo de Tomes Processo celular, como extensão de cada ameloblasto, que tem uma face secretora da matriz do esmalte.

Processo frontonasal Proeminência na região facial superior na extremidade cefálica do embrião.

Processo maxilar Proeminência do primeiro arco faríngeo (branquial ou mandibular) que cresce superior e anterolateralmente, de cada lado do estomodeu.

Processo odontoblástico Extensão celular no polo apical do odontoblasto que se prolonga pelo interior do túbulo dentinário, no qual fica localizado.

Processo retroarticular (processo pós-glenoide) Crista afilada localizada posteriormente à fossa mandibular.

Processos mandibulares Processos que se originam do primeiro arco faríngeo (branquial) de cada lado e que se fusionam na linha mediana para formar o arco mandibular completo.

Processos nasais laterais Tecidos laterais do processo nasal, ao redor dos placoides nasais, onde se encontram as fossetas nasais, formando a parte externa das fossas nasais e dando origem às asas do nariz.

Processos nasais mediais Tecidos mediais do processo nasal, ao redor dos placoides nasais, localizados entre as fossetas nasais, de maneira que formarão parte do septo do nariz.

Processos palatinos (prateleiras palatinas) Estruturas embrionárias compostas de dois processos palatinos laterais derivados do processo maxilar (parte do primeiro arco faríngeo) durante o desenvolvimento pré-natal.

Prófase Primeira fase da mitose, com condensação da cromatina em cromossomos.

Prognata (prognatismo) Perfil facial cuja mandíbula é mais proeminente em relação à maxila provavelmente normal ou retraída; dessa forma, o arco dental inferior sobrepõe-se ao superior, causando um perfil facial côncavo.

Proliferação Crescimento celular controlado, como o que ocorre no desenvolvimento pré-natal ou no desenvolvimento dental.

Proporção Áurea (proporção de ouro) Princípio que fornece um guia para proporções esteticamente agradáveis.

Propulsão da mandíbula (propulsão ou protusão) Deslocamento ou movimento anterior da mandíbula.

Pulpite Inflamação da polpa.

Q

Quadrante Divisão de cada arco dental em duas partes, totalizando a cavidade oral como um todo em quatro quadrantes.

Quarto(s) arco(s) faríngeo(s) (ou branquial) Arco(s) faríngeo(s) ou branquial(is) do aparelho faríngeo no embrião que participa(m) da formação das cartilagens laríngeas.

Queratina Filamento proteico intermediário encontrado no epitélio da pele ou em regiões mastigatórias da boca; constituído por uma substância opaca impermeável.

Queratinócitos As células epiteliais da mucosa oral que produzem queratina.

Quinto(s) arco(s) faríngeos(s) (ou branquial[ais]) Arco faríngeo ou branquial do aparelho faríngeo no embrião, sendo mais rudimentar, que está ausente ou incluído no quarto arco faríngeo ou branquial.

R

Rafe palatina mediana Crista mediana da mucosa do palato duro que recobre a fusão óssea demarcada pela sutura palatina mediana.

Raiz Parte do dente composta de dentina recoberta por cemento, com a polpa dental radicular em seu interior e que ancora o dente no alvéolo.

Raiz acessória Raiz suplementar no dente.

Raiz anatômica Parte da raiz recoberta por cemento.

Raiz clínica Parte da raiz anatômica quando exposta na cavidade oral, pois não está recoberta pelos tecidos gengivais.

Raiz da língua Parte mais posterior da língua, formando uma base.

Raiz do nariz Parte do nariz localizada entre os olhos.

Ramos da mandíbula Processos ósseos na extremidade do corpo da mandíbula que se estende nos sentidos superior e posterior, de cada lado.

Rânula Lesão decorrente da retenção de saliva, de ocorrência mais comum na glândula sublingual.

Reabsorção Remoção de tecido duro, como osso, esmalte, dentina ou cemento.

Reabsorção generalizada Reabsorção de tecido duro ou de todo o esqueleto, em quantidades variáveis, resultantes da atividade endócrina.

Reabsorção localizada Reabsorção de osso ou outro tecido duro que ocorre em uma área específica.

Recessão gengival (retração gengival) Afastamento da crista da gengiva marginal (gengiva livre) em relação ao colo do dente, no sentido apical do dente.

Regeneração Renovação ou recomposição de um tecido e possivelmente até de um órgão.

Regeneração tecidual guiada (RTG) Procedimentos cirúrgicos que utilizam membranas artificiais como barreira para direcionar o crescimento de novo osso e tecidos moles em locais específicos.

Região frontal Região ímpar da face que inclui a fronte e a área acima dos olhos.

Região interprismática Região ao redor de cada prisma de esmalte.

Região mentual (região mental) Região ímpar da face que tem o mento (queixo) como característica principal.

Região nasal Região ímpar da face ocupada pela parte da cavidade nasal (nariz externo).

Região oral Região ímpar da face que contém os lábios e a cavidade oral.

Regiões cervicais (regiões do pescoço) Áreas que se estendem inferiormente a partir do crânio até as clavículas e o esterno.

Regiões da face (faciais) Áreas delimitadas na superfície da face, como frontal, orbital, nasal, infraorbital, zigomática, da bochecha (bucal), oral, mentual (mental).

Regiões das bochechas Regiões laterais da face onde se localizam da bochecha, compostas de tecidos moles.

Regiões do pescoço Áreas localizadas no pescoço que se estendem do crânio e da mandíbula, abaixo das clavículas e esterno.

Regiões infraorbitais Regiões faciais localizadas inferiormente às regiões orbitais (orbitárias) e lateralmente à região nasal.

Regiões orbitais (orbitárias) Regiões faciais que incluem as órbitas ósseas com os bulbos dos olhos e as estruturas oculares acessórias.

Regiões zigomáticas Regiões faciais relacionadas ao arco zigomático.

Relação cêntrica (CR) Ponto final de fechamento da boca em que a mandíbula está em uma posição mais retraída.

Remodelação óssea Processo pelo qual o osso é substituído ao longo do tempo.

Repolarização celular Polarização invertida ou inversão de polaridade é o processo celular em que o núcleo afasta-se do centro da célula para uma posição mais distante da membrana basal.

Restos epiteliais de Malassez Grupos de células epiteliais localizadas no ligamento periodontal após a desintegração da bainha epitelial de Hertwig, que contribui para a formação radicular.

Retículo endoplasmático (RE) Organela citoplasmática constituída por aglomerado de membranas interligadas por canais, como uma rede, e que pode ser rugosa ou lisa.

Retículo estrelado Camada de células em forma de estrela localizadas entre os epitélios externo e interno do órgão do esmalte.

Retração pulpar Diminuição da cavidade pulpar pela adição de dentina secundária ou terciária.

Retrognata (retrognatismo) Perfil facial convexo em que o lábio superior está em protrusão com retração da mandíbula (recessão) e, consequentemente, o mento está mais retraído.

Retrusão da mandíbula (retração da mandíbula) Movimento de deslocamento posterior da mandíbula.

Ribossomos Organelas celulares associadas à síntese proteica.

Rubéola Infecção viral que pode servir como teratógeno ao ser transmitida pela placenta ao embrião.

S

Saco vitelino Cavidade preenchida por líquido que está em contato com o hipoblasto.

Saliência epiglótica Saliência posterior que se desenvolve a partir do quarto arco faríngeo ou branquial e indica o início do desenvolvimento da futura epiglote.

Saliências linguais laterais Partes da língua em desenvolvimento que se formam em cada lado do tubérculo ímpar.

Saliva Secreção das glândulas salivares que lubrifica e limpa a cavidade oral, além de contribuir para a digestão.

Sangue (tecido sanguíneo) Tecido conjuntivo fluido presente no interior dos vasos sanguíneos e que contém células e plasma.

Segmento intermaxilar Estrutura formada pelo crescimento dos processos nasais mediais (par de processos) fusionados no interior do estomodeu (cavidade oral primitiva).

Segundo(s) arco(s) faríngeo(s) (branquial[is]) Arco ou arcos faríngeos ou branquiais, ou arcos hioides, localizados inferiormente aos arcos mandibulares do aparelho faríngeo no embrião.

Segundo molar Dente situado distalmente ao primeiro molar que ocupa a 7ª posição no arco dental a partir da linha mediana em cada quadrante.

Seios maxilares Seios paranasais no interior de cada maxila.

Seios paranasais Cavidades cheias de ar localizadas no interior de alguns ossos do crânio.

Semilua serosa (meia-lua serosa) Células serosas localizadas superficialmente às células mucosas secretoras nos ácinos mistos (mucosserosos).

Septo Tecido conjuntivo que divide a parte interna das glândulas em lobos e lóbulos.

Septo interdental (septo interalveolar) Septo ósseo alveolar localizado entre dois dentes adjacentes.

Septo inter-radicular Septo ósseo alveolar localizado entre as raízes de um mesmo dente.

Septo nasal Parede mediana do nariz que separa as narinas e cavidades nasais.

Sextante Divisão de cada arco dental em três partes baseada na relação com a linha mediana.

Sexto(s) arco(s) faríngeo(s) (branquial[is]) Arco faríngeo ou branquial do aparelho faríngeo do embrião que se funde com o quarto arco faríngeo e contribui com a formação de parte das cartilagens laríngeas.

Sífilis Doença infecciosa causada pelo espiroqueta *Treponema pallidum*, que pode produzir anomalias dentárias e outros defeitos.

Simetria bilateral Cada metade do embrião reflete a outra metade.

Sinapse Conexão entre dois neurônios ou entre um neurônio e um órgão efetor (glândula ou músculo), pela qual os impulsos nervosos ou neurais são transmitidos.

Síndrome Grupo de sinais e sintomas específicos.

Síndrome alcoólica fetal Síndrome que acomete o infante ou lactente devido à ingestão de bebidas alcoólicas pela mãe durante o período embrionário da gestação ou o período de amamentação.

Síndrome de Down Anomalia cromossômica em que ocorre trissomia do cromossomo 21 e que causa uma perturbação de desenvolvimento.

Síndrome de Treacher Collins Perturbação do desenvolvimento com implicações abrangentes devido à falha de migração das células da crista neural para a região facial; também chamada *disostose mandibulofacial*.

Sínfise da mandíbula Região mediana da mandíbula formada pela fusão dos dois processos mandibulares.

Sinusite Inflamação do tecido mucoso dos seios paranasais.

Sistema Grupo de órgãos que funcionam com um objetivo em comum.

Sistema de Numeração Internacional (INS) Sistema internacional para designação de dentes e de quadrantes que utiliza um código de dois dígitos.

Sistema de Numeração Universal Notação dental baseada em um sistema de identificação de dentes permanentes por meio de números arábicos de 1 a 32, e de dentes decíduos, utilizando letras de *A* a *T*.

Sistema Haversiano Disposição organizada do tecido ósseo em lamelas e canais em osso compacto.

Sistema T-A-Q-D Sistema para designar dentes, sendo *T* para tipo de dente, *A* para arco, *Q* para quadrante e *D* para dentição.

Somitos Pares agregados cuboides de células diferenciadas a partir do mesoderma de cada lado da notocorda.

Subluxação Deslocamento ou luxação parcial de ambas as articulações temporomandibulares (ATMs).

Submucosa Tecido conjuntivo frouxo situado profundamente à lâmina própria da mucosa da boca.

Substância intercelular (substância fundamental) Substância transparente que preenche os espaços entre as células dos tecidos.

Substância óssea compacta (osso compacto) Tecido ósseo recoberto por periósteo e constituído de sistemas de Havers com suas lamelas.

Substância óssea esponjosa (osso esponjoso) Tecido ósseo esponjoso mais interno em relação ao osso compacto, disposto em trabéculas organizadas em direções diversas em vez do sistema de Havers.

Sulco central (mesiodistal) Sulco de desenvolvimento mais evidente nos dentes posteriores, com direção no sentido mesiodistal, separando a face oclusal anatômica (mesa oclusal) em metades vestibular e lingual.

Sulco da cúspide de Carabelli (sulco do tubérculo de Carabelli) Sulco associado à cúspide ou tubérculo de Carabelli.

Sulco de desenvolvimento Sulco principal que demarca a junção entre os lobos de desenvolvimento na face lingual de dentes anteriores ou na face oclusal anatômica dos dentes posteriores.

Sulco gengival Espaço ou sulco entre o epitélio da gengiva sulcular e a superfície do esmalte dental.

Sulco gengival livre Sulco que separa a gengiva inserida da gengiva marginal, em uma vista vestibular.

Sulco inter-radicular Depressão de desenvolvimento alongada sobre a superfície das raízes.

Sulco mediano da língua Depressão da linha média na face superior ou dorso da língua.

Sulco neural Sulco evidente formado a partir do desenvolvimento e espessamento da placa neural.

Sulco terminal da língua Sulco localizado na face superior da língua (dorso da língua), posteriormente às papilas circunvaladas, entre o corpo e raiz da língua.

Sulcos faríngeos (branquiais) Sulcos entre os arcos faríngeos ou branquiais adjacentes de cada lado no aparelho faríngeo do embrião.

Sulcos marginais Sulcos de desenvolvimento que cruzam qualquer uma das cristas marginais.

Sulcos secundários (suplementares) Sulcos secundários e acessórios na face lingual dos dentes anteriores e na face oclusal anatômica dos dentes posteriores.

Sulcos triangulares Sulcos que separam uma crista marginal da crista triangular da cúspide e formam fossas triangulares na terminação das cristas.

Supererupção Movimento fisiológico do dente ou supererupção por falta do dente antagonista.

Superfície mastigatória Face da coroa dental envolvida na mastigação.

T

Tecido Estrutura formada pelo agrupamento de células com características semelhantes de forma e função.

Tecido adiposo (tecido conjuntivo adiposo) Tecido conjuntivo especializado composto de gordura, pouca matriz e adipócitos.

Tecido conjuntivo Tecido básico composto principalmente de células e matriz.

Tecido conjuntivo denso Camadas mais profundas da derme ou da lâmina própria.

Tecido conjuntivo elástico Tecido conjuntivo especializado composto principalmente de fibras elásticas.

Tecido conjuntivo fibroso Tecido com grande quantidade de fibras colágenas.

Tecido conjuntivo frouxo Tecido que constitui a camada superficial da derme e a lâmina própria, inclusive da túnica mucosa da boca.

Tecido conjuntivo propriamente dito Tecido conjuntivo formado de fibras e células típicas e composto de duas camadas adjacentes, a densa e a frouxa.

Tecido conjuntivo reticular Rede delicada de fibras reticulares entrelaçadas.

Tecido de granulação Tecido conjuntivo imaturo formado durante o reparo inicial.

Tecido erétil Vasos de paredes finas presentes na cavidade nasal com grande capacidade de ingurgitamento sanguíneo.

Tecidos da junção dentogengival Tecidos que incluem os epitélios sulcular e o juncional, partes da gengiva livre.

Telófase Fase final da mitose com a divisão do citoplasma para as duas células-filhas e reaparecimento da membrana nuclear.

Tempo de renovação Tempo necessário para que as células recém-divididas sejam completamente substituídas em todo o tecido.

Terapia miofuncional orofacial (TMO) Programa terapêutico de reeducação neuromuscular que ocorre por meio de uma variedade de exercícios que incorpora atividades oromotoras, modificação de comportamento e reeducação comportamental, envolvida com base na avaliação individual e em protocolos para eliminar distúrbios miofuncionais orofaciais.

Teratógenos Agentes ou fatores ambientais teratogênicos, como infecções, drogas e radiação que causam malformações.

Terceiro(s) arco(s) faríngeos(s) (branquial[is]) Arco faríngeo branquial do aparelho faríngeo no embrião, responsável pela formação de partes do osso hioide.

Terceiro molar Molar situado mais distalmente ao segundo molar (último dente de cada quadrante) e que ocupa a 8ª posição no arco a partir da linha mediana.

Terceiro molar conoide (microdôntico) Microdontia do terceiro molar com cúspide única e pequena.

Terços Divisões da coroa e da raiz em três partes, sendo a coroa dividida nos sentidos horizontal e vertical, e a raiz, no sentido horizontal.

Teste pré-natal não invasivo Teste genético pré-natal que envolve uma simples coleta de sangue das mulheres grávidas.

Tiroxina Hormônio produzido pela glândula tireoide que estimula o aumento da taxa metabólica.

Tonofilamentos (tonofibrilas) Filamentos intermediários que desempenham um papel importante nas junções intercelulares.

Tonsila lingual Massa irregular de tecido linfático localizada posteriormente no dorso da raiz da língua.

Tonsilas faríngeas Tonsilas localizadas nas paredes superior e posterior da parte nasal da faringe (nasofaringe).

Tonsilas (massa tonsilar) Massas não encapsuladas de tecido linfático (linfoide).

Tonsilas palatinas Tecido linfático localizado entre os arcos palatoglosso e palatofaríngeo (pilares fauciais) de cada lado.

Toro mandibular Crescimento ou crescimentos ósseos observados na face lingual do arco mandibular.

Toro palatino Variação do crescimento ósseo anormal observada na linha mediana do palato duro.

Trabéculas conjuntivas Faixas de tecido conjuntivo no interior de um linfonodo que separam os nódulos linfáticos; são microscópicas.

Trabéculas ósseas Conformação estrutural da matriz óssea onde o tecido está organizado em diferentes direções e forma uma malha chamada "substância óssea esponjosa"; mais macroscópicas.

Trauma oclusal Força excessiva sobre o periodonto a partir de desarmonia oclusal.

Travamento Hábito parafuncional com dentes mantidos em oclusão cêntrica (OC) ou máxima intercuspidação habitual (MIH) por longos períodos sem espaço interoclusal.

Trismo Incapacidade de abrir a boca.

Trombócitos Outro termo para plaquetas.

Tuberosidade da maxila (túber da maxila) Saliência óssea recoberta pela mucosa oral localizada posteriormente ao último dente do arco dental superior.

Tubérculo de Carabelli (cúspide de Carabelli) Pequena cúspide no primeiro molar superior permanente, em alguns casos, e mais raramente no segundo molar superior.

Tubérculo do lábio superior Espessamento mediano do lábio superior.

Tubérculo ímpar Uma das saliências que faz parte dos primórdios para o desenvolvimento inicial da língua, localizado na linha mediana do assoalho da faringe primitiva.

Tubérculos Cúspides acessórias presentes no cíngulo de alguns dentes anteriores ou na face oclusal de certos molares permanentes.

Tubo neural Tubo formado quando as pregas neurais se encontram e se fundem superficialmente ao sulco neural a partir da neuroectoderme.

Túbulos dentinários Tubos longos presentes na dentina que contêm os processos odontoblásticos.

Tufos de esmalte Característica microscópica presente no esmalte maduro, próximo à junção amelodentinária, semelhante a pequenos pincéis ou escovas escuras.

Túnica mucosa da boca Mucosa oral ou membrana mucosa que reveste a cavidade oral.

U

Úvula (úvula palatina) Estrutura muscular da linha mediana suspensa na margem posterior do palato mole.

Úvula bífida Forma mais branda da fenda ou fissura palatina.

V

Vacúolos Espaços ou cavidades no citoplasma.

Vasos aferentes Vasos linfáticos que permitem o fluxo da linfa para o interior do linfonodo.

Vasos eferentes Vaso linfático no qual a linfa flui para fora do linfonodo.

Vasos linfáticos Sistema de canais revestidos por endotélio que transportam a linfa.

Vertentes das cúspides (planos inclinados das cúspides) Planos inclinados, vertentes ou facetas, localizados entre duas as arestas (cristas) das cúspides nos dentes posteriores.

Vestibular (bucal) Termo para designar estruturas ou faces dos dentes voltadas para a superfície interna da bochecha.

Vestibular (facial) Termo para designar estruturas ou faces dos dentes voltadas para a superfície interna dos lábios, mais próxima do vestíbulo da boca e da face.

Vestibular (labial) Estruturas ou faces dos dentes voltadas para a superfície interna dos lábios.

Vestíbulos Espaços superior e inferior limitados pelos lábios e bochechas anterolateralmente e pelos dentes com a gengiva posteromedialmente.

X

Xerostomia Boca seca.

Z

Zigoto Óvulo fertilizado a partir da união do ovócito secundário com o espermatozoide.

Zona vermelha do lábio (vermelhão do lábio) Região do lábio com aparência mais escura que a pele circunjacente, delimitada e separada da pele pela junção mucocutânea.

APÊNDICE A

Posição Anatômica

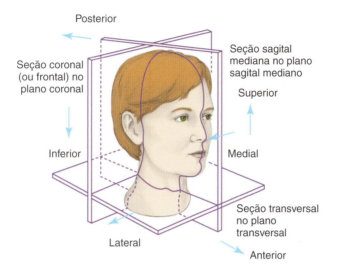

Figura A.1 Cabeça e pescoço em posição anatômica apresentando as seções sagital mediana, transversal e coronal (ou frontal). (Modificada de Fehrenbach MJ, Herring SW. *Illustrated Anatomy of the Head and Neck*. 5th ed. St. Louis: Elsevier; 2017.)

APÊNDICE B

Unidades de Medida

Unidade	Abreviação	Equivalência	Aplicação de medição
Centímetro	cm	1 cm = 0,01 m	Olho nu:[a] lesões patológicas
Milímetro	mm	0,1 cm	Olho nu: células que têm corpos muito grandes, como o diâmetro dos ovócitos (e do óvulo), de 140 µm (ou micrômetros); células de gordura (ou adipócitos); células da medula óssea que originam as plaquetas no sangue (ou megacariócitos); o sulco gengival; e a profundidade da bolsa periodontal
Micrômetro (anteriormente conhecido como mícron)*	µm	0,001 mm	Microscopia de luz: a maioria das células do corpo, organelas grandes, bactérias e ameloblastos
Nanômetro	nm	0,001 µm	Microscopia eletrônica: as organelas menores, as maiores macromoléculas e as unidades dos tecidos dentais

*A espessura de uma folha de papel é de 70 a 180 µm (ou micrômetros) e o diâmetro típico de uma célula viva é de 50 µm (ou micrômetros). Em geral, os menores objetos ou estruturas que podem ser vistos a olho nu, sem o auxílio de tecnologia (incluindo microscópios ou outros dispositivos de ampliação), não são menores que 0,1 mm (milímetros).

[a]N.R.T.: O termo "olho nu" refere-se à observação da estrutura por visão desarmada, ou seja, sem a utilização de instrumentos de aumento.

APÊNDICE C

Medidas dos Dentes*

TABELA C.1 Medidas dos incisivos permanentes (em milímetros).

	Comprimento cervicoincisal da coroa	Comprimento da raiz	Diâmetro mesiodistal da coroa	Diâmetro mesiodistal da coroa na região cervical	Diâmetro vestibulolingual da coroa	Diâmetro vestibulolingual da coroa na região cervical	Curvatura da linha cervical: mesial	Curvatura da linha cervical: distal
Incisivo central superior	10,5	13	8,5	7	7	6	3,5	2,5
Incisivo lateral superior	9	13	6,5	5	6	5	3	2
Incisivo central inferior	9	12,5	5	3,5	6	5,3	3	2
Incisivo lateral inferior	9,5	14	5,5	4	6,5	5,8	3	2

TABELA C.2 Medidas dos caninos permanentes (em milímetros).

	Comprimento cervicoincisal da coroa	Comprimento da raiz	Diâmetro mesiodistal da coroa	Diâmetro mesiodistal da coroa na região cervical	Diâmetro vestibulolingual da coroa	Diâmetro vestibulolingual da coroa na região cervical	Curvatura da linha cervical: mesial	Curvatura da linha cervical: distal
Canino superior	10	17	7,5	5,5	8	7	2,5	1,5
Canino inferior	11	16	7	5,5	7,5	7	2,5	1

TABELA C.3 Medidas dos pré-molares (em milímetros).

	Comprimento oclusocervical da coroa	Comprimento da raiz	Diâmetro mesiodistal da coroa	Diâmetro mesiodistal da coroa na região cervical	Diâmetro vestibulolingual da coroa	Diâmetro vestibulolingual da coroa na região cervical	Curvatura da linha cervical: mesial	Curvatura da linha cervical: distal
Primeiro pré-molar superior	8,5	14	7	5	9	8	1	0
Segundo pré-molar superior	8,5	14	7	5	9	8	1	0
Primeiro pré-molar inferior	8,5	14	7	5	7,5	6,5	1	0
Segundo pré-molar inferior	8	14,5	7	5	8	7	1	0

*Todos os dados de Nelson S. *Wheeler's Dental Anatomy, Physiology, and Occlusion*. 10th ed. Philadelphia: Elsevier; 2015.

APÊNDICE C — Medidas dos Dentes

TABELA C.4 Medidas dos molares superiores permanentes (em milímetros).

	Comprimento oclusocervical da coroa	Comprimento da raiz	Diâmetro mesiodistal da coroa	Diâmetro mesiodistal da coroa na região cervical	Diâmetro vestibulolingual da coroa	Diâmetro vestibulolingual da coroa na região cervical	Curvatura da linha cervical: mesial	Curvatura da linha cervical: distal
Primeiro molar superior	7,5	Vestibular = 12 Lingual = 13	10	8	11	10	1	0
Segundo molar superior	7	Vestibular = 11 Lingual = 12	9	7	11	10	1	0
Terceiro molar superior	6,5	11	8,5	6,5	10	9,5	1	0

TABELA C.5 Medidas dos molares inferiores permanentes (em milímetros).

	Comprimento oclusocervical da coroa	Comprimento da raiz	Diâmetro mesiodistal da coroa	Diâmetro mesiodistal da coroa na região cervical	Diâmetro vestibulolingual da coroa	Diâmetro vestibulolingual da coroa na região cervical	Curvatura da linha cervical: mesial	Curvatura da linha cervical: distal
Primeiro molar inferior	7,5	14	11	9	10,5	9	1	0
Segundo molar inferior	7	13	10,5	8	10	9	1	0
Terceiro molar inferior	7	11	10	7,5	9,5	9	1	0

TABELA C.6 Medidas dos dentes decíduos (em milímetros).

	Comprimento total	Comprimento da coroa	Comprimento da raiz	Diâmetro mesiodistal da coroa	Diâmetro mesiodistal na região cervical	Diâmetro vestibulolingual da coroa	Diâmetro vestibulolingual na região cervical
Dentes superiores							
Incisivo central superior	16	6	10	6,5	4,5	5	4
Incisivo lateral superior	15,8	5,6	11,4	5,1	3,7	4,8	3,7
Canino superior	19	6,5	13,5	7	5,1	7	5,5
Primeiro molar superior	15,2	5,1	10	7,3	5,2	8,5	6,9
Segundo molar superior	17,5	5,7	11,7	8,2	6,4	10	8,3
Dentes inferiores							
Incisivo central inferior	14	5	9	4,2	3	4	3,5
Incisivo lateral inferior	15	5,2	10	4,1	3	4	3,5
Canino inferior	17	6	11,5	5	3,7	4,8	4
Primeiro molar inferior	15,8	6	9,8	7,7	6,5	7	5,3
Segundo molar inferior	18,8	5,5	11,3	9,9	7,2	8,7	6,4

APÊNDICE D

Desenvolvimento dos Dentes*

TABELA D.1 Desenvolvimento de incisivos permanentes.

	Incisivo central superior	Incisivo lateral superior	Incisivo central inferior	Incisivo lateral inferior
Número de lobos	Quatro lobos			
Primeira evidência de calcificação	3 a 4 meses	1 ano	3 a 4 meses	3 a 4 meses
Conclusão da formação do esmalte	4 a 5 anos	4 a 5 anos	4 a 5 anos	4 a 5 anos
Período de erupção	7 a 8 anos	8 a 9 anos	6 a 7 anos	7 a 8 anos
Conclusão da formação da raiz	10 anos	11 anos	9 anos	10 anos

TABELA D.2 Desenvolvimento de caninos permanentes.

	Canino superior	Canino inferior
Número de lobos		Quatro lobos
Primeira evidência de calcificação	4 a 5 meses	4 a 5 meses
Conclusão da formação do esmalte	6 a 7 anos	6 a 7 anos
Período de erupção	11 a 12 anos	9 a 10 anos
Conclusão da formação da raiz	13 a 15 anos	12 a 14 anos

TABELA D.3 Desenvolvimento de pré-molares.

Dentes específicos	Primeiro pré-molar superior	Segundo pré-molar superior	Primeiro pré-molar inferior	Segundo pré-molar inferior
Número de lobos	Quatro lobos			Quatro ou cinco lobos
Primeira evidência de calcificação	1½ a 1¾ ano	2 a 2½ anos	1¾ a 2 anos	2¼ a 2½ anos
Conclusão da formação do esmalte	5 a 6 anos	6 a 7 anos	5 a 6 anos	6 a 7 anos
Período de erupção	10 a 11 anos	10 a 12 anos	10 a 12 anos	11 a 12 anos
Conclusão da formação da(s) raiz(es)	12 a 13 anos	12 a 14 anos	12 a 13 anos	13 a 14 anos

*Todos os dados de Nelson S. *Wheeler's Dental Anatomy, Physiology, and Occlusion*. 10th ed. Philadelphia: Elsevier; 2015.

TABELA D.4 Desenvolvimento de molares superiores permanentes.

	Primeiro molar superior	Segundo molar superior	Terceiro molar superior
Número de lobos	Cinco lobos	Quatro lobos	
Primeira evidência de calcificação	Ao nascimento	2½ anos	7 a 9 anos
Conclusão da formação do esmalte	3 a 4 anos	7 a 8 anos	12 a 16 anos
Período de erupção	6 a 7 anos	12 a 13 anos	17 a 21 anos
Conclusão da formação da(s) raiz(es)	9 a 10 anos	14 a 16 anos	18 a 25 anos

TABELA D.5 Desenvolvimento de molares inferiores permanentes.

	Primeiro molar inferior	Segundo molar inferior	Terceiro molar inferior
Número de lobos	Cinco lobos	Quatro lobos	
Primeira evidência de calcificação	Ao nascimento	2½ a 3 anos	8 a 10 anos
Conclusão da formação do esmalte	2½ a 3 anos	7 a 8 anos	12 a 16 anos
Período de erupção	6 a 7 anos	11 a 13 anos	17 a 21 anos
Conclusão da formação da(s) raiz(es)	9 a 10 anos	14 a 15 anos	18 a 25 anos

ÍNDICE ALFABÉTICO

A
Abaixamento da mandíbula, 325
Abertura
- bucal máxima, 304
- cervical, 71
- máxima da boca, 304, 325
Abfração, 159, 325
Abrasão, 158, 325
Ácino, 142, 325
- mucoso, 142, 325
- seroso, 142, 325
Adenoides, 152
Aderência epitelial, 132, 325
Agentes teratogênicos, 19, 325
Alça cervical, 325
Alvéolo dental, 10, 73, 325
Ameias dentais, 218, 325
Ameloblastos, 67, 325
Amelogênese, 67, 159, 325
- imperfeita, 68, 325
Amelogeninas, 161, 325
Amniocentese, 19, 325
Amplitude de movimento, 304, 325
Anáfase, 84, 325
Anatomia
- celular, 81
- dental, 213, 216, 325
- - estudo da, 223
- - terminologia em, 213
- - termos gerais em, 213
Anel linfático
- da faringe, 152, 325
- de Waldeyer, 152, 325
Angulações dentais, 306
Ângulo(s)
- coronário, 218, 325
- da mandíbula, 3, 325
- diedro, 325
- incisais, 228, 325
- triedro, 325
Anodontia, 56, 325
Anquiloglossia, 52, 325
Anticorpos, 104, 105, 325
Antígeno, 104, 325
Aparelho
- branquial, 39
- faríngeo, 39, 43, 325
Apertamento dos dentes, 318
Ápice
- da cúspide, 240, 325
- da língua, 15, 325
- do contorno gengival, 132, 325
- do nariz, 3, 325
Aposição, 325
Arco(s)
- branquial, 35
- dentais, 10, 325
- - inferior, 10, 325
- - superior, 10, 325

- faríngeo, 35, 42, 325
- hioide, 39
- hióideo, 325
- mandibular, 35
- palatofaríngeo, 14, 325
- palatoglosso, 14, 325
- zigomático, 3, 325
Área(s)
- de contato, 217, 325
- de furca, 248, 325
- - dos dentes posteriores permanentes, 250
Aresta(s), 240, 327
- da coroa, 218, 325
- das cúspides, 325, 327
- transversais, 247
Articulação temporomandibular, 3, 293, 325
Asas do nariz, 325
Assoalho da boca, 17, 117, 325
Atrição, 158, 325
Aumento da coroa, 216
Avulsão, 232, 325
Axônio, 325

B
Bainha
- de mielina, 107, 325
- epitelial de Hertwig, 70, 71, 325
Bandas de Hunter-Schreger, 163, 325
Basófilos, 104, 105, 325
Bastão ou haste do esmalte, 335
Bicuspidado, 325
Biotipo gengival, 132, 325
Blastocisto, 21, 325
Blástula, 21
Bochecha, 325
Bócio, 150, 325
Bolsa(s)
- faríngeas, 42, 325
- periodontal, 138, 325
Bossa
- ou altura do contorno, 327
- vestibular, 327
Botão gustatório, 120, 325
Bruxismo, 13, 318, 325
Bulbo radicular, 70, 248, 325

C
Cabeça, 141
- da mandíbula, 327
- e do pescoço, estruturas da, 141
Cálculos pulpares, 182, 326
Camada(s)
- basal, 113, 326
- córnea, 114, 326
- de células embrionárias, 326
- de crescimento, 332
- de embrioblasto, 326
- de epiblasto, 326

- de hipoblasto, 326
- de *smear layer*, 326
- de trofoblasto (trofoblasto), 326
- densa, 97, 114
- embrionária, 21
- espinhosa, 113, 326
- germinativas, 23
- granulosa, 114, 326
- - de Tomes, 178, 326
- intermediária, 113, 326
- papilar, 96, 114, 326
- queratinizada, 114
- reticular, 97, 114
- superficial, 113, 326
- trofoblástica, 21
Câmara pulpar, 326
Canal(is)
- acessórios, 180, 326
- central, 100
- de Havers, 100, 326
- de nutrientes, 100
- de Volkmann, 100, 326
- gubernacular, 77, 326
- osteônico, 100
- perfurantes, 326
Canalículos, 99, 326
- gustatórios, 325
Caninos, 326
- inferiores permanentes, 245
- permanentes, 240
- superiores permanentes, 243
Cápsula, 141, 326
- articular, 294, 326
Cárie(s)
- de cemento, 186, 326
- de dentina, 174, 326
- de esmalte, 158
- de fossetas e sulcos, 162
- de mamadeira, 286
- incipiente, 331
- precoce da infância, 286, 326
Carioteca, 328
Cariótipo, 21, 326
Cartilagem, 97, 326
- de Meckel, 35, 326
- de Reichert, 39, 326
- elástica, 98, 326
- hialina, 98, 326
- histologia da, 98
- propriedades da, 97
- tireoide ou tireóidea, 6, 326
Carúncula sublingual, 17, 326
Cavidade(s)
- amniótica, 24, 326
- articulares, 295, 326
- nasal, 326
- - histologia da, 152
- - propriedades da, 152

ÍNDICE ALFABÉTICO

- oral, 9
- - primitiva, 329
- própria da boca, 14, 326
- pulpar, 179, 326
- sinoviais, 295, 326
Célula(s), 81, 326
- achatadas, pavimentosas ou escamosas, 326
- brancas do sangue, 330, 331
- caliciformes, 153, 326
- centrais da papila dental, 326
- colunares, 92
- cúbicas, 92
- da crista neural, 27, 326
- de Granstein, 113
- de Langerhans, 113
- de Merkel, 113
- do ligamento periodontal, 202
- embrionárias, 23
- epiteliais, 92, 113
- externas ou periféricas da papila dental, 65, 326
- internas ou centrais da papila dental, 65
- mioepiteliais, 142, 326
- mucosas, 142, 326
- *natural killer*, 331
- pavimentosas, 92
- plasmáticas, 326
- propriedades da, 81
- secretoras, 142, 326
- serosas, 142, 326
Células-tronco da polpa dental, 181, 326
Cementículos, 191, 326
Cemento, 70, 185, 326
- acelular, 188, 190, 326
- celular, 188, 190, 326
- dental, 10
- desenvolvimento do, 187
- estrutura do, 186
- histologia do, 187
- primário, 188
- propriedades do, 185
- secundário, 188
- tipos de, 188
Cementoblastos, 326
- imaturos, 70
Cementócitos, 326
Cementogênese, 70, 326
Cementoide, 326
Cementoplasto, 326
Centríolo, 326
Centro germinativo, 152, 326
Centrômero, 83, 326
Centrossomo, 86, 326
Ciclo celular, 84
Cílios, 326
Cíngulo, 225, 326
Cisto(s)
- cervicais, 326
- de erupção, 79
- dentígero, 79, 326
Citodiferenciação, 23, 326
Citoesqueleto, 86, 326
Citoplasma, 82, 326
Clareamento vital dos dentes, 167, 170

Classificação de Angle para má-oclusão, 312, 313, 326
Clivagem, 21, 326
Col (efípule), 129, 326
Colágeno, 95
Coloide, 150, 327
Coloração por tetraciclina, 327
Comissura dos lábios, 4, 327
Complexo
- de Golgi, 85, 327
- dentino-pulpar, 169
Componentes
- do corpo, 83
- do sangue, 103
Concavidades radiculares, 216, 327
Conchas nasais, 152, 327
Conclusão da formação
- da língua, 52
- do palato, 46
Concrescência, 70, 327
Condicionamento ácido, 167
Côndilo mandibular, 5, 294, 327
Condroblastos, 327
- imaturos, 98
Condrócitos, 98, 327
Contatos
- cêntricos, 308, 327
- prematuros, 309, 327
Cópula da língua, 52, 327
Cornos pulpares, 179, 327
Coroa, 10, 327
- anatômica, 215, 327
- clínica, 215, 327
Corpo
- adiposo da bochecha, 10, 327
- da língua, 15, 47, 327
- da mandíbula, 10, 327
- maxilar, 10, 327
Cortical óssea alveolar, 327
Coxim retromolar, 327
Crescimento
- aposicional, 23, 327
- intersticial, 23, 327
Crista(s), 217, 327
- alveolar, 193, 195, 327
- cervical, 265, 327
- cuspídeas, 247, 327
- da curvatura, 218, 327
- da gengiva livre, 13, 327
- epiteliais, 91, 327
- incisal, 225, 327
- lingual, 240, 327
- marginais, 225, 327
- neurais, 327
- palatinas, 335
- oblíqua, 266, 327
- transversal, 248, 255, 327
- triangular, 247, 327
- - lingual, 255
- - vestibular, 255
- vestibular, 240, 252, 327
Cristalinos, 36
Cromátides, 83, 327

Cromatina, 83, 327
Cromossomos, 20, 83, 327
Curva
- de Spee, 306, 327
- de Wilson, 306, 327
Curvaturas dentais, 306
Cuspidado, 327
Cúspide(s), 217, 270, 327
- conoide, 275
- de Carabelli, 337
- de suporte, 308, 327
- em garra, 229, 327
- guia, 330
- impactantes, 305, 327
Cuspídeas, 327

D

Declives da cúspide canina, 240, 327
Defeitos congênitos, 19
Degrau
- distal, 311, 327
- mesial, 311, 327
Dendrito, 107, 327
Dentes, 10
- adultos, 209
- anteriores, 12, 327
- - permanentes, 225, 226
- birradicular, 248, 327
- caninos, 10
- - decíduos, 288
- - - inferiores
- - - - decíduos 73 e 83, 288
- - - - permanentes 33 e 43, 244
- - - permanentes, 239
- - - superiores
- - - - decíduos 53 e 63, 288
- - - - permanentes 13 e 23, 241
- de leite, 209
- de osso, 209
- de Turner, 68
- decíduos ou primários, 10, 283, 327
- designação dos, 209
- do juízo, 264
- do siso, 264
- em dente, 62, 327
- incisivos, 10
- - centrais
- - - inferiores
- - - - decíduos 71 e 81, 287
- - - - permanentes 31 e 41, 236
- - - superiores
- - - - decíduos 51 e 61, 286
- - - - permanentes 11 e 21, 231
- - decíduos, 286
- - inferiores permanentes, 235
- - laterais
- - - inferiores
- - - - decíduos 72 e 82, 288
- - - - permanentes 32 e 42, 237
- - - superiores
- - - - decíduos 52 e 62, 287
- - - - permanentes 12 e 22, 233
- - permanentes, 227, 228

ÍNDICE ALFABÉTICO

- - superiores permanentes, 230
- incluso ou impactado, 243, 327
- inferiores, 10, 327
- invaginado, 62
- molares, 10
- - decíduos, 288
- - permanentes, 264
- - superiores permanentes, 266
- multirradiculares, 70, 327
- não sucedâneos, 62, 327
- permanentes ou secundários, 10, 327
- posteriores, 12, 328
- - permanentes, 247, 249
- pré-molares, 249, 251
- - inferiores, 258
- - superiores, 252
- primeiros molares
- - inferiores
- - - decíduos 74 e 84, 290
- - - permanentes 36 e 46, 276
- - superiores
- - - decíduos 54 e 64, 289
- - - permanentes 16 e 26, 268
- primeiros pré-molares
- - inferiores 34 e 44, 258
- - superiores 14 e 24, 252
- segundos molares
- - inferiores
- - - decíduos 75 e 85, 290
- - - permanentes 37 e 47, 279
- - superiores
- - - decíduos 55 e 65, 290
- - - permanentes 17 e 27, 272
- segundos pré-molares
- - inferiores 35 e 45, 260
- - superiores 15 e 25, 256
- sucedâneos, 62, 328
- superiores, 10, 328
- supranumerários, 56, 328
- terceiros molares
- - inferiores 38 e 48, 280
- - superiores 18 e 28, 273
- tipos de, 209
- trirradicular, 248, 327
Dentição, 53, 209, 328
- decídua, 53, 209, 283, 284, 328
- mista, 328
- permanente, 53, 209, 328
- primária, 209
- secundária, 209
- sucedânea, 209
Dentina, 10, 169, 328
- brilhante, 177
- circumpulpar, 173, 174, 328
- coronária, 66
- do manto, 173, 174, 328
- envelhecimento da, 178
- esclerótica, 177, 328
- estrutura da, 169
- globular, 171, 328
- histologia da, 178
- interglobular, 171, 328
- intertubular, 173, 174, 328

- madura, componentes da, 171
- peritubular, 173, 174, 328
- primária, 174, 328
- propriedades da, 169
- radicular, 70, 169
- reativa ou reacional, 176
- reparadora, 176
- secundária, 174, 328
- terciária, 174, 328
- tipos de, 173
- transparente, 177
Dentinogênese, 66, 170, 328
- imperfeita, 69, 328
Depressão(ões)
- da mandíbula, 295
- de desenvolvimento, 225, 328
- - vestibulares, 328
Derme, 96, 328
Desenvolvimento
- da cartilagem, 98
- da cavidade e do septo nasal, 47
- da glândula tireoide, 150
- da língua, 47, 49, 52
- da raiz do dente, 70
- das glândulas salivares, 147
- das maxilas e da mandíbula, 193
- do aparelho faríngeo (branquial), 43
- do cemento, 187
- do dente, 53
- do lábio superior, 38
- do ligamento periodontal e do osso alveolar, 72
- do osso, 100
- do palato, 45, 47
- do pescoço (cervical), 39
- dos dentes multirradiculares, 70
- dos linfonodos, 152
- dos placoides, 36
- dos seios paranasais, 155
- dos tecidos da junção dentogengival, 136
- facial, 33
- orofacial, 45
- pré-natal, 19, 328
Desmossomos, 87, 328
Desordem, 319
- miofuncional orofacial, 328
- temporomandibular, 296, 328
Desvio
- lateral da mandíbula, 296, 328
- mesial, 328
Diamino fluoreto de prata, 162
Diastema, 233, 328
Diferenciação, 23, 328
Dilaceração, 72, 328
Dimensão vertical da face, 5, 328
Disco
- articular, 294, 328
- embrionário
- - bilaminar, 24, 328
- - trilaminar, 25, 328
Discrepâncias esqueléticas, 316
Displasia
- dentinária, 69, 328
- do esmalte, 67, 328
- ectodérmica, 30, 328

Distal, 328
Distúrbio(s)
- de desenvolvimento no estágio
- - de broto, 61
- - de capuz, 62
- - de iniciação, 56
- miofuncional orofacial, 319, 328
- na formação da raiz, 72
- na formação do cemento, 70
- nos estágios de aposição e de maturação, 67
- temporomandibular, 328
Divisão(ões)
- celular, 86
- da cavidade oral, 9
- da faringe, 18
Dobramentos embrionários, 28, 328
Doença periodontal, 135, 328
Dorso da língua, 15, 329
Ducto(s), 328
- de Rivinus, 146, 328
- estriado, 144, 328
- excretor, 141, 145, 328
- intercalar, 144, 328
- linfáticos, 151, 328
- parotídeo, 10, 328
- sublingual, 17, 328
- submandibular, 17, 328
- tireoglosso, 150, 328

E
Ectoderma, 25
Ectoderme, 328
Ectomesênquima, 27, 39, 328
Edêntulo, 196, 328
Elementos do sangue, 104
Elevação da mandíbula, 295, 328
Embrião, 23, 328
Embrioblasto, 21, 328
Embriologia, 19, 328
Eminência
- articular, 293, 328
- canina, 240, 328
Endocitose, 81, 328
Endoderma, 25, 328
- extraembrionário, 25
Endoderme, 328
Endósteo, 99, 328
Endotélio, 90, 328
Envelhecimento
- da dentina, 178
- da mucosa oral, 126
- da polpa do dente, 182
- das glândulas salivares, 147
- ósseo, 102
Envelope nuclear, 328
Envoltório nuclear, 83, 328
Enxerto
- gengival livre, 136
- subepitelial de tecido conjuntivo, 136
Eosinófilo, 104, 105, 328
Epiblasto, 24, 328
Epiderme, 91, 328

ÍNDICE ALFABÉTICO

Epitélio, 328
- da bolsa periodontal, 138, 328
- da mucosa oral, 111, 112
- estratificado, 90, 328
- - pavimentoso, 90, 328
- - - não queratinizado, 113, 329
- - - ortoqueratinizado, 113, 329
- - - paraqueratinizado, 114, 329
- externo do esmalte, 64, 329
- interno do esmalte, 64, 329
- juncional, 132, 329
- não queratinizado, 111, 112
- oral, 329, 55
- oral primitivo, 329
- ortoqueratinizado, 112
- paraqueratinizado, 112
- pavimentoso simples, 329
- pseudoestratificado colunar, 90, 329
- reduzido do esmalte, 73, 329
- simples, 90, 329
- sulcular, 132, 329
Eritrócito, 103, 329, 330
Erosão, 158, 329
Erupção
- ativa, 73, 329
- do dente permanente, 77
- e esfoliação do dente decíduo, 73
- passiva, 73, 329
Esmalte, 66, 157, 329
- características histológicas do, 163
- dental, 10
- estrutura do, 158
- interprismático, 329
- maduro, 157
- propriedades do, 157
Espaço(s)
- biológico, 131, 329
- do ligamento periodontal, 201, 329
- funcional livre, 329
- interlabial, 311, 329
- interoclusal, 310, 329
- interproximal, 217, 329
- livre, 305, 329
- livre de Nance, 305, 329
- periodontal, 329
- primatas, 283, 329
Espermatozoide, 20, 329
Espinha bífida, 32, 329
Esporões
- de cemento, 191, 329
- de esmalte, 72
Estágio
- de aposição e de maturação, 65
- de broto ou botão, 60, 329
- de campânula ou sino, 63, 329
- de capuz, 61, 329
- de casquete, 61
- de desenvolvimento do dente, 54
- de iniciação, 55, 329
- de maturação, 65, 329
- secretor, 65
Estomatite nicotínica, 149, 329

Estomodeu, 33, 329
Estrato
- basal, 113
- córneo, 114
- espinhoso, 113
- germinativo, 326
- granuloso, 114, 326
- intermediário, 65, 113, 329
- superficial, 113
Estrias
- basais, 144
- de Retzius, 164
Estruturas linfáticas, propriedades das, 150
Exocitose, 329
Exostoses, 329
Extremidade
- caudal, 27, 329
- cefálica, 26, 329

F

Face, 1
- articular da cabeça da mandíbula, 329
- distal, 217
- dos dentes, 219
- incisal, 329
- inferior da língua, 15, 117, 329
- lingual, 231, 234, 236, 238
- mesial, 217
- oclusal, 217, 329
- - anatômica, 247, 329
- proximal, 217, 231, 234, 236, 238, 329
- superior da língua, 329
- vestibular, 231, 233, 236, 237
Facetas de desgaste, 158, 309, 329
Fada do dente, 77, 329
Fagocitose, 81, 329
Faringe, 9, 329
- primitiva, 39, 329
Fascículos, 329
- musculares, 106
Fases do desenvolvimento do arco, 305
Fauces, 14, 329
Feixes
- centrais, 329
- periféricos, 329
Fenda
- labial, 38, 329
- palatina, 15, 47, 329
Fenótipo periodontal, 132, 325
Fertilização, 20, 329
Feto, 329
Fibra(s)
- colágenas, 95, 329
- - de ancoragem, 93, 329
- de Sharpey, 73, 188, 329
- de von Korff, 173
- do ligamento
- - dentoalveolar, 203
- - interdental, 205
- elásticas, 96, 329
- musculares, 106, 332
- principais, 203, 329

- reticulares, 96, 329
Fibrilas, 95, 329
Fibroblasto(s), 94, 329
- jovens, 95
Fibrocartilagem, 98, 329
Fibroclastos, 77, 329
Filamentos intermediários, 86, 329
Filtro labial, 329
Fissura
- labial, 38
- palatina, 15, 329
Flagelos, 86, 329
Fluido
- crevicular gengival, 330
- dentinário, 171, 330
- gengival crevicular, 132
- tissular, 87, 330
Flúor, 162
Fluorose dental, 68, 330
Folículo(s), 330
- dental, 61, 330
- tireoidianos, 149
Forame
- apical, 179, 330
- cego da língua, 15, 330
Forma
- do arco, 305
- dos dentes, 219, 222
Formação
- da cavidade oral, 33
- da dentina radicular, 70
- da faringe primitiva, 39
- da junção amelodentinária, 67
- da língua, 52
- da matriz
- - da dentina, 170
- - do esmalte, 159
- da raiz da língua, 52
- do aparelho faríngeo, 39
- do arco mandibular e do terço inferior da face, 35
- do cemento e da polpa dental, 70
- do corpo da língua, 47
- do esmalte, 160
- do nariz e dos seios paranasais, 36
- do palato, 46
- - primário, 45
- - secundário, 46
- do processo
- - frontonasal e do terço superior da face, 36
- - maxilar e do terço médio da face, 37
- dos ameloblastos e da matriz do esmalte, 67
- dos lábios superior e inferior, 37
- dos odontoblastos e da matriz da dentina, 66
- dos pré-ameloblastos, 66
Formato dos dentes, 221
Fórnice do vestíbulo, 10, 330
Fossa, 330
- articular, 293, 330
- central, 248, 330
- lingual, 225, 330
- mandibular, 330
- triangular, 248, 330

ÍNDICE ALFABÉTICO

Fosseta(s)
- de desenvolvimento, 225, 330
- - oclusais, 330
- lingual, 230, 330
- nasais, 36, 330
- oclusais, 248
- olfativas, 36

Frênulo
- da língua, 330
- dos lábios superior e inferior, 330
- labial, 10

Função em grupo, 310, 330
Furca, 248, 250, 330
Fusão, 63, 330
- radicular, 248, 330
Fusos do esmalte, 166, 330

G

Gânglio, 330
Geminação, 330
Gengiva, 13, 330
- inserida, 13, 116, 118, 330
- interdental, 14, 330
- livre, 13, 330
- marginal, 13, 330
Gengivite, 137, 330
Germe dental, 330
Glândula(s), 141, 330
- de von Ebner, 147
- endócrina, 141, 330
- exócrina, 141, 330
- paratireoides, 330, 6
- parótidas, 330
- propriedades das, 141
- salivar(es), 141, 330
- - de von Ebner, 330
- - histologia das, 141
- - maiores, 145, 330
- - menores, 146, 330
- - parótida, 3
- - propriedades das, 141
- - sublingual, 6
- - submandibular, 6
- sublingual, 145, 330
- submandibulares, 330
- tireoide, 6, 330
- - histologia da, 149
- - propriedades da, 149
Glóbulo
- branco, 103, 330, 331
- vermelho, 103, 329, 330
Grânulos
- de Fordyce, 10, 330
- de querato-hialina, 114, 330
Gravidez ectópica, 23, 330
Grupo(s) de fibras
- apicais, 204, 330
- da crista alveolar, 203, 330
- do ligamento
- - dentoalveolar, 204
- - periodontal, 203
- gengivais, 205, 330
- horizontais, 204, 330
- inter-radiculares, 204, 330
- oblíquas, 204, 330
Gubernáculo dental, 77, 326
Guia canina, 310, 330

H

Hábito(s)
- de sucção prolongado, 319, 330
- parafuncionais, 318, 330
Hemácia, 329, 330
Hemidesmossomo, 330, 88
Hidroxiapatita de cálcio, 99, 330
Hilo, 151, 330
Hipercementose, 191, 330
Hiperdontia, 56
Hiperplasia gengival, 136, 331
Hiperqueratinização, 115, 331
Hipersensibilidade dentinária, 170, 177, 331
Hipoblasto, 24, 331
Hipocalcificação do esmalte, 331
Hipoderme, 96, 331
Hipodontia, 56
Hipoplasia do esmalte, 68, 331
Hipossalivação, 147, 331
Histodiferenciação, 23, 331
Histologia óssea, 99

I

IgA, 105
IgD, 105
IgE, 105
IgG, 105
IgM, 105
Implantação, 21, 331
Imunógeno, 104, 331
Imunoglobulinas (Ig), 104, 105, 331
Incisivos, 331
- central(is), 331
- - inferiores permanentes, 236
- - superiores permanentes, 232
- de Hutchinson, 229, 331
- inferiores permanentes, 236
- lateral(is), 331
- - conoide, 235, 331
- - inferiores permanentes, 239
- - superiores permanentes, 235
- superiores permanentes, 230
Incisura
- coronoide, 4, 331
- da mandíbula, 5, 331
Inclusões citoplasmáticas, 86, 331
Incompetência labial, 319, 331
Índice
- alveolar, 331
- gnático, 313, 331
Indução, 23, 331
Inserção do tecido supracrestal, 131
Insuficiência velofaríngea, 47, 331
Interações epiteliais-mesenquimais, 53
Interfase, 84, 87, 331
Interferência de balanceio, 310, 331
Interposição lingual, 319, 331

Intestino
- anterior, 28, 331
- médio, 28, 331
- posterior, 28, 331

J

Junção(ões)
- amelocementária, 185, 331
- amelodentinária, 67, 163, 331
- cementodentinária, 331
- dentogengival, 129, 132, 331
- - histologia da, 133
- intercelulares, 87, 331
- mucocutânea, 3, 331
- mucogengival, 13, 331

L

Lábios superior e inferior, 37
Lacuna, 98, 331
- de Howship, 102, 331
Lado
- de balanceio, 310, 331
- de equilíbrio, 331
- do trabalho, 310, 331
Lamelas, 99, 331
- de esmalte, 167, 331
Lâmina(s)
- basal, 93, 331
- - externa, 134, 331
- - interna, 133, 331
- cribriforme, 100
- densa, 93, 331
- dental, 55, 331
- - sucessória, 62, 331
- dura, 195, 331
- lúcida, 93, 331
- própria, 114, 331
- reticular, 93, 331
Laringe, 6, 331
Laringofaringe, 18, 331, 334
Lateralidade da mandíbula, 331
Lesão não cavitada, 161, 331
Leucócito, 103, 330, 331
- polimorfonuclear, 104, 105, 331
Ligamento(s)
- alveolodental, 203
- alveologengival, 205
- circular, 205
- dentoalveolar, 203, 331
- dentogengival, 205
- dentoperiosteal, 205
- interdental, 205, 331
- periodontal, 10, 72, 185, 202, 331
- - propriedades do, 201
Linfa, 151, 331
Linfadenopatia, 152, 331
Linfáticos, 331
Linfócito, 104, 105, 331
- B, 104, 331
- NK, 104, 331
- T, 104, 331
Linfonodos, 151, 332
- desenvolvimento dos, 152

ÍNDICE ALFABÉTICO

- histologia dos, 151
Língua, 15, 47, 52, 120, 332
- geográfica, 124, 332
- negra pilosa, 125, 332
Lingual, 332
Linha(s)
- alba, 10 332
- axial da raiz, 215, 332
- de aposição, 102
- de contorno de Owen, 178, 332
- de imbricação, 164, 332
- de imbricação de von Ebner, 178, 332
- de repouso, 102, 332
- de retenção, 332
- de Retzius, 164, 332
- de reversão, 102, 332
- neonatal, 166, 332
- periquimácias, 164
- primitiva, 25, 332
Líquido sinovial, 294, 332
Lisossomos, 85, 332
Lobos, 141, 332
- de desenvolvimento, 53
Lóbulos, 141, 332
Lúmen, 142, 332

M

Má-oclusão, 312, 332
- Classe I, 313, 332
- Classe II, 315, 332
- - divisão I, 315, 332
- - divisão II, 315, 332
- Classe III, 316, 332
- classificação da, 312
Macrodontia, 61, 332
Macrófago, 104, 105, 332
Malformações congênitas, 19, 332
Mamelões, 228, 332
Mancha de Turner, 68
Mandíbula, 4, 10, 294, 332
- anatomia e histologia da, 193
- desenvolvimento da, 193
Margem
- da língua, 15, 332
- gengival, 13, 327
- incisal, 217, 225, 229, 232, 235, 236, 239, 332
- vermelha do lábio, 332
Massa tonsilar, 337
Mastigação, 10, 332
Mastócito, 104, 105, 332
Matriz, 65, 332
- da dentina, 66
- de pré-dentina, 332
- dentinária, 66
- do esmalte, 67, 159, 332
- extracelular, 87
Maturação, 23, 332
- da matriz da dentina, 171
- da matriz do esmalte, 160
Maxila, 4, 10, 332
Maxilares
- anatomia e histologia dos, 193
- desenvolvimento dos, 193

Máxima intercuspidação habitual, 303, 333
Medula óssea, 99, 332
Meia-lua serosa, 142, 336
Meiose, 20, 332
Melanócito, 113, 125, 332
Melanossomos, 125, 332
Membrana(s)
- basal, 332
- - histologia da, 93
- - propriedades da, 93
- celular, 81, 332
- cloacal, 28, 332
- de Nasmyth, 78, 332
- nuclear, 328
- orofaríngea, 28, 332
- oronasal, 332
- sinovial, 294, 332
Mesa oclusal, 329
- interna, 329
Mesênquima, 25, 27, 55, 332
Mesial, 332
Mesiodente, 233, 332
Mesoderma, 25
Mesoderme, 332
Mesognata, 313, 332
Mesognático, 332
Metáfase, 84, 332
Método de Notação de Palmer, 210, 332
Microdontia, 61, 332
Microdôntico, 337
Microfibrilas, 95, 332
Microfilamentos, 86, 332
Microplicas, 112, 332
Microtúbulos, 86, 332
Migração
- dentária patológica, 138
- mesial, 196
Mineralização da pré-dentina, 171
Miofibras, 106, 332
Miofibrilas, 106, 332
Miofilamentos, 106, 332
Miologia orofacial, 319, 333
Mitocôndria, 85, 333
Mitose, 84, 86, 333
Mobilidade dental, 201, 333
Molares, 10, 333
- em amora, 266, 333
- inferiores permanentes, 275
- multirradiculares, 248
Monócito, 104, 105, 333
Mordida
- aberta, 314, 333
- cruzada, 314, 333
- ponta a ponta, 333
- profunda, 333
- topo a topo, 314, 333
Morfodiferenciação, 23, 333
Morfogênese, 23, 333
Morfologia, 23, 333
Mórula, 21
Movimento(s)
- articulares, 295
- da articulação temporomandibular, 300

- mandibulares, 300
- rotacional da ATM, 295
Mucocele, 148, 333
Mucoperiósteo, 118, 333
Mucosa, 333
- alveolar, 10, 116, 117, 333
- da bochecha, 9
- de revestimento, 109, 110, 116, 333
- especializada, 110, 111, 333
- jugal, 9, 116, 333
- labial, 9, 116, 333
- mastigatória, 110, 116, 333
- olfatória, 153, 333
- oral, 9, 10, 109, 333
- - diferenças regionais da, 115
- - envelhecimento da, 126
- - período de renovação, 126
- - reparo, 126
- respiratória, 152, 333
Músculo(s), 300, 333
- da mastigação, 333
- esqueléticos, 333
- esternocleidomastóideo, 6, 333
- estriado esquelético, 106
- - histologia do, 106
- masseter, 3, 300, 333
- mastigatórios, 295
- propriedades dos, 106
- pterigóideo
- - lateral, 300
- - medial, 300
- temporal, 300

N

Não queratinócitos, 112, 333
Narina, 3, 333
Nariz, 36
- externo, 3, 333
Nasofaringe, 18, 334
Nervo, 107, 333
- aferente, 107, 333
- eferente, 107, 333
Neuroectoderma, 27, 333
Neurônio, 107, 333
Neutrófilo, 104, 333
Nível de inserção clínica, 138, 333
Nó do esmalte, 61, 333
Nódulos linfáticos, 152, 333
Núcleo, 333
- celular, 83
Nucléolo, 83, 333
Nucleoplasma, 83, 333

O

Oclusão, 214, 303, 333
- cêntrica, 303, 333
- decídua, 311
- habitual, 303
- lateral, 310, 333
- protrusiva, 310, 333
Odontoblastos, 66, 333
Odontoclastos, 77, 333
Odontogênese, 53, 333

ÍNDICE ALFABÉTICO

Odontoma, 80, 333
Órbita, 333
Organelas citoplasmáticas, 83, 333
Órgão, 81, 333
- do esmalte, 61, 333
Orofaringe, 18, 333, 334
Ossificação, 100, 333
- endocondral, 101, 333
- intramembranosa, 100, 333
Osso(s), 333
- alveolar, 10, 72, 193, 333
- - de suporte, 195, 333
- - propriamente dito, 195, 333
- basal, 193, 333
- compacto, 99, 336
- cortical, 195, 333
- esponjoso, 99, 336
- hioide, 6, 333
- imaturo, 101, 333
- maduro, 102, 333
- primário, 101, 333
- propriedades dos, 99
- secundário, 102, 333
- temporal, 293
- trabecular, 99, 195, 333
Osteoblastos, 99, 333
Osteócitos, 99, 333
Osteoclasto, 102, 333
Osteoide, 99, 333
Osteon, 333
Overbite (trespasse vertical), 334
Overjet (trespasse horizontal), 334
Ovócito, 334

P
Padrões de fossetas e sulcos, 160, 334
Palatino(a), 334
Palato, 15, 45, 334
- duro, 15, 116, 118, 334
- mole, 15, 116, 118, 334
- primário, 45, 334
- secundário, 46, 334
Papila(s)
- circunvaladas, 15, 334
- conjuntivas, 91, 334
- de tecido conjuntivo, 334
- - frouxo, 96
- dental, 61, 334
- filiformes, 15, 334
- folhadas, 15, 334
- fungiformes, 15 334
- incisiva, 15, 334
- interdental, 14, 334
- linguais, 15, 120, 122, 334
- - circunvaladas, 124
- - filiformes, 120
- - folhadas, 123
- - fungiformes, 123
- parotídea, 10, 334
- retromolar, 10
Paradas cêntricas, 327
Parte
- laríngea da faringe, 334
- nasal da faringe, 334
- oral da faringe, 333, 334
Patologias
- articulares, 296
- da cavidade nasal e dos seios paranasais, 155
- da dentina, 174
- da glândula tireoide, 150
- da junção dentogengival
- - gengivite, 137
- - periodontite, 138
- da língua, 124
- da mucosa oral, 115, 128
- das glândulas salivares, 147
- do cemento, 191
- do esmalte, 161
- do(s) tecido(s)
- - gengivais, 135
- - linfático, 152
- e regeneração do ligamento periodontal, 206
- e reparo pulpar, 182
Perda
- da estrutura do esmalte, 158
- de inserção clínica, 139, 334
Perfil facial prognático, 334
Pericôndrio, 98, 334
Período
- da dentição
- - decídua, 211, 334
- - mista, 211, 334
- - permanente, 213, 334
- de renovação, 89, 334
- embrionário, 23, 28, 334
- fetal, 32, 334
- pré-implantação, 20, 22, 334
Periodontite, 138, 334
- juvenil, 213
Periodonto, 334
- de inserção, 185
Períodos de dentição, 210, 334
Periósteo, 99, 334
Periquimácias, 334
Pérola(s)
- de esmalte, 72, 334
- epiteliais, 80, 334
Pescoço, 1, 39, 141
Pigmentação
- da mucosa oral, 125
- melânica, 14, 334
Pigmento de melanina, 334
Pilares fauciais
- anteriores, 335
- posteriores, 335
Pirâmide gótica, 247
Placa
- cribriforme, 100
- neural, 27, 334
Placenta, 24, 334
Placoides
- das lentes dos olhos, 36, 334
- dentais, 55, 334
- nasais, 36
- óticos, 36, 334

Plano(s)
- inclinados, 247, 337
- oclusal, 306, 334
- terminal, 311, 334
- - reto, 311, 334
Plaquetas, 103, 334
Plasma, 334
- rico em plaquetas, 106, 334
- sanguíneo, 103
Plasmócitos, 104, 105, 334
Plexo capilar, 114, 334
Polpa
- coronária, 179, 334
- dental, 10, 70, 169, 334
- - anatomia da, 179
- - histologia da, 181
- - propriedades da, 179
- - zonas histológicas da, 181
- radicular, 179, 334
Ponte de esmalte, 327
Pontilhado gengival, 334
Ponto de contato, 217, 325
Poro(s)
- gustatório, 120, 334
- nucleares, 83, 334
Posição de repouso da mandíbula, 310
Postura de repouso, 310, 334
Prateleiras palatinas, 46, 335
Pré-ameloblastos, 66, 334
Pré-dentina, 66, 170, 332
Pré-molares, 10, 252, 335
- superiores, 252
Pré-natal não invasivo, 19
Prega(s)
- franjada, 15, 334
- mucobucal, 10, 334
- neurais, 27, 335
- palatinas transversas, 15, 335
- palatofaríngeas, 335
- palatoglossas, 335
- pterigomandibular, 334
- sublingual, 17, 334
Primeiro
- arco faríngeo, 39, 335
- molar, 335
- pré-molar, 335
Primórdio, 335
Prisma de esmalte, 163, 335
Procedimentos odontológicos
- que envolvem o processo alveolar, 196
- que envolvem o esmalte, 167
Processo(s)
- alveolar, 10, 12, 185, 191, 196, 335
- - maduro, 191
- - propriedades do, 191
- condilar, 335
- coronoide, 4, 335
- de envelhecimento da pele, 97
- de erupção dental, 77
- de Tomes, 67, 159, 335
- frontonasal, 36, 335
- mandibulares, 335
- maxilar, 37, 335

353

ÍNDICE ALFABÉTICO

- nasais
- - laterais, 335
- - mediais, 36, 335
- odontoblástico, 335
- ósseo, 333
- palatinos, 335
- pós-glenoide, 335
- retroarticular, 293, 335
Prófase, 84, 335
Prognata, 335
Prognatismo, 304, 335
Projeção(ões)
- cervicais, 72
- da língua, 319, 331
Proliferação, 23, 335
Proporção
- Áurea, 5, 335
- de ouro, 335
Propulsão da mandíbula, 335
Protrusão da mandíbula, 295, 335
Pulpite, 182, 335
- irreversível, 182
- reversível, 182

Q
Quadrantes, 214, 335
Quarta camada de células embrionária, 28
Quarto arco faríngeo, 42, 335
Queratina, 112, 335
Queratinócitos, 112, 335
Quinto par de arcos faríngeos, 39, 335

R
Rafe palatina mediana, 335
Raiz, 10, 335
- acessória, 335
- anatômica, 215, 335
- clínica, 215, 335
- da língua, 15, 52, 335
- do dente, 70
- do nariz, 3, 335
Ramos da mandíbula, 335
Rânula, 148, 335
RBC, 330
Reabsorção, 335
- generalizada, 102, 335
- localizada, 102, 335
Recessão gengival, 136, 335
Regeneração, 89, 335
- tecidual guiada, 201, 335
Região(ões)
- cervicais, 6, 335
- da bochecha ou geniana, 3
- da face, 1, 335
- das bochechas, 335
- do pescoço, 335
- frontal, 3, 335
- infraorbital, 3, 335
- interprismática, 163, 335
- mental, 335

- mentual, 4, 335
- nasal, 3, 335
- oral, 3, 335
- orbital, 3, 335
- zigomática, 3, 335
Relação cêntrica, 309, 335
Remodelação óssea, 102, 335
Renovação, 89
- dos tecidos da junção dentogengival, 137
- e reparação do epitélio, 93
- e reparo do tecido conjuntivo, 97
Reparo
- do cemento, 189
- e envelhecimento da cartilagem, 98
- ósseo, 102
Repolarização celular, 66, 335
Restos epiteliais de Malassez, 70, 202, 336
Retículo
- endoplasmático, 85, 336
- estrelado, 65, 336
Retração
- da mandíbula, 295, 336
- gengival, 335
- pulpar, 182, 336
Retrognata, 336
Retrognatismo, 336
Retrognato, 315
Retrusão da mandíbula, 336
Ribossomos, 85, 336
Rubéola, 31, 336
Rugas palatinas, 335

S
Saco
- dental, 61, 330
- vitelino, 24, 336
Saliência(s)
- epiglótica, 52, 336
- linguais laterais, 49, 336
Saliva, 141, 336
Sangramento à sondagem, 137
Sangue, 103, 336
- propriedades do, 103
Segmento intermaxilar, 37, 336
Segundo
- arco faríngeo, 39, 336
- molar, 336
Seio(s)
- cervicais, 326
- maxilares, 10, 336
- paranasais, 36, 336
- - desenvolvimento dos, 155
- - histologia dos, 154
- - propriedades dos, 154
Semilua serosa, 142, 336
Septo, 141, 336
- interalveolar, 336
- interdental, 195l, 336
- inter-radicular, 196, 336
- nasal, 3, 336
Sextantes, 214, 336
Sexto par de arcos faríngeos, 42, 336

Sífilis, 31, 336
Simetria bilateral, 25, 336
Sinapse, 107, 336
Síndrome, 22, 336
- alcoólica fetal, 31 336
- de Down, 22, 336
- de Treacher Collins, 30, 336
Sínfise da mandíbula, 4, 336
Sistema, 81, 155, 336
- de Havers ou haversiano, 99, 333
- de Numeração
- - Internacional (INS), 210, 336
- - Universal, 209, 336
- ductal, 144
- nervoso, 108
- - parassimpático, 108
- - simpático, 108
- T-A-Q-D, 214, 336
Smear layer, 177
Sobre-erupção, 197
Sobremordida profunda, 333
Somitos, 28, 336
Subdivisões das más-oclusões, 316
Subluxação, 299, 336
Submucosa, 114, 336
Substância
- fundamental, 336
- intercelular, 87, 336
- óssea
- - compacta, 336
- - esponjosa, 336
Sulco(s)
- central, 248, 336
- da cúspide de Carabelli, 336
- de desenvolvimento, 225, 336
- do tubérculo de Carabelli, 270, 336
- faríngeos, 42, 336
- gengival, 14, 336
- - externo, 13
- - livre, 336
- inter-radicular, 336
- marginais, 248, 336
- mediano da língua, 15, 336
- neural, 27, 336
- secundários (suplementares), 336
- suplementar, 225
- terminal da língua, 15, 336
- triangulares, 248, 336
Supererupção, 197, 336
Superfície
- mastigatória, 217, 336
- ventral da língua, 116

T
Tecido(s), 336
- adiposo, 336
- básicos, 89
- conjuntivo, 336
- - adiposo, 97, 336
- - classificação do, 96
- - denso, 96, 336
- - elástico, 97, 337

- - especializado, propriedades do, 97
- - fibroso, 95, 337
- - frouxo, 96, 337
- - histologia do, 94
- - propriamente dito, 96, 337
- - - denso, 96
- - - frouxo, 96
- - reticular, 97, 337
- da junção dentogengival, 132, 136, 337
- - desenvolvimento dos, 136
- - renovação dos, 137
- de granulação, 97, 337
- epitelial, 90
- - classificação do, 90
- - histologia do, 90
- - propriedades do, 89
- erétil, 153, 337
- gengivais, 129, 131
- - anatomia do, 129
- - histologia do, 130
- histológicos, classificação básica dos, 90
- muscular, classificação do, 106
- nervoso
- - histologia do, 107
- - propriedades do, 106
- ósseo, 103
- peri-implantar, 198
Telófase, 84, 337
Tempo de renovação, 337
Terapia miofuncional orofacial, 319, 337
Teratógenos, 337
Terceiro
- molar, 337
- - conoide, 337
- par de arco faríngeo, 42, 337
Terço(s), 337
- inferior da face, 35
- médio da face, 37
- superior da face, 36

Termos
- de orientação dos dentes, 217
- em anatomia dental, 214
Teste pré-natal não invasivo, 337
Tetraciclina, 32
Tiroxina, 149, 337
Tonofibrilas, 337
Tonofilamentos, 337
Tonsila(s), 150, 337
- faríngeas, 152, 337
- lingual, 15, 152, 337
- palatinas, 14, 337
- propriedades e histologia das, 152
Toro, 13
- mandibular, 337
- palatino, 15, 337
Torus mandibular, 13
Trabéculas, 100
- conjuntivas, 152, 337
- ósseas, 337
Trauma oclusal, 206, 337
Travamento, 337
Trespasse
- horizontal, 304
- vertical, 304
Trismo, 299, 337
Trissomia do cromossomo 21, 22
Trofoblasto, 21
Trombócitos, 103, 337
Túber, 10
Túber da maxila, 10, 337
Tubérculo(s), 63, 337
- de Carabelli, 270, 337
- do lábio superior, 4, 337
- ímpar, 47, 337
Tuberosidade da maxila, 10, 337
Tubo neural, 27, 337
Túbulo dentinário, 67, 173, 337
Tufos de esmalte, 166, 337
Túnica mucosa da boca, 333, 337

U
Úvula, 337
- bífida, 47, 337
- do palato, 15, 337

V
Vacúolos, 337
- citoplasmáticos, 82
Vasos
- aferentes, 151, 337
- eferentes, 151, 337
- linfáticos, 150, 331, 337
Ventre da língua, 329
Vermelhão do lábio, 3, 337
Vertentes da cúspide, 247, 337
Vestibular
- bucal, 337
- facial, 337
- labial, 337
Vestíbulos da boca, 9, 337

W
WBC, 330, 331

X
Xerostomia, 147, 337

Z
Zênite gengival, 325
Zigoto, 20, 337
Zona(s)
- acelular, 181
- central, 182
- conjuntiva reticular, 97
- de compressão no ligamento periodontal, 196
- histológicas da polpa dental, 181
- livre de células, 181
- odontoblástica, 181
- pobre em células, 181
- rica em células, 182
- vermelha do lábio, 337